国家卫生健康委员会"十三五"规划教材

全 国 高 等 学 校 教 材

供基础、临床、预防、口腔医学类专业用

耳鼻咽喉头颈外科学

Otorhinolaryngology, Head and Neck Surgery

第**9**版

主　审　田勇泉

主　编　孙　虹　张　罗

副主编　迟放鲁　刘　争　刘世喜　文卫平

人民卫生出版社

PEOPLE'S MEDICAL PUBLISHING HOUSE

图书在版编目（CIP）数据

耳鼻咽喉头颈外科学/孙虹,张罗主编.—9版.—北京：
人民卫生出版社,2018

全国高等学校五年制本科临床医学专业第九轮规划教材

ISBN 978-7-117-26668-0

Ⅰ.①耳⋯　Ⅱ.①孙⋯②张⋯　Ⅲ.①耳鼻咽喉科学-外科学-医学院校-教材②头-外科学-医学院校-教材③颈-外科学-医学院校-教材　Ⅳ.①R762②R65

中国版本图书馆 CIP 数据核字（2018）第 182163 号

人卫智网	www.ipmph.com	医学教育、学术、考试、健康，购书智慧智能综合服务平台
人卫官网	www.pmph.com	人卫官方资讯发布平台

耳鼻咽喉头颈外科学
第 9 版

主　　编：孙　虹　张　罗
出版发行：人民卫生出版社（中继线 010-59780011）
地　　址：北京市朝阳区潘家园南里 19 号
邮　　编：100021
E－mail：pmph @ pmph.com
购书热线：010-59787592　010-59787584　010-65264830
印　　刷：三河市宏达印刷有限公司
经　　销：新华书店
开　　本：850×1168　1/16　印张：31　插页：4
字　　数：917 千字
版　　次：1979 年 12 月第 1 版　　2018 年 9 月第 9 版
　　　　　2023 年 11 月第 9 版第 10 次印刷（总第 73 次印刷）
标准书号：ISBN 978-7-117-26668-0
定　　价：79.00 元

打击盗版举报电话:010-59787491　E-mail:WQ @ pmph.com
（凡属印装质量问题请与本社市场营销中心联系退换）

编　委

融合教材阅读使用说明

融合教材介绍：本套教材以融合教材形式出版，即融合纸书内容与数字服务的教材，每本教材均配有特色的数字内容，读者阅读纸书的同时可以通过扫描书中二维码阅读线上数字内容。

《**耳鼻咽喉头颈外科学**》(第9版)融合教材配有以下数字资源：

🔴 教学课件　🔴 案例　🔴 视频　🔴 图片　🔴 自测试卷　🔴 英文名词读音

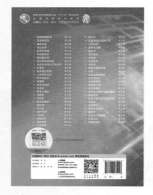

❶ 扫描教材封底圆形图标中的二维码，打开激活平台。

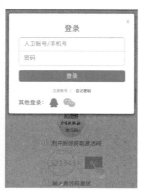

❷ 注册或使用已有人卫账号登录，输入刮开的激活码。

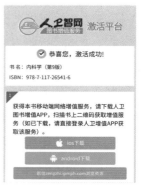

❸ 下载"人卫图书增值"APP，也可登录 zengzhi.ipmph.com 浏览。

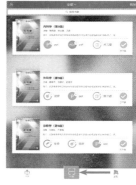

❹ 使用 APP"扫码"功能，扫描教材中二维码可快速查看数字内容。

配套教材(共计56种)

全套教材书目

全套教材书目

《耳鼻咽喉头颈外科学》(第9版)配套教材
《耳鼻咽喉头颈外科学学习指导与习题集》(第2版)　主编：孙虹、张罗
《耳鼻咽喉头颈外科学临床指南》(第4版)　主编：郑宏良

读者信息反馈方式

欢迎登录"人卫 e 教"平台官网"medu.pmph.com"，在首页注册登录后，即可通过输入书名、书号或主编姓名等关键字，查询我社已出版教材，并可对该教材进行读者反馈、图书纠错、撰写书评以及分享资源等。

序　言

党的十九大报告明确提出,实施健康中国战略。 没有合格医疗人才,就没有全民健康。 推进健康中国建设要把培养好医药卫生人才作为重要基础工程。 我们必须以习近平新时代中国特色社会主义思想为指引,按照十九大报告要求,把教育事业放在优先发展的位置,加快实现教育现代化,办好人民满意的医学教育,培养大批优秀的医药卫生人才。

着眼于面向 2030 年医学教育改革与健康中国建设,2017 年 7 月,教育部、国家卫生和计划生育委员会、国家中医药管理局联合召开了全国医学教育改革发展工作会议。 之后,国务院办公厅颁布了《国务院办公厅关于深化医教协同进一步推进医学教育改革与发展的意见》(国办发〔2017〕63 号)。 这次改革聚焦健康中国战略,突出问题导向,系统谋划发展,医教协同推进,以"服务需求、提高质量"为核心,确定了"两更加、一基本"的改革目标,即:到 2030 年,具有中国特色的标准化、规范化医学人才培养体系更加健全,医学教育改革与发展的政策环境更加完善,医学人才队伍基本满足健康中国建设需要,绘就了今后一个时期医学教育改革发展的宏伟蓝图,作出了具有全局性、战略性、引领性的重大改革部署。

教材是学校教育教学的基本依据,是解决培养什么样的人、如何培养人以及为谁培养人这一根本问题的重要载体,直接关系到党的教育方针的有效落实和教育目标的全面实现。 要培养高素质的优秀医药卫生人才,必须出版高质量、高水平的优秀精品教材。 一直以来,教育部高度重视医学教材编制工作,要求以教材建设为抓手,大力推动医学课程和教学方法改革。

改革开放四十年来,具有中国特色的全国高等学校五年制本科临床医学专业规划教材经历了九轮传承、创新和发展。 在教育部、国家卫生和计划生育委员会的共同推动下,以裘法祖、吴阶平、吴孟超、陈灏珠等院士为代表的我国几代著名院士、专家、医学家、教育家,以高度的责任感和敬业精神参与了本套教材的创建和每一轮教材的修订工作。 教材从无到有、从少到多、从多到精,不断丰富、完善与创新,逐步形成了课程门类齐全、学科系统优化、内容衔接合理、结构体系科学的立体化优秀精品教材格局,创建了中国特色医学教育教材建设模式,推动了我国高等医学本科教育的改革和发展,走出了一条适合中国医学教育和卫生健康事业发展实际的中国特色医药学教材建设发展道路。

在深化医教协同、进一步推进医学教育改革与发展的时代要求与背景下,我们启动了第九轮全国高等学校五年制本科临床医学专业规划教材的修订工作。 教材修订过程中,坚持以习近平新时代中国特色社会主义思想为指引,贯彻党的十九大精神,落实"优先发展教育事业""实施健康中国战略"及"落实立德树人根本任务,发展素质教育"的战略部署要求,更加突出医德教育与人文素质教育,将医德教育贯穿于医学教育全过程,同时强调"多临床、早临床、反复临床"的理念,强化临床实践教学,着力培养医德高尚、医术精湛的临床医生。

我们高兴地看到,这套教材在编写宗旨上,不忘医学教育人才培养的初心,坚持质量第一、立德树人;在编写内容上,牢牢把握医学教育改革发展新形势和新要求,坚持与时俱进、力求创新;在编写形式上,聚力"互联网+"医学教育的数字化创新发展,充分运用 AR、VR、人工智能等新技术,在传统纸质教材的基础上融合实操性更强的数字内容,推动传统课堂教学迈向数字教学与移动学习的新时代。 为进一步加强医学生临床实践能力培养,整套教材还配有相应的实践指导教材,内容丰富,图文并茂,具有较强的科学性和实践指导价值。

我们希望,这套教材的修订出版,能够进一步启发和指导高校不断深化医学教育改革,推进医教协同,为培养高质量医学人才、服务人民群众健康乃至推动健康中国建设作出积极贡献。

2018 年 2 月

全国高等学校五年制本科临床医学专业
第九轮　规划教材修订说明

全国高等学校五年制本科临床医学专业国家卫生健康委员会规划教材自1978年第一轮出版至今已有40年的历史。几十年来，在教育部、国家卫生健康委员会的领导和支持下，以裘法祖、吴阶平、吴孟超、陈灏珠等院士为代表的我国几代德高望重、有丰富的临床和教学经验、有高度责任感和敬业精神的国内外著名院士、专家、医学家、教育家参与了本套教材的创建和每一轮教材的修订工作，使我国的五年制本科临床医学教材从无到有，从少到多，从多到精，不断丰富、完善与创新，形成了课程门类齐全、学科系统优化、内容衔接合理、结构体系科学的由规划教材、配套教材、网络增值服务、数字出版等组成的立体化教材格局。这套教材为我国千百万医学生的培养和成才提供了根本保障，为我国培养了一代又一代高水平、高素质的合格医学人才，为推动我国医疗卫生事业的改革和发展做出了历史性巨大贡献，并通过教材的创新建设和高质量发展，推动了我国高等医学本科教育的改革和发展，促进了我国医药学相关学科或领域的教材建设和教育发展，走出了一条适合中国医药学教育和卫生事业发展实际的具有中国特色医药学教材建设和发展的道路，创建了中国特色医药学教育教材建设模式。老一辈医学教育家和科学家们亲切地称这套教材是中国医学教育的"干细胞"教材。

本套第九轮教材修订启动之时，正是我国进一步深化医教协同之际，更是我国医疗卫生体制改革和医学教育改革全方位深入推进之时。在全国医学教育改革发展工作会议上，李克强总理亲自批示"人才是卫生与健康事业的第一资源，医教协同推进医学教育改革发展，对于加强医学人才队伍建设、更好保障人民群众健康具有重要意义"，并着重强调，要办好人民满意的医学教育，加大改革创新力度，奋力推动建设健康中国。

教材建设是事关未来的战略工程、基础工程，教材体现国家意志。人民卫生出版社紧紧抓住医学教育综合改革的历史发展机遇期，以全国高等学校五年制本科临床医学专业第九轮规划教材全面启动为契机，以规划教材创新建设，全面推进国家级规划教材建设工作，服务于医改和教改。第九轮教材的修订原则，是积极贯彻落实国务院办公厅关于深化医教协同、进一步推进医学教育改革与发展的意见，努力优化人才培养结构，坚持以需求为导向，构建发展以"5+3"模式为主体的临床医学人才培养体系；强化临床实践教学，切实落实好"早临床、多临床、反复临床"的要求，提高医学生的临床实践能力。

在全国医学教育综合改革精神鼓舞下和老一辈医学家奉献精神的感召下，全国一大批临床教学、科研、医疗第一线的中青年专家、学者、教授继承和发扬了老一辈的优秀传统，以严谨治学的科学态度和无私奉献的敬业精神，积极参与第九轮教材的修订和建设工作，紧密结合五年制临床医学专业培养目标、高等医学教育教学改革的需要和医药卫生行业人才的需求，借鉴国内外医学教育教学的经验和成果，不断创新编写思路和编写模式，不断完善表达形式和内容，不断提升编写水平和质量，已逐渐将每一部教材打造成了学科精品教材，使第九轮全套教材更加成熟、完善和科学，从而构建了适合以"5+3"为主体的医学教育综合改革需要、满足卓越临床医师培养需求的教材体系和优化、系统、科学、经典的五年制本科临床医学专业课程体系。

其修订和编写特点如下：

1．教材编写修订工作是在国家卫生健康委员会、教育部的领导和支持下，由全国高等医药教材建设研究学组规划，临床医学专业教材评审委员会审定，院士专家把关，全国各医学院校知名专家教授编写，人民卫生出版社高质量出版。

2．教材编写修订工作是根据教育部培养目标、国家卫生健康委员会行业要求、社会用人需求，在全国进行科学调研的基础上，借鉴国内外医学人才培养模式和教材建设经验，充分研究论证本专业人才素质要求、学科体系构成、课程体系设计和教材体系规划后，科学进行的。

3．在教材修订工作中，进一步贯彻党的十九大精神，将"落实立德树人根本任务，发展素质教育"的战略部署要求，贯穿教材编写全过程。全套教材在专业内容中渗透医学人文的温度与情怀，通过案例与病例融合基础与临床相关知识，通过总结和汲取前八轮教材的编写经验与成果，充分体现教材的科学性、权威性、代表性和适用性。

4．教材编写修订工作着力进行课程体系的优化改革和教材体系的建设创新——科学整合课程、淡化学科意识、实现整体优化、注重系统科学、保证点面结合。继续坚持"三基、五性、三特定"的教材编写原则，以确保教材质量。

5．为配合教学改革的需要，减轻学生负担，精炼文字压缩字数，注重提高内容质量。根据学科需要，继续沿用大16开国际开本、双色或彩色印刷，充分拓展侧边留白的笔记和展示功能，提升学生阅读的体验性与学习的便利性。

6．为满足教学资源的多样化，实现教材系列化、立体化建设，进一步丰富了理论教材中的数字资源内容与类型，创新在教材移动端融入AR、VR、人工智能等新技术，为课堂学习带来身临其境的感受；每种教材均配有2套模拟试卷，线上实时答题与判卷，帮助学生复习和巩固重点知识。同时，根据实际需求进一步优化了实验指导与习题集类配套教材的品种，方便老师教学和学生自主学习。

第九轮教材共有53种，均为**国家卫生健康委员会"十三五"规划教材**。全套教材将于2018年6月出版发行，数字内容也将同步上线。教育部副部长林蕙青同志亲自为本套教材撰写序言，并对通过修订教材启发和指导高校不断深化医学教育改革、进一步推进医教协同，为培养高质量医学人才、服务人民群众健康乃至推动健康中国建设寄予厚望。希望全国广大院校在使用过程中能够多提供宝贵意见，反馈使用信息，以逐步修改和完善教材内容，提高教材质量，为第十轮教材的修订工作建言献策。

全国高等学校五年制本科临床医学专业第九轮规划教材
教材目录

序号	书名	版次	主编			副主编			
1.	医用高等数学	第7版	秦 侠	吕 丹		李 林	王桂杰	刘春扬	
2.	医学物理学	第9版	王 磊	冀 敏		李晓春	吴 杰		
3.	基础化学	第9版	李雪华	陈朝军		尚京川	刘 君	籍雪平	
4.	有机化学	第9版	陆 阳			罗美明	李柱来	李发胜	
5.	医学生物学	第9版	傅松滨			杨保胜	邱广蓉		
6.	系统解剖学	第9版	丁文龙	刘学政		孙晋浩	李洪鹏	欧阳宏伟	阿地力江·伊明
7.	局部解剖学	第9版	崔慧先	李瑞锡		张绍祥	钱亦华	张雅芳	张卫光
8.	组织学与胚胎学	第9版	李继承	曾园山		周 莉	周国民	邵淑娟	
9.	生物化学与分子生物学	第9版	周春燕	药立波		方定志	汤其群	高国全	吕社民
10.	生理学	第9版	王庭槐			罗自强	沈霖霖	管又飞	武宇明
11.	医学微生物学	第9版	李 凡	徐志凯		黄 敏	郭晓奎	彭宜红	
12.	人体寄生虫学	第9版	诸欣平	苏 川		吴忠道	李朝品	刘文琪	程彦斌
13.	医学免疫学	第7版	曹雪涛			姚 智	熊思东	司传平	于益芝
14.	病理学	第9版	步 宏	李一雷		来茂德	王娅兰	王国平	陶仪声
15.	病理生理学	第9版	王建枝	钱睿哲		吴立玲	孙连坤	李文斌	姜志胜
16.	药理学	第9版	杨宝峰	陈建国		臧伟进	魏敏杰		
17.	医学心理学	第7版	姚树桥	杨艳杰		潘 芳	汤艳清	张 宁	
18.	法医学	第7版	王保捷	侯一平		丛 斌	沈忆文	陈 腾	
19.	诊断学	第9版	万学红	卢雪峰		刘成玉	胡申江	杨 炯	周汉建
20.	医学影像学	第8版	徐 克	龚启勇	韩 萍	于春水	王 滨	文 戈	高剑波 王绍武
21.	内科学	第9版	葛均波	徐永健	王 辰	唐承薇	肖海鹏	王建安	曾小峰
22.	外科学	第9版	陈孝平	汪建平	赵继宗	秦新裕	刘玉村	张英泽	李宗芳
23.	妇产科学	第9版	谢 幸	孔北华	段 涛	林仲秋	狄 文	马 丁	曹云霞 漆洪波
24.	儿科学	第9版	王卫平	孙 锟	常立文	申昆玲	李 秋	杜立中	母得志
25.	神经病学	第8版	贾建平	陈生弟		崔丽英	王 伟	谢 鹏	罗本燕 楚 兰
26.	精神病学	第8版	郝 伟	陆 林		李 涛	刘金同	赵旭东	王高华
27.	传染病学	第9版	李兰娟	任 红		高志良	宁 琴	李用国	

序号	书名	版次	主编		副主编			
28.	眼科学	第9版	杨培增	范先群	孙兴怀	刘奕志	赵桂秋	原慧萍
29.	耳鼻咽喉头颈外科学	第9版	孙 虹	张 罗	迟放鲁	刘 争	刘世喜	文卫平
30.	口腔科学	第9版	张志愿		周学东	郭传瑸	程 斌	
31.	皮肤性病学	第9版	张学军	郑 捷	陆洪光	高兴华	何 黎	崔 勇
32.	核医学	第9版	王荣福	安 锐	李亚明	李 林	田 梅	石洪成
33.	流行病学	第9版	沈洪兵	齐秀英	叶冬青	许能锋	赵亚双	
34.	卫生学	第9版	朱启星		牛 侨	吴小南	张正东	姚应水
35.	预防医学	第7版	傅 华		段广才	黄国伟	王培玉	洪 峰
36.	中医学	第9版	陈金水		范 恒	徐 巍	金 红	李 锋
37.	医学计算机应用	第6版	袁同山	阳小华	卜宪庚	张筠莉	时松和	娄 岩
38.	体育	第6版	裴海泓		程 鹏	孙 晓		
39.	医学细胞生物学	第6版	陈誉华	陈志南	刘 佳	范礼斌	朱海英	
40.	医学遗传学	第7版	左 伋		顾鸣敏	张咸宁	韩 骅	
41.	临床药理学	第6版	李 俊		刘克辛	袁 洪	杜智敏	闫素英
42.	医学统计学	第7版	李 康	贺 佳	杨土保	马 骏	王 彤	
43.	医学伦理学	第5版	王明旭	赵明杰	边 林	曹永福		
44.	临床流行病学与循证医学	第5版	刘续宝	孙业桓	时景璞	王小钦	徐佩茹	
45.	康复医学	第6版	黄晓琳	燕铁斌	王宁华	岳寿伟	吴 毅	敖丽娟
46.	医学文献检索与论文写作	第5版	郭继军		马 路	张 帆	胡德华	韩玲革
47.	卫生法	第5版	汪建荣		田 侃	王安富		
48.	医学导论	第5版	马建辉	闻德亮	曹德品	董 健	郭永松	
49.	全科医学概论	第5版	于晓松	路孝琴	胡传来	江孙芳	王永晨	王 敏
50.	麻醉学	第4版	李文志	姚尚龙	郭曲练	邓小明	喻 田	
51.	急诊与灾难医学	第3版	沈 洪	刘中民	周荣斌	于凯江	何 庆	
52.	医患沟通	第2版	王锦帆	尹 梅	唐宏宇	陈卫昌	康德智	张瑞宏
53.	肿瘤学概论	第2版	赫 捷		张清媛	李 薇	周云峰	王伟林 刘云鹏 赵新汉

第七届全国高等学校五年制本科临床医学专业教材评审委员会名单

顾　　问

　　吴孟超　王德炳　刘德培　刘允怡

主 任 委 员

　　陈灏珠　钟南山　杨宝峰

副主任委员（以姓氏笔画为序）

　　王　辰　王卫平　丛　斌　冯友梅　李兰娟　步　宏
　　汪建平　张志愿　陈孝平　陈志南　陈国强　郑树森
　　郎景和　赵玉沛　赵继宗　柯　杨　桂永浩　曹雪涛
　　葛均波　赫　捷

委　　员（以姓氏笔画为序）

　　马存根　王　滨　王省良　文历阳　孔北华　邓小明
　　白　波　吕　帆　刘吉成　刘学政　李　凡　李玉林
　　吴在德　吴肇汉　何延政　余艳红　沈洪兵　陆再英
　　赵　杰　赵劲民　胡翊群　南登崑　药立波　柏树令
　　闻德亮　姜志胜　姚　智　曹云霞　崔慧先　曾因明
　　颜　虹

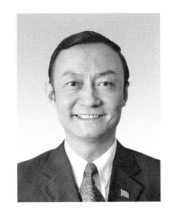

田勇泉

　　男，1956 年 1 月出生于湖南澧县。 自 1977 年开始致力于耳鼻咽喉头颈外科学的临床教学工作，同时指导耳鼻咽喉头颈外科学、医学伦理学、医学教育管理学三个方向的博士研究生，长年致力于教学改革工作。 现任《中国耳鼻咽喉颅底外科杂志》名誉主编、《中南大学学报（医学版）》、《中华医院管理杂志》编委。 曾任教育部医学教育临床教学指导委员会副主任委员、教育部实验教学指导委员会副主任委员，作为项目组负责人承担了《耳鼻咽喉科学临床型硕士研究生培养模式改革的探讨》教改课题。 主编五年制《耳鼻咽喉科学》（《耳鼻咽喉头颈外科学》）教材第 5 ~ 8 版，其中第 7 版荣获卫生部全国高等医药院校优秀教材三等奖和中南大学优秀教材一等奖。 主译大型专著《分子生物学方法》，参编七年制和八年制《耳鼻咽喉科头颈外科学》教材。 先后荣获国家教学成果二等奖 1 项、湖南省科技进步二等奖 5 次、湖南省医药科技进步二等奖 3 次。 主持美国 NIH 重大国际合作交流项目 1 项、国家人文社科重大项目 1 项、CMB 项目 2 项、863 子课题 2 项、国家及部属重点项目和一般项目 14 项；发表各级论文 100 余篇。

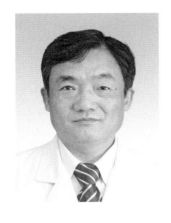

孙　虹

男，1957年5月出生于湖南长沙。 医学博士。 中南大学医院管理研究所所长，二级教授、一级主任医师，耳鼻咽喉科学、社会医学与卫生事业管理学博士生导师。 美国纽约州立大学布法罗分校交流障碍与科学研究系研究教授，美国得克萨斯大学（休士顿）医学院生物化学与分子生物学系客座教授。

兼任中华医学会耳鼻咽喉头颈外科学分会常委、中华医学会健康管理学分会常委、中国健康管理协会副会长、中国医院协会常务理事及专家咨询委员会委员、湖南省医学会耳鼻咽喉头颈外科学专业委员会主任委员、湖南省健康管理协会会长、《中国耳鼻咽喉颅底外科杂志》主编等职。

从事医学院校耳鼻咽喉头颈外科学医疗、教学和科研工作36年，先后主持国家自然科学基金、国家863子课题和973子课题、美国中华医学会（CMB）基金、教育部科技重点项目、教育部博士点基金等国家和省部级科研项目共22项。 发表研究论文200余篇，主编、参编学术著作16部。 以第一完成人获湖南省科技进步二等奖2项、三等奖1项，湖南医学科技奖二等奖2项。 截至2017年12月，共培养硕、博士研究生和博士后64人次。

先后获得中国医师奖、湖南省优秀院长、湖南省医院管理突出贡献奖、全国优秀院长、全国医院管理突出贡献奖等荣誉称号，享受国务院政府特殊津贴。

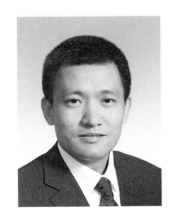

张　罗

男，1969年8月出生于北京。 现任首都医科大学附属北京同仁医院党委副书记和常务副院长，主任医师、教授、博士生导师。 教育部长江学者特聘教授和国家自然科学基金杰出青年基金获得者。 担任中华医学会变态反应学分会主任委员，国际鼻部炎症和过敏科学学会主席。 兼任世界过敏反应科学组织和国际过敏科学执委会委员；*Allergy*、*International Forum of Allergy and Rhinololgy*、《中华耳鼻咽喉头颈外科杂志》和《中国耳鼻咽喉头颈外科》副主编。 教育部耳鼻咽喉科学重点实验室副主任、鼻病研究北京市重点实验室主任和国家卫生健康委变态反应科临床重点专科负责人。

重点从事以慢性鼻窦炎和过敏性鼻炎为代表的慢性鼻病的发病机制和临床诊疗研究，主持教育部创新团队发展计划、国家自然科学基金重点项目和重点国际合作研究项目、科技部国家重点研发计划和科技部973计划前期研究专项等课题20项。 入选中组部国家"万人计划"、科技部中青年科技创新领军人才、新世纪百千万人才工程国家级人选和"北京学者"等人才项目。 发表文章400余篇，其中英文文章140余篇并5次入选期刊封面图片。 合作主编和副主编专著8部。 研究成果获国家科技进步二等奖2项，北京市科学技术奖一等奖1项和二等奖4项。

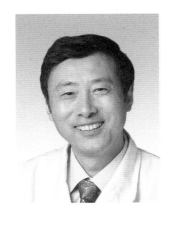

迟放鲁

男，1955 年出生于江苏镇江，复旦大学附属眼耳鼻喉科医院教授，主任医师，博士生及博士后导师。 上海市领军人才，上海市医学领军人才，上海市卫生系统跨世纪优秀学科带头人百人计划成员，享受国务院政府特殊津贴。 现任中国中西医学会耳鼻喉科专业委员会主任委员，国家卫生健康委员会能力建设和继续教育耳鼻喉科专家委员会主任委员，上海医师协会耳鼻喉科医师分会会长，全国医师定期考核耳鼻喉科编辑委员会主任委员，CPAM 耳内科分会副主任委员。

从事教学工作至今 30 年，发表 SCI 论文 70 余篇。 获国家发明专利 6 项，获国家级、省部级科技奖 18 项。

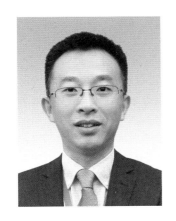

刘 争

男，1973 年 5 月出生于湖北襄阳。 现任华中科技大学二级教授、主任医师、博士研究生导师，第二临床学院副院长、附属同济医院耳鼻咽喉-头颈外科主任，湖北省第十三届人大常务委员会委员，科教文卫委员会副主任。 国家杰出青年科学基金获得者、国家"万人计划"科技创新领军人才入选者。现学术任职：湖北省医学会耳鼻咽喉-头颈外科学分会及湖北省医学会变态反应学分会副主任委员，武汉医学会耳鼻咽喉-头颈外科学分会主任委员，中华医学会耳鼻咽喉头颈外科学分会鼻科学组成员，国际权威期刊 *Clinical and Experimental Allergy* 副主编（associate editor），*Allergy* 编委，*International Archives of Allergy and Immunology* 编委。

长期从事耳鼻咽喉-头颈外科临床、科研及教学工作，对常见病、多发病、急危重症和疑难杂症的诊断和处理有丰富的临床经验。 主持包括重点项目在内的国家自然科学基金多项，以通讯作者和第一作者发表 SCI 收录论文 30 余篇（其中 10 余篇 IF >10）。 获得中国青年科技奖、湖北省自然科学奖二等奖各 1 项。 对鼻内镜外科手术，鼻炎、鼻窦炎个体化治疗及其发病机制研究具有较深的造诣。

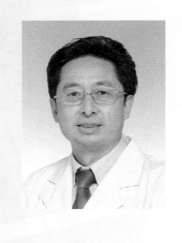

刘世喜

　　男，1963 年 11 月出生于四川。 现任四川大学华西医院耳鼻咽喉头颈外科主任、教授、博士研究生导师。

　　现为中华医学会耳鼻咽喉头颈外科学分会常委、四川省医学会耳鼻咽喉头颈外科学专委会主任委员、四川省耳鼻咽喉头颈外科学会会长、四川省学术和技术带头人、四川省卫计委耳鼻咽喉头颈外科领军人才和质控中心主任。

　　擅长耳鼻咽喉疑难疾病的诊治，特别是对咽喉疾病、喉显微外科激光手术及过敏性鼻炎的诊治具有较深的专研。 作为课题负责人获得国家自然科学基金 7 项、国家"十一五"科技攻关 2 项、四川省科技厅和国际合作课题 7 项；在国内外核心期刊发表论著 200 余篇，其中被 SCI 收录 90 余篇；参编和出版专著 8 部；培养博士和硕士研究生 40 余人；获得科技成果 4 项，其成果达到了国内领先水平。

文卫平

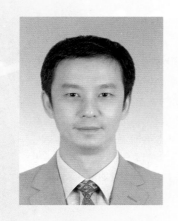

　　男，1964 年 1 月出生于湖南，医学博士，主任医师，教授，博士生导师。 现任中山大学附属第一医院副院长，耳鼻咽喉科医院院长。 中国医师协会耳鼻咽喉科医师分会副会长，中华医学会耳鼻咽喉头颈外科学分会常委兼副组长，中国医疗保健国际交流促进会耳鼻咽喉头颈外科分会及过敏科学分会副主任委员，中国医师协会内镜医师分会耳鼻咽喉内镜专业委员会副主任委员，广东省医师协会副会长，广东省医学会耳鼻咽喉科学分会主任委员，广东省抗癌协会头颈肿瘤专业委员会主任委员，广东省健康管理学会耳鼻咽喉头颈病学专业委员会主任委员，中国抗癌协会头颈肿瘤专业委员会常委，《中华耳鼻咽喉头颈外科杂志》等六种专业杂志编委。

　　先后获得广东省科技进步一等奖，国家教育部科技进步二等奖等，在国内外学术刊物发表论文 90 多篇，其中 SCI 40 多篇，参编专著 6 部。 主持国家自然基金项目 3 项，国家级 863、"十一五"攻关项目的子科研等项目，主持广东省科研项目包括重点项目共 6 项和其他项目多项。

前　言

　　《耳鼻咽喉头颈外科学》作为全国高等医学院校五年制临床医学专业规划教材之一，自1979年第1版发行以来，至今已将满40年，若追溯到1965年和1973年分别出版的前两版教材，则分别有53年和45年历史。她汇集了我国耳鼻咽喉头颈外科学界几代学术带头人的心血和智慧，为培养我国一大批专业人才发挥了巨大的作用，同时也是我国耳鼻咽喉头颈外科学随着当代医学科学的进步不断发展壮大、创新前行的历史记载。

　　第9版修订再版是适应耳鼻咽喉头颈外科学迅速发展的需要，以《国家中长期教育改革和发展规划纲要（2010—2020年）》和《关于医教协同深化临床医学人才培养改革的意见》等文件精神为指导思想，以培养具有扎实的基础理论、基本知识和基本技能的合格的五年制本科毕业生为目的，结合我国医学教育改革和医疗卫生体制改革对医学人才的需要，为加快构建以"5+3"为主体、以"3+2"为补充的临床医学人才培养体系，为培养高质量、高素质、高水平的卓越医学人才和高水平的临床医师奠定必要的耳鼻咽喉头颈外科学基础为宗旨，在继续遵循全国高等医学院校五年制临床医学专业教材注重反映本学科新进展和简而精的原则，充分体现"三基"（基础理论、基本知识、基本技能）、"三特"（特定对象、特定要求、特定限制）和"五性"（思想性、科学性、先进性、启发性、适用性）要求的同时，在维持第8版基本框架和主要内容不作重大改动的前提下，保留第8版编写的精华与优点，删减部分过繁、过时、不能适应新形势下人才培养模式的文字，增补体现本学科新进展及科学前沿的内容。第9版顺应学科名称的排序，按照"耳、鼻、咽、喉、气管食管、颈、特殊性炎症"的顺序调整了"篇"的排列。同时，考虑到耳鼻咽喉头颈外科解剖结构十分复杂，学生在教学大纲分配的非常有限的学时内对于大量的解剖学名词和结构描述难以理解和记忆，第9版按照实用为主、突出描述与理解主要功能和诊疗原则有帮助的重要结构的原则，适当精简了解剖学内容，更有利于展现关于耳鼻咽喉气管食管和颈部结构与功能联系的清晰的认知线条；同时适当增加第8版没有提及的、业界已普遍公认有效且大量使用的诊疗新技术、新方法。根据学界近几年已稳定开展的新技术和已达成共识的新观点，对第8版的三级提纲进行了适当调整。尤其是鉴于近几年国内外鼻科学界对鼻-鼻窦炎的认识和对鼻腔、鼻窦炎症性疾病的分类已发生较大的变化，并已达成了基本的共识，"鼻科学"的章节和相应的内容有较大调整。第9版取消了第8版中"职业相关的耳鼻咽喉头颈部疾病"，将其中必须保留的内容编入各个相应的篇章中；取消第8版的附录"耳鼻咽喉头颈外科常用药物"；将第8版附页彩图中的大部分图片更换为高分辨率、高保真的彩色照片。

　　此次改版，保留和充实了与教材配套的《耳鼻咽喉头颈外科学临床指南》（第4版）《耳鼻咽喉头颈外科学学习指导与习题集》（第2版）和数字资源的内容。根据第9版篇章结构的变化对这些配套教材进行了相应调整，并适当增删了内容，以便更好地为全体教师、学生、临床医师和其他有兴趣的读者提供有益的参考资料。

　　参与本轮教材修订的编写专家有部分调整。在此，衷心感谢参与前几版编写、因年龄或其他原因退出的专家，他们为此付出的心血和作出的贡献，是这一版教材能够在如此短暂的时间内修订完成的基础，我们借此机会，谨致以崇高的敬意！在本轮教材修订过程中，全体编写人员认真负责、通力合作，邱元正教授、黄东海副教授和其他联络员协助编者工作，同样付出了辛勤的劳动。本书的编写还得到了中南大学湘雅医院和首都医科大学北京同仁医院的大力支持和帮助，在此，一并致以衷心的感谢！

　　教材编写是一项需要接受万人评价又难免留下遗憾的工作。 虽然全体编写专家在每次修订时都不遗余力，但随着基础医学和临床医学的迅速发展，随着学科之间的交叉融合，书中的内容很难与科技发展同步；加之我们的专业水平和多学科视野有限，书中难免有疏漏和不足之处，恳请读者不吝指正。

孙虹　张罗

2018 年 5 月

目　录

第三篇　鼻　科　学

第四篇　咽　科　学

第五篇　喉　科　学

第七篇　颈　科　学

本书测试卷

第一篇
总　　论

第一章　绪　论

　　耳鼻咽喉头颈外科学研究耳、鼻、咽、喉、气管、食管和头颈部(除眼、口腔和颅内结构外)有关听觉、平衡、嗅觉等感觉器官以及呼吸、吞咽、发声、语言等运动器官的解剖、生理和疾病现象,属临床医学二级学科,与人体维持正常的生命活动息息相关。耳鼻咽喉头颈外科学与其他临床学科一样,在漫长的人类医学发展进程中有其特有的发展规律和学科历史。本章简要介绍耳鼻咽喉头颈外科学的发展历程,同时对本学科的疾病做一个概述,使读者了解本学科的研究范围和常见疾病,以利于读者对耳鼻咽喉头颈外科学形成一个比较完整而系统的认知,为后续学习打下基础。

第一节　耳鼻咽喉头颈外科学发展史

一、中医在耳鼻咽喉头颈外科方面的探索和著述

　　在中国古代,最早对耳鼻咽喉头颈外科疾病的描述见于公元前13世纪商代甲骨文中。公元前519年,秦越名医扁鹊对于耳病已有了独特的认识。公元前221年至公元279年的秦汉时代,关于耳鼻咽喉头颈外科解剖、生理、病理与疾病的详细论述见于《黄帝内经》《难经》等医书。东晋的葛洪所著《肘后备急方》是一部治疗学专著,其中介绍了许多耳鼻咽喉疾病及其治疗方法,如对急性耳炎,可采用将患耳枕蒸盐上的热敷疗法;对耳流脓者用葱涕灌耳的局部抗菌疗法。该书还记载了酒渣鼻和咽喉食管异物的治疗方法。公元6世纪末,在唐朝开办的世界上最早的医学校(太医署)中,已专门设置了耳目口齿科。在唐朝孙思邈所著《千金要方》《千金翼方》以及王焘所著《外台秘要》等书中,对于耳鼻咽喉疾病、呼吸道与食管异物都有了分门别类的详细论述,宋朝陈言、许叔微,金朝张子和等对耳鼻咽喉疾病病因、上颌窦炎和咽部异物处理分别提出了新的见解。北宋时期整理出版的《太平圣惠方》中有咽喉、口齿、舌、耳鼻病等章节,还有3卷内容专门描述小儿耳鼻咽喉疾病的诊治。至明朝,李时珍所著《本草纲目》中,提出了更多治疗耳鼻咽喉疾病的药物。清朝早期政府编辑出版的医学教科书《医宗金鉴》中关于耳鼻咽喉疾病的叙述更为详尽,并在许多章节中附有绘图。可见,中医发展到19世纪,临床知识和著述已初具耳鼻咽喉头颈外科的雏形。

二、现代耳鼻咽喉头颈外科学的形成

　　耳鼻咽喉头颈外科学从外科学领域演化而来,经历了漫长而曲折的发展历程。耳科学因其解剖结构和生理功能相对比较独立,较早形成了独立的学科。17世纪以后,由于对喉解剖结构和生理功能研究的进展,尤其是1855年间接喉镜的发明(1854年,西班牙声乐教师Manuel Garcia利用牙科镜反射太阳光看到了自己的喉腔,并于1855年在伦敦皇家学会发表了《对人类声带的观察》。随后,神经科学家Turck和生理学家Czermak也公布了类似的发明),促进了喉科学的形成。1853年,Gorden Buck介绍了喉裂开术,主要用以切除喉部肿瘤;1865年,HB Sands报道了用乙醚麻醉实行喉部手术;1873年,Billroth完成了世界上第一例喉癌病人的全喉切除术;随后的数十年中,喉癌切除手术开始流行。当时还没有独立的鼻科学,鼻科疾病一般是由喉科医师处理的。到19世纪末20世纪初,耳科学和喉科学(包括鼻科学)逐渐统一,形成了独立的耳鼻咽喉科学。

　　头颈外科手术的开展,最初主要针对头颈部的肿瘤,尤其是唇癌和舌癌,以及为了急救目的的气管切开和伤口处理。Celsus(公元178年)最早介绍下唇癌的手术;Abulcasis(1013—1107)和Avicenna

（980—1036）介绍了切除下唇肿瘤并二期缝合伤口；Liston 于 1837 年发表《实用外科学》，介绍了唇、舌、下颌骨、甲状腺和腮腺肿瘤手术。19 世纪 40 年代，乙醚（1842）、氧化亚氮（1844）和氯仿（1847）相继被发现并用于人体麻醉，使外科手术进入了全身麻醉时代，头颈外科包括喉科也迎来了快速发展时期，但普通外科医师一直是头颈外科的主角。1906 年，Crile 发表了具有里程碑意义的关于颈廓清手术的论文，标志着手术治疗头颈部肿瘤的技术上了一个新的台阶，耳鼻咽喉科医师开展头颈部手术的机会也越来越多了。1954 年，由 50 位普通外科和整形外科医师组成的美国头颈外科医师学会（Society of Head and Neck Surgeons，SHNS）成立，标志着头颈外科已形成一个独立的专科，以后有不少耳鼻咽喉科医师入会。1959 年，几位有志于头颈外科的耳鼻咽喉科医师成立了美国头颈外科学会（American Society for Head and Neck Surgery，ASHNS），由当时世界知名的耳鼻咽喉头颈外科医师 John Conley 担任主席，标志着耳鼻咽喉头颈外科学的形成；1998 年 5 月 13 日，这两个学会合并成立了美国头颈学会（American Head and Neck Society，AHNS）。

三、耳鼻咽喉头颈外科学在我国的发展

19 世纪中叶，西医传入我国。1906 年，北京协和医学堂（北京协和医学院的前身）附属医院成立五官科；1917 年，湘雅医院成立五官科。独立的耳鼻咽喉科出现于 1911 年，其后渐有国人从事耳鼻咽喉科专业工作，但发展缓慢。到中华人民共和国成立，专业从业人员只有 50 人左右，且多集中在几个大城市，其间一些学术团体相继成立，先后涌现出一批具有重要影响的学科学术先哲。

1951 年在北京和上海分别成立耳鼻咽喉科学会；1952 年中华耳鼻咽喉科学会总会成立；1953 年《中华耳鼻咽喉科杂志》创刊。其后陆续召开了一些全国性的学术会议，建立了如上海第一医学院眼耳鼻喉科医院、北京市耳鼻喉科医院、北京市耳鼻喉科研究所等专业机构。改革开放以来，学科规模不断扩大，从业人员不断增加，国内外学术交流和合作日益频繁，专业领域不断拓展，新理论、新技术、新方法广泛用于临床，涌现出一大批优秀的领军人物和学科骨干。

20 世纪 90 年代以来，创建一流大学科的发展理念成为我国耳鼻咽喉科大批同道的共识。他们根据耳鼻咽喉与头颈在理论和临床实践上密不可分的特点以及耳鼻咽喉科临床医师诊疗能力不断提升的现实，开始了拓展学科领域的艰苦努力。2004 年，全国高等学校规划教材《耳鼻咽喉科学》（第 5 版）更名为《耳鼻咽喉头颈外科学》（第 6 版），由田勇泉教授担任主编、孙爱华教授担任副主编；2007 年，经中华医学会批准，耳鼻咽喉科学分会正式更名为中华医学会耳鼻咽喉头颈外科学分会。目前，全国范围内地市级以上和多数县以上综合性医院中均设有耳鼻咽喉科，部分已更名为耳鼻咽喉头颈外科。随着嗓音学、颅底外科学、临床听力学和鼻眼相关科学等边缘学科的发展，学科构架不断充实和拓展，中华医学会耳鼻咽喉头颈外科学分会已成立了耳科学、鼻科学、咽喉科学、头颈外科学、听力学、嗓音医学、小儿耳鼻咽喉头颈外科学等多个专业学组。同时，基础研究、应用基础研究和临床研究日益活跃，主要表现在：①客观测听技术的研究，如听性脑干反应、耳蜗电图、40Hz 听觉相关电位、耳声发射、多频稳态等；②声损伤、遗传性聋、药物性聋发病机制及内耳保护，自身免疫内耳病、物质代谢障碍与感音神经性聋、听毛细胞再生与内耳细胞结构与功能研究；③前庭系生理、病理与分子生物学研究；④鼻-鼻窦炎、变应性鼻炎发病机制和临床诊疗技术研究；⑤鼻咽癌、喉癌等常见肿瘤的分子机制与基因治疗探讨；⑥应用骨锚式助听器（BAHA）、人工耳蜗技术恢复重度或极重度聋患者部分听觉功能的研究；⑦鼻内镜外科技术为代表的微创技术的相关研究；⑧阻塞性睡眠呼吸暂停低通气综合征诊断与治疗研究；⑨头颈肿瘤的早期诊断和功能性手术研究，如喉癌保留喉功能性的各种手术、颈段气管、食管癌的切除与功能重建等手术；⑩颅底、侧颅底手术的基础与临床研究等。

由于历史的原因，大量耳鼻咽喉头颈外科疾病因不危及生命或对劳动能力影响较小，广大农村人口和城市低收入者就诊率较低；加上耳鼻咽喉科被视为"小专科"，对专科建设的投入"欠账"较多。随着中国经济社会的快速发展和人民收入的大幅度提高，人民群众对健康生活的要求越来越高，耳鼻咽喉头颈外科的就诊人次迅速攀升，需要大量的医学院校毕业生充实耳鼻咽喉头颈外科医师队伍。

在当前中国经济社会发展取得举世瞩目的成就、发展卫生与健康事业成为国策的时代背景下,在国内外业界同道们的积极努力下,中国耳鼻咽喉头颈外科学迎来了历史上最好的发展时期。通过近几十年的努力,我国耳鼻咽喉头颈外科学者与发达国家同道的交流日益频繁,与世界一流水平的差距越来越小。可以预期,在不久的将来,中国耳鼻咽喉头颈外科学将成为世界一流的临床学科。

学习耳鼻咽喉头颈外科学,不仅需要临床相关学科的坚实基础,而且需要掌握或了解自然科学相关学科和现代医学相关学科的知识,如声学、力学、电子学、计算机科学、生理学、生物学、生物化学、免疫学、微生物学、细胞与分子生物学、基因工程与遗传病学以及各类组学(基因组学、蛋白质组学、代谢组学等)的相关知识。要注意从整体看局部,再从局部回顾整体;由一点考虑全面,再由全面联系到各点,使学习专科知识与学习临床各科知识有机结合起来。科学在发展,学科在进步。耳鼻咽喉头颈外科学正处在全面发展与快速转变的进程之中,必然面临来自各方面的众多挑战。只有努力培育与相关学科相互尊重、相互学习、相互合作、取长补短的新型合作关系,才能迎接挑战,不断推动学科的进步。随着医疗卫生事业不断面向市场,医疗保健与医学教育模式及运行机制正在发生深刻变化,只有抓紧学习新知识、新理论,勇于创新,才能在更大的范围内、更高的层次上、更好地造福广大患者,同时更有利于自己的职业生涯发展。

第二节　耳鼻咽喉头颈外科疾病总论

耳鼻咽喉头颈外科疾病可以归纳为先天性畸形、感染、变态反应、创伤、异物、肿瘤和全身疾病在耳鼻咽喉头颈区的表现七类。各类疾病有其相同或相似的临床特点与处理原则,概述如下。

【先天性畸形】

主要由遗传、环境因素引起,亦可由两者共同引起。耳鼻咽喉头颈区器官与组织的胚胎发育期分化、演变是极为细致复杂的过程,任何一个环节或步骤受到干扰,就会导致各种各样的畸形发生,其中以先天性耳畸形最常见。

1. 遗传因素引起的畸形　系继发于染色体结构变化、数目异常以及基因分子结构改变等遗传缺陷(genetic defect),多伴有其他部位或系统的畸形。较常见的先天性畸形有3种基本遗传方式。

(1)常染色体显性遗传(autosomal dominant inheritance):致畸基因位于常染色体上,畸形性状垂直遗传,可在某些家族代代出现或构成遗传性综合征中的体征之一。患病基因携带者即为先天性畸形患者,如以外耳及中耳畸形,尖头、短颈、鞍鼻、突眼、腭裂、内耳道扩大及四肢发育不良等为主要特征的Apert综合征,即为常染色体显性遗传病。

(2)常染色体隐性遗传(autosomal recessive inheritance):致畸基因位于常染色体上,患儿父母无先天性畸形表现,但其等位基因均为致畸基因(纯合子)。作为致畸形基因携带者的父母将有25%的几率将相同基因型传递给子代。如以听觉障碍、小头畸形或弱智、皮肤色素异常、唇腭裂、鼻泪管闭塞、中耳畸形等为特征的外胚层发育不良(ectodermal dysplasia)综合征,即为常染色体隐性遗传病。

(3)性连锁隐性遗传(X-linked recessive inheritance):致先天性畸形基因是隐性的,位于X染色体上。女性患者细胞中有两条X染色体,如有一个致畸形基因,只能是携带者而不会发病;而男性患者细胞仅有一条X染色体的半合子,只要有一个致畸形基因就会发病。如以双侧迟发性进行性感音神经性聋、弱智、视网膜假性肿瘤与进行性变性等为临床特征的Norrie病(Norrie disease)。

2. 环境因素引起的畸形　其病情程度与致畸因子干扰程度以及胚胎发育阶段显著相关。致畸因素有三类。

(1)生物因素:例如,母体在妊娠第2个月和第3个月受风疹病毒感染,可使胎儿内耳发育不全,多伴有小头、小眼、智力低下、白内障、动脉导管未闭、室间隔缺损、肺动脉狭窄及肝脾大等其他异常。

(2)化学因素:如孕妇服用某些化学药品如甲氨蝶呤,有时可引起胎儿的脑膜膨出。

(3)物理因素:如孕妇接受大剂量X线照射可诱发胎儿染色体畸变或基因突变,导致耳鼻咽喉头颈先天性畸形。

【感染】

耳鼻咽喉及其相关头颈区是呼吸或消化必经通道,为急性或慢性感染发生率最高的区域,因其解剖和生理的特殊性,临床特点和处理原则如下。

1. 临床特点　耳鼻咽喉、气管、食管各具相同或相似的黏膜结构,彼此经直接或间接方式相互沟通、互相移行,发生感染时具有以下共同特点。

(1)感染局部有不同程度炎症表现,多无全身症状,或全身症状不明显或不成比例。

(2)感染区发生不同程度功能障碍,如听觉障碍、面肌瘫痪、鼻阻塞、吞咽困难、声音嘶哑(简称"声嘶")、呼吸困难及颈部运动受限等。

(3)感染区炎症可互相扩散,使炎症范围不断扩大,如急性鼻炎可扩散至鼻窦引起急性鼻窦炎、至中耳引起急性中耳炎、至咽部引起急性咽炎、至喉部引起急性喉炎、至气管引起急性气管支气管炎。

2. 处理原则

(1)急性炎症期以抗感染与迅速消除局部水肿为主,注意保护和恢复器官功能。

(2)脓肿期以通畅引流脓液为主,兼顾对症与对因治疗。

(3)慢性期以对症治疗和对因治疗为主,注意手术与药物治疗相结合。

【变态反应】

鼻、咽、喉、气管、食管均有向外开放的腔道,中耳也借鼻咽部和外界连通,这些器官的腔道表面均有黏膜覆盖,是机体固有免疫系统的一部分。所以,变态反应或与变态反应有关的疾病是本科常见病,如外耳湿疹、变应性鼻及鼻窦炎、自身免疫性内耳疾病等,咽部、喉部、气管和食管的部分炎性病变也与变态反应有关。

1. 临床特点

(1)耳部变态反应:外耳以局部皮肤瘙痒、湿疹样变为主,中耳以耳鸣、耳闷、听力减退为主,内耳疾病则以进行性、波动性单侧或双侧感音神经性聋、发作性眩晕等为主要临床特征。

(2)鼻及鼻窦变态反应:典型症状是鼻阻塞、大量水样涕、连续喷嚏、鼻痒等,阳性体征主要表现为鼻黏膜、下鼻甲和中鼻甲的苍白水肿或息肉样改变。

(3)咽喉、气管与食管变态反应:典型临床表现为局部黏膜的血管神经性水肿,严重者可导致呼吸困难或吞咽困难。

2. 处理原则　一经确诊,应根据病变部位和有无并发症,给予特异性或非特异性治疗。

(1)特异性治疗:避免与已知变应原接触,脱敏治疗等免疫疗法。

(2)非特异性治疗:包括应用糖皮质激素、抗组胺药、抗胆碱药以及肥大细胞膜稳定剂、中成药等。

【创伤】

无论和平时期还是战争时期,耳鼻咽喉头颈外伤均为人体发生率最高的区域之一。和平时期致伤原因多为碰撞、跌倒、交通事故等引起的骨折、切伤、挫伤和裂伤等;在战争时期,多为火器、爆震、火焰及化学毒剂等引起的混合伤。

1. 临床特点　耳鼻咽喉头颈区软组织较少,血液供应丰富,血管神经密集,与颅脑、眼眶、口腔等相邻,创伤涉及面广泛而复杂,创伤不同时期可发生不同问题,其共同特点:

(1)早期症状多为创伤直接影响:常见局部出血、呼吸困难、听觉障碍和平衡失调。

(2)中期症状多为创伤并发症:常见继发性出血、颅内感染和肺部感染。

(3)晚期症状多为创伤瘢痕狭窄:常见呼吸困难、吞咽障碍和神经功能异常。

(4)混合伤多见。

(5)开放伤多见,常伴有异物存留。

(6)骨折多见,局部常有碎骨片。

2. **处理原则**   针对创伤特点,根据具体情况,迅速果断处理,注意一般原则。

（1）尽快解除呼吸困难：及早施行气管插管、环甲膜切开、紧急气管切开或常规气管切开术。

（2）迅速止血防治休克：及时填压或加压包扎以迅速止血,适时输血或补液以防止休克。检查出血来源时,要警惕腔道深处和隐蔽部位的出血,并妥善处理。

（3）正确处理吞咽困难：对症与对因处理的同时给予鼻饲或静脉高营养。

（4）酌情摘除存留异物：易取则取,难取则权衡利弊后决定取留。

（5）清创处理尽可能多地保留组织,严格对位缝合,避免造成组织缺损或功能障碍。

（6）尽早应用足量抗生素和适当破伤风抗毒素,预防并发症。

【异物】

耳鼻咽喉、气管、食管异物多突然发生,因异物存留部位和状态的不同,患者主诉和体征各异,但在临床特点与处理原则上有许多共同之处。

1. **临床特点**

（1）病因与高发人群相关：多发生在儿童或老年人,常见于玩耍、生活或工作意外。

（2）异物存留受累器官突发不同程度功能障碍：如听觉障碍、鼻阻塞、吞咽疼痛或吞咽困难、声音嘶哑、呼吸困难等。

（3）异物存留部位或附近区域多有感觉异常：如耳闷或阻塞感、鼻部感觉异常、咽喉部异物感、胸部阻塞感或胸骨后疼痛等。

（4）检查发现异物存留或异物存留的相关体征。

2. **处理原则**

（1）向患者或其家长、亲友详细询问异物类别、形状与进入等相关的异物病史,迅速进行必要的体检。

（2）病情危急者,首先立即设法解除异物存留引起的功能障碍。

（3）尽快取出异物。

【肿瘤】

耳鼻咽喉及其相关头颈区为良性和恶性肿瘤多发部位,常见良性肿瘤有听神经瘤、耳鼻咽喉乳头状瘤、颈部神经纤维瘤、血管瘤等;常见恶性肿瘤有鼻咽癌、喉癌、下咽癌、鼻窦癌、淋巴瘤等。临床特点与处理原则有许多相同或相似之处。

1. **临床特点**

（1）肿瘤隐蔽、难以早期发现：由于耳、鼻、咽、喉位置隐蔽,多为腔道,肿瘤早期的发生与发展难以察觉,患者就诊时多属中晚期。如鼻咽癌,原发癌灶位于黏膜下时可向颅内侵犯。

（2）表现复杂多变：肿瘤发生发展引起的耳鸣耳闷、听力减退、鼻阻塞、吞咽困难、声音嘶哑等症状可缓慢起病,时轻时重,酷似常见炎性疾病。有些恶性肿瘤,如鼻咽癌、声门上型喉癌等,远处器官转移可能为其首发症状,极易误诊、漏诊或延误诊断。

（3）一处肿瘤、多处受累：耳鼻咽喉区域狭小,毗邻关系复杂,一处发生肿瘤,常可导致多处受累。如鼻咽原发癌灶可造成咽鼓管阻塞而引起耳鸣、耳闷、听力减退,可使鼻腔通气截面积减小引起鼻阻塞,可侵犯脑神经引起吞咽困难、声音嘶哑等。

2. **处理原则**

（1）尽早手术：除鼻咽癌等少数恶性肿瘤首选放疗外,耳鼻咽喉头颈部的良性和大多数恶性肿瘤首选手术治疗。在完全切除原发肿瘤的基础上,尽可能保留或重建受累器官功能。

（2）其他治疗方式：对于恶性肿瘤,应考虑适时应用放疗、化疗或中医药疗法,目的主要应着眼于提高患者的 5 年生存率、防止复发和转移。

【全身疾病在耳鼻咽喉头颈的表现】

耳鼻咽喉头颈区域性疾病既有相对独立的一面,又有同全身密切有机联系的另一面,全身系统性疾病不可避免地在不同程度上反映在耳鼻咽喉头颈的局部区域,反之,从耳鼻咽喉头颈区的异常,又可发现和诊断全身系统性疾病。常见全身疾病在耳鼻咽喉头颈区的临床表现主要特点如下。

(1)遗传和先天性疾病:主要伴发耳鼻咽喉气管食管及其相关头颈区器官或组织的发育异常,如先天性外耳道闭锁、外耳与中耳畸形、后鼻孔闭锁等。

(2)感染性疾病:流行性感冒病毒、麻疹病毒、风疹病毒等病毒感染,脑膜炎双球菌、乙型溶血性链球菌等细菌感染或者病毒细菌的混合感染,可侵及中耳、内耳、面神经,导致耳聋、面瘫等,侵及咽部、喉部和气管,引起局部黏膜的炎症;曲霉菌属等真菌感染可引起外耳道、鼻窦等区域的慢性炎症。

(3)免疫系统疾病:艾滋病、复发性多软骨炎、系统性红斑狼疮、韦格纳肉芽肿等可累及外耳、中耳、内耳,引起局部炎症及耳鸣耳聋、眩晕等,亦可累及鼻和鼻窦、咽喉与气管食管,导致鼻阻塞、吞咽困难或呼吸困难(参见本书第八篇有关章节)。

(4)内分泌系统疾病:糖尿病、甲状腺功能低下、克汀病等内分泌疾病可引起耳、喉的结构和功能损害,导致听觉障碍、眩晕、声音嘶哑、发声困难等。

(5)血液系统疾病:恶性淋巴瘤原发部位可局限在颈部淋巴结、扁桃体、鼻咽部、鼻腔及鼻窦等,临床表现为颈部肿块、咽部感觉异常、咽痛、吞咽困难、鼻阻塞、鼻出血等。白血病、缺铁性贫血、镰状细胞贫血等血液病可导致内耳、咽部和食管的结构和功能异常,引起耳鸣耳聋、咽痛、吞咽困难等。粒细胞缺乏、传染性单核细胞增多症等病症可能仅以咽峡炎为主要体征。

(6)泌尿系统疾病:慢性肾衰竭可累及内耳、咽部黏膜,引起耳聋耳鸣、溃疡性或非溃疡性咽炎等。

(7)心血管系统疾病:急性心包炎、心力衰竭等可累及气管食管,引起咳嗽、声音嘶哑、吞咽困难等症状。

(8)神经性与精神性疾病:脑肿瘤、多发性硬化、延髓空洞症、重症肌无力、癔症等中枢神经病变、神经性与精神性疾病可累及支配咽部、喉部的神经,导致咽喉感觉异常、咽喉痛、吞咽困难、发声异常及进食反流等。

(9)其他疾病:结核、白喉、梅毒等特殊性炎症均可累及耳鼻咽喉头颈区域,引起相应器官或组织的功能异常(参见本书第八篇有关章节)。出血性疾病如血友病、白血病、再生障碍性贫血、尿毒症、维生素 K 缺乏症、弥散性血管内凝血等患者可发生难以控制的鼻出血。

(孙 虹)

第二章 耳鼻咽喉头颈外科检查基本方法与常规诊疗设备

　　耳鼻咽喉及其相关头颈区域器官位于颅颌深处,腔洞狭小曲折,难以直接观察,许多检查与治疗需要借助特殊工具和设备才能完成,从而获得对目标区域组织、器官的临床表观认识和治疗。

第一节 基本检查工具与方法

　　检查室内,应避免强光直接照射。检查时,根据需要随时调整检查者和被检者位置,借助专门光源、额镜、特殊器械及设备将光线投射到受检部位,进行规范的符合临床要求的检查。

一、检查者和患者的位置

　　光源定位在被检患者耳后上方约15cm处。患者坐在专用诊查椅上;检查鼻腔、咽部与喉部时,患者与检查者相对而坐,各自两腿靠拢并稍微偏向侧方,受检者正坐,腰靠检查椅背,上身稍前倾,头正、腰直,距离检查者25~40cm为宜;进行耳部检查时,患者可侧坐,耳部面对检查者;检查过程中根据需要调整患者头位。对于检查不合作的小儿,应耐心、轻柔,尽量避免使患儿受到惊吓,由家长或护士环抱患儿坐在大腿上,将患儿双腿夹紧,一手固定其上肢和身体,另一手固定头部(图1-2-1)。

二、额镜与检查器械

　　1. **额镜的使用**　额镜是圆形聚光凹面镜,直径一般为8cm,焦距约25cm,中央窥视孔大小约1.4cm;床旁、手术室等处检查或手术时可使用自带光源、具有聚焦功能的头灯(图1-2-2)。光源投射

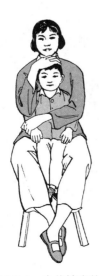

图1-2-1　小儿检查体位

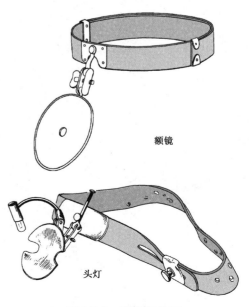

额镜

头灯

图1-2-2　额镜和头灯

至额镜镜面,经对光反射聚焦到检查部位,检查者通过镜孔,观察反射光束焦点区域(图1-2-3)。

使用额镜时须注意:①保持瞳孔、镜孔、反光焦点和检查部位成一直线;②检查者应姿势端正,不可弯腰、扭颈而迁就光源;③单目视线向正前方通过镜孔观察反射光束焦点区,即被检部位,但另眼不闭;④额镜与检查部位宜保持一定距离,25cm左右,不应太近或太远。

2. 常用检查器械　临床诊疗中,常用的检查器械有耳镜、鼓气耳镜、音叉、耵聍钩、前鼻镜、压舌板、后鼻镜(间接鼻咽镜)、间接喉镜、枪状镊、膝状镊、卷棉子、喷雾器、酒精灯、污物盆等(图1-2-4)。近年来,条件较好的医院已逐步使用照明更好、清晰度更高的鼻内镜、耳内镜、电耳镜等,使用喷雾枪取代简易喷雾器。

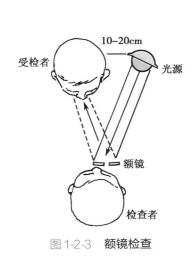

图1-2-3　额镜检查

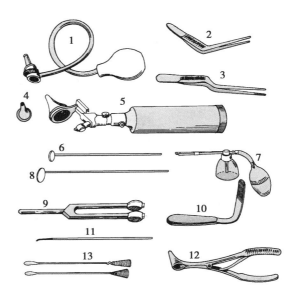

图1-2-4　常用检查器械
1. 鼓气耳镜;2. 膝状镊;3. 枪状镊;4. 耳镜;5. 电耳镜;
6. 后鼻镜;7. 喷壶;8. 间接喉镜;9. 音叉;10. 直角压舌板;11. 耵聍钩;12. 前鼻镜;13. 卷棉子

三、耳鼻咽喉头颈外科诊查治疗综合工作台

耳鼻咽喉头颈外科诊查治疗综合工作台由工作台主体、电动检查椅或治疗椅组成,将常用器械、基本设备集于一体,并可根据需要选配耳鼻咽喉内镜系统、图像显示及处理系统等附属设备(图1-2-5)。多系统的整合对于提高工作效率、快捷准确地为患者服务提供了一个多功能的现代化工作平台。

1. 工作台主体　基本结构包括控制面板、聚光照明灯、喷雾枪、吸引枪、冷光源、自感应加温器等,以及根据临床需要而配置的阅片灯、监视器等(图1-2-5)。

工作台主体的主要功能如下:①喷雾:诊治工作台上的喷雾枪可将液体药物雾化成微小液滴,喷注于腔体或体表上;②吸引:工作台上有负压吸引枪,用于外耳道、鼻咽部的分泌物、脓血吸出;③吹气:吹气系统为咽喉管吹气和恒温射流装置提供正压气源,用于咽喉管通气和外耳道的脓血、分泌物、异物和上颌窦的冲洗;④聚光照明灯:提供检查光源;⑤自感应加温:主要用于间接鼻咽镜和间接喉镜检查前加温预热;⑥冷光源;⑦自动排污;⑧阅片。

工作台还设有常规器械物品分类放置区:①器械盘:放置清洁器械(压舌板、前鼻镜、间接喉镜、间接鼻咽镜等);②插筒:放置耵聍钩、卷棉子、镊子等;③罐:放置棉球、拉舌方纱、凡士林纱条等;④污染器械收集装置:将用过的器械分类放置在工作台内部的收集箱内;⑤放置常用药品:如75%乙醇溶液、3%过氧化氢溶液、1%麻黄碱溶液、1%~2%丁卡因溶液等。

2. 电动诊疗椅　分为可以多维度调节电动检查椅和电动治疗椅两种,供患者使用。

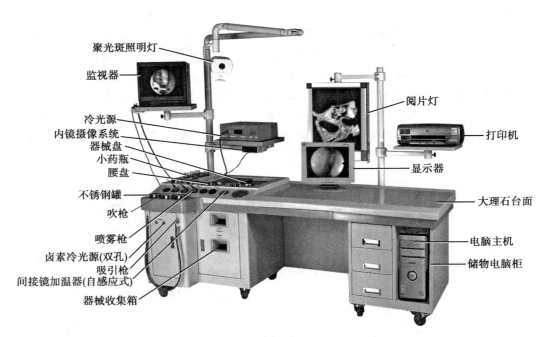

聚光斑照明灯
监视器
冷光源
内镜摄像系统
器械盘
小药瓶
腰盘
不锈钢罐
吹枪
喷雾枪
卤素冷光源(双孔)
吸引枪
间接镜加温器(自感应式)
器械收集箱

阅片灯
打印机
显示器
大理石台面
电脑主机
储物电脑柜

图1-2-5 耳鼻咽喉头颈外科诊查综合治疗工作台

第二节 专科诊疗设备

1. **听功能及眩晕诊疗设备** 听觉功能检查主要包括音叉试验、纯音听阈测定、声导抗检测、耳声发射、听觉诱发电位等,用于综合评估听觉传导通路功能。眩晕诊疗设备主要包括前庭功能检测、眼震电图等相关设备,了解前庭功能。

2. **显微镜** 显微镜在外科中的应用可以追溯到19世纪中后期,其在手术中的应用,不但可以立体地放大组织器官的图像,使观察更细致、操作更精细,而且在减少组织创伤、保护组织器官功能方面也发挥了重要的作用。在耳科、喉科及颅底外科是常规手术设备。

3. **内镜系统诊疗设备** 内镜系统是由细长的光学物镜、光源线、光源主机、摄像镜及连线、摄像主机及图像显示屏等配件组成,通常该系统还配备有图文工作站,可以进行图像、视频储存,图文报告打印。内镜系统分为软镜和硬镜两大类,软镜类中,早期的应用有纤维喉镜,20世纪末开始被图像质量更好的电子纤维鼻咽喉镜所代替,也出现了窄带成像等技术,可以通过显示黏膜血管达到更清晰辨认组织病变的能力。硬镜类多用于鼻科的临床诊疗,经鼻内镜外科技术是鼻外科、颅底领域的革命性创新,现为常规性外科技术。内镜也广泛地应用在喉科和耳科的诊疗工作中。随着科技的发展,相信3D内镜技术很快会在耳鼻咽喉头颈外科应用。

4. **动力系统** 动力系统是通过高速转动的马达利用钻或刀具对骨组织或软组织进行切割,分为电动力和气动力。主要应用于耳科、喉科、颅底及鼻内镜外科手术中。

5. **激光** 激光在耳鼻咽喉头颈外科领域中有着广泛的应用,主要的激光类型有二氧化碳激光和半导体激光,多用于喉部、耳部疾病的手术处理。

6. **等离子低温射频消融技术** 该项技术是利用物理正负电极间在钠离子充当介质的条件下,在100kHz的电场中激发钠离子产生等离子层,从而使钠离子所携带的充足动能直接打断分子键使组织在低温下消融。在咽喉和鼻、鼻颅底的疾病治疗中有着广泛的应用。

7. **专科生物材料** 耳鼻咽喉相关器官因其位置深在,故在日常的诊疗过程中,相关生物材料的填塞是重要的诊疗组成部分,主要的生物材料有明胶海绵、生物凝胶、止血棉等。另外,用于组织缺损修补的生物材料也逐步应用于耳鼻咽喉头颈外科临床。

第三节　相关诊疗方法

1. **放射影像诊断**　计算机断层显像（computed tomography，CT）和磁共振显像（magnetic resonance imaging，MRI）是最重要的两种用于耳鼻咽喉头颈外科的影像诊断工具。通过相关的影像学特点可以对耳鼻咽喉头颈外科相关疾病进行评估，并确定疾病的部位、性质、范围等，从而制订下一步的诊治方案。

2. **超声检查**　超声检查主要是利用人体不同组织对超声波的反射进行观察。即超声波照射到身体上，将组织的反射波进行图像化处理，根据反射波的不同对疾病作出诊断。而在本学科领域，超声检查最常应用于颈部相关病变的诊疗中，如甲状腺结节、颈部肿物等。

3. **数字减影血管造影术**　通过使用血管造影剂获得的血管造影的影像通过数字化处理，把不需要的组织影像删除掉，只保留血管影像，这种技术叫做数字减影技术（digital subtraction angiography，DSA），其特点是图像清晰，分辨率高，对观察血管病变、血管狭窄的定位测量、了解血管和相关病变的关系、进行诊断及介入治疗提供了真实的立体图像，为各种介入治疗提供了必备条件。主要适用于血管性疾病及肿瘤的检查及治疗。

4. **放射治疗**　放射治疗适合于对放射线敏感或病期较晚，但局限的肿瘤。但对于鼻咽癌是首选的治疗方法。同时，放射治疗也是综合治疗的一个重要组成部分。

5. **化学治疗**　在耳鼻咽喉头颈肿瘤治疗方面，化学药物主要用于晚期患者或作为手术或者放疗的辅助治疗。对于晚期头颈部鳞状细胞癌而言，比较常用的化疗方案为 TPF（紫三醇+顺铂+氟尿嘧啶）或者 PF（顺铂+氟尿嘧啶）。

（文卫平）

第二篇

耳 科 学

第一章　耳的应用解剖学及生理学

第一节　耳的应用解剖学

耳分为外耳(external ear)、中耳(middle ear)和内耳(inner ear)三部分。耳的主要结构位于颞骨中,后者包含外耳道骨部、中耳、内耳和内耳道。

一、颞骨

颞骨(temporal bone)是解剖结构最为复杂的人体骨性结构之一。位于头颅两侧,镶嵌在顶骨、蝶骨、颧骨和枕骨之间,参与构成颅骨底部和侧壁。颞骨为一复合骨,以外耳道为中心将颞骨分为5部分:鳞部、鼓部、乳突部、岩部和茎突(图2-1-1)。

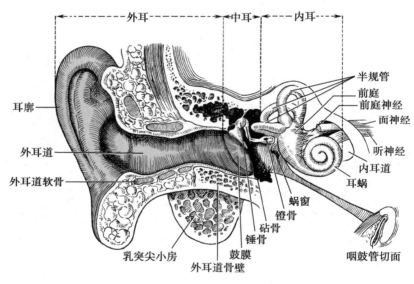

图 2-1-1　耳的解剖关系示意图

1. **鳞部(squamous portion)** 又称颞鳞。居颞骨前上部,形似鱼鳞,分内、外两面。鳞部外面光滑而略外凸,近中部有纵行的颞中动脉沟,沟的下方有向前突出的颧突,颧突和颧骨的颞突汇合成颧弓。颧突有三个根,即关节结节、关节后突和颞线(图2-1-2),颞线常作为颅中窝底平面的颅外标志。颞线之下骨性外耳道口后上方有一小棘状突起,名道上棘(suprameatal spine)。棘的后方,外耳道后壁向上延伸与颞线相交所形成的表面粗糙、稍凹陷的三角形区域称道上三角区(suprameatal triangle),又名筛区(cribriform area),其深面为鼓窦。鳞部内面略凹,与颞叶相接触并有脑回压迹及脑膜中动脉沟(图2-1-3)。鳞部后上缘与顶骨衔接,前下缘与蝶骨大翼衔接。鳞部下缘与岩骨前缘融合,形成岩鳞缝,此缝在成人仅留痕迹,但在幼儿较明显,并有细小血管自硬脑膜经此缝进入中耳,故幼儿中耳炎可出现脑膜刺激症状。

2. **鼓部(tympanic portion)** 为一弯曲的U形骨板,位于鳞部之下,乳突之前及岩部外下侧,构成骨性外耳道前壁、下壁和后壁的一部分。鼓部的前下方形成下颌窝后壁;鼓部内端有沟槽状的鼓

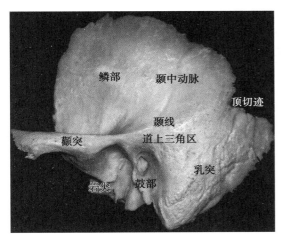

图 2-1-2　颞骨外侧面（左）

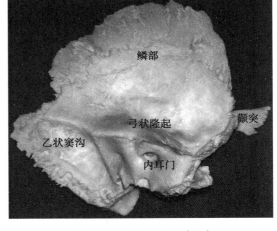

图 2-1-3　颞骨内侧面（左）

沟（tympanic sulcus），鼓膜边缘的纤维软骨环即嵌附于鼓沟内。鼓沟上部有缺口，名鼓切迹（Rivinus 切迹），鼓切迹处无鼓沟和纤维软骨环。

3. 乳突部（mastoid portion）　构成颞骨后下部，呈锥状突起（见图 2-1-2）。乳突外侧面粗糙，外下方为胸锁乳突肌、头夹肌和头最长肌的附着处，乳突后方近枕乳缝处有一贯穿颅骨内外的乳突孔（mastoid foramen），乳突导血管通过乳突孔沟通颅外静脉与乙状窦，枕动脉亦有小支经此孔供给硬脑膜。乳突尖内侧有深沟，名乳突切迹（mastoid notch），为二腹肌后腹的起点；切迹内侧有一较浅的枕动脉沟，容纳枕动脉。乳突内侧面有一弯曲下行的深沟称乙状沟（sigmoid sulcus），乙状窦位于其中（见图 2-1-3）。乙状沟的深浅、宽窄及其骨壁的厚薄因乳突气房发育程度的不同而有很大差异。乳突气房发育良好者，乙状窦骨板较薄且位置偏后，与外耳道后壁之间的距离较大；乳突气房发育较差者，乙状窦骨板坚实，位置前移，与外耳道后壁距离较小，在乳突手术时易损伤乙状窦而造成出血，并可因此发生气栓。

4. 岩部（petrous portion）　位于颅底，嵌于蝶骨和枕骨之间，形似三面锥形体，因此又称岩锥（petrous pyramid），其内藏听觉和平衡器官。岩部的底朝外，与鳞部和乳突部融合；尖端粗糙不平、朝向内前而微向上、嵌在蝶骨大翼后缘和枕骨底部所形成的角内，构成破裂孔的后外界，颈动脉管内口开口于破裂孔。岩部有以下三个面：

（1）前面：组成颅中窝后部，并与鳞部的脑面相连（图 2-1-4）。由内向外有下列重要标志：①近岩尖处有三叉神经压迹，容纳三叉神经半月神经节；②压迹的后外侧有两条与岩锥长轴平行的小沟，靠内侧者为岩浅大神经沟，向后伸展达面神经裂孔；③外侧者为岩浅小神经沟，向后伸展达面神经裂孔外侧的鼓室小孔，为岩浅小神经进入鼓室的通道，此二沟各容纳同名神经；④后外方有一骨性凸起，名弓状隆起（arcuate eminence），上半规管位于其下方，大多数上半规管的最高点位于弓状隆起最高

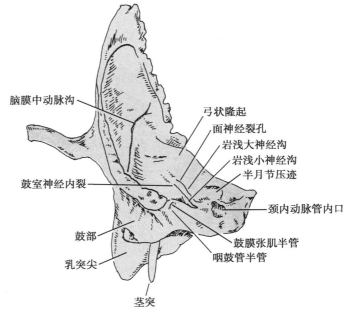

图 2-1-4　岩部前面观

点前内方的斜坡中;⑤再向外有一分隔鼓室和颅中窝的浅凹形的薄骨板,名鼓室盖(tegmen tympani)。

(2) 后面:为岩上窦、岩下窦和乙状窦围成的三角形骨面,顶朝内,底朝外,组成颅后窝的前壁,并与乳突部内侧面相连(见图2-1-3)。岩部后面中央偏内有一内耳门(内耳道口)(internal acoustic porus),向外通入内耳道。内耳门的后外有一薄骨板遮盖的裂隙,内有前庭小管(vestibular aqueduct,又称前庭水管)外口,内淋巴管和内淋巴囊在此延续。上述裂隙与内耳门之间的上方有一小凹,名弓形下窝(subarcuate fossa)。

内耳道(internal acoustic meatus)是位于岩部内的骨性盲管,平均长约10mm,垂直径平均5.9mm。内有面神经、蜗神经、前庭神经、中间神经及迷路动脉、迷路静脉通过。内耳道向后、外侧伸入颞骨岩部,与岩部的长轴几乎成直角,硬脑膜经内耳门延伸入内耳道,并铺贴于其表面。内耳道外端由一垂直而有筛状小孔的骨板所封闭,此骨板即为内耳道底(fundus of internal acoustic meatus),内听道底构成前庭和耳蜗内壁的大部分。内耳道底上有一横行的嵴状隆起将内耳道底分成上、下两区,上区较小,并被一垂直嵴分为前、后两部。内听道底前上部为面神经管区,面神经经此进入面神经骨管,向外延续为迷路段。后上部为前庭上区,内有数小孔,穿过上前庭神经终末支,分布于椭圆囊斑、上半规管及外半规管壶腹。前下方为蜗区,有许多呈螺旋状排列的小孔,有蜗神经纤维通过。

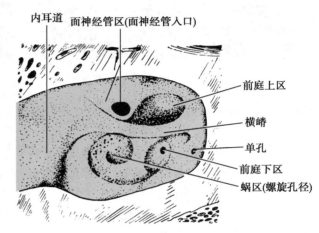

图2-1-5　内耳道底(右侧)

后下方为前庭下区,有数个小孔,为分布至球囊的前庭下神经所通过。前庭下区后下方尚有一单孔,前庭神经的后壶腹支由此通过(图2-1-5)

(3) 下面:粗糙凹凸不规则,组成颅底外面的一部分(图2-1-6)。在岩部内侧,有两个紧邻的深窝,前内为颈动脉管外口,有颈内动脉和颈动脉神经丛经过,后外为颈静脉窝(jugular fossa),内藏颈静脉球。在颈静脉窝前内方有一三角形小窝,窝内有蜗水管(cochlear aqueduct)外口,外淋巴液通过此小管流入蛛网膜下腔,此管位置恒定,且紧邻舌咽神经,是重要的定位标志。

岩部包括三个缘:岩部上缘最长,其上有岩上沟,容纳来自侧窦汇入海绵窦的岩上窦,上缘尖端借岩蝶韧带和蝶骨接连并形成小管,内有展神经和岩下窦经过,故在气化非常良好的颞骨发生急性化脓性中耳乳突炎时可并发岩尖炎,并出现三叉神经痛和展神经麻痹症状。岩部后缘的内侧段有岩下沟,内含由海绵窦汇入颈静脉球的岩下窦;后缘的外侧段和枕骨的颈静脉切迹围成颈静脉孔。在岩部与鳞部之间,有上下并行的鼓膜张肌半管和咽鼓管半管通入鼓室。

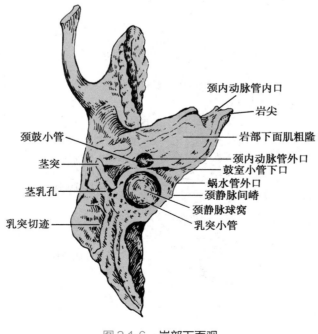

颈内动脉管内口
岩尖
颈鼓小管
岩部下面肌粗隆
茎突
颈内动脉管外口
鼓室小管下口
茎乳孔
蜗水管外口
颈静脉间嵴
颈静脉球窝
乳突切迹
乳突小管

图2-1-6　岩部下面观

5. 茎突(styloid process)　位于乳

突之前、鼓部下方的中段。茎突外形细长,伸向前下方,平均长约 2.5cm。茎突近端被鼓部的鞘突所包绕,远端有茎突咽肌、茎突舌肌、茎突舌骨肌、茎突舌骨韧带和茎突下颌韧带附着。在茎突与乳突之间有一茎乳孔(stylomastoid foramen,图 2-1-6),面神经主干由此出颅。婴儿由于乳突尚未发育,茎乳孔的位置甚浅,此时施行乳突手术若需作耳后切口,则切口不宜向下延伸过度,以免损伤面神经主干。

二、外耳

耳廓和外耳道统称外耳(external ear)。

1. **耳廓(auricle)**　内含弹力软骨支架,外覆皮肤,与头颅约成 30°角,左右对称,分前(外)面和后(内)面。耳廓前(外)面凹凸不平,主要的表面标志有:耳轮(helix)、耳轮脚(crus of helix)、耳廓结节(auricular tubercle,或称 Darwin 结节)、三角窝(triangular fossa)、舟状窝(scaphoid fossa)、耳甲艇(cymba conchae)、耳甲腔(cavum conchae)、耳屏(tragus)、对耳屏(antitragus)和耳屏间切迹(intertragic notch)等(图 2-1-7)。耳屏与耳轮脚之间的凹陷名耳前切迹(incisura anterior auris),因此处无软骨连接,故在其间作切口可不损伤软骨而直达外耳道和乳突的骨膜。对耳屏下方,无软骨的部分名耳垂(lobule)。耳廓后面较平整而稍隆起,其附着处称耳廓后沟,为耳科手术定位的重要标志(图 2-1-7、图2-1-8)。

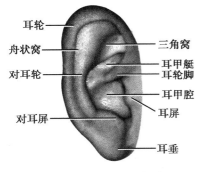

图 2-1-7　耳廓表面标志

耳轮
舟状窝
对耳轮
对耳屏
三角窝
耳甲艇
耳轮脚
耳甲腔
耳屏
耳垂

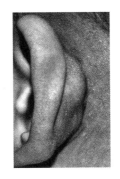

图 2-1-8　左侧耳廓(后面)

耳廓除耳垂为脂肪与结缔组织构成而无软骨外,其余均为弹性纤维软骨组织,外覆软骨膜和皮肤。耳廓软骨无神经分布,但有神经纤维随血管供应分布于软骨膜。耳廓前面的皮肤与软骨粘连较后面紧密,皮下组织很少,若因炎症等发生肿胀时,感觉神经易受压迫而致剧痛,若有血肿或渗出物亦极难吸收;耳廓外伤或耳部手术,可引起化脓性软骨膜炎,甚至发生软骨坏死,导致耳廓变形。耳廓血管位置浅表、皮肤菲薄,故易冻伤。

2. **外耳道(external acoustic meatus)**　起自耳甲腔底,向内止于鼓膜,由软骨部和骨部组成,略呈 S 形弯曲,长 2.5~3.5cm(见图 2-1-1)。成人外耳道外 1/3 为软骨部,内 2/3 为骨部。新生儿的外耳道软骨部与骨部尚未完全发育,由纤维组织组成,故耳道易塌陷而较狭窄。外耳道有两处较狭窄,一为骨部与软骨部交界处,另一为骨部距鼓膜约 0.5cm 处,称外耳道峡(isthmus)。外耳道外段向内、向前而微向上,中段向内、向后,内段向内、向前而微向下;故在检查外耳道深部或鼓膜时,需将耳廓向后上提起,使外耳道成一直线。

外耳道软骨后上方有一缺口,为结缔组织所代替。外耳道软骨在前下方常有 2~3 个垂直的、由结缔组织充填的裂隙,称外耳道软骨切迹(Santorini 裂),此裂隙可增加耳廓的可动性,亦系外耳道与腮腺之间感染相互传播的途径。外耳道骨部的后上方由颞骨鳞部组成,其深部与颅中窝仅隔一层骨板。外耳道骨部的前壁、下壁和部分后壁由颞骨鼓部构成,其内端形成鼓沟,鼓膜紧张部边缘的纤维软骨环即嵌附于鼓沟内。鼓沟上部的缺口名鼓切迹(Rivinus incisure)。

外耳道皮下组织甚少,皮肤几乎与软骨膜和骨膜相贴,故当感染肿胀时易致神经末梢受压而引起剧痛。软骨部皮肤较厚,富有毛囊和皮脂腺,并含有类似汗腺结构的耵聍腺,能分泌耵聍(cerumen)。骨性外耳道皮肤菲薄,毛囊和耵聍腺较少,顶部有少量皮脂腺。耵聍腺分泌的耵聍和皮脂腺分泌的皮脂与外耳道皮肤脱落上皮混合形成蜡状耵聍,可抑制外耳道内的真菌和细菌。颞下颌关节位于外耳道前方,外耳道软骨部随着颞下颌关节的闭合和张开而活动,有助于外耳道耵聍及上皮碎屑向外排出。外耳道有炎症时,亦常因咀嚼活动牵拉外耳道而加剧疼痛。

3. 外耳的神经、血管及淋巴　外耳的神经来源主要有二:一为下颌神经的耳颞支,分布于外耳道前壁,故牙痛可引起反射性耳痛;二为迷走神经的耳支,分布于外耳道后壁,故刺激外耳道后壁皮肤时,可引起反射性咳嗽。另有来自颈丛的耳大神经和枕小神经,以及来自面神经和舌咽神经的分支。外耳的血液由颈外动脉的颞浅动脉、耳后动脉和上颌动脉供给。外耳中与动脉同名的静脉汇流至颈外静脉,部分血液可回流至颈内静脉。耳后静脉可经乳突导血管与乙状窦相沟通。外耳的淋巴引流至耳廓周围淋巴结。耳廓前面的淋巴流入耳前淋巴结与腮腺淋巴结,耳廓后面的淋巴流入耳后淋巴结,耳廓下部及外耳道下壁的淋巴流入耳下淋巴结(属颈浅淋巴结上群)、颈浅淋巴结及颈深淋巴结上群。

三、中耳

中耳(middle ear)介于外耳和内耳之间,是位于颞骨中的不规则含气腔和通道。包括鼓室、咽鼓管、鼓窦及乳突4部分。

(一) 鼓室

鼓室(tympanic cavity)为颞骨内最大的不规则含气腔,位于鼓膜与内耳外侧壁之间。鼓室前方经咽鼓管与鼻咽部相通,后方经鼓窦入口与鼓窦及乳突气房相通。以鼓膜紧张部的上、下缘为界,可将鼓室分为3部分(图2-1-9):①上鼓室(epitympanum),或称鼓室上隐窝(attic),为位于鼓膜紧张部上缘平面以上的鼓室腔;②中鼓室(mesotympanum),位于鼓膜紧张部上、下缘平面之间,即鼓膜紧张部与鼓室内壁之间的鼓室腔;③下鼓室(hypotympanum)位于鼓膜紧张部下缘平面以下,下达鼓室底。鼓室的上下径约15mm,前后径约13mm;内外径在上鼓室约6mm,在下鼓室约4mm,中鼓室鼓膜脐与鼓岬之间的内外径最短,仅约2mm。鼓室的容积为1~2ml。鼓室的内容物有听骨、肌肉及韧带等。鼓室腔内壁为黏膜所覆盖,覆于鼓膜、鼓岬后部、听骨、上鼓室、鼓窦及乳突气房者为无纤毛扁平上皮或立方上皮,余为纤毛柱状上皮。近年来的研究表明,中耳黏膜的上皮细胞为真正的呼吸上皮细胞。

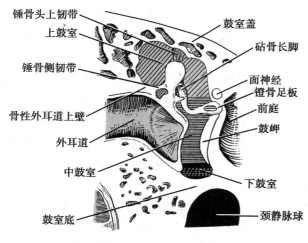

图2-1-9　鼓室的划分

1. 鼓室六壁　尽管鼓室腔的形状很不规则,但大致可以将其看成具有六个壁的腔隙,即:外、内、前、后、顶、底六个壁(图2-1-10)。

(1) 外壁:由骨部及膜部构成。骨部较小,即鼓膜以上的上鼓室外侧壁;膜部较大,即鼓膜。

鼓膜(tympanic membrane):为椭圆形(成人)或圆形(小儿)的半透明薄膜,介于鼓室与外耳道之间,高约9mm、宽约8mm、厚约0.1mm。鼓膜前下方朝内倾斜,与外耳道底约成45°~50°角,故外耳道的前下壁较后上壁为长。新生儿至5个月婴儿的鼓膜倾斜角尤为明显,与外耳道底约成35°角。鼓膜周缘略厚,大部分借纤维软骨环嵌附于鼓沟内,名紧张部(pars tensa)。其上方鼓沟缺如的鼓切迹处,鼓膜直接附丽于颞鳞部,较松弛,名松弛部(pars flaccida)。鼓膜紧张部中央向内凹入,形似喇叭状,松弛部则较平坦。鼓膜分为3层:由外向内依次为上皮层、纤维

图中标注(图2-1-9):
锤骨头上韧带　鼓室盖
上鼓室　砧骨长脚
锤骨侧韧带　面神经　镫骨足板
骨性外耳道上壁　前庭
外耳道　鼓岬
中鼓室　下鼓室
鼓室底　颈静脉球

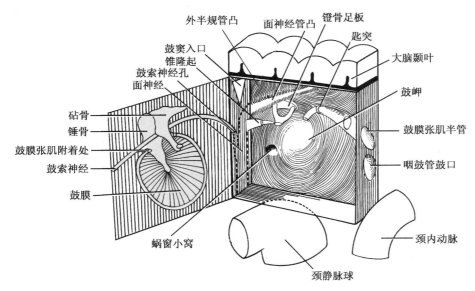

图 2-1-10　鼓室六壁模式图（右）

组织层（含有浅层放射形纤维和深层环形纤维）和黏膜层。锤骨柄附着于纤维组织层中间。鼓膜（图 2-1-11）中心部最凹点相当于锤骨柄的尖端，称为脐（umbo）。自脐向上稍向前达紧张部上缘处，有一灰白色小突起名锤凸，即锤骨短突隆起的部位。在脐与锤凸之间，有一白色条纹，称锤纹，为锤骨柄透过鼓膜表面的映影。自锤凸向前至鼓切迹前端有锤骨前襞（anterior malleolar fold），向后至鼓切迹后端有锤骨后襞（posterior malleolar fold），两者均系锤骨短突挺起鼓膜所致，为紧张部与松弛部的分界线。用耳镜检查鼓膜时，自脐向前下达鼓膜边缘有一个三角形反光区，名光锥（cone of light），系外来光线被鼓膜的凹面集中反射而成。当鼓膜内陷时光锥可以变形或消失。婴儿由于鼓膜倾斜明显，无光锥可见。为便于描记，临床上常将鼓膜分为 4 个象限（图 2-1-12）：即沿锤骨柄作一假想直线，另经鼓膜脐作一与其垂直相交的直线，将鼓膜分为前上、前下、后上、后下 4 个象限。

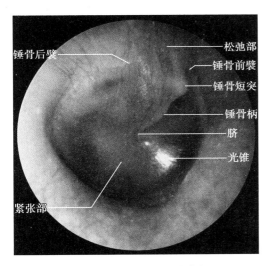

图 2-1-11　右耳正常鼓膜像

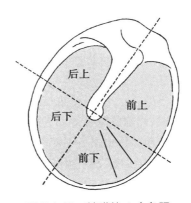

图 2-1-12　鼓膜的 4 个象限

　　（2）内壁：即内耳的外壁，有多个凸起和小凹（图 2-1-10）。鼓岬（promontory）为内壁中央较大的膨凸，系耳蜗底周所在处；其表面有鼓室神经丛。鼓岬后上方有一小凹，称前庭窗龛，其前后径和上下径分别约为 3.25mm 和 1.75mm。龛的底部有前庭窗（vestibular window），又名卵圆窗（oval window），面积约 3.2mm²，为镫骨足板及其周围的环韧带所封闭，通向内耳的前庭。鼓岬后下方有一小凹，称蜗窗龛,其底部偏上方有蜗窗(cochlear window),又名圆窗(round window)。蜗窗向内通耳蜗的鼓阶,并为蜗窗膜所封闭,又称第二鼓膜,面积约 $2mm^2$,蜗窗与镫骨足板所在平面近似互成直角。面神经管凸上后方为外半规管凸,迷路瘘管好发于此。匙突(cochleariform process)位于前庭窗之前稍上方,为鼓膜张肌管的鼓室端弯曲向外形成;鼓膜张肌的肌腱绕过匙突,向外达锤骨柄与颈部交界处的内侧。

(3)前壁:前壁下部以极薄的骨板与颈内动脉相隔;上部有两口:上为鼓膜张肌半管的开口,下为咽鼓管的鼓室口。

(4)后壁:又名乳突壁,上宽下窄,面神经垂直段通过此壁的内侧。后壁上部有一小孔,名鼓窦入口(aditus),上鼓室借此与鼓窦相通。鼓窦入口的内侧偏下方、面神经锥段(面神经第二膝部)后上方有外半规管凸。鼓窦入口的底部,适在面神经管水平段与垂直段相交处的后方,有一窝纳砧骨短脚的小窝,名砧骨窝(incudial fossa),为中耳手术的重要标志。后壁下内方,相当于前庭窗的高度,有一小锥状突起,名锥隆起(pyramidal eminence),内有小管,镫骨肌腱由此小管内伸出,附着于镫骨颈后部。在锥隆起的外侧和鼓沟内侧之间有鼓索小管的鼓室口,鼓索神经由此穿出,进入鼓室。

相当于鼓膜后缘后方的鼓室腔称后鼓室,内有鼓室窦(tympanic sinus)[又名锥隐窝(pyramidal recess)]与面神经隐窝(facial recess,图 2-1-13),两者皆常为胆脂瘤等病灶隐匿的部位。面神经隐窝内界为锥隆起,后界为面神经垂直段,外界为骨性鼓环与鼓索神经,上方为砧骨窝。电子耳蜗植入术和开放面神经隐窝的后鼓室径路探查手术中,从乳突腔暴露面神经隐窝需仔细分辨上述结构。

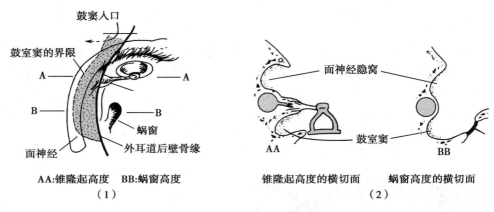

AA:锥隆起高度   BB:蜗窗高度
（1）

锥隆起高度的横切面   蜗窗高度的横切面
（2）

图 2-1-13　鼓室窦与面神经隐窝

(5)上壁:为鼓室的顶壁,名鼓室盖(tegmen tympani),由颞骨岩部前面构成,将鼓室与颅中窝分开。前与鼓膜张肌管的顶相连接,向后延伸即成鼓窦顶壁(鼓窦盖)。位于鼓室盖上的岩鳞裂(fissura petrosquamosa)在婴幼儿时常未闭合,硬脑膜的细小血管经此裂与鼓室相通,可成为中耳感染向颅内扩散的途径之一。

(6)下壁:为一较上壁狭小的薄骨板,分隔鼓室与颈静脉球,前内方为颈动脉管的后壁。鼓室先天性缺损时,颈静脉球可突入下鼓室,鼓室下壁呈暗蓝色。在此情况下施行鼓膜切开术,容易伤及颈静脉球而发生严重出血。下壁内侧有一小孔,有舌咽神经鼓室支通过。

2. 鼓室内容物　鼓室内容物包括听骨、韧带和肌肉。

(1)听骨:为人体中最小的一组小骨,包括锤骨(malleus)、砧骨(incus)和镫骨(stapes)。三者相互衔接而成听骨链(ossicula chain,图 2-1-14)。听骨链介于鼓膜和前庭窗之间,介导声波由外耳传入内耳。

锤骨外形如锤,位于鼓室中部和最外侧,长约 8~9mm,可分为头、颈、短突(外侧突)、长突(前突)和柄。锤骨柄位于鼓膜黏膜层与纤维层之间,锤骨头位于上鼓室,其头的后内方有凹陷的关节面,与砧骨体形成锤砧关节。

砧骨分为体、长脚和短脚,长脚长约 7mm,短脚长约 5mm。砧骨体位于上鼓室后方,向前与锤骨

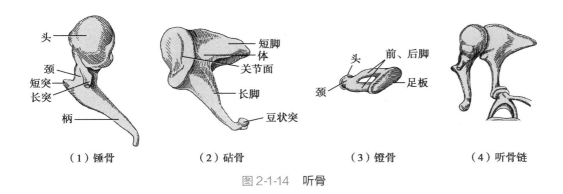

图 2-1-14 听骨

头相接形成锤砧关节。短脚位于鼓窦入口底部,其尖端借韧带附丽于砧骨窝内。长脚位于锤骨柄之后,与锤骨柄相平行,末端内侧有一膨大向内的突起,名豆状突(lenticular process),后者有时与长脚末端不完全融合,故又名第四听骨。豆状突与镫骨头形成砧镫关节。

镫骨形如马镫,分为头、颈、前脚、后脚和足板(foot plate),高约为 3~4mm。镫骨头与砧骨长脚豆状突相接。颈甚短,其后有镫骨肌腱附着。前脚较后脚细而直,两脚内侧面各有一深沟。前脚、后脚与足板所围成的孔洞称闭孔。镫骨足板呈椭圆形,长 3mm,宽 1.4mm,借环韧带(annular ligament)连接于前庭窗。

(2)听骨韧带:有锤骨上韧带、锤骨前韧带、锤骨外侧韧带、砧骨上韧带、砧骨后韧带和镫骨环韧带等,将听骨固定于鼓室内(图 2-1-15)。

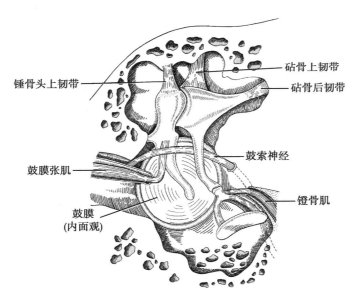

图 2-1-15 鼓室肌与韧带

(3)鼓室肌肉:①鼓膜张肌(tensor tympani muscle)起自咽鼓管软骨部、蝶骨大翼和鼓膜张肌管壁等处,止于锤骨颈下方,由三叉神经下颌支的一小支司其运动;此肌收缩时牵拉锤骨柄向内,增加鼓膜张力,以免震破鼓膜或伤及内耳。②镫骨肌(stapedius muscle)起自鼓室后壁锥隆起内,向前下止于镫骨颈后方,由面神经的镫骨肌支司其运动;此肌收缩时可牵拉镫骨头向后,使镫骨足板与前庭窗接触变小而减少内耳压力。

3. 鼓室隐窝与间隔 鼓室黏膜除了覆盖鼓室壁及其内容物之外,还形成若干黏膜皱襞,与鼓室的韧带、肌肉和听骨一起将鼓室分隔成几个间隙(图 2-1-16),由于鼓室诸隐窝及间隔的存在,致使中、上鼓室之间通路狭小,黏膜肿胀时易被堵塞而导致各种病理变化。另一方面,鼓室隐窝及间隔的存

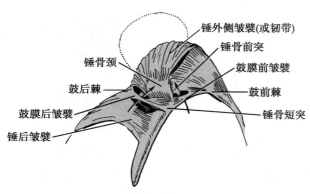

图 2-1-16　鼓膜前、后、上隐窝
鼓膜去除后的外面观,箭头示三个隐窝的通道

锤外侧皱襞(或韧带)
锤骨颈
锤骨前突
鼓膜前皱襞
鼓后棘
鼓前棘
鼓膜后皱襞
锤骨短突
锤后皱襞

在,可使感染、胆脂瘤暂时性被局限。

4. 鼓室黏膜　鼓室各壁及内容物表面覆有黏膜,前与咽鼓管黏膜相连,为柱状纤毛上皮或复层柱状纤毛上皮;后与鼓窦和乳突气房黏膜延续,为立方上皮或低柱状纤毛上皮。正常中耳上皮中有两种分泌细胞,即杯状细胞和中间细胞,分别分泌浆黏液和浆液。鼓室黏膜受细菌感染、鼓室内环境稳态失衡时,均可使上皮分化成复层鳞状上皮。

5. 鼓室的血管与神经

(1) 鼓室的血管:动脉血液主要来自颈外动脉。由上颌动脉、耳后动脉、脑膜中动脉、咽升动脉及岩浅动脉等动脉分支供应;颈内动脉的鼓室支亦有稍许供应(图 2-1-17)。鼓膜的血管主要分布在松弛部、锤骨柄和紧张部的周围。故当鼓膜发炎时,充血自鼓膜松弛部开始,继之则延伸至锤骨柄及鼓膜的其他部分。静脉回流入翼静脉丛和岩上窦。

(2) 鼓室的神经:主要为鼓室丛与鼓索神经。①鼓室丛(tympanic plexus):由舌咽神经的鼓室支及颈内动脉交感神经丛的上、下颈鼓支组成,位于鼓岬表面,司鼓室、咽鼓管及乳突气房黏膜的感觉;②鼓索神经(chorda tympani nerve,图 2-1-18):自面神经垂直段的中部分出,在鼓索小管内向上向前,约于锥隆起的外侧进入鼓室,经砧骨长脚外侧和锤骨柄上部内侧,向前下方经岩鼓裂出鼓室,汇入舌神经并终于舌前 2/3 处,司味觉。

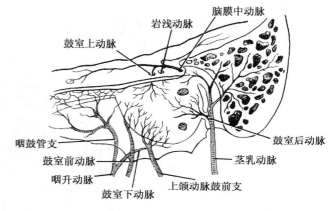

脑膜中动脉
岩浅动脉
鼓室上动脉
鼓室后动脉
咽鼓管支
茎乳动脉
鼓室前动脉
咽升动脉
鼓室下动脉
上颌动脉鼓前支

图 2-1-17　鼓室的血液供给

(二) 咽鼓管

咽鼓管(pharyngotympanic tube)位于颞骨鼓部与岩部交界处,颈内动脉管的外侧,上方仅有薄骨板与鼓膜张肌相隔,为沟通鼓室与鼻咽的管道,成人全长约 35mm。外 1/3 为骨部,内 2/3 为软骨部(图 2-1-19);咽鼓管鼓室口位于鼓室前壁上部,咽口位于鼻咽侧壁,下鼻甲后端的后上方。自鼓室口向内、向前、向下达咽口,故咽鼓管与水平面约成 40°角,与矢状面约成 45°角。骨部管腔为开放性的,内径最宽处为鼓室口,越向内越窄。骨与软骨部交界处最窄,称为峡,长约 2mm,内径约 1mm。自峡向咽口又逐渐增宽。软骨部的后内及顶壁由软骨板构成,前外壁系由黏膜和肌膜组成,在静止状态时软骨部闭合成一裂隙。由于腭帆张肌、腭帆提肌、咽鼓管咽肌起于软骨壁或结缔组织膜部,前二肌止于软腭,后者止于咽后壁,故当张口、吞咽、打呵欠、歌唱时借助上述 3 肌的收缩,可使咽口开放,以调节鼓室气压,从而保持鼓膜内、外压力的平衡。咽鼓管黏膜为假复层纤毛柱状上皮,纤毛运动方向朝向鼻咽部,可使鼓室的分泌物得以排除;又因软骨部黏膜呈皱襞样,具有活瓣作用,故能防止咽部液体进入鼓室。成人咽鼓管的鼓室口约高于咽口 2～2.5cm,小儿的咽鼓管接近水平,管腔较短,约为成人的 1/2,且内径较宽,故小儿咽部感染较易经此管侵入中耳(图 2-1-20)。

(三) 鼓窦

鼓窦(tympanic antrum)为鼓室后上方的含气腔,内覆有纤毛黏膜上皮,前与上鼓室、后与乳突气房相连,出生时即存在,但幼儿鼓窦的位置较浅、较高,几乎居外耳道的正上方,随着乳突的发育而逐

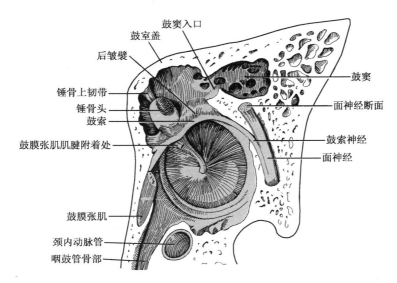

图 2-1-18　左侧鼓索神经在鼓室内的走向

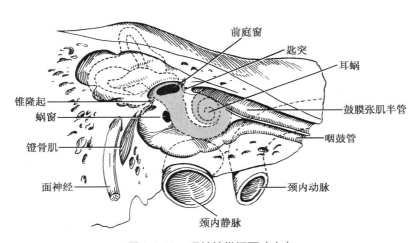

图 2-1-19　咽鼓管纵切面（右）

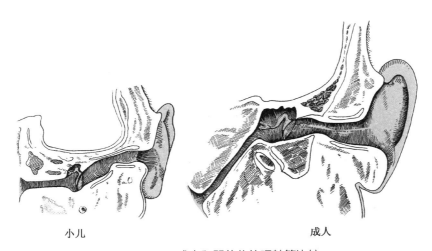

小儿　　　　　　　　　成人

图 2-1-20　成人和婴幼儿的咽鼓管比较

渐向下移位。鼓窦向前经鼓窦入口(aditus of antrum)与上鼓室相通,向后下通乳突气房;上方以鼓窦盖与颅中窝相隔,内壁前部有外半规管凸及面神经管凸,后壁借乳突气房及乙状窦骨板与颅后窝相隔,外壁为乳突皮层,相当于外耳道上三角(suprameatal triangle,Macewen 三角)。成人鼓窦的大小、形状、位置因人而异,并与乳突气化的程度有直接关系。

(四) 乳突

乳突(mastoid process)为鼓室和鼓窦的外扩部分。乳突气房分布范围因人而异,发育良好者,向上达颞鳞部,向前经外耳道上部至颧突根内,向内达岩尖,向后延至乙状窦后方,向下可伸入茎突(图2-1-21)。根据气房发育程度,乳突可分为 4 种类型(图2-1-22):①气化型(pneumatic type):乳突全部气化,气房较大而间隔的骨壁较薄,此型约占 80%;②板障型(diploetic type):乳突气化不良,气房小而多,形如颅骨的板障;③硬化型(sclerotic type):乳突未气化,骨质致密,多由于婴儿时期鼓室受羊水刺激、细菌感染或局部营养不良所致;④混合型(mixed type):上述 3 型中有任何 2 型同时存在或 3 型俱存者。乳突在出生后由鼓窦向乳突部逐渐发展,6 岁左右气房已有广泛的延伸,最后形成许多大小不等、形状不一、相互连通的气房,内有无纤毛的黏膜上皮覆盖。乳突腔内下方、近乳突尖有一由后向前的镰状骨嵴,称二腹肌嵴,后者系确定面神经垂直段的重要标志。乳突后内壁略向前膨出,为乙状窦前壁;乳突内壁的内侧有内淋巴囊,后者一般位于后半规管的下方、乙状窦的前方、面神经垂直段的后方这一区域内。

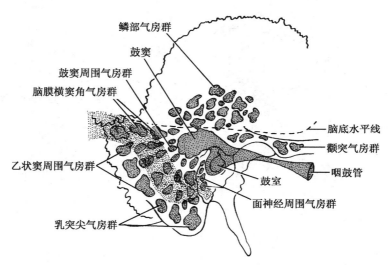

图 2-1-21   乳突气房的分布

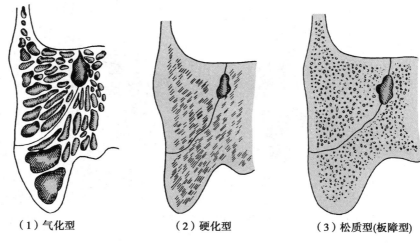

(1)气化型   (2)硬化型   (3)松质型(板障型)

图 2-1-22   乳突气化类型

四、内耳

内耳（inner ear）又称迷路（labyrinth），埋藏于颞骨岩部，结构复杂而精细，内含听觉和前庭器官。按解剖和功能可分为前庭、半规管和耳蜗 3 个部分。

从组织学上内耳分为骨迷路（osseous labyrinth）与膜迷路（membranous labyrinth），两者形状相似，骨迷路内有膜迷路，膜迷路内有听觉与位觉感受器。骨迷路与膜迷路之间充满外淋巴（perilymph）液，而膜迷路含有内淋巴（endolymph）液，内、外淋巴液互不相通。

（一）骨迷路

骨迷路由致密的骨质构成，包括内侧的耳蜗、后外侧的骨半规管以及两者之间的前庭三部分（图 2-1-23）。

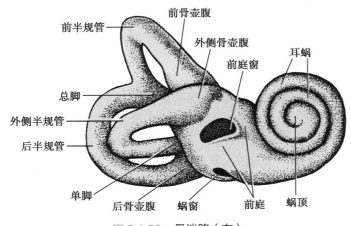

图 2-1-23　骨迷路（右）

1. 前庭（vestibule）　位于耳蜗和半规管之间，略呈椭圆形，容纳椭圆囊及球囊（图 2-1-24）。前下部较窄，借一椭圆孔与耳蜗的前庭阶相通；后上部稍宽，有 3 个骨半规管的 5 个开口。前庭的外壁即鼓室内壁的一部分，有前庭窗和蜗窗。内壁正对内耳道构成内耳道底。前庭腔内面有自前上向后下的斜形骨嵴，名前庭嵴（vestibular crest）。

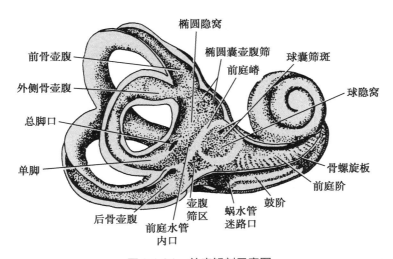

图 2-1-24　前庭解剖示意图

嵴的前方为球囊隐窝（spherical recess），内含球囊，窝壁有数个小孔称中筛斑（球囊筛区）。嵴的后方有椭圆囊隐窝（elliptical recess），容纳椭圆囊，此窝壁及前庭嵴前上端有多数小孔称上筛斑（椭圆囊壶腹筛区）。椭圆囊隐窝下方有前庭水管内口，其外口（颅内开口）位于岩部后面的内淋巴囊裂底部，即内耳门的外下方，口径小于2mm。前庭水管内有内淋巴管与内淋巴囊相通。前庭水管的大小与颞骨气化程度有关。前庭嵴的后下端呈分叉状，其间有小窝名蜗隐窝（cochlear recess），蜗隐窝与后骨半规管壶腹之间的有孔区称下筛斑（壶腹筛区）。前庭上壁骨质中有迷路段面神经穿过。

2. **骨半规管（semicircular canals）**   位于前庭的后上方，每侧有3个半规管，各为3个约2/3环形的骨管，互相成直角；依其所在空间位置分别称外（水平）、上（垂直）、后（垂直）半规管（lateral, superior and posterior semicircular canals）。外半规管长约12～15mm，上半规管长约15～20mm，后半规管长约18～22mm。各半规管的管径相等，约0.8～1mm。每个半规管的两端均开口于前庭；其一端膨大名壶腹（ampulla），内径均为管腔的2倍。上、外半规管壶腹端在前庭上方，后半规管壶腹端开口在前庭后下方，上、后半规管单脚汇合成总脚，长约4mm，开口于前庭内壁中部，外半规管单脚开口于总脚下方，3个半规管由5孔与前庭相通。同侧各半规管互成直角，两侧外半规管在同一平面上，并与水平面成30°角；两侧上半规管所在平面互相垂直，亦分别与同侧岩部长轴垂直；两侧后半规管所在平面亦互相垂直，但分别与同侧岩部长轴平行；一侧上半规管和对侧后半规管所在平面互相平行（图2-1-25）。

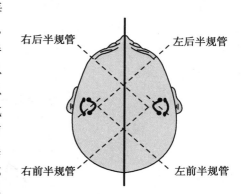

图2-1-25　半规管位置示意图

3. **耳蜗（cochlea）**   位于前庭的前部，形似蜗牛壳，主要由中央的蜗轴（modiolus）和周围的骨蜗管（osseous cochlear duct）组成（图2-1-26）。骨蜗管（蜗螺旋管）旋绕蜗轴2.5～2.75周，底周向中耳凸出形成鼓岬。蜗底朝向后内方，构成内耳道底的一部分。蜗顶朝向前外方，靠近咽鼓管鼓室口。蜗底至蜗顶高约5mm，蜗底最宽直径约9mm，蜗轴呈圆锥形。从蜗轴伸出的骨螺旋板在骨蜗管中同样旋绕，基底膜自骨螺旋板游离缘延续至骨蜗管外壁，骨蜗管即完整地被骨螺旋板和基底膜分为上下2腔（为便于说明耳蜗内部结构，一般将耳蜗自其自然解剖位置向上旋转约90°，使蜗顶向上、蜗底向下，进行描述）。上腔又被前庭膜分为2腔，故骨蜗管内共有3个管腔（图2-1-27）：上方为前庭阶（scala vestibuli），始于前庭；中间为膜蜗管，又名中阶（scala media），系膜迷路；下方名鼓阶（scala tympani），起自蜗窗（圆窗），并为蜗窗膜（圆窗膜）所封闭。骨螺旋板顶端形成螺旋板钩，蜗轴顶端形成蜗轴板；螺旋板钩、蜗轴板和膜蜗管顶盲端共同围成蜗孔（helicotrema）。前庭阶和鼓阶的外淋巴经蜗孔相通。蜗神经纤维通过蜗轴和骨螺旋板相接处的许多小孔到达螺旋神经节。耳蜗底周的最下部、蜗窗附近有蜗水管内口，其外口在岩部下面颈静脉窝和颈内动脉管之间的三角凹内，鼓阶的外淋巴经蜗水管与蛛网膜下腔相通。

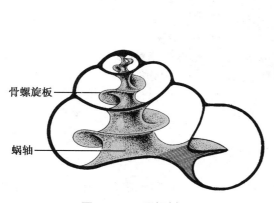

骨螺旋板

蜗轴

图2-1-26　耳蜗剖面

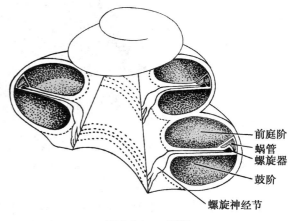

前庭阶
蜗管
螺旋器

鼓阶

螺旋神经节

图2-1-27　耳蜗

（二）膜迷路

膜迷路（membranous labyrinth）由膜管和膜囊组成,借细小网状纤维束悬浮于外淋巴液中,自成一密闭系统,称内淋巴系统。可分为椭圆囊、球囊、膜半规管及膜蜗管,各部相互连通（图 2-1-28）。膜迷路内包含司平衡和听觉的结构,包括位觉斑、壶腹嵴、内淋巴囊和膜蜗管。

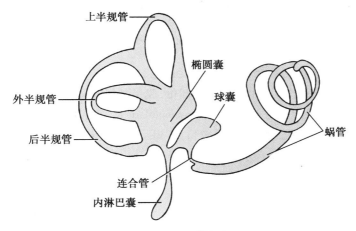

图 2-1-28　膜迷路

1. **椭圆囊（utricle）**　位于前庭后上部,借结缔组织、微血管和前庭神经椭圆囊支附着于椭圆囊隐窝中。囊底与前壁贝壳形增厚的感觉上皮区即椭圆囊斑（macula utriculi）,分布有前庭神经椭圆囊支的神经纤维,感受位置觉,亦称位觉斑（maculae static）。位觉斑上有支持细胞和毛细胞的神经上皮。其顶部有一层胶体膜覆盖,毛细胞的纤毛伸入其中。前庭后壁有 5 孔,与 3 个半规管相通。前壁内侧有椭圆球囊管（ductus utriculosaccularis）,连接球囊与内淋巴管（endolymphatic duct）,后者经前庭水管止于岩部后面（即内耳道口后下方的小裂隙内）硬脑膜内的内淋巴囊（endolymphatic sac）。内淋巴管近椭圆囊处有一瓣膜,可防止逆流（图 2-1-29）。内淋巴囊的一半位于前庭水管内,囊内面表皮上有较多皱襞,其中含有大量小血管及结缔组织;囊的另一半位于两层硬脑膜之间,囊壁较光滑。

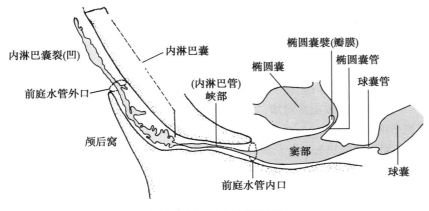

图 2-1-29　内淋巴管系统

2. **球囊（saccule）**　略呈球形,位于前庭前下方的球囊隐窝中,较椭圆囊小。内前壁有球囊斑（macula sacculi）,亦名位觉斑,前庭神经球囊支的纤维分布于此。后下部接内淋巴管及椭圆球囊管。球囊下端经连合管（ductus reuniens）与蜗管相通。

椭圆囊斑和球囊斑互相垂直,构造相同,由支柱细胞和毛细胞组成（图 2-1-30）。毛细胞的纤毛较壶腹嵴的短,上方覆有一层胶质膜名耳石膜（otolith membrane）;此膜系由多层以碳酸钙结晶为主的颗粒即耳石（otolith,也称位觉砂）和蛋白质凝合而成。

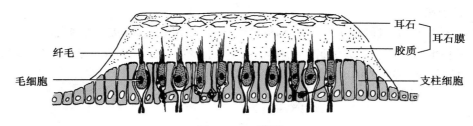

图 2-1-30　囊斑

3. 膜半规管（membranous semicircular canals） 附着于骨半规管的外侧壁,约占骨半规管腔隙的 1/4,借 5 孔与椭圆囊相通。在骨壶腹的部位,膜半规管也膨大为膜壶腹（membranaceous ampulla）,其内有一横位的镰状隆起名壶腹嵴（crista ampullaris）。壶腹嵴上有高度分化的、由支柱细胞与毛细胞所组成的感觉上皮。毛细胞的纤毛较长,常相互黏集成束,插入由黏多糖组成的圆顶形的胶体层,后者称嵴顶（cupula terminalis）或嵴帽（图 2-1-31）,其比重与内淋巴相同（1.003）,故可随内淋巴移动。前庭感觉上皮细胞的超微结构:囊斑与壶腹嵴的感觉毛细胞有 2 型:一为杯状毛细胞,称 Ⅰ 型毛细胞,与耳蜗的内毛细胞相似;二为柱状毛细胞,称 Ⅱ 型毛细胞,与耳蜗的外毛细胞相似。

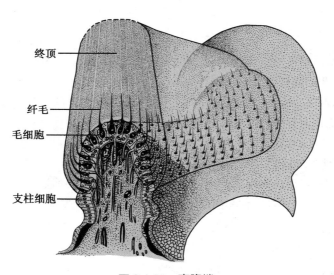

图 2-1-31　壶腹嵴

壶腹嵴中央 Ⅰ 型毛细胞较多,周围以 Ⅱ 型毛细胞居多。外半规管壶腹嵴所有位觉毛细胞的动纤毛均位于椭圆囊侧,而前、后半规管壶腹嵴所有位觉毛细胞的动纤毛皆位于管侧（背离椭圆囊）。当纤毛因内淋巴流动而朝动纤毛方向倾斜时,毛细胞放电率增加,该半规管处于刺激兴奋状态;若朝静纤毛方向倾斜时,则毛细胞放电率减少,该半规管呈抑制状态。椭圆囊斑和球囊斑的毛细胞将加速度刺激的机械能转换为生物电能。其 Ⅰ 型毛细胞和 Ⅱ 型毛细胞均被支持细胞固定,每个毛细胞的静纤毛根部埋在细胞表面的表皮板中,动纤毛根部无表皮板附着在基底体。毛细胞上面覆盖着耳石膜,主要成分为碳酸钙结晶,靠近毛细胞的一层是胶质膜,主要成分是黏多糖。耳石膜因含位觉砂使其质量增加。纤毛向动纤毛侧弯曲产生去极化状态,前庭神经放电率增加,使毛细胞兴奋;纤毛向静纤毛侧弯曲,产生超极化,神经放电率减少,毛细胞呈抑制状态。

4. 内淋巴管和囊 内淋巴管位于前庭和内淋巴囊之间,呈 Y 形,与椭圆囊及球囊相通,称椭圆囊管和球囊管。内淋巴管终末端膨大部分为内淋巴囊,囊的一半位于前庭水管内,另一半位于后半规管下近乙状窦的两层脑膜之间,囊壁光滑,称平滑部。内淋巴囊内壁上皮分为两型,Ⅰ 型细胞构成中间部的主要部分,占 80%,有很多绒毛突入囊腔内,Ⅰ 型细胞有再吸收作用,Ⅱ 型细胞较少,约占 20%,此型细胞绒毛少,胞质内有大量消化小泡、脂滴、多泡小体和吞噬细胞,主要功能为吞噬内淋巴代谢产物与细胞碎片。

膜蜗管（membranous cochlear duct）位于骨螺旋板与骨蜗管外壁之间,为耳蜗内螺旋形的膜质管道,又名中阶,内含内淋巴。此乃螺旋形的膜性盲管,两端均为盲端;顶部称顶盲端,前庭部称前庭盲端。膜蜗管的横切面呈三角形（图 2-1-32）,有上、下、外 3 壁:上壁为前庭膜（vestibular membrane）,起自骨螺旋板,向外上止于骨蜗管的外侧壁;外壁为螺旋韧带（spiral ligament）,上覆假复层上皮,内含丰富的血管,名血管纹（stria vascularis）;下壁由骨螺旋板上面的骨膜增厚形成的螺旋缘和基底膜组成。

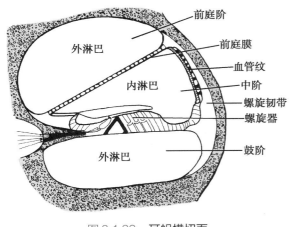

图 2-1-32　耳蜗横切面

基底膜(basilar membrane)起自骨螺旋板的游离缘,向外止于骨蜗管外壁的基底膜嵴。位于基底膜上的螺旋器(spiral organ)又名 Corti 器(图 2-1-33),是听觉感受器的主要部分。基底膜在蜗顶较蜗底宽,亦即基底膜的宽度由蜗底向蜗顶逐渐增宽,而骨螺旋板及其相对的基底膜嵴则逐渐变窄。

在螺旋器中的螺旋隧道(Corti tunnel)、Nuel 间隙及外隧道等间隙中,充满着和外淋巴性质相仿的液体,称 Corti 淋巴。其通过骨螺旋板下层中的小孔及蜗神经纤维穿过的细孔与鼓阶的外淋巴相交通。膜迷路的其他间隙均充满内淋巴。

因此,除螺旋器听毛细胞的营养来自 Corti 淋巴(其离子成分与外淋巴相似)外,囊斑及壶腹嵴感觉细胞的营养均来自内淋巴。螺旋器(Corti 器)位于基底膜上,自蜗底至蜗顶全长约 32mm,由内、外毛细胞,支柱细胞和盖膜(tectorial membrane)等所组成。靠蜗轴侧有单排内毛细胞(inner hair cells),其外侧有 3 排或更多的外毛细胞(outer hair cells),这些是听觉感受细胞。内毛细胞呈烧瓶状,约有 3500 个;外毛细胞呈试管状,约有 12 000 个。毛细胞顶面有一层厚的表皮板(cuticular plate),静纤毛的根部藏于其中,内毛细胞的静纤毛有两列,呈鸟翼状排列;外毛细胞的静纤毛有三列,呈阶梯状、W 形排列。基底膜不同部位毛细胞的高度不一,从蜗底至蜗顶其毛细胞逐渐变高。在蜗底(高频端)毛细胞的静纤毛短,靠近蜗顶静纤毛逐渐变长。这些耳蜗毛细胞的高度以及静纤毛长度的梯度变化,很可能是产生耳蜗音频排列和调谐功能的形态学基础。

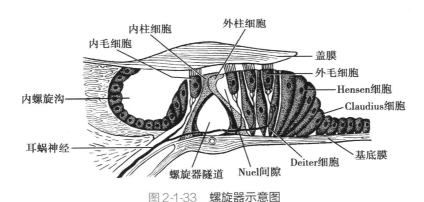

图 2-1-33　螺旋器示意图

（三）内耳的血管

迷路血供主要来自迷路动脉(labyrinthine artery,图 2-1-34),又称内听动脉,来自椎-基底动脉的小脑前下动脉,少数来自基底动脉或椎动脉。该动脉进入内听道后分为两支,即前庭前动脉(anterior vestibular artery)和耳蜗总动脉(common cochlear artery),前庭前动脉供给上、外半规管及两个囊斑上部。耳蜗总动脉供给后半规管、球囊及椭圆囊下部。内耳静脉与动脉的分布不同。静脉血液分别汇成迷路静脉、前庭水管静脉及蜗水管静脉,然后流入侧窦或岩上窦及颈内静脉。

（四）第Ⅷ对脑神经及其传导径路

第Ⅷ对脑神经于延髓和脑桥之间离开脑干,偕同面神经进入内耳道后即分为前、后两支。前支为蜗神经,后支为前庭神经(图 2-1-35)。

1. 蜗神经及其传导径路　耳蜗神经进入蜗轴后分成很多纤维:分布于耳蜗基底周和中间周的纤维通过蜗轴周围的螺旋孔达螺旋小管内的螺旋神经节;分布于蜗顶的纤维则通过蜗轴的中央管达螺

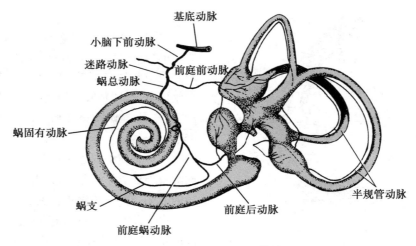

图 2-1-34　内耳的血液供给

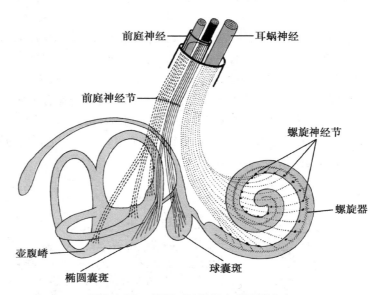

图 2-1-35　第Ⅷ对脑神经在内耳的分布

旋神经节。位于蜗轴与骨螺旋板相连处的螺旋神经节(spiral ganglion)由双极细胞组成。双极细胞的中枢突组成蜗神经(cochlear nerve),神经束的外层由来自耳蜗底周的纤维组成,传送高频声信号;来自耳蜗顶部的纤维组成蜗神经的中心部,传送低频声信号。螺旋神经节内双极细胞的周围突穿过骨螺旋板分布于螺旋器的毛细胞。蜗神经分从耳蜗至中枢方向的传入神经和从中枢至耳蜗的传出神经两种。

　　蜗神经的传导径路(图 2-1-36):①螺旋神经节双极细胞的中枢突经内耳道底的终板形成蜗神经后,经内耳道入颅,终止于延髓与脑桥连接处的蜗神经背核和蜗神经腹核,为听觉的第 1 级神经元,其胞体位于螺旋神经节;②胞体位于蜗神经腹核与背核的第 2 级神经元发出传入纤维至两侧上橄榄体复合体,尚有一部分纤维直接进入外侧丘系,并终止于外侧丘系核;③自上橄榄核第 3 级神经元发出传入纤维沿外侧丘系上行而止于下丘,自外侧丘系核第 3 级神经元发出的传入纤维止于内侧膝状体,部分纤维止于对侧下丘核;④自下丘核或内侧膝状体核发出传入纤维(第 4 级神经元),经内囊终止于大脑皮层的听区,即上颞横回(superior transverse temporal gyrus)。一侧蜗神经或蜗神经核损坏时,引起同侧全聋。由于第 2、3 级神经元有交叉及不交叉的纤维,来自任何一侧耳部的蜗神经冲动都可传至两侧大脑皮层的听区。故一侧外侧丘系或听皮层的损伤,不会导致明显的两侧听力减退。

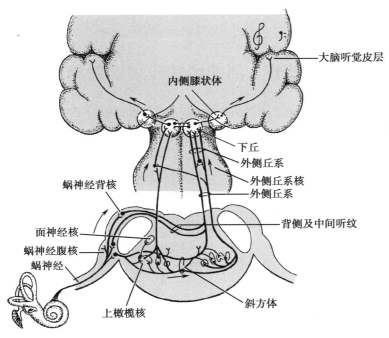

图 2-1-36　蜗神经的传导径路

2. 前庭神经及其传导径路　前庭神经的第 1 级神经元位于内耳道底的前庭神经节内（vestibular ganglion）。神经节内双极神经细胞上部细胞的周围突分布于上、外半规管壶腹嵴及椭圆囊斑，下部细胞的周围突分布于后半规管壶腹嵴及球囊斑。双极细胞的中枢突构成前庭神经。

前庭神经的传导径路（图 2-1-37）：前庭神经在蜗神经上方进入脑桥及延髓，大部分神经纤维终止于前庭神经核区，小部分纤维越过前庭神经核经绳状体进入小脑。前庭神经核位于脑桥和延髓，每侧共有 4 个，即前庭神经上核、外核、内核和下核。上核接受来自壶腹嵴的传入神经纤维，外核与内核主要接受来自椭圆囊斑及壶腹嵴的传入神经纤维，下核接受所有前庭终器的传入神经纤维。由前庭神经核发出的第 2 级神经元有下列传导径路：①前庭神经诸核发出的前庭脊髓纤维经内侧纵束走向脊髓；前庭神经外核还发出下行纤维进入同侧脊髓前束。所有前庭脊髓纤维均与脊髓前角细胞相连。因此，来自内耳前庭的冲动可引起颈部、躯干和四肢肌肉的反射性反应。②由前庭神经核发出的上行纤维经内侧纵束到达同侧和对侧的动眼神经、滑车神经和展神经诸核。因而头位改变可引起两侧眼球的反射，这种反射与维持眼肌张力的平衡密切相关。③由前庭神经内核发出的纤维通过脑干的网状结构与自主神经细胞群相连，引起自主神经系统反应，如面色苍白、出汗、恶心、呕吐等。④前庭神经下核大部传入纤维经绳状体上行到达小脑，前庭神经内核有少数纤维到达小脑。前庭神经到大脑皮层的通路尚未确定，大脑皮层的前庭中枢在颞叶，可能在听皮层附近；

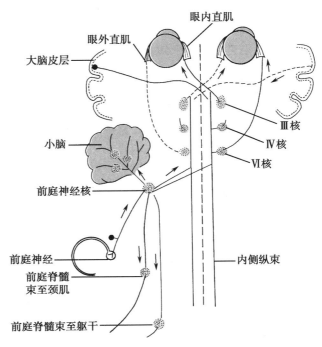

图 2-1-37　前庭神经的传导径路

顶叶亦可能存在前庭代表区。

（冯 永）

第二节　面神经的应用解剖学

面神经(facial nerve,Ⅶ CN)是人体在骨管内走行最长的脑神经,起源于面神经运动核团,支配同侧的面部表情肌,泪腺和唾液腺等靶器官。面神经的运动神经核接受位于额叶中央前回下部的面神经皮层中枢的支配,部分面神经核接受来自对侧大脑运动皮层的锥体束纤维,从这部分面神经核发出的运动纤维支配同侧颜面下部的肌肉。其余部分的面神经核接受来自两侧大脑皮层的锥体束纤维,由此发出的运动纤维支配额肌、眼轮匝肌及皱眉肌。因此,当一侧面神经核团以上到大脑皮层之间存在病变时,仅引起对侧面下部肌肉瘫痪,而皱额及闭眼功能不受影响,这是中枢性面瘫和周围性面瘫的鉴别要点。

一、面神经的组成及各神经纤维的作用

面神经属于混合性神经,含有运动神经、副交感神经、味觉和感觉神经纤维成分,其中大部分为运动纤维;小部分为感觉和副交感纤维。

（一）运动神经纤维

支配几乎所有面部表情肌以及镫骨肌、茎突舌骨肌和二腹肌等。面神经运动中枢通过三条传导通路连接面神经运动神经核,由运动核发出面神经运动支,这三条传导通路分别为:

1. 交叉锥体束起自对侧皮层中枢,止于面神经运动核,司同侧全部面肌运动。因此一侧中枢性病变引起的面神经麻痹,应表现为对侧面瘫。

2. 非交叉锥体束部分面神经运动核接受来自同侧皮层中枢的纤维,由此发出的纤维司同侧眼部以上肌肉运动,如额肌、眼轮匝肌、皱眉肌等。

3. 锥体外束传导通路将感情中枢(可能存在于丘脑、纹状体及黑质等处)的神经信号传到面部表情肌。面神经运动核又同三叉神经、视神经及听神经核有联系,因此,能使一些肌肉完成特定的反射性收缩。其中以两种反射最为重要:一是眨眼反射,当机体受到触觉性、视觉性或听觉性刺激时发生该反射;二是镫骨肌反射,指当机体受到足够强度的声音刺激时,镫骨肌发生收缩。

（二）副交感神经纤维

司泪腺、鼻腔黏液腺、下颌下腺及舌下腺的分泌。副交感神经起自上涎核的头侧,在脑桥下部同面神经运动神经一起出脑桥,之后走行于运动神经及前庭耳蜗神经之间,又称为中间神经。进入内听道后,中间神经与运动神经合并为一主干,穿过膝状神经节,一部分纤维经岩浅大神经进入蝶腭神经节,其节后神经纤维分布于泪腺、鼻腔黏液腺及鼻腔血管壁;其余纤维同面神经主干进入面神经鼓室段和乳突段,最后通过鼓索神经到达下颌神经节,节后纤维最后支配下颌下腺及舌下腺,可能还有少量纤维分布于口腔副唾液腺。

（三）味觉纤维

司舌前 2/3 的味觉变化。神经纤维先后经舌神经、鼓索神经进入面神经主干,沿面神经达膝状神经节。其神经节细胞位于膝状神经节内,中枢轴索组成的神经纤维沿中间神经向上进入脑干,止于脑桥的弧束核。

（四）感觉纤维

司耳廓及外耳道部分区域的皮肤感觉,但其具体神经传导通路尚不明确。

二、面神经的走行

面神经运动神经纤维自面神经运动核发出后,首先绕过外展神经核,在脑桥下缘穿出,向外越过

桥小脑角,与听神经伴行,然后经内耳门进入内听道。面神经经过内听道底部横嵴上方,bill嵴前方的面神经管入口,进入面神经骨管。在面神经骨管内,面神经先向外并微向前,走行在耳蜗及半规管之间,到达上鼓室内侧壁时,向后向外转折,称膝部。膝部面神经轻微膨大,称为膝状神经节(geniculate ganglion)。从膝状神经节开始,面神经在鼓室内壁向后并稍向下,行走在匙突和前庭窗上方、外半规管下方,在锥隆起后方转为垂直向下并微向外,走行于外耳道后壁的骨管中,最后在二腹肌嵴前方出茎乳孔。面神经在颞骨内总长度约30mm。

面神经主干出茎乳孔后,先分出耳后神经及二腹肌支,然后向前上转折进入腮腺。在腮腺内首先分为两支(颞面干及颈面干),之后再进一步分为5支(颞支、颧支、颊支、下颌缘支、颈支)从腮腺前缘穿出,各分支间呈网状互相连通,呈扇形分布于同侧面部表情肌。

三、面神经的分段

关于面神经的分段有多种意见,一般可将其分为8段(图2-1-38):

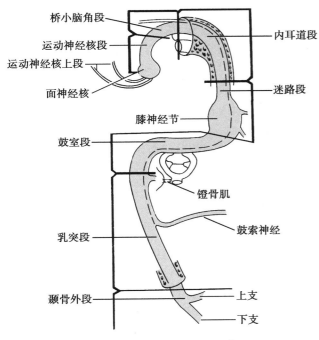

图 2-1-38 面神经的分段示意图

1. 运动神经核上段起自额叶面神经皮层中枢,下达脑桥下部的面神经运动神经核。

2. 运动神经核段指面神经在脑桥内的行程,神经纤维自面神经核发出后绕过展神经核至脑桥下缘穿出。周围与听神经入脑干处、展神经、舌咽神经、第四脑室外侧隐窝内侧壁及小脑绒球相邻。

3. 桥小脑角段面神经离开脑桥后,跨过脑桥小脑角,伴随听神经达内耳门。此段面神经走行于前庭耳蜗神经的上方,小脑前下动脉多位于其前方或后方,亦可穿行于面神经与前庭神经之间。在面神经周围,小脑前下动脉、小脑后下动脉或它们的分支可形成血管袢。

4. 内听道段面神经由内耳门进入内听道,伴随听神经到达内听道底,长约10mm。此段面神经在前庭耳蜗神经的前上方。内听道远端被横嵴分为上、下两部分,前方的面神经和后面的前庭上神经位于横嵴的上方,蜗神经和前庭下神经位于横嵴的下方,蜗神经位于前方,前庭下神经位于后方。面神经与前庭上神经又为bill嵴所分开。面神经和前庭蜗神经之间为中间神经。

面神经起自额叶面神经运动中枢,经运动神经核段及桥小脑角段止于内听道底面神经孔的这一段也被称为面神经颅内段。

5. 迷路段指面神经从内听道底进入面神经骨管至膝状神经节(含膝状神经节)这一部分。迷路段面神经较短,长约2.5~6.0mm,这是神经骨管最为狭窄的部位。面神经的第一个分支——岩浅大神经就是从膝状神经节前方发出。膝状神经节周围骨质可能出现先天性缺失,膝状神经节有时直接裸露在硬脑膜下方。

6. 鼓室段也叫水平段,自膝状神经节向后外方至锥隆起的后上方,长约11mm。此段神经经鼓室内壁的骨管,走行于匙突和前庭窗上方、水平半规管的下方。也有学者将水平半规管下方至锥隆起的一段称为锥段。此处骨管最薄,亦可缺失(该处面神经骨管约25%~45%有缺失等变异现象),中耳乳突手术中易误伤而导致面瘫。

7. 乳突段亦称垂直段，自锥隆起至茎乳孔，成人长约 16mm。该段面神经稍向后方行走，行于外耳道后壁的骨管中，是面神经所有节段中行程最长的。此段位置最深，在成人距乳突表面大多超过 2cm，但越接近茎乳孔，位置越表浅。自乳突段面神经先后发出镫骨肌支和鼓索神经 2 个分支。镫骨肌支在锥隆起平面发出；鼓索神经发出位置变异较大，可在面神经乳突段任一处发出，一般在茎乳孔上方约 6mm 处的面神经前侧、后侧或外侧发出。

自内听道底的面神经孔至茎乳孔这一段面神经也被称为面神经颞骨内段。所有的中耳、颞骨及侧颅底手术均与面神经关系密切，耳科医师必须熟悉面神经的解剖标志与定位方法。

8. 颞骨外段指面神经出茎乳孔后的部分。茎乳孔在新生儿及婴幼儿较表浅，此处面神经易受到损伤。在进入腮腺前，面神经主干大约在乳突前方皮下约 1.5cm 处。在紧靠茎乳孔处，面神经干分出耳后神经及二腹肌支，支配耳后肌、二腹肌后腹、茎突舌骨肌等。面神经通过外耳道软骨与二腹肌后腹形成的间隙，之后越过茎突浅面、面后静脉和颈外动脉入腮腺，在腮腺内分为上、下两干，上干为颞面干，主要发出颞支、颧支及颊支；下干为颈面干，主要发出颊支、下颌缘支和颈支。上下干之间有吻合支，相互交织形成面神经的腮腺丛。

颞支：自颞面干分出，上行至下颌骨髁状突浅面或前缘出腮腺上缘，依据支配的区域分为眼支、额支和耳支。眼支支配眼轮匝肌和皱眉肌，额支支配额肌，耳支支配耳廓及耳屏。

颧支：自腮腺上缘或前缘分出，在颧弓上缘上方的分支走行与颞支相似，但位置更深；在颧弓上缘下方的分支走行于咬肌和咬肌筋膜之间，颧支主要支配上唇方肌和颧肌。

颊支：自腮腺前缘发出，走行于腮腺咬肌筋膜内，并在包膜内有分支，这些分支与颧支分支吻合形成结，再由结发出纤维支配下面部的大部分表情肌，如口轮匝肌、提上唇肌、颊肌等。

下颌缘支：均发自面神经颈面干，自腮腺下缘穿出，走行于面后静脉浅面，越过面动脉，之后穿出咬肌筋膜并有较多分支相互吻合，然后分布于下唇颏部诸肌。

颈支：自腮腺下缘发出，在腮腺内向下走行，越过面后静脉后在腮腺下缘浅出，在下颌角后下方进入下颌下三角，至颈阔肌深面支配该肌，与耳大神经广泛吻合。

四、颞骨内段面神经的分支

颞骨内段面神经自上而下有 3 个分支。（图 2-1-39）

1. **岩浅大神经** 自膝状神经节前方分出，向前穿过骨管入中颅窝，然后在硬脑膜外岩骨前面的岩浅大神经沟中朝岩尖方向走行，出岩大神经管裂孔前行，与来自颈内动脉交感丛的岩深神经合成翼管神经，穿翼管至翼腭窝，进入蝶腭神经节。节后纤维再依次经三叉神经第二支（上颌神经）颧支和颧颞支分布到泪腺和鼻腔腺体。故仅当面神经病变存在于运动神经核以下，面神经膝状神经节以上部位时，有泪液分泌减少。

2. **镫骨肌支** 自锥隆起后方由面神经分出，经锥隆起内骨管到镫骨肌，司镫骨肌的收缩运动。当耳部受到强声刺激时，通过镫骨肌的反射性收缩，使镫骨底板自前庭窗向外移位，以减轻内耳传入压力。如镫骨肌反射消失，强声刺激将产生听觉过敏及痛觉。临床上可通过测试镫骨肌反射是否存在及阈值来帮助判断耳聋的性质及病变部位。

3. **鼓索神经** 从镫骨肌神经以下到茎乳孔之间的面神经任意部分分出，向上向前穿过鼓索小管，在鼓室后上入鼓室，经砧骨长脚与锤骨柄之间，自后向前横跨鼓室，然后穿过鼓室前壁的骨小管并经岩鼓裂出鼓室，至颞下窝，向前下走行并入舌神经。其味觉纤维司舌前 2/3 的味觉；其副交感纤维进入下颌神经节，然后分布到下颌下腺和舌下腺。

此外，面神经在骨管内尚分出细小分支，在鼓室内壁组成鼓室神经丛的一部分。

五、面神经的血液供给

面神经的内耳道段和迷路段主要由迷路动脉的分支供给；乳突段和鼓室段的面神经由茎乳动脉

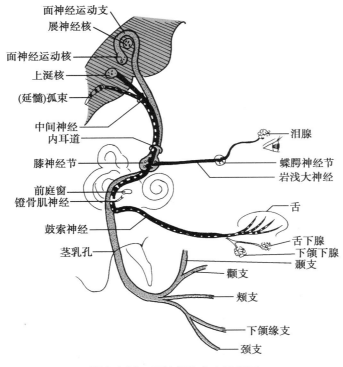

图 2-1-39 面神经的分支示意图

和脑膜中动脉的岩浅支供给;静脉主要经茎乳孔和面神经骨管裂孔输出管外。

（王海波）

第三节 侧颅底的应用解剖学

一、侧颅底的境界与分区

侧颅底是以颞骨为中心包含神经血管和连接颅内外自然孔道的区域。其范围是以颅底下面沿眶下裂和岩枕裂各作一延长线,向内交角于鼻咽顶,向外分别指向颧骨和枕骨大孔后缘,两线交角约90°,两线之间的三角形区域即为侧颅底。该区域位置深在,解剖结构复杂,病变常累及其内重要血管神经,或向颅内侵犯,严重威胁患者生命及生活质量。

侧颅底按所包含的主要结构,可分为6个区(图2-1-40/文末彩图2-1-40):①鼻咽区:也称咽区。以咽壁在颅底的附着线为界,外侧为咽隐窝,前至翼内板,后达枕骨髁及枕大孔前缘,双侧鼻咽区联合成鼻咽顶。②咽鼓管区:位于鼻咽部外侧,为咽鼓管骨部和咽鼓管张肌(腭帆提肌和腭帆张肌)附着处,前为翼突茎基部构成的舟状窝。③神经血管区:位于咽鼓管区后方,有颈内动脉管外口,颈静脉孔、舌下神经孔及茎乳孔。④听区:为颞骨鼓部,后界为茎突,前界为岩鼓裂,有鼓索神经和鼓前动脉经过。⑤关节区:以颞下颌关节囊附着线为界,囊内有下颌骨髁状突。⑥颞下区:位于咽鼓管区和关节区之间,其上相当于颅中窝,前为眶下裂,外为颞下嵴,内界为茎突,区内有卵圆孔和棘孔,棘孔后为蝶嵴。

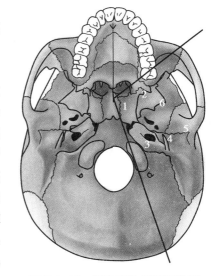

图 2-1-40 侧颅底的境界与分区
1. 鼻咽区;2. 咽鼓管区;3. 神经血管区;4. 听区;5. 关节区;6. 颞下区

二、侧颅底的骨性标志

侧颅底的主要骨性标志包括眶上裂、圆孔、卵圆孔、棘孔、三叉神经压迹、面神经管、弓状隆起、鼓室天盖、内听道和颈静脉孔等。①眶上裂:内宽外窄,上界为蝶骨小翼下面,内侧为蝶骨小翼下根和部分蝶骨体,下界为蝶骨大翼上缘。②圆孔:有上颌神经通过。③卵圆孔:有下颌神经、脑膜中动脉脑膜副支通过。④棘孔:有脑膜中动脉通过。⑤三叉神经压迹:位于岩骨上嵴、三叉神经切迹外缘。向前下延伸至破裂孔和岩浅大神经沟。压迹下方有颈内动脉管。⑥面神经管:表面多覆盖薄骨壁,内有面神经经过。⑦弓状隆起:为颞骨上径路识别内听道的重要标志。其下方为前半规管。⑧鼓室天盖:位于弓状隆起外侧,其下外侧为岩鳞缝,外侧与颞骨鳞部重叠。⑨内听道:位于岩骨内,有面神经、蜗神经、中间神经、前庭上神经、前庭下神经通过。⑩颈静脉孔:又称后破裂孔,位于颅后窝枕髁外侧岩枕裂后端,舌下神经管外侧,内口似鸟嘴状,外口呈烧瓶状,由前外侧颞骨岩部和后外侧枕骨围成。从颅底内面观,颈静脉孔位于颞骨岩部外 1/3 的后方、岩枕裂的后端,岩部和枕骨结合处。从颅底外面观,位于颈动脉管外口、茎突和枕髁三点连线形成的三角区内,即位于颈动脉管外口的后方、茎突的前内侧和枕骨髁的外侧。

解剖学上,颈静脉孔可分为三部分:①岩部:位于前内侧,为岩下窦后端汇入颈内静脉处;②颈内部(神经部):位于中部,包括颞突、枕突的硬脑膜间隔以及舌咽神经(Ⅸ)、迷走神经(Ⅹ)、副神经(Ⅺ)穿行;③乙状窦部:位于后外侧,颈内静脉和枕动脉脑膜支及咽升动脉脑膜支穿行。

岩骨下方的凹窝为颈静脉窝,内为颈静脉球,其占住颈静脉孔前、内、外侧。颈静脉孔外侧壁有鼓窦小管,有迷走神经耳支通过。

三、侧颅底的血管神经

1. 颈静脉孔区的血管神经解剖 出入颈静脉孔的结构有颈内静脉、岩下窦以及枕动脉脑膜支、咽升动脉脑膜支和舌咽神经(Ⅸ)、迷走神经(Ⅹ)、副神经(Ⅺ)等。该区域解剖复杂,具有重要临床意义。

颈内静脉在颈静脉孔延续于乙状窦,此处颈内静脉膨大形成向上隆起的球形结构,称为颈静脉球。

颈静脉球的毗邻关系(图 2-1-41/文末彩图 2-1-41):①上方与外耳道内端、中耳、后半规管下臂、前庭以及内听道外端相毗邻;②前方与颈内动脉、耳蜗导水管、岩下窦、咽升动脉脑膜支,第Ⅸ、Ⅹ、Ⅺ对脑神经和脑膜后动脉相毗邻;③后方与乙状窦水平段相毗邻;④内侧与枕骨基板相毗邻;⑤外侧与面神经垂直段(乳突段)相毗邻;⑥颈静脉球下方移行为颈内静脉。岩下窦开口于颈静脉球前壁,偶尔耳蜗导水管静脉以及第Ⅸ、Ⅹ、Ⅺ脑神经附近的静脉也汇入颈静脉球。

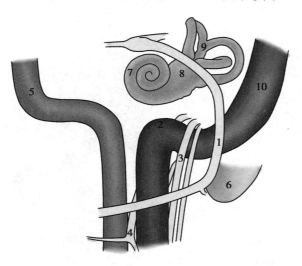

图 2-1-41   颈静脉球的毗邻
1. 面神经;2. 颈静脉球顶;3. 第Ⅸ～Ⅺ脑神经;4. 第Ⅻ脑神经;5. 颈内动脉岩骨段;6. 乳突尖;7. 耳蜗;8. 前庭;9. 半规管;10. 乙状窦

2. 颈内动脉岩骨部 颈内动脉通过有骨膜被覆的颈内动脉管而入颅,该管位于颞骨岩部内,其外口位于颈静脉孔的前方,内口位于岩尖。颈内动脉与附近结构包括:面神经管、内听道、耳蜗、膝状神经节、面神经、岩大神经、岩小神经、三叉神经、中耳、咽鼓管、脑膜中动脉、鼓膜张肌,其相互关系紧密而复杂。

颈内动脉岩骨部分为两段:垂直段(或升段)和水平段,两段在膝部相移行。垂直段后方毗邻颈静脉窝,前方毗邻咽鼓管,前外侧毗邻鼓骨。水平段起自膝部,向前行于耳蜗的前内方,达岩尖处穿出岩骨,与耳蜗仅隔以薄骨板。水平段顶壁的内侧部由硬脑膜或一薄骨板形成,将颈内动脉与三叉神经节隔开。

咽鼓管骨部于颈内动脉膝部外侧横过,鼓膜张肌半管位于颈内动脉膝部及水平段的外侧。

3. **脑膜中动脉**　脑膜中动脉一般起源于颌内动脉,经棘孔入颅,沿硬脑膜走行,发出数个分支,分布于硬脑膜的大部分范围。

4. **动眼神经(Ⅲ)、滑车神经(Ⅳ)和展神经(Ⅵ)**　动眼神经(Ⅲ)在后床突前外侧,即在后床突与小脑幕游离缘的最前端穿硬脑膜入海绵窦。滑车神经(Ⅳ)在后床突的稍后方,正好在小脑幕游离缘的下方穿硬脑膜。展神经(Ⅵ)从脑桥延髓结合处发出,向脑桥前面走行,向前越过岩尖进入海绵窦。这3对运动神经穿过海绵窦后,经眶上裂入眶。动眼神经(Ⅲ)支配上睑提肌、上直肌、内直肌、下直肌和下斜肌,其中的交感和副交感纤维通过睫状神经节分别支配瞳孔开大肌和括约肌。滑车神经(Ⅳ)支配上斜肌。展神经(Ⅵ)支配外直肌。

5. **三叉神经(Ⅴ)**　三叉神经(Ⅴ)是除视神经之外所有脑神经中最粗大者。三叉神经感觉根与三叉神经节相连,运动根位于三叉神经节的深面。神经节的后缘凹陷,连接感觉根,前缘凸隆,发出眼神经、上颌神经和下颌神经。眼神经支配眼裂以上皮肤、泪腺、鼻腔前部黏膜及鼻背下部皮肤。上颌神经支配睑裂以下、口裂以上范围皮肤黏膜和牙齿等的感觉。下颌神经为混合神经,支配口裂以下和颞部皮肤、口腔舌部黏膜、下颌牙齿等的感觉,并支配咬肌、颞肌、翼内肌和翼外肌的运动。三叉神经痛最常发生于上颌神经和下颌神经。

四、翼状间隙、颞下窝和翼腭窝

1. **翼状间隙(pterygoid space)**　位于咽旁:①内侧:与鼻咽和口咽部相邻;②外侧:下颌骨支、腮腺深叶和茎突下颌韧带;③上界:中颅窝底,包括蝶骨大翼、眶下裂、圆孔、卵圆孔、棘孔、颈动脉管、颈静脉、颞颌关节窝和上颈椎横突;④下界:二腹肌后腹和下颌下腺。

翼状间隙内有翼肌,三叉神经的上颌支和下颌支,上颌动脉,面神经,茎突及其韧带和肌肉。

2. **颞下窝(infratemporal fossa)**　系上颌骨后方的不规则腔隙,是翼状间隙的一部分:①上界:与翼状间隙相同,即颅中窝底;②下界:翼内肌;③内界:翼外板;④外侧:上部是颞下嵴,下部是下颌支;⑤前方:上颌骨后外壁和颊肌;⑥后方:腭帆提肌、腭帆张肌和蝶下颌韧带。

颞下窝内有翼外肌、翼内肌、翼静脉丛、鼓索神经、三叉神经下颌支和上颌动脉分支。①翼外肌:起自蝶骨大翼下面和翼突外板,向后外方止于下颌骨颈。②翼内肌:起自翼突窝,向外下方止于下颌骨内面的翼肌粗隆。翼肌与颞肌、咬肌(起自颧弓下缘和内面,止于下颌骨的咬肌粗隆和下颌骨支的外面)共同参与咀嚼运动。③翼静脉丛在颞肌与翼外肌之间及翼外肌深方,经卵圆孔静脉网与颅内静脉相通。④上颌动脉:为颈外动脉最大的终末支,在下颌骨颈附近起自颈外动脉,与颌内静脉伴行并分为3段:第1段在下颌颈内侧向前,分支有下颌牙槽动脉和脑膜中动脉;第2段的分支都是肌支,供应咀嚼肌和颊肌;第3段位于翼腭窝内,分支有上颌牙槽动脉、眶下动脉和蝶腭动脉。⑤下颌神经:自三叉神经节发出后,出卵圆孔至颞下窝,在翼外肌深面立即分为耳颞神经、颊神经、下牙槽神经和舌神经等感觉支,并分出运动支至咬肌、颞肌、翼肌、下颌舌骨肌等。⑥鼓索神经:是面神经出茎乳孔前发出的分支,向前上行,进入鼓室,行经锤骨、砧骨之间,穿岩鼓裂至颞下窝,再向前下行,加入舌神经,支配同侧舌前2/3的味觉。

3. **翼腭窝(pterygopalatine fossa)**　位置深在,是位于眶尖后下方、上颌体后面与翼突间的窄隙,向外移行为颞下窝。

翼腭窝为倒锥体型结构,各壁均上宽下窄(图2-1-42/文末彩图2-1-42):①前壁:即上颌窦后壁内侧部,有眶下动脉、眶下神经、颧神经通眶。②内侧壁:即腭骨垂直板,其上部有蝶腭孔通鼻腔。内部

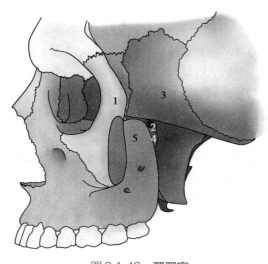

图 2-1-42 翼腭窝

1. 颧弓;2. 翼腭窝;3. 蝶骨;4. 腭骨;5. 上颌骨

结构前方鞘膜由上颌窦后壁的骨膜构成。翼腭窝向内有蝶腭动脉和蝶腭神经的鼻后支经蝶腭孔通鼻腔。③后壁:即蝶骨翼突前壁。后壁上部有圆孔开口,圆孔开口内下方有翼管开口。翼腭窝向后有上颌神经经圆孔通颅中窝,翼管神经、动脉经翼管通破裂孔。在圆孔和翼管开口之间为翼管嵴,翼管走行于蝶窦底,与鼻咽部仅隔一菲薄骨片,故鼻咽部肿瘤有侵犯翼管的可能。圆孔上方为眶内容物及眶上裂,其后上方有视神经及颈内动脉虹吸部,因此鼻内镜手术时需避免在圆孔上方操作,以减少严重并发症的发生。④外侧壁:即翼上颌裂,向外与颞下窝沟通。翼腭窝向外有上颌动脉和眶下神经经翼上颌裂通颞下窝。⑤上壁:相当于眶下裂的内侧部(翼腭窝部),由眶平滑肌封闭,平滑肌下方由筋膜覆盖,因此眶平滑肌及其筋膜实际构成了翼腭窝的上壁。⑥下壁:翼腭窝向下移行为翼腭管,有腭降动脉、腭神经经腭孔通口腔。

(吴 皓)

第四节 听觉生理学

一、听觉的一般特性

听觉是声音作用于听觉系统引起的感觉。人耳能感觉到的声波频率在 20 ~ 20 000Hz 范围间,对 1000 ~ 3000Hz 的声波最为敏感。声音必须达到一定强度才能产生听觉,刚能引起听觉的最小声强称听阈(hearing threshold)。人耳的听阈随着频率的不同而异,一般来说,对 1000Hz 频率的声音最敏感。在听阈以上,声音的响度随着刺激的增强而增大。当声压强度增加超过一定程度时,人耳会发生触觉、压觉及痛觉。这一刚能引起人耳感觉或痛觉的声音强度称感觉阈或痛阈(threshold of feeling or pain)。随着声音频率的不同,感觉阈亦因之而变化。在听阈曲线与感觉阈曲线之间的区域属听觉感受区,在这个区域内,存在着可使听觉器官产生听觉的各种频率和不同强度的全部声音。

二、声音传入内耳的途径

声音除通过鼓膜和听骨链传入内耳外,还可通过颅骨传导到内耳,前者称空气传导(简称气导),后者称骨传导(简称骨导)。正常情况下,以空气传导为主。

(一)空气传导

空气传导(air conduction,AC)的过程可简示如下:

```
        声波              锤骨→砧骨
         ↓                 ↑  ↓
耳廓→外耳道→鼓膜    镫骨→前庭窗→外、内淋巴→螺旋器→听神经→听觉中枢
       空气振动          传声变压           液体波动    感音    神经冲动  综合分析
       (外耳)           (中耳)             (内耳)           (迷路后) (大脑皮质)
```

通常声波经外耳→鼓膜→听骨链→前庭窗→内耳淋巴。从听觉生理功能看,外耳起集音作用,中耳起传音作用,将空气中的声波传入内耳,内耳具有感音功能。镫骨足板的振动引起内耳外淋巴波动,从而引起蜗窗膜朝相反的方向振动。内耳淋巴波动时即振动基底膜,导致其上的螺旋器的听毛细

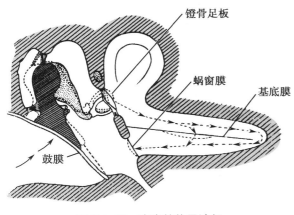

图 2-1-43　声音的传导途径

胞受到刺激而感音（图 2-1-43）。耳蜗的外、内淋巴属传音部分；当外淋巴波动缓慢时，液波由前庭阶经蜗孔传至鼓阶而使蜗窗外凸；若为急速流动，则推动蜗管及其内容物向鼓阶移动。

（二）骨传导

骨传导（bone conduction，BC）即声波直接通过颅骨振动外淋巴，并激动耳蜗的螺旋器产生听觉。在正常听觉功能中，由骨导传入耳蜗的声能甚微，故无实用意义；但因骨导听觉常用于耳聋的鉴别诊断，因而应予注意。声波从颅骨传到耳蜗时其主要作用是使耳蜗壁发生振动，而耳蜗壁振动又可通过下列两种方式引起内耳感受器的兴奋。

1. **移动式骨导（translatory mode of bone conduction）**　声波作用于颅骨时，整个头颅包括耳蜗作为一个整体而反复振动。由于内淋巴液存在惰性，在每一个振动周期中，淋巴液的位移稍落后于耳蜗壁，故当每个移动开始时，淋巴液则向相反的方向移动，因而引起基底膜发生往返的位移，使毛细胞受到刺激而感音（图 2-1-44）。听骨链的惰性在移动式骨导时也起一定作用。由于听骨链悬挂在鼓室，与颅骨的连接并不牢固，故当颅骨移动时，其惰性使整个听骨链的活动亦稍落后于耳蜗骨壁。因而镫骨足板的活动类似通常气导引起的振动。当频率低于 800Hz 的声波振动颅骨时，移动式骨导起主要作用。

2. **压缩式骨导（compressional mode of bone conduction）**　当声波振动通过颅骨传到耳蜗壁时，耳蜗壁随着声波疏密时相而膨大与缩小。在声波的密部起作用时，迷路骨壁被压缩，但内耳淋巴液的可压缩性很小，而向蜗窗或前庭窗移动。前庭阶与鼓阶的容量之比为 5:3，即前庭阶的外淋巴比鼓阶的多；而蜗窗的活动度较前庭窗大 5 倍。故当迷路骨壁被压缩（密相）时，半规管和前庭内的淋巴被压入容量较大的前庭阶，再向鼓阶流动，使蜗窗膜外凸，基底膜向下移位。声波的疏部起作用时，耳蜗骨壁膨大，淋巴液恢复原位，基底膜亦随之向上移位。由于声波疏、密相的反复交替作用导致基底膜的振动，后者有效地刺激听毛细胞而感音（图 2-1-45）。当频率高于 800Hz 的声波振动颅骨时，压缩式骨导起主要作用。

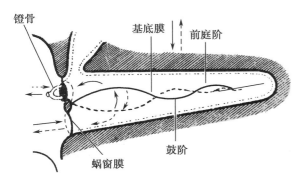

图 2-1-44　移动式骨导耳蜗淋巴流动情况和基底膜随耳蜗淋巴流动变位示意图

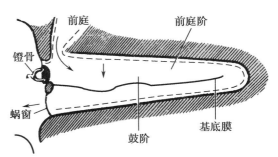

图 2-1-45　压缩式骨导的耳蜗淋巴流动情况和基底膜向鼓阶移位示意图

声波振动颅骨直接传入内耳的上述两种方式，一般是协同进行。但因频率高低不同，两者所起作用的主次有异。此外，声波尚可经次要的鼓骨径路传入内耳，即颅骨受声波作用而振动，从而将声波传至外耳道、鼓室及四周空气中，再经中耳传声机构传入内耳，与空气传导作用相似。

三、外耳及中耳的生理

(一)外耳的生理

耳廓主要功能为收集并传递声波到外耳道,声音抵达两耳时存在的时间差别和强度差别,经中枢神经系统的分析处理,两侧耳廓的协同集声又可以起到辨别声源方向的作用。外耳道不仅传递声音并对声波起到共振作用。人类外耳道的共振峰为3500Hz,据测算,频率为3000Hz的声音在鼓膜附近的声压可提高15dB,频率为2000Hz或5000Hz的声音则可提高10dB左右。

(二)中耳的生理

中耳承担将外耳道空气中声波能量传递至耳蜗淋巴液激动内耳结构而产生听觉的任务。中耳传递声音的过程类似于一个阻抗匹配器。我们知道两种介质的声阻抗相同时,从一种介质到另一种介质的声能传递最有效。两种介质声阻抗相差越大,则声能传递效率越差。由于水的声阻抗大大高于空气的声阻抗,因此空气中的声能仅约0.1%传入水中,其余声能均被水面反射掉(约损失30dB)。中耳的主要功能就是声阻抗匹配作用,使液体对声波传播的高阻抗与空气较低的声阻抗得到匹配,从而将空气中的声波振动能量高效率地传入内耳淋巴液中。上述中耳的阻抗匹配作用是通过鼓膜与听骨链组成的传音装置来完成,主要是通过下列3种机制,即:①鼓膜与镫骨足板面积的差别;②听骨链的杠杆作用;③鼓膜的喇叭形状产生的杠杆作用。

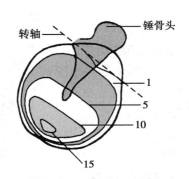

图 2-1-46　鼓膜振动幅度
每一闭合曲线范围的振幅相等,数字表示振幅的相对值

1. **鼓膜的生理功能**　从声学特性看,鼓膜酷似话筒中的振动膜,如一个压力接受器,这种结构有较好的频响特性和较小的失真度。鼓膜的振动频率一般与声波一致,但其振动形式则因声频不同而有差异。据Békésy(1941)观察,当声频<2400Hz时,整个鼓膜以鼓沟上缘切线(锤骨前突与侧突连线)为转轴而振动,鼓膜不同部位的振幅大小不一,沿锤骨柄向下延长至近底部的鼓膜处振幅最大(图2-1-46)。>2400Hz时,鼓膜呈分段式振动,即锤骨柄的振动频率低于鼓膜的振动频率。

由于鼓膜的周边嵌附于鼓沟,其有效振动面积约为解剖面积的2/3,即约55mm²,是镫骨足板面积3.2mm²的17倍,亦即从鼓膜表面的声压传到镫骨足板时可增强17倍。Tonndorf等(1970)认为锥形鼓膜的弧度有杠杆作用,这与Helmholtz(1968)所提出的鼓膜的弧度有变压作用是一致的。据统计鼓膜凹面的振幅对锤骨柄的比例为2:1,即锤骨柄的振动幅度比其前后鼓膜的振动幅度要小,但强度大,声压可提高1倍。此外,锥形鼓膜有利于保持各种传入频率的声波相应的音色,避免声音失真。

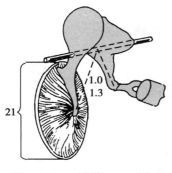

图 2-1-47　鼓膜、听骨链及其转轴模式图
数字表示鼓膜与前庭窗面积比以及听骨链长臂与短臂的长度比

2. **听骨链的生理功能**　3个听骨连接形成一弯曲的杠杆。听骨链作为一个杠杆,将声波振动由鼓膜传至内耳,实现有效的阻抗匹配。听骨链的运动轴向前通过锤骨柄,向后通过砧骨短脚。以听骨链的运动轴心为支点(图2-1-47),可将锤骨柄与砧骨长脚视为杠杆的两臂,其长度之比为1.3:1,在轴心的两侧,听小骨质量大致相等。按照杠杆作用原理,在支点两侧力量相等时,增力的多少取决于两臂长短之比。因此,通过听骨链的杠杆作用,可使声压自锤骨柄传至前庭窗时增加1.3倍。由此可知,声波经过鼓膜、听骨链到达镫骨足板时可提高1.3×17=22.1倍,相当于声压级27dB。若加上鼓膜弧度的杠杆作用,则增益更多。因声阻抗不同,声波从空气达内耳淋巴液时所衰减的能量约30dB,通过中耳的增压作用得到了补偿。

在通常声强刺激下,听骨链作为一个整体而运动。声强高达

150dB 时,因镫骨足板的阻力(摩擦力)砧镫关节的缓冲作用,听骨链即不再呈整体运动,振幅从锤骨经砧骨到镫骨逐渐变小。在低、中声强作用下,镫骨足板沿其后脚的垂直轴而振动[图 2-1-48(1)],足板前部振幅大于后部;此时前庭阶中的外淋巴来回振动。当声强接近于痛阈时,镫骨足板沿其前后轴转动[图 2-1-48(2)]。此时外淋巴只在前庭窗附近,足板的上下缘之间振动,因而可避免强音刺激引起基底膜的过度位移导致内耳损伤。

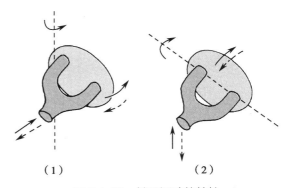

图 2-1-48　镫骨活动的转轴
(1)中等声强作用时,镫骨足板沿其后脚的垂直轴振动;(2)高声强刺激时,镫骨足板沿其前后轴转动

3. **蜗窗的生理功能**　蜗窗位于鼓阶的始端,面积约 $2mm^2$,薄而具有一定弹性。骨迷路内的外淋巴液压缩性很小,当镫骨向内移时,振动经前庭阶的外淋巴沿蜗孔、鼓阶再传到蜗窗,引起蜗窗膜外凸。因此,蜗窗起到一种缓冲作用,为声波在外淋巴液中的传导提供了有利条件。但在病理条件下(如有鼓膜穿孔),蜗窗则不再是骨性耳蜗减压门户,而是成为声波传入内耳的途径,结果蜗窗膜振动引起的鼓阶外淋巴振动将干扰镫骨振动所引起的前庭阶外淋巴液的振动以及振动在基底膜上的传播,从而使听力下降。

4. **鼓室肌的生理功能**　鼓室肌的收缩会改变中耳的传音特性。鼓室肌包括鼓膜张肌和镫骨肌。前者受三叉神经的支配,收缩时将锤骨柄与鼓膜向内牵引,使鼓膜的紧张度增加,并相应地引起镫骨足板推向前庭窗,增加内耳外淋巴压力;后者受面神经支配,收缩时牵引镫骨头向后,使足板前部向外翘起,降低外淋巴压力。此二肌相互作用,可防止或减轻耳蜗受损。鼓膜张肌对声刺激的反射阈大于镫骨肌,因此在声音引起耳内肌的反射中,镫骨肌的收缩起主要作用。在人类听觉范围内,耳内肌对大部分频率都可引起反应,但最有效的频率为 2000 ~ 3000Hz,引起反射的声音强度随频率而改变。在 250 ~ 4000Hz 范围内,人耳镫骨肌反射阈为 70 ~ 90dB。耳内肌反射具有潜伏期,刺激增强时潜伏期可有缩短。耳内肌收缩时鼓膜紧张度增加,各听骨之间连接更紧,听骨链劲度更大,使中耳的传声效能,尤其是低频的传声效能减弱,约衰减 10 ~ 20dB。肌反射对声刺激的保护作用,低频较高频为优。但因这种肌反射有一定潜伏期,对于突发性的爆震声其保护作用不大。临床听力检查中,常应用声刺激引起镫骨肌反射的生理特性,作为诊断与鉴别诊断的依据。但非听觉性因素也可使耳内肌收缩,如:①自发性收缩;②身体运动;③发声;④面肌运动(仅致鼓膜张肌收缩);⑤外耳道受刺激;⑥随意收缩。

5. **咽鼓管的生理功能**　咽鼓管平时保持一种可开放的闭合状态,其生理作用如下:

(1)保持中耳内外压力平衡:由于咽鼓管管壁的弹性作用和周围组织的压力以及咽部的牵拉作用,咽鼓管咽口平时呈闭合状态。当吞咽、打哈欠、打喷嚏等动作时,咽鼓管管口开放,以调节鼓室内气压使与外界大气压保持平衡,从而保证中耳传音装置维持正常的活动,以利于声波的传导。气压的变化也可以引起咽鼓管的开闭。当鼓室内气压大于外界气压时,气体通过咽鼓管向外排出也较容易,而外界气压大于鼓室内压力时,气体从外界进入中耳则较困难。腭帆张肌、腭帆提肌及咽鼓管咽肌司咽鼓管的开放,以腭帆张肌最为重要。

(2)引流作用:鼓室与咽鼓管黏膜的杯状细胞与黏液腺产生的黏液,借咽鼓管黏膜上皮的纤毛运动不断向鼻咽部排出。

(3)防声作用:处于关闭状态的咽鼓管,能阻挡说话声、呼吸声等经咽鼓管直接传入鼓室而振动鼓膜。当患咽鼓管异常开放症时,声波可经咽鼓管直接传入鼓室并振动鼓膜,患者可听到自身的呼吸声而受烦扰。咽鼓管外 1/3 的鼓室段处于开放状态,并呈逐渐变窄的漏斗状,表面被覆部分皱褶的黏膜,甚似吸音结构,可吸收因蜗窗膜及鼓膜振动而引起的鼓室腔内的声波,故有消声作用。

(4)防止逆行感染的功能:咽鼓管软骨段黏膜较厚,黏膜下层有疏松结缔组织,使黏膜表面产生皱襞,后者具有活瓣作用,加上黏膜上皮的纤毛运动,对阻止鼻咽部的液体、异物及感染病灶等进入鼓室有一定作用。

四、耳蜗的生理

(一)耳蜗的感音功能

声波振动引起基底膜振动,振动以波的形式沿基底膜向前传播。声波在基底膜上的传播方式是按物理学中的行波原理进行的,亦即行波学说(travelling wave theory)。振动于基底膜上从蜗底向蜗顶传播时,振幅逐渐增加,当到达其共振频率与声波频率一致的部位,振幅最大,离开该部位后,振幅很快减小,在稍远处位移完全停止。人耳基底膜上行波所需时间约3毫秒。基底膜的最大振幅部位与声波频率有关,亦即每一种频率的声波在基底膜上的不同位置有一相应的最大振幅部位:高频声引起的最大振幅部位在蜗底靠近前庭窗处,低频声的最大振幅部位靠近蜗顶,中频声则在基底膜的中间部分发生共振(图2-1-49)。

由此可知,高频声波仅引起前庭窗附近基底膜的振动,而低频声波从蜗底传播到蜗顶的过程中,会导致较大部分的基底膜发生位移,但在其共振点部位的振幅最大。亦即底周的基底膜对各种频率的声波均产生波动,而顶周的基底膜只对低频声波产生反应。基底膜的不同部位感受不同频率的声刺激(图2-1-50):蜗底区感受高频声,蜗顶部感受低频声;800Hz以上的频率位于顶周,2000Hz位于蜗孔到镫骨足板的中点。以上为基底膜的被动机械特性和经典的行波方式。

声波传入耳蜗外淋巴后,行波引起基底膜向上或向下位移时,内缘附着于骨螺旋板上的基底膜与盖膜各沿不同的轴上下移动;因而盖膜与网状板之间便发生交错的移行运动,即剪切运动(shearing motion),两膜之间产生了一种剪切力(shearing force)。

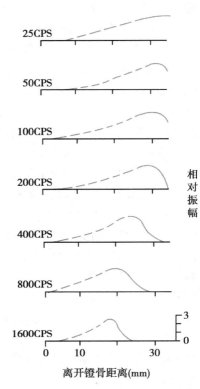

图2-1-49 不同频率声波引起基底膜位移的图形

在剪切力的作用下,毛细胞的纤毛发生弯曲或偏转(图2-1-51)。此时毛细胞顶部的 K^+ 通道开放,内淋巴内的 K^+ 流入毛细胞内产生去极化。后者又引起细胞内 Ca^{2+} 通道开放,促使 Ca^{2+} 流入细胞内,进而激发毛细胞释放出神经递质,引起附于毛细胞底部的蜗神经末梢产生神经冲动,后者经中枢传导径路传到听觉皮层,产生听觉。

(二)耳蜗的编码功能

基底膜上所负载的质量、劲度梯度所构成的被动机械特性,决定了刺激的声频与耳蜗基底膜反应部位之间的对应关系。研究证明,耳蜗具有精细的频率分析功能,频率调谐曲线显著优于早期Békésy在尸体上观察的结果。说明上述基底膜自身的被动机械特征和经典的行波方式不是耳蜗频率分析或调谐的唯一机制,可能有耳蜗螺旋器中与能量代谢相关的主动机制的参与。

(三)耳声发射

研究者从人耳记录到耳声发射(otoacoustic emission,OAE)现象,证实了耳蜗内存在着主动的释能活动。耳声发射的形成

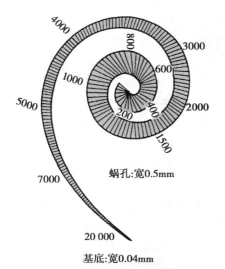

图2-1-50 基底膜的频率分布

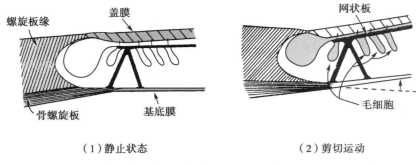

图 2-1-51　网状板与盖膜之间的剪切运动引起毛细胞纤毛弯曲

（1）静止状态　　　　（2）剪切运动

过程为生物电能向机械（声频）能的转换，说明耳蜗具有双向换能器的作用。耳声发射是在听觉正常者的外耳道记录到的耳蜗电生理活动释放的声频能量，一般认为其来源于耳蜗螺旋器外毛细胞的主动运动。现已证明，外毛细胞整个胞壁中存在肌动蛋白、肌球蛋白等收缩性蛋白，此为外毛细胞主动运动的结构基础。近来发现耳蜗单个外毛细胞的主动伸缩运动，后者有缓慢和快速两种运动方式。外毛细胞的缓慢运动可能调节基底膜的机械特性，而快速运动则使传入的声信号增益，从而增强了对声音的敏感性，并使耳蜗的频率选择（或频率调谐）更加锐利。给声时基底膜的振荡和毛细胞膜电位的非线性反应特征，均为耳蜗主动机制提供佐证。此种耳蜗主动作用的生理意义在于增强基底膜对声刺激的机械性反应，从而提高频率分辨力和听觉敏感度。高强声刺激后出现的暂时性阈移，耳蜗性聋出现的重振现象与上述耳蜗主动机制障碍有关。

（四）　传出神经对耳蜗功能的调控

耳蜗螺旋器除了传入神经纤维之外还与传出神经纤维相连，受听觉神经传出系统的调控。支配螺旋器的传出神经纤维来自上橄榄核附近的神经元，称为橄榄耳蜗束，主要支配外毛细胞。目前认为橄榄耳蜗束的作用可能在于抑制低、中强度声音刺激产生的传入神经电位，从而使听觉系统对较高强度声音信息的辨别能力得以提高。

（五）　耳蜗生物电现象

1. 细胞内静息电位与蜗内电位　　细胞内静息电位：螺旋器中各种细胞内、外的电位差，即细胞内、外 K^+ 浓度差造成的膜内为负电位，膜外为正电位的静息电位。

蜗内电位（endocochlear potential，EP）：又称内淋巴电位，系蜗管内淋巴与鼓阶淋巴之间的电位差所致。现证明该电位起源于蜗管外壁的血管纹细胞。它有助于提高听觉感受器将声能转变为神经冲动。缺氧或代谢抑制剂，能使 EP 迅速下降。

2. 耳蜗微音器电位（CM）　　系耳蜗对声音刺激所产生的一种交流性质的电位。它起源于毛细胞顶部表皮板与内淋巴交界面的两边。对 CM 的形成有人提出可变电阻学说。毛细胞表皮板有很大的电阻，当声音引起基底膜振动时，上述电阻随静纤毛的弯曲而改变。静纤毛朝一个方向弯曲可使电阻增加，反之电阻下降。因此，通过的电流发生相应的改变。纤毛作交替性来回弯曲时，毛细胞表皮板两边则形成一个交流性质的电压输出，即产生 CM。现认为产生于外毛细胞。

3. 总和电位（SP）　　耳蜗接受声刺激时，毛细胞所产生的一种直流性质的电位变化，产生于内毛细胞。

4. 蜗神经动作电位（AP）　　系耳蜗对声音刺激所产生的蜗神经的动作电位，它的作用是传递声音信息。

五、听觉中枢生理

听觉中枢生理目前仍有许多机制尚未阐明。听觉中枢在结构、功能、活动方式、规律、机制等诸方面都要比听觉外周复杂得多。听觉中枢结构包括蜗神经核、上橄榄核、外侧丘系核、下丘、内膝体及听放射、皮层听区。听觉系统皮层下的层次和通路比其他感觉系统的多:从输入神经到丘脑,其他感觉系统一般只有1级或2级中枢,听觉系统却有4级(蜗神经核、上橄榄核、外侧丘系核、下丘)中枢。听觉中枢结构的复杂性还在于每一级中枢的神经核按解剖位置又分为若干部分,每一部分按神经元的类型和联系可再分为若干小区。

蜗神经核的一个神经元就可接受多根传入纤维,听神经每一传入纤维又可分支至蜗神经核的多个神经元;来自同一根纤维的分支也可到达同一神经元,但以不同的方式与之形成突触。结构上此种既有会集,又有分散的多种连接方式,反映传入信息从外周进入中枢后要经历相应的演变。会集和分散不是将信息简单地重新排列组合,而是使之有质的飞跃,信息经一番分析、整合后,形成高一级的样式,并重新编码往上传输。这种处理过程,从蜗神经核上行至每一级中枢都会在高一级的水平上重复一次。经各级中枢的反复处理,听觉信息最后便从简单的频率、强度等参数形式,逐步提高和转变为复杂的特征、声像(sound image)以至能更方便直接地为感知、识别、理解、思维等所用的形式。

听觉中枢传导路径中还与面神经、三叉神经、展神经等发生交通,并与自主神经核团和脊髓前角细胞有联系,当强声刺激时可引起瞬目、眼球外展、头转向声源、中耳肌收缩、手指血管收缩及皮肤电位变化等反应。

（唐安洲）

第五节 平衡生理学

人体维持平衡主要依靠前庭、视觉及本体感觉3个系统的相互协调来完成,其中前庭系统最为重要。前庭感受器是特殊分化的感受器,主司感知头位及其变化。前庭神经到达前庭神经核后,与眼球的运动肌肉及身体各部肌肉有着广泛的神经联系,故当体位变化产生刺激传到神经中枢时,就可引起眼球、颈肌和四肢的肌反射运动以保持身体的平衡。因此,前庭系统之所以能维持体位平衡实为一系列范围广泛的反射作用的结果。本节主要介绍前庭感觉器的生理功能。

一、半规管的生理功能

半规管主要感受正负角加速度的刺激。每个膜半规管内充满内淋巴,被壶腹嵴帽(嵴顶或终顶)阻断。毛细胞的纤毛埋于嵴帽内,当头位处于静止状态时,嵴帽两侧的液压相同,嵴帽停于中间位置。壶腹嵴管侧及椭圆囊侧的神经纤维与4个前庭神经核中不同的部位联系。当头部承受角加速度作用时,膜半规管的内淋巴因惯性发生反旋转方向的流动,因而推动嵴帽顺着内淋巴流动的方向倾倒,直接牵引埋于嵴帽内的感觉纤毛弯曲,刺激感觉细胞,后者再把这种物理刺激通过介质的释放转变为化学刺激,经过突触传递给前庭中枢,引起综合反应,维持身体平衡。

一侧的3个半规管所围成的面基本互相垂直,能对来自三度空间中的任何一个平面(水平、左右、前后)的角加速或角减速的旋转刺激产生效应。两侧外半规管在同一平面上,一侧前(垂直)半规管和对侧后(垂直)半规管相互平行。每对半规管对其所在平面上的角加速度旋转最敏感,即引起的刺激最大,如角加速度的方向与外半规管平行,则引起双侧外半规管的综合反应;如角加速度方向与一侧前半规管及对侧后半规管平行,则引起该2个半规管的综合反应;如角加速度方向与各半规管都不平行,所引起的反应将视作用于各半规管的分力而定。人类在平面上的活动较多如回头、转身等,故以来自外半规管的反应为主。刺激壶腹嵴毛细胞所引起的反应强弱不仅与刺激强弱有关,而且与嵴帽倾倒的方向有关。当内淋巴流向壶腹,嵴帽向椭圆囊侧倾倒时,对外半规管壶腹嵴的刺激较强,而对2个垂直半规管的刺激较弱。当淋巴背离壶腹流动,嵴帽向管侧倾倒时,则对前、后半规管壶腹嵴的刺激较强,而对外半规管较弱。刺激壶腹嵴毛细胞所引起的反应可有眩晕、眼震、倾倒、颈及肢体张力的改变和自主神经系统反应。

二、球囊及椭圆囊的生理功能

球囊斑与椭圆囊斑构造相同,都有耳石膜,故两者又合称耳石器官。其主要功能是感受直线加速度。因为囊斑毛细胞的纤毛埋在耳石膜中,耳石膜的表面有位觉砂,位觉砂的比重明显高于内淋巴。当头部进行直线加速度运动时,位觉砂因惯性而依反作用的方向移位,使毛细胞的纤毛弯曲而引起刺激,通过化学介质把物理性刺激转换为神经动作电位,沿神经纤维传入前庭各级中枢。球囊斑略与同侧前半规管平面相平行,主要感受头在额状面上的静平衡和直线加速度,影响四肢内收肌和外展肌的张力。椭圆囊斑略与外半规管平行,主要感受头在矢状面上的静平衡和直线加速度,影响四肢伸肌和屈肌的张力。有些动物的球囊还可感受低频声波与次声波的刺激。

前庭感受器接受刺激后将信息传向各级前庭中枢,并与中枢的其他核团相联系产生多种反射。主要联系有:①前庭与小脑的联系,可调节肌肉张力以维持身体平衡;②前庭与眼外肌运动核及锥体外系之间的联系,可调整眼球运动,使在头部快速转动时保持适宜的视角,维持清晰的视力;③前庭与脊髓间的联系,控制颈部和四肢肌运动;④前庭与自主神经系统间的联系,可出现自主神经反射。前庭的传入、传出神经系统,双侧感受器之间,兴奋和抑制之间均有互相调节及反馈的作用,共同维持躯体的平衡。

（唐安洲）

第二章 耳 的 检 查

第一节 耳的一般检查

一、耳廓及耳周检查

耳廓的检查以望诊和触诊为主。

【耳廓畸形】

耳廓畸形多为先天性。

1. **副耳廓**（accessory auricle） 又称副耳，耳廓正常，耳屏周围皮赘，常有软骨。

2. **招风耳**（protruding ear） 由于耳轮和舟状窝向前下倾斜造成耳廓整体前倾。

3. **猿耳**（macacus ear） 耳轮后上部位突出呈三角状。

4. **小耳**（microtia） 耳廓发育不全。分为 3 级，Ⅰ级主要为耳廓小，外耳道部分闭锁；Ⅱ级伴中耳畸形；Ⅲ级伴内耳畸形。Ⅱ级畸形多见。

5. **先天性耳前瘘管**（congenital preauricular fistula） 耳轮脚前瘘口，能挤压出白色皮脂样物，炎症时瘘管周围红肿，化脓期间有波动感，严重时脓肿破溃。

6. **第 1 鳃裂瘘管**（branchial fistula） 外耳道、耳廓常瘘口，颈部可有第 2 瘘口，两瘘口间可有囊肿样物。炎症时耳廓、外耳道或颈部有红肿或瘘管内炎性渗出。

【耳廓囊肿的表现】

耳甲腔或耳甲艇局限性隆起，典型表现为从耳廓背面光照时透光阳性。

【耳廓炎性表现】

皮肤红肿、剧痛、有簇状疱疹（带状疱疹），伴同侧周围性面瘫或耳聋、眩晕等表现时称 Hunt 综合征。

弥漫性耳廓红肿呈暗红色，是耳廓冻伤和外伤后软骨膜炎，后期耳廓变形挛缩。

【耳后炎性表现】

耳后骨膜下脓肿，耳后沟消失、肿胀，有波动感，并将耳廓向前外方推移，应考虑为化脓性中耳乳突炎的颅外并发症。

耳后局部淋巴结压痛，应检查头皮有无毛囊炎等感染。

【耳前或耳下检查】

张口痛伴耳屏前压痛，常为颞下颌关节炎或颞下颌关节功能紊乱。

以耳垂为中心的耳下、耳周肿块，位于胸锁乳突肌表面的首先应考虑腮腺来源的肿块。质地中等、光滑、活动的常为腮腺多形性腺瘤，边界不清、固定常为腮腺恶性肿瘤。

耳下乳突与下颌骨之间的肿块，如果位于胸锁乳突肌深面，多见于颈深上群的恶性转移性淋巴结肿瘤，原发灶常为鼻咽部（鼻咽癌）。

二、外耳道及鼓膜检查

检查者与患者相对而坐，检查用光源置于患者头部左上方，受检耳朝正面，调整额镜的反光焦点投照于患者外耳道口。

【徒手检查法（manoeuvre method）】

由于外耳道呈弯曲状，应用单手亦可用双手将耳廓向后、上、外方轻轻牵拉，使外耳道变直；同时可用示指将耳屏向前推压,使外耳道口扩大,以便看清外耳道及鼓膜(图2-2-1、图2-2-2)。婴幼儿外耳道呈裂隙状,检查时向下牵拉耳廓,能使外耳道变直。

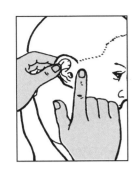

图2-2-1　徒手,双手检耳法

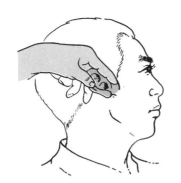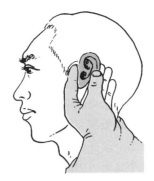

图2-2-2　徒手,单手检耳法

耳廓牵拉痛,应检查外耳道:①如出现软骨部局限性红肿,是外耳道疖肿;②外耳道耵聍为黄白色,一般为片状。油性耵聍为褐色或酱油色液状,当耵聍堆积成团后经常为褐色硬块,需用3%苏打水软化后再清理;③外耳道炎皮肤弥漫性红肿;④外耳道黑污状物或白色点片状分布的污物常为外耳道真菌;⑤早期化脓性中耳炎外耳道脓液透明稀薄,慢性化脓性中耳炎的脓液黏稠并有臭味;⑥外耳道皮肤无黏液腺,当拭出黏液或黏脓性分泌物时应考虑为中耳疾病。

【耳镜检查法(otoscopy)】

1. **普通耳镜**　当耳道狭小或炎症肿胀时,用漏斗状的耳镜耳道,避开耳道软骨部耳毛,保证光源照入,耳镜管轴方向与外耳道长轴一致,以便窥见鼓膜。骨性耳道缺乏皮下脂肪,耳镜前端勿超过软骨部,以免引起疼痛。耳镜检查可采用双手或单手法(图2-2-3、图2-2-4)。

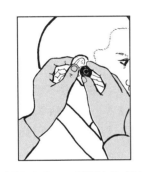

图2-2-3　双手耳镜检查法

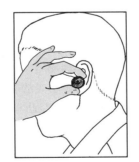

图2-2-4　单手耳镜检查法

察看鼓膜需要调整耳镜的方向,先寻找鼓脐前下方的光锥,然后观察锤骨柄、短突及前、后皱襞,区分鼓膜的松弛部和紧张部。正常鼓膜呈半透明乳白色。

鼓膜色泽改变:①急性中耳炎或鼓膜急性炎症表现为鼓膜充血、肿胀;②鼓室内有积液时,鼓膜初期为粉红色,随着积液黏稠鼓膜呈琥珀(橘黄)色,鼓室部分积液时透过鼓膜可见弧形液平面或气泡;③鼓室硬化症时鼓膜增厚,出现白色钙斑;④胆固醇肉芽肿或颈静脉球高位、颈静脉球瘤表现为蓝鼓膜;⑤鼓膜表面有肉芽,用鼓气耳镜鼓气,来源于鼓膜炎的肉芽伴随鼓膜运动,中耳来源的肉芽不随鼓膜运动;⑥大疱性鼓膜炎为鼓膜表面暗红色疱疹。

鼓膜穿孔:按位置分为紧张部穿孔和松弛部穿孔、边缘性穿孔。通过穿孔,可观察鼓室黏膜充血、水肿、肉芽、钙化灶、息肉或胆脂瘤等。①急性化脓性中耳炎鼓膜红肿,穿孔常为针尖样大小,有液体搏动。②慢性化脓性中耳炎紧张部穿孔围绕锤骨柄呈肾性,锤骨柄有时赤裸;严重时无残余边缘,锤骨柄亦腐蚀。③中耳胆脂瘤的鼓膜穿孔主要在松弛部,后天原发性胆脂瘤早期在松弛部仅有黄白色饱满感,鼓膜逐渐穿孔。胆脂瘤为白色片状脱落的鳞状上皮团状堆积而成,潮湿时如豆渣样。

2. **鼓气耳镜**（Siegie otoscope）　鼓气耳镜是在漏斗型耳镜后端安装一放大镜,耳镜的一侧通过细橡皮管与橡皮球连接（图2-2-5）。检查时,将耳镜贴紧外耳道皮肤,通过挤压橡皮球,使外耳道交替产生正、负压,引起鼓膜内、外相运动。当鼓室积液时鼓膜活动度降低或消失,咽鼓管异常开放和鼓膜菲薄时鼓膜活动度明显增强。鼓气耳镜检查能发现细小的穿孔,通过负压吸引作用使脓液从小穿孔向外流出。用鼓气耳镜作瘘管试验,详见本章第四节前庭功能检查。

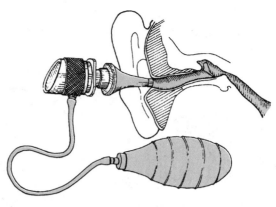

图2-2-5　鼓气耳镜检查法

3. **电耳镜检查**（electro otoscope）　使用自带光源和放大镜的鼓气耳镜,能观察鼓膜较细微的病变如扩张的微血管等。尤其适合门诊患者、卧床患者及婴幼儿检查。

三、耳内镜检查法

耳内镜　包括耳内镜（ear endoscope）和微内镜（microendoscope）可以通过监视器显示外耳道和鼓膜形态。观察鼓室病变时需在鼓膜表面麻醉后切开一小孔,伸入鼓室检查。在鼓膜穿孔时可以直接观察咽鼓管鼓口、听骨链、鼓峡。

对内耳病变,可在手术显微镜下用直径0.3～0.4mm的微内镜（microendoscope）通过鼓阶造孔进行观察。

第二节　咽鼓管功能检查

咽鼓管的基本检查是经口咽部用间接鼻咽镜观察。也可经鼻腔用鼻内镜或直径小的纤维内镜伸入咽鼓管管腔观察。正常咽鼓管位于鼻咽部侧壁,咽口被隆凸包围,色淡红。

鼻咽部炎症时,隆凸及咽口红肿,可见鼻窦炎的脓性分泌物阻塞咽口。儿童反复不愈的分泌性中耳炎要观察鼻咽部,是否有肥大的腺样体压迫隆凸和咽口,检查不能配合者可行鼻咽X线侧位片检查。成人单侧分泌性中耳炎,要警惕鼻咽癌肿瘤压迫咽鼓管咽口。除了上述形态检查外,尚可用以下方法评估咽鼓管的功能。

【咽鼓管吹张法】

将气流主动或被动经咽鼓管压入鼓室,以了解鼓膜无穿孔者咽鼓管的功能,也可以缓解鼓室负压或中耳积液。上呼吸道急性感染,鼻腔或鼻咽部有脓液、溃疡、新生物者忌用。

【吞咽试验法】

将听诊管两端的橄榄头分别置于患者和检查者外耳道口,当受试者做吞咽动作时,检查者可听到轻柔的"嘘嘘"声。亦可通过耳镜观察鼓膜随吞咽动作产生的运动。咽鼓管功能不良者吞咽时从外耳道听不到声音,鼓膜运动差。瓦尔萨尔法（Valsalva method）又称捏鼻鼓气法,此法通过咽鼓管达中耳腔的气流多于吞咽试验。

【波利策法（Politzer method）】

适用于咽鼓管功能差的患者或小儿。检查者将波氏球（Politzer bag）[图2-2-6（1）]前端的橄榄头塞于受试者一侧前鼻孔[图2-2-6（2）],并压紧对侧前鼻孔。当受试者吞咽水时,在软腭上举、鼻咽腔关闭、咽鼓管开放的瞬间,检查者迅速挤压橡皮球,将气流压入咽鼓管达鼓室[图2-2-6（3）],检查者从听诊管内可听到鼓膜振动声并观察鼓膜的运动情况。此法也可用于治疗咽鼓管功能不良。

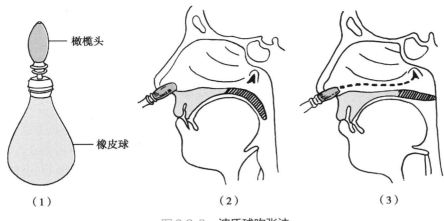

橄榄头

橡皮球

（1）　　　　　　　（2）　　　　　　　（3）

图2-2-6　波氏球吹张法

【导管吹张法】

1%麻黄碱和1%丁卡因液收缩、麻醉鼻腔黏膜,检查者将咽鼓管导管沿鼻底缓缓伸入鼻咽部(图2-2-7),并将原向下的导管口向受检侧旋转90°(图2-2-8),慢慢向后退出达鼻中隔后缘,然后继续向上旋转45°,并使导管前端进入咽鼓管咽口(图2-2-9)。用橡皮球向导管内鼓气,注意鼓气要适当,避免压力过大将鼓膜爆破。采用双连球鼓气,可以控制鼓气的压力。常用于治疗咽鼓管功能不良和分泌性中耳炎。

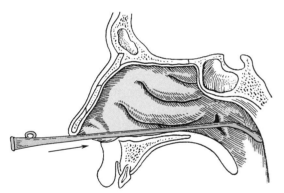

图2-2-7　咽鼓管吹张导管法之一

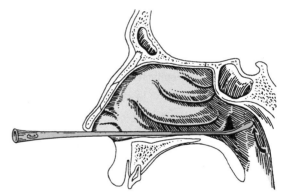

图2-2-8　咽鼓管吹张导管法之二

【鼓室滴药法】

用于鼓膜穿孔患者术前评估咽鼓管功能。向患耳外耳道内滴入氯霉素水溶液、糖精液等有味液体,询问受试者吞咽时是否尝到药味。亦可滴入如亚甲蓝等有色无菌药液,观察咽鼓管咽口有无药液溢出。

【咽鼓管造影术】

将碘造影剂滴入外耳道,经鼓膜穿孔流入鼓室。同时作X线摄片,了解咽鼓管的解剖形态,有无狭窄或梗阻,以及自然排液功能等。

【鼓室压力图测试】

采用声导抗仪测鼓室压力图,了解咽鼓管的功能,此法为无创性、客观、定量。详见本章第三节中的声导抗测试法。

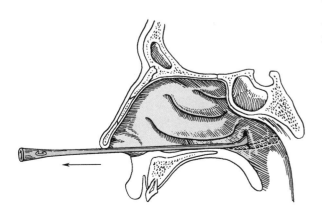

图2-2-9　咽鼓管吹张导管法之三

【咽鼓管声测法（sonotubo metry）】

通过鼻腔探头发出刺激声，外耳道探头接收声音，经计算机分析，可定量了解咽鼓管的开放程度及功能。

第三节　听功能检查

临床听力检查分为主观测听法和客观测听法两大类。主观测听的结果是依据受试者对刺激声信号作出的主观判断，又称行为测听，反映了受试者的实际听功能水平。由于受到受试者主观意识、情绪、年龄、文化程度和反应能力及行为配合的影响，故在某些情况下（如非器质性聋、弱智、婴幼儿、反应迟钝者等）有一定误差。主观测听法包括语音检查法、表试验、音叉试验、纯音听阈及阈上功能测试、Békésy 自描测听、言语测听等。

客观测听法无须受试者的行为配合，不受其主观意识的影响。临床上常用的客观测听法有声导抗测试、电反应测听以及耳声发射检查等。电反应测听一般用于婴幼儿、非器质性聋、精神性聋以及感音神经性聋的鉴别和各种听力鉴定。客观测听的频率特性较差，对每一个频率的听阈难以作出精确评价。

一、音叉试验

音叉试验（tuning fork test）是门诊最常用的基本主观听力检查法。用于初步判定听力障碍，鉴别传导性或感音神经性聋，验证电测听结果的正确性，但不能判断听力损失的程度。音叉由钢质或合金材料所制，由两个振动臂（叉臂）和一个叉柄组成。每套音叉由 5 个倍频程频率音叉 C128、C256、C512、C1024、C2048 组成，分别发出不同频率的纯音，最常用的是 C256 及 C512。

检查气导（air conduction，AC）听力时，检查者手持叉柄，用叉臂敲击另一手掌的鱼际肌（不要敲击过响以免产生泛音）。将振动的两叉臂末端置于耳道口 1cm 处，呈三点一线（图 2-2-10）。检查骨导（bone conduction，BC）时，应将叉柄末端的底部压置于颅面骨或乳突部。

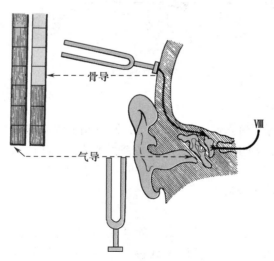

图 2-2-10　林纳试验
阳性（AC>BC）：正常或感音神经性聋

【林纳试验（Rinne test，RT），气骨导比较试验】

通过比较同侧耳气导和骨导听觉时间判断耳聋的性质。先测试骨导听力，当听不到音叉声时，立即测同侧气导听力（图 2-2-10）。也可先测气导听力，再测同耳骨导听力。气导听力时间大于骨导时间（气导>骨导或 AC>BC），为阳性（+）。骨导时间大于气导时间（骨导>气导或 BC>AC），为阴性（−）。气导与骨导相等（AC=BC），以"（±）"表示。听力正常者，气导>骨导，C256 音叉测试时，气导较骨导长 2 倍左右。（+）为正常或感音神经性聋，（−）为传导性聋，（±）为中度传导性聋或混合性聋。

连续音叉气骨导比较试验用于判断耳硬化患者镫骨底板是否固定。方法是用 5 个倍频程音叉分别作气骨导比较试验。镫骨底板完全固定者，各频程音叉都呈（−）。

【韦伯试验（Weber test，WT），骨导偏向试验】

用于比较受试者两耳的骨导听力。方法：取 C256 或 C512 音叉，敲击后将叉柄底部紧压于颅面中线上任何一点（多为前额或颏部），以"→"标明受试者判断的骨导声偏向侧，而以"="示两侧相等（图 2-2-11）。结果评价："="示听力正常或两耳听力损失相等；偏向耳聋侧，示患耳为传导性聋；偏向健

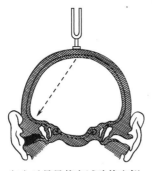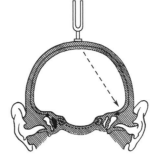

（1）示骨导偏向试验偏患侧　　（2）示骨导偏向试验偏健侧

图2-2-11　韦伯试验

侧示患耳为感音神经性聋。

【施瓦巴赫试验（Schwabach test,ST）,骨导比较试验】

用于比较受试者与正常人（一般是检查者本人）的骨导听力。方法：当正常人骨导消失后,迅速测受试者同侧骨导听力,再按反向测试。受试者骨导较正常人延长为（+）,缩短为（−）,（±）示两者相似。结果评价：（+）为传导性聋,（−）为感音神经性聋,（±）为正常。

传导性聋和感音神经性聋的音叉试验结果比较见表2-2-1。

表2-2-1　**音叉试验结果比较**

试验方法	传导性聋	感音神经性聋
林纳试验（RT）	（−）,（+）	（+）
韦伯试验（WT）	→病耳	→健耳
施瓦巴赫试验（ST）	（+）	（−）

【盖莱试验（Gelle test,GT）】

用于检查镫骨底板是否活动。鼓气耳镜贴紧外耳道壁,用橡皮球向外耳道内交替加、减压力的同时,将振动音叉的叉柄底部贴紧乳突部。镫骨活动正常,受试者感觉到随耳道压力变化一致的音叉声音强弱变化,为阳性（+）。耳硬化或听骨链固定者音叉声音无强弱变化,为阴性（−）。

二、纯音听力计检查法

纯音听力计（pure tone audiometer）可通过音频振荡发生不同频率的纯音,其强度（声级）可以调节。用于测试听觉范围内不同频率的听敏度,判断有无听觉障碍,估计听觉损害的程度,对耳聋的类型和病变部位作出初步判断。由受试者自己判断是否听到耳机发出的声音,以每个频率能听到的最小声音为听阈。将各频率的听阈在听力坐标图上连线,即听力曲线。

普通纯音听力计的纯音频率范围为125～10 000Hz。250Hz以下为低频段。500～2000Hz为中频段,称言语频率。4000Hz以上为高频段。超高频纯音听力的频率范围为8000～16 000Hz（一般听力计不能达到10 000Hz以上频率）。言语频率平均听阈的测算是将500Hz、1000Hz、2000Hz和4000Hz四个频率的听阈相加后除以4。声音的强度以分贝（dB）为单位。声压级dB SPL（sound pressure level,SPL）是声强级客观的物理量;感觉级dB SL（sensation level,SL）是每个人受试耳的阈上分贝值;听力级dB HL（hearing level,HL）,是参照听力零级计算出的声级。因此,感觉级和听力级都是在声压级基础上的相对量。人耳对不同频率纯音的声压级听阈不同,故各频率听力零级的物理量的dB SPL值并不相同。听力零级是听力正常的青年受试者在各频率的声压级dB SPL条件下测出的平均听阈值,用dB nHL表示,应定时在环境噪声小于28dB（A）的隔音室内进行校正。纯音听力计强度是dB nHL,简化用dB表示,增减一般均以5dB为一挡。听阈（hearing threshold）是足以引起听觉的最小声强,听阈提高即为听力下降。

由于骨导听觉是声音通过颅骨的振动引起内耳骨迷路和膜迷路振动而产生,未经中耳的传导,故临床检测以骨导听阈代表内耳的功能。气导的传导途径经过外耳和中耳到达内耳,因此气导听阈多用于代表中耳的传音功能。

【纯音听阈测试法】

听阈测试包括气导听阈测试及骨导听阈测试两种,一般先测试气导,然后测骨导。检查从 1kHz 开始,一般按 2、3、4、6、8kHz,250Hz,500Hz 顺序进行,最后 1kHz 复查一次。可以先用 1kHz 40dB 测试声刺激,若能听到测试声,则每 5dB 一挡递减直到阈值;再降低 5dB,确定听不到后仍以阈值声强重复确认。如果 40dB 处听不见刺激声,递增声强直至阈值。临床测试有上升法和下降法两种,根据经验选用。

测试骨导时,将骨导耳机置于受试耳乳突区,也可置于前额正中,对侧加噪音,测试步骤和方法与气导相同。气导测试除通过气导耳机进行外,尚有自由场测听法(free-field audiometry),由安装在隔音室四周的扩音器组成自由场,受试者可从各个方向听到同样声强的测试音,主要用于儿童和佩戴助听器及人工耳蜗患者的听力测试。

在测试纯音听阈时,应注意采用掩蔽(masking process)。掩蔽法是用适当的噪声干扰非受试耳,以暂时提高其听阈。在测试聋耳或听力较差耳的骨导和气导时,刺激声经过两耳间衰减后仍传到对侧健耳,出现与对侧耳听力图相似的"影子曲线"。由于颅骨的声衰减仅为 0~10dB,故测试骨导时,对侧耳一般均予掩蔽。气导测试声绕过或通过颅骨传至对侧耳,其间衰减 30~40dB,当两耳气导听阈差值≥40dB 或测试较差耳气导时,对侧耳亦应予以掩蔽。掩蔽噪声的声强一般为对侧阈上 40dB 左右,根据实际情况进行调整。多数听力计的掩蔽声强都自动给出并标明。掩蔽的噪声有白噪声和窄频带噪声两种,常采用以测试声音频为中心的窄频带噪声。

【纯音听阈图的分析】

纯音听阈图以横坐标为频率(Hz),纵坐标为声级(dB),记录受试耳各频率听阈,气导和骨导各频率听阈用符号连线,称纯音听阈图(或称听力曲线,audiogram)。在测试频率最大声强无反应时,在该声强处作向下的箭头"↓"。"↓"符号与相邻频率的符号不能连线。正常情况下,气导和骨导听阈曲线都在 25dB 以内,气骨导之间差距<10dB。气导听阈大于骨导听阈,是传导性耳聋的表现,一般不会出现骨导听阈高于气导听阈。各种型号的听力计能自动打印听阈符号,采用的符号不一,应以该听力计使用的符号为准。根据听力计的配置,各频率最大声强输出不一,气导最大输出声强为 90~110dB HL,骨导最大输出声强在 60dB,低频最大输出声强常低于 60dB。

1. 传导性聋　各频率骨导听阈正常或接近正常,气导听阈提高,气导听阈提高以低频为主,呈上升型曲线,气骨导间距(气骨导差,air-bone gap)以低频区明显,>10dB(图 2-2-12)。严重传导性聋气导曲线平坦,各频率气骨导差基本相同。鼓膜穿孔,平坦型听力曲线,气骨导差达到 40dB,常为听骨链中断。鼓膜穿孔时气骨导差>45dB 常为测试误差。鼓膜完整的传导性聋气骨导差可达到 60dB,提示听骨链完全固定或中断,如耳硬化症或听骨畸形。

2. 感音神经性聋　由于气导和骨导的传导路径最终都进入内耳,感音神经性聋患者的气、骨导听力曲线呈一致性下降,通常高频听力损失较重,故听力曲线呈渐降型或陡降型(图 2-2-13)。严重感音神经性聋低频听阈也提高,其曲线呈平坦型。仅个别频率有听力者,称岛

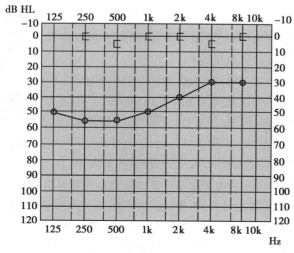

图 2-2-12　**传导性聋(右耳)**

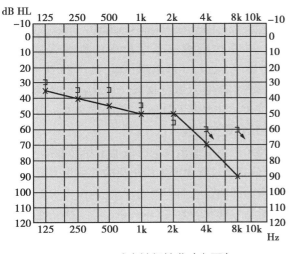

图 2-2-13　感音神经性聋（左耳）

状听力。感音神经性聋如突发性耳聋经治疗，听力恢复的趋势一般是低频先恢复，中高频恢复较慢。以低频听力损失为主的感音神经性聋有梅尼埃病的早期，这种上升型听力曲线最高峰在 2000Hz，其后的频率阈值略有下降。早期梅尼埃病的听力曲线有波动倾向，随病程发展而出现平坦型听力曲线。相关疾病还有低频突发性耳聋、听神经病、自身免疫性聋等。

3. 混合性聋　兼有传导性聋与感音神经性聋的听力曲线特点，特征是气、骨导听力都下降，但有气、骨导差存在。常表现以低频传导性聋的特点为主，而高频的气、骨导曲线呈一致性下降（图 2-2-14）。亦有全频率气、骨导曲线均下降，但存在一定气骨导间距者。听骨链固定或耳硬化者，听骨链的共振频率 2000Hz 骨导听阈提高 15dB 左右，称 Carhart 切迹。此时伴气骨导差，不是混合性聋，仍属传导性聋曲线。

三、阈上听功能测试

感音性聋是蜗性病变所致，神经性聋是蜗后听神经病变所致，统称为感音神经性聋。采用阈上听功能测试有助于鉴别蜗性病变或蜗后病变。阈上听功能测试包括重振试验、短增量敏感指数试验、听觉疲劳和病理性适应现象测试等。

【重振试验】

声音强度是物理量，可进行客观测量。响度则是人耳对声强的主观感觉，不仅与声音的物理强度有关，而且与频率有关。正常情况下，强度和响度之间按一定的比值关系增减，声强增加，响度增大；声强减弱，响度变小。耳蜗病变时，声强轻度增加却能引起响度的异常增大，

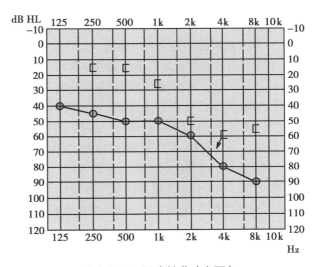

图 2-2-14　混合性聋（右耳）

称为重振现象（recruitment phenomenon），或称复响现象。响度重振现象的临床表现为听觉过敏，不能耐受过响的声音；人工耳蜗调试或选配助听器时，频响动态范围受到限制，对音量的耐受力受限。

1. **双耳交替响度平衡试验法（alternate binaural loudness balance test，ABLB）**　适用于一侧耳聋，或两侧不同程度耳聋、两耳听阈差>20dB（中频）的患者。方法：选用 1kHz 纯音测试气导听力，先在该频率坐标两侧分别记录双耳听阈（听阈差>20dB）。以 10～20dB 固定为一挡，交替提高两侧声强，当听力较差耳的响度与健侧相同时，记录并画线连接两侧声强；逐步提高听力佳侧耳声强，使对侧声强提高到两耳响度一致的程度，直到两耳从听阈差>20dB 达到同一声强级并感到响度一致，提示有重振（图 2-2-15）。若两耳始终不能在同一声级上达到相同的响度感，表示无重振。若患耳响度增加较正常侧慢，需要增加更多的声强才能达到响度平衡，称减振（decruitment），是蜗后病变如听神经瘤的表现。

2. **Metz 重振试验法**　同一频率纯音听阈和声导抗镫骨肌声反射阈之间的差值 75～95dB 为正常，≤60dB 示耳蜗性聋的重振；≥100dB 示蜗后性聋。

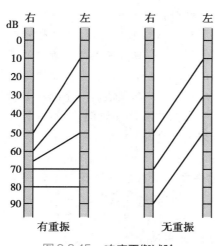

图 2-2-15　响度平衡试验

【短增量敏感指数试验】

短增量敏感指数(short increment sensitivity index,SISI)试验是测试阈上 20dB 连续声信号中出现的微弱强度变化(1dB)的听觉敏感性。以每 5 秒出现一次,共计 20 次声强微增变化中的正确辨别率表示敏感指数。耳蜗病变时,敏感指数高达 80% ~ 100%,正常耳及其他耳聋为 0 ~ 20%。

【听觉疲劳和病理性适应现象测试】

高强声的持续刺激后所出现的听敏度下降现象称为听觉疲劳;在声刺激的持续过程中产生的短暂的轻微听力减退,即响度感随声刺激时间的延长而下降的现象,则称为听觉适应。听觉疲劳和听觉适应通称音衰变(tone decay)。神经性聋时,听觉疲劳和听觉适应现象在程度及速度上均超出正常范围,称病理性适应。

音衰变试验:

1. 纯音听力计测试法　选 1 ~ 2 个中频纯音作为测试声。测试时先以听阈的声级连续刺激,受试耳能听及 1 分钟为止。若 1 分钟之内即已不能听及,则立即提高 5dB 刺激,直至同一声强连续听满 1 分钟。正常耳及传导性聋刺激声的声级和听阈之间的差值为 0 ~ 5dB,耳蜗性聋差值为 10 ~ 25dB,30dB 或>30dB 属神经性聋。

2. 镫骨肌声反射音衰变试验法　镫骨肌声反射测试中,当声反射阈上 10dB 刺激时,镫骨肌反射性收缩通过声导抗仪记录收缩曲线。正常情况下,镫骨肌反射幅度衰变 50% 所经历的时间一般为 10 秒左右。小于 5 秒,提示衰变现象,是蜗后病变(如听神经瘤)的表现。

3. Békésy 自描听力计测试　由 Békésy 设计的自描听力计可同时发放连续性和脉冲性纯音。根据受试者的指示,仪器可自动描绘出具有两条锯齿形曲线的听力图。其结果分为Ⅳ型(图 2-2-16)。Ⅰ型为两条曲线重叠,为正常和传导性病变曲线。Ⅱ型在 500 ~ 1000Hz 处连续音曲线与脉冲反应曲线分离并下降 5 ~ 20dB,是响度重振的表现,提示蜗性病变。Ⅲ型在 125 ~ 500Hz 以内,连续音反应突然下降达 40 ~ 50dB,多为蜗后病变。Ⅳ型在 500Hz 以内,连续音曲线与脉冲音曲线分离,间差大于Ⅱ型曲线,亦见于蜗后病变。Ⅲ型和Ⅳ型是音衰变的表现,用以判别蜗后性聋。

四、言语测听法

言语(speech)是通过声音进行的语言(language)交流,言语交流不但依赖于听见声音,而且必须能够理解语义。言语信息的传递及对语言的理解,除了耳蜗 Corti 器对声音频率的地址编码和时间编码外,还与听神经纤维复合电位同步排放的组合形式、耳蜗核等低级听觉中枢和听觉通路的频率分析能力,以及听觉皮层中枢的综合分析有关。听觉通路任何部位的病变,都可能影响对言语的理解能力。严重耳聋,特别是言语频率听力下降的患者,即使佩戴助听器也可能只听见声音而不理解语言的意义。听皮层的病变或发育不良,特别是双侧性病变,即使耳蜗功能正常也不能理解语言。先天性耳聋儿童,由于受不到声音的刺激,听觉皮层在 4 ~ 6 岁以后停止发育,言语的识别能力差,此后植入人工耳蜗后虽能听到声音,但言语学习和交流需要较长的训练过程。

言语测听法(speech audiometry)是将标准词汇录入数码载体上,通过耳机或自由声场扬声器进行测试。除普通话词汇外,还有广东方言等标准词汇。主要测试项目有言语接受阈(speech reception threshold,SRT)和言语识别率(speech discrimination score,SDS)。言语接受阈以声级(dB)表示,言语识别率是指受试耳能够听懂所测词汇中的百分率。正常受试耳能够听懂 50% 以上的测试词汇。将不同声级的言语识别率绘成曲线,即成言语听力图(speech audiogram,图 2-2-17)。言语识别率低多为感音神经性聋,传导性聋言语识别率大多正常。

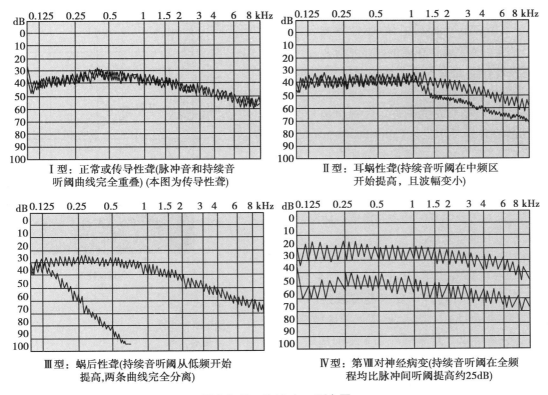

图 2-2-16 Békésy 听力图

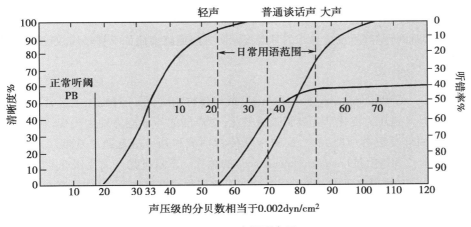

图 2-2-17 言语听力图

言语测听法目前在临床中主要用于听觉康复工作、人工耳蜗植入后的听力康复训练效果评价以及评估助听器的效能等。佩戴助听器后言语识别率低于 30% ~ 50%,是人工耳蜗植入的适应证。

五、耳声发射检测法

声波引起耳蜗基底膜振动时,具有相应频率特性的外毛细胞产生主动收缩运动反应,并由内耳向中耳、外耳道逆行传播振动波,其意义可能是增加基底膜对声刺激频率特征的机械反应,使相应部位最大程度地振动,形成有频率特性的行波运动。这种产生于耳蜗、经听骨链和鼓膜传导释放到外耳道的音频能量称为耳声发射(otoacoustic emission,OAE),反映耳蜗外毛细胞的功能状态。外耳道内除衰减的刺激声外,用特殊的、高灵敏度的微音器能够记录到延迟数毫秒的声能。

"自发性耳声发射(spontaneous otoacoustic emisson,SOAE)"是受试耳在无声刺激情况下记录到的耳声发射,40% 正常人可出现。"诱发性耳声发射（evoked otoacoustic emission, EOAE）"是通过对受试耳进行一定的声刺激而诱发的耳声发射。

诱发性耳声发射根据刺激声的种类不同分为:"瞬态诱发性耳声发射（transiently evoked OAE, TEOAEs）",以单个短声或短音等短时程声信号为刺激源;"刺激声频率耳声发射（stimulus-frequence OAE, SFOAE）",以稳态单个纯音信号为刺激声;"畸变产物耳声发射（distortion product acoustic emission, DPOAE）"（图 2-2-18）,用两个不同频率但相互间有一定频比关系的长时程纯音为刺激源。DPOAE 是临床上最常用的检查方法。

听力正常人的瞬态诱发性耳声发射的出现率为 90% ~ 100%。纯音听阈>30dB（HL）时,诱发性耳声发射消失。畸变产物耳声发射具有较强的频率特性,虽可反映 1 ~ 8kHz 频率,但在低频区敏感度差,主要反映 4kHz 以上频率的外毛细胞的功能。因此将 TEOAEs 与 DPOAE 综合分析,能相对准确地反映

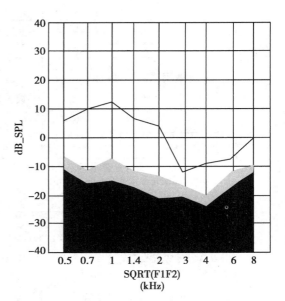

图 2-2-18　正常畸变产物耳声发射听力图
图下方阴影为背景噪声,听力曲线大于背景噪声为正常

耳蜗的功能状态。耳声发射图是由不同频率的声反射阈连线组成。声反射阈大于背景噪声基线 10dB 为正常,小于背景基线为无反应。由于具有客观、简便、省时、无创、灵敏等优点,目前已作为婴幼儿听力筛选的首选。未通过耳声发射筛选的要进行听觉脑干反应等检测。耳声发射普遍作为产房新生儿听力筛选项目。

耳声发射正常而听觉脑干反应异常的耳聋提示听神经通路疾病如听神经病、听神经瘤早期。

六、声导抗测试法

声导抗测试（acoustic immittance measurement）或声阻抗测试,是一种临床上最常用的客观听力测试的方法之一。外耳道压力变化产生鼓膜张力变化,对声能的传导能力发生改变,利用这一特性,能够记录鼓膜反射回外耳道的声能大小,反映中耳传音系统和脑干听觉通路功能。声导抗是声导纳（acoustic admittance）和声阻抗（acoustic impedance）的总称。声阻抗是声波克服介质分子位移所遇到的阻力,是作用于单位面积的声压与通过此平面的有效容积速度之比;声导纳是被介质接纳传递的声能,是声阻抗的倒数。声强不变,介质的声阻抗越大,声导纳就越小。介质的声导抗取决于它的摩擦（阻力）、质量（惯性）和劲度（弹性）。中耳传音系统的质量（鼓膜和听骨的重量）比较恒定。听骨链被肌肉韧带悬挂,摩擦阻力很小。劲度取决于鼓膜、听骨链、中耳气垫等的弹性,易受各种因素影响,变化较大,是决定中耳导抗的主要部分。因此声导抗仪主要通过测量鼓膜和听骨链的劲度以反映出整个中耳传音系统的声导抗状态。

中耳导抗仪（临床习惯称为声阻抗仪）是根据等效容积工作原理,由导抗桥和刺激信号两大部分组成。导抗桥有 3 个小管（图 2-2-19）被耳塞引入密封的外耳道内:上管发出 220Hz 或 226Hz 85dB 的探测音,以观察鼓

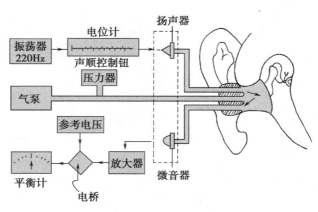

图 2-2-19　声导抗测试仪模式图

膜在压力变化时的导抗动态变化,并以强度为40～125dB、刺激频率为250Hz、500Hz、1000Hz、2000Hz、4000Hz的纯音、白噪声及窄频噪声,测试同侧或对侧的镫骨肌声反射。下管将鼓膜反射到外耳道的声能引入微音器,转换成电信号,放大后输入电桥并由平衡计显示。中管与气泵相连使外耳道气压由+2kPa连续向−4kPa或−6kPa变化。

【鼓室导抗测量】

1. **鼓室导抗图(tympanogram)或声顺图** 随外耳道压力由正压向负压连续变化,鼓膜先被压向内,然后逐渐恢复到自然位置,再向外突出。由此产生的声顺动态变化,以压力声顺函数曲线形式记录下来,称之为鼓室功能曲线(图2-2-20)。曲线形状、声顺峰在压力轴的对应位置(峰压点)、峰的高度(曲线幅度)以及曲线的坡度、光滑度较客观地反映了鼓室内病变的情况。A型曲线:中耳功能正常;As型:中耳传音系统活动度受限,如耳硬化、听骨固定和鼓膜明显增厚等;Ad型:鼓膜活动度增高,如听骨链中断、鼓膜萎缩、愈合性穿孔以及咽鼓管异常开放时;B型曲线:鼓室积液和中耳明显粘连者;C型曲线:咽鼓管功能障碍、中耳负压。

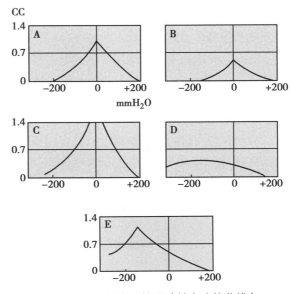

图2-2-20 鼓室导抗图(鼓室功能曲线)

2. **静态声顺(static compliance)值** 鼓膜在自然状态和被正压压紧时鼓室等效容积毫升数(声顺值)之差,代表中耳传音系统的活动度。正常人个体差异较大,应结合镫骨肌声反射与纯音测听综合分析。

比较捏鼻鼓气法或捏鼻吞咽(Toynbee)法前后的鼓室导抗图,若峰压点有明显的移动,说明咽鼓管功能正常,否则为功能不良。

【镫骨肌声反射(acoustic stapedius reflex)】

声刺激在内耳转为听神经冲动后,经蜗神经传至脑干耳蜗腹侧核,经同侧或交叉后经对侧上橄榄核传向两侧面神经核,再经面神经引起所支配的镫骨肌收缩,鼓膜顺应性发生变化,由声导抗仪记录,称镫骨肌声反射。正常人左右耳分别可引出交叉(对侧)与不交叉(同侧)两种反射。镫骨肌声反射的用途较广,目前主要有:评估听敏度;声反射阈的响度重振用于鉴别传导性聋与感音性聋;声反射衰减试验确定音衰变用以鉴别蜗性和蜗后性聋(参见阈上听功能测试和音衰变试验);识别非器质性聋;对周围性面瘫做定位诊断和预后预测;对重症肌无力作辅助诊断及疗效评估等。还可以在植入人工耳蜗侧给声(通过人工耳蜗外装置),检测声反射可以了解人工耳蜗的刺激信号是否到达听神经。

七、电反应测听法

电反应测听法(electric response audiometry,ERA),是用于检测声波经耳蜗毛细胞换能、听神经和听觉通路到听觉皮层传递过程中产生的各种生物电位(听觉诱发电位,auditory evoked potentials)的客观测听法。

临床测听的耳蜗电位和听觉脑干反应、中潜伏期反应及皮层电位等仅微伏级(μV),被人体的许多自发电位如脑电(毫伏级,mV)、本底噪声与交流电场等所掩盖。通过多次重复声刺激后记录的微伏级正相电位采用电子计算机叠加技术后变大,而原无极性规律的脑电等则因多次叠加的效应正负电位相抵消。

【耳蜗电图描记法（electrocochleography）】

是指记录声刺激后产生的源自耳蜗及听神经的生物电位的方法。耳蜗电图（electrocochleogram，ECochG）的成分有：耳蜗微音电位（cochlear microphonic potential，CM）来自于耳蜗外毛细胞的交流电位，几乎没有潜伏期，波形与刺激声的波形相同，持续的时间相同或略比声刺激为长，振幅随声强增加。总和电位（summating potential，SP）来源于耳蜗毛细胞的负直流电位，同样无潜伏期和不应期。复合动作电位（compound action potential，AP）来源于耳蜗神经，AP 主要由一组负波（N1～N3）组成，潜伏期与刺激强度成反比，振幅与刺激强度成正比。临床上用能引起最佳神经同步排放的短声（click）作刺激声，以每秒 10 次的重复率刺激。引导电极经鼓膜刺到鼓岬部，以近场方式记录；或用极小的银球电极放在鼓膜后下缘近鼓环处，以远场方式记录。耳蜗电图主要指标是观察 AP 波。

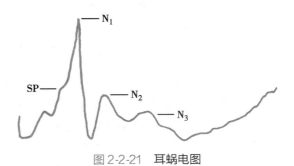

图 2-2-21 耳蜗电图

采用相位交替的声刺激消除 CM，得到 SP 与 AP 的综合波（图 2-2-21）。内淋巴积水时，–SP/AP 振幅的比值变大。AP 潜伏期、振幅和宽度（时程）、强度与振幅函数曲线及强度与潜伏期函数曲线可用于鉴别耳聋性质、评定治疗效果。耳蜗电图具有客观性、单侧性、可重复性和精确性，是评价外周听觉与听神经功能的理想方法。

【听性脑干反应（auditory brainstem response，ABR）】

是利用声刺激诱发潜伏期在 10 毫秒以内的脑干电反应，检测听觉系统与脑干功能的客观检查。用每秒 20～30 次短声刺激，记录电极放置在前额发际皮肤上，参考电极置于同侧耳垂，以远场方式记录并叠加、放大 1000 次。脑干听性反应由潜伏期 1～10 毫秒的 7 个正波组成。各波的主要来源与正常人的平均潜伏期见图 2-2-22。

临床上采用最稳定的 I、III、V 波潜伏期，I～III、III～V、I～V 波的峰间期，以及两耳 V 波峰潜伏期和 I～V 波峰间期差，来判断听觉和脑干功能，并用 V 波阈值判断中高频听阈。ABR 的 V 波反应阈在一定程度上反映了 1000～4000Hz 范围行为听阈，但并不能准确反映和代替行为听阈，而且一

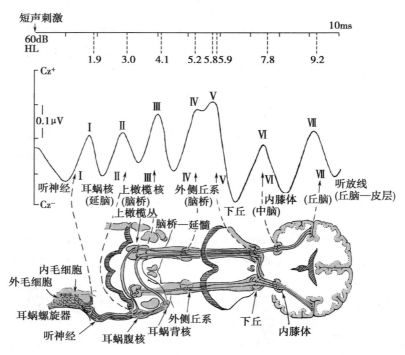

图 2-2-22 听性脑干反应 7 个典型波及其来源示意图

般比行为听阈高 15~20dB。可用于新生儿和婴幼儿听力筛选,鉴别器质性聋与功能性聋。ABR 对诊断桥小脑角占位性病变,评估脑干功能,术中监测脑干功能以及判定脑死亡,提供有价值的客观资料。

此外还有一些衍生的 ABR 检查包括短声诱发的 ABR(Click-ABR)、皮层听觉诱发电位(cortical auditory evoked potentials,CAEP)、自由声场下频率特异性听觉诱发电位(free field frequency-specific auditory evoked potential,fs-AEP)和电刺激听性脑干反应(electrically evoked auditory brainstem responses,EABR)。

【40Hz 听觉相关电位(40Hz auditory event related potential,40Hz AERP)】

40Hz 听觉相关电位是以 40 次/秒刺激率的短声或短音,诱发类似 40Hz 的正弦波电反应,每 25 毫秒出现 1 次(图 2-2-23),属于中潜伏期反应的一种衍生的诱发电位测试法。

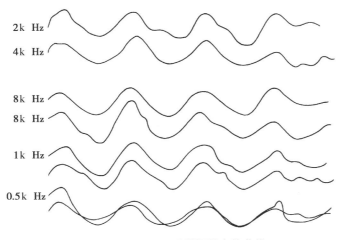

图 2-2-23　40Hz 听觉相关电位曲线

AERP 主要用于对听阈阈值的客观评定,当用短音(tone burst)作刺激声时,具有频率特性,尤其是对 1000Hz 以下频率的阈值确定更有价值。500Hz、1000Hz、2000Hz 的平均反应阈为 10dB nHL 左右。如与 ABR 阈值测试(反应中高频的听阈)相结合,可作为客观听阈评估较理想的方法。

【多频稳态诱发反应(audio steady-state response,ASSR)】

多频稳态诱发反应是采用经过调制的多频调幅音诱发的大脑稳态电反应,可以分频率测试 200~8000Hz 的听觉反应(图 2-2-24)。

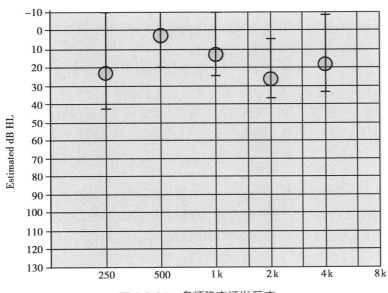

图 2-2-24　多频稳态诱发反应

多频稳态诱发反应优于 ABR 的特点是：①反映不同频率的听力阈值；②最大声输出强度可达 120dB nHL；③对于中、重度耳聋，检测的准确率高。

多频稳态诱发反应的主要缺点是对于正常听力或轻度耳聋，阈值的准确率有一定误差。

临床上采用多频稳态诱发反应评估重度耳聋儿童的听力阈值，并作为助听器选配的重要参考指标。由于多频稳态诱发反应的准确性存在一定误差，其检测结果应该结合 ABR、行为测听、40Hz 听觉相关电位综合考虑。

八、小儿行为听力测试

小儿行为听力测试（paediatric behavioral audiometry）：是一种主观听力测试方法，检查者通过判断小儿以行为（如：将头转向声源或做出某种动作等）表现出来的对声音产生的反应，以确定小儿对声音反应的听敏感度（听阈）。测试结果可表明听力损失程度、性质（传导性、感音神经性、混合性）和预估听力损失对小儿可能导致的交流障碍问题。

由于这种测试需要小儿主动配合，因此孩子的年龄和发育成熟程度决定着测试结果的可靠性和准确性。孩子的生理年龄、智力水平、交往能力以及言语发育决定着小儿主观听力评估要比成人的测试面临更多的困难和挑战，因此临床测试人员的经验和熟练的技巧往往是测试成功的关键所在。

根据受试者不同的年龄阶段，目前在临床上比较成熟和常用的小儿行为听力测试方法可分为行为观察测听法（behavioral observation audiometry，BOA）、视觉强化测听法（visual reinforcement audiometry，VRA）以及游戏测听法（play audiometry，PA），当然，当小儿具有一定的言语能力时，还可进行言语测试（婴幼儿言语测听法）。

【行为观察测听法（BOA）】

是当婴儿处在浅睡和安静状态下，给出一个较高强度的刺激声，当刺激声出现时，观察（在时间锁相下一定时间内）婴幼儿是否出现可察觉的听性行为反应（如眼睑反射等），来初步评估婴幼儿听力状况。临床常用于评估 6 个月以内婴幼儿的听力状况，亦可作为视觉强化测听法（VRA）和游戏测听法（PA）的补充手段。并可对不能使用条件化技巧的特殊病例婴幼儿的听力状况做出基本评估。BOA 中最常用的刺激声是由"发声玩具"（noisemaker）产生，也可使用录音或电子发生器产生的刺激声，或使用宽带噪声和言语声作为刺激声。

【视觉强化测听法（VRA）】

是最常用的一种条件定向反射测听方法，应用视觉刺激来强化受试儿对刺激声的反应，从而获得受试儿的听觉对刺激声反应的信息。条件定向反射（conditioning orientation reflex，COR）测听是一种附加强化条件刺激的行为测试，即将每一次由听觉刺激引起的行为反应与一个强化条件相结合，来增加小儿对声刺激反应的兴趣，以保持刺激的持久性。

视觉强化测听技术的提出是基于"4~6 月龄发育健全的婴幼儿开始具有寻找声源的能力"的生理现象。视觉强化测听，顾名思义是一种用视觉奖励来吸引婴幼儿听到刺激声时转头寻找声源的测试。通过刺激声出现后吸引孩子转向视觉奖励的方法，使受试儿逐步建立起"听到刺激声→寻找奖励"的定向条件反射，并激励孩子在对刺激声不再感兴趣时，仍能保持转向视觉奖励的条件反射。此测试方法认定受试儿的反应方式具有较强的唯一性，即受试儿听到声音，立即将头转向带有视觉奖励的声源。

视觉强化测听是一项功能强大的行为评估技术，通过选取适当的测试条件可对儿童的听力状况进行筛查、对听力损失进行诊断、对助听器或人工耳蜗的补偿效果进行评估、对言语发育和交流能力进行判断。临床常用于评估 7 个月~2.5 岁年龄范围婴幼儿的听力状况。

【游戏测听法（PA）】

是指让孩子参与一个简单、有趣的游戏，教会孩子对刺激声做出明确可靠的反应。被测试的孩子必须能理解和执行这个游戏，并且在反应之前可以等待刺激声的出现。测试时要求小孩在听见刺激声音时做某事(如将圆环套在挂钩上或把积木放入筐中等)。使其对听到声音与做某事建立条件化反应,通过小儿听到声音后完成某一动作,获得各个频率的气导和骨导听阈。测试结果可表明听力损失程度、性质(传导性、感音神经性、混合性)和听力损失对孩子交流能力的影响。临床常用于2.5~6岁年龄范围的小儿听力测试。但对于听力损失较重或多发残疾的孩子,无法进行可靠明确的交流,即使是10岁的孩子仍适用此方法进行听力测试。

【婴幼儿言语测听法(speech audiometry)】

是指使用言语信号作为声刺激来检查儿童的言语觉察和言语识别的能力。通过言语测听分析听障儿童言语感知结果与听力损失的类型、程度及感知障碍方面的关系,为临床诊断治疗和康复提供参考,做到早发现、早诊断和早干预。临床及科研用的言语测试可以对耳聋的类型及程度进行分类,对损伤部位进行定位诊断;评价受试者对简单日常口语的理解程度来反映其在日常生活中的听觉功能状态,评估使用药物或手术等不同医疗手段的效果等;以及评价助听器和人工耳蜗的使用效果。

第四节 前庭功能检查

外周前庭功能在保持平衡方面起主导地位。前庭神经系统和小脑、脊髓、眼、自主神经系统等具有广泛的联系,前庭功能检查不仅与耳科疾病有关,而且涉及神经内、外科,眼科,内科,创伤科等。前庭功能检查有两大类:前庭脊髓反射系统的平衡功能和前庭眼动反射弧的眼震反应。

一、平衡功能检查

分为静平衡和动平衡功能检查两大类。

【一般性检查】

1. **闭目直立检查法(Romberg test)** 是门诊最常用于静平衡功能检查的方法。请受试者直立,两脚并拢,两手手指互扣于胸前,观察受试者睁眼及闭目时躯干有无倾倒。迷路病变者偏倒向眼震慢相(前庭功能低)侧,小脑病变者偏倒向患侧或向后倒。

2. **过指试验(past pointing)** 受试者睁眼、闭眼用两手的示指轮流碰触置于前下方的检查者示指各数次。迷路病变双臂偏向眼震慢相侧,小脑病变时仅有一侧手臂偏移。

3. **行走试验** 受试者闭眼,向正前方行走5步,继之后退5步,前后行走5次。观察其步态,并计算起点与终点之间的偏差角。偏差角>90°者,示两侧前庭功能有显著差异。或受试者闭目向前直线行走,迷路病变者偏向前庭功能弱的一侧,此法对平衡功能障碍和平衡功能恢复程度的判定有较大的临床意义。中枢性病变患者常有特殊的蹒跚步。

4. **瘘管试验** 将鼓气耳镜紧贴于受试者外耳道内并交替加、减压力,观察眼球运动情况和有无眩晕。若出现眼球偏斜或眼震并伴有眩晕感,为瘘管试验阳性;仅感眩晕而无眼球偏斜或眼震者为弱阳性,示有可疑瘘管;无任何反应为阴性。当迷路瘘管位于外半规管中段(壶腹之后)时,压力使内淋巴液流向前庭,壶腹毛细胞兴奋,出现快相向同侧的眼震;反之,当瘘管位于外半规管前近前庭处,压力使内淋巴从前庭向外半规管流动,外半规管功能受抑制,出现快相向对侧的眼震。死迷路或瘘管被肉芽、胆脂瘤、机化物等堵塞,瘘管试验阴性,但不能排除迷路瘘管。膜迷路积水时,膜迷路与镫骨足板间有粘连带形成,瘘管试验亦呈阳性,称安纳贝尔征(Hennebert sign)阳性。外淋巴瘘时,强声刺激可引起头晕或眩晕,称Tullio现象,常见于迷路瘘管、上半规管裂。

【姿势描记法(posturography)】

姿势描记法则可取得客观而精确的平衡功能检查结果。

1. **静态姿势描记法(static posturography)** 将人体睁眼和闭眼站立时姿势摆动产生的重心移位信息,通过脚底的压力平板中的压力传感器传递到计算机进行分析。通过重心移位的轨迹定量Romberg试验。由于该法不能去除体感信息,提取的前庭功能信息有一定限制,临床价值有限。

2. 动态姿势描记法（dynamic posturography）

（1）运动协调试验（movement coordination test，MCT）：当平板移动和转动时，检测肢体重力拮抗肌肌电的振幅和潜伏期。

（2）感觉组织试验（sensory organization test，SOT）：检查时平衡台前竖一块可调节倾角的视野板，测试睁眼闭眼、平台倾角改变和视野板倾角改变六种条件下的 SOT，用以消除踝、膝、髋关节的本体感觉的影响，以睁眼和闭眼方式消除视觉的影响，所提取的信息比较准确地反映了前庭对平衡功能的影响。

3. 步态试验　用于分析主动行走时的平衡功能，受试者脚套两个踏板，板上有两个触压开关，并与重力拮抗肌肌电图结合分析。

二、眼震检查

眼球震颤（nystagmus）是眼球的一种不随意的节律性运动，简称眼震。常见的有前庭性眼震、中枢性眼震、眼性眼震等。按眼震方向可分为水平性、垂直性、旋转性、分离性眼震以及对角性眼震等。眼震方向经常以联合形式出现，如水平/旋转性、垂直/旋转性。

前庭性眼震由交替出现的慢相（slow component）和快相（quick component）运动组成。慢相为眼球转向前庭兴奋性较低一侧的缓慢运动，通常是前庭病变或前庭功能障碍侧，但急性期前庭激惹，病变侧兴奋性一过性增加，眼震的慢相朝向健侧，随前庭功能减弱，眼震慢相方向改变。快相是朝向前庭兴奋性较高侧的快速回位运动，为中脑快相中枢的矫正性运动。因快相便于观察，故通常将快相所指方向作为眼震方向。

【眼震一般检查法】

1. 自发性眼震（spontaneous nystagmus）　检查者在受试者前方40～60cm用手指引导其向左、右、上、下及正前方注视，观察其眼球运动。眼球移动偏离中线的角度不得超过30°，以免引起生理性终极性眼震。观察有无眼震及眼震的方向、强度等。眼震强度可分为3度：Ⅰ度，眼震仅出现于向快相侧注视时；Ⅱ度，向快相侧及向前正视时均有眼震；Ⅲ度，向前及向快、慢相侧方向注视时皆出现眼震。按自发性眼震的不同，可初步鉴别眼震属周围性、中枢性或眼性，见表2-2-2。

表2-2-2　**自发性眼震鉴别表**

	周围性	中枢性	眼性
眼震性质	水平性，略旋转性	垂直性，旋转性或对角线性	钟摆性或张力性
方向	不变	可变	无快慢相
强度	随病程进展而变化	多变	不稳定
眩晕、恶心、呕吐等自主神经症状	严重程度与眼震程度一致	可有可无，其严重程度与眼震程度不一致	无

2. Frenzel 眼镜检查法　Frenzel 眼镜为一屈光度为+15～+20D 的凸透镜，镜旁装有小灯泡，受试者戴此镜检查时，可避免裸眼检查时因受到固视的影响而使眼震减弱或消失的缺点。此外，由于凸透镜的放大作用及灯泡的照明，还可使眼震更容易被察觉。

3. 位置性眼震（positional nystagmus）　当头部处于某一特定位置时方才出现的眼震称为位置性眼震。检查一般在暗室内，首先坐位时扭转头向左、右，前俯、后仰各45°～60°；其次为仰卧位时头向左、右扭转；最后仰卧悬头位时头向左、右扭转。变换位置时均应缓慢进行，每一头位观察记录30秒。

4. 变位性眼震（positioning nystagmus）　是在迅速改变头位和体位时诱发的眼震，病因是椭圆囊斑耳石脱落后刺激半规管壶腹嵴，出现于良性阵发性位置性眩晕。受试者先坐于检查台上，头平直。检查者立于受试者右侧，双手扶其头，按以下步骤进行：坐位→仰卧悬头位→坐位→头向右转、仰

卧悬头→坐位→头向左转、仰卧悬头→坐位。每次变位应在 3 秒内完成,每次变位后观察、记录 20 ～
30 秒,注意潜伏期、眼震性质、方向、振幅、慢相角速度及持续时间等,记录有无眩晕感、恶心、呕吐等。
如有眼震,应连续观察、记录 1 分钟,眼震消失后方可变换至下一体位。

【眼震电图描记法(electronystagmography,ENG) 】

将眼球视为一电偶,角膜具正电荷,视网膜具负电荷,角膜和视网膜间电位差形成电场。眼球运
动时,电场相位的改变,引起眶周眼球电位差变化,描记形成眼震电图(图 2-2-25、图 2-2-26)。眼震电
图可以对振幅、频率及慢相角速度等各种参数进行定量分析。在暗室检查可消除固视的影响。水平
方向和垂直方向同时都出现眼震曲线常常提示为旋转性眼震。

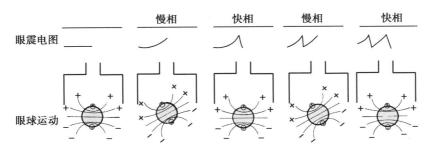

图 2-2-25　眼震电图描记法原理示意图

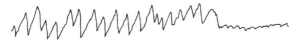

图 2-2-26　快相向右侧的眼震电图

前庭和眼球的联系有两种,一种是前庭眼动反射,是前庭受刺激后诱发的眼球运动,目的是产生
与头转动方向相反的眼动,以维持视网膜成像的稳定;二种是视眼动反射,通过视觉的刺激引起眼动
反应,目的是通过视觉调整前庭的活动。前庭眼动性眼震异常一般提示外周前庭功能障碍,而视眼动
性眼震异常主要为中枢性前庭通路的功能障碍。

1. 前庭眼动反射检查

(1)温度试验:此试验是通过将冷、温水或空气注入外耳道内诱发前庭反应,通过前庭重振与减
振、固视抑制等,以区别周围性和中枢性前庭系病变。

1)微量冰水试验:受试者正坐,头后仰 60°,使外半规管呈垂直位,向外耳道注入 4℃ 融化冰水
0.2ml,记录眼震。若无眼震,则每次递增 0.2ml,2ml 冰水刺激无反应,示该侧前庭无反应。5 分钟再
试对侧耳。前庭功能正常者 0.4ml 可引出水平性眼震,方向向对侧。

2)冷热试验:又称 Hallpike caloric test。受试者仰卧,头前倾 30° 后向外耳道内分别注入 44℃ 和
30℃ 水或 49℃ 和 23℃ 空气,每次注水(空气)持续 40 秒,记录眼震。一般先注温水(空气),后注冷水
(空气),先检测右耳,后检测左耳,每次检测间隔 5 分钟。有自发性眼震者先刺激眼震慢相侧之耳。

以慢相角速度作为参数来评价一侧半规管麻痹(canal paresis,CP)和优势偏向(directional prepon-
derance,DP),计算公式为:

$$CP = \frac{(RW+RC)-(LW+LC)}{RW+RC+LW+LC} \times 100 (\pm 20\% \text{ 以内为正常}) \cdots$$

$$DP = \frac{(RW+LC)-(LW+RC)}{RW+RC+LW+LC} \times 100 (\pm 30\% \text{ 为正常}) \cdots$$

RW = 右侧 44℃,RC = 右侧 30℃,LW = 左侧 44℃,LC = 左侧 30℃

(2)旋转试验:旋转试验基于以下原理:半规管在其平面上沿一定方向旋转,开始时,管内的淋巴

液由于惰性作用而产生和旋转方向相反的壶腹终顶偏曲；旋转骤停时，淋巴液又因惯性产生方向和开始时相反的壶腹终顶偏曲。旋转试验包括脉冲式旋转试验、正旋摆动旋转试验和慢谐波加速度试验等。

温度试验和旋转试验是判断外周前庭功能状况的主要方法。

2. 视眼动反射检查

（1）视动性眼震（optokinetic nystagmus，OKN）：视动性眼震是指当注视不断向同一方向移动的物体时出现的眼震。检查时以等速运动或等加、减速度运动的黑白条纹相间的转鼓作视刺激，记录当转鼓正转和逆转时出现的眼震（图2-2-27）。正常人水平性视动性眼震的方向与转鼓运动方向相反，两侧对称，速度随转鼓运动速度而改变。如诱发的眼震不对称、眼震减弱或消失或方向逆反，示中枢病变。

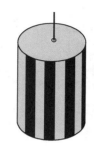

图2-2-27 检查视动性眼震的转鼓

（2）扫视试验（saccade test）：又称视辨距不良试验（ocular dysmetria test）、定标试验。受试者的视线由视标迅速转向设定的另一视标，检测其跟随的准确度。脑干或小脑病变时结果常异常。

（3）平稳跟踪试验（smooth pursuit test）：受试者头部正中位，平视50～100cm处的视标，视线跟随水平向匀速正弦波摆动的视标而移动。正常追踪曲线光滑，脑干或小脑病变时曲线异常。

（4）注视试验（gaze test）：正视前方正中、左、右、上、下标点，当眼球向一侧偏移时出现的眼震称注视性眼震（又称凝视性眼震，gaze nystagmus）。注视性眼震的快相与眼球偏转的方向一致，强度随偏转角度增大而加强，眼球向前直视时眼震消失，多示中枢性病变。

三、耳石器官及其神经通路检查

【前庭肌源诱发电位（vestibular evoked myogenic potential，VEMP）】

前庭肌源诱发电位是人类前庭耳石器经强声刺激后，经反射通路，在收缩紧张的肌肉表面记录到的一种短潜伏期反应。包括颈性前庭肌源诱发电位（cervical vestibular evoked myogenic potential，cVEMP）及眼性前庭肌源诱发电位（ocular vestibular evoked myogenic potential，oVEMP）。

cVEMP是将表面电极放置在稳定收缩的胸锁乳突肌（sternomastoid muscle，SCM）上而记录到的强短声诱发的肌源性电位p13/n23，经证明该电位来源于前庭球囊，具有良好的重复性，是评估球囊和前庭下神经功能的临床指标。oVEMP是将表面电极放置在眼睛下方收缩的眼外肌（下直肌和下斜肌）上而记录到的强短声诱发的肌源性电位n10/p15，有关反应起源部位（椭圆囊或者球囊和椭圆囊），目前仍然存在争论，目前倾向认为是源于前庭椭圆囊，目前成为评估椭圆囊和前庭上神经功能的临床指标。

cVEMP与oVEMP临床上常同时测试，可用于辅助诊断前庭神经炎、内淋巴积水、上半规管裂综合征SCD、梅尼埃病、听神经瘤及人工耳蜗植入后等导致的外周前庭损伤的评估。

第五节　耳部影像学检查

一、耳部X线检查法

颞骨岩部、乳突部的摄片是耳部疾病的传统检查方法之一，目前已逐渐被颞骨CT取代。常用X线投照位有：

乳突侧斜位（35°）　亦称伦氏（Runstrom）位。用以显示鼓室、鼓窦入口、鼓窦及乳突气房，尚可观察乙状窦板、下颌关节突等。

岩部轴位　亦称麦氏（Mayer）位。可显示上鼓室及鼓窦入口。

岩部斜位　又称斯氏(Stenver)位。主要用于观察内耳道、内耳迷路、岩尖等病变。

颞骨额枕位　亦称汤氏位(Town)。可观察岩尖、内耳道及内耳。

改良斯氏位(modified Stenver view)　又称耳蜗位"cochlear view"(图 2-2-28),因为源于澳籍华人徐瑾,国内又称"Xu's X-ray pictures",用于显示人工耳蜗植入体在颞部的位置及电极在耳蜗的位置。

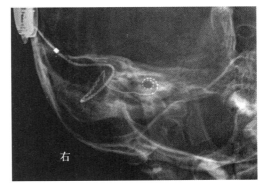

图 2-2-28　耳蜗位

二、耳部 CT 扫描

耳部 CT 扫描能清晰地显示颞骨的细微解剖结构,如外耳道、3 个听小骨、面神经管、内耳道、乙状窦、前庭水管和耳蜗水管开口、耳蜗、前庭及 3 个半规管等。耳部 CT 扫描不仅可清晰显示颞骨的细微骨性结构,尚可显示其中的异常软组织阴影。对先天性耳畸形、颞骨骨折、各种中耳炎症、肿瘤等具有较高的助诊价值。

耳部 CT 扫描一般采取冠状位和轴位(横断位,水平位),扫描层厚 2mm。CT 冠状位一般以耳蜗、前庭和乳突三个层面为代表。冠状面则与听管线(外耳道口与同侧眶上缘的连线)相垂直,从外耳道口前缘开始,自前而后逐层扫描(图 2-2-29)。冠状位片特别是单侧放大骨扫描,对中耳结构有较好的

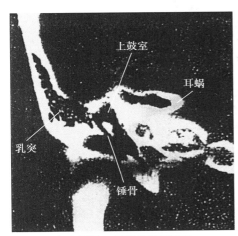

（1）颞骨CT冠状位耳蜗层面

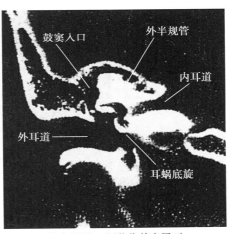

（2）颞骨CT冠状位前庭层面

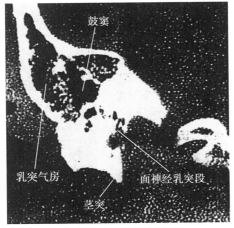

（3）颞骨CT冠状位乳突层面

图 2-2-29　颞骨 CT 冠状位扫描

显示。CT轴位以外耳道口上缘与眶上缘顶点的连线为基线,由下而上逐层扫描,对内耳和内耳道显示清晰(图2-2-30)。结合 CT 冠状位和轴位,对耳部疾病的诊断和术前评估提供普通 X 线无法显示的依据。

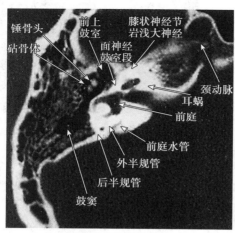

（1）颞骨CT轴位前庭层面

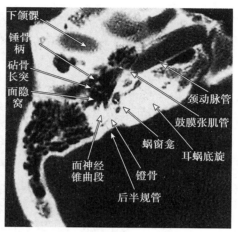

（2）颞骨CT轴位耳蜗层面

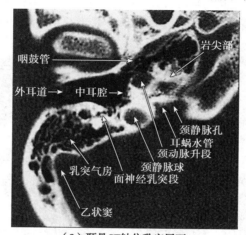

（3）颞骨CT轴位乳突层面

图 2-2-30   颞骨 CT 轴位扫描

三、耳部 MRI

磁共振成像(MRI)可显示内耳和内耳道软组织结构(图2-2-31)。显示与颞骨病变有关的桥小脑角及颞叶、脑室等软组织解剖结构变化,如肿瘤、脓肿、出血等。

磁共振内耳成像技术:尽管内外淋巴液互不相通,且存在离子成分差异,但因 Reissner 膜太薄难以显影,内耳单纯 MRI、MR 水成像等均无法区分内外淋巴间隙的边界,实现内淋巴显像。内耳钆造影可以显影内耳液体,目前有两种给药造影途径,经鼓室给药和经静脉给药。

经鼓室给药方法为:将磁共振钆对比剂与生理盐水按1:7稀释后,经鼓膜穿刺向鼓室内注入 1～2ml,经鼓室内注射钆增强剂后,钆进入中耳通透圆

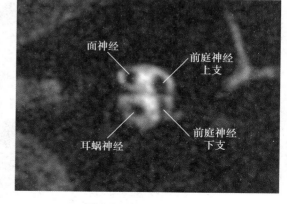

图 2-2-31   内耳道 MRI

窗膜或经由环韧带周围间隙进入外淋巴液,而内淋巴液不含造影剂。经圆窗膜渗透24小时左右造影剂在外淋巴浓度达到峰值,使得内外淋巴之间的成像对比度明显提高,可显示内耳膜迷路形态(图2-2-32)。

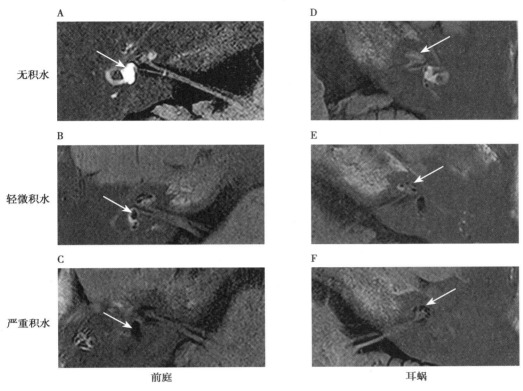

图2-2-32　用钆对比剂的内耳磁共振成像
A、D为正常内淋巴,B、E、C、F为内淋巴积水

经静脉给药方法为:磁共振钆对比剂不需稀释,按0.2mmol/kg静脉注射,4小时后对比剂在内耳外淋巴浓度达到峰值,行磁共振扫描可显示内耳膜迷路形态。优点是不需内耳注射,缺点是清晰度不如鼓室内注射造影剂。

(迟放鲁)

第三章　耳的症状学

第一节　耳　痛

　　耳痛(otalgia)大部分是由耳部疾病引起的疼痛,少数属牵涉性痛。耳痛的性质有钝痛、刺痛、抽痛等。

　　炎症性:耳周、耳廓、外耳道、鼓膜由细菌或病毒感染引起的急性、亚急性炎症均可有程度不同的耳痛。由于耳廓皮下疏松组织少,耳廓软骨膜炎症时,炎症引起的局部压力高,疼痛剧烈。外耳道的慢性炎症多为钝痛。外耳道疖肿为剧痛。中耳炎症一般为钝痛,但婴幼儿耳痛剧烈,常哭闹并扭动头部和搔耳。

　　创伤性:耳部受钝器、利器、火器伤害,烧伤、冻伤、气压伤、冲击波伤、爆震伤等损害均有耳痛。

　　恶病性:如坏死性外耳道炎、中耳癌等,一般为钝痛,伴耳道流血。

　　神经性:Hunt 综合征的一个重要症状是耳带状疱疹引起的耳痛,疼痛剧烈,部位局限,同时有耳甲腔充血和簇状疱疹;三叉神经的耳颞神经痛为外耳道抽痛,具有阵发和短暂的特点。舌咽神经痛为抽痛,在口咽部常常有触发点。

　　牵涉性:牙、下颌关节、咽、喉、颈、呼吸消化道等各处的某些疾病可通过三叉、迷走、舌咽、枕小、耳大、面神经等引起反射性耳痛。颞下颌关节紊乱的疼痛经常表现为耳道钝痛,颞下颌关节处有压痛,张口时下颌运动错位。由于舌咽神经有外耳道分支,故咽部炎症如扁桃体炎常有耳道牵涉痛。

第二节　耳　漏

　　耳漏(otorrhea)又称耳溢液,根据溢液性质可初步判断耳病。

　　脂性耳漏:俗称"油耳",是稀薄酱油色的油性耵聍,一般伴耳道宽大,常与种族遗传有关。

　　浆液性耳漏:为稀薄透明的液体,多见于外耳道湿疹、变应性中耳炎。一般情况下外耳道的分泌物无黏性。

　　黏液性耳漏:为黏稠液体,多为中耳黏液腺细胞增多分泌增加所致,常见于慢性化脓性中耳炎早期。分泌性中耳炎因鼓膜完整,黏液无法溢出至外耳道,故仅在鼓膜切开或中耳通气管置入后出现。少见的情况还有鳃裂瘘管。

　　水样耳漏:多为脑脊液耳漏,见于颞骨外伤或中耳内耳手术后。

　　脓性耳漏:如急、慢性化脓性中耳炎,外耳道疖、弥漫性外耳道炎等。中耳化脓性炎症的分泌物常常由黏性转为黏脓性,后来再转变为脓性。

　　血性耳漏:如大疱性鼓膜炎、中耳胆固醇性肉芽肿、中耳癌、中耳颈静脉球体瘤、中耳胆脂瘤伴肉芽等。

第三节　耳　聋

　　耳聋(hearing loss)是听觉器官及听觉传导通路器质性或功能性病变导致不同程度听力损害的总称。耳聋的病因与临床特征极其复杂。

根据耳聋的发生部位与性质,可将耳聋分为不同类型。通常病变部位发生在外耳、中耳传音装置的为传导性聋;发生在内耳的耳蜗螺旋器的为感音性聋;发生在螺旋神经节至脑干耳蜗核的为神经性聋;发生于耳蜗核至听觉皮层的为中枢性聋(其中也包括一部分癔症性聋)。目前临床上将耳聋分为传导性聋、感音神经性聋(感音性聋与神经性聋的统称)及混合性聋(兼有传导性聋与感音神经性聋双重成分)三类。感音性聋有听觉过敏现象,即对突然出现的过响的声音不能耐受。听力检查有重振现象,其对响度增加的感受大于正常耳,因此感音性聋者佩戴助听器常感不适,需要选配适当。此外,按病变性质可分为器质性聋和功能性聋,按发病的时间特点分为突发性聋、进行性聋及波动性聋等。按耳聋出现的时间分为先天性聋和后天性聋。

第四节　耳　　鸣

每个人均有生理性耳鸣(tinnitus)的感受,超过生理限度者成为症状,作为耳鸣症状尚需排除幻听和头鸣。传导性耳聋患者的耳鸣为低音调如机器轰鸣,感音神经性聋患者的耳鸣多为高音调如蝉鸣。一些耳部相邻组织病变或全身病变均可引起耳鸣。尚有一些耳鸣目前查不出实质性病变的依据,常与休息、情绪有关。其症状分析如下。

【他觉性耳鸣】

1. **血管性**　如耳周围动、静脉瘘。
2. **肌源性**　如腭肌痉挛、镫骨肌痉挛,耳鸣为"咯、咯"样的痉挛声。
3. **气流性**　如咽鼓管异常开放的呼吸气流声。
4. **其他**　如颞下颌关节囊松弛的关节噪声被误认为来自耳部。

他觉性耳鸣相对少见,而且上述各类型多由耳听诊检查方能发现。

【主观性耳鸣】

1. **耳部疾病引起**　如耵聍栓塞、非化脓及化脓性中耳炎、咽鼓管阻塞、耳硬化症、梅尼埃病、听神经瘤、噪声性聋、中毒性聋、老年性聋等。梅尼埃病的耳鸣在眩晕发作期加重。
2. **全身性疾病引起**　如血压过高或过低、动脉硬化、贫血、白血病、肾病、糖尿病、毒血症、烟酒过度、中毒、更年期等。
3. **心理因素引起**　如工作压力、情绪等。
4. **其他因素引起**　如睡眠障碍等。

目前由于心理因素、睡眠障碍等非耳源性因素引起的耳鸣明显增多。

第五节　眩　　晕

眩晕(vertigo)有别于头昏与晕厥,是机体对空间定位障碍而产生的一种自体或外物运动性或位置性错觉,它涉及多个学科,70%以上的眩晕为外周性,即外周前庭病变所致。一般表现为睁眼时周围物体旋转,闭眼时自身旋转。

【耳源性眩晕】

突然发病,自身或周围景物旋转或摇摆,与头位变动有关,伴耳鸣、耳聋、律动性眼震。每次眩晕持续时间短,一般为数十分钟到数小时不等,多不超过数天,有自行缓解及反复发作倾向。如梅尼埃病、迷路炎、耳毒性药物中毒等。周围性眩晕多伴有恶心、呕吐、出冷汗等自主神经功能紊乱现象。良性阵发性位置性眩晕发作时间为数秒到数十秒,与头位有关。上半规管裂的眩晕易被强声刺激诱发。

【中枢性眩晕】

起病较慢,有摇晃及浮动感,较少景物旋转感,发作与头位变动无关,一般不伴有耳聋耳鸣,但伴有中枢系统的症状及各种不同类型的眼震,病程持续较长,常常持续数十天以上。如听神经瘤、脑血管病变等。中枢缺血性眩晕常有眼黑、眼冒金花等症状。中枢性眩晕时眩晕症状较轻,而平衡紊乱和步态不稳表现突出。

【全身疾病性眩晕】

表现不一,如有漂浮感、麻木感、倾斜感及直线幻动等。多见于高血压、严重贫血、心脏病、脑外伤后遗症、低血糖、神经官能症等疾病。颈性眩晕的特点是扭颈后出现眼黑晕厥。

(唐安洲)

第四章　先天性耳畸形

第一节　先天性耳前瘘管

先天性耳前瘘管(congenital preauricular fistula)是一种最常见的先天性耳畸形(图 2-4-1/文末彩图 2-4-1)。为胚胎时期第 1、2 鳃弓发育不良或第 1 鳃沟封闭不全所致,是一种常染色体显性遗传病,但存在不规则显性遗传及表现度的差异,目前尚未发现其相关致病基因。

【临床表现】

瘘管多为单侧性,也可为双侧。主要表现为盲端小管开口于外耳皮肤上,多见于耳轮脚前,少数可开口于耳轮的后上边缘、耳屏及耳垂。通常瘘管窄小,且深浅长短不一,偶可见分支,常位于面神经和腮腺前后及侧面,几乎所有瘘管均与耳软骨的软骨膜相连。管腔壁为复层扁平上皮,具有毛囊、汗腺、皮脂腺等,挤压时可有少量白色黏稠性或干酪样分泌物从瘘口溢出。平时无症状,继发感染时局部出现红肿疼痛,常形成脓肿,脓肿破溃后可形成脓瘘,感染控制后局部常形成瘢痕。

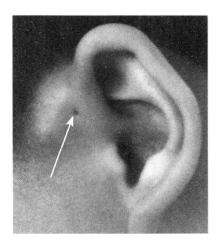

图 2-4-1　先天性耳前瘘管

【治疗】

1. 无感染史者,可不予处理。

2. 有感染史的患者,以急性感染控制后手术切除为主;反复发生感染的瘘管、因感染引起皮肤破溃者,应先控制急性炎症再行手术;局部有脓肿形成者应先切开引流,待炎症控制后再行手术。对于感染反复发作,保守治疗不能彻底控制者,可在感染期内进行手术。

3. 行瘘管切除术时,术前应注入少许亚甲蓝液于瘘管内以便术中识别,还可辅以探针引导,将瘘管及其分支彻底切除。瘘管常与耳屏外侧软骨膜关系密切,该处软骨膜应予切除,当瘘管穿过耳廓软骨时,可切除部分软骨,术毕宜加压包扎,防止术腔积血积液导致感染。

(吴　皓)

第二节　先天性外耳及中耳畸形

先天性外耳及中耳畸形(congenital microtia and middle ear dysmorphia)常同时发生,前者系第 1、2 鳃弓发育不良以及第 1 鳃沟发育障碍所致。后者伴有第 1 咽囊发育不全,可导致鼓室内结构、咽鼓管甚至乳突发育畸形等。临床上习惯统称为"先天性小耳畸形"。

【临床表现】

Marx 分型是外耳畸形常用的分类方法(图 2-4-2):Ⅰ型:轻度畸形,耳廓稍小、结构清晰可辨。Ⅱ型:中度畸形,耳廓稍小、结构部分保留。Ⅲ型:重度畸形,仅存部分耳廓软骨和耳垂。Ⅳ型:无耳畸形。

Jahrsdoerfer 10 分法评分体系是目前常用的中耳畸形评分标准(图 2-4-3),根据高分辨率颞骨 CT

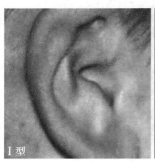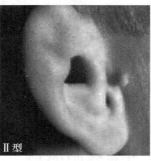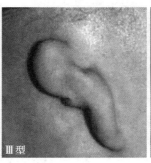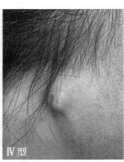

Ⅰ型 Ⅱ型 Ⅲ型 Ⅳ型

图 2-4-2　外耳畸形 Marx 分类法

扫描结果,结合耳科检查所采用的 10 分法分级,其中镫骨形态和功能 2 分,外耳道、前庭窗、鼓室、面神经、锤砧复合体、砧镫骨连接、乳突气房、蜗窗的发育情况各 1 分。

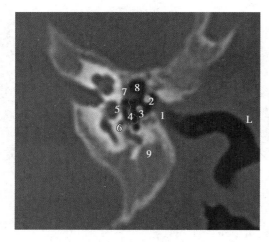

图 2-4-3　颞骨 CT 上 Jahrsdoerfer 评分

1. 外耳道;2. 锤砧复合体;3. 砧镫骨连接;
4. 镫骨;5. 前庭窗;6. 蜗窗;7. 面神经;8. 鼓室;9. 乳突气房

在人胚胎发育的早期,胚胎腹侧面的左右耳区域占有相当大的面积,左右之间只有很小的组织间隔,下颌骨及相关软组织即由此衍生,因此耳发育异常可伴有颌面部及其他系统的发育异常。例如第一第二鳃弓综合征(半面短小综合征):包含一系列颅面部畸形,表现为一侧异常的非对称性面容,小下颌,伴有下颌支和髁突发育不良或消失,也可能存在外耳道闭锁、听力损害、耳屏到口裂间有软组织残留物、上眼睑缺损、颧骨发育不良和腭裂等。

【诊断及治疗】

根据出生后即有的耳畸形可作出初步诊断。需作听力检查,了解耳聋性质,若为传导性聋,属手术适应证。颞骨薄层 CT 扫描或螺旋 CT 扫描可了解乳突气化、中耳腔隙、听骨畸形及外耳道闭锁等情况,为畸形分级及手术治疗提供依据。

手术时机:单耳畸形而另耳听力正常者,手术一般在 6~8 岁时进行。单侧外耳道闭锁伴有感染性瘘管或胆脂瘤形成者,可视具体情况提前手术。双耳畸形伴中度以上传导性耳聋者应及早对畸形较轻的耳手术(一般在 2 岁以后),以提高听力,促使患儿言语、智力的发育,亦可佩戴软带骨导式助听器直至手术。

先天性外中耳畸形的处理需要对畸形耳廓进行整形再造手术,同时也包括听力重建和康复。

外耳畸形患者,常用的全耳廓再造技术主要包括:①自体肋软骨分期耳再造法;②颞浅筋膜瓣Ⅰ期耳再造法;③乳突区皮肤扩张分期(或同期)耳再造法。

伴有外耳道闭锁或狭窄、合并中耳畸形和传导性听力障碍的先天性外中耳畸形患者,需要通过手术重建听力。目前有两类方法:一类是外耳道成形术以及鼓室成形术;另一类是人工听觉植入,包括骨锚式助听器、振动声桥和骨桥等。

Jahrsdoerfer 评分 6 分以上可考虑行外耳道成形术,5 分及 5 分以下者不建议手术。对于单侧外耳道闭锁或狭窄伴有对侧重度感音神经性聋,以及不适合或不愿施行该手术的双侧外耳道闭锁或狭窄患者可以植入骨导式助听器或佩戴软带骨导式助听器。

(吴　皓)

第三节　先天性内耳畸形

先天性内耳畸形种类繁多,随着高分辨率 CT 和磁共振(MRI)的应用,目前诊断率不断提高。目前最常用的内耳畸形分类法为 Sennaroglu 分型法(表 2-4-1),根据畸形的部位和严重程度将畸形分为耳蜗畸形、前庭畸形、半规管畸形、内听道畸形及前庭导水管和耳蜗导水管畸形。

表 2-4-1　Sennaroglu 内耳畸形分类(2013 年)

耳蜗畸形	Michel 畸形	耳蜗和前庭结构完全缺如
	耳蜗未发育	耳蜗结构完全缺如
	共同腔畸形	耳蜗和前庭融合成一大腔
	不完全分隔Ⅰ型	囊性耳蜗前庭畸形,无耳蜗蜗轴和筛区,囊性耳蜗,伴有一大的囊性前庭
	耳蜗发育不全	耳蜗和前庭分化,但未至正常大小(耳蜗的高度<4mm 或耳蜗少于 2.5 回),发育不全的耳蜗像从内听道发出的小芽胞
	不完全分隔Ⅱ型	即 Mondini 畸形,耳蜗包含 1.5 回,有部分蜗轴,中回和顶回融合构成一囊腔,伴有扩大的前庭和前庭导水管
前庭畸形		可分为 Michel 畸形,共同腔畸形,前庭未发育,前庭发育不全,前庭扩大
半规管畸形		可分为半规管未发育,半规管发育不全,半规管扩大
内听道畸形		可分为内听道缺如,内听道狭窄,内听道扩大
前庭导水管和耳蜗导水管畸形		前庭导水管或耳蜗导水管扩大

在临床上以大前庭水管综合征和不完全分隔Ⅱ型最为常见。

一、大前庭导水管综合征

大前庭导水管综合征(large vestibular aqueduct syndrome)也称先天性前庭导水管扩大(enlarged vestibular aqueduct)。

【病因】

常染色体隐性遗传病,家庭中多为单个病例发病,目前已确定与 *PDS* 基因和 *SLC26A4* 基因相关。

【临床表现】

患者一般在 2 岁左右开始发病。主要表现为听力波动性下降,个别患者会表现为突发性耳聋,也有患者表现为发作性眩晕伴波动性听力下降,类似梅尼埃病。患者听力逐步下降常致全聋。

【诊断】

主要依据高分辨率 CT 确诊(图 2-4-4)。在颞骨轴位 CT 上测量前庭导水管中段最大径超过 1.5mm、前庭导水管外口宽度>2.5mm 时应考虑本病,结合临床表现可作出诊断。孕期 3 个月后抽取

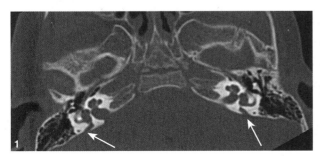
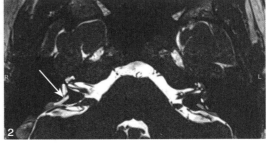

图 2-4-4　大前庭导水管综合征 CT 及 MRI

图 1 为颞骨水平位 CT,白色箭头所指为双侧前庭导水管扩大　图 2 为颞骨水平位 MRI,白色箭头所指为右侧前庭导水管扩大

羊水对绒毛膜细胞进行染色体分析,检测 *PDS* 基因突变可预测本病。

【治疗】

1. 听力下降早期可试用 20% 甘露醇静脉快速滴注,也有报道高压氧治疗暂时有效。

2. 有残余听力者可佩戴助听器。

3. 双侧重度以上聋者应行人工耳蜗植入术。

二、不完全分隔Ⅱ型

不完全分隔Ⅱ型(incomplete partition type Ⅱ),在过去常称为 Mondini 畸形或 Mondini 内耳发育不全,是最常见的一种内耳畸形,常合并前庭导水管扩大(30.7% ~ 50%)。

【病因】

不完全分隔Ⅱ型属于常染色体显性遗传病,可单耳或双耳受累,但确切病因及发病机制尚未明确,可能是由于致畸原因导致耳蜗在胚胎期第 14 周停止发育,耳蜗顶回和中回未分隔,底回一般存在且大小正常。

【临床表现】

主要表现为患耳重度听力障碍或全聋,听性脑干反应不能引出,若伴前庭功能障碍则出现眩晕等症状。患儿可出生时即无听力,也可在 1 ~ 2 岁,甚至更晚才出现听力损失。患侧内耳因长期的压力增高可使镫骨底板骨质逐渐被吸收而变得菲薄,很容易穿破,脑脊液通过鼓室、咽鼓管从鼻腔流出,形成脑脊液耳鼻漏。患者在形成脑脊液漏后即可伴发脑膜炎,常反复发作。

【诊断】

主要根据听力学表现和影像学检查(图 2-4-5)。高分辨率 CT 可见耳蜗顶回和中回融合成空泡,中间无分隔,底回存在、大小正常,且与中回有分隔,耳蜗呈现 1 ~ 1.5 回,前庭扩大,可与耳蜗底回形成一共同腔,半规管部分发育或缺失。内耳 MRI 可显示膜迷路内水充盈图像,耳蜗中回与顶回间隔缺损,以及半规管、前庭畸形。近年应用于临床的内耳 MRI 三维成像技术能从不同角度观察膜迷路形态。

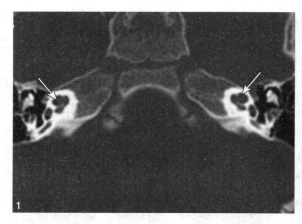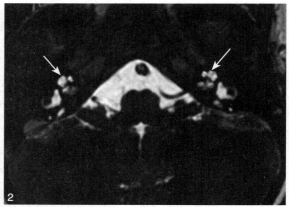

图 2-4-5 不完全分隔Ⅱ型 CT 及 MRI

图 1 为水平位颞骨 CT,白色箭头所指为耳蜗顶回和中回融合成囊腔,底回存在,并与中回之间存在分隔

图 2 为水平位 MRI 的 T_2 加权像,可见囊性顶回和中回

【治疗】

1. 如有残余听力,可佩戴助听器后进行语言康复。

2. 无残余听力或重度以上聋患者,可行人工耳蜗植入。

3. 如有脑脊液漏,应行脑脊液漏修补术。

(吴 皓)

第五章 耳 外 伤

第一节 耳 廓 外 伤

耳廓外伤(auricle trauma)可单独发生,亦可伴发于头面部外伤。因耳廓显露于外,易遭机械性损伤、冻伤及烧伤等,其中以挫伤及撕裂伤多见。耳廓外伤可单独发生,也可伴发邻近组织的创伤,如累及外耳道可引起外耳道狭窄或闭锁。

因耳廓外伤独特的组织结构和解剖形态,受伤产生的症状和后果也有一定的特点。耳廓是由较薄的皮肤覆盖在凹凸不平的软骨上组成,耳廓前面皮肤与软骨紧密相贴;耳廓后面皮肤较厚,与软骨粘贴较松。耳廓软骨薄而富有弹性,是整个耳廓的支架,耳廓软骨如因外伤、感染发生缺损或变形可造成耳廓畸形,影响外耳功能和外观,且修复较困难,故对耳廓的外伤处理要给予足够重视。

(一) 挫伤

挫伤(contusion)多因钝物撞击所致。轻者仅耳廓皮肤擦伤或局部红肿,多可自愈。重者软骨膜下或皮下积血,形成血肿,血肿可波及外耳道。因耳廓皮下组织少,血液循环差,血肿不易自行吸收,如未及时处理,血肿机化可致耳廓增厚变形。大的血肿可继发感染,引起软骨坏死,导致耳廓畸形。耳廓血肿小者,应在严格无菌操作下用粗针头抽出积血,加压包扎48小时,必要时可再抽吸。如仍有渗血或血肿较大者,应行手术切开,吸净积血,清除血凝块,彻底止血,缝合切口后耳廓局部加压包扎。同时应用抗生素严防感染。

(二) 撕裂伤

撕裂伤(laceration)轻者受伤耳廓仅为一裂口,重者有组织缺损,甚至耳廓部分或完全断离。外伤后应早期清创缝合,尽量保留软组织,对位准确后用小针细线缝合,局部包扎但切忌压迫过紧,术后应用抗生素防治感染。如皮肤大块缺损,软骨尚完整,可用耳后带蒂皮瓣或游离皮瓣修复。如皮肤及软骨同时小面积缺损,可作边缘楔形切除再对位缝合。对完全断离的耳廓应及时尽早吻合血管对位缝合。术中可用肝素溶液冲洗断耳动脉,供区动脉多选用颞浅动脉耳前支或耳后动脉。术后局部禁止包压,禁用止血药,并可静脉滴入低分子右旋糖酐液以防吻合血管栓塞。

(吴　皓)

第二节 鼓 膜 外 伤

【病因】

鼓膜位于外耳道深处,在传音过程中起重要作用,鼓膜外伤(tympanic membrane trauma)多因间接或直接的外力损伤所致。可分为器械伤:如用火柴梗、牙签等挖耳刺伤鼓膜;医源性损伤:如取耵聍、外耳道异物等;矿渣、火花等烧伤;压力伤:如掌击耳部、爆破、炮震、放鞭炮、高台跳水及潜水等。其他尚有颞骨纵行骨折等直接引起。

【临床表现】

鼓膜破裂后,突感耳痛、听力立即减退伴耳鸣,外耳道少量出血和耳内闷塞感。单纯的鼓膜破裂,听力损失较轻。压力伤除引起鼓膜破裂外,还可由于镫骨剧烈运动致内耳受损,出现眩晕、恶心及混合性聋。

【检查】

鼓膜多呈不规则状或裂隙状穿孔,外耳道可有血迹或血痂,穿孔边缘可见少量血迹(图2-5-1/文末彩图2-5-1)。若出血量多或有水样液流出,示有颞骨骨折或颅底骨折致脑脊液耳漏可能。听力检查为传导性听力损失或混合性听力损失。

【治疗】

1. 清除外耳道内存留的异物、血凝块和脓液等。

2. 避免感冒,切勿用力擤鼻涕,以防来自鼻咽的感染。如无感染征象,不必应用抗生素。

3. 如无继发感染,禁用外耳道冲洗或滴药。穿孔愈合前,禁游泳或任何水液入耳。绝大多数外伤性穿孔可于3~4周内自愈。较大穿孔可在显微镜下无菌操作将翻入鼓室内的鼓膜残缘复位,表面贴无菌纸片可促进鼓膜愈合。穿孔不愈合者可择期行鼓膜修补术。

【预防】

加强卫生宣教,禁用锐器挖耳。取外耳道异物或耵聍时要细心、适度,避免伤及鼓膜。遇爆破情况,如炸山、打炮、放鞭炮等,可用棉花或手指塞耳,如戴防护耳塞效果更佳。

(吴　皓)

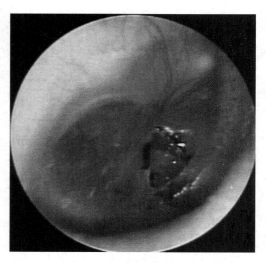

图2-5-1　外伤性鼓膜穿孔表现

第三节　颞骨骨折

颞骨骨折(temporal bone fracture)常由车祸、颞枕部撞击、坠落等所致,常可伴有不同程度的颅内或胸、腹部等组织和器官损伤,约1/3的颅底骨折侵及颞骨岩部。颞骨岩部、鳞部和乳突部损伤中以岩部骨折最多见。由于岩部与鳞部连接处骨质较薄弱,以致骨折累及中耳的机会较内耳为多。颞骨骨折可累及中耳、内耳及面神经。骨折类型及临床表现通常以骨折线与岩部长轴的关系,将颞骨骨折分为纵行骨折、横行骨折、混合型骨折和岩尖骨折4种类型,有时可有两种以上骨折同时存在(图2-5-2/文末彩图2-5-2)。

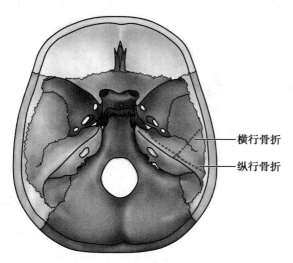

图2-5-2　颞骨骨折
虚线所指为骨折线

【临床表现】

1. **纵行骨折**　纵行骨折(longitudinal fracture)最常见,占70%~80%,多由颞部和顶部受到撞击所致。骨折线与岩部长轴平行,常起自颞骨鳞部,通过外耳道后上壁、鼓室天盖,沿颈动脉管到颅中窝底的棘孔或破裂孔附近。因骨折线多从骨迷路前方或外侧穿过,故极少伤及内耳。常伴有中耳结构受损。可表现为耳出血、传导性聋或混合性聋。约20%的病例发生面瘫,多可逐渐恢复。如有硬脑膜破裂,则有脑脊液漏。纵行骨折可两侧同时发生,偶可累及颞颌关节。

2. **横行骨折**　横行骨折(transverse fracture)较少见,约占20%,主要由枕部受到暴力所致。骨折线与岩骨长轴垂直,常起自颅后窝的枕骨大孔,横过岩锥到颅中窝。有的经过舌下神经孔及岩部的管孔(如颈静脉孔),个别可经内耳道和迷路到破裂孔或棘孔附近。因其骨折线可通过内耳道或骨迷路,可将鼓室内壁、前庭窗、蜗窗折裂,故常有耳蜗、前庭及面神经受损症状。如感音性聋、眩晕、自发性眼震、面瘫和血鼓室等。面瘫发生率约占50%,且不易恢复。

3. 混合型骨折   混合型骨折(mixed fracture)更少见,常由于颅骨多发性骨折,可同时发生颞骨纵行与横行骨折,引起鼓室、迷路骨折(tympano-labyrinthine fracture),出现中耳与内耳症状。

4. 岩尖骨折   岩尖骨折(petrous apex fracture)很少见,可损伤第Ⅱ～Ⅵ对脑神经,发生弱视、眼裂变小、上睑下垂、瞳孔扩大、眼球运动障碍、复视、斜视等眼部症状以及三叉神经痛或面部感觉障碍。岩尖骨折可损伤颈内动脉,导致致命性大出血。岩尖骨折应与脑干损伤及脑疝鉴别。

上述各型颞骨骨折可同时伴有脑膜损伤,发生脑脊液漏。脑脊液经破裂的鼓膜从外耳道流出称脑脊液耳漏;如鼓膜完整,脑脊液经咽鼓管从鼻部流出,则可出现脑脊液鼻漏;如脑脊液同时从外耳道、鼻腔流出,称脑脊液耳鼻漏。脑脊液漏初期因混有血液呈浅红色,以后逐渐变为清亮液体,化验检查为含糖液体(可用查糖尿的试纸)。颞骨骨折常是颅底骨折的一部分,常首诊于神经内科或外科。此时全身症状明显,如外伤后头痛、昏迷、休克等。如因听力下降、耳闷就诊,应注意患者有无全身症状,应以抢救生命为主,因为有些患者的昏迷等症状在外伤数小时后才出现。病情许可时,应行颅底影像学检查,高分辨率CT扫描可反映出骨折线的走行轴向及颅内积血、积气等症状。

【治疗】

1. 颞骨骨折常发生于颅脑外伤,如出现颅内压增高病症、脑神经征或耳、鼻大出血时,应与神经外科医师协作,共同抢救患者。首先应注意危及患者生命的主要问题。如保持呼吸道通畅,必要时应行气管切开术。控制出血,及时补液或输血,以防止失血性休克,维持循环系统的正常功能。如病情允许,应作详细检查,包括头颅CT、神经系统检查等。

2. 及时应用抗生素等药物,严防颅内或耳部感染,注意耳部消毒。如患者全身情况许可,应在严格无菌操作下清除外耳道积血或污物。如有脑脊液耳漏,不可作外耳道填塞,仅于外耳道口放置消毒棉球。如病情许可,采取头高位或半卧位,多数脑脊液漏可自行停止。如超过2～3周仍未停止者,可经耳部径路采用颞肌或筋膜覆盖硬脑膜缺损处,以控制脑脊液漏。

3. 对于颞骨横行骨折引起的周围性面瘫,只要病情许可,手术减压越早越好,经2～6周保守治疗无效,全身情况允许可行面神经减压术。病情完全稳定后,对后遗鼓膜穿孔、听骨断离、传导性聋或面神经麻痹等病症,可于后期行鼓室成形术或面神经手术。

【预后】

纵行骨折预后最好。传导性聋多可经鼓室成形术或鼓膜修补术等得到恢复,横行骨折预后差,感音神经性聋常难改善。前庭功能丧失者尚可逐渐代偿。头颅外伤愈合后,骨折缝隙仍可存在,日后中耳感染时,有引起脑膜炎之虞。儿童患者预后较成人为佳。

(吴　皓)

第六章 外耳疾病

第一节 耳廓假囊肿

耳廓假囊肿(aural pseudocyst)指耳廓软骨夹层内的非化脓性浆液性积液所形成的囊肿。多发生于一侧耳廓的外侧前面上半部,内为浆液性渗出液,形成囊肿样隆起。本病又名耳廓非化脓性软骨膜炎(non suppurative perichondritis of auricle)、耳廓浆液性软骨膜炎(serous perichondritis of auricle)、耳廓软骨间积液(intracartilage effusion of auricle)等。男性多于女性,多发于20~50岁的成年人,常发生于单侧耳廓。

【病因】

尚未明确,可能与外伤或某些机械刺激有关,如碰撞、挤压等,引起局部循环障碍、组织间出现反应性渗出液聚积所致。也有人认为是先天性发育不良,即胚胎第1、2鳃弓的6个耳丘融合异常遗留潜在的组织腔隙,留下了发生耳廓假囊肿的组织基础。

【病理】

显微镜下可见囊肿并非在软骨膜与软骨之间,而在软骨层之间,故从病理学观点认为,称之为软骨间积液更为恰当。软骨层的内侧面被覆一层浆液纤维素,其表面无上皮细胞结构,故不是真性囊肿。

【临床表现】

囊性隆起多位于舟状窝、三角窝(图2-6-1/文末彩图2-6-1),偶可波及耳甲腔,但不侵及耳廓后面。患者常偶然发现耳廓前面上方局限性隆起,逐渐增大。小者可无任何症状,大的可有胀感、波动感、灼热感或痒感,常无痛感或仅感微痛。囊肿边界清楚,皮肤色泽正常。透照时透光度良好,可与血肿区别。穿刺抽吸时,可抽出淡黄色清亮液体,培养无细菌生长。

【治疗】

1. **理疗** 早期可行紫外线照射或超短波等物理治疗,以制止渗液与促进吸收。也有报道用蜡疗、磁疗、冷冻、射频等治疗。

2. **穿刺抽液、局部压迫法** 在严格无菌条件下将囊液抽出,然后用石膏固定压迫局部或用细纱条等物压迫局部后以纱布、绷带包扎。也可用两片圆形(直径约1.5cm)的磁铁置于囊肿部位的耳廓前后,用磁铁吸力压迫局部。

3. **囊腔内注射药物** 有报道用平阳霉素、15%高渗盐水或50%葡萄糖溶液于抽液后注入囊腔,不加压包扎,24小时后抽出注入液体,并反复注射直至抽出液呈红色,以促使囊壁粘连、机化。但治愈率有时不理想,且愈后局部常增厚变形。

4. **手术** 多数病例效果理想。手术需将囊腔外侧壁软骨切开,吸尽积液,若囊腔内有肉芽,应予刮除。术腔可放置引流条,切口对位缝合后加压包扎2天左右。

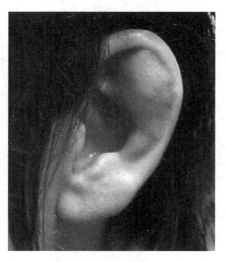

图2-6-1 耳廓假囊肿

第二节 耳廓化脓性软骨膜炎

耳廓化脓性软骨膜炎(suppurative perichondritis of auricle)是耳廓软骨膜的急性化脓性炎症,形成于软骨和软骨膜间,常引起较严重的疼痛,并能造成耳廓软骨坏死及畸形,应积极诊治。

【病因】

常因外伤、手术、冻伤、烧伤以及耳廓血肿继发感染所致。铜绿假单胞菌为最多见的致病菌,其次为金黄色葡萄球菌。脓肿形成后,脓液聚积在软骨和软骨膜间,软骨因血供障碍而逐渐坏死,导致耳廓支架破坏而影响耳廓形态。

【临床表现】

常有明确病因。最先出现耳廓肿痛感,随着红肿热痛渐加重,范围增大(图2-6-2/文末彩图2-6-2),患者疼痛不安,可伴有体温升高、食欲减退等全身中毒症状。检查可见耳廓红肿、明显触痛,脓肿形成后有波动感,有的破溃出脓。

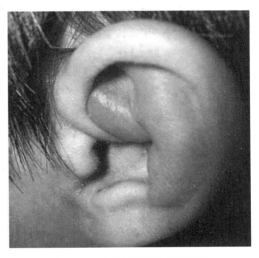

图2-6-2 耳廓化脓性软骨膜炎

【治疗】

1. 早期尚未形成脓肿时,全身应用敏感抗生素控制感染。也可行局部理疗,促进局部炎症消退。

2. 如已形成脓肿,宜在全身或局部麻醉下,沿耳轮内侧的舟状窝作半圆形切开,充分暴露脓腔,清除脓液,刮除肉芽组织,切除坏死软骨。如能保存耳轮部位的软骨,可避免耳廓畸形。术中用抗生素溶液彻底冲洗术腔。术毕将皮肤贴回创面,放置皮片引流,不予完全缝合,以防术后出血形成血肿或日后机化收缩。然后用抖散的纱布,适当加压包扎,隔天或每天换药。也可用带细孔的小管置于术腔后对位缝合,每天以抗生素溶液冲洗术腔直至局部和全身症状消退后拔出。

3. 后遗严重畸形有碍外貌时,可做整形修复术。

【预防】

在耳廓处进行手术、耳针打孔等操作时,应严格消毒、避免损伤软骨。应及时处理耳廓外伤,彻底清创,严防感染。

第三节 外 耳 湿 疹

外耳湿疹(eczema of external ear)是耳廓、外耳道及其周围皮肤的变应性炎症。主要特征为瘙痒、多形性皮疹,易反复发作。小儿多见,一般分急、慢性两类。

【病因】

外耳湿疹(图2-6-3/文末彩图2-6-3)的病因和发病机制尚不完全明确,可能与变态反应、精神因素、神经功能障碍等相关,药物或其他过敏物质刺激以及湿热、毛织品、化妆品、喷发剂、鱼、虾、牛奶等均可成为致敏因素,外耳道长期脓液刺激也可诱发。

【临床表现】

急性湿疹极痒,伴有烧灼感,多见于婴幼儿。皮肤呈红斑或粟粒状小丘疹,进一步发展可有小水疱,溃破后可流出黄水样分泌物,表皮糜烂,有时为黄色痂皮覆盖。若因搔抓而继发感染,则病损扩大,渗液增多,还可出现小浅溃疡。

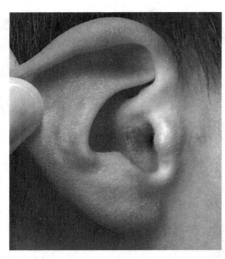

图 2-6-3   外耳湿疹

慢性湿疹除瘙痒外,外耳皮肤增厚、表皮脱屑、皲裂、结痂,局部颜色加深、表面粗糙不平,可致外耳道狭窄。鼓膜表面受累者,可有轻度传导性聋及耳鸣。

【治疗】

1. 祛除病因,避免致敏因素。如因化脓性中耳炎脓液引起者,应保持外耳道清洁干燥,积极抗炎治疗。

2. 局部忌用肥皂或热水清洗,忌涂抹刺激性药物,严禁抓痒、挖耳等。

3. 渗液较多者可用 3% 硼酸溶液或 15% 氧化锌溶液湿敷。渗液较少或无渗液者可涂用 1% ~2% 甲紫液、泼尼松类冷霜或软膏、氧化锌油或糊剂等。若有干痂,可用 3% 过氧化氢溶液洗净拭干后,涂用上述药液或药膏。

4. 慢性湿疹有皮肤增厚或皲裂者,可用 10% ~ 15% 硝酸银涂擦;发作间歇期,可用 70% 乙醇溶液清洁外耳道,保持其干燥。

5. 全身治疗可服用抗过敏药物如氯苯那敏、氯雷他定片等,严重者应用地塞米松等糖皮质激素;继发感染时可局部及全身应用抗生素抗感染治疗;渗液较多时及时补液并补充维生素 C。

第四节   外耳道耵聍栓塞

外耳道软骨部皮肤具有耵聍腺,其分泌物称耵聍(cerumen)。耵聍分泌过多或排除受阻时,逐渐形成团块,阻塞外耳道,称外耳道耵聍栓塞(impacted cerumen)。

【临床表现】

可出现听力减退、耳鸣、耳痛,甚至眩晕。也可因刺激外耳道迷走神经耳支引起反射性咳嗽。遇水后耵聍膨胀,完全阻塞外耳道后,可有听力骤降。耵聍反复刺激外耳道可引起外耳道炎。检查可见棕黑色或黄褐色块状物堵塞外耳道内(图 2-6-4/文末彩图 2-6-4)。耵聍团块质地不等,有的松软如泥,有的坚硬如石。

【治疗】

取耵聍应细致耐心,避免损伤外耳道及鼓膜。

1. 对可活动、未完全阻塞外耳道的耵聍可用膝状镊或耵聍钩取出耵聍团块。较软的耵聍可将其与外耳道壁分离后分次取出。较硬者用耵聍钩从外耳道后上壁将耵聍与外耳道壁分离出缝隙后,将耵聍钩扎入耵聍团块中间,慢慢钩出,尽量完整取出。

2. 耵聍干硬难以取出者,可先滴入 5% 碳酸氢钠溶液,每天滴 4~6 次,待 2~3 天耵聍软化后用生理盐水冲洗外耳道清除之。已有外耳道炎者,应给予抗生素控制炎症。

3. 耵聍较深难以取出或儿童等配合欠佳者,可在充分软化耵聍后在耳内镜辅助下清理,以便充分清理外耳道耵聍,避免损伤外耳道及鼓膜。

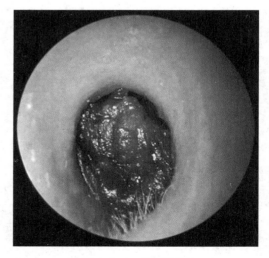

图 2-6-4   耵聍栓塞

第五节 外耳道异物

【病因】

外耳道异物(foreign bodies in external auditory meatus)多见于儿童,常为小儿玩耍时将小物体塞入耳内所致,在成人则多为挖耳或外伤时遗留小物体或昆虫侵入耳内等。异物种类可分为动物性(如昆虫等)、植物性(如谷粒、豆类、小果核等)及非生物性(如石子、铁屑、玻璃珠等)3类。

【临床表现】

成人一般可以感知耳内异物,儿童则通常在耳鼻喉科就诊时被发现。临床表现因异物的大小、种类而异。小而无刺激性的非生物性异物可不引起症状。一般异物愈大、愈接近鼓膜,症状愈明显。活昆虫等动物性异物可爬行骚动,引起剧烈耳痛、噪声,使患者惊恐不安,甚至损伤鼓膜。豆类等植物性异物如遇水膨胀,阻塞外耳道,可引起耳闷胀感、耳痛及听力减退,并可继发外耳道炎。遇水不改变形状的异物,停留在外耳道可无症状。久之可合并感染,或被耵聍包裹形成耵聍栓塞。锐利坚硬的异物可损伤鼓膜。异物刺激外耳道、鼓膜偶可引起反射性咳嗽或眩晕。

【治疗】

根据异物性质、形状和位置的不同,采取不同的取出方法。

1. 异物位置未越过外耳道峡部、未嵌顿于外耳道时,可用耵聍钩直接钩出。

2. 活动性昆虫类异物(图2-6-5/文末彩图2-6-5),因多数昆虫不能倒退爬行或在外耳道内旋转,导致昆虫不间断向鼓膜爬行,因此宜先用油类、乙醇等滴入耳内,或用浸有乙醚(或其他挥发性麻醉剂)的棉球置于外耳道数分钟,将昆虫黏附、麻醉或杀死后用镊子取出或冲洗排出。

3. 对于坚硬的球形异物比如玻璃球、圆珠子等可能因不易抓牢而难以取出,常用直角弯钩越过异物或用大吸管吸住异物将其取出(图2-6-6)。如异物较大,且于外耳道深部嵌顿较紧,需于局麻或全身麻醉下取出异物,必要时行耳内切口,甚至需去除部分骨性外耳道后壁,以利异物取出。幼儿患者宜在短暂全麻下取出异物,以免因术中不合作造成损伤或将异物推向深处。

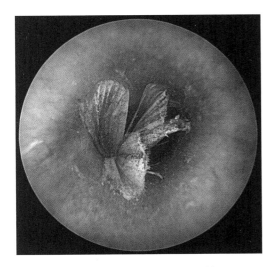

图2-6-5 外耳道异物:飞蛾

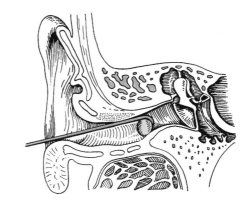

图2-6-6 外耳道异物钩出法

4. 外耳道异物继发感染者,可先行抗感染治疗,待炎症消退后再取异物;或取出异物后积极治疗外耳道炎。

第六节　外耳道炎及疖

外耳道炎(external otitis)可分为两类,一类为局限性外耳道炎,表现为外耳道疖(furunculosis of external auditory meatus);另一类为弥漫性外耳道炎(diffuse external otitis),表现为外耳道皮肤或皮下组织的弥漫性炎症。

【病因】

外耳道疖是外耳道皮肤毛囊或皮脂腺的局限性化脓性炎症。糖尿病和身体衰弱者易患本病。病原菌主要为金黄色葡萄球菌,有时为白色葡萄球菌。

弥漫性外耳道炎为外耳道的弥漫性炎症。外耳道进水、化脓性中耳炎长期脓液刺激等是其诱因。外耳道皮肤外伤或局部抵抗力降低时易发病。糖尿病患者及变应性体质者易反复发作。常见致病菌为金黄色葡萄球菌、溶血性链球菌、铜绿假单胞菌和变形杆菌等。

【临床表现】

1. **外耳道疖**　发生在外耳道软骨部。早期耳痛剧烈,张口、咀嚼时加重,并可放射至同侧头部。多感全身不适,体温或可微升。疖肿堵塞外耳道时,可有耳鸣及耳闷。检查有耳廓牵拉痛及耳屏压痛,外耳道软骨部可见皮肤疖肿。脓肿成熟破溃后,外耳道有浓稠脓流出耳外,可混有血液,此时耳痛减轻。外耳道后壁疖肿可有耳后沟及乳突区红肿,易误诊为乳突炎。应注意与急性乳突炎鉴别。急性乳突炎多有急性或慢性化脓性中耳炎病史,发热较明显,一般无耳屏压痛及耳廓牵拉痛,而有乳突部压痛;鼓膜穿孔或鼓膜明显充血,脓液较多。X线乳突摄片示乳突气房混浊或有骨质破坏。

2. **弥漫性外耳道炎**　急性者表现为耳痛、灼热,可流出少量分泌物。检查亦有耳廓牵拉痛及耳屏压痛,外耳道皮肤弥漫性红肿,外耳道壁上可积聚分泌物,外耳道腔变窄,耳周淋巴结肿痛。慢性者外耳道发痒,少量渗出物。外耳道皮肤增厚、皲裂、脱屑,分泌物积存,甚至可造成外耳道狭窄。

3. **坏死性外耳道炎(necrotizing otitis externa)**　是一种特殊的弥漫性外耳道炎。常引起外耳道骨髓炎和广泛的进行性坏死,可导致颞骨和颅骨骨髓炎,并发多发性神经麻痹,其中以面神经麻痹最为常见,可危及生命,故有"恶性外耳道炎(malignant external otitis)"之称,实际并非恶性肿瘤。该病常常有剧烈刺痛伴随耳漏,有较长的病程。患者多数是老年人和糖尿病患者,致病菌常为铜绿假单胞菌。严重者感染可侵及颞下窝,向蛛网膜下腔蔓延引起脑膜炎、脑脓肿、脑软化而死亡。

【治疗】

1. 应用抗生素控制感染。服用镇静、止痛剂。早期可局部热敷或作超短波透热等理疗。

2. 局部尚未化脓者用1%～3%酚甘油或10%鱼石脂甘油滴耳,或用上述药液纱条敷于患处,每天更换纱条2次。

3. 疖肿成熟后及时挑破脓头或切开引流。用3%过氧化氢溶液清洁外耳道脓液及分泌物。

4. 慢性者可用抗生素与糖皮质激素类(如泼尼松龙、地塞米松等)合剂、糊剂或霜剂局部涂敷,不宜涂太厚。

5. 积极治疗感染病灶如化脓性中耳炎。肉芽组织要进行清创,诊治全身性疾病如糖尿病等。

6. 对疑为坏死性外耳道炎者要及早作细菌培养和药物敏感试验,及早使用敏感抗生素,并纠正全身不良状况。

第七节　外耳道真菌病

外耳道真菌病(otomycosis external)是外耳道真菌感染性疾病。真菌易在温暖潮湿的环境生长繁殖,因此该病在我国南方气候湿热的省份多见。

【病因】

致病的真菌种类很多,以曲霉菌、青霉菌及念珠菌等较为常见。当外耳道进水或积存分泌物、长期用抗生素液滴耳等情况下,较易受真菌感染。

【临床表现】

与细菌感染不同,这类病症患者很少有耳痛发生。轻者无症状,仅检查时发现。一般有耳内发痒及闷胀感,有时奇痒,以夜间为甚。常继发于慢性化脓性中耳炎,合并细菌感染时可引起外耳道肿胀、疼痛和流脓。真菌大量繁殖时,可形成团块堵塞于外耳道内。检查见外耳道和鼓膜覆盖有黄黑色或白色粉末状或绒毛状真菌(图 2-6-7/文末彩图 2-6-7)。有状如薄膜或呈筒状的痂皮,除去痂皮后见患处略充血潮湿。合并细菌感染时,可有耳痛、流脓。

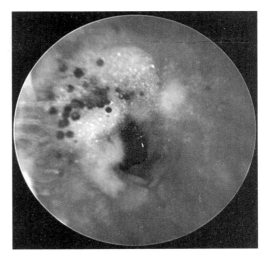

图 2-6-7　外耳道真菌

若将清除下的痂皮作涂片,加 1～2 滴 10% 氢氧化钠(钾)液,显微镜下可查见菌丝和孢子。亦可作真菌培养检查。

【预防】

保持外耳道干燥,外耳道进水后及时用棉签拭干。外耳道瘙痒或有少量分泌物时,可滴入 4% 硼酸乙醇溶液(该溶液对皮肤有轻微的刺激性,不宜长期使用)。合理使用抗生素滴耳液和激素。

【治疗】

行清创术清除肉芽、坏死组织脓液,用 1%～3% 水杨酸乙醇溶液或 1%～2% 麝香草酚乙醇溶液涂耳。也可用制霉菌素喷于外耳道或涂用咪唑类广谱抗霉菌药。根据真菌培养结果,选择敏感抗真菌药物。尽量保持外耳道干燥。一般不需要全身应用抗真菌药。

第八节　外耳道胆脂瘤

外耳道胆脂瘤(ear canal cholesteatoma)是阻塞于外耳道骨部的含有胆固醇结晶的脱落上皮团块,又称外耳道阻塞性角化病。其组织学结构同中耳胆脂瘤,但常混有耵聍碎屑。

【病因】

不明。可能与外耳道皮肤受到各种病变的长期刺激(如耵聍栓塞、炎症、异物、真菌感染等)而产生慢性充血,致使局部皮肤生发层中的基底细胞生长活跃,角化上皮细胞脱落异常增多有关,若其排出受阻,便堆积于外耳道内,形成团块。久之其中心腐败、分解、变性,产生胆固醇结晶,形成胆脂瘤。

【临床表现】

多发生于成年人,单侧多见,可侵犯双耳。典型的外耳道胆脂瘤形成于外耳道的底部,表现为局部死骨形成。无继发感染的小胆脂瘤可无明显症状。胆脂瘤较大时,可出现耳内堵塞感、耳鸣及听力下降。如继发感染可有耳痛、头痛,外耳道有分泌物,具臭味。检查见外耳道深部为白色或黄色胆脂瘤样物堵塞,其表面被多层鳞片状物质包裹。较大的胆脂瘤清除后可见外耳道骨质遭破坏、吸收,外耳道骨部明显扩大。鼓膜完整,可充血、内陷。巨大的外耳道胆脂瘤可破坏外耳道后壁进而侵犯中耳,广泛破坏乳突骨质,并发胆脂瘤型中耳乳突炎,也可引起周围性面瘫。

【诊断】

根据病史及外耳道内特征性的白色胆脂瘤团块即可作出诊断。病理学检查可确诊。注意和原发于中耳的胆脂瘤、外耳道癌及坏死性外耳道炎鉴别,必要时作颞骨 CT 扫描或乳突 X 线摄片(图 2-6-8)。

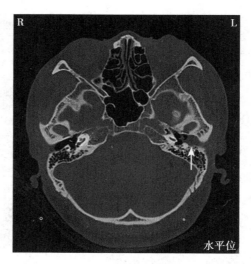

图 2-6-8　左侧外耳道胆脂瘤破坏外耳道后壁

【治疗】

1. 无合并感染的胆脂瘤较易取出,可用耵聍钩取出。

2. 合并感染时,应注意控制感染。但单纯地控制感染很难迅速奏效,只有全部或部分清除胆脂瘤后,方能促使炎症吸收。

3. 感染严重、取出十分困难者可在全麻及手术显微镜下进行,同时全身应用抗生素控制感染。术后应随诊观察,清除残余的或再生的胆脂瘤。

4. 当病变广泛时,需行外耳道成型术,有时甚至需行乳突切除术。

（吴　皓）

第七章 中耳炎性疾病

第一节 大疱性鼓膜炎

大疱性鼓膜炎(bullous myringitis)亦称出血性大疱性鼓膜炎(hemorrhagic bullous myringitis),是鼓膜及其相连续外耳道皮肤的急性炎症。常发生于病毒性上呼吸道急性感染的流行期,亦可散发。好发于儿童及青年人,无性别差异,多为单侧。

【病因】

一般认为,本病为病毒感染所致,如流感病毒、脊髓灰质炎病毒等。少数病例与肺炎支原体感染、药物或物理刺激以及变态反应有关。

【临床表现】

突发耳深部剧烈疼痛,可为胀痛或刺痛,大疱破裂后耳痛可减轻。伴耳闷胀感,可有轻度听力障碍。检查可见鼓膜及邻近外耳道皮肤充血,常于鼓膜后上方出现一个或多个淡黄色或紫色大疱;有时几个疱疹可融合成一个大疱。大疱位于鼓膜上皮层内,内含血液或血浆。大疱破裂时可流出少许血性渗出液,形成薄痂而渐愈。轻者疱疹内液体可被完全吸收。无鼓膜穿孔。

【诊断】

病前有感冒或流感史者,若鼓膜及邻近外耳道皮肤出现疱疹,即可诊断。应注意与一般急性鼓膜炎及急性化脓性中耳炎早期、特发性血鼓室以及由各种病因引起的蓝鼓膜鉴别。

【治疗】

治疗原则为抗病毒,缓解耳痛,防止继发感染。耳痛可服用止痛与镇静剂,耳部应用透热疗法可促进液体吸收,或在无菌操作下,将大疱刺破。局部应用抗生素滴耳液,全身使用抗生素治疗,以防继发细菌感染。

第二节 分泌性中耳炎

分泌性中耳炎(secretory otitis media)是以传导性聋及鼓室积液为主要特征的中耳非化脓性炎性疾病。冬春季多发,是儿童和成人常见的听力下降原因之一。中耳积液可为浆液性分泌液或渗出液,亦可为黏液。本病的命名除分泌性中耳炎外,以往还称其为非化脓性中耳炎、渗出性中耳炎、卡他性中耳炎、浆液性中耳炎、浆液黏液性中耳炎、中耳积液、胶耳(glue ear)等。本病可分为急性和慢性两种。急性分泌性中耳炎病程延续8周,若8周后未愈者即可称为慢性分泌性中耳炎;慢性分泌性中耳炎多由急性分泌性中耳炎迁延转化而来,亦可缓慢起病而没有急性中耳炎经历。

【病因】

多为上呼吸道感染所致,亦可由头颈部肿瘤放疗后而产生,目前认为咽鼓管功能障碍、中耳局部感染和变态反应等为其主要病因。

1. 咽鼓管功能障碍

(1)机械性阻塞:如儿童腺样体肥大、肥厚性鼻炎、鼻咽部肿瘤或淋巴组织增生、长期的后鼻孔及鼻咽部填塞等。

(2)功能障碍:司咽鼓管开闭的肌肉收缩无力,咽鼓管软骨弹性较差,咽鼓管软骨段的管壁容易发生塌陷,导致功能障碍。儿童咽鼓管短而宽,近于水平,易使鼻部和咽部的感染扩散至中耳,此为儿童分泌性中耳炎发病率高的解剖生理学基础之一。腭裂患者由于腭部肌肉无中线附着点,收缩功能不良,致使咽鼓管不能主动开放而易患此病。

咽鼓管黏膜的黏液纤毛传输系统功能障碍,包括表面张力受损和变态反应也是重要的致病因素之一。如头颈部肿瘤放疗后引起的分泌性中耳炎就是中耳和咽鼓管黏膜的黏液纤毛传输系统功能障碍所致。

2. **中耳局部感染**　过去曾认为分泌性中耳炎是无菌性炎症。现代研究发现,中耳积液中细菌培养阳性者高达 1/3 ～ 1/2,其中主要致病菌为流感嗜血杆菌和肺炎链球菌。细菌学和组织学检查结果以及临床征象表明,分泌性中耳炎可能是中耳的一种轻型的或低毒性的细菌感染。细菌产出的内毒素在发病机制中、特别是在病程迁延为慢性的过程中可能起到一定作用。

3. **变态反应**　儿童免疫系统尚未完全发育成熟,这可能也是儿童分泌性中耳炎发病率较高的原因之一。中耳积液中有炎性介质前列腺素等的存在,积液中也曾检出过细菌的特异性抗体和免疫复合物,以及补体系统、溶酶体酶的出现等,提示慢性分泌性中耳炎可能属于一种由抗感染免疫介导的病理过程。

4. **气压损伤**　飞行、潜水的急速升降亦可引发此病,临床上称为气压性中耳炎(参见相关章节)。

任何原因导致的全身或局部免疫功能低下,如:老年人、儿童、劳累过度、烟酒过度均可诱发分泌性中耳炎的发生。

【病理】

咽鼓管功能障碍时,外界空气不能进入中耳,中耳内原有的气体逐渐被黏膜吸收,腔内形成负压,引起中耳黏膜静脉扩张、淤血、血管壁通透性增强,鼓室内出现漏出液。如负压不能得到解除,中耳黏膜可发生一系列病理变化,主要表现为上皮增厚,上皮细胞化生,鼓室前部低矮的假复层柱状上皮变为增厚的纤毛上皮,鼓室后部的单层扁平上皮变为假复层柱状上皮,杯状细胞增多,分泌亢进,上皮下病理性腺体组织形成,固有层血管周围出现以淋巴细胞及浆细胞为主的圆形细胞浸润。疾病恢复期,腺体逐渐退化,分泌物减少,黏膜逐渐恢复正常。

中耳积液多为漏出液、渗出液和分泌液的混合液,因病程不同而以其中某种成分为主。一般认为病程早期为浆液性,后期为黏液性。中耳积液极为黏稠者称"胶耳",呈灰白或棕黄色,含大量蛋白质,如糖蛋白及核蛋白。

【临床表现】

1. **症状**

(1)听力减退:听力下降、自听增强。头位前倾或偏向健侧时,因积液离开蜗窗而听力改善(变位性听力改善)。小儿常因对声音反应迟钝,注意力不集中而就医。如一耳患病,另一耳听力正常,可长期不被察觉。

(2)耳痛:急性者可有隐隐耳痛,可为持续性,亦可为阵痛。慢性者耳痛不明显。

(3)耳鸣:多为低调间歇性,如"噼啪"声、嗡嗡声及流水声等。当头部运动或打呵欠、捏鼻鼓气时,耳内可出现气过水声。

(4)耳闷:耳内闭塞或闷胀感,反复按压耳屏后可暂时减轻。

2. **检查**

(1)鼓膜:急性者松弛部或全鼓膜充血内陷,表现为光锥缩短、变形或消失,锤骨柄向后上移位,锤骨短突明显外突。鼓室积液时鼓膜失去正常光泽,呈淡黄、橙红油亮或琥珀色。慢性者可呈灰蓝或乳白色,鼓膜紧张部有扩张的微血管。若液体未充满鼓室,可透过鼓膜见到液平面(图 2-7-1A)。液面状如弧形发丝,称为发状线,凹面向上,头位变动时,其与地面平行的关系不变。透过鼓膜有时尚可见到气泡(图 2-7-1B),咽鼓管吹张后气泡可增多。

(2)鼓气耳镜检查:鼓膜活动受限。

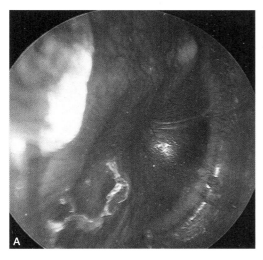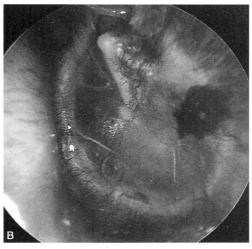

图2-7-1　分泌性中耳炎鼓室积液征象

A. 右分泌性中耳炎鼓室积液(鼓膜前上象限可见液平)；B. 左分泌性中耳炎鼓室积液(鼓膜前下象限可见积液和其中的气泡)

（3）听力检查：音叉试验及纯音听阈测试结果示传导性聋。听力损失程度不一，重者可达40dB HL左右。因积液量常有变化，故听阈可有一定波动。听力损失一般以低频为主，但由于中耳传声结构及两窗的阻抗变化，高频气导及骨导听力亦可下降，积液排出后听力即改善。声导抗图对诊断有重要价值，平坦型(B型)为分泌性中耳炎的典型曲线；负压型(C型)示咽鼓管功能不良，部分有鼓室积液。

（4）CT扫描：可见中耳腔有不同程度密度增高影，CT值大多为40Hu以下。

【诊断】

根据病史和临床表现，结合听力检查结果，诊断一般不难。诊断性鼓膜穿刺术可以确诊。

【鉴别诊断】

1. 鼻咽部肿瘤　分泌性中耳炎可能是鼻咽癌的首发症状，特别是对于慢性分泌性中耳炎应注意排除鼻咽癌。鼻咽部检查应为常规检查项目，对可疑病例，应行鼻咽部活检。鼻咽部CT或MR成像有较高的诊断价值。

2. 脑脊液耳漏　颞骨骨折或先天性缺损破裂并脑脊液耳漏而鼓膜完整者，脑脊液聚集于鼓室内，可产生类似分泌性中耳炎的临床表现。根据头部外伤史，鼓室液体的实验室检查结果及颞骨CT扫描、放射性核素扫描可资鉴别。脑脊液耳漏患儿可有反复脑膜炎感染史。

3. 胆固醇肉芽肿　胆固醇肉芽肿亦称特发性血鼓室，病因不明，可为分泌性中耳炎晚期并发症。鼓膜呈蓝色或蓝黑色。颞骨CT片见鼓室及乳突内有密度增高影。

4. 颈静脉体瘤　鼓室体瘤或颈静脉体瘤为血管性肿瘤，可突入鼓室。患者有搏动性耳鸣、听力减退。瘤体巨大者有明显骨质破坏，颞骨CT扫描有助于诊断。

【预防】

锻炼身体，防止感冒。进行卫生宣教，提高家长及教师对本病的认识，对10岁以下儿童可酌情行筛选性声导抗测试。积极治疗鼻、咽部疾病。

【治疗】

先保守治疗3个月，严格掌握手术指征。病因治疗，改善中耳通气引流及清除中耳积液为本病的治疗原则。

1. 非手术治疗

（1）抗生素：急性期可根据病变严重程度选用合适的抗生素。

（2）保持鼻腔及咽鼓管通畅：可用1%麻黄碱液和含有激素的抗生素滴鼻液交替滴鼻，每天3～4

次,注意一定要采用仰卧头低位的滴鼻体位。

(3)促纤毛运动及排泄功能:稀化黏素类药物有利于纤毛的排泄功能,降低咽鼓管黏膜的表面张力和咽鼓管开放的压力。

(4)糖皮质激素类药物:地塞米松或泼尼松等口服,作辅助治疗。

(5)咽鼓管吹张:慢性期可采用捏鼻鼓气法、波氏球法或导管法。

2. 手术治疗

(1)鼓膜穿刺抽液:成人局麻,小儿全麻。以针尖斜面较短的 7 号针头,在无菌操作下从鼓膜前下象限刺入鼓室,抽吸积液(图 2-7-2)。必要时可于 1~2 周后重复穿刺,亦可于抽液后注入糖皮质激素类药物。

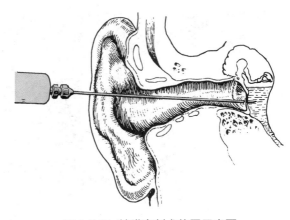

图 2-7-2 鼓膜穿刺术位置示意图

(2)鼓膜切开术:液体较黏稠,鼓膜穿刺不能吸尽时应作鼓膜切开术(图 2-7-3)。手术可于局麻(小儿全麻)下进行。用鼓膜切开刀在鼓膜前下象限作放射状或弧形切口,注意勿伤及鼓室内壁黏膜,同时吸净积液。

(3)鼓膜置管术和咽鼓管球囊扩张术:病情迁延不愈或反复发作者,中耳积液过于黏稠不易排出者,均可考虑作鼓室置管术,以改善通气引流,促使咽鼓管恢复功能。也可以考虑咽鼓管球囊扩张术促进咽鼓管功能恢复。

(4)长期反复不愈,CT 值超过 40Hu 者,应怀疑中耳乳突腔有肉芽组织等不可逆病变形成,应酌情行鼓室探查术做相应的处理。

(5)积极治疗鼻咽或鼻腔疾病:如腺样体切除术、鼻中隔矫正术、鼻息肉切除术等。扁桃体炎反复多次发作或过度肥大,且与分泌性中耳炎复发有关者,应作扁桃体切除术。

图 2-7-3 鼓膜切开术示意图
(1)、(2):切开部位

【并发症】

有些分泌性中耳炎可发展为粘连性中耳炎、鼓室硬化症、胆固醇肉芽肿和后天原发性中耳胆脂瘤等。

第三节 急性化脓性中耳炎

急性化脓性中耳炎(acute suppurative otitis media)是中耳黏膜的急性化脓性炎症,好发于儿童,冬春季多见,常继发于上呼吸道感染。

【病因】

主要致病菌为肺炎球菌、流感嗜血杆菌、溶血性链球菌、葡萄球菌等。较常见的感染途径有:

1. 咽鼓管途径

(1)急性上呼吸道感染:细菌经咽鼓管侵入中耳,引起感染。

(2)急性传染病:如猩红热、麻疹、百日咳等,可通过咽鼓管途径并发本病;急性化脓性中耳炎亦可为上述传染病的局部表现。此型病变常累及骨质,破坏听骨,酿成严重的坏死性病变。

(3)不当的捏鼻鼓气或擤鼻涕:游泳或跳水、不当的捏鼻鼓气或擤鼻涕以及咽鼓管吹张或鼻腔治疗等,细菌循咽鼓管进入中耳。

（4）婴幼儿咽鼓管解剖特点：婴幼儿咽鼓管管腔短、内径宽、鼓室口位置低，咽部细菌或分泌物易逆行侵入鼓室。例如，平卧哺乳时，乳汁及胃内容物可经咽鼓管逆流入中耳。

2. 外耳道鼓膜途径 鼓膜穿刺、鼓室置管、鼓膜外伤，致病菌由外耳道直接进入中耳。

3. 血行感染 极少见。

【病理】

感染初期，中耳黏膜充血水肿及咽鼓管咽口闭塞，鼓室内氧气吸收变为负压，血浆、纤维蛋白、红细胞及多形核白细胞渗出，黏膜增厚，纤毛脱落，杯状细胞增多。鼓室内有炎性渗出物聚集，逐渐转为脓性，鼓室内压力随积脓增多而增加，鼓膜受压而致血供障碍，鼓膜局限性膨出，炎症波及鼓膜，加之血栓性静脉炎，终致局部坏死溃破，鼓膜穿孔导致耳流脓。若治疗得当，局部引流通畅，炎症可逐渐消退，黏膜恢复正常，小的鼓膜穿孔可自行修复。

【临床表现】

1. 症状

（1）耳痛：多数患者鼓膜穿孔前疼痛剧烈，搏动性跳痛或刺痛可向同侧头部或牙齿放射，鼓膜穿孔流脓后耳痛减轻。

（2）听力减退及耳鸣：病程初期常有明显耳闷、低调耳鸣和听力减退。鼓膜穿孔排脓后耳聋反而减轻，原因是影响鼓膜及听骨链活动的脓液已排出。耳痛剧烈者，听觉障碍常被忽略。有的患者可伴眩晕。

（3）流脓：鼓膜穿孔后耳内有液体流出，初为脓血样，以后变为黏脓性分泌物。

（4）全身症状：轻重不一。可有畏寒、发热、倦怠、食欲减退。小儿全身症状较重，常伴呕吐、腹泻等类似消化道中毒症状。一旦鼓膜穿孔，体温很快恢复正常，全身症状明显减轻。

2. 体征

（1）耳镜检查：起病早期，鼓膜松弛部充血，锤骨柄及紧张部周边可见放射状扩张的血管。继之鼓膜弥漫性充血、肿胀、向外膨出，正常标志消失，局部可见小黄点。如炎症不能得到及时控制可发展为鼓膜穿孔。一般开始穿孔较小不易看清，穿孔处有搏动亮点，称之为"灯塔征"，实为脓液从该处涌出。坏死型者鼓膜迅速融溃，形成大穿孔。

（2）耳部触诊：乳突部可有轻微压痛，鼓窦区较明显。

3. 听力检查 多为传导性聋，少数患者可因耳蜗受累而出现混合性聋或感音神经性聋。

4. 血象 白细胞总数增多，中性粒细胞增加，鼓膜穿孔后血象渐趋正常。

【诊断】

根据病史及临床表现，诊断即可确立。

【鉴别诊断】

1. 急性外耳道炎、外耳道疖 主要表现为耳内疼痛、耳廓牵拉痛明显。外耳道口及耳道内肿胀，晚期局限成疖肿，鼓膜表面炎症轻微或正常。一般听力正常。

2. 急性鼓膜炎 大多并发于流感及耳带状疱疹，耳痛剧烈，听力下降不明显。检查见鼓膜充血形成大疱。一般无鼓膜穿孔。

【预防】

普及有关正确擤鼻涕及哺乳的卫生知识；积极防治上呼吸道感染和呼吸道传染病；有鼓膜穿孔或鼓室置管者避免参加游泳等可能导致耳内进水的活动。

【治疗】

治疗原则是控制感染，通畅引流，祛除病因。

1. 全身治疗 及早应用足量抗生素控制感染。一般可用青霉素类、头孢菌素类等药物。如早期治疗及时得当，可防止鼓膜穿孔。鼓膜穿孔后取脓液作细菌培养及药敏试验，参照其结果改用敏感的抗生素。全身症状重者给予补液等支持疗法。

2. 局部治疗

（1）鼓膜穿孔前：可用1%酚甘油滴耳，消炎止痛，含有血管收缩剂的滴鼻液滴鼻（仰卧悬头位），可改善咽鼓管通畅度,减轻局部炎症。如全身及局部症状较重,鼓膜明显膨出,经一般治疗后无明显减轻,可在无菌操作下行鼓膜切开术,以利通畅引流。对有耳廓后上区红肿压痛,怀疑并发急性乳突炎者,行 CT 扫描证实后应考虑行乳突切开引流术。

（2）鼓膜穿孔后:

1）清洗:先以 3% 过氧化氢溶液彻底清洗并拭净外耳道脓液或用吸引器将脓液吸净。

2）局部应用抗生素:抗生素水溶液滴耳,禁止使用粉剂,以免与脓液结块影响引流。

3）乙醇制剂滴耳:脓液减少、炎症逐渐消退时,可用 3% 硼酸乙醇甘油、3% 硼酸乙醇、5% 氯霉素甘油等滴耳。

感染完全控制、炎症彻底消退后,部分患者的鼓膜穿孔可自行愈合。

3. 病因治疗　积极治疗鼻腔、鼻窦、咽部与鼻咽部慢性疾病,如肥厚性鼻炎、慢性鼻窦炎、腺样体肥大、慢性扁桃体炎等,有助于防止中耳炎复发。

第四节　慢性化脓性中耳炎

慢性化脓性中耳炎(chronic suppurative otitis media)是中耳黏膜、骨膜或深达骨质的慢性化脓性炎症,以间断流脓、鼓膜紧张部穿孔和听力下降为特点,常因急性中耳炎未获恰当的治疗迁延而来。慢性化脓性中耳炎是耳科常见病,严重者可导致耳源性颅内、外并发症。

【病因】

多因急性化脓性中耳炎未及时治疗或治疗不当迁延为慢性;鼻腔、鼻窦及咽部的慢性疾病可导致中耳炎反复发作,经久不愈;全身抵抗力低下或病菌毒力过强及耐药菌感染可能使急性化脓性中耳炎迁延为慢性。常见致病菌为金黄色葡萄球菌、变形杆菌、铜绿假单胞菌、大肠埃希菌等。其中革兰阴性杆菌较多,可有两种以上细菌的混合感染,近年来无芽胞厌氧菌混合感染有逐渐增多趋势。还可伴发真菌感染,多为外耳道内真菌感染,中耳内的真菌感染很少见。

【病理】

黏膜充血、增厚,腺体分泌活跃,炎症细胞浸润等。轻微病变仅位于鼓室,但可累及中耳其他部位。炎症若超越黏膜上皮,侵犯骨质,可形成吸收性骨炎,造成骨质破坏。可伴有肉芽或息肉形成,形成广泛的组织粘连,甚至导致硬化灶形成,影响听骨链的振动。因为反复感染,细菌毒素长期作用,骨导阈值增高。在鼓膜穿孔的基础上,若有新生上皮卷入,可形成继发性胆脂瘤,但较少见。

【临床表现】

1. 症状

（1）反复流脓:流脓可反复发作,随着感染的控制脓液可消失,亦可因机体抵抗力下降等诱因再次流脓,甚至持续流脓。分泌物为黏脓性,如有肉芽组织生长偶可混有血迹。

（2）听力下降:多为传导性聋,轻者可无自觉症状,当组织粘连或听小骨破坏等病变严重时,气骨导差可至 40dB 以上,甚至会出现混合性聋。

（3）耳鸣:部分患者可有低调耳鸣,病史较长并有高调耳鸣提示内耳损伤。

2. 体征　鼓膜紧张部穿孔,大小不一,多为单发。残余鼓膜可有钙化(图 2-7-4A∕文末彩图 2-7-4A),亦可伴有穿孔缘周围的溃疡和肉芽组织生长(图 2-7-4B∕文末彩图 2-7-4B)。部分愈合的鼓膜则显菲薄,若有感染存在可明显增厚、充血,失去正常半透明状态。鼓室内壁黏膜可充血,甚至肿胀增厚,亦可形成肉芽、息肉由穿孔处凸入外耳道(图 2-7-4C∕文末彩图 2-7-4C)。外耳道与鼓室内可有脓性分泌物,应注意观察有无真菌感染。穿孔是鼓膜连续性的中断。中耳胆脂瘤造成的松弛部上皮凹陷和粘连并无鼓膜连续性的中断,其"松弛部穿孔"在多数情况下只是凹陷口,这与紧张部的穿孔不同(见第五节)。

3. 辅助检查

（1）听力检查:纯音听力测试为传导性聋或混合性聋,程度不一。

（2）颞骨 CT:轻者可无异常改变,严重者中耳内充满低密度影像,提示伴有黏膜增厚或肉芽形成。

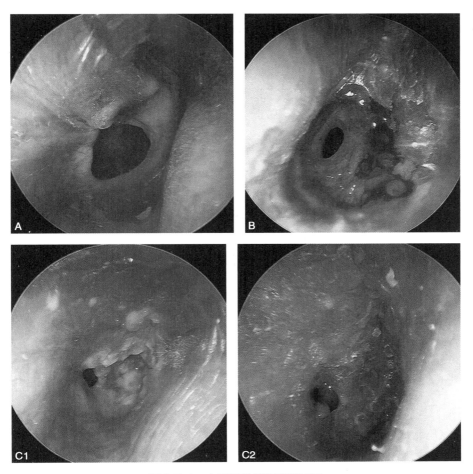

图 2-7-4　中耳炎鼓膜紧张部穿孔

A. 鼓膜大穿孔,有钙化(右);B. 鼓膜穿孔合并鼓膜溃疡和肉芽组织生长(右);C1:鼓膜穿孔,
其表面附有脓性分泌物(右);C2:C1 鼓膜清理后,见鼓室内肉芽组织经穿孔向外突出

【诊断】

根据病史与查体,尤其是耳镜检查,诊断不难,但应与一些疾病相鉴别。

【鉴别诊断】

1. **慢性鼓膜炎**　反复流脓,鼓膜表面有较多肉芽与溃疡,但无穿孔,颞骨 CT 亦正常,可予鉴别。常因未能清净脓汁而无法窥清鼓膜导致误诊。

2. **中耳癌**　中老年人好发,多为鳞状细胞癌。常有长期流脓史,近期有血性分泌物与耳痛,可有面瘫与张口困难。鼓室内或外耳道内有新生物,触之易出血。晚期有第Ⅵ、Ⅸ、Ⅹ、Ⅺ、Ⅻ脑神经症状。中耳 CT 可见局部腐蚀样骨质破坏,而非边缘钝化的压迫吸收,新生物活检有助于鉴别。

3. **结核性中耳乳突炎**　常继发于肺结核或其他部位的结核。起病隐匿,脓液稀薄,鼓膜紧张部大穿孔或多发性穿孔,有时可见苍白肉芽,听力损害明显,中耳 CT 示骨质破坏或死骨形成。肉芽活检或取分泌物涂片、培养多可确诊。

【治疗】

治疗原则为祛除病因、控制感染、清除病灶、通畅引流和改善听力。

1. **药物治疗**　引流通畅者以局部药物为主,急性发作时宜全身应用抗生素。

(1)局部用药:鼓室黏膜充血、水肿,分泌物较多时,给予抗生素溶液或抗生素与糖皮质激素混合液滴耳。鼓室黏膜湿润、脓液较少时,可用乙醇或甘油制剂等。

(2)局部用药注意事项:清除鼓室内分泌物是慢性化脓性中耳炎治疗成功的关键之一。用药前以3%过氧化氢溶液洗耳,洗净后再点药。忌用氨基糖苷类抗生素等耳毒性药物滴耳,以免引起听力下降。忌用粉剂,因其可能堵塞穿孔妨碍引流。尽量不用有色药物,以防影响局部观察。中耳腔内忌用含酚类、砷类腐蚀剂。

2. 慢性化脓性中耳炎的鼓室成形术　流脓停止耳内干燥后,鼓膜小的穿孔可自愈。穿孔不愈合应及时行鼓室成形术,彻底根治中耳慢性病变以保留或改善听力。如贴膜试验阳性,上鼓室和乳突无不可逆性炎性病变,可单纯行鼓膜修补术。鼓膜修补的材料有自体和灭活后的筋膜、骨膜及硬脑膜,自体颞肌筋膜取材方便被广泛使用。分离鼓膜等操作时必须动作轻、准,尽量减少对听骨链的触动以避免内耳损伤。对于贴膜试验弱阳性和阴性者,应在术中探查听骨链并酌情做听骨链重建后修补鼓膜。若乳突内有不可逆炎症病变则需处理乳突,方法同中耳胆脂瘤。鼓膜修补的方法有三种:

(1) 夹层(inlay)法:将外耳道后壁皮肤与骨壁分离,达鼓环时继续从鼓膜上皮层和纤维层之间分离达骨性外耳道前壁。将筋膜放入纤维层和上皮层之间后复位分离的上皮层和皮肤。优点:鼓膜为生理位置,不易出现鼓室粘连和鼓膜的浅表愈合;筋膜从上皮层和纤维层两面接受血液供应,方便固定,容易成活。要求术者具备一定的手术经验和技巧。

(2) 内贴(underlay)法:从鼓室内将筋膜与鼓膜黏膜面相贴,此法较简便易行。但仅从黏膜面接受血液供应,且容易与鼓室内壁相粘连。

(3) 外贴(overlay)法:去除鼓膜上皮层,在其上敷筋膜。单面接受血供,同时易形成鼓膜的浅表愈合;上皮去除不彻底,可形成鼓膜夹层胆脂瘤,已少有人主张使用。

第五节　中耳胆脂瘤

胆脂瘤作为一个独立的病理类型,在发生学上与化脓性中耳炎的细菌感染之间无直接的联系。因此,国际上将胆脂瘤作为一个独立的疾病进行分类。在化脓性中耳炎的分型中并未将胆脂瘤包括在内,在 Gates 中耳炎分类中仅将继发性胆脂瘤归于并发症范畴。

中耳胆脂瘤(cholesteatoma of middle ear)为非真性肿瘤,是角化的鳞状上皮在中耳内形成的囊性结构,中间常堆积白色脱落上皮组织。从胆脂瘤的来源可将其分为先天性和后天性两种。先天性胆脂瘤 congenitalcholesteatoma 系胚胎期外胚层组织迷走于颞骨形成囊肿,孤立存在于岩尖部、鼓室或乳突。后天性胆脂瘤为鼓膜或外耳道上皮陷入鼓室形成,多与感染有关。后天性胆脂瘤又分为后天原发性胆脂瘤和后天继发性胆脂瘤。后天原发性胆脂瘤在感染之前,鼓膜内陷形成囊袋。后天继发性胆脂瘤继发于炎症如鼓膜穿孔缘上皮翻入鼓室内形成。临床上继发性少见。

【发病机制】

后天性中耳胆脂瘤发病机制主要学说有:

1. 袋状内陷说　咽鼓管功能不良伴鼓室内负压。紧张部鼓膜内陷、粘连形成囊袋凸入上鼓室和乳突,形成粘连型中耳胆脂瘤,粘连部位多见于鼓膜后上方,也可见于全部紧张部鼓膜内陷;或反复炎症因素使位于中、上鼓室之间的鼓室隔处的黏膜、黏膜皱襞、韧带襞组织肥厚、粘连。如鼓前峡和鼓后峡以及咽鼓管上隐窝均闭锁,上鼓室和乳突腔将被封闭呈负压状态,导致松弛部鼓膜内陷形成上鼓室型胆脂瘤。后天原发性中耳胆脂瘤中,上鼓室型居多,但粘连型亦不少见。

2. 上皮移行学说　鼓膜穿孔边缘处上皮向鼓室翻入形成中耳胆脂瘤。

3. 鳞状上皮化生学说　炎症刺激使鼓室黏膜上皮化生为角化性鳞状上皮后形成胆脂瘤。

4. 基底组织增殖学说　外耳道深部和鼓膜上皮具有活跃的增殖能力,由于炎症刺激增殖形成胆脂瘤。

【病理】

胆脂瘤的母膜为囊壁,内壁为角化鳞状上皮,囊内充满脱落的上皮和胆固醇结晶。胆脂瘤的角化鳞状上皮较皮肤薄且缺乏毛囊、皮脂腺和皮下乳头层。囊壁外侧可见炎症细胞浸润和毛细血管增生。炎症的活动期细胞浸润增强、肉芽组织增生。胆脂瘤可破坏周围骨质,骨破坏呈压迫性吸收。骨破坏机制认为与下列因素有关:上皮下肉芽组织中的炎性细胞(巨噬细胞和单核细胞)吸收骨质,肉芽组织产生胶原酶和酸性磷酸酶的破骨机制;压迫造成缺血使骨质吸收;胆脂瘤母膜内感染而脱落的上皮分解产生脂肪酸有溶骨作用。

【临床表现】

1. **症状**　有自觉症状时与慢性化脓性中耳炎相似,均有耳流脓和听力下降,但常伴头不舒服、头痛、耳痛等症状。随着疾病的进展,可出现眩晕、面神经麻痹及其他颅内外并发症症状。

(1)耳流脓:脱落上皮内常因厌氧菌感染使脓汁奇臭。炎症重、有肉芽组织生长时,可有血性分泌物。脓量的多少决定于感染程度和袋口的引流状况。

(2)听力下降:传导性听力下降的程度与听骨链受累程度及鼓膜形态是否正常有关。有时破坏的听骨链被胆脂瘤组织代替连接,听力可接近正常。炎症累及内耳可引起骨导阈值上升和耳鸣。

(3)眩晕:迷路骨壁破坏形成迷路瘘孔,可因耳道压力改变发生眩晕(瘘管试验阳性);细菌毒素致迷路炎症也可产生眩晕。

(4)面神经麻痹:胆脂瘤压迫面神经或感染累及面神经可出现面神经麻痹的症状,发病初期行面神经减压手术预后良好。

(5)其他颅内并发症:由于抗生素普遍应用,颅内并发症发病率已明显减少,但仍有发生。由于预后严重,需紧急处理,仍应引起重视。

2. **体征**　通过对鼓膜的准确检查基本可以诊断中耳胆脂瘤,尤其是显微镜下观察鼓膜甚为重要。清除脓性分泌物和痂皮后,可见松弛部内陷袋入口(图2-7-5A)或紧张部鼓膜后上方内陷(图2-7-5B),并可见内陷袋内白色脱落上皮。外耳道内有息肉样肉芽时,深处往往有胆脂瘤存在。

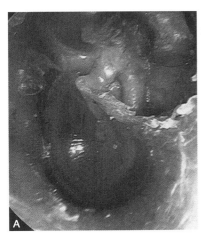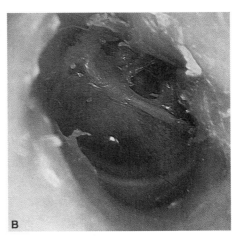

图2-7-5　中耳胆脂瘤(左)

A. 中耳胆脂瘤(上鼓室型);B. 中耳胆脂瘤(粘连型)

3. **辅助检查**

(1)纯音测听检查:呈传导性聋,但当合并迷路炎时可以出现混合性或感音神经性聋。

(2)颞骨CT扫描:上鼓室、鼓窦和乳突区有骨质破坏,边缘浓密整齐。可评价乳突气化程度、病变范围、听小骨破坏程度、面神经管状况、有无迷路瘘孔、颈静脉球高度等,为手术提供参考。

【诊断】

根据症状和检查诊断,应与慢性化脓性中耳炎和中耳恶性肿瘤相鉴别。有时上述疾病可与胆脂瘤共同存在,应予以注意。恶性肿瘤耳痛较重,早期骨质破坏且影像学表现为边界模糊的骨质破坏、肉芽不光滑等。必要时术前或术中行病理检查以资鉴别。

【治疗】

应尽早手术治疗。中耳胆脂瘤的手术治疗原则:彻底清除胆脂瘤及其他肉芽和炎性病变;努力保存和改善听觉功能;尽量保持外耳道的生理结构和功能。预期治疗目标:获得干耳;保持或改善听力;恢复正常的日常生活,如可以洗澡、游泳等,不必频繁到医院处理术腔。中耳胆脂瘤虽是手术的绝对适应证,但除合并颅内外并发症需要紧急手术之外,应择期手术。术前 1~2 周内进行门诊局部处理和治疗,显微镜下吸净内陷袋口处的上皮团块和钳除肉芽组织,充分引流可以有效地控制局部炎症,可降低手术难度并有助于提高疗效。努力保存和改善听力是鼓室成形术的基本要求,如对侧耳听力正常或稳定在实用听力水平,可以在去除病灶的同时积极争取提高听力。双耳均需手术一般先做听力更差的一侧;术耳为听力较好耳,尤其是对侧全聋要非常谨慎地对待,此时保护现有听力更为重要。

中耳胆脂瘤术式选择时需要考虑的因素很多,如胆脂瘤的分型、病变范围、有无并发症、咽鼓管功能、术耳甚至对侧耳听力状况、乳突气房发育情况、患者年龄、生活及社会背景、术者的经验、手术技能及手术器械状况等。应该根据患者的病情和术者的能力水平选择一种最佳治疗方案。

由于中耳胆脂瘤涉及乳突处理,基本手术方法为完壁式鼓室成形术和开放式鼓室成形术两大类以及由此派生而来的其他方法。

1. **完壁式鼓室成形术**　该术式的命名方式很多,如 CWU(canal wall up technique)、ICWT(intact canal wall technique)、CAT(combined approach tympanoplasty)、CMT(closed method tympanoplasty)等。其特征是在保留骨性外耳道后壁状态下去除病变后重建听骨链,修补鼓膜。经面神经隐窝入路(posterior tympanotomy)开放后鼓室,开放上鼓室并向前开放鼓室隔进入咽鼓管上隐窝(anterior tympanotomy)。从耳道掀起外耳道皮肤及鼓膜全层,经乳突将胆脂瘤完整剥离到鼓膜内陷口处剪除后残缘翻向外耳道。根据病变情况去除砧骨和锤骨头,鼓膜张肌肌腱尽量保留。完成听骨链重建后,用乳突皮质骨或软骨片修复内陷口位置的上鼓室外壁缺损,颞肌膜内贴或夹层法修补鼓膜。术后乳突腔内留置 2 枚引流管保持 1 周。本术式较高的复发率要求严格掌握适应证:

(1)上鼓室型胆脂瘤:上鼓室型胆脂瘤外耳道壁骨质破坏不严重者,粘连型胆脂瘤选择该术式应慎重。

(2)术中胆脂瘤母膜去除完整。

(3)乳突气房发育良好。

(4)小儿:由于耳道与颞骨处于发育中,尽量考虑该术式。

(5)阶段性手术:术后有条件定期随访并有二次手术的思想准备者。

(6)术者因素:术者有足够的耳显微外科经验和技能。

2. **开放式鼓室成形术**　最大限度地显露中耳结构,有利于去除病变,胆脂瘤复发率低是其优点。同样可以获得令人满意的听力改善结果。缺点是留有较大的乳突腔,易发生术后感染,需定期清理术腔,不利于术后佩戴助听器等。适应证:外耳道骨壁破坏严重;天盖低位,乙状窦前位;有颅内外并发症;由于各种原因无法定期随访及二次以上手术者。

3. **开放式乳突腔充填法鼓室成形术**　该术式是完成开放式鼓室成形术后,将乳突腔充填使之变小的一种方法。充填材料有自体材料,如乳突皮质骨块、骨粉、U 形肌骨膜瓣、Palva 皮瓣,耳廓软骨;还有人工材料如羟基磷灰石等。自体材料因取材方便而被广泛应用。皮质骨小块和骨粉同纤维蛋白胶搅拌后充填乳突腔,面神经管水平段稍上方充填至鼓环高度,保证术后鼓室腔的正常深度。有蒂组织瓣敷在充填物表面,可以有效地防止感染。本术式除了具备开放式的优点外,同时还具备如下特点:具有正常外耳道的自净功能;耳道较正常宽大,利于术后的观察和处理;消灭乳突含气腔,防止鼓膜内陷造成的胆脂瘤复发;充填后鼓室深度增加有利于鼓膜振动和防止与鼓岬粘连。禁忌证:有颅内并发症;乳突腔内胆脂瘤去除不彻底;乳突骨质有急性感染。

第六节　中耳炎后遗症

一、粘连性中耳炎(adhesive otitis media)

紧张部鼓膜极度内陷并与鼓岬和听小骨黏连,咽鼓管吹张亦难改变其黏连状态,伴有较明显的听力下降的中耳疾病。可以伴有感染,也可以不伴有感染。一般认为是中耳的炎性疾病,尤其是分泌性中耳炎长期迁延不愈并治疗不当或不充分造成的结果,粘连部位菲薄的上皮层与鼓岬骨壁之间,缺乏鼓膜的纤维层和正常的鼓室黏膜。这些原发性疾病显然与咽鼓管不良有密切关系,然而我们看到的典型的粘连性中耳炎往往咽鼓管功能是正常的。提示当咽鼓管功能恢复以后,虽然已经粘连的鼓膜不能自然恢复但亦不进展形成一个相对稳定的状态。此时鼓膜置管治疗无效,可以用助听器解决听力障碍或行鼓室成形术。如果咽鼓管功能不恢复或鼓室峡部闭塞致乳突腔负压,粘连于鼓岬的紧张部鼓膜会进一步加重粘连,并破坏听小骨、向上鼓室突入

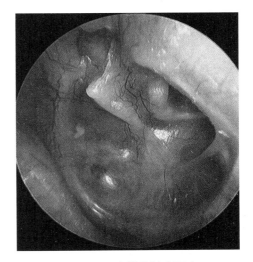

形成中耳胆脂瘤(详见中耳胆脂瘤)。不张性中耳炎(atelectatic otitis media)的特征是鼓膜的内陷或塌陷,符合咽鼓管功能不良状态持续时间较长、分泌性中耳炎迁延不愈,致鼓膜内陷,由于鼓膜萎缩变薄,失去张力和支撑,鼓室积液愈来愈少且黏稠但尚未达到不可逆的粘连状态。此时咽鼓管功能障碍应该是依然存在的,不然会趋于痊愈。鼓膜置管治疗有效,鼓室成形术应慎重。

图 2-7-6　左粘连性中耳炎

有学者将不张性中耳炎分为四型(Sade,1993):

(1)鼓膜轻度内陷。

(2)鼓膜内陷与砧骨粘连。

(3)鼓膜内陷与鼓岬粘连。

(4)鼓膜内陷与鼓窦粘连,伴有角化物聚集,胆脂瘤形成。

其实这更符合鼓膜粘连程度的分级,包含了上述与咽鼓管功能障碍相关的一系列疾病状态,很难说明一个单独的疾病。其中(3)符合典型的粘连性中耳炎(图2-7-6/文末彩图2-7-6),(4)则是属于中耳胆脂瘤。

二、中耳胆固醇肉芽肿(cholesterol granuloma)

发病原因不明,病理改变是中耳腔出现胆固醇结晶和继发的反应性肉芽组织,由于可以见到小儿分泌性中耳炎中极少部分病例可以出现蓝鼓膜,因此一般认为该病可能与咽鼓管功能障碍有关;但更多的咽鼓管功能障碍患者最终并不会形成该病。本病多见于成人。主要临床症状是听力下降,为较分泌性中耳炎略重的传导性耳聋。体征是蓝鼓膜或深褐色鼓膜,鼓膜被肉芽组织累及出现穿孔,可有褐色分泌物流出。追问病史多有自幼或常年中耳炎病史。胆固醇肉芽肿可局限于乳突或中耳的某些气房,也可侵犯整个中耳。颞骨 CT 扫描可见鼓室及乳突内软组织影,少数有骨质破坏。需与蓝鼓膜的疾病相鉴别,如:颈静脉球高位、中耳副神经节瘤、外伤性血鼓室和中耳血管瘤等。治疗比较棘手,单纯鼓膜置管疗效不理想且有分泌物过多之虞。手术后亦可复发。

三、鼓室硬化症(tympanosclerosis)

中耳黏膜在慢性炎症的长期刺激下,鼓膜和鼓室黏膜发生一系列的病理变化。鼓膜的病变部位在纤维层,其特征是鼓膜出现白色斑块和中耳黏膜下结节样沉积(见图2-7-4A)。发生在中耳黏膜下层的钙盐和磷酸结晶沉积,可发生透明样变化,并可能有新骨(new bone)形成。如果听骨及听骨链周围有钙质沉积发生,将引起传导性听力下降。手术治疗:手术修补鼓膜穿孔,同时术中谨慎去除卵圆窗和镫骨周围硬化灶;镫骨固定严重者,可术后戴助听器或二期做镫骨手术。

四、隐匿性中耳炎(latent otitis media)

一种非化脓性肉芽性中耳炎,可能是急性中耳炎的后遗症,无鼓膜穿孔,中耳腔或乳突内有慢性炎性肉芽组织。

(姜学钧)

第八章 耳源性颅内、外并发症

第一节 概 述

急、慢性中耳乳突炎极易向邻近或远处扩散,由此引起的各种并发症,称为"耳源性并发症"(otogenic complications)。耳源性并发症的部位分为颅内和颅外两大类,其中最危险的是颅内并发症,常常危及患者生命,是耳鼻咽喉头颈外科的危急重症之一。

【病因】

主要与以下因素有关:

1. 骨质破坏 中耳乳突骨质破坏最多见于中耳胆脂瘤,导致相邻结构感染从而出现并发症,化脓性中耳炎少见。

2. 机体抵抗力差 严重的全身慢性疾病(糖尿病、结核病等)、长期营养不良、年老体弱或儿童等抵抗力较差者,中耳感染易扩散而出现并发症。

3. 致病菌毒力强 致病菌对常用抗生素不敏感或已产生抗药性,是引起中耳炎并发症的原因之一。致病菌主要为革兰阴性杆菌,如变形杆菌、铜绿假单胞菌、大肠埃希菌或副大肠埃希菌、产气杆菌等;也可出现球菌或两种以上致病菌混合感染。

耳源性并发症的感染扩散途径有以下几种(图 2-8-1):

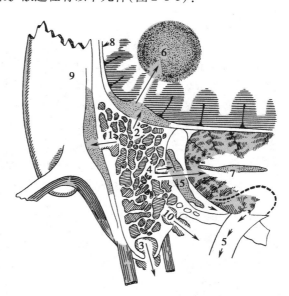

图 2-8-1 耳源性并发症感染扩散途径示意图
1. 耳后骨膜下脓肿;2. 硬脑膜外脓肿;3. 颈深部脓肿(二腹肌外);4. 乙状窦周围脓肿;5. 乙状窦血栓性静脉炎;6. 脑脓肿;7. 小脑脓肿;8. 颞叶硬脑膜;9. 骨膜;10. 颈深部脓肿(二腹肌内)

1. 通过骨壁缺损区扩散 当鼓室、鼓窦、乙状窦骨壁以及窦脑膜角骨壁破坏时,感染可向颅内蔓延。乳突外壁或乳突尖内侧骨壁穿孔,脓液可循此流入耳后骨膜下或颈深部,在局部形成脓肿。半规管或鼓岬遭破坏,细菌及其毒素可循此向内耳扩散,导致各种迷路炎。面神经骨管被破坏,常常引起耳源性面瘫。此外,外伤(如颞骨骨折)或手术形成的内耳通道(如内耳开窗术、镫骨足板松动)亦可成为感染的传播途径。

2. **经解剖通道或未闭骨缝扩散**　细菌和毒素可经小儿尚未闭合的骨缝(如岩鳞缝)向颅内扩散,亦可循耳蜗水管、前庭水管、内耳道等正常解剖途径向颅内播散;先天性内耳畸形如内耳道与内耳相通、先天性脑脊液耳漏,也可提供进入内耳及颅内的通道。脑膜炎则可循通道按相反方向侵犯迷路,造成全聋和耳蜗骨化。

3. **经血行途径扩散**　中耳黏膜内的小血管、乳突导血管及骨小管中的小静脉,可与脑膜,乃至脑组织表面的血管沟通,中耳感染可由此经血流,或经血栓性静脉炎蔓延至颅内。化脓性中耳炎伴发的脓毒败血症尚可引起远处脏器的化脓性感染,如肺炎、肺脓肿、肝脓肿等。

【分类】

中耳炎症引起的并发症分为颅内并发症、颞骨内并发症和颅外并发症三类,临床上常常将颞骨内并发症归入颅外并发症。

1. **颅内并发症**　硬脑膜外脓肿、硬脑膜下脓肿、化脓性脑膜炎、脑脓肿和乙状窦血栓性静脉炎等。

2. **颅外并发症**　耳后骨膜下脓肿、耳下颈深部(Bezold 和 Mouret)脓肿、岩尖炎、岩锥炎、迷路炎、周围性面瘫等。

【诊断】

由于抗生素的应用,耳源性颅内并发症的症状常常不典型。所以必须根据病史、症状、检查,结合影像学检查综合分析和诊断。颅内并发症的发生有许多特征应加以注意。

1. 中耳炎患者出现精神萎靡,尤其出现表情淡漠,常常是耳源性颅内并发症的首发症状。

2. 慢性化脓性中耳炎,脓液突然减少或突然增多,同时伴耳痛、持续性头痛及全身不适、发热等。

3. 脑膜刺激症状、颅内压增高表现、脑神经麻痹表现以及中枢局灶性定位体征,眼底改变、腰穿及脑脊液改变。

4. 乳突区红肿压痛、颈部呈硬条索状。

5. CT 扫描可见乳突骨质破坏或天盖破坏。CT 和 MRI 增强扫描可以确定并发症的范围和类型。

【治疗】

耳源性并发症的治疗原则:

1. **乳突开放术**　仔细检查鼓室盖、鼓窦盖和乙状窦骨板,对于硬膜外脓肿或血栓性静脉炎,应清除坏死的骨板,直到外观正常的硬脑膜为止。

2. **抗生素**　根据细菌学培养结果,用足量的能够穿透血脑屏障的抗生素或两种以上抗生素联合用药,以静脉滴注给药为主。

3. **脓肿处理**　穿刺、冲洗、引流或脓肿切除等。

4. **支持疗法**　根据病情需要给予补液、输血或血浆以及复合氨基酸、白蛋白等。

5. **对症治疗**　颅内高压者用脱水疗法,如每次 20% 甘露醇 1~2g/kg 快速静脉滴注,或 50% 葡萄糖 40~60ml 推注。糖皮质激素如地塞米松 10~20mg/d,静脉滴注。

第二节　颅内并发症

一、硬脑膜外脓肿

硬脑膜外脓肿(extradural abscess)系发生于颅骨骨板与硬脑膜之间的脓液蓄积,是最常见的耳源性颅内并发症,约占其1/3,部分硬脑膜外脓肿无症状而在乳突手术中被发现。颞叶硬脑膜外脓肿位于鼓室盖、鼓窦盖与硬脑膜之间。

【感染途径】

急、慢性化脓性中耳炎引起骨壁的缺损,炎症循骨缺损区侵入颅内,在硬脑膜与骨板之间形成脓肿。岩锥炎及化脓性迷路炎扩散亦可导致硬脑膜外脓肿。

【病理】

局部硬脑膜因感染而充血、肿胀、增厚,纤维蛋白渗出及炎性细胞浸润。炎性渗出物蓄积在硬脑膜与颅骨骨板之间,形成脓肿。脓肿周围可因肉芽组织包绕而局限化,当机体抵抗力较强,无急性炎症发作时,脓肿可潜伏较久而无明显症状。若脓肿扩散,可引起硬脑膜下脓肿、脑膜炎、脑脓肿等。

【临床表现】

取决于脓肿的大小和发展速度,小脓肿多无特殊的症状和体征。当脓肿较大和发展较快时,可有病侧头痛,多为局限性和持续性剧烈跳痛,体温多不超过38℃。若脓肿大、范围广,刺激局部脑膜、引起颅内压增高或压迫局部脑实质者,则可出现全头痛,但仍以病侧为著,并出现相应的脑膜刺激征或局灶性神经定位体征;若脓肿位于岩尖,可有岩尖综合征(三叉神经和展神经受累)和轻度面瘫。

【治疗】

一经确诊,应立即行乳突探查术,清除中耳乳突病变组织并详细检查鼓室盖、鼓窦盖、乳突盖及乙状窦骨板;循骨质破坏区向周围扩大暴露硬脑膜,排尽脓液,通畅引流。对硬脑膜增厚、表面有肉芽者,应扩大暴露范围,直至到达外观正常的硬脑膜。用双极电凝处理炎性肉芽后,再从脑膜及乙状窦壁上剥离切除。

二、耳源性脑膜炎

耳源性脑膜炎(otogenic meningitis)是指中耳炎症并发的弥漫性蛛网膜、软脑膜的急性化脓性炎症。局限性脑膜炎系指局部蛛网膜与软脑膜之间的化脓性病变,又称硬脑膜下脓肿。

【感染途径】

中耳感染既可通过概论中所述各种途径直接侵犯软脑膜和蛛网膜,亦可通过化脓性迷路炎、岩锥炎、硬脑膜外脓肿、乙状窦血栓性静脉炎、脑脓肿等其他耳源性并发症,间接引起软脑膜炎。

【临床表现】

1. **全身中毒症状**　高热、头痛、喷射状呕吐为主要症状,起病时可有寒战、发热,体温可高达39~40℃,晚期体温调节中枢受累,体温可达41℃。脉搏频速,与体温一致。血白细胞增多,多形核白细胞增加。

2. **颅压增高征**　剧烈头痛,部位不定,可为弥漫性全头痛,以后枕部为重。喷射状呕吐,与饮食无关。小儿可有腹泻、惊厥。可伴精神及神经症状如易激动,全身感觉过敏,烦躁不安,抽搐;重者嗜睡、谵妄、昏迷。发生脑疝时可出现相关的脑神经麻痹,晚期可出现潮式呼吸(Cheyne-Stokes respiration),大小便失禁。可因脑疝导致呼吸循环衰竭而死亡。

3. **脑膜刺激征**　颈有抵抗或颈项强直,甚者角弓反张。抬腿试验(Kernig sign)及布鲁津斯基征(Brudzinski sign)阳性。如锥体束受累可出现锥体束征,如浅反射(腹壁反射、提睾反射等)减弱,深反射(膝反射、跟腱反射等)亢进,并出现病理反射。

4. **脑脊液改变**　压力增高,混浊,细胞数增多,以多形核白细胞为主,蛋白含量增高,糖含量降低,氯化物减少。脑脊液细菌培养可为阳性,致病菌种类与耳内脓液细菌培养相同。

【鉴别诊断】

1. **流行性脑膜炎**　流行季节,流行病史,皮肤、黏膜瘀斑和出血点等有助于鉴别。脑脊液细菌培养,流行性脑膜炎为脑膜炎双球菌,耳源性者则为其他致病球菌或杆菌。

2. **结核性脑膜炎**　起病缓慢,可伴有结核性中耳乳突炎或其他部位的结核病灶。脑脊液检查有助于鉴别,细胞计数以淋巴细胞为主,抗酸染色可找到结核分枝杆菌。

3. **良性复发性脑膜炎**　多见于小儿。特点为症状较轻,容易复发,脑脊液中可查到上皮细胞和单核细胞。

4. **其他**　尚有病毒性、原虫性、真菌性、梅毒性脑膜炎,需注意鉴别。

〖治疗〗

1. **抗感染**　足量广谱抗生素控制感染,酌情应用糖皮质激素。
2. **原发灶处理**　在全身情况允许的前提下,急诊行乳突切开术,清除病灶,通畅引流。
3. **支持疗法**　保持水和电解质平衡,颅压高时应降颅压,控制液体输入量,必要时用高渗脱水药。

三、耳源性脑脓肿

耳源性脑脓肿(otogenic brain abscess)是化脓性中耳乳突炎并发脑白质内局限性积脓。耳源性脑脓肿占各种脑脓肿的80%,小脑脓肿几乎全为耳源性。脓肿多位于大脑颞叶,小脑次之,亦可两者同时存在。常为单发性,可为多房性。致病菌以杆菌(如变形杆菌、铜绿假单胞菌等)为主,可出现金黄色葡萄球菌、溶血性链球菌感染,亦有混合感染者。

〖感染途径〗

细菌直接通过骨质侵蚀破坏的鼓室盖、鼓窦盖导致大脑颞叶脓肿,这种脓肿多为单发性,位于同侧颞叶。也可经乳突天盖或乙状窦骨板缺损,侵入颅后窝形成小脑脓肿。少数耳源性脑脓肿可因感染经血行播散入脑,形成多发性的脑脓肿,且距原发灶较远。

脑脓肿也可由硬脑膜外脓肿、硬脑膜下脓肿或乙状窦周围脓肿侵入脑组织引起。化脓性迷路炎经内淋巴管、内淋巴囊或内耳道向颅内发展多引起小脑脓肿。

〖病理〗

脑脓肿的形成一般可分3个阶段:

1. **局限性脑炎期**　发病初期,脑白质病灶区周围血管扩张,炎性细胞浸润,中心脑组织坏死、液化,周围脑组织水肿。
2. **化脓期**　病变局限化,病灶区组织在坏死、液化的基础上,融合形成脓肿,周围为薄层炎性肉芽组织、新生血管和水肿的脑组织。脓肿与周围脑组织间无明确界限。
3. **包膜形成期**　脓肿形成后,来自脑膜和血管壁的成纤维细胞、肉芽组织和周围的神经胶质细胞在脓肿周围形成包膜。脓肿逐渐增大时,出现颅内压增高和局灶性脑功能障碍。颅内高压可使脑组织发生移位,形成脑疝,导致呼吸、心搏骤停而突然死亡。脓肿较大时,可向附近的脑室或蛛网膜下腔溃破,形成严重的脑室炎和脑膜炎。

〖临床表现〗

典型病例临床表现可分为4期。

1. **初期(起病期)**　历时数天,数天后进入潜伏期。有轻度脑膜刺激征。脑脊液中细胞数及蛋白量轻度或中度增加。血象:中性粒细胞增多,核左移。此期可被误诊为慢性化脓性中耳炎急性发作,突然发生寒战、高热、头痛、恶心呕吐及轻微颈强直。
2. **潜伏期(隐匿期)**　历时10天至数周,相当于病理过程的化脓局限阶段。此期症状不定,可有轻度不规则的头痛、乏力、反应迟钝、食欲减退、不规则低热、精神抑郁、少语、嗜睡或易兴奋等。
3. **显症期**　历时长短不一。此期为脑脓肿扩大期,颅内压随之增高,出现下列各种症状:

(1)一般症状:常以表情淡漠、反应迟钝、精神萎靡,甚至嗜睡为首发临床症状。可有午后低热或高热,部分患者有食欲减退或亢进,便秘。

(2)颅内高压症状:①头痛多始于病侧,可扩展到全头,前额或后枕部最著。头痛多为持续性,常于夜间加剧而惨叫不止。②呕吐为喷射状,与饮食无关。③不同程度意识障碍。④脉搏迟缓,与体温不一致。⑤可出现视盘水肿。⑥其他:如频频打呵欠,频繁的无意识动作(挖鼻、触弄睾丸等),性格与行为改变等。

（3）局灶性症状：出现可早可晚，亦可不明显。

1）大脑颞叶脓肿（图2-8-2）：惯用右手者言语感觉中枢在左侧大脑颞叶后部，如被侵及可发生命名性失语症（有时可说出物品的用途而不能正确说出其名称）。脓肿侵及脑皮质运动区可引起对侧下2/3面部和上、下肢体瘫痪。累及视辐射时可出现同侧偏盲（多因病情重视野不易详查，难以发现），病侧动眼神经受累可出现瞳孔散大等改变。

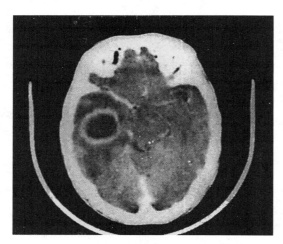

图2-8-2   大脑颞叶脓肿CT图像

2）小脑脓肿：占位性体征主要为同侧肌张力减弱，共济失调，站立不稳，行走时步态蹒跚易向病侧倾倒。轮替试验失常，快速指鼻试验不能准确进行，眩晕与眼球震颤两者强弱不协调。中枢性眼震，程度多因脓肿增大而加重，眼震呈多样性，可为不规则眼震，方向多变，也可呈外周性眼震表现。可有颅内压增高征及视盘水肿等。

4. 终末期   患者常突然或逐渐陷入深度昏迷，出现呼吸及心跳停止而死亡。脑脓肿可破入蛛网膜下腔，引起弥漫性脑膜炎，或破入脑室，导致暴发性脑膜炎、脑室炎；大脑颞叶脓肿可引起小脑幕切迹疝，小脑脓肿可发生枕骨大孔疝，两者均可损害脑干生命中枢，使昏迷加深、血压升高、脉搏减弱、对侧肢体偏瘫、瞳孔散大。

【诊断】

1. 中耳炎和中耳胆脂瘤病史。

2. 脑脓肿的临床症状。

3. 颅脑CT或MRI检查，可显示脓肿的大小、位置、数目、脑室受压等情况。

4. 眼底检查视盘可出现水肿。

【鉴别诊断】

注意与脑积水、脑肿瘤鉴别。耳源性脑积水分为交通性及梗阻性两种，而以交通性脑积水多见。脑积水以颅内压增高为主要症状，全身症状较轻，无局灶性症状。颅脑CT扫描或MRI可资鉴别。脑肿瘤发展缓慢，无化脓性中耳炎病史及颅内感染症状。

【治疗】

1. 早期应用足量广谱抗生素   采用抗革兰阴性菌及厌氧菌的药物联合静脉滴注，待细菌学检查结果明确后，参照检查结果选用相应的抗生素。

2. 手术治疗

（1）乳突探查术及脓肿穿刺术：术中若发现鼓窦盖、鼓室盖或乙状窦板有破坏，应扩大暴露至正常界限。天盖完整时应磨开骨壁探查，暴露颞叶或小脑硬脑膜。硬脑膜充血、增厚、肉芽形成，张力大，脑搏动消失等是脑脓肿的可疑征象。颅内压高，病情重，有脑疝危象者，可与神经外科合作，先钻颅穿刺抽脓，或作侧脑室引流术，待颅内压降低后再作乳突手术。若患者情况允许也可一次性行乳突手术。

（2）脓肿处理：①穿刺抽脓：可在严格消毒后经乳突术腔穿刺抽脓。为便于术后引流，彻底排脓，穿刺点应定在脓肿的下部或底壁，穿刺时，针体一旦刺入颅内，针头不能再改变方向，如需改变针头方向，必须退出针体重新穿刺。②切开引流：适用于脓肿表浅，已形成硬脑膜脓瘘者。③脓肿摘除：脓肿包膜较厚，经反复穿刺抽脓无效，或多房性脓肿、多发性脓肿等，均应开颅予以摘除。

3. 支持疗法及水和电解质平衡   患者因频繁的呕吐、长期静脉输入葡萄糖以及脱水疗法等，常可出现水和电解质紊乱。应根据病情及血电解质检查结果，及时补充液体，纠正酸中毒或碱中毒，预防低钾或低钠综合征。

4. 处理颅内压增高　可用脱水疗法以降低颅内压,如用50%葡萄糖与20%甘露醇,静脉交替注射;糖皮质激素可减轻脑水肿,酌情适量静脉注射。

5. 处理脑疝　出现脑疝或脑疝前期症状时,立即静脉推注20%甘露醇等脱水剂,气管插管,给氧,人工呼吸,并紧急作脑脓肿穿刺术,抽出脓液,必要时可先行侧脑室引流以降低颅内压,然后再作脓肿穿刺抽脓。

四、乙状窦血栓性静脉炎

乙状窦血栓性静脉炎(thrombophlebitis of the sigmoid sinus)为伴有血栓形成的乙状窦静脉炎,是常见的耳源性颅内并发症。

【感染途径】

中耳乳突的化脓性病变,通过直接或间接途径,侵入乙状窦周围,累及窦壁,出现乙状窦血栓性静脉炎。

【病理】

乙状窦感染后,炎症首先发生在乙状窦周围,局部炎症可形成乙状窦周围脓肿,并使窦壁增厚、粗糙,继而在窦腔内形成感染性血栓。血栓逐渐增大,完全堵塞窦腔,称闭塞性血栓。乙状窦内的血栓尚可向上、下两端扩展,向下可延伸至颈静脉球、颈内静脉;向上可达岩上窦、岩下窦、矢状窦、横窦及海绵窦等。带菌的栓子脱落,可随血流向全身播散,引起远隔脏器的化脓性疾病及脓毒败血症。乙状窦血栓性静脉炎向邻近组织扩散,可引起硬脑膜下脓肿、脑膜炎、小脑脓肿等。感染得到控制后,血栓发生机化,以后因血管新生,窦腔可重新不全贯通。

【临床表现】

1. 全身症状　典型病例出现明显的脓毒血症,表现为寒战后高热(体温可达40～41℃)、剧烈头痛、恶心和全身不适,2～3小时后大汗淋漓,体温骤退,每天可发生1～2次,形似疟疾;少数患者发热持续在38～39℃,甚至低热或不发热,但头痛普遍存在,如果颅内静脉回流障碍,可有颅内高压症。

2. 局部症状及体征　出现病侧耳痛与剧烈头痛、枕后及颈部疼痛。感染波及乳突导血管、颈内静脉及其周围淋巴结时,乳突后方轻度水肿,同侧颈部可触及条索状物,压痛明显。

3. 实验室检查　血白细胞明显增多,多形核白细胞增加;红细胞及血红蛋白减少。寒战及高热时抽血,可培养出致病菌。脑脊液常规检查多正常。

4. Tobey-Ayer试验　腰椎穿刺,测脑脊液压力。先压迫健侧颈内静脉,此时脑脊液压力迅速上升,可超出原来压力1～2倍。然后压迫病侧颈内静脉,若乙状窦内有闭塞性血栓,则脑脊液压力不升或仅升高0.1～0.2kPa,此现象称Tobey-Ayer试验阳性。阴性者不能排除本病,因为此时窦内血流径路可发生改变。

5. 眼底检查　可出现病侧视盘水肿,视网膜静脉扩张。压迫颈内静脉观察眼底静脉的变化,若压迫颈内静脉时眼底静脉无变化,表明颈内静脉有闭塞性血栓,此法称Growe试验。

【诊断】

1. 化脓性中耳炎或中耳胆脂瘤感染病史。

2. 周期性发作的畏寒、寒战、高热等典型症状。

3. CT、MRI、血管造影术尤其是数字减影血管造影证实静脉窦的血栓形成和范围。

4. 通过血液涂片查疟原虫或肥达(Widal)试验等实验室检查,可与疟疾、伤寒鉴别。

【治疗】

以手术治疗为主,辅以足量抗生素及支持疗法。

1. 应尽早行乳突切开术,探查乙状窦,如乙状窦壁有周围脓肿和坏死穿刺无回血,应切开乙状窦壁,吸除感染血栓,通畅引流。如单纯血栓,无明显感染,可不切开窦壁。

2. 如乳突术中已将全部病灶彻底清除,而术后症状不见减轻,血中红细胞及血红蛋白继续下降,或病侧颈部压痛明显,或出现转移性脓肿时,应行病侧颈内静脉结扎术,以防感染继续播散。

3. 对贫血患者,予以输血等支持疗法。

第三节　颅外并发症

一、耳后骨膜下脓肿

脓液通过破坏或缺损的骨壁或乳突尖部骨皮质,流入耳后骨膜下,形成耳后骨膜下脓肿(postauricular subperiosteal abscess)。儿童或乳突气化良好者多见,中耳胆脂瘤型伴感染者易发生。

【临床表现】

1. 中耳炎或中耳胆脂瘤病史。

2. 有耳痛、高热和全身不适等症状,儿童尤为明显。

3. 检查见耳后红肿,明显隆起,触之有波动,肿胀多位于耳廓后上方,耳廓向前下方耸起,耳后沟消失。

4. 脓肿诊断性穿刺,可抽出脓液。脓肿穿破骨膜和皮肤,可形成窦道或瘘管。

【治疗】

1. 并发于急性乳突炎者,行单纯乳突切开术。

2. 并发于慢性化脓性中耳乳突炎者,应视具体情况,行乳突根治术或改良乳突根治术及鼓室成形手术。

3. 应用适当的抗生素。

二、颈部贝佐尔德脓肿

乳突尖部气房发育良好时,乳突尖内侧骨壁一般较薄。若乳突蓄脓,可穿破该处骨壁,脓液循此溃破口流入胸锁乳突肌深面,在颈侧形成脓肿,称贝佐尔德脓肿(Bezold abscess)。

【临床表现】

1. 中耳炎或中耳胆脂瘤病史。

2. 同侧颈部疼痛,运动受限;颈部相当于乳突尖至下颌角水平处肿胀,压痛明显。由于脓肿位于胸锁乳突肌深面,故波动感不明显。

3. 若穿刺抽出脓液,即可确诊。

4. 感染向下蔓延,可引起纵隔炎或纵隔脓肿。

本病应与 Mouret 脓肿鉴别:乳突尖骨质溃破区位于二腹肌沟处,炎性渗出物沿二腹肌向咽旁隙扩散,所形成的颈深部脓肿称 Mouret 脓肿。

【治疗】

1. 乳突探查术中注意彻底清除乳突尖部残余气房及病变组织。

2. 及早经胸锁乳突肌前缘切口,行脓肿切开引流术。

三、迷路炎

迷路炎(labyrinthitis)是化脓性中耳乳突炎较常见的并发症。按病变范围及病理变化可分为局限性迷路炎、浆液性迷路炎及化脓性迷路炎三个主要类型。

(一)局限性迷路炎(circumscribed labyrinthitis)

亦称迷路瘘管(fistula of labyrinthitis)。多因胆脂瘤或慢性骨炎破坏迷路骨壁,以致局部产生瘘管,使中耳与迷路骨内膜或外淋巴隙相通(图2-8-3)。

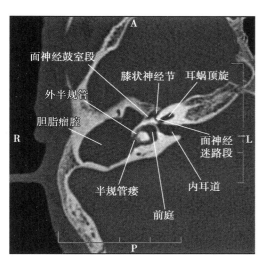

图 2-8-3　CT 显示右侧外半规管瘘

面神经鼓室段
膝状神经节　耳蜗顶旋
外半规管
胆脂瘤腔
面神经迷路段
半规管瘘
内耳道
前庭

【病理】

炎症使前庭和半规管（外半规管多见）的骨壁局部缺损，骨内膜完整，瘘管不与外淋巴隙相通。受到炎性或物理性刺激时出现眩晕症状。如骨内膜被炎症破坏，瘘管即与外淋巴隙接触。炎症再进一步发展，瘘管即与外淋巴隙沟通，随时可发展成浆液性迷路炎。此时如中耳炎症得到控制，病灶已被清除，迷路炎可获痊愈，并保留一部分听力。否则，进一步即发展为化脓性迷路炎，形成"死迷路"。少数瘘管可因新骨生成而自行愈合。如果瘘管位于鼓岬，因耳蜗区的外淋巴隙较宽大，炎症易扩散而发展为弥漫性迷路炎。

【临床表现】

1. 中耳炎或中耳胆脂瘤病史。

2. 眩晕阵发性或继发性眩晕，偶伴恶心呕吐。病侧迷路处于刺激状态，自发性眼震快相朝向病侧。当耳道受到压力如挖耳、压迫耳屏或擤鼻时诱发短暂的眩晕具有诊断意义。

3. 听力减退初期为传导性耳聋，病程长及瘘管位于鼓岬者可呈混合性聋。

4. 瘘管试验阳性，若瘘管为肉芽或其他病变所阻塞，瘘管试验则呈阴性。

5. 前庭功能改变。

【治疗】

1. **药物治疗**　发作期一般给予抗生素加适量地塞米松静脉滴注，可予以适当的镇静剂，注意休息等。

2. **手术治疗**　手术治疗应在没有急性感染时进行，手术显微镜下仔细检查外半规管隆凸及鼓室内侧壁有无瘘管。清除病变时，不宜扰动瘘管内的纤维结缔组织，以免感染扩散，引起弥漫性迷路炎。病变清除后可用颞筋膜覆盖瘘口。

（二）浆液性迷路炎（serous labyrinthitis）

继发于局限性迷路炎，或由于中耳炎的细菌性、病毒性毒素经前庭窗或蜗窗进入内耳引起的非化脓性炎症。内耳开窗术或镫骨术后可出现类似浆液性迷路炎的迷路反应。

【病理】

主要病理变化为内耳充血、毛细血管通透性增加，外淋巴隙内有浆液或浆液纤维素性渗出物及淋巴细胞浸润，内耳的毛细胞一般无损害。故病变痊愈后内耳功能多能恢复。病变进一步发展，则转变为化脓性迷路炎。

【临床表现】

1. 中耳炎或中耳胆脂瘤病史。

2. 眩晕伴眼震、恶心、呕吐，眼震为水平、旋转性，发作初期眼震朝向病侧，提示病变侧前庭功能亢进。若炎症持续存在，眼震朝向对侧，提示病变侧前庭功能减退。瘘管试验可为阳性。

3. 耳鸣及听力下降较重的可有感音神经性聋，但未全聋。听力下降不严重的病例，可有重振、复听等耳蜗病变的表现。

【鉴别诊断】

注意和化脓性迷路炎鉴别。化脓性迷路炎时，迷路已全部损毁，故眼震朝向健侧，病侧前庭功能及听功能全部丧失；个别病例的半规瘘管虽已全破坏，但耳蜗功能尚有部分保存。可能系因耳蜗与前庭间的外淋巴腔内具有界膜，能隔绝、滤过外淋巴之故。

急性弥漫性浆液性迷路炎的早期不易与发作期的局限性迷路炎相鉴别。故只能通过疾病的全过程进行诊断。如自发性眼震方向由向患侧转为向健侧,眩晕加重,听力下降明显(不全丧失),前庭功能试验减退(但不丧失),经治疗能好转或停止进展者,可诊断为本病。

【治疗】

浆液性迷路炎经适当治疗,内耳功能可基本恢复正常。

1. **药物治疗** 急性化脓性中耳乳突炎所致的浆液性迷路炎,应以全身抗感染治疗为主。

2. **手术治疗** 并发于慢性化脓性中耳乳突炎或中耳胆脂瘤,应在足量抗生素控制下行单纯乳突切开术,迷路无须开放。

3. **对症治疗** 眩晕时使用镇静剂和脱水剂,并用适量糖皮质激素类药物,如地塞米松等。

(三) 化脓性迷路炎(suppurative labyrinthitis)

化脓菌侵入内耳,引起迷路弥漫性化脓病变,称化脓性迷路炎。本病内耳终器被破坏,功能全部丧失。感染可继续向颅内扩散,引起颅内并发症。

化脓性迷路炎多因中耳感染扩散、从浆液性迷路炎发展而来;继发于急性化脓性中耳乳突炎者,以肺炎球菌Ⅲ型或溶血性链球菌感染较多见。流行性脑膜炎并发的化脓性迷路炎不在本章讨论之列。

【病理】

迷路化脓前,一般经历短暂的浆液性渗出过程,然后出现白细胞浸润,纤维蛋白渗出,包括膜迷路在内的整个迷路出现化脓性病变,迷路蓄脓,伴组织坏死,肉芽生成。如炎症未能控制,感染可循内淋巴管、蜗水管或内耳道等处向颅内扩散。

若治疗及时,引流通畅,本病则以局部的纤维结缔组织增生及新骨形成而告终。若感染未被完全控制,内耳仍有化脓病灶,伴肉芽组织增生,则炎症转入慢性过程,称潜伏性或隐蔽性迷路炎。此型迷路炎可于感染活跃时引起颅内并发症。

【临床表现】

1. **眩晕** 表现为严重的、持续性眩晕,伴阵发性剧烈恶心、呕吐,持续1～4周。初期因患侧前庭受刺激而眼震向同侧,但不久转为快相向健侧,强度较大。躯干向患侧倾倒。若眼震快相从健侧转向患病侧时,应警惕发生颅内并发症。急性期过后,外周前庭功能不能恢复,但通过前庭中枢代偿,眩晕逐渐减轻,平衡功能逐渐恢复。

2. **耳聋** 听力迅速下降并丧失,常伴有持续性高频耳鸣。

3. **体温** 一般不高。若有发热、头痛,同时有脑膜刺激征则应考虑有颅内并发症的可能。

4. **瘘管试验** 因迷路已破坏,故瘘管试验阴性。前庭功能检查同侧前庭功能丧失。

【治疗】

1. 大剂量抗生素控制炎症。

2. 及早行乳突手术。清理中耳、乳突、内耳病灶,以利引流。

3. 补液,注意水和电解质平衡。

四、耳源性面瘫(otogenic facial paralysis)

中耳炎、中耳胆脂瘤常常引起周围性面瘫。

【病理】

1. 中耳炎症破坏面神经管(fallopian)骨管,炎症侵袭面神经组织。中耳、乳突的炎症可以通过面神经管裂、面神经管的血管联系等途径侵入面神经管形成骨炎。神经水肿、炎性细胞的浸润、外膜出血和静脉血栓形成,进而出现神经内膜的肿胀、静脉淤血,最终导致供血动脉的受压,造成神经缺血、神经失用,甚至神经变性。这种炎性肿胀不同于病毒性或外伤性面瘫的面神经组织水肿。

2. 中耳胆脂瘤压迫面神经鼓室段、锥曲段(锥隆起段)或乳突段骨管(图2-8-4)。

先天性胆脂瘤常常破坏面神经迷路段,进一步压迫面神经组织。由于乳突段、锥曲段的面神经外

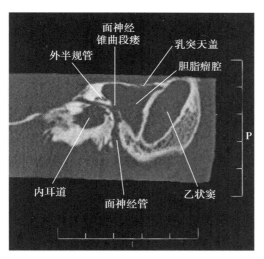

图 2-8-4　CT 显示面神经锥曲段骨管壁缺损

膜厚,受压的面神经组织压力增高,进而引起面神经变性,造成面神经麻痹。

【临床表现】

中耳炎症或胆脂瘤引起的面瘫的临床表现见本篇第十三章第一节周围性面瘫。

【治疗】

1. 中耳炎症的急性期采用抗生素控制感染,同时使用激素减轻面神经水肿。

2. **手术治疗**　①清除中耳炎症及胆脂瘤;②面神经减压,开放面神经骨管,切开面神经外膜,缓解面神经肿胀。

3. **术后处理**　神经营养药、面部按摩防止面肌萎缩。

（姜学钧）

第九章 耳硬化症

耳硬化症（otosclerosis）是内耳骨迷路之密质骨出现灶性疏松导致镫骨足板的活动受限为病理特征，临床上表现为传导性聋的一种中耳疾病。局限性骨质吸收后，代之以血管丰富的海绵状变性及骨质增生，又以此特征被命名为耳海绵症（otospongiosis），习惯上称作"耳硬化症"。临床耳硬化症发病率白种人高达 0.5%，女性约为男性的 2.5 倍，发病年龄以中青年人偏多。

【病因】

病因不明，可能与如下因素有关：

1. **遗传性因素** 部分患者有家族史，半数以上病例可以检测出异常基因。目前已知的耳硬化基因相关基因定位于 15 号染色体长臂的 15q25-q26 区带。

2. **发育因素** 在发育和骨化过程中，在前庭窗前边缘内生软骨层遗留有一裂缝，为窗前裂（Fissula ante-fenestram），正常人儿童时期窗前裂骨化封闭。而有一些人成年后，窗前裂周围的残余的胚胎期软骨残体又发生骨质再生，从而导致耳硬化症发生。

3. **内分泌紊乱因素** 女性发病率高，多于妊娠分娩后出现症状或者使病情加重，推测与雌性激素水平改变有关。

4. **免疫因素** 病理学研究发现，活动性硬化病灶中有黏多糖聚合改变、组织纤维及胶原纤维减少和断裂现象，提出了自体免疫疾病假说。

5. **酶代谢紊乱** 研究发现，酶代谢紊乱也是导致镫骨活动受限的原因。

【病理】

耳囊骨迷路由骨外膜层、内生软骨层和骨内膜层构成。耳硬化症特征性病理改变为耳囊骨和听小骨的异常骨质吸收和硬化：①骨质局灶性吸收与破坏（溶解期）：破骨细胞活性增加导致血管周围骨吸收形成纤维间隙，骨质反复发生局灶性破坏与吸收；②海绵样骨组织形成（成骨期）：纤维间隙内的成骨细胞产生未成熟骨，骨髓间隙扩大，形成海绵状新骨；③骨质沉着与骨质硬化（重塑期）：反复的骨吸收和新骨形成导致骨质沉着，形成致密骨质的硬化新骨。上述耳硬化症的病理期可同时或反复交替出现。耳硬化病灶 70%～90% 发生于窗前裂，波及镫骨环韧带及足板，因而导致传导性耳聋。约 40% 的病例在蜗窗或蜗管上有局限性病灶。

耳硬化症根据发生部位可分为镫骨性耳硬化症（stapedial otosclerosis）和耳蜗性或迷路性耳硬化症（cochlear or labyrinthine otosclerosis）。①镫骨性耳硬化症：局灶性起病，进展缓慢，病灶主要波及前庭窗龛、环韧带及镫骨，导致镫骨活动受限或固定，是临床上最常见耳硬化症类型；②耳蜗性或迷路性耳硬化症：病灶发生在蜗窗、蜗管、半规管及内听道骨壁，侵及骨内膜层，影响内耳基底膜的活动和内耳血液微循环，同时病灶可向外淋巴液释放细胞毒酶（cytotoxicenzyme）等有害物质，导致眩晕及感音性耳聋。由于硬化病灶可多发，镫骨性耳硬化症或迷路性耳硬化症可以同时发病。

【临床表现】

1. **进行性听力减退** 双耳同时或先后出现缓慢进行性听力减退。

2. **耳鸣** 多数患者伴有"嗡嗡"声低声调耳鸣。

3. **眩晕** 部分病例可有眩晕。

4. **自听增强** 自语声小，吐词清晰，因为有自听增强现象。

5. **韦氏误听现象** 患者在嘈杂环境中，反而自觉听力有改善。实际上是由于嘈杂环境中，讲话者主动加大音量,而由于传导性耳聋使嘈杂的背景噪音被屏蔽,而自觉听力提高,此称为韦氏误听(Willis paracusis)。

6. 女性妊娠、分娩期病情进展加快。

【检查】

1. **耳镜检查**　多数患者耳道较宽大。鼓膜完整,光泽正常,偶有病例见后上象限透见淡红色,此为鼓岬区活动病灶的充血征象,称为 Schwartze 征。

2. **听功能检查**

(1) 音叉检查:Weber 试验:偏向听力差侧;Rinne 试验:阴性,骨导大于气导(B. C. >A. C.);Schwabach 试验:骨导延长;Gelle 试验:阴性。

(2) 纯音听阈测定:单纯传导性聋或由于涉及耳蜗损伤造成伴不同程度的混合性聋。

早期:骨导正常,气导呈上升型曲线的典型传导性耳聋,气骨导差在 30~45dB 之间(图 2-9-1)。

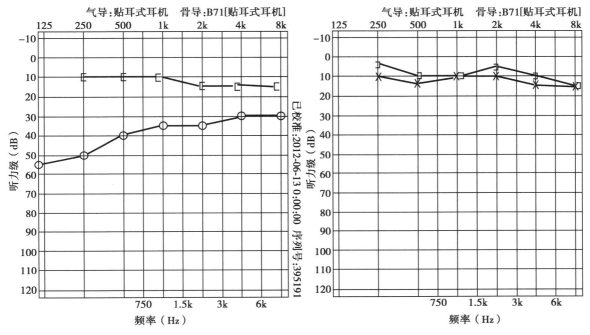

图 2-9-1　右侧耳硬化症早期听力
传导性聋(左图)

中期:大部分频率骨导基本正常,而在 0.5~2kHz 有不同程度的下降,称为卡哈切迹(Carhart notch)。气导呈基本水平曲线。气骨导差>45dB(图 2-9-2)。

晚期:气骨导均呈下降曲线,明显的气骨导差在低频依然可以存在,但多数在 1kHz 以上,气骨导差可能消失,呈现气骨导均呈下降(图 2-9-3)。

3. **鼓室功能检查**　鼓室图:为 A 型或 As 型曲线,有鼓膜萎缩者可表现为 AD 型曲线。声顺值:正常。镫骨肌反射:后期镫骨固定,镫骨肌反射不能引出。咽鼓管功能:呈现正常鼓室压曲线。

4. **影像检查**　高分辨率螺旋薄层 CT 扫描:乳突气房良好,听小骨及内耳发育无畸形。高分辨率计算机断层扫描(HRCT)可定位耳硬化症的病灶:镫骨板局限增厚,前庭窗、蜗窗及半规管有异常改变,迷路骨密度不均匀等改变。

1. **镫骨性耳硬化症分为三级**

(1) 耳海绵化局限于窗前小裂(一级)。

(2) 耳海绵化波及到卵圆窗的前半部分和匙突(二级)。

(3) 耳海绵化延伸至全部卵圆窗龛(三级)。

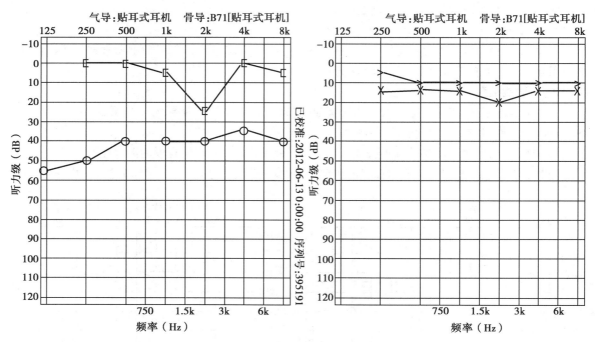

图 2-9-2　右侧耳硬化症中期听力
传导性聋伴卡哈切迹（左图）；左耳正常（右图）

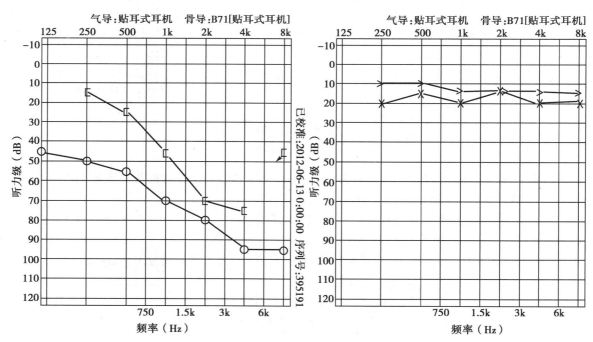

图 2-9-3　右侧耳硬化症晚期听力
混合型耳聋（左图）；左耳听力正常（右图）

2. 耳蜗性耳硬化症（分级）

（1）耳海绵化没有超过一个蜗圈的直径（一级）。

（2）耳海绵化波及超过耳蜗一圈但没有波及全部耳囊（二级）。

（3）耳海绵化波及全部耳囊（三级）。

耳蜗性耳硬化症可见双环征（图2-9-4）。

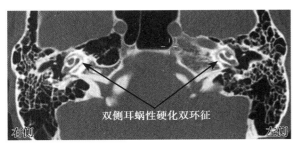

双侧耳蜗性硬化双环征

右侧　　　　　　　　　　　左侧

图2-9-4　耳蜗骨密度不均匀改变，双环征

【诊断】

双耳无诱因出现不对称性进行性传导性聋，伴或不伴有低频耳鸣，鼓膜完整，或者伴有Schwartze征，咽鼓管功能良好，音叉检查有Gelle试验呈阴性，听力学检查表现为传导性耳聋，低频气骨导差明显，骨导听阈曲线可有Carhart切迹，声导抗图为A型或As型，有以上典型特征可诊断为镫骨性耳硬化症。

纯音听力图显示气、骨导均下降，低频气骨听阈有15~20dB差距，鼓室导抗图为A型，如果患者有耳硬化症家族史，应考虑为蜗性或晚期耳硬化症。

部分患者高分辨率计算机断层扫描（HRCT）可定位耳硬化症的病灶。

【鉴别诊断】

需要与先天性听骨链畸形、Van der Hoeve综合征及其他原因导致的传导性耳聋相鉴别，如鼓室积液、鼓膜粘连、鼓膜完整的鼓室硬化症以及后天原发性中耳胆脂瘤、Paget病等。迷路型耳硬化症需要与迟发的遗传性感音神经性聋以及全身性因素所致的进行性感音神经性聋相鉴别。

【治疗】

（一）观察或保守治疗

1. 早期听力下降不影响工作生活时，可以随访观察，不需要手术治疗。

2. 有手术禁忌证，或者患者拒绝手术，可佩戴助听器。

3. 迷路型耳硬化症往往合并感音神经性聋，建议配助听器。

4. 药物治疗效果不确定，可试用口服氟化钠，2年后评估疗效，50%患者病情稳定，30%患者仍会进展加重，此项治疗不作为常规推荐，除非难以控制的耳蜗性耳硬化症。关于维生素D及补钙疗法，目前尚有争议。

（二）手术治疗

出现明显听力下降，气导听力损失45dB以上，或气骨导差距20dB以上的耳硬化患者，当影响日常交流或工作时可以考虑手术。年龄>55岁患者手术并发感音神经性聋风险增加，需告知患者。

常见有以下手术方式：包括镫骨撼动术及各种类型镫骨切除术。

1. 镫骨撼动术（stapediolysis）　手术暴露砧镫关节及镫骨头部，使用撼动法，松动镫骨足板。但需要谨慎操作，有时会发生砧镫关节脱位或外淋巴液瘘，此术式已很少采用。

2. 镫骨切除术（stapedectomy）　包括底板全切除术、底板部分切除式，由于镫骨切除损伤较大，目前被镫骨小窗技术替代。

3. 镫骨足板开窗术　也称为镫骨小窗技术。

（1）底板开窗可使用手钻、电钻及激光打孔等方法进行。底板钻孔的小窗技术手术安全、术后反应轻，是目前最广泛采用的术式。

（2）人工镫骨主要有以下几种：①聚乙烯小柱；②不锈钢丝系脂肪栓；③骨小柱；④聚四氟乙烯或惰性轻金属（钛钢、钽丝等）活塞；⑤镫骨足弓再植入。使用最多的是钛质活塞（piston），也称为钛人工镫骨（图2-9-5）。

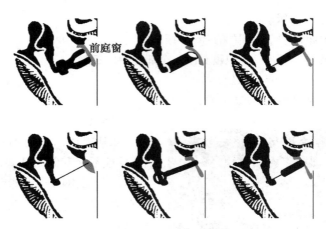

前庭窗

图 2-9-5　各种类型人工镫骨植入示意图

目前,镫骨手术中在底板开小窗,用活塞法重建传音功能方法得到广泛应用。人工镫骨活塞直径为 0.4～0.6mm,镫骨小窗的直径比活塞直径大 0.2mm 左右。人工镫骨小体进入前庭窗 0.5mm 最佳,不宜超过 1mm。若过长可能损伤球囊并导致眩晕及感音神经性聋;若过短,则容易脱出。镫骨足板开窗的部位在足板中部偏后处,此处离球囊最远。

镫骨小窗技术人工镫骨手术定义为砧骨-镫骨小窗技术(incus-stapedotomy);如果人工镫骨装置固定于锤骨柄,称之为锤骨-镫骨小窗技术(malleo-stapedotomy)。

4. **内耳开窗术（fenestration of inner ear）**　又称外半规管开窗术,由于疗效欠佳,加之人工中耳(骨导式助听器)的推广应用,该手术方式已经舍弃。

（李华伟）

第十章　耳源性眩晕

　　眩晕是临床常见的症状,其临床发病率较高。Sloane 等(2001)总结文献,年轻人(25～34 岁)眩晕发病率约为 1.8%,老年人(≥65 岁)高于 30.0%;Neuhauser 等(2009)对德国的流行病学研究表明,眩晕患病率为 29.3%,前庭性眩晕患病率为 7.4%。眩晕症在主观上感觉为眩晕,客观上则表现为平衡障碍。眩晕症涉及临床多个学科,前庭系统及平衡相关系统(包括本体感觉系统和视觉系统)在其与中枢联系通路中的任何部位受到生理性刺激或病理性因素的影响,可导致眩晕症出现。由于前庭系统在平衡维持中发挥重要作用,耳源性眩晕疾病在眩晕症中的比例较高。有学者分析神经科与耳科联合门诊的 812 例眩晕患者的病因,发现前庭周围性原因占 64.7%(Bath 等,2000)。本章在对眩晕症的分类、眩晕的诊断与鉴别诊断原则进行扼要介绍的基础上,主要讲解梅尼埃病和良性阵发性位置性眩晕等常见耳源性眩晕疾病。

第一节　眩　晕　症

　　眩晕(vertigo)是因机体对空间定位障碍而产生的一种运动性或位置性错觉。人体平衡的维持需要来自前庭系统、本体感觉系统(包括皮肤浅感受器和颈、躯体的深部感受器)和视觉系统的感觉信息输入,以及外周与中枢神经系统之间复杂的联系和整合作用,而前庭系统在维持躯体平衡中起主导作用。在静止状态下,两侧前庭感受器不断地向同侧的前庭神经核对称地发送等值的神经冲动,同时来自视觉和本体觉的信息也传至中枢神经系统,通过一连串复杂的神经反射,以维持人体的视觉稳定和姿势平衡。前庭系统及其与中枢联系过程中的任何部位受生理性刺激或病理性因素的影响,都可能使这种信息发送的两侧对称性或均衡性遭到破坏,其结果在客观上将表现为平衡障碍,主观感觉则为眩晕。因此,除耳鼻咽喉科疾病可致眩晕外,其与内科、神经内科、神经外科、骨科、眼科及精神病科的关系都极为密切。

　　【分类】

　　眩晕的分类至今尚不统一。传统的分类包括耳源性与非耳源性眩晕;真性与假性眩晕;前庭外周性眩晕与前庭中枢性眩晕等。下面介绍按病变部位及发病原因的眩晕分类法。

　　1. 前庭性眩晕

　　(1)前庭周围性眩晕:

　　1)耳蜗前庭疾患:包括:①迷路内,如梅尼埃病等;②迷路外,如氨基苷类耳中毒。

　　2)前庭疾患:包括:①迷路内,如良性阵发性位置性眩晕;②迷路外,如前庭神经元炎。

　　(2)前庭中枢性眩晕:包括:累及前庭中枢的血管性、肿瘤性和外伤性疾患。

　　2. 非前庭性眩晕　包括:①眼性眩晕;②颈性眩晕;③循环系统疾病;④血液病;⑤内分泌及代谢性疾病;⑥精神性眩晕。

　　此外,某些外耳和中耳疾病亦可引起眩晕症状。

　　【检查】

　　应进行下列各项检查:

　　1. 全身一般检查。

　　2. 耳鼻咽喉科专科检查。

3. **神经系统检查**　包括:①脑神经功能检查;②感觉系检查;③运动系检查等。

4. **精神心理状态评估**　应包括精神状态及心理应激状态的评估。

5. **听力学检查**　可协助对眩晕进行定位诊断。

6. **前庭功能检查**　平衡试验、协调试验、眼动检查、瘘管试验、甘油试验等;以及前庭诱发肌源性电位、头脉冲试验、摇头试验、前庭自旋转试验等前庭功能检查方法。可参见有关章节。

7. **眼科检查**　有助于判断是否为眼性眩晕。

8. **颈部检查**　对疑为颈性眩晕者,应进行颈部检查。

9. **影像学检查**　有助于了解中耳、内耳、内耳道及颅内情况,作 X 线、CT、MRI、TCD、SPECT 等检查。

10. 脑电图检查。

11. 实验室检查。

【诊断与鉴别诊断】

眩晕的诊断应做到定位、定性、定因,方可有利于指导治疗。

1. **病史的采集与分析**　应特别注意以下 7 个方面内容:

(1)眩晕发作的形式:眩晕发作的形式可有:

1)运动错觉性眩晕:包括:①旋转性眩晕(rotatory vertigo);②直线眩晕或称移位性眩晕(translational vertigo)。

2)平衡失调、失平衡或平衡障碍:表现为姿势及步态平衡障碍,患者站立或行走时向一侧倾斜或偏倒感,不稳感,行走时蹒跚或酩酊感。

3)头晕、头昏:患者常无法明确表示其不适感觉,如头昏、头重脚轻、头内麻木感、空虚感、头紧箍、头沉重压迫感、眼前发黑等。多为中枢性前庭疾患如脑血管缺血性脑病所致,或为过度换气综合征、全身性疾患累及前庭系等所致。但也不能排除前庭系病变,有可能为前庭病变处于前庭代偿阶段的表现。

(2)眩晕发作的时间特征:如发作性、迁延性、起病的速度、持续的时间。

(3)眩晕发作的次数与发作频率:

1)眩晕持续数分钟至数小时:①特发性膜迷路积水,即梅尼埃病;②继发性膜迷路积水,如耳梅毒、迟发性膜迷路积水、Cogan 综合征(Cogan 病)等。

2)眩晕持续数秒至约 1 分钟:常见于良性阵发性位置性眩晕(benign paroxysmal positional vertigo, BPPV)等。

3)眩晕持续数天至数周:如前庭神经炎。

4)眩晕病程不定:①迷路瘘管。②内耳损伤,包括非穿透性内耳损伤,如迷路震荡(labyrinthine concussion);穿透性内耳损伤,如颞骨横行骨折波及内耳;内耳气压伤。③家族性前庭病。④双侧前庭损伤,如氨基苷类药物致前庭损伤等。

不同前庭外周性眩晕疾病具有不同的眩晕病程,故按眩晕发作病程分类者,有利于外周性眩晕的鉴别诊断。

(4)眩晕发作时的情况:眩晕在何种情况下,如何种体位、强声刺激、外界压力变化下发生等。这些信息对正确诊断极为重要。

(5)眩晕的伴发症状:如耳蜗症状(听力下降、耳鸣)、神经系统症状(肢体麻木、吞咽障碍、运动受限等)、自主神经症状(恶心、呕吐),尤其注意有无意识障碍。

(6)发病前的诱因:应了解眩晕发作前一天或数天内有无上感史,情绪激动史及重体力活动史。

(7)既往史:包括各系统病史。

2. **眩晕患者的精神心理学评价**　利于分析症状及制订治疗方案。

3. **眩晕的临床检查评价**　需对上述各种临床检查结果进行全面综合分析,作出诊断。周围性眩晕与中枢性眩晕的一般特性如下:

(1)周围性眩晕的一般特征:

1）眩晕为突发性旋转性,持续时间较短暂,可自然缓解或恢复,但常反复发作。

2）眩晕程度较剧烈,可伴波动性的耳鸣、耳聋,以及恶心、呕吐、面色苍白、出冷汗、血压下降等自主神经症状,而无意识障碍和其他神经系统症状。

3）自发性眼震为旋转性或旋转水平性,Ⅰ～Ⅱ度,发病初期眼震向患侧,稍后转向健侧。各项前庭反应协调,眼震与眩晕的方向一致,倾倒与自示偏斜方向一致,前、后两者方向相反。自发反应与诱发反应以及自主神经反应的程度大体相仿。

4）变温试验可出现前庭重振现象(一侧前庭功能减弱,增强刺激则反应正常),较少有优势偏向。

（2）中枢性眩晕的一般特征:

1）眩晕可为旋转性或非旋转性,持续时间较长(数天、数周或数月),程度不定,一般较轻,有时可进行性加重,与头和身体的位置变动无关。

2）可无耳部症状,前庭其他症状也不一定齐全。自主神经反应的程度与眩晕不相协调。

3）多伴有其他脑神经、大脑或小脑症状。眩晕发作时可有意识丧失。

4）自发性眼震粗大,为垂直性或斜行性,也可为无快慢相的摆动性,持续久,程度不一,方向多变,甚至呈双相性。

5）各种前庭反应有分离现象,自发与诱发反应不一致,可出现前庭减振现象(弱刺激引起强反应,强刺激引起的反应反而弱)。

6）变温试验结果冷热反应分离,有向患侧的优势偏向。

附：眩晕的鉴别诊断

最重要的是要鉴别中枢性和周围性眩晕。

1. 根据周围性眩晕与中枢性眩晕的一般特征鉴别(表2-10-1)

表2-10-1　周围性眩晕与中枢性眩晕的一般特征

鉴别点	周围性眩晕	中枢性眩晕
眩晕类型	突发性旋转性	旋转或非旋转性
眩晕程度	较剧烈	程度不定
伴发耳部症状	伴耳胀满感、耳鸣、耳聋	多无耳部症状
伴发前庭神经症状	常前庭反应协调	常前庭反应分离
体位及头位影响	头位或体位变动时眩晕加重	与变动体位或头位无关
发作持续时间	持续数小时到数天,可自然缓解或恢复	持续时间长,数天到数月
意识状态	无意识障碍	可有意识丧失
中枢神经系统症状	无	常有
自发性眼震	水平旋转或旋转性与眩晕方向一致	粗大,垂直或斜行,方向多变
冷热试验	可出现前庭重振现象	可出现前庭减振或反应分离

2. 根据眩晕发作特征与病程鉴别(表2-10-2)

表2-10-2　眩晕疾病发作特征与病程鉴别诊断

眩晕发作	前庭外周疾病	中枢疾病	非前庭疾病
单次发作	迷路炎	多发性硬化	
持续存在	前庭功能丧失	神经系统疾病	精神性疾病
多次发作			
数秒	良性阵发性位置性眩晕	后循环缺血癫痫	心律失常
数小时	梅尼埃病	偏头痛	
数天	失代偿迷路炎		

【治疗】

包括对症治疗、病因治疗以及前庭康复治疗等。除不同的病因治疗外,可参见本章第二节梅尼埃病的治疗。近年来,前庭康复治疗已成为治疗眩晕的重要方法。

第二节　梅 尼 埃 病

梅尼埃病(Ménière disease)是一种特发性膜迷路积水的内耳病,表现为反复发作的旋转性眩晕,波动性感音神经性听力损失,耳鸣和(或)耳胀满感。法国医师 Prosper Ménière 于 1861 年首次报道该病。本病可影响世界范围内大量人群的健康。

【流行病学】

文献报道该病发病率差异较大,约为 7.5~157/10 万。发病年龄 4~90 岁,多发于青壮年,发病高峰为 40~60 岁。男女发病率约 1∶1~1∶1.3。一般单耳发病,随着病程延长,可出现双耳受累,Kitahara 报道,首发症状 20 年后,约 41.5% 的患者双耳受累。

【病因】

迄今不明。基本病理改变是膜迷路积水。正常状况下内淋巴由耳蜗血管纹及前庭暗细胞产生后,通过局部环流(radial circulation)及纵流(longitudinal flow)方式达内淋巴囊而被吸收,借以维持其容量的恒定。故梅尼埃病发生机制主要是内淋巴产生和吸收失衡。主要学说如下:

1. 内淋巴管机械阻塞与内淋巴吸收障碍　在内淋巴纵流中任何部位的狭窄或梗阻,如先天性狭窄、内淋巴囊发育不良、炎性纤维变性增厚等,都可能引起内淋巴管机械性阻塞或内淋巴吸收障碍,是膜迷路积水的主要原因,该学说已为动物实验所证实(Kimura,1967)。

2. 免疫反应学说　近年来大量研究证实内耳确能接受抗原刺激并产生免疫应答,以不同方式进入内耳或由其本身所产生的抗原,能刺激聚集在血管、内淋巴管和内淋巴囊周围的免疫活性细胞产生抗体。抗原抗体反应导致内耳毛细血管扩张,通透性增加,体液渗入膜迷路,加上血管纹等分泌亢进,特别是内淋巴囊因抗原抗体复合物沉积而吸收功能障碍,可引起膜迷路积水。

3. 内耳缺血学说　自主神经功能紊乱、内耳小血管痉挛可导致内耳及内淋巴囊微循环障碍,引起组织缺氧、代谢紊乱、内淋巴液理化特性改变,渗透压增高,外淋巴及血液中的液体移入,形成膜迷路积水。

4. 其他学说

(1)内淋巴囊功能紊乱学说:内淋巴囊功能紊乱(functional disorder of the sac)可引起糖蛋白分泌或产生异常,导致内淋巴稳定的内环境异常。

(2)病毒感染学说:认为病毒感染可能破坏内淋巴管和内淋巴囊。

(3)遗传学说:部分患者有家族史,但其遗传方式有多变性。

(4)多因素学说:由于多种因素如自身免疫病、病毒感染,缺血或供血不足等皆可能与之有关。有可能梅尼埃病为多因性,或者为多种病因诱发的表现相同的内耳病。

【病理】

基本病理表现为膜迷路积水膨大,膜蜗管和球囊较椭圆囊和壶腹明显。膜半规管与内淋巴囊不膨大。膜蜗管膨大,前庭膜被推向前庭阶,重者可贴近骨壁而阻断外淋巴流动。前庭膜内皮细胞可增生。球囊膨大,充满前庭,向外抵达镫骨足板,向后上压挤椭圆囊使之扭曲移位。椭圆囊膨胀可使壶腹发生类似改变。内淋巴压力极高时可使前庭膜破裂,内外淋巴混合。裂孔小者多能自愈,亦可反复破裂。裂孔大者可形成永久性瘘道。内淋巴囊虽不膨大,但其上皮皱褶可因长期受压而变浅或消失,上皮细胞亦可由柱状、立方变扁平,甚或部分脱落,上皮下纤维组织增生,毛细血管减少。积水持久,尤其当膜迷路反复破裂或长期不愈时,血管纹、盖膜、耳蜗毛细胞及其支持细胞、传入神经纤维及其螺旋神经节细胞均可退变。而前庭终器病变常较耳蜗为轻。内、外淋巴交混而导致离子平衡破坏,生化紊乱,是梅尼埃病临床发病的病理生理基础,膜迷路扩张与变形亦为其发病机制之一。

【临床表现】

典型症状表现 典型的梅尼埃病症状包括发作性眩晕(recurring attacks of vertigo),波动性、渐进性听力下降(fluctuating and progressive hearing loss),耳鸣(tinnitus)以及耳胀满感(aural fullness)。

(1)眩晕:多呈突发旋转性,患者感到自身或周围物体沿一定的方向与平面旋转,或感摇晃、升降或漂浮。眩晕均伴有恶心、呕吐、面色苍白、出冷汗、脉搏迟缓、血压下降等自主神经反射症状。上述症状在睁眼转头时加剧,闭目静卧时减轻。患者神志清醒,眩晕持续短暂,多20分钟至数小时,通常2~3小时转入缓解期,眩晕持续超过24小时者较少见。在缓解期可有不平衡或不稳感,可持续数天。眩晕常反复发作,复发次数越多,持续越长,间歇越短。

(2)听力下降:患病初期可无自觉听力下降,多次发作后始感明显。一般为单侧,发作期加重,间歇期减轻,呈明显波动性听力下降。听力丧失轻微或极度严重时无波动。听力丧失的程度随发作次数的增加而每况愈下,但极少全聋。

患者听高频强声时常感刺耳难忍。有时健患两耳能将同一纯音听成音调与音色截然不同的两个声音,临床称为复听(diplacusis)。

(3)耳鸣:多出现在眩晕发作之前。初为持续性低音调吹风声或流水声,后转为高音调蝉鸣声、哨声或汽笛声。耳鸣在眩晕发作时加剧,间歇期自然可减轻,但常不消失。

(4)耳胀满感:发作期患侧耳内或头部有胀满、沉重或压迫感,有时感耳周灼痛。

【检查】

1. 耳镜检查 鼓膜正常。声导抗测试鼓室导抗图正常。咽鼓管功能良好。

2. 前庭功能检查 发作期可观察到或用眼震电图描记到节律整齐、强度不同、初向患侧继而转向健侧的水平或旋转水平性自发性眼震,或位置性眼震,在恢复期眼震转向患侧。动静平衡功能检查结果异常。间歇期自发性眼震和各种诱发试验结果可能正常,多次复发者患耳前庭功能可能减退或丧失。冷热试验可有优势偏向。镫骨足板与膨胀的球囊粘连时,增减外耳道气压时诱发眩晕与眼震,称 Hennebert 征(Hennebert sign)阳性。

3. 听力学检查 呈感音性聋,多年长期反复发作者可能呈感音神经性聋表现。纯音听力图早期为上升型或峰型(低、高频两端下降型,峰值常位于 2kHz 处)、晚期可呈平坦型或下降型。阈上功能检查有重振现象,音衰变试验正常。耳蜗电图的 -SP 增大、SP-AP 复合波增宽,-SP/AP 比值增加(-SP/AP>0.4),AP 的振幅-声强函数曲线异常陡峭。长期发作患者的平均言语识别率可降低,平均听阈提高。

4. 脱水剂试验 目的是通过减少异常增加的内淋巴而检测听觉功能的变化,协助诊断。临床常用甘油试验(glycerol test):按 1.2~1.5g/kg 的甘油加等量生理盐水或果汁空腹饮下,服用前与服用后3小时内,每隔1小时做1次纯音测听。若患耳在服甘油后平均听阈(见诊断依据)提高 15dB 或以上,或言语识别率提高 16% 以上者为阳性。本病患者甘油试验常为阳性,但在间歇期、脱水等药物治疗期可为阴性。而听力损害轻微或重度无波动者,结果也可能为阴性,服用甘油后耳蜗电图中-SP 幅值减小、耳声发射由无到有,均可作为阳性结果的客观依据。

5. 颞骨 CT 偶显前庭导水管周围气化差,导水管短而直。

6. 膜迷路 MRI 成像 部分患者可显示前庭导水管变直变细。近年来,有学者通过不同方法(全身给药、鼓室注射、经咽鼓管给药)应用造影剂——钆(Gd),结合 MRI 进行内耳膜迷路显像,对内外淋巴液空间比较分析膜迷路积水程度。由于影响因素较多,其准确性还有待提高。

【诊断与鉴别诊断】

梅尼埃病的诊断主要依靠翔实的病史、全面的检查和仔细的鉴别诊断,在排除其他可引起眩晕的疾病后,可作出临床诊断,而甘油试验阳性有助于对本病的诊断。中华医学会耳鼻咽喉头颈外科学分会及中华耳鼻咽喉头颈外科杂志编委会 2017 年修订的梅尼埃病的诊断标准,分为临床诊断和疑似诊断。

1. 临床诊断的诊断标准

（1）发作性旋转性眩晕2次或2次以上,每次持续20分钟~12小时。

（2）病程中至少有一次听力学检查证实患耳有低~中频的感音神经性听力下降。

（3）患耳有波动性听力下降、耳鸣和（或）耳闷胀感。

（4）排除其他疾病引起的眩晕,如前庭性偏头痛、突发性聋、良性阵发性位置性眩晕、迷路炎、前庭神经炎、前庭阵发症、药物中毒性眩晕、后循环缺血、颅内占位性病变等;此外,还需要排除继发性膜迷路积水。

（5）临床分期:根据患者最近6个月内间歇期听力最差时0.5、1.0及2.0kHz纯音的平均听阈进行分期。梅尼埃病的临床分期与治疗方法的选择及预后判断有关。双侧梅尼埃病,需分别确定两侧的临床分期。

一期:平均听阈≤25dBHL。

二期:平均听阈为26~40dBHL。

三期:平均听阈为41~70dBHL。

四期:平均听阈>70dBHL。

2. 疑似诊断的诊断标准

（1）2次或2次以上眩晕发作,每次持续20分钟~24小时。

（2）患耳有波动性听力下降、耳鸣和（或）耳闷胀感。

（3）排除其他疾病引起的眩晕,如前庭性偏头痛、突发性聋、良性阵发性位置性眩晕、迷路炎、前庭神经炎、前庭阵发症、药物中毒性眩晕、后循环缺血、颅内占位性病变等;此外,还需要排除继发性膜迷路积水。

3. 常见周围性眩晕疾病的鉴别诊断

（1）良性阵发性位置性眩晕:良性阵发性位置性眩晕（benign paroxysmal positional vertigo,BPPV）系特定头位诱发的短暂（数秒至数十秒）阵发性眩晕,伴有眼震。临床上表现为头部运动在某一特定头位时诱发短暂的眩晕伴眼球震颤。BPPV由于不具耳蜗症状而易与梅尼埃病相鉴别,位置试验为其主要诊断检查方法。

（2）前庭神经炎:前庭神经炎（vestibular neuritis）可能因病毒感染所致。临床上以突发眩晕,向健侧的自发性眼震,恶心、呕吐为特征。前庭功能减弱而无耳鸣和耳聋。数天后症状逐渐缓解,但可转变为持续数月的位置性眩晕。痊愈后极少复发。该病无耳蜗症状是与梅尼埃病的主要鉴别点。

（3）前庭药物中毒:有应用耳毒性药物的病史,眩晕起病慢,程度轻,持续时间长,非发作性,可因逐渐被代偿而缓解,伴耳聋和耳鸣。

（4）迷路炎:迷路炎（labyrinthitis）多有化脓性中耳炎及中耳手术病史,可予鉴别（参见本篇相关章节）。

（5）突发性聋:约半数突发性聋（sudden deafness）患者可伴眩晕,但极少反复发作。听力损失快而重,无波动（参见本书相关章节）。

（6）Hunt综合征:Hunt综合征（Ramsay-Hunt syndrome）可伴轻度眩晕、耳鸣和听力障碍,耳廓或其周围皮肤的带状疱疹及周围性面瘫有助于鉴别。

（7）Cogan综合征:Cogan综合征（Cogan syndrome）除眩晕及双侧耳鸣、耳聋外,非梅毒性角膜实质炎与脉管炎为其特点,糖皮质激素治疗效果显著,可资区别。

（8）迟发性膜迷路积水:迟发性膜迷路积水（delayed endolymphatic hydrops）先出现单耳或双耳听力下降,一至数年后出现发作性眩晕。头部外伤、迷路炎、乳突炎、中耳炎甚至白喉等可为其病因。

（9）外淋巴瘘:蜗窗或前庭窗自发性或（继手术、外伤等之后的）继发性外淋巴瘘（perilymph fistula）,除波动性听力减退外,可合并眩晕及平衡障碍。可疑者宜行窗膜探查证实并修补之。

（10）头部损伤:头部外伤（trauma）可引起眩晕,包括颈部外伤、中枢神经系统外伤、前庭外周部损伤等皆可引起前庭症状。如颞骨横行骨折常有严重眩晕、自发眼震、耳鸣、耳聋与面瘫。2～3周后可缓解而遗留位置性眼震与位置性眩晕。

（11）听神经瘤：参见本篇相关章节。

（12）上半规管裂隙综合征：上半规管裂隙综合征的发作性眩晕常由强声或外耳道压力变化引起。高分辨率CT有助于鉴别。

【治疗】

由于病因及发病机制不明，目前多采用以调节自主神经功能、改善内耳微循环以及解除迷路积水为主的药物综合治疗或手术治疗。

1. **一般治疗**　发作期应卧床休息，选用高蛋白、高维生素、低脂肪、低盐饮食。症状缓解后宜尽早逐渐下床活动。心理精神治疗的作用不容忽视，对久病、频繁发作、伴神经衰弱者要作耐心解释，消除其思想负担。

2. **药物治疗**

（1）对症治疗药物：

1）前庭神经抑制剂：常用者有地西泮、苯海拉明（theohydramine）、地芬尼多（diphenidol）等，仅在急性发作期使用。

2）抗胆碱能药：如山莨菪碱（anisodamine）和东莨菪碱（scopolamine）。

3）血管扩张药及钙离子拮抗剂：常用者有桂利嗪（cinnarizine）、氟桂利嗪（flunarizine）即西比灵、倍他司汀（betahistine）即抗眩啶、尼莫地平（nimodipine）等。

4）利尿脱水药：常用者有氯噻酮（chlorthalidone）、70%硝酸异山梨酯（isosorbid）等。依他尼酸和呋塞米等因有耳毒性而不宜采用。

（2）中耳给药治疗：利用蜗窗膜的半渗透作用原理，鼓室注射的药物可通过渗透作用进入内耳达到治疗目的。目前常用的两类鼓室注射药物是庆大霉素和地塞米松。前者通过化学迷路切除作用达到治疗梅尼埃病，后者的作用原理与免疫调节有关。

3. **中耳压力治疗**　常用的方法有Meniett低压脉冲治疗，可短期及长期内控制眩晕症状。

4. **手术治疗**　凡眩晕发作频繁、剧烈，长期保守治疗无效，耳鸣且耳聋下降加剧者可考虑手术治疗。手术方法较多，宜先选用破坏性较小又能保存听力的术式。

（1）听力保存手术：可按是否保存前庭功能而分为两类：

1）前庭功能保存类：包括：①内淋巴囊手术；②半规管堵塞术等。

2）前庭功能破坏类：包括：①化学药物前庭破坏术；②各种进路的前庭神经截除术等。

（2）非听力保存手术：对晚期或听力下降严重的梅尼埃病患者可考虑行迷路切除术。

5. **前庭和听力康复治疗**

（1）前庭康复训练：是一种物理治疗方法，适应证为稳定、无波动性前庭功能损伤的梅尼埃病患者，可缓解头晕，改善平衡功能，提高生活质量。前庭康复训练的方法包括一般性前庭康复治疗、个体化前庭康复治疗以及基于虚拟现实的平衡康复训练等。

（2）听力康复：对于病情稳定的三期及四期梅尼埃病患者，可根据听力损失情况酌情考虑验配助听器或植入人工耳蜗。

第三节　良性阵发性位置性眩晕

良性阵发性位置性眩晕（benign paroxysmal positional vertigo，BPPV），又名"耳石症"，是以头位改变所诱发的、反复发作的短暂眩晕和特征性眼球震颤为表现的外周前庭病变。常具有自限性，而被称为"良性眩晕"。Barany最早（1921）在医学文献中描述了体位诱发的眩晕。Dix和Hallpike（1952）在系统总结该病临床特征的基础上，建立了一种特殊的变位诊断方法——Dix-Hallpike试验，首次将本病命名为"良性阵发性位置性眩晕"。

【流行病学】

BPPV 是最常见的前庭周围性眩晕疾患,约占外周性眩晕的 20%～40%,男女比例为 1：1.5～1：2,通常 40 岁以后高发。本病群体发病率资料较少,我国尚无相关数据。据粗略估计,大约 2.4% 的人群一生中曾有过 BPPV 发作史。

【病因与病理】

约半数患者病因不明,属特发性 BPPV。多见于老年人及女性,可能与年龄增长所致的耳石退化加速、吸收能力下降及耳石的稳定性降低等有关,激素水平改变、钙代谢紊乱及骨质疏松等也可能是易患因素。继发性 BPPV 继发于其他耳科或全身系统疾病。最常见的原因是头部外伤和前庭神经炎,其他有:梅尼埃病,突发性聋,中耳或内耳的感染和手术,长期卧床等。

手术中发现及颞骨组织病理学研究证实,BPPV 患者半规管中或其壶腹嵴上存在游离的碳酸钙结晶或嗜碱性染色的沉着物(耳石碎屑)。但类似组织学改变在包括儿童在内的普通颞骨标本中也有发现,后半规管及水平半规管的检出率高于上半规管(Bachor 等,2002)。

【发病机制】

具体机制不明,最被认可的学说有管结石症学说和嵴帽结石症学说。

1. 管结石症（canalithiasis）　由 Hall 等(1979)提出。该学说认为:从椭圆囊囊斑脱落的耳石颗粒聚集于半规管长臂近壶腹处的内淋巴中,随着头部的运动,尤其是当头部处于激发体位时,耳石颗粒沿与壶腹相反的方向运动,这些颗粒本身质量可以造成重力作用,带动内淋巴液流动而对壶腹嵴产生兴奋性刺激,进而引发眼震和眩晕。

2. 嵴帽结石症（cupulolithiasis）　由 Schucknecht(1969)首先提出。该学说认为,从椭圆囊囊斑脱落的耳石黏附于后半规管壶腹嵴半规管侧的嵴帽,从而使其对重力变化的敏感性增加,从而出现相应的症状和体征。

【临床表现】

1. 症状　典型症状为头位变化时突然出现短暂的(通常不超过 1 分钟)眩晕发作伴眼球震颤。眩晕多为旋转性,少数为漂浮感,可伴恶心、呕吐等自主神经症状,但无耳鸣、耳闷和听力下降。眩晕和眼震在保持头位不变后很快消失,单次发作持续时间常为数秒～数十秒,极少超过 1 分钟,再次变换头位时症状再现,发作过后可无任何不适或有头昏和轻度不平衡感。整个发病过程可为数天～数月,少数达数年,多自然缓解,但可复发,间歇期长短不一。常见诱发动作有:起卧床、头前倾、头后仰、床上翻身和快速转头等。

按受累的半规管不同,分为 4 种亚型:后半规管 BPPV、水平半规管 BPPV、上半规管 BPPV 和混合型 BPPV。后半规管 BPPV 最常见,约占 90%,水平半规管 BPPV 次之,上半规管 BPPV 极少。各型患者均具有 BPPV 的基本特征,但在眩晕程度及常见诱发体位等方面可略有差异。一般而言,水平半规管 BPPV 较后半规管 BPPV 症状重、持续时间长,而混合型 BPPV 较单一半规管受累者症状更明显。

2. 检查

（1）变位试验:

1）Dix-Hallpike 试验:是后半规管 BPPV 的特异性检查。方法(图 2-10-1):患者坐于检查床上(A),头转向一侧 45°(B);在检查者帮助下快速躺下,头悬床边与水平面成 20°(C),观察 30 秒或至眼震消失后坐起。同手法检查对侧。后半规管 BPPV 患者当患耳朝下时诱发出短暂眩晕和眼震,恢复坐位时会再出现相似表现,其眼震特点如下:①方向为垂直、旋转性;②眼震迅速增强而后逐渐减弱;③有潜伏期,一般为数秒;④持续时间短,一般 5～10 秒,不长于 1 分钟;⑤有疲劳性,即反复置于激发头位后眼震减弱或消失;⑥从悬头位恢复至坐位时,眼震方向发生逆转。注意:部分患者眼震较弱,需借助 Frenzel 眼镜或红外视动眼震仪进行观察。

2）滚转试验（roll test）:是水平半规管 BPPV 的特异性检查。方法:患者仰卧于检查床上,在检查

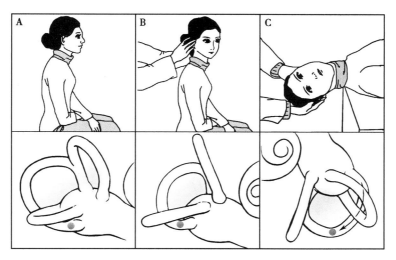

图 2-10-1　Dix-Hallpike 试验示意图

者帮助下迅速向左或右侧转头,观察 1 分钟或至眼震停止。如为水平半规管 BPPV,患者立刻出现(无潜伏期)旋转性眩晕和水平眼震。向地性眼震为管石症,通常持续 30 ~ 60 秒;离地性眼震提示为嵴帽结石病,持续时间>1 分钟。

(2)听力学检查:听力一般正常。

(3)前庭功能检查和影像学检查:可用于本病的病因诊断或鉴别诊断。

【诊断与鉴别诊断】

1. 诊断标准

(1)相对于重力方向改变头位后出现反复发作的、短暂的眩晕或头晕(通常持续不超过 1 分钟)。

(2)位置试验中出现眩晕及特征性位置性眼震。

(3)排除其他疾病,如前庭性偏头痛、前庭阵发症、中枢性位置性眩晕、梅尼埃病、前庭神经炎、迷路炎、上半规管裂综合征、后循环缺血、体位性低血压、心理精神源性眩晕等。

2. 鉴别诊断　BPPV 需与中枢性眩晕、梅尼埃病、前庭神经炎、上半规管裂综合征以及椎基底动脉缺血性疾病等鉴别。

本病诊断时还需根据病史和变位试验结果对受累半规管作出准确判断,其中后半规管 BPPV 与水平半规管 BPPV 的鉴别要点见表 2-10-3。

表 2-10-3　后半规管 BPPV 与水平半规管 BPPV 鉴别要点

鉴别点	后半规管 BPPV	水平半规管 BPPV
常见诱发体位	起、卧床,头前倾和后仰	床上翻身、转头
眩晕持续时间	多数<30 秒	多数 30 ~ 60 秒
潜伏期	一般 3 ~ 5 秒	无或<3 秒
眼震方向	垂直旋转性	水平
疲劳性	有	无
特征性变位试验	Dix-Hallpike 试验	滚转试验

【治疗】

BPPV 有一定自限性,自然病程数天 ~ 数月,很少超过一年,一个月内自愈者约 50%,但可反复发病。最有效的方法是耳石复位。

1. 耳石复位治疗(canalith repositioning procedure,CRP)

(1)Epley 法:是目前治疗后半规管 BPPV 最常用的手法。该法通过依次改变患者头位,使耳石在重力作用下移动,从后半规管排出(图2-10-2)。患者坐于治疗床上(A);头向患侧转45°(B);在治疗者帮助下迅速取仰卧位,头垂于床边(C);头向健侧转90°,此时相当于健侧的 Dix-Hallpike 位(D);将患者头部连同身体一起继续向健侧翻转90°,使其侧卧于治疗床上,此时头部偏离仰卧位达135°(E);恢复坐位,完成一个治疗循环(F)。上述每一体位至少保持30~60秒或维持到眼震消失为止。整个治疗过程反复进行,直到任意位置均无眩晕和眼震出现后再重复2~3个循环。

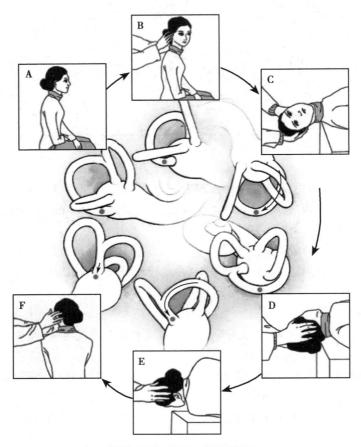

图 2-10-2   Epley 法示意图

(2)Lempert 法:又称 Barbecue 翻滚法,用于治疗水平半规管 BPPV。

(3)耳石复位仪:可作为一种复位治疗选择,适用于手法复位操作困难的患者。

2. 药物治疗　原则上药物并不能使耳石复位,但当合并其他疾病时,或复位后有头晕、平衡障碍等症状时,可给予改善内耳微循环的药物,如倍他司汀、银杏叶提取物等。

3. 手术治疗　适用于极少数手法复位后仍迁延不愈,对日常工作和生活有较大影响的 BPPV 患者,可考虑行半规管堵塞术。

4. 前庭康复训练　前庭康复训练通过中枢适应和代偿机制提高患者前庭功能,减轻前庭损伤导致的后遗症。前庭康复训练可作为 BPPV 患者耳石复位的辅助治疗。

(龚树生)

第十一章　耳聋及其防治

第一节　耳聋概论

耳聋(hearing loss)是影响人类生活质量和导致终生残疾的最主要问题之一。近些年来的临床调查表明,明显听力障碍者约占世界总人口的7%～10%。我国2006年第二次全国残疾人抽样调查的听力语言残疾者为2780万人,占全部残疾人总数的27%,而7岁以下的聋哑儿童高达80万人,并以每年3万聋儿的速度在持续增长。因此,耳聋防治与听力康复不仅是本学科的重要内容,也是医学与社会发展过程中值得深入研究与探讨的交叉课题,涉及遗传学、免疫学、药物学、妇婴保健、老年医学、环保医学、预防医学、心理学、语言学、特殊教育学、生理声学、医学工程学以及劳动卫生与职业病防治等诸多学科,成为医药卫生和全社会共同关注的重要问题。

耳聋是听觉传导通路发生器质性或功能性病变导致不同程度听力损害(hearing impairment)的总称,程度较轻的有时也称重听(hard of hearing),显著影响正常社交能力的听力减退称为聋(deafness),因双耳听力障碍(hearing handicap)不能以语言进行正常社交者称为聋哑人或聋人(deaf)。

（一）耳聋分级

国内、外耳聋分级有国际标准组织(ISO)1964年和世界卫生组织(WHO)1980、1997年推出的标准。目前,我国临床医师仍普遍采用WHO 1980的分级方法,以500Hz、1000Hz和2000Hz的平均听阈为准,听力损失26～40dB为轻度聋,41～55dB、56～70dB、71～90dB和>91dB依次为中度聋、中重度聋、重度聋和极重度聋。

（二）耳聋分类

根据耳聋的发生部位与性质,可将耳聋分为不同类型。因声波传导径路中的外耳、中耳病变导致的听力障碍称传导性聋(conductive hearing loss);因声波感受与分析径路即内耳、听神经及听中枢病变引起者为感音神经性聋(sensorineural hearing loss);两者兼有则为混合性聋(mixed hearing loss)。感音神经性聋按病变部位还可再分为感音性聋、神经性聋和中枢性聋,但目前临床仍将三者合称感音神经性聋。

1. **传导性聋**　经空气径路传导的声波,受到外耳道、中耳病变的阻碍,到达内耳的声能减弱,致使不同程度听力减退者称为传导性聋。常见的病因有:①外耳疾病:外耳道炎症、疖肿、外耳道异物、耵聍栓塞、外耳道肿瘤、外耳道胆脂瘤及先天性外耳道闭锁等;②中耳疾病:中耳急慢性炎症、外伤致鼓膜穿孔和听骨链中断、先天性听骨链畸形、鼓膜缺失、前庭窗、蜗窗发育不全等。

传导性聋病因较明确,诊断不难,根据病因进行相应的听力重建手术,具体方法可参见相关疾病章节。不愿接受手术治疗者可选配适宜的助听器。

2. **感音神经性聋**　耳蜗(如听毛细胞、血管纹、螺旋神经节)、听神经或听觉中枢器质性病变或代谢障碍均可阻碍声音的感受与分析,或影响声信息传递,由此引起的听力减退或听力丧失称为感音神经性聋。常见的感音神经性聋有:药物性聋(如氨基糖苷类抗生素、水杨酸盐、利尿类、抗肿瘤类等)、突发性聋、遗传性聋、老年性聋、先天性聋、噪声性聋、创伤性聋、病毒或细菌感染性聋、自身免疫性内耳病、某些必需元素(如碘、锌、铁、镁等必需元素代谢障碍)及某些全身系统性疾病(如高血压与动脉硬化、糖尿病、慢性肾炎与肾衰竭、系统性红斑狼疮、甲状腺功能低下、高脂血症、红细胞增多症、白血病、镰状细胞贫血、多发性硬化、多发性结节性动脉炎等)亦与感音神经性聋有关。

诊断应该在系统收集患者病史、用药史、个人史、家族史的基础上,进行临床全面体检与听力学检查,必要的影像学、血液学、免疫学、遗传学等方面的检查,可为确诊感音神经性聋的病因与类型提供科学依据。治疗原则是,早期发现、早期诊治,适时进行听觉言语训练,适当应用人工听觉。目前尚无特效药物或手术疗法能使感音神经性聋患者完全恢复听力。

3. 混合性聋　中耳、内耳病变同时存在,影响声波传导与感受所造成的听力障碍称混合性聋。混合性聋可由同一疾病引起,如耳硬化中期、爆震声导致鼓膜穿孔及内耳损伤、急性或慢性化脓性中耳炎并发迷路炎等,因病变同时或先后累及耳传音与感音系统,使耳聋兼有传导性聋和感音神经性聋的特点。混合性聋亦可因不同疾病引起,如分泌性中耳炎伴老年性聋、听骨链中断伴突发性聋、粘连性中耳炎伴梅尼埃病等,分别导致中耳和内耳功能障碍。混合性聋可能以传导性聋为主或以感音神经性聋为主,也可能以传导性聋和感音神经性聋成分大致相等或相似的形式存在。

治疗混合性聋时,应分别处理中耳、内耳病变。

4. 功能性聋(functional hearing loss)　又称心理性聋、非器质性聋、癔症性聋、假性器质性聋、假性神经性聋、精神性聋等,由精神心理性因素引起。临床表现一般特点如下:①多为双耳突然或缓慢起病;②突然发病者此前多有精神心理创伤或挫折史;③全聋者耳蜗瞳孔反射和耳蜗眼睑反射消失;④可伴外耳麻木;⑤睡眠中耳聋继续存在;⑥语声不因耳聋而改变;⑦测试时回答问题刻板、缓慢;⑧前庭功能正常;⑨可伴发视觉障碍;⑩治疗效果之佳出人意料。

诊断应注意收集有关精神心理创伤病史。纯音测听检查多为双耳重度聋或全聋,缓慢发生者可能为单侧发病。声导抗测试、耳声发射、听性脑干反应等客观测听多无异常发现。鉴别诊断应包括突发性聋、伪聋、夸大性聋等。对有伴发症状者必须排除器质性病变如癫痫、心血管疾病、颅内占位性病变等。治疗:对突然起病且病程很短的患者,查明并去除精神诱因和采用暗示疗法较为有效。但对病程长特别是起病缓慢者,一般暗示疗法可能难奏效。可试用2%利多卡因或10%葡萄糖酸钙缓慢静脉注射,同时进行语言暗示治疗。模拟手术暗示、催眠法、麻醉疗法均可试用。

5. 伪聋(malingering)　即装聋,听觉系统无器质性病变,听力正常。伪聋者并无精神心理创伤,而是明知自己听力正常,因有所企图故意伪装耳聋。为使耳部"病变"显著,亦有自伤耳部者。纯音测听多为全聋,而客观测听检查完全正常。听力学检查有助于识别伪聋,但必须注意与功能性聋鉴别。

第二节　突发性耳聋

突发性耳聋(sudden hearing loss,sudden deafness)简称突聋,指突然发生的、原因不明的感音神经性听力损失,并非一种独立的疾病。突发性耳聋通常在数分钟、数小时或一天内患者听力下降至最低点(少数病例在发病后第3天降至最低点),至少在相邻的两个频率听力下降≥20dBHL,可同时或先后伴有耳鸣或眩晕,部分患者有自愈倾向。该病的发生率为(5～20人)/10万人,任何年龄均可发病,常见年龄在50岁左右,亦有年轻化趋势,男女发病率无明显差异,临床上以单侧发病多见,偶有双耳同时或先后受累者。

(一) 病因及发病机制

局部因素和全身因素均可能引起突发性耳聋,只有10%～15%的突发性聋患者在发病期间能够明确病因,另有约1/3患者的病因是通过长期随访评估推测或确认的。一般认为,精神紧张、压力大、情绪波动、生活不规律、睡眠障碍等可能是突发性聋的主要诱因。常见的病因包括以下几个方面:

1. 血管性疾病　内耳的供血主要为迷路动脉。迷路动脉为终末动脉,基本是内耳的唯一供血动脉,其病变对内耳功能影响极大。突发性耳聋可因血栓形成、出血、血管痉挛等引起。动物实验发现,内耳缺血持续6秒钟,耳蜗电位即消失,而缺血达30分钟后,即使血供恢复,电位已发生不可逆的变化。

2. **感染** 据临床观察,不少患者在发病前曾有感冒史,有关病毒的血清学检查报告也支持这一学说。许多病毒都可能与本病有关,如腮腺炎病毒、巨细胞病毒、疱疹病毒、水痘、带状疱疹病毒、流感病毒、副流感病毒、鼻病毒、腺病毒Ⅲ型、EB病毒、柯萨奇病毒等。病毒性神经炎或耳蜗炎被认为是最常见的原因。脑膜炎、梅毒、获得性免疫缺陷综合征(acquired immune deficiency syndrome,AIDS)等亦可为突发性耳聋的病因。

3. **肿瘤** 约有10.2%听神经瘤患者以突发性耳聋为主诉就诊,故临床上突发性耳聋患者需明确桥小脑角区是否存在占位性病变。听神经瘤患者可能由于肿瘤出血、周围组织水肿等压迫耳蜗神经,引起神经传导阻滞,或者因肿瘤压迫动脉引起耳蜗急性缺血,从而引发突发性耳聋。

4. **中毒性聋** 常见的耳毒性药物有氨基糖苷类抗生素(如链霉素、庆大霉素、阿卡米星等)、袢利尿剂、抗肿瘤药物(如顺铂、氮芥等),吸入性有害气体(如一氧化碳、硫化氢等)也有可能导致突发性耳聋。

5. **先天性发育异常** 常见的有大前庭水管综合征(部分患者表现为"一巴掌致聋")。

值得一提的是,如果在诊治过程中明确了病因,则应依据病因修改诊断为相应的疾病,如听神经瘤、大前庭水管综合征等。

（二）临床表现

多数患者发病前有过度劳累、精神抑郁、焦虑状态、情绪激动、受凉或感冒史。本病可能具有如下症状:

1. **突然发生的听力下降** 可以为首发症状,听力可在数分钟、数小时或一天内下降到最低点,少数患者在三天降到最低点。

2. **耳鸣（约90%）** 可为始发症状,患者突然一侧或双侧耳鸣,音调较高,同时或相继出现听力下降,经治疗后,可长期不消失。

3. **耳闷胀感（约50%）**。

4. **眩晕或头晕（约30%）** 听力下降前或后可出现眩晕感,多为旋转性眩晕,少数出现颠簸、不稳感,可伴有冷汗、恶心、呕吐。

5. 听觉过敏或重听。

6. 耳周感觉异常(全聋患者常见)。

7. 部分患者会出现精神心理症状。如焦虑、睡眠障碍等,影响生活质量。

（三）检查

1. **常规检查**

（1）耳科检查:包括耳周皮肤、淋巴结、外耳道及鼓膜等。注意耳周皮肤有无疱疹、红肿,外耳道有无耵聍、疖肿、疱疹等。

（2）音叉检查:包括 Rinne 试验、Weber 试验以及 Schwabach 试验。

（3）纯音测听:包括250Hz、500Hz、1000Hz、2000Hz、3000Hz、4000Hz 及 8000Hz 的骨导和气导听阈。

（4）声导抗检查:包括鼓室图和同侧及对侧镫骨肌声反射。

（5）伴有眩晕时,应进行自发性眼震检查,并根据病史选择性地进行床旁体位试验。

2. **可能需要进一步完善的检查（应根据具体情况选择）**

（1）其他听力学检查:如耳声发射、听性脑干反应(ABR)、耳蜗电图、言语测听(包括言语识别阈和言语识别率)等。

（2）影像学检查:包含内听道的颅脑或内耳 MRI,应注意除外听神经瘤等桥小脑角病变;根据病情需要可酌情选择颞骨 CT 检查。

（3）实验室检查:血常规、血生化(血糖、血脂、同型半胱氨酸等)、凝血功能(纤维蛋白原等)、C反应蛋白等。

（4）病原学检查:支原体、梅毒、疱疹病毒、水痘病毒、HIV 等。

（5）对伴有眩晕需要进一步明确诊断和治疗的患者,应根据其具体情况选择进行前庭和平衡功能检查。

（四）分型

突发性聋根据听力损失累及的频率和程度,可分为:高频下降型、低频下降型、平坦下降型和全聋型（含极重度聋）。

1. **低频下降型**   1000Hz（含）以下频率听力下降,至少250Hz、500Hz处听力损失≥20dBHL。

2. **高频下降型**   2000Hz（含）以上频率听力下降,至少4000Hz、8000Hz处听力损失≥20dBHL。

3. **平坦下降型**   所有频率听力均下降,250Hz～8000Hz（250Hz、500Hz、1000Hz、2000Hz、3000Hz、4000Hz、8000Hz）平均听阈≤80dBHL。

4. **全聋型**   所有频率听力均下降,250Hz～8000Hz（250Hz、500Hz、1000Hz、2000Hz、3000Hz、4000Hz、8000Hz）平均听阈>81dBHL。

（五）诊断

突发性耳聋首先需要排查脑卒中、鼻咽癌、听神经瘤等严重疾病,其次需除外常见的局部或全身疾病,如梅尼埃病、各种类型的中耳炎、病毒感染如流行性腮腺炎、耳带状疱疹（Hunt综合征）等。双侧突发性聋需考虑全身因素,如免疫性疾病（自身免疫性内耳病、Cogan综合征等）、内分泌疾病（甲状腺功能低下等）、神经系统疾病（颅内占位性病变、弥散性脑炎、多发性硬化等）、感染性疾病（脑膜炎等）、血液系统疾病（红细胞增多症、白血病、脱水症、镰状细胞贫血等）、遗传性疾病（大前庭水管综合征等）、外伤、药物中毒、噪声性聋等。

（六）治疗

突发性耳聋应作为耳科急症对待,在临床治疗中要综合制订合理的方案,力求在耳聋的早期开始用药。根据可能引起突发性耳聋的不同原因选择不同的药物组合。对合并有高血压病、高脂血症或糖尿病等患者,应辅以内科治疗控制原发病;如果以血供障碍为主,应以扩张血管、降低血黏度、提高血氧分压的药物为主。由于多数患者病因不清,属于特发性耳聋,其治疗以经验疗法为主。以下介绍几种常用治疗方法。

1. **低钠饮食**   有利于减轻可能的膜迷路积水。

2. **糖皮质激素**   激素是临床治疗突聋的常用药,具有抗炎、抗病毒、免疫抑制的作用,可缓解血管内皮水肿,增加内耳血液供应。无论选用何种药物,用药期间一定要注意副作用。使用过程中应掌握以下原则:①患者无激素使用禁忌证;②激素宜在早晨顿服;③用药剂量可根据患者具体条件制定;④给药方式可采用口服、静脉注射或鼓室注药。

3. **血管扩张药**   此类药物很多,主要包括钙离子通道拮抗剂、组胺衍生物、活血化瘀中药等。

4. **溶栓、抗凝药物**   对突聋患者的血液流变学检查发现,血浆纤维蛋白原水平、红细胞聚集和血浆黏稠度较对照组显著升高,提示血浆纤维蛋白原水平在突发性耳聋发病中起重要作用。常用的药物有巴曲酶、蝮蛇抗栓酶等。应注意,在应用降低纤维蛋白原的药物的同时必须进行纤维蛋白原检查,并根据检查结果调整用药。对有出血性疾病,严重肝、肾功能不全或高血压病患者禁用。

5. **高压氧治疗**   临床观察有一定疗效。

经治疗后患耳仍无法痊愈者,可考虑佩戴助听器,极重度耳聋患者排除禁忌证后可选择人工耳蜗植入术（参见本章第四节）。

第三节　先天性耳聋

先天性耳聋（congenital hearing loss）是指出生时或出生后不久即出现的一类听力障碍,由遗传因素或母体妊娠分娩过程中异常所导致,可分为遗传性和非遗传性两大类。根据病理类型又可分为传导性、感音神经性和混合性。

（一）病因及临床表现

根据病因不同分类如下：

1. **遗传性先天性耳聋**（Hereditary congenital hearing loss）　指由于基因或染色体异常等遗传缺陷（Genetic defect）而导致的听力障碍，多为感音神经性聋。遗传性耳聋可分为非综合征型及综合征型。前者仅出现耳聋的症状，在遗传性聋中占70%。后者指除耳聋以外，同时存在伴有心脏、肾脏、神经系统、颌面及骨骼系统、代谢内分泌系统、皮肤和视器等组织器官畸形或系统的病变，这类耳聋占遗传性聋的30%。如伴有骨骼畸形的下颌面骨发育不全综合征（Treacher-Collins syndrome）、颅面骨发育不全综合征（Crouzon disease）、以感音神经性耳聋及全身其他组织器官色素异常改变为主要特征的瓦登伯格综合征（Waardenburg syndrome）（图2-11-1/文末彩图2-11-1）等，均属先天性遗传性聋。

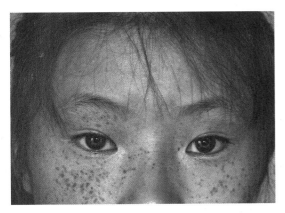

图2-11-1　Waardenburg 综合征患者面部特征

1998年，我国科学家成功克隆了人类遗传性感音神经性聋致病基因 *GJB3*。Borck 等（2003）对4个家系的6名 Pendred 综合征患者进行研究，所有患者均发现染色体 7q22-q31 上的 *PDS* 基因突变，其共同特点是 *PDS* 基因区域内或其邻近区域有同样的单倍型，*V138F* 为原始基因突变（founder mutation）。研究已证实，先天性颞骨畸形（主要为大前庭水管综合征）（图2-11-2）与 *SLC26A4* 基因突变相关。通过国内耳聋人群的流行病学调查研究表明，在已确定与遗传性耳聋相关的基因中，*GJB2* 突变最为常见，其次是 *SLC26A4* 突变，而线粒体 DNA（mtDNA）12SrRNA 基因突变与药物性耳聋的关系也日益得到公认。目前已经应用于临床的耳聋基因常规检测项目主要包括 *GJB2* 基因、*GJB3* 基因、*SLC26A4* 基因、线粒体 DNA（mtDNA）12SrRNA 基因等常见突变位点。耳聋基因筛查对遗传性先天性聋的防治具有重要意义。

2. **非遗传性先天性耳聋**（nonhereditary congenital hearing loss）　指患儿在胚胎发育期、围产期或分娩期受到母体感染、中毒或外伤等病理因素的影响，导致的听力障碍。通常由以下病因导致：

（1）药物因素：母亲在孕期不当使用特殊药物（如氨基糖苷类、细胞毒性药物、抗疟药和利尿剂等），药物可通过胎盘进入胎儿的体内导致胎儿中毒而诱发耳聋。此外，孕期接受过深度麻醉也可能造成胎儿听力损害。

（2）疾病损害：产前期，孕妇妊娠期患有某些传染病（如淋病、梅毒、艾滋病等），病原体可经胎盘累及胎儿听觉系统，损伤耳蜗、前庭、听神经或引起病毒性或细菌性迷路炎，出现内耳发育异常、畸形导致耳聋；产

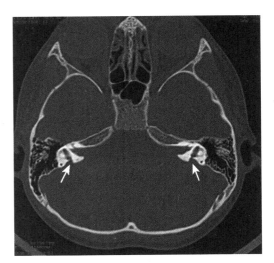

图2-11-2　大前庭水管综合征患者颞骨 CT

后期，新生儿早产、出生时出现严重窒息、体重过轻、高胆红素血症、化脓性脑膜炎等疾病均可能损害新生儿听觉神经导致耳聋。

（3）分娩过程：胎儿分娩过程中，产钳使用不当可能会造成胎儿头颅外伤损伤其听觉器官。

（二）诊断

在系统收集患者病史、个人史、家族史的基础上，进行临床全面体检与听力学检查，必要的影像学、血液学、免疫学、遗传学等方面的实验室检测，可为确诊先天性耳聋的病因与类型提供科学依据。

（三）预防及治疗

1. 预防   预防比治疗更重要，也更有效。

（1）广泛开展遗传学咨询，大力宣传优生优育。应用生物芯片、蛋白质组学等现代科学技术，完善耳聋基因检测与筛查，开展遗传性聋的产前诊断，有可能降低其发病率。

（2）加强孕期、产期的妇幼保健，积极防治妊娠期疾病，减少产伤发生；对出生后婴幼儿测听筛选，对听力障碍进行早期预警与防治。

（3）积极防治传染病和营养缺乏疾病，尽量减少与强噪声等有害物理因素及化学物质接触，抵制烟酒嗜好，锻炼身体，保证身心健康。增加机体对致聋因素的抵抗能力。

（4）尽量避免使用可能损害听力的药物，必须使用时应严格掌握其适应证，并力求用药小剂量、短疗程，同时加强用药期间的听力监测，一旦出现听力受损征兆立即停药并积极治疗。

2. 干预与治疗   一般原则是，早期发现、早期诊治。恢复或部分恢复已丧失的听力，尽量保存并利用残余的听力。部分由先天性中耳畸形导致的传导性耳聋可手术矫治。而对先天性感音神经性聋，目前尚无有效药物或手术矫治方法。有残余听力者，可根据具体情况，尽早佩戴适当的助听器。有适应证者，可选择植入式助听，并尽早进行听力言语康复训练。具体治疗介绍如下：

（1）药物疗法：发病初期及时正确用药是治疗成功的关键。首先应根据耳聋病因与类型选择适当药物。例如：对已在分子水平查明遗传缺陷的遗传性聋可探索相应的基因疗法，对病毒或细菌感染致聋的早期可试用抗病毒、抗细菌药物，临床较常用的辅助治聋药物有血管扩张剂、降低血液黏稠度和血栓溶解药物、神经营养药物以及能量制剂等，可酌情选用。

（2）助听器选配及人工中耳植入：助听器（hearing aid）和人工中耳均是一种提高声音强度的装置。需要经过耳科医师或听力学家详细检查后才能正确选用。是提高先天性耳聋患者听觉的重要干预工具。助听器主要由微型传音器、放大器、耳机、耳模和电源等组成。人工中耳主要由麦克风、放大器、语音处理器、信号传输线路以及输出传感器等组成（参见本章第四节）。

（3）人工耳蜗植入：作为先天性感音神经性耳聋的主要干预手段之一，主要针对高功率助听器无效，耳内无活动性病变，影像学检查排除内耳严重畸形、听神经缺如的患者。该装置主要由：体外装置（方向性麦克风、言语信号处理器和传送器）和体内装置（接收器、解码器和刺激电极）两部分组成（参见本章第四节）。

（4）听觉言语训练：听觉训练（auditory training）是借助助听器利用残余听力或人工耳蜗植入重建听力的基础上，通过长期有计划的声响刺激，逐步培养其聆听习惯，提高听觉察觉、听觉注意、听觉定位及识别、记忆等方面能力。言语训练（speech training）是依据听觉、视觉和触觉等互补功能，借助适当的仪器（音频指示器、言语仪等），以科学的方法训练发声、读唇，进而理解并积累词汇，掌握语法规则，灵活准确地表达思想感情。先天性重度、极重度聋患儿不经听觉言语训练，必然成为聋哑人；双侧重度听力障碍若发生在幼儿期，数周后言语能力即可丧失；即使已有正常言语能力的较大儿童，耳聋发生以后数月，原有的言语能力可逐渐丧失。因此，对经治疗无效的双侧中重度、重度或极重度聋学龄前儿童，应及早借助助听器、人工中耳或人工耳蜗技术等，运用言语仪、音频指示器等适当仪器，进行听觉言语训练，使患儿能听懂（或唇读）他人口头语言，建立接受性与表达性语言能力。

（5）手术干预：一些由于中耳畸形导致的传导性耳聋，可根据病因、病变的部位、性质及范围进行相应的听力重建手术。

第四节   听力辅助技术

一、助听器

（一）概述

助听器（hearing aid）是一种通过放大声音以改善听障患者声音感知能力的装置。助听器并不能使听障患者恢复已经受损的听力到正常水平,但它可以帮助某些听障患者充分利用残余的听力;并且助听器的使用不需要有创操作,是目前提高听障患者声音感知能力使用最广泛的手段。

随着现代信息技术和芯片工业的飞速发展,电脑编程模拟助听器已基本淘汰;目前国内外市场的助听器大多是数字式、支持高级编程的助听器。助听器可使患者听觉动态范围变宽,提高听觉舒适度,改善低强度输入时信号放大能力和对声音信号的分辨能力,增强患者在噪声环境下的言语识别能力,使听障患者在噪声环境中也能听到较清晰的言语声。

(二) 助听器的类型及相关知识

1. 类型　现代助听器大多是数字式、可编程的。它们可以被调试成适合不同程度的听力损失和改善噪音背景下的听力。根据大小、隐蔽性、可编程能力和放大声音的强度,有不同种类的助听器。助听器的主要类型按照佩戴方式、体积由大到小依次是:耳背式(BTE)、迷你耳背式(RIC)、耳内式(ITE)、耳道式(ITC)和深耳道式(CIC)助听器。目前即使是体积略大的耳背式(BTE)和耳甲式(RIC)助听器也已实现微型化。

2. 适用人群　助听器可通过放大声音来改善传导性、感音神经性、混合性耳聋患者的听觉;但是,当患者词语识别力下降的时候,从助听器获得的帮助将减少,助听器的放大作用不能恢复这些患者的听觉清晰度,但是可以让他们感知声音并帮助唇读。通常只有重度和极重度耳聋的患者才需要较大功率的助听器(例如耳背式和耳甲式)以获得足够的声音放大。此外,耳道狭窄的病人可能难以佩戴需要插入耳道深部的助听器。

3. 其他特性　具备双麦克风的助听器可以应用减噪算法过滤和弱化背景噪音。对于耳背式和耳甲式助听器,双麦克风是标准配置;与之相反,隐蔽性更好的深耳道式(CIC)助听器是没有此配置的。多数现代助听器具有无线功能,可以使助听器从兼容的电话或其他装置获得声音信号。现代助听器还能通过调频或蓝牙技术连接一个外置麦克风,并把一个助听器接受的声音自动分配到双耳的助听器。另外,现代助听器还可进行高级编程,改善不同噪音环境下的听力、增强听觉的方向感、减少声反馈噪音;目前的一些研究已经证实,某些患者在佩戴助听器后,还可以掩蔽患者原有的耳鸣。

(三) 助听器的选配

1. 选配前的评估和准备　助听器选配前必需的步骤是耳科医师的评估。耳科的检查可以帮助确定外耳道、鼓膜、中耳和咽鼓管病变导致的听损。音叉试验可区分传导性或感音神经性听力损失。外耳道的大小及通畅度在确定合适的助听器时尤为重要。听力测试和声导抗检测帮助确定听力损失类型、程度和听力损失涉及的频率。在应用助听器之前,发作期的内耳疾病和外耳道、鼓膜、中耳、咽鼓管病变需要先进行治疗。患者医学治疗结束后,就可转而咨询听力师助听器的问题。

2. 选配适应证　凡期望改善言语交流能力的有残余听力的听障患者,经过了前述的评估和准备,病情稳定后均可选配助听器。一般说来,中度听力损失者使用助听器后获益最大。

单侧耳聋一般可不配用助听器。双侧耳聋者,若两耳损失程度大体相同,可配戴双耳助听器,或将单耳助听器轮换戴在左、右耳;若两耳听力损失程度差别较大,但都未超过 50dB 者,宜给听力较差耳配用;若有一耳听力损失超过 50dB,则应给听力较好耳配戴。此外,还应考虑听力损害的特点;例如助听器应该用于言语识别率较高,听力曲线较平坦,气骨导间距较大或动态听力范围较宽之耳。一般来说,听力损失在 60dB 左右的耳聋患者使用助听器获益最大。传导性聋者气导、骨导助听器均可使用。外耳道狭窄或长期有炎症者宜使用骨导助听器。感音性聋伴有重振者需采用具备自动增益控制的助听器。合并屈光不正者可用眼镜式助听器。耳背式或耳内式助听器要根据患者的要求和耳聋的情况选用。

二、人工中耳植入

(一) 概述

在听力辅助装置的应用上,原本助听器(针对轻度～重度耳聋)和人工耳蜗(针对极重度和部分重度耳聋）就涵盖了全部耳聋患者。但助听器具有难以避免的一些缺陷，如堵耳效应、声反馈导致的啸叫、对耳道皮肤的刺激、过敏以及有限的频响范围和声音传导的失真等。因此，人工中耳（middle ear implants，MEI）应运而生。人工中耳又称植入式助听器，是经手术植入，能将振动直接传递并驱动中耳或内耳上的植入元件，不影响鼓膜及外耳道声音传导的一种植入式助听装置。与助听器佩戴者听到的是被放大的声音（声波）不同，人工中耳植入者接收到的是机械振动。

（二）人工中耳的基本结构与工作原理

1. **基本结构** 人工中耳大体上由麦克风、放大器、语音处理器、信号传输线路以及输出传感器等基本单元组成。

2. **工作原理** 人工中耳的麦克风接收外界声信号并转换为电信号，经放大器及语音处理器处理，通过信号传输线路，进入与中耳振动系统耦合（耦合部位多位于鼓膜、听骨链或圆窗膜）的输出传感器，将电信号转换为自身的振动，带动中耳系统振动，并传入内耳。人工中耳没有扬声器，不需要将已经转换处理的输入声信号再次还原为声能，故能准确应答变幻莫测的声信号，显著提高声信号的保真度。

（三）人工中耳的种类和应用

目前国内外临床应用或已经进入临床试验的人工中耳，根据其植入形式可分为两种类型：部分植入式人工中耳（partially implantable hearing aid）和全植入式人工中耳（totally implantable middle ear hearing devices）。根据其工作原理，则可分为电磁式（electromagnetic）、压电式（piezoelectric）和机电式（electromechanical）3 种。

1. **电磁式人工中耳** 目前临床应用最有代表性的人工中耳产品是振动声桥装置（vibrant sound-bridge，VSB）。VSB 是一种半植入式电磁式人工中耳，由体外声音处理器（audio processor，AP）和植入体内的振动听骨链重建假体（vibrant ossicular reconstructive prothesis，VORP）两部分组成。AP 包括麦克风、信号处理器、发射线圈、磁铁及电池；VORP 包括被感应线圈包围的磁体、解调器、导线及相连的漂浮质量传感器（floating mass transducer，FMT）。AP 吸附于耳后头皮上，声音被 AP 采集、解析、编码后，声信号被转化为电信号，经发射线圈透过皮肤使体内 VORP 的感应线圈接收此电脉冲信号，驱动FMT 振动，再带动听骨链振动或直接把振动通过前庭窗或蜗窗传入内耳。长期随访结果已经证实VSB 的安全和有效，在外科手术上及听力学上 VSB 都是非常可靠的；前瞻性研究发现：相比助听器依靠声音刺激，对高频听力陡降型患者来说，VSB 通过直接刺激听骨链可产生更好的言语效果。

VSB 主要应用于中度~重度感音神经性聋患者。在传导性耳聋患者植入 VSB 也能获得良好的术后听力，所以也可用于慢性中耳炎、先天性外中耳畸形的病例。

2. **压电式人工中耳** 此类人工中耳的核心元件是压电陶瓷，电流可使压电陶瓷发生弯曲形变，由此产生的振动通过听骨链传导至内耳。目前有部分植入式人工中耳和全植入式人工中耳两种类型。

部分植入式人工中耳，其结构同样包括体外部分和植入体两个部分，植入体包括压电振子和感应线圈，感应线圈植入于耳后皮下，压电振子通过特殊支架锚定在镫骨上。

全植入式人工中耳使用鼓膜作为麦克风，不需外部设备。其核心元件是 2 个与声音信号处理器相连的压电双晶片，一个固定于砧骨体表面，作为感受器与鼓膜一起，起到半生物麦克风作用；另一个作为驱动装置，通过手术经面隐窝固定于镫骨头上。声信号被砧骨体上的感受器采集后，被转换为电信号，再经声音处理器放大、过滤，被镫骨体上的压电晶片转换为机械刺激，最终传导信号至内耳。该装置仿造人类自身听觉，同时也利用了耳道共振和耳廓集音效果，使患者获得更加"自然"的声音和最大的声增益。

3. **机电式人工中耳** 机电式人工中耳实际上是电磁式人工中耳的一种转化形式。它是把电磁式人工中耳分别固定于不同部位的驱动线圈和磁体整合在一起，使其空间位置相对稳定，机电式振子能够直接与听骨链耦合，传递振动。该装置由植入体、编程系统、充电器和遥控器构成。植入体包含了麦克风、电池、磁铁、数字信号处理器和传感器。通过皮下麦克风收集声音,将其放大并转换为电信号,沿导线传输至传感器,传感器直接耦合在听骨链上。适用于中度~重度感音神经性聋。

三、人工耳蜗植入

(一) 概述

人工耳蜗(cochlear implant)是一种为重度、极重度或全聋的成人或小儿重建或获得听力的一种电子装置,可把声音信号转变为电信号直接刺激听神经纤维,从而产生听觉。经过50多年的实验研究和临床应用历程,人工耳蜗从单导到多导,不断完善言语编码策略,现已被国内外广泛应用于重度、极重度感音神经性耳聋患者的临床治疗中。Clark(1978)首先研制成功可用于临床的多导人工耳蜗,并先后被批准用于成人和儿童。目前,我国也研制成功具有自主知识产权的多导人工耳蜗,并开始用于临床。

人工耳蜗植入全过程包括术前评估、植入手术以及术后训练与语言康复,需要患者、手术医师、听力师、语言康复教师和患者家属的协作与配合。

(二) 基本结构

包括:①体外装置:由方向性麦克风、言语信号处理器(speech processor)和传送器(transmitter)组成;②体内装置:由接收器(receiver)、解码器(decoding unit)和刺激电极(electrode)组成。

(三) 工作的基本原理与过程

正常耳蜗的功能是耳蜗毛细胞将声波的机械振动转化为生物电。人工耳蜗的工作原理是通过模拟耳蜗的功能将声信号转换成电信号,取代受损听毛细胞直接刺激螺旋神经节神经元,将模拟听觉信息传向中枢。人工耳蜗工作的基本过程:体外装置方向性麦克风接收声信号,言语处理器编码,通过发射线圈与植入体的接收线圈耦合,输送信号到解码器和刺激电极,刺激电极的蜗内电极发出电脉冲,刺激蜗内残存的螺旋神经节细胞,刺激冲动经蜗神经传送到中枢,引起听觉(图2-11-3)。

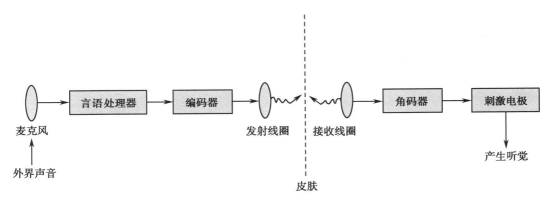

图2-11-3　人工耳蜗工作原理示意图

(四) 编码策略

人工耳蜗植入后言语识别率高低在很大程度上取决于言语编码策略。经历了几代言语编码策略的发展,目前比较成熟的言语编码策略主要有SPEAK(共振峰提取)策略、CIS(连续间隔采样)策略和ACE(高级组合编码)策略。目前应用于临床的多数人工耳蜗的言语处理器同时具备以上两种或三种编码策略,可根据植入者的不同情况选择最适合个体的编码方案。

(五) 适应证

主要有:①双耳重度或极重度感音神经性聋;②年龄1岁及以上,语前聋患者最好小于6岁,语后聋年龄不限;③借助助听器或其他助听装置无法改善听力和言语理解能力者;④患者具有改善听力的强烈愿望,植入者本人和(或)监护人对人工耳蜗植入有正确的认识和适当的期望值;⑤术后有条件进行言语康复计划者,尤其是儿童需一套完整的教育设施以帮助其术后进行听觉言语训练;⑥植入对象应无手术禁忌证。

（六）听觉言语康复

术后的听觉言语康复训练非常重要,主要着眼于帮助术后患者听觉言语康复,并有效消除或减轻患者因听觉言语缺陷而导致的心理障碍。语前聋儿童通常需要在专业的听觉语言康复中心进行 2 年以上的训练。对语前聋患者来说,不管实际年龄大小,人工耳蜗植入术后的听觉年龄是从零岁开始,因此术后听觉训练要循序渐进。

（冯　永）

第十二章 耳 鸣

耳鸣(tinnitus)源于拉丁语中表示响铃样声音的一词"tinnere",现指在无外界声源或外界刺激的情况下,主观上感觉耳内或颅内有响声。耳鸣是耳科临床最常见的症状之一,常被患者描述为电铃声、蝉鸣声、嘶嘶声或其他杂音。耳鸣发病率较高,并随年龄增长而升高,一般人群中17%有不同程度耳鸣,老年人耳鸣发生率可达33%。耳鸣对患者的影响程度不一,轻者可忽略其存在,重者可引起严重的精神心理紊乱。

【病因与分类】

耳鸣的分类方法很多,较为常见的分类方法如下:

1. 主观性耳鸣与客观性耳鸣 根据耳鸣能否被他人听到,耳鸣可分为主观性耳鸣与客观性耳鸣。仅患者能感觉到的耳鸣称为主观性耳鸣;患者及他人均能听到的耳鸣,称为客观性耳鸣。临床上主观性耳鸣占绝大多数。

2. 生理性耳鸣与病理性耳鸣 正常人安静的环境中可感受到耳鸣,活动或侧卧位感到血管搏动声,都是生理性耳鸣,即体声。由炎症、肿瘤、畸形及外伤等疾病引起的耳鸣称为病理性耳鸣。

3. 根据病因分类 根据引起耳鸣的病因包括炎症、肿瘤、外伤、畸形、变态反应、代谢性疾病、免疫性疾病、耳毒性药物中毒、老年因素、噪声暴露、心理精神因素等,常见的疾病包括中耳炎、耳硬化症、甲状腺功能异常、颈椎病、多发性硬化、Paget 病、碘或锌缺乏、贫血、偏头痛、高血压、高血脂、肾病、自身免疫性疾病等。此外,临床上一类原因不明的主观性耳鸣,即通过目前的检查手段(包括耳和全身的体格检查、听力学检查、影像学检查以及实验室检查等)均未发现明显异常,或异常检查结果与耳鸣之间缺少明确的因果关系,称之为特发性耳鸣(idiopathic tinnitus)。

4. 根据耳鸣产生的部位分类

(1)耳源性耳鸣:指耳鸣产生的部位位于听觉系统内,包括外耳、中耳、内耳、听神经、脑干及听觉中枢等部位。其中:①外耳、中耳病变引起耳鸣,原因是外界环境噪声对体内生理性杂音存在掩蔽作用,当外耳、中耳存在病变使外界声波传入内耳受阻时,环境噪声的掩蔽作用减弱,体内生理性杂音相对增强造成耳鸣。另外,鼓室内颈静脉球体瘤、耳硬化症、中耳积液可引起与脉搏节律一致的耳鸣,称搏动性耳鸣。②耳蜗病变引起耳鸣的机制目前尚不清楚,多数学者认为与病变部位自发性放电活动有关。耳蜗内损伤的毛细胞处于持久去极化状态,引起神经元兴奋,产生异常信号。③蜗后病变主要在内耳道及小脑脑桥角,与听神经关系密切。这些部位的病变(如听神经瘤、血管异常等)容易压迫听神经,使听神经产生异常神经冲动导致耳鸣。④听觉中枢病变包括脑干及听觉皮层的病变,如肿瘤、血管病变、炎症及多发性硬化等,当累及听觉中枢的蜗核、传出神经纤维及传入神经纤维时,可导致耳鸣。

(2)非耳源性耳鸣:指源于听觉系统之外部位的耳鸣,多指体声。包括:①血管源性耳鸣:多由颅内外血管病变引起。如乙状窦憩室、动-静脉瘘、动脉瘤、动静脉畸形等,可导致与脉搏节律一致的搏动性耳鸣。②肌源性耳鸣:腭肌阵挛是客观性耳鸣常见的原因,患者单侧或双侧可听到不规则咯咯声,节律与软腭痉挛性收缩同步。此外,中耳肌包括镫骨肌或鼓膜张肌痉挛性收缩可产生典型节律咔嗒声。③咽鼓管病变:咽鼓管异常开放患者,可能听到与呼吸节律同步的耳鸣声。④颞颌关节病变:颞颌关节炎或牙齿咬合不平衡时,患者张口或闭口活动时可在外耳道附近听到耳鸣如咔哒声。

5. 根据有无器质性病变分类 无器质性病变的耳鸣称为功能性或精神性耳鸣,如有癔症倾向的人突然受到重大精神打击时易发生精神性或癔症性耳鸣,各种原因引起的幻听等。另一种是伪装性或夸大性耳鸣,属于欺骗行为。

【发病机制】

客观性耳鸣和继发于其他疾病的耳鸣患者,很多都能找到耳鸣的病因。对于特发性主观性耳鸣的机制尚不清楚,目前的研究限于理论推测,缺乏有力的科研数据和临床研究的支持。既往因临床上发现耳蜗病变者常出现耳鸣,故研究重点围绕耳蜗功能展开。但许多实验及临床研究发现切断听神经后耳鸣仍不能消失,甚至部分耳鸣出现在听神经切断后。目前比较一致的观点是,耳鸣是一种以外周和中枢病变为主,多发因素参与共同作用的临床症状,异常的神经电活动在不同层面参与了耳鸣的发生过程,可能机制有两个:

1. **相邻神经元之间兴奋性同步排放**　受病变影响的神经元与兴奋性神经元存在兴奋性同步排放(synchronization of discharges),此假说能解释听神经病产生耳鸣的机制。

2. **毛细胞超量阳离子内流**　耳蜗毛细胞出现自发性的过量钾离子和钙离子内流,引起其全部突触同步释放神经递质。此假说可解释噪声性聋及药物性聋伴发耳鸣产生的机制。Jastreboff(1990)提出,耳鸣是在听觉中枢对听神经末梢微弱信号的察觉和处理过程中产生,且与自主神经系统和边缘系统密切相关。

【检查】

1. **体格检查**　一般全身检查,了解患者一般状况及全身性疾病情况;神经系统检查,了解和排查耳鸣相关中枢神经系统及其他周围神经系统病变;耳鼻咽喉科专科检查,除了常规的耳鼻喉检查外,还应注意做颈部检查(包括甲状腺查体)及颞颌关节功能检查。若为搏动性耳鸣,还需进行颈部及耳周听诊并进行颈部血管按压,了解耳鸣节律情况,按压颈动、静脉对耳鸣的影响等。

2. **辅助检查**

(1) 听功能检查:对单侧耳鸣,或持续性耳鸣(≥6个月),或伴听力障碍的耳鸣患者进行全面听力学检查。包括纯音测听、声导抗、DPOAE等。

(2) 前庭功能检查:如平衡功能、协调试验及眼动检查等。

(3) 耳鸣的测试:如耳鸣音调或频谱匹配(pitch-match frequency)、耳鸣响度匹配(loudness matching)、耳鸣可掩蔽性测定(最小掩蔽级,minimal masking level,MML)以及耳鸣的残留抑制测定(residual inhibition)等。

(4) 影像学检查:内耳道 MRI 排查肿瘤等器质性病变,搏动性耳鸣怀疑血管存在病变时可行颈动脉彩色多普勒超声,脑血管 CTA(computer tomography angiography),必要时行数字减影血管造影(digital subtraction angiography,DSA)查找病因。

(5) 其他专科检查:根据病史,对可能的全身疾病进行相应专科检查,如对甲状腺功能异常者进行甲状腺功能检查,对糖尿病患者进行血糖、尿糖检查,对免疫性疾病者进行免疫学检查等。

【诊断】

耳鸣是耳科常见的症状,病因繁多,从耳部疾患到全身系统疾病均可引起,并且存在许多促发和影响因素;同时,还与患者精神心理因素相互影响,形成恶性循环,故耳鸣的诊断不容易。一部分患者即使通过详尽的检查也无法明确病因。对耳鸣的诊断,我们力求做到定位、定因、定量——明确耳鸣发生部位、病因和耳鸣严重程度的分级。

耳鸣的诊断应结合详细的病史、检查和精神心理学评估进行。

1. **病史**

(1) 耳鸣的类型:明确是主观性耳鸣还是客观性耳鸣。

(2) 耳鸣的性质:是高调、中调或低调,是单音调还是多音调,耳鸣声具体描述,如蝉鸣、哨音、汽笛声、呼呼声、隆隆声、电流声、咔嗒声或拍击声等。是搏动性耳鸣还是非搏动性耳鸣,有无节律,是否与脉搏同步,与呼吸节律有关,音调性质有无变化。

（3）耳鸣的特点：包括侧别及部位、持续或间断性、间断的时间以及有无规律变化。

（4）耳鸣整个病程的情况：出现的时间、持续时间、变化过程、诊治经过、目前状况。

（5）耳鸣响度：可与环境声或生活声进行比较。

（6）耳鸣是否合并听力损失及眩晕，以及三者出现的时间顺序。

（7）耳鸣的严重程度：对情绪、工作、生活、学习及睡眠的影响，患者是否为此感到困扰，产生负面情绪，焦虑或抑郁与耳鸣的因果关系，是否可以逐渐适应等。有许多耳鸣相关量表可对耳鸣的严重程度进行评估，如 THI 量表（tinnitus handicap inventory），TRQ 问卷（tinnitus reaction questionnaire），TQ 问卷（tinnitus questionnaire），TSI 指数（tinnitus severity index），THQ 问卷（tinnitus handicap questionnaire）以及 TFI 指数（tinnitus functional index）。其中，THI 量表最为常用。

（8）耳鸣触发或加剧因素，耳鸣缓解或控制的方式。

（9）耳鸣可能原因：如既往耳科病史及耳病相关全身疾病情况、头外伤、声创伤、噪声接触史、耳毒性药物史、心脑血管疾病史、变态反应疾病史、月经史、高血压病史、糖尿病史等等。

（10）与耳鸣相关家族史。

2. **检查**　通过体格检查及辅助检查为耳鸣的定位、定因及定量提供依据，具体检查内容上面已作详述。

3. **精神心理学评估**　由于耳鸣与焦虑互为因果，故应与心理医师合作，对耳鸣患者做出精神心理学评估。

【治疗】

尽管耳鸣机制尚不明确，病因繁多且常难以确诊，但是绝大多数患者经过合理治疗后，即使耳鸣不消失，也可以得到有效控制，使之不再对患者的工作生活产生困扰。

对耳鸣患者应该行个体化治疗。病因明确的，对因治疗；病因难以确定的，则根据患者的具体情况进行药物治疗、声治疗等。有研究表明，耳鸣和精神心理紊乱互为因果，相互促进，故除了上述治疗外，还应重视心理治疗，通过耐心解答患者的困惑，解除其担忧和顾虑，从而建立克服耳鸣的信心，消除耳鸣引发的消极情绪，阻断恶性循环。

1. **病因治疗**　对于原发病变明确且可有效治疗的患者，通过对因治疗或手术治疗耳鸣大多可减轻或消失。如外耳道耵聍栓塞、中耳积液、乙状窦憩室、耳硬化症等引起的耳鸣。

2. **耳鸣习服疗法（tinnitus retraining therapy，TRT）**　是根据 Jastreboff 的耳鸣神经生理学学说而设计的目前最好的综合疗法之一。通过长期训练使神经系统重新整合，努力重建听觉系统的过滤功能，降低中枢兴奋性，增加中枢抑制，终止对耳鸣的听觉感受，促使患者适应耳鸣。TRT 包括咨询和声治疗两部分。咨询即初步心理诊断和治疗，需要专业人员耐心解释耳鸣相关问题，解除患者的担忧和负面情绪。声治疗是用很小音量的自然界声音（雨声、海浪声、流水声等）、音乐、歌曲、相声等干扰耳鸣并转移注意力。声治疗与掩蔽疗法不同处在于选取的是中性声音，可以是自然声，也可以是窄带或宽带噪声或患者自选噪声。其疗程较长，一般 12～24 个月，但疗效比较稳定，极少复发。

3. **佩戴助听器**　伴听力下降的持续恼人耳鸣患者，建议接受助听器评估。研究表明，助听器可通过治疗听力损失和降低对耳鸣的关注来改善患者生活质量。

4. **认知行为疗法**　对于持续恼人的耳鸣患者推荐认知行为疗法。认知行为疗法最初是用于治疗抑郁和焦虑，已被证实有助于缓解耳鸣带来的痛苦。认知行为疗法能指导患者认识到导致压力的消极想法，并将其转变为有益的想法。

5. **药物治疗**　目前有许多药物应用于耳鸣的治疗，但是目前尚无一种药物被证实可彻底治愈耳鸣。有研究表明，对于 3 个月以内的耳鸣患者药物治疗有效。常用的药物包括：

（1）抗焦虑、抗抑郁药：均有不同程度副作用，甚至加重耳鸣，用药需慎重，勿过量，可选用多虑平（doxipinum）和舒乐安定（surazepan）。

（2）抗惊厥药：常用的是卡马西平、氯硝西泮、氨基氧醋酸、拉莫三嗪等。

（3）血管扩张剂:改善内耳血液微循环,如扩血管药倍他司汀、前列腺素 E_2、钙离子拮抗剂等。

（4）局部麻醉药:普鲁卡因、利多卡因等对神经轴突接合处有阻滞作用,可短期内达到治疗耳蜗或蜗后病变所致的耳鸣。

6. **其他**　如掩蔽疗法、生物反馈疗法、电刺激疗法、重复经颅磁刺激(rTMS)等等。

（龚树生）

第十三章　面神经疾病

第一节　周围性面瘫

一、概论

面瘫(facial paralysis)分为中枢性和周围性,病变位于面神经核以上者导致的面瘫称为中枢性面瘫(central facial paralysis),病变在面神经核或面神经核以下者导致的面瘫称为周围性面瘫(peripheral facial paralysis)。本节描述周围性面瘫。

【面神经损伤的病理分级】

Sunderland 根据面神经损伤病理改变将损伤程度分为 5 个等级,即神经失用、轴突中断、神经内膜中断、神经束膜中断及神经完全中断(表 2-13-1)。

表 2-13-1　面神经损伤 Sunderland 病理分级

分级	面神经病理损伤程度
1. 神经失用	神经生理性阻断,髓鞘变性,无轴突变性,无神经纤维的中断,但神经传导功能丧失
2. 轴突中断	面神经损伤处远端的轴突髓鞘变性,但神经内膜小管尚且完整
3. 神经内膜中断	轴突、神经内膜损伤,但神经束膜仍保持完整,此时再生轴突有可能错向生长入远侧的其他神经内膜管内,神经的错向生长及支配会造成联动、鳄鱼泪
4. 神经束膜中断	仅仅神经外膜保持连续性,但外膜内结构已严重损坏,神经束膜已经中断,此时很少轴突能成功地功能性再生
5. 神经完全中断	神经完全中断,失去连续性

【临床表现】

1. 症状

(1)面部不对称,有口角歪斜、闭眼障碍。

(2)泪腺功能障碍:溢泪、无泪(膝状神经节及以上部位损伤导致岩浅大神经受累所致)和鳄鱼泪(神经的错向生长及支配会造成鳄鱼泪)。

(3)味觉异常:鼓索神经受累致患侧舌部前侧味觉异常。

(4)听觉过敏:面神经镫骨肌支功能障碍,使对强声刺激具有保护作用的镫骨肌反射消失,因而可导致患者对强声刺激难以耐受,称为听觉过敏。

2. 体征

(1)静态:患侧额纹消失,鼻唇沟浅或者消失,睑裂变大。

(2)动态:患侧眉毛不能上抬;患侧眼睑不能闭合,当患者闭眼时,眼球不自主向外上方运动,巩膜外露,称为"贝尔(Bell)现象";笑、露齿时,口角向健侧移动;鼓腮漏气。部分患者可出现联动:当患侧面神经某分支支配面肌产生运动时,其他分支所支配的面肌会出现被动运动,称为联动。

3. 面神经损害部位的判断

(1)影像学检查:外伤性面瘫时,大部分情况下,CT 可以显示颞骨骨折线,可以了解面神经骨管损伤的部位;MRI 可以观察面神经水肿、变性的情况,并有利于排除面神经占位。

(2)Schirmer 泪液分泌试验:宽 0.5cm、长 5cm 滤纸两条,距离顶端 5mm 处折叠。将折叠好的滤纸置入结膜下穹隆吸泪液 5 分钟,对比双侧滤纸的泪液浸湿的长度,相差一倍即异常,提示膝状神经节以上面神经受损。

(3)味觉试验:比较两侧舌前 2/3 的味觉反应。如味觉消失表示面神经损伤在鼓索支的水平或以上。

(4)镫骨肌声反射:反射消失说明损伤部位在面神经镫骨肌支处或以上。

4. 面神经损害程度的判断

(1)神经电兴奋试验(neural excitability,NET):本试验应在面瘫 3 天后进行,这是因为受损的神经纤维变性需要 1～3 天,因此 3 天内检查不准确。双侧差值>2mA 为神经变性,<3.5mA 提示面神经功能可以恢复,>3.5mA 提示严重的神经变性,面神经功能自然恢复的可能性很小。10mA 刺激无反应为失神经支配。

(2)肌电图(electromyography,EMG)及面神经电图(electroneurography,EnoG):肌电图记录不到面肌电活动,表示面神经完全性麻痹。面神经电图的振幅相当于面神经兴奋程度。面神经变性的程度是以健侧面神经电图的振幅与患侧面神经电图的振幅的比例表示。

【面瘫程度的评估】

常用 House-Brackmann 分级标准对面瘫的程度进行评价。House-Brackmann 在 Sunderland 病理分级的基础上,结合面神经损伤的临床表现及预后将面神经功能分为 6 级。(表 2-13-2)

表 2-13-2　House-Brackmann 面神经评级系统

分级	评级标准
I	面部功能正常
II	静态:双侧基本对称。动态:抬眉中度以下减弱;轻微用力可闭眼;口角轻度不对称
III	静态:双侧基本对称。动态:抬眉可轻、中度运动;用力可闭眼;口角运动时患侧肌力轻度减弱
IV	静态:双侧基本对称。动态:不能抬眉;用力仍眼睑闭合不全;口角用力时患侧明显肌力减弱,两侧明显不对称,有明显联动现象
V	静态:明显不对称。动态:不能抬眉;用力仍眼睑闭合不全;仅存轻度的口角运动
VI	静态:明显不对称。动态:患侧面肌无运动

二、常见周围性面瘫的类型及治疗

(一) 贝尔面瘫

【定义】

贝尔面瘫(Bell Palsy)是以面部表情肌群麻痹为主要特征的一种疾病,表现为不伴有其他体征或症状的单纯性周围性面瘫。

【发病率】

贝尔面瘫每年发病率,国外报道为 11.5～53.3/10 万。

【病因】

贝尔面瘫确切病因不明确,可能与病毒感染、炎性反应等有关,也有学者认为与自体免疫反应有关。多数学者认为贝尔面瘫的发生与单纯疱疹病毒(herpes simplex virus)感染有关。贝尔面瘫发病风险因素包括:怀孕,严重先兆子痫,糖尿病,上呼吸道感染,高血压以及肥胖。

【病理及发病机制】

贝尔面瘫的病理改变为各种致病因素导致的面神经水肿,由于面神经管腔容积有一定的局限性,管内压力增高导致面神经兴奋性传导障碍,出现面瘫;长时间的水肿压迫面神经,可以导致神经缺血、变性,严重者出现神经坏死。另外,病毒性脱髓鞘病变,也将出现长久的或永久性面瘫症状。

【临床表现】

急性起病,多数在 3 天左右临床表现明显,表现为单侧周围性面瘫,而且查不出其他继发因素。

1. 症状

（1）口角歪斜和闭眼障碍。

（2）泪腺分泌异常：溢泪、无泪或鳄鱼泪。

（3）味觉异常：患侧鼓索神经受累致舌部味觉异常。

（4）听觉过敏：镫骨肌受累可致患者对强声刺激难以耐受，称为听觉过敏。

2. 体征

（1）静态：患侧额纹消失，鼻唇沟浅或者消失，睑裂变大。

（2）动态：患侧眉毛不能上抬；患侧眼睑不能闭合，当患者闭眼时，眼球不自主向外上方运动，巩膜外露，称为"贝尔（Bell）现象"（Bell phenomenon）；笑、露齿时，口角向健侧移动。

多数患者 3 周内出现面神经功能恢复的迹象，几乎所有的患者 6 个月时有不同程度的功能恢复。

【诊断及鉴别诊断】

诊断主要基于病史和体格检查，面神经电图和肌电图检查对判断贝尔面瘫患者预后、手术时机的选择有很重要的价值。需要进行 CT、MRI 检查排除面神经及内听道肿瘤、中耳炎或者中耳乳突胆脂瘤等原因造成周围性面瘫。

【治疗】

贝尔面瘫的治疗主张综合性治疗原则，包括使用糖皮质激素治疗，或糖皮质激素联合使用抗病毒药物。对于是否外科手术治疗，具有一定争议。

1. 药物治疗

（1）首先做好眼部保护，眼睑不能闭合、瞬目无力会导致泪液分泌减少，而且夜间角膜暴露，容易角膜溃疡，建议选用滴眼液或涂用眼药膏，可合理使用眼罩保护。

（2）糖皮质激素应用：口服泼尼松［1mg/（kg·d）］连续 5 天，然后递减。

（3）抗病毒药物：在使用糖皮质激素的同时，可以联合使用抗病毒药物，如阿昔洛韦口服每次 200～400mg，每天 3～5 次，疗程 7～10 天。不主张单独使用抗病毒药物。

（4）营养神经及扩血管药物：可适当使用神经营养药物或改善微循环的药物促进水肿吸收。

（5）早期适当使用 20% 甘露醇等对减轻面神经水肿可能有一定的帮助。

2. 外科治疗 面神经减压术。

1932 年，Ballance 等报道了面神经减压术（facial nerve decompression），提出了面神经减压手术治疗贝尔面瘫的方法，但外科手术治疗贝尔面瘫的适应证、如何选择手术时机以及疗效仍一直存在争议。

3. 对于外科治疗的争议

由于缺乏大样本随机双盲对照临床研究资料，关于外科手术行面神经减压的效果尚有争议，2013 年，美国耳鼻咽喉科学院临床实践指导委员会对于面神经减压贝尔面瘫的治疗既没有推荐也没有反对。

4. 神经康复治疗

对于急性期面瘫，国外文献不主张早期康复治疗，对于面瘫持续存在，治疗效果欠佳的患者，可以开展面部肌肉康复治疗，但不赞成电刺激神经治疗。

5. 综合性治疗的建议

尽早应用糖皮质激素治疗，可以加用抗病毒药物，如果治疗 1 周面瘫无改善，或者逐渐发展为面神经全瘫者，及时进行面神经电图检查，如果在发病后 2 周，面神经的变性超过 90%，或在 3 周时面神经变性已经超过 95%，可将国内外治疗现状及病情告知患者及家属，如果患者同意，可以考虑实施面神经减压手术（图 2-13-1/文末彩图 2-13-1）。

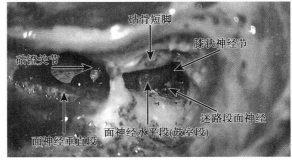

图 2-13-1 保留听骨链面神经减压
高位可达面神经迷路段大部分

（二）Hunt 综合征

【定义】

Ramsay Hunt 于 1907 年首先描述了此病,因此称之为 Hunt 综合征(Ramsay-Hunt syndrome),表现为耳痛、耳部疱疹及周围性面瘫。

【发病率】

Hunt 综合征造成的面瘫占非创伤性面瘫中的第二位,发病率为 5/10 万。

【病因】

由带状疱疹病毒(herpes zoster virus)感染所致,此病感染面神经的部位主要发生在膝状神经节。

【病理及发病机制】

带状疱疹病毒感染导致面神经水肿、变性等,病毒性脱髓鞘病变导致面神经兴奋性传导障碍,如果面神经变性坏死后则出现永久性面神经功能障碍。

【临床表现】

1. 口角歪斜和闭眼障碍;泪腺分泌异常;静态:患侧额纹消失,鼻唇沟浅或者消失,睑裂变大。动态:患侧眉毛不能上抬;患侧眼睑不能闭合;笑、露齿时,口角向健侧移动。

2. 耳痛发病初期时有剧烈耳痛。

3. 耳部疱疹耳甲腔、外耳道出现水疱疹,也可能波及耳周、面部、鼓膜。初期面瘫常为非完全性麻痹,渐加重至完全性面瘫。也有患者,发病初期即为完全性面瘫。有些患者出现眩晕、恶心、呕吐甚至耳聋等症状;另外尚有少数病例伴有第Ⅵ、Ⅸ、Ⅺ和Ⅻ脑神经麻痹。

【诊断及鉴别诊断】

主要基于病史和体征,需要注意的是此病早期易误诊,尤其对于不伴耳部疱疹的患者。Hunt 综合征患者水痘带状疱疹病毒抗体增高至 4 倍;在患者皮肤、中耳液体、血单核细胞中可检测出水痘带状疱疹病毒 DNA。

不典型的病例需要进行 CT、MRI 检查排除面神经及内听道肿瘤、中耳炎或者中耳乳突胆脂瘤等原因造成周围性面瘫。

面神经电图和肌电图检查对判断面瘫的程度有帮助。

【治疗】

带状疱疹引起的面瘫程度严重,多数患者表现为不可逆的面瘫,很少完全自愈。

1. **药物治疗** 联合使用甾类激素及抗病毒药物组比单独使用甾类激素组面神经功能恢复更好。

在发病 3 天内使用抗病毒药物,联合使用泼尼松可以显著提高疗效。文献报道,如果发病后 3 天之内得到及时治疗,有 75% 患者面神经功能可完全恢复,但是,超过 7 天之后再接受治疗的患者,仅 30% 可以面神经功能完全恢复。经典药物使用方法:阿昔洛韦 800mg 口服,5 次/天,口服 7~10 天。排除使用激素禁忌证,可连续口服泼尼松[1mg/(kg·天)]5 天,此后递减。耳疱疹外用阿昔洛韦软膏。

Hunt 综合征发生完全性面瘫时,注意预防和处理眼部并发症,使用人工泪液,晚上使用眼膏保护角膜,以避免暴露性角膜炎及角膜溃疡。

2. **面神经减压术** Hunt 综合征面神经的麻痹程度更为严重。对于 Hunt 综合征是否实施面神经减压术,争议很大,一般认为面神经减压术效果不明显,但缺少循证医学的依据。

（三）医源性面瘫

【定义】

医源性面瘫(iatrogenic facial nerve paralysis)指由医疗过程导致的面瘫。桥小脑角区及侧颅底手术发生医源性面瘫的概率相对较高;中耳乳突手术较低,常规中耳手术一旦发生医源性面瘫属于严重并发症。

【处理原则和注意事项】

1. **颞骨内面神经损伤处理** 如术中发现面神经局部明显损伤,应该轮廓出面神经损伤部位两端的面神经骨管,暴露出未受损的面神经,沿面神经鞘膜探查面神经的损伤情况,及时切开面神经鞘膜,检查神经纤维的损伤情况,根据面神经损伤程度行面神经减压、面神经改道端-端吻合或面神经移植术。对于牵拉伤、不慎手术电钻的擦伤及挫伤等引起的面神经水肿,实施面神经鞘膜切开,行面神经减压;如面神经断伤超过神经主干的1/3,根据情况实施面神经改道端-端吻合术或面神经移植术。

2. **颞骨外面神经损伤的处理**　面神经主干或重要分支受到严重损伤时,须实施面神经修复手术。牵拉面神经造成的损伤一般术后可以自行恢复;面神经断伤需要立即处理,腮腺手术中发现面神经严重损伤离断时,应该立即实施面神经端-端吻合术或移植术。

3. **面瘫矫治手术**　主要针对面瘫晚期而进行的手术,包括动力性和非动力性矫治手术。动力性矫治手术包括神经转接术、跨面神经移植手术、带蒂肌瓣及带血管神经肌肉的移植手术;非动力性矫治手术主要有皮肤悬吊和筋膜悬吊等美容手术。

第二节　半面痉挛

半面痉挛(hemifacial spasm,HFS)是以一侧面部肌肉反复、阵发性不自主抽搐为主要临床表现的疾病,根据病因分为特发性与继发性半面痉挛两种。特发性半面痉挛的病因不明确,一般所说的半面痉挛是指特发性半面痉挛(idiopathic hemifacial spasm)。继发者多由面神经受到压迫或刺激性病变引起,如听神经瘤等。好发于40岁以上中老年人,青年、儿童亦可发病。

【病因及发病机制】

半面痉挛病理机制是阵发性面神经异常兴奋,病因无明确定论,主要有微血管压迫学说和核团学说。

微血管压迫(microvascular compression)学说占主导地位,认为面神经出桥小脑角处被伴行的小动脉或静脉压迫导致半面痉挛。主要责任血管有小脑前下动脉,也可能与小脑后下动脉、基底动脉以及曲张的粗大静脉等有关,面神经在责任血管长久压迫下发生髓鞘变性,神经轴索间异常电位蓄积和发放,进而引起面肌痉挛;另一个方面,由于血管的搏动直接刺激面神经,使之面神经产生的节律性面肌痉挛。

核团学说是指脑桥的面神经运动核由于各种因素(如炎症等)的影响而致神经节细胞出现异常突触联系,继而容易产生局灶性癫痫样放电。

继发性半面痉挛多由桥小脑角肿瘤、后颅窝蛛网膜炎等压迫面神经,出现异常刺激而引起。另外,内听道内面神经与前庭神经之间的旁路联系也可导致面肌痉挛。

【临床表现】

1. **眼睑痉挛（blepharospasm）**　初起发病常表现为一侧眼睑痉挛,继而可出现双侧面肌痉挛。

2. **不自主的面部肌肉痉挛**　病情轻者表现为间歇性发作,分散注意力,可无痉挛发作,而病情重者,发作频繁,且不受意识控制。

3. **可能合并其他脑神经症状**　如三叉神经痛等。

【诊断及鉴别诊断】

主要基于患者的症状和体征,并且头颅 CT 及 MRI 检查无肿块压迫等其他原因造成半面痉挛。

【治疗】

1. **药物治疗**　药物疗效不确切,发病初期和症状轻微的病人,可选用镇静剂、抗癫痫药物。

2. **化学性面神经阻滞**　肉毒毒素(botulinum toxin)是由肉毒梭菌产生的神经毒素,它作用于神经肌肉接头处,能阻断胆碱能神经末梢乙酰胆碱的释放,导致暂时性的去神经支配作用,这种神经阻断作用是可逆的。注射后暂时性的神经麻痹,维持 3～6 个月,是常用的半面痉挛的对症疗法。

3. **手术治疗**　症状严重的患者可考虑手术治疗,主要有以下手术方式:

(1)微血管减压术:1976年,Jannetal提出经乙状窦后入路,暴露小脑桥脑角及内耳门,探查脑桥下缘至内耳道间有无压迫面神经的血管,用游离肌片将血管与神经分离。这种手术方式即为"微血管减压术"(microvascular decompression,MVD)。

(2)其他也有报道面神经梳理术、面神经绞扎术、选择性面神经切断术、面神经切断术加面舌下神经吻合术等手术方法,一般目前很少采用。

第三节　面　神　经　瘤

面神经肿瘤(facial nerve tumor)主要为面神经鞘膜瘤(facial nerve neurilemmoma)和面神经纤维瘤(facial nerve neurofibroma),是一种较常见的颞骨肿瘤。面神经鞘膜瘤来源于施万细胞(Schwann cell),生长缓慢,一般不发生恶变,英文又称为facial nerve schwannomas(FNSs)。

面神经肿瘤可以发生在面神经的任何部位,而以鼓室段和膝状神经节多见,乳突段的发病率也偏高。

面神经瘤有以下特点:①面神经鞘膜瘤有性别差异,男女比例为1:2,中年女性多见;②面神经纤维瘤起源于面神经的神经内膜,神经纤维瘤没有包膜,有可能恶变;③面神经鞘膜瘤包膜完整,生长缓慢,不容易恶变;④其他肿瘤:血管瘤(多见于膝状神经节处)、纤维血管瘤等。

【临床表现】

1. **面瘫**　临床表现为渐进性面瘫,早期没有症状及体征,逐渐出现外周性面瘫的特征。

2. **面部运动及感觉异常**　脸部抽搐,疼痛,麻木。

3. **听力下降、耳鸣**　当瘤体影响或破坏听骨链和鼓膜时,出现传导性听力损失。如果面神经瘤位于或侵犯迷路段、内听道段,并压迫听神经或侵犯破坏了内耳迷路,将会导致感音神经性耳聋。部分患者伴有血管搏动性耳鸣。

4. **眩晕**　面神经瘤破坏内耳前庭或半规管时,患者出现不同程度的眩晕症状。

5. **其他伴随症状**　可伴有眼干、味觉障碍、听觉过敏。如果肿瘤波及颅内段,压迫邻近脑神经时,会出现相应症状。

6. **耳道隆起狭窄**　除了周围性面瘫体征外,部分患者可见耳道后壁隆起导致耳道狭窄或闭锁。

7. **腮腺包块**　腮腺内面神经瘤或者面神经多发部位肿瘤涉及腮腺均表现为腮腺内有包块。

【辅助检查】

1. **影像学检查**

(1)高分辨率颞骨CT:面神经骨管的局限性破坏,显示破坏的占位区域为沿着面神经的径路,软组织密度的膨胀性肿块,也可表现为不规则占位(图2-13-2、图2-13-3)。面神经肿瘤如果局限于膝状神经节或者迷路段,则可见"T"型结构区域膨大。膝状神经节处的面神经瘤可突入中颅窝。

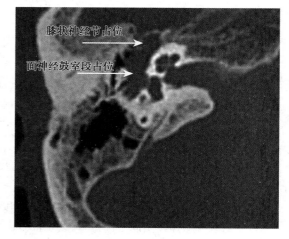

图2-13-2　CT平扫右侧膝部及水平段面神经占位伴右中耳积液

(2)颞骨增强MRI:瘤体T_1加权像为等信号,与软组织的信号相仿;T_2加权像为等信号至高信号不等,但多数都显示高于T_1加权像的信号;如果面神经肿瘤中的含水成分多,则T_2加权像高信号,面神经肿瘤含水分成分少时,T_2加权像等信号;病灶信号一般不均,大的肿瘤组织内容易出现液化坏死,呈囊性变;磁共振增强为高信号或高混

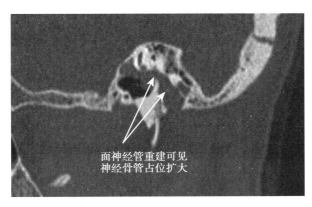

图 2-13-3　CT 重建左侧面神经水平段及垂直段占位

杂信号。典型的面神经鞘膜瘤呈椭圆形占位,而面神经纤维瘤则多呈长条索状占位(图 2-13-4、图 2-13-5)。

2. 面神经功能检查

(1)神经电兴奋试验(neural excitability,NET):10mA 刺激无反应为失神经支配;两侧差>3.5mA 提示面神经不可逆变性。

(2)肌电图(electromyography,EMG)及面神经电图(electroneurography,EnoG):肌电图记录不到面

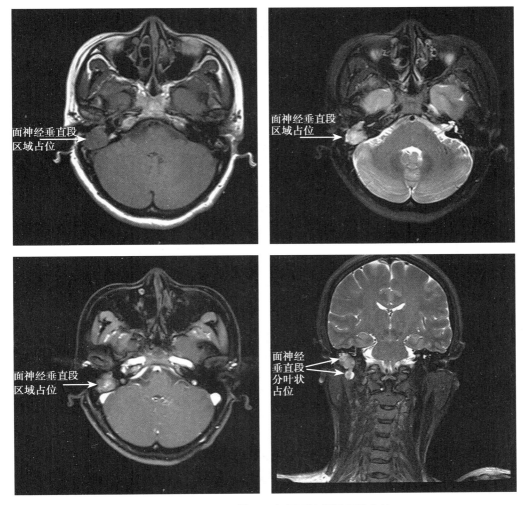

图 2-13-4　MR 及增强:右侧面神经垂直段占位

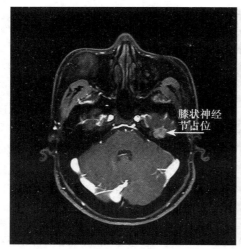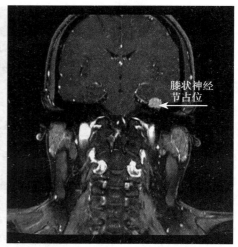

图 2-13-5　MR 增强 T$_1$WI：左侧膝状神经节占位

肌电活动,表示面神经完全性麻痹。面神经变性的程度是以健侧面神经电图的振幅与患侧面神经电图的振幅的比例表示,可表现为不同程度的面神经变性,甚至完全性变性。

【诊断】

结合病史、临床表现,再通过影像学检查基本可以诊断,当然还需要结合术中探查及最后组织病理明确诊断。

【鉴别诊断】

1. **听神经瘤**　发生于桥小脑角与内听道者需与听神经瘤鉴别。听神经瘤一般很少出现面瘫,桥小脑角及内听道内的面神经瘤多数涉及迷路段,表现为迷路段破坏扩大的改变。

2. **贝尔面瘫**　发生于颞骨段者需与贝尔面瘫鉴别,影像学检查可以排除或明确有无占位,贝尔面瘫影像学检查无占位病损。

3. **颈静脉球体瘤**　涉及颈静脉孔的面神经瘤需要与颈静脉球体瘤鉴别,颈静脉球体瘤的增强磁共振典型的“胡椒盐”征象有助于鉴别诊断。

4. **腮腺其他肿瘤**　面神经瘤发生于颞外段者需与腮腺其他肿瘤鉴别。腮腺良性肿瘤一般不会面瘫,而恶性肿瘤往往触诊肿块偏硬,边界不清,影像学也表现为边界模糊。而颞外段面神经瘤的影像特征为边界清晰的占位。

5. **中耳癌等其他恶性肿瘤**　与少见的中耳癌等其他恶性肿瘤鉴别。有耳道中耳分泌物带血、耳痛症状,而且骨质破坏不是沿着面神经径路时需要排除中耳癌等其他恶性肿瘤。

【治疗】

由于切除肿瘤时,很难保持面神经干的完整性,手术中肿瘤及受累及的面神经需要一起切除,然后行面神经功能重建手术。面神经移植或面神经-舌下神经吻合重建后的面神经功能多数为Ⅲ～Ⅳ级(House & Brackmann 分级),具有明显的联动,无法恢复到正常的面神经功能。面神经肿瘤大多数为良性、生长缓慢,对于面神经功能正常或轻微面瘫的患者,是否手术,或何时手术,存在争议。建议在面神经功能 H-B 分级>Ⅲ级或者影响内耳功能时,可考虑手术治疗。

1. **观察及定期复查**　对于肿瘤较小且无症状患者,可以随访观察。

2. **手术治疗**　根据肿瘤大小分别选择经中耳乳突径路、经鼓室及迷路上间隙径路、迷路径路、颅中窝径路、乳突-颅中窝联合径路等切除面神经肿瘤,术中切除肿瘤连同肿瘤内的面神经一并切除,显露两端正常的面神经残端,可采用面神经移植术、面神经-舌下神经吻合等方法恢复面神经的功能。

（李华伟）

第十四章 耳肿瘤

第一节 耳廓与外耳道肿瘤

外耳的肿瘤可以来源于该区域的所有组织,包括皮肤、血管、神经以及外耳道骨质等。临床常见的肿瘤病理类型包括基底细胞癌、外生骨疣、乳头状瘤、耵聍腺肿瘤、血管瘤等,大多为原发性良性肿瘤,少数为恶性肿瘤,恶性肿瘤多为原发良性肿瘤恶变而来。

一、良性肿瘤

(一) 耳廓或外耳道乳头状瘤(papilloma)

乳头状瘤(papilloma)多见于耳廓皮肤表面,也好发于外耳道软骨部,是耳部最常见的良性肿瘤之一。该病好发于男性,一般认为肿瘤发生与病毒感染、局部长期慢性刺激有关,本病有 2% 左右几率会发生恶变。

【临床症状与体征】

早期多无症状,充满外耳道时可有阻塞感、听力减退或痒感。继发感染时可有流脓、耳痛。查体可见外耳道有大小不等的单发或多发、表面粗糙不平的棕黄色肿物,触之较硬,多数基底较广,可向内侵犯中耳。

【诊断与治疗】

根据病史和耳部检查可以诊断,病理活检可确诊。病理呈乳头状结构,以纤维脉管轴为中心被覆鳞状上皮向表面呈乳头状突起,表层细胞呈角化不全及角化过度。应注意与外耳道癌及扁平疣等的鉴别。

治疗原则:手术切除为主。切除不彻底者易复发,术后可用硝酸银、鸦胆子油或干扰素涂布创面,可降低复发风险。本病有恶变倾向,术后应密切随访观察。

(二) 外耳道外生骨疣

外生骨疣(exostosis)是外耳道骨壁的骨质局限性过度增生所致的结节状隆起,多发于成年男性,且呈双侧和多发性。病因不明,可能与局部外伤、炎症和冷水刺激有关。

【临床症状与体征】

肿瘤较小者多无症状,仅在常规耳科检查或取耵聍时偶然发现。较大外生骨疣可致外耳道狭窄及听力下降,伴有感染时,可有耳流脓及耳痛。

【诊断与治疗】

位于外耳道深部的结节状或半圆形肿物,触之质硬,应考虑外生骨疣可能。单发性外耳道外生骨疣可能被误诊为囊肿或息肉,后两者触之较软,容易鉴别。

治疗原则:无症状者不需处理,有症状者应尽早手术切除。

(三) 外耳道骨瘤

外耳道骨瘤(external ear cannal osteoma)是一种临床比较少见的良性肿瘤,多为单侧,可引起传导性耳聋及外耳道炎症等。表现为骨性外耳道孤立、生长缓慢的质硬肿块,表面常覆盖正常皮肤。本病病因不明,可能与慢性刺激、外伤或感染引起的骨质异常增生有关。

【临床症状与体征】

外耳道骨瘤较外生骨疣少见,临床症状出现较早,生长较快,较早出现外耳道阻塞症状。

【诊断与治疗】

根据病史和耳部检查,易于诊断。颞骨 CT 检查可了解骨瘤的位置、大小,以及乳突、鼓室是否受累等。治疗首选手术切除。

（四）外耳道耵聍腺肿瘤

耵聍腺肿瘤起源于外耳道软骨部耵聍腺导管上皮和肌上皮,病理组织学可分为耵聍腺瘤(cerumenoma)、耵聍腺癌(ceruminous carcinoma)、腺样囊性癌(adenoid cystic carcinoma)等,恶性肿瘤约占外耳道耵聍腺肿瘤的 70%。发生部位以外耳道底壁和前壁多见,生长缓慢,但具侵袭性,局部切除后的复发率高。

【临床症状与体征】

早期多无症状,肿瘤增大可引起耳阻塞感、耳痛和听力障碍等非特异性表现。继发感染时,可伴有流脓带血、耳痛加重等表现。耵聍腺瘤外观多呈灰白色息肉样,或表面光滑被覆正常皮肤,质地硬韧。

【诊断与治疗】

病理检查方能确诊。对以下情况应考虑外耳道耵聍腺肿瘤的可能,需行活检病理分析:①外耳道肉芽经一般治疗不消退;②外耳道壁肿胀、隆起,有血性分泌物;③外耳道肿物伴局部疼痛。

外耳道耵聍腺肿瘤对放射线不敏感,故首选手术切除。耵聍腺瘤和多形性腺瘤病理组织学上为良性,但复发及恶变率甚高,临床应按有恶性倾向肿瘤的手术原则处理。

（五）耳廓与外耳道其他常见良性肿瘤

其他常见的耳廓与外耳道良性肿瘤还包括血管瘤、囊肿和纤维瘤等。

1. 血管瘤(hemangioma) 多见于耳廓,常延及耳周皮肤或外耳道皮肤。以毛细血管瘤(capillary hemangioma)和海绵状血管瘤(cavernous hemangioma)较多,致密血管瘤(compacted hemangioma)和蔓状血管瘤(arterial hemangioma)较为少见,均为良性肿瘤。治疗可以采用手术切除、激光、冷冻、注射硬化剂等方法。

2. 囊肿 耳部囊肿可见于耳廓及耳周,以耳廓多见,如皮脂腺囊肿、表皮样囊肿等,其囊壁有内衬上皮。病程发展较为缓慢,可完整切除。

3. 纤维瘤 纤维瘤多见于耳廓,根据瘤组织内纤维及细胞成分的多少可分为软、硬两种。软性纤维瘤纤维较少,瘤细胞丰富,与脂肪瘤相似;硬性纤维瘤则细胞成分少,大部分由胶原纤维组成,呈硬性无痛结节。治疗均为手术切除。

二、耳廓及外耳道恶性肿瘤

外耳恶性肿瘤大部分来源于皮肤,以鳞状细胞癌最为常见,约占所有外耳恶性肿瘤的 60%,其次为基底细胞癌。外耳的鳞状细胞癌不仅和阳光曝晒有关,长期慢性感染也是危险因素。

（一）外耳道鳞癌

【临床表现】

表现为耳痛,流血性分泌物,伴有感染可有流脓及听力下降,侵犯面神经可有周围性面瘫,常见于50 岁左右男性。早期常被误诊为慢性炎症而延误治疗。当外耳道炎症经过适当治疗症状无改善,建议取活检。肿瘤 TNM 分期参照 Pittsburgh 分期系统,见表 2-14-1。

表 2-14-1 Pittsburgh 外耳道肿瘤 TNM 分期

肿瘤分期	侵 犯 范 围
T_1	肿瘤局限于外耳道不伴骨侵袭
T_2	肿瘤伴轻微骨侵袭,但未累及全层
T_3	侵袭骨质全层或侵犯至中耳,乳突或颞下窝,或伴面神经麻痹
T_4	肿瘤侵袭至耳蜗,岩尖或硬脑膜

注:淋巴结分期(N)和远处转移(M)分期与其他部位头颈部肿瘤相同

【治疗】

手术切除,术后辅助放疗。T_1、T_2期病变选择颞骨外侧切除,同期切除腮腺浅叶并 Ⅱ、Ⅲ区择区颈清扫;T_3、T_4期则需要颞骨次全切除;颞骨全切除由于损伤较大,以及严重术后并发症在临床已很少使用。

（二） 腺样囊性癌

【临床表现】

腺样囊性癌是一种低度恶性肿瘤,生长缓慢,有侵犯神经和沿神经分布的特点,易发生肺部转移。主要表现为耳痛和耳道肿块,以及听力下降、耳鸣、耳流脓等非特异性症状。耳道肿物与周围组织界限不清,质地较硬,触痛明显,也可表现为息肉、溃疡及肉芽,活检病理可以确诊。

【治疗】

手术彻底切除为主,术后辅以放疗等综合治疗。

（三） 耵聍腺癌

【临床表现】

主要表现为无痛性外耳道出血或者挖耳易出血,有时耳痛。外耳道肿物一般呈红色肉芽,表面粗糙不平。肿瘤突破外耳道软骨侵犯腮腺,可表现为腮腺区肿块;有时向前侵犯到颞颌关节,可出现张口困难。

【治疗】

手术切除为主,辅以放疗,但易复发,复发率达40%～70%左右。术后放疗可以降低肿瘤的复发率。

（四） 恶性黑色素瘤

【临床表现】

色素痣在机械性刺激(如反复摩擦、挠抓)下,出现破溃、出血或疼痛,肿块迅速增大或出现卫星灶,应考虑恶变为恶性黑色素瘤。

【治疗】

手术彻底切除。术前不宜活检,避免加速肿瘤的生长和转移。如果肿瘤范围较大,应行广泛外耳道切除、乳突切除,必要时作腮腺切除或者颞骨次全切除、颈淋巴结廓清术等,但预后较差。

第二节 中 耳 肿 瘤

一、良性肿瘤

中耳良性肿瘤较少见,主要包括鼓室球体瘤、面神经肿瘤等。中耳息肉及炎性肉芽肿临床多见,但并非真性肿瘤。

（一） 鼓室球体瘤

鼓室球体瘤(tympano jugular paraganglioma)为非嗜铬性副神经节瘤(nonchromaffinparaganglioma)的一种,病变原发于鼓室,约占全部球体瘤的75%。

【临床症状与体征】

多见于中年女性。根据肿瘤原发部位及发展情况不同,出现的症状和体征也有差异。

早期为单侧搏动性耳鸣,耳鸣与脉搏一致,可伴有耳内胀满感,听力减退。若继发感染,则有血性或脓血性耳漏;面神经受累可出现同侧周围性面瘫。至疾病晚期,肿瘤侵犯内耳,则出现感音神经性聋和眩晕;病变累及颈静脉孔区域,则因累及后组脑神经(Ⅸ、Ⅹ、Ⅺ),可表现为吞咽困难、饮水呛咳、声音嘶哑等颈静脉孔综合征。

疾病早期,透过鼓膜可见鼓室内有暗红色肿物。瘤体较大时,可致鼓膜膨出或穿破鼓膜突入外耳道,有时可见肿物搏动,节律与脉搏一致。突入外耳道内的肿物常呈息肉状或肉芽状,触之易出血。

【诊断与治疗】

诊断除临床表现和耳镜检查外,需行颞骨 CT 或 MRI 增强扫描以显示肿瘤部位及侵犯范围。

手术以彻底切除肿瘤为原则,局限于中耳的肿瘤可经鼓室或乳突径路切除;瘤体较大,累及颈静脉孔及脑神经时,需经颞下窝径路完成。凡病变范围广泛,难以手术切除或手术切除不彻底者,及全身情况不良不能手术者,可采用放疗。

(二) 中耳其他良性肿瘤

中耳其他较为常见的良性肿瘤还有面神经肿瘤、骨瘤、巨细胞瘤、血管瘤等。

1. 面神经肿瘤　面神经鞘瘤较多见,起源于神经鞘膜的施万细胞,有完整包膜,生长缓慢较少恶变。面神经纤维瘤来源于神经内膜、神经束膜和神经外膜,无包膜,可恶变。主要表现为反复发作的面瘫、听力减退、眩晕等,初次面瘫常被误诊为 bell 面瘫。颞骨 CT 及 MRI 可显示肿瘤发生的部位及扩展范围,肿瘤明显强化。治疗要综合考虑术前面神经功能,听力水平情况,选择随访观察或手术治疗。手术切除病变的同时视情况行面神经吻合、面神经移植、面神经跨接吻合等面神经功能重建手术以及后期整形手术等。

2. 骨瘤　多为单发,原发于乳突区及鼓乳缝处。表现为局部骨性隆起,逐渐增大,可完全堵塞外耳道。颞骨 CT 可明确诊断和病变范围。如肿块小无症状无须处理,肿块大伴有明显症状者手术切除。

3. 巨细胞瘤　又称破骨细胞瘤,原发于颞骨鳞部。肿瘤具有恶性破骨倾向,早期可无任何症状,随着肿物增大可出现疼痛、肿胀等。以手术彻底切除为主,术后局部复发率高。

二、恶性肿瘤

中耳癌(cancer of the middle ear),可原发于中耳,或外耳道、耳廓,来自腮腺、鼻咽和颅底处的癌肿也可侵犯中耳。80% 患者有慢性中耳炎病史,好发于 40～60 岁。鳞状细胞癌最为多见,其次为腺样囊性癌,也包括乳头状瘤恶变、肉瘤等少见病理类型。

【临床表现】

1. 耳内出血或有血性耳漏为最早和最常见的症状。
2. 耳痛为耳深部胀痛、跳痛或刺痛,夜间痛明显,不易缓解。
3. 听力减退。
4. 肿瘤侵犯面神经可出现周围性面瘫。
5. 眩晕为肿瘤晚期侵犯迷路所致。
6. 其他脑神经受累、颅内与远处转移症状。

【诊断】

下列情况需考虑中耳癌的可能,应尽早活检,明确病理诊断:①慢性中耳炎出现血性耳漏;②慢性中耳炎症状突然加重或发生面瘫;③外耳道深部或鼓室内有肉芽或息肉样新生物,生长迅速或触之易出血;④耳深部持续疼痛,不易缓解。

中耳癌早期症状不典型,常被误诊为中耳炎,术中发现为肿瘤,病理检查可确诊。晚期肿瘤预后很差,应争取早诊断,早治疗。

【治疗】

应争取尽早彻底手术切除,术后辅助放疗。手术应选择颞骨次全切除,根据病变侵犯范围需同时切除腮腺浅叶或全切腮腺,以及颈部淋巴结清扫。颞骨全切除临床已很少使用(参见外耳道癌 T_3、T_4 期)。

【预后】

患者年龄、肿瘤大小、病理类型、分化程度、治疗方法等都对患者的预后产生影响,中耳癌患者多数不能获得早期治疗,预后较差。

第三节　听　神　经　瘤

听神经瘤(acoustic neuroma, AN)最早于 1777 年见于文献报道,是起源于第Ⅷ对脑神经的良性肿瘤,因肿瘤大多来自前庭神经鞘膜施万细胞,又称前庭神经鞘瘤(vestibular Schwannoma,VS)。听神经瘤发病率为10~13/100万,约占颅内肿瘤的6%~10%,占脑桥小脑角肿瘤的80%~90%。该肿瘤多见于成年人,发病高峰为30~50岁,没有显著的种族和性别差异,多数为单侧发病。双侧听神经瘤常见于神经纤维瘤病Ⅱ型。

【病因与病理】

AN最常起源于内听道段前庭神经的鞘膜细胞,多来源于前庭下神经,其次为前庭上神经,来源于耳蜗神经者罕见。肿瘤外观灰红色、淡黄色或灰白色,呈球形、椭圆形或哑铃形,表面光滑、规则,血管丰富。表面由一层薄的结缔组织包绕,无完整包膜。肿瘤内部高度异质性,质地从软到硬都有可能,部分可有囊变。肿瘤生长速度一般较缓慢,但个体差异较大,据文献报道,约0.4~2.4mm/年。

根据瘤细胞排列特点可分为:①Antoni A型:致密纤维状,细胞平行排列,梭形细胞排列成旋涡状或栅栏状;②Antoni B型:稀疏网眼状,稀疏的网状细胞排列成栅状,有时同一瘤体内可见两种不同的组织结构。

【临床表现】

临床症状与肿瘤的位置和大小直接相关。肿瘤位于内听道内时主要表现为听力下降、耳鸣和前庭功能障碍;进入桥小脑角后,听力下降加重,压迫小脑可出现平衡失调,压迫三叉神经时可出现同侧面部麻木或神经痛。肿瘤进一步生长可压迫脑干,出现脑积水、头痛和恶心呕吐等不适。

1. 单侧渐进性听力下降是听神经瘤最常见的早期症状,部分患者可表现为突发性耳聋。

2. 单侧耳鸣较常见,通常为持续高调耳鸣,可出现于听力下降之前。

3. 前庭功能障碍通常仅表现为轻度头晕、步态不稳,在数天到数周内消退。较大肿瘤导致小脑受压时表现为协调运动障碍、步态不稳、向患侧倾倒等。

4. 除听神经外,三叉神经受累最为多见,表现为角膜异物感,面部麻木、疼痛或感觉异常。后组脑神经(Ⅸ~Ⅺ脑神经)受压症状非常少见。

5. 头痛开始时多为枕部刺痛或隐痛,当出现脑积水、颅内高压时可剧烈头痛、恶心、呕吐,严重时可因脑疝而死亡。

【辅助检查】

对临床疑为听神经瘤患者,应进行全面的听力学、前庭功能和影像学检查。

1. **听力学检查**　典型的纯音测听表现为感音神经性聋,通常高频下降最明显,可为缓慢下降型或陡降型。约1%的早期患者可以听力正常。言语测试的典型表现为与纯音听阈不成比例的言语识别率下降,即当纯音听阈仅有轻度下降时言语分辨率即可有较明显的下降。

听性脑干反应(auditory brainstem response,ABR)是目前检测听神经瘤最敏感的听力学检查方法。听神经瘤患者V波潜伏期常明显延长,双耳V波潜伏期差一般超过0.4毫秒。但约10%~15%的患者ABR可完全正常。

2. **前庭功能试验**　70%~90%的听神经瘤患者可有异常眼震电图,典型表现为冷热试验时患侧反应变弱或完全消失。

3. **影像学检查**　听神经瘤的影像学检查包括颞骨高分辨率CT和强化MRI。颞骨高分辨率CT检查(图2-14-1)阳性率为60%~70%,可发现桥小脑角区域等密度或低密度团块影,瘤体内一般无钙化,骨窗位CT可显示内听道增宽和侵蚀现象。注射造影剂后可使肿瘤不均匀强化。但对内听道内<5mm

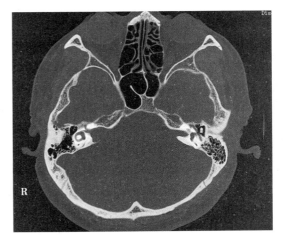

图2-14-1　**听神经瘤颞骨CT表现**
右侧内听道扩大,呈喇叭口样

的肿瘤,增强 CT 容易漏诊。

　　MRI 是目前诊断听神经瘤最敏感、最有效的方法。目前增强 MRI 已能发现小至 1mm 的内听道内肿瘤。其典型表现为:①T$_1$WI 为略低信号或等信号,T$_2$WI 为高信号;②肿瘤呈类圆形或半月形,尖端指向内听道底,即所谓"冰淇淋"征;③静脉注射增强剂如 GD-DTPA 后肿瘤呈均匀、不均匀或环状强化,视肿瘤内部实质成分与囊性成分的比例及分布而异(图 2-14-2)。

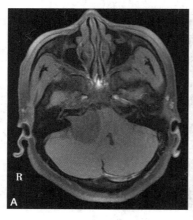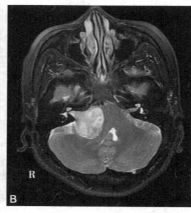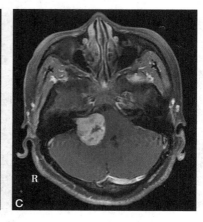

图 2-14-2　听神经瘤 MRI 表现

右侧内听道及脑桥小脑角占位,T$_1$WI 为低信号,T$_2$WI 为高信号,肿瘤明显强化,肿瘤内有部分囊变

【鉴别诊断】

　　应注意与脑膜瘤、面神经瘤、三叉神经和后组脑神经鞘膜瘤、脑桥小脑角胆脂瘤、蛛网膜囊肿、胶质瘤以及突发性聋、梅尼埃病等内耳疾病鉴别。

【治疗】

　　1. 治疗策略　听神经瘤的治疗要综合考虑肿瘤的大小、位置、术前听力和平衡的情况,以及患者的年龄、一般健康状况等。主要有三种治疗方法:

　　(1) 显微手术:彻底手术切除是首选。肿瘤生长明显;患者有明显的听力下降、眩晕等症状;肿瘤较大出现头痛、共济失调等压迫表现;放疗未能控制肿瘤生长者等建议手术。

　　(2) 影像学随访观察(wait and scan):适用于肿瘤局限于内听道内的小肿瘤、生长不明显,且听力尚好者;以及无明显症状的 70 岁以上高龄患者等。患者需要定期接受 MRI 检查,首次影像学诊断后 6 个月行第二次影像学检查,以后每年检查一次。若发现肿瘤有明显增长,或临床症状加重者,可选择手术治疗或立体定向放射治疗。

　　(3) 立体定向放射手术和放疗:仅适用于年龄较大,全身条件不适合外科手术者,或肿瘤<3cm,瘤体持续增大或症状持续加重的非囊性肿瘤,拒绝手术者。需要强调的是,立体定位放射手术或放疗只能部分控制肿瘤的生长,且明显增加手术的风险,降低面神经和其他脑神经功能的保存率。

　　2. 手术目标　随着手术和监测技术等的不断改进,听神经瘤手术的目标已从早期的降低死亡率,发展到面、听神经功能的保存。理想的听神经瘤手术应能达到以下要求:①全切肿瘤;②面神经功能保存率高;③对有实用听力者争取保存听力,并且要避免发生严重神经系统并发症。

　　3. 手术进路　进路的选择主要根据肿瘤大小、术前听力情况、患者年龄和一般状况以及术者的技术优势等情况综合决定。手术进路主要有经迷路入路、中颅窝入路和乙状窦后入路,经迷路入路和中颅窝入路是由耳科医师创用的经典手术入路。

第四节　侧颅底肿瘤

　　侧颅底(lateral skull base)是指以鼻咽顶壁为中心,向后外经颈静脉球窝到乳突后缘、向前外经翼腭窝达眶下裂前端的两条假想线之间的三角区域（图 2-14-3）。该区包括茎乳孔、破裂孔、棘孔、卵圆孔、圆孔、颈内动脉孔、颈静脉孔和经各孔穿行的重要血管、脑神经；以及翼腭窝、颞下窝、颞骨岩部、斜坡、鞍旁区等重要结构。侧颅底的肿瘤以颞骨为中心分类，可分为：①来源于颞骨下方的肿瘤（颈静脉球体瘤、颈静脉孔区神经鞘瘤等）；②来源于颞骨本身的肿瘤（外耳道癌、中耳癌、面神经瘤、鼓室球体瘤、颞骨巨细胞瘤等）；③颞骨上方颅底的肿瘤（三叉神经瘤、脑膜瘤等）；④颞骨后方的肿瘤（听神经瘤、内淋巴囊肿瘤等）。

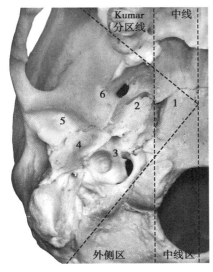

图 2-14-3　侧颅底的范围

侧颅底区域是人体内最复杂的解剖区域，位置深在，空间狭小，涉及颈内动脉、颈静脉球、第 Ⅴ ～ Ⅻ 对脑神经、内耳、大脑颞叶以及小脑等重要结构，以往侧颅底肿瘤手术死亡率和严重并发症发生率较高，曾被视为"手术禁区"。侧颅底外科是近三十年才形成的新的外科领域，它是以现代耳科学为基础，深度融合了神经外科、显微外科、血管与介入医学、神经监护技术及手术新材料应用等技术的新兴学科。

【临床表现】

侧颅底肿瘤病情隐匿，早期常无明显症状，肿瘤增大后可出现局部压迫，结构破坏及神经受侵症状。其表现与肿瘤原发和侵犯的区域有关：侵及颞下区可能仅有受累区域疼痛或麻木；侵及颞下颌关节区主要表现为局部隆起、张口受限；侵及外耳道、中耳多有耳漏、听力下降等；侵及面神经骨管可出现不同程度周围性面神经麻痹；侵及内耳迷路可出现感音神经性聋、眩晕、耳鸣等症状；累及鼻咽区可有鼻塞、血涕；累及咽鼓管区可有耳闷、耳鸣及听力下降等；侵及颈静脉孔区可出现后组脑神经受累表现，如声音嘶哑、呛咳、舌肌萎缩、斜方肌和胸锁乳突肌瘫痪等；病变侵入颅内严重时可有头痛、恶心、呕吐等颅内高压表现，累及小脑还可出现共济失调。

【治疗】

侧颅底肿瘤目前主要采用手术治疗，临床常用的手术入路如下：

1. **颞下窝入路**　主要适用于侵犯颈静脉孔区的病变，如颈静脉球体瘤、颈静脉孔区的神经鞘膜瘤、脑膜瘤，迷路下岩部胆脂瘤，以及斜坡脊索瘤等。

2. **经迷路入路**　主要适用于术前没有实用听力的脑桥小脑角区肿瘤，包括听神经瘤、脑膜瘤和胆脂瘤等。

3. **经耳蜗入路**　是经迷路入路向前方的扩展，主要适用于向前侵犯的脑桥小脑角肿瘤、部分岩尖胆脂瘤和岩尖肿瘤。

4. **乙状窦后入路**　主要用于桥小脑角及附近区域的肿瘤，如听神经瘤、三叉神经鞘膜瘤、桥小脑角脑膜瘤、桥小脑角胆脂瘤等，也可以用于该区域神经根手术、微血管减压以及面神经梳理术等。

5. **中颅窝入路**　主要适用于局限于内听道的小听神经瘤、面神经瘤，迷路上型、岩尖型胆脂瘤，岩尖胆固醇肉芽肿，岩斜区的脑膜瘤、脊索瘤等肿瘤。也可用于膝状神经节区面神经减压手术。

【术后并发症及处理】

主要术后并发症及处理如下：

1. **脑神经损伤**　侧颅底肿瘤切除手术可能损伤所在区域脑神经，出现相应症状，如声音嘶哑、吞咽困难等，术中神经监测可显著降低脑神经损伤发生率。

2. **脑脊液漏**　可有脑脊液切口漏、耳漏、耳鼻漏等。较轻脑脊液漏可通过保守治疗愈合。若脑脊液漏较重或者保守治疗无效，需再次手术探查、修补。

3. **局部组织缺失**　脑膜缺失可用人工硬膜、自体筋膜等材料修补，亦可采用自体脂肪填塞封闭术腔;广泛的组织缺损则需考虑转移皮瓣或游离皮瓣加以修复。

第五节 颈静脉球体瘤

颈静脉球体瘤(glomus jugular tumor)是颈静脉孔区最常见的肿瘤,起源于颈静脉球体化学感受器的副神经节细胞,也称为颈静脉孔副神经节瘤(jugular paragangliomas)。肿瘤富含血管,生长缓慢,但具有侵袭性,多由颈静脉球向周围生长侵犯中耳、乳突、面神经、颞骨岩部、颈内动脉等。不同于内脏副神经节瘤,头颈部副神经节瘤较少具有神经内分泌特性。

【临床表现】

多见于30~50岁中青年女性,男女比例约为1:5,病程较长,早期可无明显症状,患侧的搏动性耳鸣是临床上最常见的症状;肿瘤生长突入外耳道时可出现耳道内血性耳漏;当肿瘤侵犯鼓室可出现传导性耳聋,进一步侵犯内耳可引起混合性、神经性耳聋,眩晕等症状;肿瘤可包绕、侵犯面神经引起患侧不同程度的周围性面瘫;肿瘤累及第Ⅸ、Ⅹ、Ⅺ、Ⅻ脑神经可出现呛咳、声音嘶哑、胸锁乳突肌和斜方肌瘫痪、舌肌萎缩等表现,若侵犯颅内,可出现头痛、恶心呕吐等颅内压增高表现以及其他脑神经受累症状。

耳部检查有时透过鼓膜可见搏动性暗红色肿物。体积较大的肿瘤可使鼓膜隆起或穿破鼓膜,露出部分红色息肉样搏动性瘤体,触之易出血。

【诊断】

当患者主诉长期搏动性耳鸣、听力下降、耳闷胀感的病史,查体见鼓膜呈深红色,或伴有外耳道血性耳漏,尤其是外耳道内有触之极易出血的肉芽样组织时,均应怀疑本病。颞骨 CT 检查表现为颈静脉孔周围骨质破坏,边缘模糊,中耳乳突内常见不规则软组织影,乳突气房、骨迷路、颈内动脉周围结构破坏(图2-14-4);MRI 影像在 T_1 加权像呈等或低信号, T_2 加权像上呈等~高信号,强化扫描时明显强化;由于血管流空效应,瘤体内信号不均匀,表现为特征性的"胡椒盐征"(图2-14-5)。血管造影检查(DSA)可明确肿瘤的供血动脉、肿瘤与颈内动脉关系、患侧乙状窦-颈内静脉回流情况,同时可做术前肿瘤供血血管栓塞术(图2-14-6)。如存在牺牲颈内动脉的风险,还需完善球囊栓塞实验。

【肿瘤分级】

临床多采用 FISCH 教授提出的分级标准:A 级肿瘤局限于鼓室;B 级肿瘤来源于下鼓室,侵犯鼓室及乳突;C 级肿瘤破坏颈静脉球附近骨质,侵犯迷路下区和岩尖,不同程度累及颈内动脉;D 级肿瘤向颅内扩展。

【治疗】

颈静脉球体瘤的治疗目前主要包括外科手术和放射治疗(或立体定向放射手术)。由于该病为良性病变且发展缓慢,外科手术风险较大,且术后并发症多,对于肿瘤较小、高龄体弱,且未出现后组脑神经受累症状及脑干受压表现的病人,有学者建议定期随访观察。

1. 外科手术 在保护重要血管和脑神经功能的基础上手术彻底切除肿瘤是首选;手术方式根据肿瘤分级选择:A 级病变可经耳道鼓室切开完成;B 级病例可选用开放式乳突切除术;对于 C/D 级病例,临床多采用颞下窝 A 型入路切除肿瘤。对于侵入颅内的病例,颅外肿瘤与颅内肿瘤分期切除有利

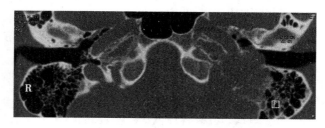

图2-14-4   颈静脉球体瘤的颞骨轴位 CT 特点
左侧颈静脉孔区骨质破坏,溶骨性改变,肿瘤侵犯乳突,外耳道及鼓室

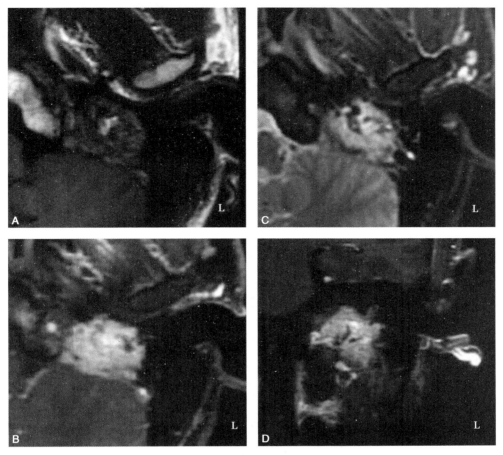

图 2-14-5　颈静脉球体瘤的 MRI 特点

A. 轴位,左颈静脉孔区肿瘤,T_1WI 为等信号;B. 轴位,T_2WI 为高信号;C. 轴位,肿瘤明显强化,典型胡椒盐征;D. 冠状位,肿瘤明显强化,典型胡椒盐征

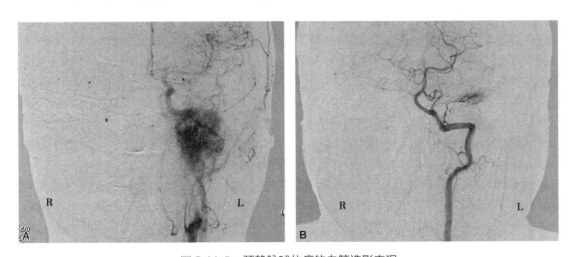

图 2-14-6　颈静脉球体瘤的血管造影表现

A. 冠状位,左颈外动脉造影,肿瘤明显染色;B. 冠状位,左椎动脉造影,有一细小分支供应肿瘤

于降低术后脑脊液漏及颅内感染的风险。

2. 放射治疗　若病变范围广泛、难以彻底切除;术后肿瘤复发或者患者一般情况差不能耐受手术者,可采用放射治疗或立体定向放射治疗,可在一定程度上达到控制肿瘤生长、减轻症状的目的。

（王海波）

第十五章　耳显微外科和耳神经外科概论

耳显微外科(microsurgery of the ear)建立在耳和颞骨的显微解剖、高分辨影像学检查和显微手术技术基础上。耳显微外科学重点研究的是耳显微应用解剖、手术入路和耳功能结构的重建。

传统的耳科手术以乳突根治术为代表,主要用于清除病灶,促进引流,防治颅内、外并发症。受到手术入路、手术范围及手术设备的限制,病灶常常切除不彻底,虽然能够有效地防治颅内、外并发症,但由于解剖结构未能充分开放,术后仍然经常耳部流脓,而耳显微外科强调彻底清除病灶的同时进行听功能重建。

内耳道的前庭神经、耳蜗神经和面神经以及内耳结构深埋在颞骨内,其空间立体位置是传统耳科手术难以跨越的障碍。面神经有27mm埋藏在颞骨内,不熟悉面神经的解剖,手术时容易出现面神经的损伤。

现代耳显微外科和由此延伸的耳神经外科(neuro-otological surgery)的发展,是建立在耳科临床医师进行颞骨显微应用解剖研究的基础上,结合了影像学的进展,术前可以精确地进行耳显微结构的空间定位,对耳部畸形、炎症、肿瘤、外伤能够做到有计划的精确手术。

内镜外科的发展使得耳科手术更加微创和精细。

一、耳显微外科的基本要求

1. 耳显微外科设备

(1)耳手术显微镜:鉴于颞骨和耳部的结构复杂,呈不规则形状,耳手术显微镜必须能够在360°范围内自由调整角度,同时显微镜的景深要求高。虽然在19世纪耳科医师首先尝试用显微镜开展手术,显微不能满足要求,直至20世纪中叶,自由调整角度的手术显微镜问世,使得耳显微外科能够在复杂的耳结构中精确地展开。

(2)微型手术电钻:是耳显微外科有别于传统耳科手术的一个重要特点。耳显微外科手术不再用锤子和凿子开放乳突骨质,而是采用每分钟1万~6万转的高速显微电钻,其电钻的特点是手柄细,可以像握笔一样在显微镜下处理乳突骨质。

(3)双极电凝:手术进入中耳乳突腔后使用双极电凝对减少面神经的损伤有重要意义。

2. 耳显微外科新型材料的应用　伴随着耳显微外科的进步,许多新型的材料被广泛地应用,如高分子材料、钛合金制成的人工听骨。新型人工听骨用于重建中断的听骨链,其远期效果优于自体骨材料。

纤维蛋白原、凝血酶复合黏合剂用于黏合移植物和残余鼓膜,使得移植物能够成活。

3. 麻醉　多数耳显微外科手术是在全身麻醉下完成的。

4. 手术监护　术中采用面神经监护和听觉脑干反应监护,避免面神经和内耳的损伤。

二、乳突轮廓化技术

在耳显微外科手术中,乳突轮廓化(skeletonization)是一个基本概念,要求在显微镜下使用高速微型手术电钻,将乳突腔内无特定功能的结构,如气房、板障全部磨除,显露乳突天盖、乙状窦骨壁和二腹肌嵴。根据不同手术需要,决定是否保留外耳道后壁。保留外耳道后壁的称为完壁式(高壁式)乳突轮廓化,去除外耳道后壁的称为开放式(低壁式)乳突轮廓化。必要时可以将乳突段的面神经骨管轮廓成形,其目的是为了在清理病变组织的同时不损伤面神经。

乳突轮廓化的目的是彻底清除病灶,建立新的通气道。正常的中耳通气道是从咽鼓管到中耳腔,经鼓窦入口进入鼓窦,再通向与鼓窦相连的乳突气房。通过乳突轮廓化,可以彻底清除病灶,将常规乳突根治术野不能暴露的陶特曼(Trautmann)三角、面神经隐窝等部位充分暴露,使得中耳、乳突腔内的各种病变组织都能够彻底清除。在清除病灶的同时,保证术腔的通气。轮廓化的方式有两种:一种是保留外耳道骨壁的完壁式轮廓化,将乳突气房磨除使得乳突成为一个再气化的大气房,并通过鼓窦入口或开放的面神经、鼓索神经三角与鼓室相通。开放式是将乳突腔开放后与外耳道相连,外耳道骨性后壁全部磨除,使得乳突与外耳道形成一个完整的耳道,而不是传统乳突根治术后外耳道与开放的乳突腔之间有一个高拱的骨壁,影响术腔的通气和引流。术腔的通气是保证鼓室的含气状态和促进术腔干燥的基本条件。

三、手术中显微结构标志的辨认

由于耳部解剖结构的细小和复杂,决定了耳显微外科手术高难度和高风险的特点,保障手术安全需要解决的是术中充分暴露手术野,利用显露在中耳乳突腔的解剖结构作为定位,其中最为恒定的结构是位于鼓窦入口底壁的水平半规管,根据水平半规管的毗邻关系,可以定位隐藏在骨质中的面神经、前庭、内耳道,也可以寻找中耳乳突的其他结构,如上鼓室、听骨等。

四、中耳听觉功能的恢复

1. **重建听骨链**　各种病变引起的听骨链中断严重影响听力,如果仅仅修补鼓膜,而不恢复听骨的连接,有可能使得术后的听力更下降。

听骨链重建的方法有以下几种类型:

(1)鼓室成形术:适用于中耳乳突炎症消退、无流脓、CT显示乳突无炎性改变的患者。在修补鼓膜的同时,应开放后鼓室,探查听骨链是否完整。术前纯音测听平均气骨导差>40dB提示听骨链可能中断。对中断的听骨链应予重建,重建的目的是从前庭窗的镫骨到鼓膜之间建立骨性连接,其基本条件是镫骨底板必须活动。连接的方法有多种,归结起来有两大类,一类是镫骨完整和活动,在镫骨头上套上一个人工听骨,称为部分人工听骨(partial ossicular replacement prosthesis,PORP),可直接与鼓膜相连,也可以通过锤骨柄连接到鼓膜。另一类是镫骨底板活动,但板上结构如前后弓均缺损,可以在镫骨底板与鼓膜之间用人工听骨连接,这种人工听骨称为全人工听骨(total ossicular replacement prosthesis,TORP)。

(2)乳突轮廓化+鼓室成形技术:慢性化脓性中耳乳突炎的炎症期或无化脓性炎症的胆脂瘤型中耳炎都可以采用此项技术。用完壁式或开放式乳突轮廓化技术清理病灶,同时进行鼓室成形(tympanoplasty),既修补鼓膜又重建听骨链。

(3)人工镫骨植入技术:耳硬化或听骨畸形的患者可采用镫骨切除或部分切除技术植入人工镫骨,以恢复听力。由于镫骨全切远期效果低于部分切除,且外淋巴漏的并发症多,目前镫骨全切手术已经基本淘汰。现在的镫骨部分切除采用小窗技术,即在固定不动的镫骨底板上作直径0.6~0.8mm的小窗,向前庭腔植入直径0.4~0.6mm的人工镫骨(piston),入窗深度控制在0.5~0.6mm,以免刺激球囊引起眩晕。人工镫骨的另一端用钢丝固定在砧骨长脚,当鼓膜振动锤骨和砧骨时,固定在砧骨长脚的人工镫骨像活塞一样经镫骨底板的小窗振动前庭外淋巴液,引起耳蜗基底膜振动,产生听觉。小窗技术人工镫骨植入配合CO_2激光或铒激光开窗和切断镫骨足弓,能够提高手术的精确度,术后听力改善明显。

2. **重建中耳乳突的含气腔**　保证听力的传导必须使鼓膜处于内外两侧空气压力相等的状态下。

从咽鼓管,经过中鼓室、上鼓室、鼓窦入口、鼓窦,到乳突气房,其组织特点是由典型的呼吸道黏膜假复层柱状纤毛上皮(含杯状细胞)逐渐移行为柱状纤毛上皮、立方上皮、扁平上皮。中耳乳突的炎症常常与咽鼓管到乳突气房的通气道阻塞有关,最常见的阻塞是在中上鼓室的交界处(前、后鼓峡),造成上鼓室以后的含气腔负压。因此,耳显微外科手术在清理病灶的同时要保证中耳乳突通气道的通畅。

对于完壁式的手术,还要注意保证鼓峡部的通畅,鼓峡狭窄时,需开放面神经/鼓索神经三角(面神经隐窝),使鼓窦与后鼓室相通。

对于开放式乳突手术,在保证中耳腔再气化的同时,有时需用自体组织或其他材料缩小乳突腔,并且要将耳道口加以扩大,以利于术后的术腔气体交换,减少术腔结痂、潮湿等不适。耳显微外科技术要求注意保护咽鼓管开口,对咽鼓管口不畅的要予以开放,以保证中耳的气化(aeration)。

3. 植入式中耳助听装置手术

(1)人工中耳植入:人工中耳(artificial middle ear;implantable middle ear hearing devices),是一种通过手术植入直接驱动中耳振动系统的助听装置。这种装置适用于中度~重度传导性聋或感音神经性聋。

手术是将内装置植入到颞部骨槽下,将输出传感器固定于听骨(气导途径)或固定于蜗窗龛(骨导途径)。

植入式人工中耳的选择标准如下:

1)言语频率骨导听阈不超过 50dB nHL。

2)对侧耳为中~重度耳聋。

3)中耳腔无炎症。

4)常规鼓室成形手术听力提高不佳。

(2)植入式骨导助听器:包括体外装置和体内装置。植入式骨导助听器系统通过增强骨传导将外界的声音传入内耳,绕过了外耳道和中耳。体外的声音处理器将声音振动通过外部桥接装置传导到植入体振动装置。产生的振动通过颅骨传入内耳,最终刺激听神经。

植入式骨导助听器的适应证:

1)慢性中耳炎无法进行听骨链重建。

2)先天性传导性聋患者。

3)单侧感音神经性聋患者植入骨导助听器通过对侧骨导感受声音。

五、内耳手术

内耳手术是涉及到耳蜗和前庭的手术

1. 人工耳蜗植入(cochlear implant)　人工耳蜗是唯一运用到临床的仿生人工感觉器官。

人工耳蜗是将麦克风接收的声音送入言语处理器进行编码,通过发射线圈传递到颞部皮下的接收线圈,再将接收的信号传到植入在颞骨鳞部的植入体的芯片中解码,并在耳蜗骨壁开窗,将电极植入耳蜗,电极刺激邻近的螺旋神经元细胞,使之产生听觉冲动,完成听觉传递过程。

2. 人工镫骨植入技术　耳硬化或听骨畸形的患者可采用镫骨切除或部分切除技术并向前庭植入人工镫骨,通过直接震动淋巴液以提高听力。

3. 脑脊液耳漏修补手术　脑脊液耳漏常常由于内耳发育不全,脑脊液与内耳相通,脑脊液通过发育不全的镫骨环韧带漏出,并引起反复发作脑膜炎。修补手术是切除镫骨,用肌肉填塞前庭腔。

六、耳神经外科的主要内容

1. 面神经和三叉神经手术

(1)面神经减压或面神经移植术:针对周围性面瘫,可将颞骨内的面神经骨管轮廓后去除骨壁,切开神经外膜,减轻神经水肿压力,促进面神经纤维的再生。对神经断伤者可取耳大神经或腓长神经移植。

（2）颅中窝或乙状窦后入路、面神经或三叉神经血管减压术：在桥小脑角处将压迫面神经或三叉神经的微血管从神经表面分离，治疗面肌痉挛、三叉神经痛。

2. 眩晕手术

（1）内淋巴囊减压：在乙状窦深面，磨除颞骨岩部的颅后窝面，显露由双层脑膜组成的内淋巴囊，切开囊壁引流，用于治疗梅尼埃病。

（2）前庭耳蜗神经切断术：对于无实用听力的顽固性周围性眩晕，经迷路入路切除前庭和半规管，进入内耳道，切断前庭神经，治疗眩晕。必要时切断耳蜗神经治疗耳鸣。

（3）上半规管裂阻塞术：经颅中窝入路暴露颞骨岩部，在弓状隆起处用肌肉阻塞上半规管裂。

3. 听神经瘤手术

（1）迷路入路：经迷路入路，切除前庭和半规管，进入内听道，扩大后暴露桥小脑角，切除听神经瘤。优点是损伤小，手术视野好，面神经保留几率大于其他手术入路。缺点是不能保留听力。

（2）乙状窦后入路：经乙状窦后显露桥小脑角（cerebellopontine angle），可行听神经瘤手术、面神经和三叉神经减压等手术。优点是可能保留听力。

（3）颅中窝入路：经颅中窝暴露颞骨岩部，开放内听道切除听神经瘤。用于局限于内听道的小听神经瘤，有利于保留听力。

4. 颞骨相关侧颅底肿瘤手术

（1）颞下窝和颞骨联合入路：可以将面神经从神经管中游离并保护后，切除颞骨肿瘤、颈静脉球体瘤等。

（2）颞骨切除手术：切除范围前界达颈动脉水平段，上界达颅中窝，后界达乙状窦及颅后窝，深部暴露桥小脑角，下界可暴露颞下窝。

（3）中颅底入路：前界达眼眶外侧壁，上界达中颅底，后界可达耳道前壁，内侧可达颈部血管鞘。用于切除中颅底肿瘤如巨细胞瘤、腺样囊性癌等肿瘤。

七、耳内镜外科（endoscopic ear surgery）

内镜应用于耳科手术已经有30多年的历史，最近10年发展迅速。内镜耳外科不仅仅是利用内镜通过耳道完成手术，更重要的是功能性手术的理念，在清除病变的同时，注意原有结构和功能的保留。原则是尽量保留中耳黏膜和乳突气房，恢复鼓窦和上鼓室与中鼓室的通气。

内镜的优势：内镜相比显微镜，可以通过相对狭窄的外耳道，看到整个鼓膜和鼓室，包括咽鼓管鼓口。而显微镜要看清楚这些结构，需要磨除部分乳突气房和外耳道后壁。内镜中耳手术（endoscopic middle ear surgery），可以没有耳道外的切口，不需要用电刀和电凝，去除骨质很少，术中出血少，保留更多的解剖结构，更容易保留听骨（图2-15-1），手术精细，术后疼痛少，恢复快。

除了处理中耳病变，内镜广角的优势，以及可以自由移动和转向，在清除岩尖和内听道底壁下方病变时，具有很大优势。在清除面神经周围病变时，可以绕过神经而不需要将神经移位。

内镜的缺点：内镜耳科手术在目前的技术条件下，需要单手操作，立体感差，出血较多时难以处理，镜头起雾影响操作，尤其是单手操作，会使一些精细操作变得困难和缓慢，手术起步阶段容易产生听骨和鼓索神经损伤，需要训练的时间比显微镜手术更长。

常用的耳内镜手术：

1. 中耳手术　鼓室内手术，听骨重建，胆脂瘤手术等。

2. 中颅底手术　巨细胞瘤切除，先天性胆脂瘤切除等。

3. 内听道手术　听神经瘤切除等。

目前，耳内镜手术仍然处于发展阶段，和显微镜相互结合能够发挥更大作用，未来随着器械的进步，耳内镜外科会有更大的发展。

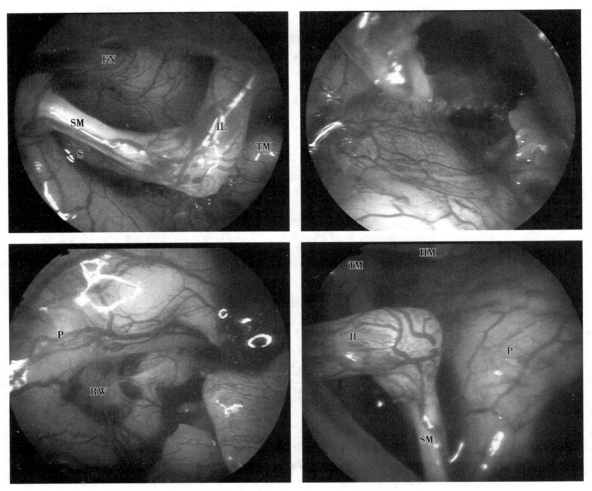

图 2-15-1 　耳内镜下显示中耳及听骨结构

右 HM 锤骨柄, P 鼓岬, SM 镫骨肌, S 镫骨, I 镫骨, TM 鼓膜张肌腱, ET 咽鼓管口, RW 圆窗

耳显微外科和耳神经外科(neuro-otological surgery)是由传统耳外科(ear surgery)发展而来,是耳科手术发展史上的巨大飞跃,耳内镜外科的兴起,使得临床手术更加精细化。万向角度手术显微镜、耳窥镜、高分辨率 CT 和 MRI 的出现,计算机辅助立体导航技术的加入,使得耳显微外科和耳神经外科在 21 世纪将与颅底外科、头颈外科融合,得到进一步发展。

（迟放鲁）

第三篇
鼻科学

第一章　鼻的应用解剖学及生理学

第一节　鼻的应用解剖学

鼻(nose)由外鼻、鼻腔和鼻窦三部分构成(图3-1-1)。鼻腔的三维解剖结构是维持正常鼻生理功能的基础。鼻腔为一个不规则腔隙,其内结构复杂,尤以外侧壁最具代表性。每侧鼻腔借助深在而隐蔽的鼻窦开口分别与四组鼻窦相交通。鼻窦分别与眼眶,前、中颅底(颈内动脉颅内段及海绵窦)等构成复杂的毗邻关系,是鼻眼外科及鼻神经外科的解剖学基础。

一、外鼻

(一)外鼻形状

外鼻(external nose)由骨和软骨构成其支架,外覆皮肤及软组织。外观上窄下宽,呈基底向下三棱锥体状(图3-1-2),前棱上部为鼻根(nasal root),向下依次为正中部鼻梁(nasal bridge)及鼻尖(nasal apex)。鼻梁的左右两侧为鼻背(nasal dorsum),鼻尖两侧的半圆形隆起为鼻翼(alae nasi),三棱锥体的底部为鼻底(basis nasi),由鼻中隔软骨的前下缘及鼻翼软骨内侧脚构成鼻小柱(columella nasi),由鼻底向前延续形成左、右前鼻孔(anterior naris)。鼻翼向外下与面颊交界处有一条浅沟,即鼻唇沟(nasolabial fold)。

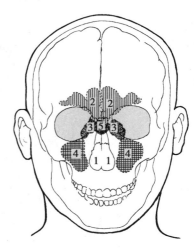

图3-1-1　鼻在颅面骨中的位置
1. 鼻腔; 2. 额窦; 3. 筛窦;
4. 上颌窦;5. 蝶窦

(二)外鼻软骨支架

外鼻软骨支架主要由鼻外侧软骨和大翼软骨组成(图3-1-3)。鼻外侧软骨或称隔背软骨鼻背板(dorsal nasal plate of septodorsal cartilage),左右各一,呈三角形,上缘与鼻骨下缘和上颌骨额突相连,内侧缘在中线汇合与鼻中隔的前上缘相连。隔背软骨(septodorsal cartilage)底面观呈"个"(图3-1-4),两侧翼为鼻外侧软骨(即鼻背板),中间为鼻隔板(septal nasal plate),即鼻中隔软骨(septal cartilage)构成。大翼软骨(greater alar cartilage)呈马蹄形。有两脚:外侧脚构成鼻翼支架,左右内侧脚

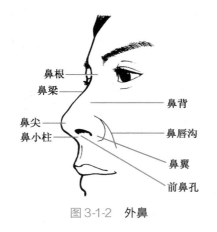

图3-1-2　外鼻

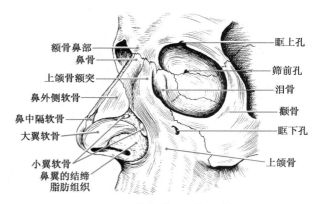

图3-1-3　外鼻的骨和软骨支架

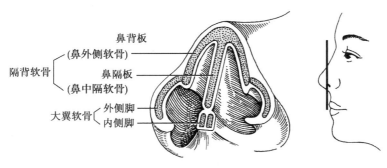

图 3-1-4　外鼻额切面示隔背软骨

夹鼻中隔软骨之前下缘构成鼻小柱支架。另有鼻副软骨（小翼软骨和籽状软骨）充填于鼻外侧软骨和大翼软骨之间。

（三）外鼻骨性支架

外鼻骨性支架由鼻骨（nasal bone）、额骨鼻突和上颌骨额突组成（图 3-1-3）。鼻骨成对，其上缘、外侧缘、下缘分别与额骨、上颌骨额突、鼻外侧软骨上缘连接，鼻骨后面的鼻骨嵴则与额嵴、筛骨垂直板和鼻中隔软骨连接。鼻骨上端窄而厚，有良好的保护作用，下端宽而薄，易发生骨折。鼻骨下缘与上颌骨额突内缘及腭骨突起共同形成梨状孔（pyriform aperture）（图 3-1-5）。

（四）外鼻皮肤

鼻尖、鼻翼及鼻前庭皮肤较厚，并与其下的脂肪纤维组织及软骨膜连接紧密，炎症时皮肤稍有肿胀即压迫神经末梢，痛感明显。鼻尖及鼻翼处皮肤含较多汗腺和皮脂腺，易发生痤疮、疖肿或形成酒渣鼻。

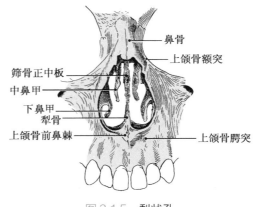

图 3-1-5　梨状孔

（五）外鼻血管

外鼻的动脉主要来自鼻背动脉、筛前动脉、额动脉、面动脉、上唇动脉、眶下动脉的分支。

外鼻的静脉主要经内眦静脉（angular vein）和面静脉（又称面前静脉，vena facialis anterior）汇入颈内静脉，但内眦静脉又可经眼上、下静脉与海绵窦（cavernous sinus）相通（图 3-1-6）。因面部静脉无瓣

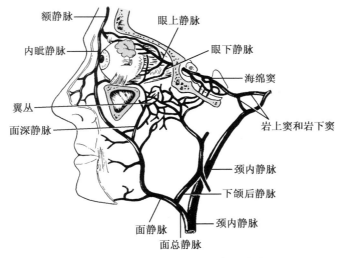

图 3-1-6　外鼻静脉与眼静脉及海绵窦的关系

膜,血液可双向流动,故鼻部皮肤感染(如疖肿)可造成致命的海绵窦血栓性静脉炎。临床上将鼻根部与上唇三角形区域称为"危险三角区"。

(六) 外鼻神经

运动神经为面神经的颊支,支配鼻部的运动。

感觉神经主要是三叉神经的眼支和上颌支。①筛前神经为眼神经的分支,分布于鼻尖;②滑车上神经为眼神经发出的额神经之分支,分布于鼻根;③滑车下神经为眼神经发出的鼻睫神经的分支,分布于鼻根;④眶下神经为上颌神经的分支,分布于鼻翼及鼻前庭。

(七) 淋巴回流

外鼻的淋巴主要汇入下颌下淋巴结、耳前淋巴结和腮腺淋巴结。

二、鼻腔

鼻腔(nasal cavity)左右各一,其冠状切面呈三角形,顶窄底宽。前鼻孔(anterior naris)连外鼻,后鼻孔(posterior nares)通鼻咽。由鼻中隔(nasal septum)分为左右两侧,由鼻内孔将每侧鼻腔分为前后两部分即鼻前庭及固有鼻腔。

(一) 鼻前庭

鼻前庭(nasal vestibule)前界为前鼻孔,后界为鼻内孔,鼻内孔是鼻腔的最狭窄处,鼻前庭的皮肤与固有鼻腔黏膜交界处的弧形隆起称为鼻阈(nasal limen),与鼻阈相对应的内侧鼻中隔与外下方的鼻腔底部隆起共同构成鼻内孔。鼻前庭有皮肤覆盖,其特征是皮肤富有鼻毛,并富含皮脂腺和汗腺,故易发生疖肿,由于皮肤与软骨紧密连接,一旦发生疖肿,疼痛明显。

(二) 固有鼻腔

固有鼻腔(nasal fossa proper)简称鼻腔,前界为鼻内孔,后界为后鼻孔,固有鼻腔经鼻内孔与鼻前庭交通,有内、外、顶、底四壁。

1. **顶壁**　呈穹隆状。前段倾斜上升,为鼻骨和额骨鼻突构成;后段倾斜向下,即蝶窦前壁;中段水平,即为分隔颅前窝的筛骨水平板,又名筛板(cribriform plate),属颅前窝底的一部分,板上多孔(筛孔),容嗅丝通过进入颅内。筛板菲薄而脆,外伤导致前颅底骨折或在该部位施行鼻腔手术时容易损伤而发生外伤性/医源性脑脊液鼻漏。

2. **底壁**　即硬腭的鼻腔面,与口腔相隔。前 3/4 由上颌骨腭突(palatine process of maxilla)、后 1/4 由腭骨水平部(horizontal process of palate bone)构成。

3. **内侧壁**　即鼻中隔(nasal septum),由鼻中隔软骨、筛骨正中板(又称筛骨垂直板,perpendicular plate of ethmoid bone)、犁骨(vomer)和上颌骨腭突(图 3-1-7)组成。由于出生后骨与软骨之间生长过程中张力曲线作用的不均衡,或许受遗传因素的影响,鼻小柱软骨与鼻中隔方形软骨前方、方形软骨后方与筛骨垂直板及后下方与犁骨、上颌骨腭突的结合点,易成为鼻中隔偏曲的关键部位。鼻中隔偏曲矫正时可以通过条形切除部分软骨或骨结构即可达到解除张力恢复中隔正常形态的目的。软骨膜

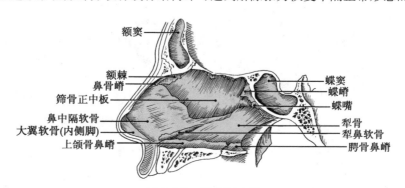

额窦
额棘
鼻骨嵴
筛骨正中板
鼻中隔软骨
大翼软骨(内侧脚)
上颌骨鼻嵴
蝶窦
蝶嵴
蝶嘴
犁骨
犁鼻软骨
腭骨鼻嵴

图 3-1-7　鼻中隔支架

和骨膜外覆有黏膜。鼻中隔最前下部的黏膜下血管密集,分别由颈内动脉系统和颈外动脉系统的分支汇聚成血管丛。该区即利特尔区(Little area),是鼻出血的好发部位。

4. **后鼻孔(posterior nares/choanae)** 主要由蝶骨体(上)、蝶骨翼突内侧板(外)、腭骨水平部后缘(底)、犁骨后缘(内,即左右后鼻孔分界)围绕而成(图3-1-8)。双侧后鼻孔经鼻咽部交通。

5. **外侧壁** 分别由上颌骨、泪骨、鼻甲骨、筛骨(内壁)、腭骨垂直板及蝶骨翼突构成。鼻腔外侧壁从下向上有三个呈阶梯状排列的长条骨片,分别称为下、中、上鼻甲,其大小依次缩小约1/3,其前端的位置则依次后移约1/3。每一个鼻甲的下方与鼻腔外侧壁均形成一个裂隙状空间,分别称为下、中、上鼻道(图3-1-9~图3-1-11)。

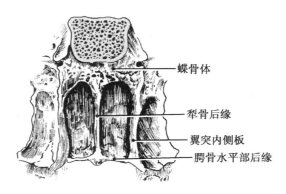

图3-1-8 骨性后鼻孔

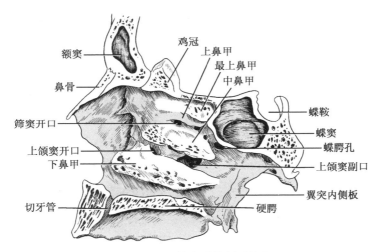

图3-1-9 骨性鼻腔外侧壁结构

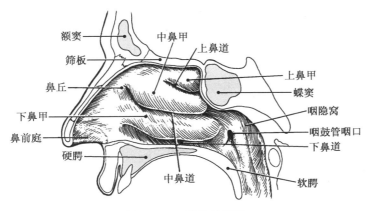

图3-1-10 鼻腔外侧壁

(1)下鼻甲(inferior turbinate)和下鼻道(inferior meatus):下鼻甲骨为一个独立呈水平状卷曲的薄骨,附着于上颌骨内侧壁和腭骨垂直板。其上缘中部的泪突与泪骨连接,并与上颌骨额突后面的骨槽共同形成鼻泪管;其上缘后部的筛突连接中鼻道钩突的尾端,共同参与上颌窦自然口和鼻囟门的构成;其外侧面与鼻腔外侧壁及下鼻甲附着部共同形成下鼻道。下鼻甲后端距离咽鼓管咽口仅1.0~

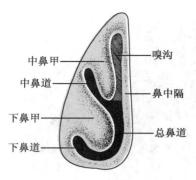

图 3-1-11　右侧鼻腔前面观

中鼻甲
中鼻道
下鼻甲
下鼻道
嗅沟
鼻中隔
总鼻道

1.5cm,病理状态下(如下鼻甲肿胀及肥大)可直接影响咽鼓管的开放功能。下鼻道顶呈穹隆状,在其顶端有鼻泪管(nasolacrimal duct)开口,距前鼻孔约3~3.5cm。经下鼻道行上颌窦开窗术时其窗口的高度应限制在下鼻甲附着处以下0.5cm处,以免损伤鼻泪管开口。距离下鼻甲前端1~1.5cm的下鼻道外侧壁,骨质较薄,是上颌窦穿刺冲洗的最佳进针位置。

(2)中鼻甲(middle turbinate)和中鼻道(middle meatus):中鼻甲为筛骨的一部分,可以分为前部和后部两部分,分别为垂直部及水平部。中鼻甲前部附着于筛窦顶壁和筛骨水平板(horizontal plate of ethmoid bone)交界处的前颅底。中鼻甲是鼻内镜手术中重要解剖标志,鼻内镜手术操作一般应在中鼻甲外侧进行,以免损伤筛板出现脑脊液漏。中鼻甲后部向后延伸,其附着处逐渐发生方位的改变,由前部的前后位转向外侧附着在鼻腔外侧壁(纸样板)的后部,使中鼻甲的后部呈从前上向后下倾斜的冠状位,这一部分中鼻甲称为中鼻甲基板(lamella of middle turbinate)(图3-1-12)。中鼻甲最后部向下附着于腭骨垂直突至筛嵴处的鼻腔外侧壁,该附着处恰好位于蝶腭孔前方。中鼻甲基板将筛窦分为前组筛窦和后组筛窦。

中鼻甲常见的变异包括中鼻甲气化和中鼻甲反向弯曲(paradoxical middle turbinate)。中鼻甲后端附着处的后上方,距后鼻孔上界的上、后方约12mm处为蝶腭孔所在位置,有同名血管及神经通过。以中鼻甲前部下方游离缘水平为界,其上方鼻甲与鼻中隔之间的间隙称为嗅沟(olfactory sulcus)或嗅裂;在该水平以下,鼻甲与鼻中隔之间的不规则腔隙则称总鼻道(common meatus)。

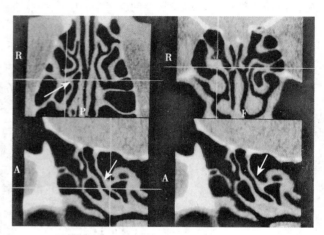

图3-1-12　鼻腔及鼻窦CT的轴位、冠状位及矢状位,显示中鼻甲基板(箭头)

中鼻道位于中鼻甲的下外侧,其解剖结构复杂,是鼻内镜手术进路中最重要的区域,前组鼻窦的开口均位于中鼻道。中鼻道外侧壁上有两个隆起,前下的弧形嵴状隆起,名钩突(uncinate process)(图3-1-13);其后上的隆起,名筛泡(ethmoid bulla)(图3-1-14),属筛窦结构。两者之间有一半月状裂隙,名半月裂孔(semilunar hiatus)。半月裂孔向前下和外上逐渐扩大呈漏斗状空间,名筛漏斗(ethmoid infundibulum)(图3-1-15)。中鼻道通过半月裂孔这个二维的、矢状位走向的裂隙与筛漏斗相互联系。筛漏斗是一个真正的三维空间,以钩突为内界,眶纸板为外界,前上为上颌骨额突,外上为泪骨。向内经半月裂与中鼻道相通,前上部称为额隐窝(frontal recess),额窦经额隐窝开口于筛漏斗的前上端,其后是前组筛窦开口,最后为上颌窦开口(图3-1-16)。

钩突分为三层结构,其前内侧为鼻腔或中鼻道黏膜、筛骨及更靠后外侧的筛漏斗黏膜。钩突呈矢状走向,几乎与筛泡平行。钩突的长度为14~25mm,宽度为2~7mm。钩突后缘由于无骨性附着处,故几乎呈游

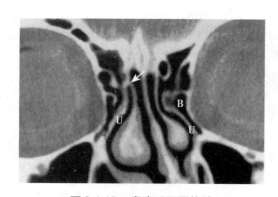

图3-1-13　鼻窦CT冠位片
显示钩突(U),注意两侧钩突不同的附着方式(右侧附着于颅底,左侧附着于眶纸板);B:筛泡

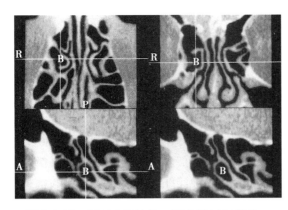

图 3-1-14　鼻窦 CT 轴位、冠状位及矢状位，
显示筛泡（B）

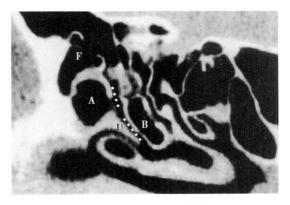

图 3-1-15　鼻 CT 矢状位
虚线示筛漏斗；F：额筛气房；A：鼻丘气房；B：筛
泡；U：钩突

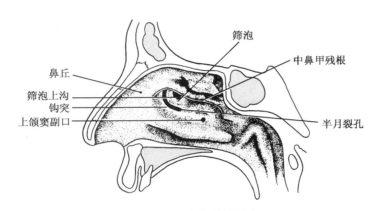

图 3-1-16　中鼻道外侧壁

离状态。钩突前上方附着于上颌骨筛嵴，恰好位于中鼻甲前端与鼻丘在鼻腔外侧壁附着处之下，与泪骨后部融合；前下方无骨性连接；后下连于下鼻甲骨的筛突，该附着处骨质较厚，钩突常常在此分叉或增宽，进而与坚固的下鼻甲骨融合；钩突后上界分出一个小的骨性突起附着于腭骨垂直板。

筛泡是前筛最大、最恒定的气房。它位于中鼻道，恰好在钩突之后、中鼻甲基板之前。筛泡以眶纸板为基底，向内突入中鼻道。筛泡外观状如气泡，即像一个中空、壁薄、圆形的骨性突起。筛泡前壁向上能伸至前颅底，形成额隐窝的后界；筛泡向后与中鼻甲基板融为一体。

窦口鼻道复合体（ostiomeatal complex，OMC）：窦口鼻道复合体是前组筛窦、上颌窦及额窦引流的共同通道。OMC 并非真正意义上的解剖名称，而是一个重要的功能区域。它是以筛漏斗为中心邻近区域的一组解剖结构的共同称谓，包括中鼻甲、钩突、筛泡、半月裂，以及额窦、前组筛窦和上颌窦的自然开口等结构（图 3-1-17）。该组解剖结构的异常及局部炎症等可导致鼻及鼻窦炎。

（3）上鼻甲（superior turbinate）和上鼻道（superior meatus）：上鼻甲是三个鼻甲中最小的一个，属筛骨结构，位于鼻腔外侧壁上后部。有时仅为一条黏膜皱襞。后组筛窦开口于上鼻道。上鼻甲后端的后上方有蝶筛隐窝（sphenoethmoidal recess）（图 3-1-18），是蝶窦开口所在。

（三）鼻腔黏膜

包括嗅区黏膜和呼吸区黏膜，前者约占成人鼻黏膜的 1/3。

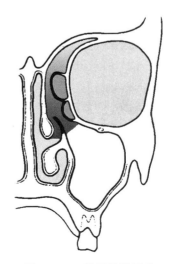

图 3-1-17　窦口鼻道复合
体（阴影部分）示意图

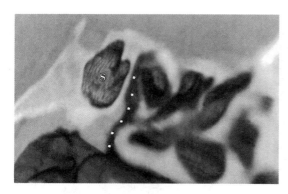

图 3-1-18　鼻 CT 矢状位
虚线示蝶筛隐窝；S：蝶窦

1. **嗅区（olfactory region）黏膜**　分布在鼻腔顶中部、向下至鼻中隔上部及鼻腔外侧壁上部等嗅裂区域。活体状态下嗅区黏膜略呈棕黄色。嗅区黏膜为假复层无纤毛柱状上皮，由支持细胞、基细胞及嗅细胞组成。嗅细胞为具有嗅毛的双极神经细胞，其顶部的树突呈棒状伸向细胞表面，末端膨大成球状（嗅泡），并由此膨大发出 10～30 根纤毛，感受嗅觉；其基部伸出细长的轴突，在黏膜固有层形成无髓鞘的神经纤维，穿过筛骨水平板进入颅内，止于嗅球。黏膜固有层中的嗅腺（Bowman gland）可分泌浆液性物质，辅助嗅觉功能。

2. **呼吸区（respiratory region）黏膜**　鼻腔前 1/3 自前向后的黏膜上皮是：鳞状上皮、移行上皮和假复层柱状上皮（仅部分细胞具有纤毛），鼻腔后 2/3 为假复层纤毛柱状上皮。呼吸区黏膜的面积为 120cm²，厚度为 0.3～5mm，主要由四种细胞构成：纤毛柱状上皮细胞，无纤毛的柱状上皮细胞，杯状细胞及基底细胞。纤毛柱状细胞占上皮细胞的 20～50%，每个纤毛细胞表面大约有 250～300 根纤毛，纤毛的长度是 5～10μm，厚度是 250nm，纤毛由典型的"9+2"微管结构（外围 9 组成对的二联微管和中央的 2 条中心微管）和动力蛋白臂组成。在正常时从前向后朝向鼻咽方向的摆动，每根纤毛每分钟约向后运动 1000 次，主要发挥黏液纤毛清除功能。柱状细胞占上皮细胞的 70%，每个柱状细胞表面有 300～400 根微绒毛，增加细胞的表面积，以保持鼻腔的湿润。杯状细胞占上皮细胞的 5～15%，与黏膜下浆液腺、黏液腺一起分泌黏液。

黏膜下层具有丰富的黏液腺和浆液腺，为鼻分泌物的主要来源之一。鼻分泌物在黏膜表面形成随纤毛运动而向后移动的黏液毯（mucous blanket，见图 3-1-36），后者由外层的黏蛋白及内层供纤毛运动的水样层组成。黏液毯对鼻黏膜形成保护。

此外，黏膜上皮下组织内有许多参与黏膜免疫的免疫活性细胞，T 淋巴细胞数目多于 B 淋巴细胞，T 辅助细胞与 T 淋巴细胞的比例在黏膜下层及固有层中的比例分别是 3∶1 及 2∶1，天然杀伤细胞少见，50% IL-5⁺细胞及 100% IL-6⁺的细胞是肥大细胞。

鼻黏膜血管的特征内皮基膜不连续（利于物质交换）、小动脉壁缺乏弹力层（对化学物质的作用敏感）及毛细血管与小静脉之间形成的海绵状血窦（cavernous sinusoids）利于反射性膨胀。

（四）鼻腔血管

1. **鼻腔的动脉**　动脉主要来自颈内动脉系统的分支眼动脉（ophthalmic artery）和颈外动脉系统的分支上颌动脉（internal maxillary artery）。

（1）眼动脉：自视神经管入眶后分出筛前动脉（anterior ethmoid artery）和筛后动脉（posterior ethmoid artery）。两者穿过相应的筛前孔和筛后孔进入筛窦，均紧贴筛顶横行于骨嵴形成的凹沟或骨管中，然后离开筛窦，进入颅前窝，沿筛板前行穿过鸡冠旁骨缝进入鼻腔（图 3-1-19）。筛前动脉横行于筛顶骨管中，可有骨管缺失，筛前动脉颅底附着处为额隐窝的后界，是鼻内镜额窦手术的重要解剖标志。筛前动脉供应前组筛窦和额窦以及鼻腔外侧壁和鼻中隔的前上部。筛后动脉则供应后组筛窦以及鼻腔外侧壁和鼻中隔的后上部。

（2）上颌动脉：在翼腭窝内相继分出蝶腭动脉（sphenopalatine artery）、眶下动脉（infraorbital artery）

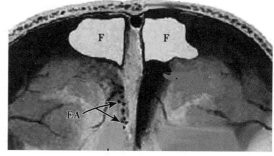

图 3-1-19　筛前动脉（EA）与前颅底关系示意图
筛前动脉自前颅底筛板之间再次进入鼻腔；F：额窦

和腭大动脉(greater palatine artery)供应鼻腔,其中蝶腭动脉是鼻腔血供的主要动脉。蝶腭动脉经蝶腭孔进入鼻腔后分为内侧支和外侧支。外侧支分成鼻后外侧动脉(lateral posterior nasal arteries),并进一步分成下鼻甲支、中鼻甲支和上鼻甲支,供应鼻腔外侧壁后部、下部和鼻腔底。内侧支即鼻腭动脉(nasopalatine artery),横行于鼻腔顶部,经蝶窦开口的前下方至鼻中隔后部,分出鼻后中隔动脉(posterior nasal septal arteries),供应鼻中隔后部和下部。鼻腭动脉、筛前动脉、筛后动脉、上唇动脉和腭大动脉,在鼻中隔前下部的黏膜下交互吻合,形成动脉丛,称之为利特尔动脉丛(图 3-1-20),是临床上鼻出血最常见的部位,此区称为利特尔区(Little area)。

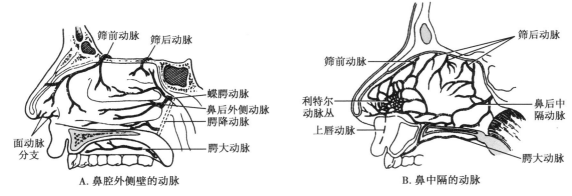

图 3-1-20　鼻腔动脉

眶下动脉经眶底的眶下管出眶下孔后,供应鼻腔外侧壁前段。腭大动脉出腭大孔后,经硬腭向前进入切牙管至鼻中隔的前下部。上唇动脉来自面动脉,其鼻中隔支参与形成利特尔动脉丛。

2. **鼻腔静脉**　鼻腔前部、后部和下部的静脉汇入颈内、外静脉,鼻腔上部静脉则经眼静脉汇入海绵窦,亦可经筛静脉汇入颅内的静脉和硬脑膜窦(如上矢状窦)。鼻中隔前下部的静脉构成静脉丛,称克氏静脉丛(Kiesselbach plexus),为该部位出血的重要来源,老年人下鼻道外侧壁后部近鼻咽处有表浅扩张的鼻后侧静脉丛,称为吴氏鼻-鼻咽静脉丛(Woodruff naso-nasopharyngeal venous plexus),常是鼻腔后部出血的主要来源。

从解剖学角度考虑,可以把颈内、颈外动脉和静脉系统在鼻中隔前下部形成的动脉和静脉血管网分别称为 Little 动脉丛和 Kiesselbach 静脉丛,临床上又将该区称为"易出血区"。

(五) 鼻腔淋巴

鼻腔前 1/3 的淋巴管与外鼻淋巴管相连,汇入耳前淋巴结(anterior auricular lymph nodes)、腮腺淋巴结(parotid lymph nodes)及下颌下淋巴结(submandibular lymph nodes)。鼻腔后 2/3 的淋巴汇入咽后淋巴结(retropharyngeal lymph nodes)及颈深淋巴结上群。鼻部恶性肿瘤可循上述途径发生淋巴结转移(图 3-1-21、图 3-1-22)。

(六) 鼻腔神经

包括嗅神经、感觉神经和自主神经(图 3-1-23、图 3-1-24)。

1. **嗅神经 (olfactory nerves)**　分布于嗅区黏膜。嗅细胞中枢突汇集成多数嗅丝(fila olfactoria)穿经筛板上的筛孔抵达嗅球。嗅神经鞘膜为硬脑膜的延续,损伤嗅区黏膜或继发感染,可沿嗅神经进入颅内,引起鼻源性颅内并发症(图 3-1-25、图 3-1-26)。

2. **感觉神经**　来自三叉神经第一支(眼神经)和第二支(上颌神经)的分支。

(1) 眼神经(ophthalmic nerve):由其分支鼻睫神经(nasociliary nerve)分出筛前神经和筛后神经(anterior ethmoidal nerve and posterior ethmoidal nerve),与同名动脉伴行,筛前神经进入鼻腔后分为内侧支及外侧支,内侧支分布于鼻中隔的上部,外侧支分布于鼻腔外侧壁的上部及鼻外皮肤,筛后神经分布于鼻中隔和嗅区。

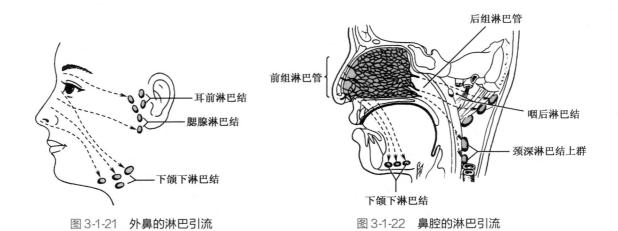

图 3-1-21 外鼻的淋巴引流

图 3-1-22 鼻腔的淋巴引流

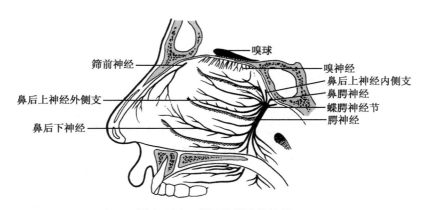

图 3-1-23 鼻腔外侧壁的神经

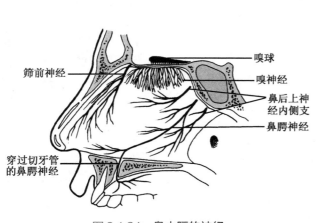

图 3-1-24 鼻中隔的神经

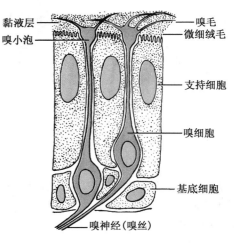

图 3-1-25 嗅上皮模式

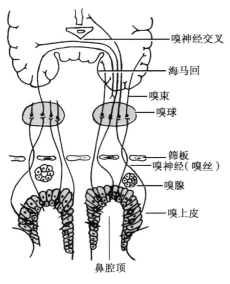

图 3-1-26　嗅神经传导通路

（2）上颌神经（maxillary nerve）：穿过或绕过蝶腭神经节（又名 Meckel 神经节）后分出蝶腭神经，然后穿经蝶腭孔进入鼻腔分为鼻后上外侧支和鼻后上内侧支，主要分布于鼻腔外侧壁后部、鼻腔顶和鼻中隔。鼻后上内侧支又有一较大分支称鼻腭神经，斜行分布于鼻中隔后上部。

从蝶腭神经又分出腭神经（palatine nerve），后者又分出腭前神经，又名腭大神经（anterior palatine nerve）入翼腭管内进而分出鼻后下神经（posterior inferior nasal nerve）进入鼻腔，分布于中鼻道、下鼻甲和下鼻道。此外，从上颌神经又分出眶下神经，后者的分支分布于鼻前庭、上颌窦、鼻腔底和下鼻道前段。

3. **自主神经**　鼻黏膜血管的舒缩及腺体分泌均受自主神经控制。交感神经来自颈内动脉交感神经丛组成的岩深神经（deep petrosal nerve），副交感神经来自面神经分出的岩浅大神经（greater superficial petrosal nerve）。两者在翼管内组成翼管神经（vidian nerve），后者穿过中颅窝底、途经蝶窦底的外下，于翼突根部出翼管经蝶腭孔进入翼腭窝的蝶腭神经节，然后分支分布于鼻腔（图 3-1-27）。交感神经在神经节内不交换神经元，主司鼻黏膜血管收缩；副交感神经在神经节内交换神经元。该神经主司鼻黏膜血管扩张和腺体分泌。鼻黏膜有丰富的交感神经纤维及副交感神经纤维，正常情况下，鼻腔自主神经的作用相互制约。

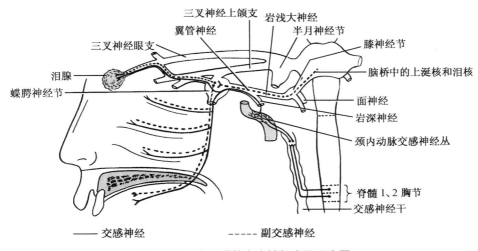

图 3-1-27　鼻黏膜的自主神经支配示意图

三、鼻窦

鼻窦（nasal sinuses）是鼻腔周围颅面骨中含气空腔，左右成对，共 4 对，依其所在的颅骨而命名，称为上颌窦、筛窦、额窦和蝶窦（图 3-1-28）。与鼻腔的发育不同，鼻窦主要在出生后发育。依照窦口（ostium）引流的位置和方向以及各个鼻窦的位置，将鼻窦分为前、后两组。前组鼻窦包括上颌窦、前组筛窦和额窦，窦口引流均位于中鼻道；后组鼻窦包括后组筛窦和蝶窦，前者窦口引流至上鼻道，后者窦口开口于上鼻道后上方的蝶筛隐窝（图 3-1-29）。鼻窦黏膜与鼻腔黏膜相延续，炎症可相互蔓延。

1. **上颌窦**　上颌窦位于上颌体内，为四对鼻窦中最大的，平均容积约 13ml，上颌窦呈不规则的三角锥体形，锥底为鼻腔外侧壁，锥尖指向上颌骨的颧突，上颌窦有 5 个壁。①前壁：中央薄而凹陷，称之为尖牙窝（canine fossa），行 Caldwell-Luc 手术时从此处进入窦腔；在尖牙窝之上、眶下缘之下 12mm 处有一骨孔称眶下孔，眶下神经及血管由此通过。②后外壁：与翼腭窝和颞下窝毗邻，严重鼻出血，可

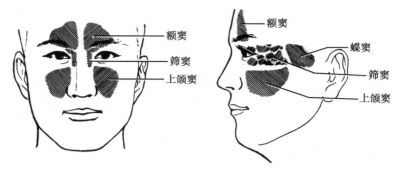

图 3-1-28　**鼻窦的面部投影**

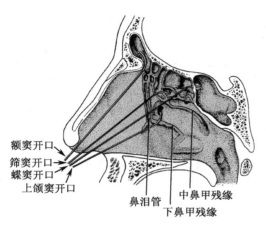

图 3-1-29　**鼻窦开口部位**

去除该壁结扎上颌动脉;上颌窦恶性肿瘤侵及此壁翼内肌可致张口困难。③内侧壁:为中鼻道和下鼻道外侧壁的大部分,在近鼻底处骨质较厚,向上逐渐变薄,下鼻甲附着处最薄,是经下鼻道进行上颌窦穿刺的最佳部位,内壁的后上方邻接后组筛窦,称为筛上颌窦板,上颌窦的自然开口位于上颌窦内侧壁的前上部。在中鼻道后部,有一骨性窦口,名"上颌窦裂孔"(maxillary hiatus),其界限是:下界为下鼻甲附着处,后界为腭骨垂直板,前界为下鼻甲的泪突和泪骨下端,上界是与筛窦连接的上颌窦顶壁。此骨性窦口被钩突和下鼻甲的筛突呈十字形的连接分隔成四个象限。其中只有前上象限是真正的上颌窦自然窦口,其余被双层黏膜和致密结缔组织封闭,称为鼻囟门。上颌窦自然窦口直径大小不一,平均为 2.8mm。常规前鼻镜检查不易看到。经中鼻道行上颌窦自然窦口扩大术时,如找不到自然窦口,可先找到钩突尾端和下鼻甲上缘上方的后囟定位并向前扩大自然窦口。鼻内镜鼻窦手术中使用反张钳扩大自然窦口时不可过分向前,以免损伤鼻泪管,也不宜超过骨性窦口的上界,以免损伤纸样板。④上壁:即眼眶的底壁,眶下神经血管及神经穿过此壁的眶下管出眶下孔至尖牙窝,眼眶底壁骨折时,可出现眼球活动受限、复视、眼球内陷。⑤底壁:即上颌骨的牙槽突。底壁常低于鼻腔底,与第 2 前磨牙和第 1、2 磨牙关系密切,其牙根通常与窦腔仅由一层菲薄的骨质相隔,牙根感染时极易侵入窦内,引起牙源性上颌窦炎。

　　2. 筛窦　筛窦(ethmoid sinus)位于鼻腔外上方筛骨内,是鼻腔外侧壁上部与眼眶之间、蝶窦之前、前颅底之下的蜂窝状气房,为四组鼻窦中解剖关系最复杂、自身变异最多、与毗邻器官联系最密切的解剖结构,故又称筛迷路(ethmoid labyrinth)。筛窦气房视其发育程度不同而异,从数个到 20～30 个不等。筛窦被中鼻甲基板分为前组和后组筛窦,前组筛窦开口于中鼻道,后组筛窦开口于上鼻道。

　　筛窦各壁:①外侧壁:即眼眶内侧壁,由泪骨和纸样板(lamina papyracea)构成,后者占外侧壁绝大部分,平均厚度仅 0.2mm,可有先天性缺损或裂隙,手术损伤纸样板将出现眶内并发症(图 3-1-30)。纸样板上缘与额骨结合处为额筛缝,此缝相当于筛顶水平,有筛前孔和筛后孔,有同名的血管神经通过。纸样板与上颌窦内侧壁在同一矢状切面,鼻内镜手术中如发生纸样板损伤,术后可出现眼眶青紫,内直肌损伤出现眼球活动障碍及复视,视神经损伤出现视力下降及失明。②内侧壁:即鼻腔外侧壁上部,附有上鼻甲和中鼻甲。③顶壁:其内侧与筛骨水平板连接,外侧与眶顶延续,筛顶上方即为颅前窝。筛顶与筛板的连接分两种类型,第一种为平台式或倾斜式,即筛顶的内外两侧与筛板几乎在同一水平或筛顶略高,其内缘逐渐倾斜下降与筛板相接;第二种为高台式,即筛板位置较低,与筛顶内侧缘形成一陡直的高度差形成筛凹,此处内侧壁骨质极薄,手术中易造成颅前窝底损伤和脑脊液鼻漏。

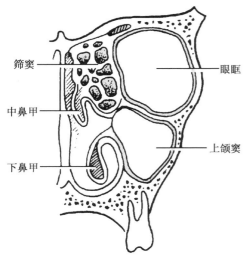

图 3-1-30　上颌窦、筛窦与眼眶的关系

通常情况下,筛顶外侧骨质较其内侧厚。筛前动脉是前筛顶的一个重要结构。当筛前动脉由眼眶进入筛窦时,其在筛顶水平或略低于筛顶水平走行于骨管内,横向穿越筛顶。筛前动脉常常位于筛顶下方 1~3mm 的筛骨实质内。它由外向内横穿筛顶,并向前穿透筛骨外侧板进入嗅沟。辨识并避免损伤此血管可以降低术中严重出血和眶内血肿的风险,降低颅底损伤、脑脊液漏的机会,同时也有助于辨认和解剖额隐窝。④下壁:即中鼻道外侧壁结构,如筛泡、钩突和筛隐窝等。⑤前壁:由额骨筛切迹、鼻骨嵴和上颌骨额突构成。此区域的重要结构是额隐窝。⑥后壁,即蝶筛板,与蝶窦毗邻,但由于后组筛窦的解剖变异较大,个体差异十分明显。后组筛窦以中鼻甲基板为其前界,与视神经管、颈内动脉、蝶窦等毗邻。最后筛房气化较好进入蝶窦时称为蝶上筛房(suprasphenoid cells),如果视神经管隆突在最后筛房的外侧壁形成凸向窦内的隆起,称为视神经结节(tuberculum of optic nerve),具有该结节的最后筛房称之为 Onodi 气房(Onodi cells)。最后筛房气化较好时,还可能与颈内动脉紧邻,此时颈内动脉可向最后筛房突出形成压迹。

3. **额窦**　额窦(frontal sinus)位于额骨的内板和外板之间,左右各一。额窦向内下走行过程中逐渐变窄,尤其以位于额窦底部的额窦口处最为狭窄。位于额窦前壁的上颌骨额突决定额窦口开口的大小,把该突起称之为“鼻嵴”或“额嘴”,是典型的解剖学标志。额窦的引流系统类似一个沙漏。以额窦口为界,上半部为额窦腔,下半部为额隐窝。钩突向上的附着方式决定额隐窝的引流(图 3-1-31)。钩突向上最常见的附着方式有两种:一是向外侧弯曲附着于眶纸板,从而形成筛隐窝的上界,称为“终末隐窝”(terminal recess)。此时额隐窝将直接向内引流至中鼻道上部;另外一种方式是钩突最上部内转与中鼻甲融合,或向上延伸直接连接筛顶,此时额隐窝将引流入筛漏斗的上部。

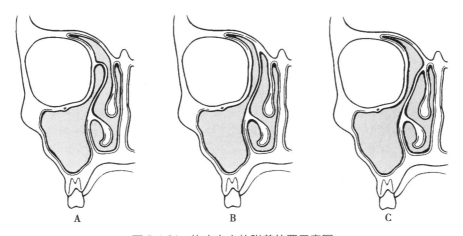

图 3-1-31　钩突向上的附着位置示意图
A. 钩突向上外附着于眶纸板;B. 钩突向上附着于前颅底;C. 钩突向上内与中鼻甲根部融合

额窦各壁:①前(外)壁为额骨外骨板,较坚厚,含骨髓,故可致额骨骨髓炎;②后(内)壁即额骨内骨板,较薄,为颅前窝前壁的一部分,额窦有导静脉穿此壁通硬脑膜下腔,此壁亦可能存在骨裂隙,故额窦感染可侵入颅内;③底壁为眼眶顶壁(外 3/4)和前组筛窦的顶壁,此壁内侧恰相当于眶顶的内上角,甚薄,急性额窦炎时此处可有明显压痛,额窦囊肿亦可破坏此处侵入眶内;④内侧壁实为两侧额窦的中隔,多偏向一侧。

　　额窦口与额隐窝(图3-1-32)　额窦口指额窦与额隐窝之间的最狭窄部分,额嘴(frontal beak),即额窦前壁最下部分后部的骨性突起,构成额窦口的前部,颅底构成额窦口的后部。额窦口的外侧界是眶纸板,内侧界是中鼻甲垂直板向上延伸的部分以及嗅裂区鼻腔外侧壁。额窦口下方为额隐窝,包含诸多气房。额隐窝(frontal recess)即额窦的引流通道。指位于额嘴后方、眶纸板和中鼻甲垂直板之间、中鼻甲基板前方的狭窄空间,与嗅裂外侧相延续。额隐窝包括筛泡上方和前方的气房或空间。在矢状面,额隐窝恰似一个沙漏的下半部,向上开口于额窦。额隐窝的解剖界限是:前上为额骨与上颌骨额突,前为鼻骨或鼻丘,后为筛泡,外为纸样板。沿额隐窝或筛漏斗排列的一系列筛窦气房(如鼻丘气房,agger nasi;额筛气房,fronto-ethmoidal cells 等),可以改变正常的额隐窝引流。其中,鼻丘位置较为恒定,但因个体气化程度不同,其三维空间变异较大,直接影响额窦的引流。

　　4. 蝶窦　蝶窦(sphenoid sinus)位于后组筛窦的后、内和下方。蝶窦是在蝶骨体上气化发育而成。居蝶骨体内,左、右两个窦腔因蝶窦气化程度不同及蝶窦中隔位置的不同,窦腔的大小、形态、体积各异,蝶窦的大小约 2cm×2cm×3cm,体积约 5.8～7.5ml。Hamberger 将蝶窦分为蝶鞍型、鞍前型和甲介型。此种分型方法为多数研究者所采用,3 种类型所占的比例分别为 75%～86%、10%～25%、0～2%。蝶窦分型的意义在于指导经蝶入路垂体瘤术式的选择。鞍前型和甲介型需要在导航指导下完成。

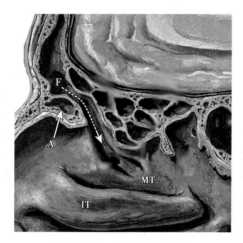

图 3-1-32　额隐窝的解剖
F:额窦;A:鼻丘;IT:下鼻甲;MT:中鼻甲;
虚线及箭头:额窦的引流途径

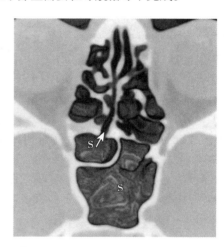

图 3-1-33　鼻 CT 轴位,显示蝶窦
(S) 的开口处 (箭头)

　　蝶窦各壁尤其是外侧壁、上壁和后壁,毗邻关系复杂,是鼻窦手术开放蝶窦或蝶窦内手术比较危险的区域:①外侧壁与颅中窝、海绵窦、颈内动脉和视神经管毗邻。在气化较好的蝶窦,此壁菲薄甚或缺损,使上述结构裸露于窦腔内,手术不慎将损伤视神经或颈内动脉出现失明或致命性大出血。②顶壁上方为颅中窝的底,呈鞍形,称之为蝶鞍。蝶鞍承托垂体。③前壁参与构成鼻腔顶的后段和筛窦的后壁(蝶筛板)。上 1/3 近鼻中隔处为蝶窦自然开口(图3-1-33)。④后壁骨质较厚,毗邻枕骨斜坡。⑤下壁即后鼻孔上缘和鼻咽顶,翼管神经孔位于下壁外侧的翼突根部。

　　蝶筛窦与视神经管、颈内动脉管及海绵窦的关系:①与视神经管的关系:蝶窦外侧壁与视神经管的关系,取决于后组筛窦、蝶窦气化和发育的程度;后组筛窦气化发育充分,可出现蝶筛气房(Onodi气房)。当后组筛窦气房发育较好进入蝶窦且同时存在视神经管突起时,手术时应注意识别和保护(图3-1-34)。②与颈内动脉管的关系:颈内动脉于颞骨岩尖部出颈内动脉管进入颅内,经破裂

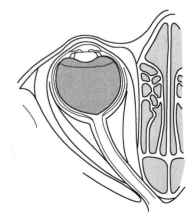

图 3-1-34　视神经管解剖

孔向上(颈内动脉鞍后段)进入海绵窦,并继续前行(鞍下段),于前床突水平向上穿出海绵窦顶(鞍前段),然后转向前床突内侧上行。在这一行程中,与蝶窦外侧壁毗邻的一段形成凸向窦内的压迹,即颈内动脉管突起。有时颈内动脉管突起的骨壁很薄甚至缺损。视神经管突起位于蝶窦外侧壁的上部,颈内动脉管的突起位于下部。③与海绵窦的关系:海绵窦由硬脑膜构成,位于蝶窦两侧,颈内动脉及第Ⅲ、Ⅳ、Ⅴ和Ⅵ对脑神经在窦内通过。蝶窦外侧壁破坏或先天缺损时,海绵窦可能突入窦腔。

熟识蝶筛窦解剖及其与视神经管、颈内动脉管和海绵窦的毗邻关系,对成功施行鼻神经外科手术极为重要。

四、鼻窦的血管、淋巴和神经

1. **血管**　上颌窦由鼻后外侧动脉、上颌牙槽后动脉(posterior superior alveolar artery)和眶下动脉(infraorbital artery)等供应;静脉回流入蝶腭静脉(sphenopalatine vein)。

筛窦由筛前、筛后、眶上和鼻后外侧等动脉供应,静脉回流入筛前、筛后静脉,亦可回流到硬脑膜的静脉和嗅球、额叶的静脉丛。

额窦由筛前、眶下和鼻后外侧等动脉供应,静脉回流入筛静脉,亦可经板障静脉、硬脑膜的静脉入矢状窦。

蝶窦由颈外动脉的咽升动脉(ascending pharyngeal artery)、上颌动脉咽支和蝶腭动脉的小分支等供应,静脉回流入蝶腭静脉,并有静脉与海绵窦相通。

2. **淋巴**　鼻窦内淋巴毛细管不多,主要汇入咽后淋巴结和颈深淋巴结上群。

3. **感觉神经**　均由三叉神经第1、2支主司。上颌窦由后上牙槽神经(posterior superior alveolar nerve)及眶下神经主司;筛窦由筛前、筛后、眶上等神经以及蝶腭神经的鼻后上外侧支和眼眶支主司;额窦由筛前神经主司;蝶窦则由筛后神经和蝶腭神经眼眶支主司。

第二节　鼻的生理学

鼻腔、鼻窦及其被覆上皮的结构赋予了鼻腔特殊的功能,成人鼻腔每天大约有 12 000L 的空气通过,并对其进行清洁、加温、加湿和过滤。鼻腔在保护末梢小气道远离有害气体、烟雾和病原体方面发挥极其重要的作用。同时鼻和鼻窦是重要的发声共鸣器官,并可产生一氧化氮(NO)调节下气道。此外,鼻作为化学感受器官感受嗅觉。鼻黏膜上皮还具有重要的生物学功能,黏膜表面的生物活性物质,如溶菌酶、干扰素、sIgA 等对于维持鼻腔正常的清洁功能起重要的作用。

(一)呼吸功能

1. **鼻阻力的产生及生理意义**　一定的鼻阻力是维持正常鼻通气的前提条件。鼻阻力主要由鼻瓣膜区的诸多结构形成。鼻瓣膜区(nasal valve area),即鼻内孔区域,包括鼻中隔软骨前下端、鼻外侧软骨前端和鼻腔最前部的梨状孔底部,为鼻腔的最狭窄处。双侧下鼻甲也参与鼻阻力的形成。由于鼻阻力的存在,使进入鼻腔的气流被分为层流(laminar flow)和紊流(turbulent flow)两部分。层流,即气流向后上方向呈弧形流向后鼻孔然后散开,此气流为鼻腔气流的大部分,亦是肺部进行气体交换的主要部分;层流与鼻腔接触面积大,可以充分发挥鼻腔的加温加湿作用。紊流,即气流在鼻阈后方形成不规则旋涡,是吸入气流的小部分,有利于气体的充分混合,增加气体与鼻腔黏膜之间的相互接触,有利于尘埃等颗粒物质沉降于鼻黏膜。鼻阻力约占总气道阻力的 40% ~ 50%,正常鼻阻力的存在有助于吸气时形成胸腔负压,使肺泡扩张以增加气体交换的面积,同时也使呼气时气体在肺泡停留时间延长,以留有足够的气体交换时间,因此,正常鼻阻力的存在对充分保护肺泡气体交换过程的完成非常重要。呼气时气流在鼻内孔受阻,形成旋涡,流速减慢,有利于鼻腔对水分和热量的回收。

2. 鼻周期 正常人体鼻阻力呈现昼夜及左右有规律的和交替的变化,这种变化主要受双侧下鼻甲黏膜内的容量血管交替性和规律性的收缩与扩张的影响,间隔 2~7 小时出现一个周期,称之为生理性鼻甲周期(physiological turbinal cycle)或鼻周期(nasal cycle)(图 3-1-35)。鼻周期受下丘脑的调节,其传出纤维经翼管神经分布在鼻腔,当鼻腔的气流量增加及紊流增加,黏液纤毛清除功能增加时,阻力减少,鼻腔通畅,反之鼻腔阻力增加,出现鼻塞。鼻周期的生理意义是促使睡眠时反复翻身,有助于解除疲劳。

3. 加温加湿作用 外界空气吸入鼻腔后很快被调节接近正常体温,以保护下呼吸道黏膜,通常下鼻甲的温度保持在 33~35℃ 之间,该功能有赖于较大而迂曲的鼻腔黏膜面和丰富的血供而维持。主要依赖于动静脉吻合处的大量动脉血流和下鼻甲黏膜固有层内丰富的海绵状血窦,后者可随外界气温的变化快速扩张与收缩,从而改变鼻腔的容积,使气流加速或缓慢通过鼻腔,以利于调节吸入空气的温度。

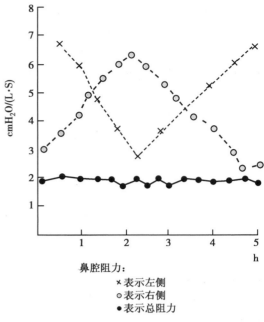

图 3-1-35 鼻甲周期示意图

鼻腔阻力:
× 表示左侧
○ 表示右侧
● 表示总阻力

鼻黏膜有大量的腺体,通过鼻黏膜呼吸区上皮下黏液腺和浆液腺的分泌,黏膜上皮内杯状细胞的分泌,嗅上皮下嗅腺的分泌,以及毛细血管的渗出,每天鼻腔可分泌约 1000ml 的液体,其中 70% 用于提高吸入空气的湿度,少部分向后流入咽部,经鼻泪管进入鼻腔的泪液也有助于加湿,吸入的空气在进入肺部前湿度提高 80% 以上。有助于肺泡的气体交换和维持呼吸道黏膜的正常纤毛运动。

4. 过滤及清洁功能 鼻前庭的鼻毛对空气中较大的粉尘颗粒及细菌有阻挡及过滤作用。较小的尘埃颗粒可随气流的紊流部分沉降,或随层流散落在黏液毯中;其中部分水溶性颗粒可被溶解,不能溶解的则随纤毛摆动到达鼻咽部,被咽下或吐出。鼻腔可以过滤 95% 直径>15μm 的空气可吸入颗粒物,对颗粒较小的花粉和灰尘的功能较弱。吸入烟雾通过鼻吸入可清除 95%,而通过口腔只可清除 50%。在肺泡中检测到吸入有害气体的剂量由经口呼吸的 6%~10% 可减少到经鼻呼吸的 0.9%。喷嚏反射亦可清除侵入鼻腔的粉尘和微小异物,鼻腔的清洁作用主要由鼻黏膜表面的黏液纤毛系统来完成。

(二) 黏液纤毛清除功能(MCC)

鼻腔鼻窦黏膜大部分为假复层纤毛柱状上皮,其表面约有 250~300 根纤毛,长度 5~10μm,直径 0.3μm,每根纤毛朝鼻咽部摆动的频率约 1000 次/分。在纤毛的表面覆盖一层黏液毯(图 3-1-36),其主要成分为无机盐、黏多糖、黏蛋白、溶菌酶、95% 的水,黏液毯以每分钟 5mm 的速率形成由前向后的黏液波,对维持鼻腔正常清洁功能具有重要的作用。每个柱状细胞除纤毛外尚有 300~400 根微绒毛,有助于增加上皮细胞的表面积,既有利于水分和物质交换,又有助于保留水分,维持纤毛运动。黏液毯的厚度约为 10~15μm,黏液毯可分为两层,上层为黏稠的黏液,即凝胶层(gel layer),来自黏液腺;下层为溶胶层(sol layer),系较稀薄的浆液;纤毛在溶胶层可自由摆动,而不进入凝胶层。鼻腔内纤毛运动方向是从前到后直达后鼻孔,鼻窦内纤毛运动方向是从窦腔的周壁朝向自然窦口。

纤毛运动是维持鼻腔正常生理功能的重要机制(图 3-1-37)。黏液纤毛清除通过鼻黏液和纤毛摆动相互作用,是实现上下呼吸道清洁的主要方式,纤毛的数目、结构及协调的摆动与黏液的生物化学、物理学及化学特性同等重要。为预防感染,正常的鼻腔黏液呈弱酸性,pH 值为 5.6~6.5,较细的尘粒

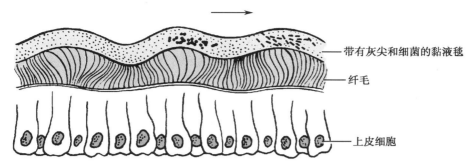

图 3-1-36 鼻黏膜的纤毛和黏液毯的运动形式

箭头示运动方向

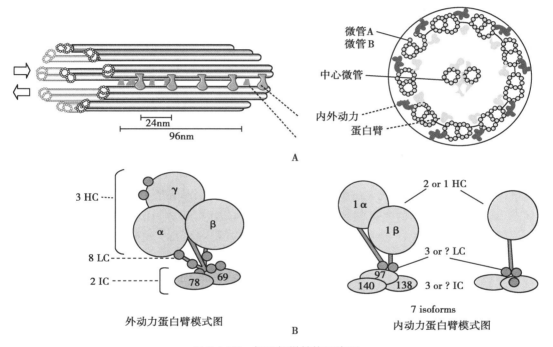

图 3-1-37 纤毛超微结构示意图

A. 动力臂 ATP 酶驱动每对微管按箭头方向滑动,由此产生纤毛的摆动。动力臂沿微管规律分布,其中外动力臂间距 24nm,内动力臂间距 96nm。B. 动力臂系蛋白复合物,由若干亚单位组成

和细菌附着在黏液毯上,借助上皮纤毛运动向后排到鼻咽部,为鼻腔的第一道防线。鼻黏液中含有"溶菌酶",具有抑制细菌和溶解细菌的作用,加上白细胞的噬菌作用,成为鼻腔的第二道防线。影响鼻腔及鼻窦正常生理功能的因素主要是:①窦口鼻道复合体的通畅性;②正常黏液纤毛传输功能;③分泌物的质和量,其中一项或多项不正常即可使鼻腔及鼻窦易于感染。呼吸道纤毛可以非常有效地转运黏液、颗粒性物质、细菌等。由于黏液纤毛清除系统及免疫系统的共同作用,正常情况下,鼻窦可保持无菌环境。先天性纤毛摆动功能障碍也不同程度地影响黏液纤毛清除系统的功能,并可能是反复性上呼吸道感染(包括鼻窦炎)的主要原因之一。

黏膜表面体液流变学改变是影响黏液纤毛清除系统功能的另外一个因素。囊性纤维化(多发于白种人群)常先被诊断为鼻窦炎,其特征是汗液中氯化钠含量高于 60mmol/L。该病最基本的生理缺陷是上皮细胞转运水和电解质的功能异常,造成分泌的黏液中含水量不足,黏液阻塞致炎症形成。黏膜表面体液流变学的缺陷使黏液纤毛清除系统功能紊乱,有利于细菌等微生物定植,导致局部炎症。包括纤毛周围体液层微细的质和量的变化在内的鼻分泌的改变,对鼻窦炎时黏液纤毛清除系统功能

的影响远超过纤毛本身结构异常对该系统的影响。

黏液流变学特性主要受细胞表面铁离子、水分吸收、腺细胞和杯状细胞的分泌活性和外渗等功能的影响。依赖鼻腔黏膜血管（主要是海绵窦）的舒缩作用，使吸入鼻腔的气流保持相对恒定的温度。依赖鼻腔黏膜中的分泌性上皮（如杯状上皮）的分泌物、各种腺体（如黏液腺、浆液腺、嗅腺等）的分泌物以及毛细血管的适度渗出维持鼻腔生理功能，以利于气流在肺泡的交换。

（三）嗅觉功能

1. 嗅觉系统的组成　嗅觉系统主要由嗅上皮、嗅球和嗅皮层三部分组成。嗅上皮中嗅感觉细胞的周围突伸向黏膜表面，其末端膨大形成的嗅泡带有纤毛，可增加嗅区面积；中枢突无髓鞘，融合形成嗅丝后穿过筛板止于嗅球。嗅球发出轴突形成嗅束位于额叶的嗅沟中，嗅球向后延伸，止于嗅皮层。嗅感觉神经细胞上有嗅受体。

2. 嗅觉产生机制　日常闻到的气味，是空气中一组不同种类的分子刺激鼻黏膜上嗅觉感受器后所产生的反应，这些分子被称为嗅分子或嗅质。嗅质需与鼻腔嗅黏膜上的嗅受体结合后方可启动嗅觉反应。嗅质与受体结合后诱发的神经冲动由嗅神经传导到嗅球，再将嗅觉信息进行编码和加工处理后再传到嗅皮层，在嗅皮层解码后形成不同的气味感觉。平静吸气时，到达嗅区的空气为 5% ~ 10% 。用力吸气时，由于气流加速，到达嗅区空气增加，用力短促呼吸有助于识别气味。

3. 嗅觉的神经支配　人类的嗅觉主要由嗅神经支配，第 V 、VII 、IX 、X 对脑神经也起协同作用。三叉神经也可与某些化学物质产生反应，尤其面对危险物质时，会产生不舒服或疼痛这类警觉。

（四）免疫功能

1. 非特异性防御机制　鼻黏膜完整的上皮结构构成了呼吸道的第一道机械屏障，可防止有害物质进入黏膜下。此外，鼻黏膜上皮本身具有重要的主动分泌机制，如分泌多种细胞因子等。鼻黏膜上皮还是机体黏膜免疫系统中非常重要的成员之一。正常情况下，鼻黏膜上皮依靠自稳机制处于免疫抑制状态，维持鼻黏膜局部的生理功能；当受到外界有害刺激时，通过局部与全身迅速而准确的信号传递与反馈，激活免疫机制，产生相应的生物活性物质，使局部黏膜处于一种新的平衡之中。

上皮结构及鼻内气流的形态维持静态和动态的平衡，可以被物理化学机制调节，包括鼻腔黏液的结构和内容物、黏液纤毛清除、鼻周期以及一氧化氮（NO）导致的血清渗出均有助于免疫防御。上皮细胞是黏液纤毛输送系统及物理屏障的主要细胞，鼻黏膜具有高活性酶，尤其是细胞色素 P450 系统。鼻窦黏膜释放的 NO 具有清除细菌的作用。

2. 体液免疫　鼻黏液中除水和电解质外，还有在抗原刺激下产生的免疫球蛋白 A（IgA）、IgG、IgM、IgE，可参与鼻黏膜特异性免疫。鼻黏膜的非特异的免疫功能有赖于鼻黏液中天然的免疫物质，主要包括溶菌酶（可攻击革兰阳性菌的细胞壁）、乳铁蛋白（可抑制细菌的生长）和寡糖类（与细菌结合）。此外，中性粒细胞产生的肽酶类及蛋白水解酶可以破坏细菌及病毒的细胞膜，补体系统激活可以破坏异物的结构，通过吞噬作用破坏病原体。病毒入侵导致胰激肽酶活化，细胞内的细胞因子可阻遏病毒的复制，抑制病毒感染的进程。

3. 细胞免疫　鼻黏膜是固有免疫的主要组成部分，可作为机体的第一道防线，保护黏膜免受感染，除物理屏障和黏液纤毛清除功能外，还是一个复杂的免疫系统，包括微生物菌群、抗微生物的蛋白、损伤相关的分子（如嗜酸性粒细胞衍生神经毒素），通过模式识别受体识别抗原、固有淋巴细胞、上皮细胞分泌细胞因子及炎症趋化因子，最终形成获得性免疫系统。中性粒细胞、单核细胞和巨噬细胞是鼻腔、鼻窦黏膜下组织通过吞噬作用发挥宿主防御功能的主要细胞成分，上皮细胞及嗜酸性粒细胞也是重要的防御细胞。迁徙的自然杀伤细胞可杀灭感染细胞。在生理条件下，细胞免疫机制在免疫防御的非特异性免疫中发挥重要作用。在病原体入侵的情况下，多种免疫活性细胞迁徙到黏膜下组织，增强细胞防御作用。鼻呼吸道黏膜中的特异性免疫系统是淋巴系统的一部分（黏膜相关淋巴组织；MALT）。固有的淋巴细胞在病毒、细菌和原虫的防御中起主要作用，多见于炎症的黏膜组织，在鼻黏膜的固有免疫中可能发挥重要的作用。

（五）发声共鸣功能

依赖鼻腔及鼻窦的三维构筑产生共鸣作用,使音质圆润而富有个体特性,鼻音是语音形成的一部分,鼻音程度的高低直接关系语音质量的好坏。鼻腔阻塞时出现闭塞性鼻音,腭裂时出现开放性鼻音。

（六）鼻的反射功能

鼻腔内神经分布丰富,当鼻黏膜遭受机械性或化学性刺激时,可引起广泛的呼吸及循环系统的反应。反应的强度取决于刺激的强度。

1. 喷嚏反射（sneeze reflex）　传入支为三叉神经,当鼻腔吸入异物后,鼻黏膜的三叉神经末梢受到刺激时,发生一系列的反射动作,如深吸气、悬雍垂下降、舌根上抬等,腹肌膈肌剧烈收缩,然后声门突然开放,使气体从鼻腔口腔急速喷出（速度可达到 50m/s）,借以清除鼻腔中的异物或刺激物等。

2. 鼻肺反射（nasopulmonary reflex）　以鼻黏膜三叉神经末梢为传入支,广泛分布至支气管平滑肌的迷走神经为传出支,以三叉神经核及迷走神经核为其中枢核团,形成反射弧（图 3-1-38）。鼻肺反射是鼻腔局部刺激和病变引起支气管病变的原因之一。

3. 鼻泪反射（nasolacrimal reflex）　当鼻腔受到化学刺激及机械刺激时可通过鼻泪反射增加泪液的分泌。无伤害的 C 类神经纤维将刺激经三叉神经传到上涎核,进入膝状神经节,发出岩浅大神经纤维通过翼管到蝶腭神经节,发出的上颌神经的胆碱能纤维导致泪液分泌。

此外,鼻窦还具有增加呼吸区黏膜的面积,促进对吸入空气的加温加湿作用,并增强防御功能,对声音产生共鸣作用,减轻颅骨的重量,并可缓冲冲击力,保护重要器官。

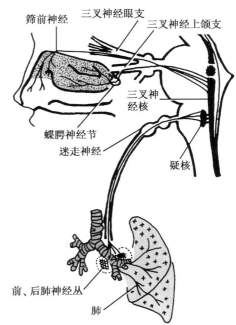

图 3-1-38　**鼻肺反射示意图**

（赵长青）

第二章　鼻的检查法

　　鼻部检查是为了寻找症状出现的病因而为疾病的诊断提供依据。鼻腔、鼻窦的疾病与某些全身疾病互为影响，因此，鼻部检查既要重视局部，也要注重邻近部位及全身状况。检查时，除重视患者主诉，还应详细了解病史、家族史以及个人生活史，检查应循序渐进，避免"过度检查"。

第一节　外鼻及鼻腔检查

　　根据需要，患者可采取坐位、半卧位。通常受检者面对检查者端坐，上身稍前倾，颈部放松以便头位随检查者需要做适当调整。调整额镜使光焦点集中在受检部位。在询问病史的同时，应仔细辨别患者发音是开放性还是闭塞性鼻音，判断其呼气是否有异味。鼻腔、鼻窦的疾病与某些全身疾病互为影响，如鼻音、鼻塞、打喷嚏、流涕、嗅觉障碍、鼻出血、局部疼痛或头痛等，常可能是全身疾病在鼻部的表现。重视患者的主诉，检查之前了解病史、家族史和个人生活史十分重要。

一、外鼻检查

　　观察外鼻及邻近部位的形态（如有无外鼻畸形、前鼻孔是否狭窄等）、颜色（如早期酒渣鼻时皮肤潮红等）、活动（如面神经瘫痪时鼻翼塌陷及鼻唇沟变浅）等。有时需要配合做必要的触诊（如鼻骨骨折时鼻骨的下陷、移位、疼痛等，鼻前庭炎时鼻翼或鼻尖触痛明显，鼻窦炎时的压痛点、鼻窦囊肿时的乒乓球样弹性感）。还需注意患者有无开放性或闭塞性鼻音等。

二、鼻腔检查

（一）鼻前庭检查法

　　1. **徒手检查法**　以拇指将鼻尖抬起并左右活动，利用反射的光线观察鼻前庭的情况。另一方法是借助前鼻镜检查，适用于鼻孔狭窄、鼻翼塌陷等患者。

　　2. **前鼻镜检查法**　如图 3-2-1 所示，先将前鼻镜（anterior rhinoscope）的两叶合拢，与鼻腔底平行伸入鼻前庭，勿超过鼻阈，然后将前鼻镜的两叶轻轻上下张开，抬起鼻翼，扩大前鼻孔。

　　观察鼻前庭皮肤有无红肿、糜烂、皲裂、结痂，以及鼻毛脱落情况（常见于鼻前庭炎）；局限性隆起，触痛明显（多见于鼻前庭疖肿）；隆起位于鼻前庭下壁，无触痛（见于鼻前庭囊肿）。此外应注意鼻前庭有无赘生物、乳头状瘤等。

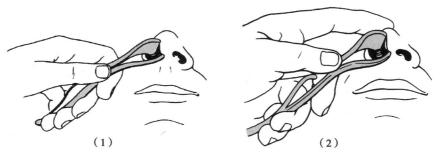

（1）　　　　　　　　　　　　　　（2）

图 3-2-1　前鼻镜使用法

(二) 鼻腔检查

1. **前鼻镜检查法** 检查者持前鼻镜,扩大前鼻孔,方法同上,按下述三种头位顺序检查(图3-2-2)。

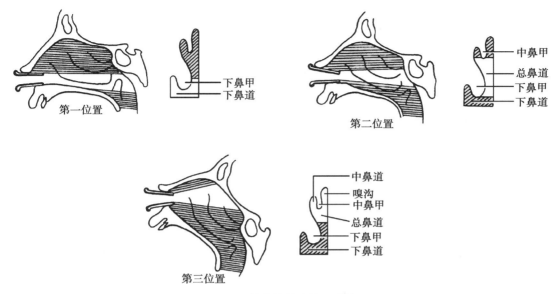

第一位置

中鼻甲
总鼻道
下鼻甲
下鼻道

第二位置

下鼻甲
下鼻道

中鼻道
嗅沟
中鼻甲
总鼻道
下鼻甲
下鼻道

第三位置

图3-2-2 前鼻镜检查的三种位置

第一头位:患者头面部呈垂直位或头部稍低,观察鼻腔底、下鼻甲、下鼻道、鼻中隔前下部分及总鼻道的下段。

第二头位:患者头稍后仰,与鼻底成30°,检查鼻中隔的中段以及中鼻甲、中鼻道和嗅裂的一部分。

第三头位:头部继续后仰30°,检查鼻中隔的上部、中鼻甲前端、鼻丘、嗅裂和中鼻道的前下部。

检查过程中需要注意的几个问题:①正常鼻甲形态与鼻黏膜色泽:正常鼻甲表面光滑,三个鼻甲之间及其与鼻中隔之间均分别有一定距离;被覆于鼻甲的黏膜呈淡红色、光滑、湿润,如以卷棉子(applicator)轻触下鼻甲,可觉黏膜柔软而具弹性,表面有少量黏液,各鼻道均无分泌物积聚。②辅助检查:如鼻甲肿胀或肥大,可用1%麻黄碱滴鼻剂或其他鼻用减充血剂喷雾,以达到收敛鼻黏膜的目的。③阳性体征:鼻甲充血、水肿、肥大、干燥及萎缩等,鼻道中分泌物积聚,中鼻甲息肉样变,鼻中隔病变(偏曲或骨嵴、骨棘、穿孔),异物、息肉或肿瘤等。

2. **后鼻镜检查法** 后鼻镜检查可弥补前鼻镜检查的不足。利用间接鼻咽镜、纤维鼻咽镜分别经口及鼻腔,检查后鼻孔、鼻甲和鼻道的形态、颜色、分泌物等,是检查的一项基本操作。详见间接鼻咽镜检查法。

第二节 鼻 窦 检 查

鼻窦位置深而隐蔽,常规前鼻镜检查,配合体位引流、上颌窦穿刺、X线片、CT及MRI等,可以直接或间接发现病变。

1. **前鼻镜检查法** 方法如本章第一节所述,检查目的:①观察鼻腔是否有阻塞中鼻道引流的病变如鼻中隔高位偏曲和黏膜结节等。②观察鼻道中分泌物的颜色、性质、量、引流方向等。如前组鼻窦炎时,脓性分泌物常自中鼻道流出,后组鼻窦炎则常从嗅裂处流向后鼻孔,出现鼻涕倒流现象。③注意各鼻道内有无息肉或新生物,鼻甲黏膜有无肿胀或息肉样变。钩突及筛泡肥大是慢性鼻窦炎常见的体征之一。

2. **体位引流法** 通过判断鼻腔脓性分泌物的来源,确定患者是否有鼻窦炎及发病部位。以1%

麻黄碱收敛鼻黏膜,使各窦口(中鼻道及嗅裂等处)通畅。嘱咐患者固定于所要求的位置15分钟,然后进行检查。若疑为上颌窦积脓,则头前倾90°,患侧向上,检查中鼻道后部分泌物引流情况;如疑为额窦积脓,则头位直立;如疑为前组筛窦积脓,则头位稍向后仰;如疑为后组筛窦积脓,则头位稍向前俯;如疑为蝶窦,则须低头,面向下将额部或鼻尖抵在某一平面。另有头低位引流法:患者取坐位,下肢分开,上身下俯,头下垂近膝(图3-2-3),约10分钟后坐起检查鼻腔,视有无脓液流入鼻道。

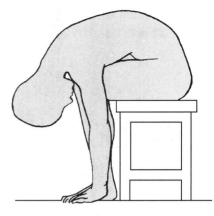

图3-2-3　头低位引流法

3. 上颌窦穿刺冲洗法　具有诊断和治疗的双重作用。随着鼻内镜技术的应用日益普及,该方法临床使用日趋减少。

4. 鼻窦X线片、CT及MRI等影像学检查　详见本章第五节。

第三节　鼻腔及鼻窦内镜检查

随着鼻内镜(nasal endoscope)的辅助检查和治疗技术的推广,鼻内镜检查已逐渐成为一项鼻科常规的诊疗方法。鼻内镜以其多角度、视野广的特点,可完成对鼻腔内各个部分及鼻咽部的检查。

一、硬性鼻内镜检查法

一套完整的鼻内镜检查系统包括0°、30°、70°及120°的4种视角镜,镜长20~23cm,外径2.7mm(儿童)和4.0mm(成人),同时配有冲洗及吸引系统、视频编辑系统(供做图像摄取及图文处理)、微型电动切割器(powered microdebrider)等。使用时先用1%丁卡因及麻黄碱液收缩并麻醉鼻黏膜,按顺序逐一部位检查。

(一)鼻腔内镜检查法

第一步:观察下鼻甲前端、下鼻甲全表面、下鼻道和鼻中隔。通常使用0°内镜从鼻底和下鼻道进镜,从前向后逐步观察。第二步:观察中鼻甲、中鼻道、鼻咽侧壁及咽鼓管咽口、咽隐窝、蝶筛隐窝,可使用0°、30°或70°镜。从鼻底直达后鼻孔,观察鼻咽侧壁及咽鼓管咽口、咽隐窝;然后退镜,以下鼻甲上表面为依托观察中鼻甲前端和下缘,徐徐进镜观察中鼻道和额窦、前中组筛窦、上颌窦的开口。继续进镜到中鼻甲后端,即可观察蝶筛隐窝、蝶窦开口和后组鼻窦的开口。第三步:观察鼻咽顶、嗅裂、上鼻甲、上鼻道,可使用70°镜。检查鼻咽顶时,先进镜至后鼻孔观察鼻咽顶;于中鼻甲和鼻中隔之间进镜观察上鼻甲与上鼻道;也可从中鼻甲后端观察上鼻甲及上鼻道。第四步:观察后鼻孔。鼻内镜检查可以发现鼻腔深部出血部位及早期肿瘤,确定颅底骨折及脑脊液鼻漏的瘘口部位,还可以在直视下取活组织检查,行电凝止血等。

鼻内镜检查与传统前鼻镜检查最大的区别在于,前者照明好,分辨率高,视野清晰,便于移动,可以观察到许多细微的结构(如钩突、额隐窝等),资料可以即刻显示和储存。

(二)鼻窦内镜检查法

1. 上颌窦内镜检查法　经下鼻道前端行上颌窦钻孔,将各种角度的内镜依次经套管插入上颌窦内进行观察。也可选尖牙窝进路。

2. 蝶窦内镜检查法　以中鼻甲后端为标志,在鼻中隔与上鼻甲之间寻找蝶筛隐窝。蝶窦开口位于该隐窝顶部附近。可适当扩大其自然窦口,以便于观察。

3. 额窦内镜检查法　①鼻外眉弓进路:于眉弓内侧相当于额窦底部作一个1.0cm横行切口,用环钻在额窦前下壁钻通额窦,插入鼻内镜进行检查。②鼻内筛窦进路:如额窦在隐窝处开口,可使用

70°内镜于中鼻甲前上方找到额窦开口;如额窦向前上筛房引流,则应先做前筛切除术,再插入70°内镜进行观察。

二、软管鼻内镜检查法

纤维导光鼻内镜,管径很细,可在表面麻醉下经前鼻孔送入鼻腔,术中可随需要将内镜的末端弯曲,进入各鼻道,如中鼻道、半月裂、钩突、筛漏斗等处,观察上颌窦、额窦、筛窦和蝶窦的自然开口及其附近的病变。

第四节　鼻功能检查

一、呼吸功能检查法

主要检查患者的鼻腔通气功能,如鼻阻力和鼻腔通气量,以及嗅觉功能。除常规前鼻镜及后鼻镜检查外,还可借助仪器检查。

1. **鼻测压计(rhinomanometer)**　又名鼻阻力计(图3-2-4),用于测定鼻腔的气流量以及此气流量时鼻腔的压力,鼻测压法是对鼻腔通气状态客观、敏感、有效的评价方法。鼻阻力是指特定的气流和压力下的阻力。鼻测压法在临床的应用有一定的局限性,但它是一种很好的研究手段。

2. **鼻声反射测量法(acoustic rhinometry)**　通过声波反射测量鼻腔容积及鼻腔横截面积,并将反射的声波转化为一个面积-距离曲线图,提供鼻气道的"二维地形图"。鼻声反射测量法作为一客观测定方法,可以准确反映鼻腔的几何形态(图3-2-5A、B,图3-2-6),可以客观判断鼻塞的原因,是来自于结构因素或黏膜因素或两者兼有,并可根据正常值判断阻塞的严重程度。目前鼻声反射测量在临床应用逐渐增多,可用于正常鼻气道及病变鼻腔的评价以及结合鼻内镜进行手术前后的比较。

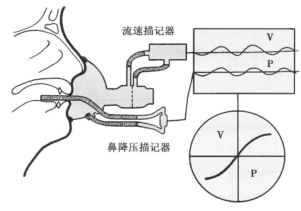

图3-2-4　鼻测压计模式图
V:速度;P:压力

3. **鼻腔黏液纤毛清除功能测定(nasal mucous ciliary clearance test,NMCC)**　可以综合评价鼻腔的纤毛功能,可以用可追踪的可溶性微粒如糖精、不可溶性微粒如活性炭,或者放射性核素来测定。目前糖精试验是应用最广泛的体内NMCC

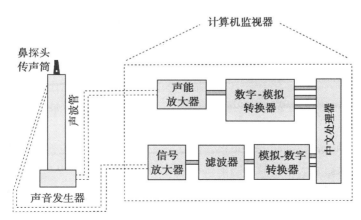

图3-2-5A　声反射鼻测量计原理

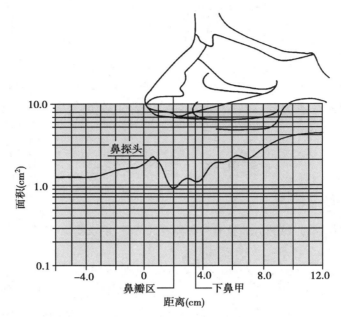

图 3-2-5B　声发射鼻测量正常曲线

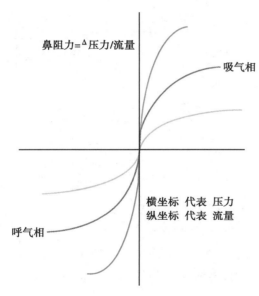

图 3-2-6　鼻阻力检测四象限图

每一条颜色相同的曲线分别代表吸气相和呼气相连续的检测结果。把两侧鼻腔检查的结果汇总在坐标上,即形成四象限图

的测试方法,记录黏膜纤毛清除时间(mucociliary clearance time,MCT),测量鼻腔的长度后计算出黏膜纤毛清除速率(mucociliary clearance velocity,MCV)。可用于比较生理状态和病理状态下鼻黏膜的 NMCC。

二、嗅觉检查法

分为主观检查法和客观检查法。

(一)主观检查法

1. 简易法　检查有无嗅觉功能。将不同嗅剂,如香精、醋、樟脑油、煤油等,分别装于同一颜色的小瓶中,嘱受检者选取其中任一瓶,手指堵住一侧鼻孔,以另一侧鼻孔嗅之,并说明气味的性质,依次检查完毕。

2. 嗅阈检查法(smell threshold test)　嗅觉单位是指多数人可以嗅到的某种嗅剂的最低浓度。把 7 种原嗅素,即醚类、樟脑、麝香、花香、薄荷、辛辣、腐臭气味,按 1、2、3、4、5、6、7、8、9、10 嗅觉单位配成 10 瓶,共 70 瓶。检查时测出对 7 种物质的最低辨别阈,用小方格 7×10 标出,称为嗅谱图(olfactory spectrogram,图 3-2-7)。对某一嗅素缺失时,则在嗅谱图上出现一条黑色失嗅带。

(二)客观检查法

嗅觉诱发电位(olfactory evoked potentials,OEP)是通过嗅觉诱发电位仪将一定浓度和湿度的气味剂以恒定的温度和流量送至受试者鼻腔嗅区,按国际标准 10/20 法(测诱发电位时在头皮摆放电极的位置)在头皮记录到稳定的特异性脑电位变化。由气味剂或电脉冲刺激嗅黏膜,在头皮特定部位记录到的特异性脑电位。由气味剂刺激诱发者又称嗅觉相关电位(olfactory event-related potentionals,OERP)。该检查已在临床用于嗅觉障碍的诊断、嗅觉水平的检测和评估、手术检测,某些伴有嗅觉水

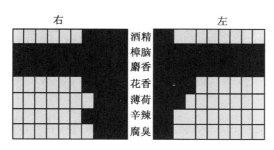

图 3-2-7　嗅谱图
示樟脑、麝香为失嗅带

平下降疾病（嗅神经母细胞瘤，阿尔茨海默病等）的辅助诊断。

第五节　鼻腔及鼻窦影像学检查

一、计算机 X 线断层摄影术（CT）

CT 能清晰显示鼻和鼻窦的结构，是鼻内镜手术的导引，CT 可显示鼻及鼻窦病变及周围结构，增强 CT 可显示病变的范围及血供情况。阅读鼻腔鼻窦 CT 片时需重点观察的内容：

1. **窦口鼻道复合体**　CT 扫描可以清楚地显示钩突、筛泡、筛漏斗、上颌窦开口、中鼻甲、中鼻道及额隐窝等解剖结构。正常的鼻窦黏膜菲薄，CT 扫描无法显示。

2. **中鼻甲气化**　中鼻甲内含有气房时称为中鼻甲气化（concha bullosa），也称泡状中鼻甲，是一种常见的解剖变异，系因筛窦气房过大并气化中鼻甲所致。可以出现于单侧，也可以出现于双侧。中鼻甲气化的临床意义在于它可以部分或完全阻塞鼻中隔与鼻腔外侧壁之间的间隙，导致两个黏膜面相互接触，妨碍中鼻道各窦口的开放及正常的黏液引流，引起局部炎性改变或感染。

3. **中鼻甲曲线反常**　也称"反向弯曲"。在正常情况下，中鼻甲凹面向外。如果中鼻甲向外侧突出，凹面朝向鼻中隔，凸面朝向鼻腔外侧壁，即为中鼻甲反向弯曲，或称之为中鼻甲曲线反常（paradoxic curve of the middle turbinate）。中鼻甲曲线反常可以阻塞中鼻道入口，是鼻窦感染的重要原因。

4. **钩突异常**　包括：钩突偏曲，向外侧偏曲，压迫筛隐窝；向内偏曲，累及中鼻道。也包括钩突气化、钩突肥大、钩突发育不良或缺如。钩突偏曲、气化及骨性增生肥大将影响前组筛房、额窦及上颌窦正常引流以及纤毛黏液毯功能。钩突过度内移或增生常被误认为"副"中鼻甲（a duplicate of the middle turbinate）。

5. **鼻丘气房**　鼻丘气房位于额窦底的前部，构成额隐窝的前壁。鼻丘气房过度发育将影响额窦引流，导致额窦炎。

6. **Haller 气房**　指位于筛泡以下，上颌窦上壁（眶下壁）和筛骨纸样板最下部的气房，包括筛漏斗外侧壁的气房，最早由 Alber Von Haller 描述，故名。Haller 气房邻近上颌窦自然开口，容易造成上颌窦开口狭窄而引起上颌窦炎。

7. **眶内容物疝入筛窦**　在无外伤及手术史的情况下，成人眶内容物可以疝入筛窦，手术前仔细阅读 CT 片，注意有无眶内容物疝入筛窦，可以避免发生眼眶并发症。

8. **上鼻甲气化**　罕见，可以引起反射性头痛。

9. **筛顶高度**　即上颌窦后内侧处的上颌窦顶与筛窦顶之间的垂直距离。筛顶低位是鼻窦手术中导致颅底损伤的因素之一。

10. **Onodi 气房**　Onodi 气房即最后组筛窦的气化，同时视神经管明显突入到该气房中。

11. **翼腭窝**　位于上颌骨与翼突之间，为一狭窄的骨性间隙，其前界为上颌骨，后界为翼突及蝶骨大翼之前面,顶为蝶骨体下面,内侧壁为腭骨的垂直部。窝内容有颌内动脉、上颌神经及蝶腭神经节。

影像导航系统(image guidance system)影像导航系统的配置便于临床实施更精准的鼻内镜手术,尤其适用于再次鼻窦手术以及某些复杂的鼻颅和鼻眼手术等。

二、磁共振成像检查

磁共振成像(MRI)不受骨影干扰,对软组织辨认能力高于CT,能准确判定鼻、鼻窦肿瘤的位置、大小以及浸润程度,并能详细观察肿瘤与周围软组织、淋巴结直接的解剖关系。检查基于局部的解剖特征,尽管鼻腔鼻窦的影像学检查以CT为主,但在下列情况下,MRI和(或)增强MRI对临床诊断和鉴别诊断有重要的辅助作用:如巨大鼻窦黏液囊肿出现骨质破坏在CT上表现与恶性肿瘤相似,而MRI的T_2WI显示的中等/高信号有助于鉴别诊断,MRI在鼻窦炎出现并发症(例如鼻源性脑膜炎和脑脓肿等)时,脑膜脑膨出、鼻腔及鼻窦的良恶性肿瘤等疾病及其向颅内的侵犯的诊断方面具有一定的优势。另外,脑功能性磁共振成像(functional magnetic resonance imaging,fMRI)也逐步在鼻科学领域有了新进展,如嗅觉功能的研究。

三、X线检查法

鼻窦X线检查由于重叠的骨影干扰较多,细节分辨能力较差,随着CT和MRI的普及,已较少用于临床鼻病的检查。在缺乏CT、MRI等高分辨影像检查设备或某些特殊情况下,仍可使用X线检查法。常用拍片位置如下:

1. **鼻颏位(nose-chin position)**   亦称华特位(Water position)主要用以检查上颌窦,也可显示筛窦、额窦、鼻腔和眼眶。(图3-2-8)

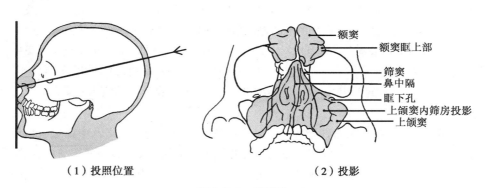

（1）投照位置   （2）投影

图3-2-8 鼻颏位

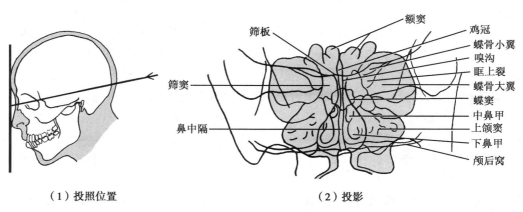

（1）投照位置   （2）投影

图3-2-9 鼻额位

2. **鼻额位或枕额位（occipita-frontal position）**　亦称柯德威尔位（Caldwell position）。主要用以检查额窦和筛窦，也可显示上颌窦、鼻腔和眼眶。（图 3-2-9）

3. **其他拍片位置**　必要时尚可加拍侧位（从侧面观察各鼻窦、蝶鞍及鼻咽）、视神经孔位（观察筛窦及蝶窦，亦可检查额窦及眶尖）、颅底位（观察蝶窦、上颌窦后壁、颅底、鼻腔及鼻咽）等片。

（赵长青）

第三章　鼻部症状学

第一节　鼻　　塞

鼻塞(nasal obstruction)又称鼻堵,即鼻腔通气不畅,是鼻及鼻窦疾病的常见症状,也可见于某些全身疾病。鼻塞可表现为间歇性、交替性、阵发性、进行性或持续性,可为单侧,也可为双侧。有时,患者对鼻通气的主观感觉与实际的鼻阻力之间存在差异,如由于鼻黏膜萎缩导致感觉减退或鼻腔过于宽大而感受不到吸入气体而产生"鼻塞"或者鼻内胀满感。

新生儿鼻塞表现为间断性吮乳,睡眠紊乱,可见于先天性鼻部畸形(如先天性后鼻孔闭锁),婴幼儿鼻塞或睡眠张口呼吸、打鼾与腺样体肥大有关,单侧持续性鼻塞并伴有呼气臭味脓血涕者多为鼻腔异物引起。

成人鼻塞的常见原因有各种鼻炎、鼻窦炎、变应性鼻炎、肿瘤、鼻中隔偏曲等。急性鼻炎时,鼻塞为期较短,并伴有发热等全身症状。单纯性鼻炎的鼻塞为间歇性,交替性,时轻时重,侧卧时下侧鼻塞较重。肥厚性鼻炎多为持续性鼻塞,不受体位影响。

鼻窦炎引起的鼻塞多为一侧性,伴脓涕。如并发鼻息肉,鼻塞更重,可为进行性或持续性。鼻及鼻窦变应性疾病的鼻塞为阵发性,发作时有鼻痒、喷嚏、流清涕等症状,与急性鼻炎相似,但无发热等全身症状。

鼻中隔偏曲、鼻中隔黏膜肥厚、鼻中隔血肿和脓肿等均可引起鼻塞。鼻中隔偏曲有时不仅偏曲侧鼻塞,对侧由于鼻甲代偿性肥大也可出现鼻塞现象。

鼻、鼻窦和鼻咽部肿瘤所致鼻塞呈进行性,鼻塞随肿瘤生长而逐渐加重。良性肿瘤进展缓慢,恶性肿瘤进展较快,多伴有鼻出血及头痛等症状。凡鼻塞者无论轻重,若伴有鼻出血,甚至仅少许血迹或血染鼻涕,应警惕恶性肿瘤的可能,须详细检查明确诊断。

全身因素所致鼻塞也不少见,如内分泌功能紊乱(甲状腺功能低下、糖尿病、青春期鼻黏膜腺体功能旺盛),全身血管舒缩失调,以及服用降压药等都可以引起鼻塞。

对于主诉鼻塞的患者,应详细询问病史,鼻塞的程度、特点、持续的时间、伴随症状及药物史等。

第二节　鼻　溢　液

鼻溢液(rhinorrhea)又称鼻分泌物增多、流涕或鼻漏。正常情况下,鼻腔每天可分泌约1000ml黏液,为鼻黏膜腺体和杯状细胞的正常分泌物,稀薄,无色,由于匀速地被纤毛所处理,故自觉无鼻溢液。任何原因所致鼻分泌物量增多或性状改变,均称为鼻溢液,严重的患者可终日流涕不止。由于病变部位不同,鼻溢液可自前鼻孔流出,称前鼻溢液;向后流入鼻咽部,称后鼻溢液,或鼻涕倒流。

鼻溢液经常与鼻黏膜肿胀、鼻阻同时存在,为鼻部疾病常见症状之一。除鼻部原因外,一些刺激虽不涉及鼻部也可引起鼻溢液,如体表受凉、情绪变化等。因此,对以鼻溢液为主诉的患者,应通过病史询问和体格检查,首先了解发生原因、持续时间,并确定分泌物的性状和量,作出正确诊断。同时应记录有无其他伴随症状,如鼻阻、喷嚏、鼻腔烧灼感、嗅觉改变、头痛等。病理情况下鼻溢液大多来自鼻黏膜腺体的分泌及血管的渗出,即鼻涕。少数情况下为鼻部浆液性囊肿破裂流出的内容物以及经鼻颅交界处先天性瘘孔或外伤性瘘孔流出的脑脊液。以上统称为鼻漏。由于原因不同,分泌物的性

质也各异,分述如下:

1. **水样鼻溢液**　分泌物稀薄,透明如清水样,多为鼻黏膜血管渗出液与腺体分泌物的混合,多见于急性鼻炎早期、变应性鼻炎和血管运动性鼻炎发作期,如液体呈淡黄色透明,单侧间歇性流出时,多见于鼻窦黏膜囊肿破裂。

2. **黏液性鼻溢液**　鼻黏膜黏液腺及上皮中的杯状细胞等分泌黏液性物质,使鼻黏膜保持湿润。鼻黏膜慢性炎症时,黏液腺及杯状细胞分泌亢进,发生黏液性鼻漏,主要为黏膜腺体分泌物,呈半透明黏稠状,含有多量的黏蛋白,常见于慢性鼻炎及慢性鼻窦炎。

3. **黏脓性鼻溢液**　分泌物黏稠,由黏液和脓混合而成,为黄白色浑浊分泌物,因细菌感染引起,脱落的黏膜上皮细胞及浸润的多形核白细胞为其主要成分。见于急性鼻炎的恢复期、慢性鼻炎及鼻窦炎等。如果鼻涕为黄绿色,浑浊且有臭味,常见于牙源性的上颌窦炎、鼻腔异物。若为带有大块痂皮的脓性涕多见于萎缩性鼻炎。

4. **脓性鼻溢液**　见于较重的鼻窦炎。

5. **血性鼻溢液**　即鼻分泌物中带有血液,常见于鼻及鼻窦急性炎症、外伤、异物、结石、鼻真菌感染、鼻及鼻窦或鼻咽部的肿瘤等。如有血性鼻漏应做鼻及鼻窦的检查,必要时做全身的检查,以明确出血原因及部位。

6. **脑脊液鼻漏（cerebrospinal rhinorrhea）**　即脑脊液自鼻腔流出,见于先天性筛板、蝶窦骨缺损、颅前窝及颅中窝底骨折或手术外伤。鼻内镜手术损伤中鼻甲附着处的骨质（如筛顶）容易引起脑脊液鼻漏。若鼻溢液清亮、透明呈水样,无黏性,久置后不自行凝结应考虑脑脊液鼻漏;对鼻溢液行葡萄糖定量分析结果>1.7mmol/L 或 30mg/dl,可判断为脑脊液。

第三节　鼻痒及喷嚏

鼻黏膜受感觉神经、交感神经和副交感神经的支配,感觉神经传导瘙痒感并参与喷嚏反射。

鼻痒是指鼻腔受到机械性、物理性（温度、光等）、细菌性等综合因素刺激后诱发局部化学物质释放、刺激鼻黏膜浅层感觉神经末梢而诱发的一种不愉快主观感受。痒和痛是由同一种神经传导的,痛觉的阈下刺激或不完全传导产生痒感。鼻黏膜中有极丰富的感觉神经纤维末梢,均为三叉神经分支。当外界刺激到达鼻部,通过三叉神经达半月神经节,然后将冲动传至脑桥和延髓,从延髓分出节前纤维经蝶腭神经节刺激鼻黏膜,导致黏膜水肿,黏液腺分泌增加,产生清水样鼻涕和一种特殊的感觉,称为细流样感觉或清流滴注样感觉,这种感觉即为鼻部痒感。此外,三叉神经也可将刺激冲动传至大脑皮层中央后回而产生鼻痒。可能与机体内产生的某些化学介质有关,如变态反应或炎症时产生的组胺、缓激肽和蛋白酶等刺激鼻黏膜,可能引起鼻痒。

鼻痒的程度决定于患者的反应性和疾病的种类,并与外界刺激的强弱有关。例如,花粉症患者由于鼻黏膜非特异反应性增强,痒阈明显降低,对其他患者和正常人并不能引起痒的刺激,却可使花粉症患者产生明显鼻痒并诱发接连不断的喷嚏。鼻黏膜炎症,如急性炎症的早期鼻腔痒阈也降低,故急性鼻炎患者常因鼻痒诱发喷嚏。此外,痒阈与年龄也有关系,小儿和老年人痒阈较高,可以引起成人鼻痒的刺激,并不一定能使小儿和老年人出现症状。引起鼻痒的原因有:吸入刺激性粉尘、化学性气体、鼻腔内干痂和分泌物的刺激、病毒及细菌感染的早期、吸入致敏的变应原及身体受凉后的反应,特别是体表和下肢受凉可反射性地引起鼻黏膜血管收缩,受凉后首先出现鼻黏膜苍白,继而出现鼻甲肿胀,分泌物增多和喷嚏等。轻者可有鼻内痒感,重者有鼻部轻度钝痛、咽部痒感、干燥感。

喷嚏是一种保护性的反射动作,具体指鼻黏膜受到刺激后,产生序贯的急剧深吸气、无意识的强烈气流由口鼻喷出并发出声音的一种现象,可伴有面部肌肉运动、闭眼、流泪、短暂的鼻分泌物增多及鼻黏膜充血等。目的是将进入鼻腔的异物、微生物和抗原物质驱除出去。反复频繁发作的喷嚏属于一种病理现象,是某些鼻部疾病的重要症状。某些中枢神经系统的疾病偶有喷嚏的症状。喷嚏产生的神经通路是复杂的,它包括两个不同而又相互联系的机制,即鼻相和呼吸相。鼻相与鼻痒相同,呼吸相始于清稀的鼻涕和"细流"样感觉对三叉神经的刺激,冲动沿三叉神经到达脑桥和延髓,刺激位于第四脑室底的呼吸中枢,通过进入膈肌的膈神经和进入肋间肌和腹肌的脊神经前支引起吸气动作,然后进入呼气阶段,在呼气之前软腭上举,咽缩肌收缩,关闭鼻腔,膈肌、肋间肌和腹肌收缩,致使胸腔内压升高,逼使鼻咽部开放,空气自鼻、口冲出产生喷嚏。过敏性鼻炎患者喷嚏多,其原因是鼻黏膜反应性增强和末梢神经敏感性增强。常见的刺激因素包括粉尘、污染物、刺激性气味、鼻部炎症、感染及变应原,此外,突然的强光暴露、精神心理因素均可诱发喷嚏。偶发的喷嚏通常属于生理性范畴,反复频繁发作的喷嚏应引起重视。引发喷嚏反射常见的疾病包括感染性鼻炎、变应性鼻炎、特发性鼻炎(如血管运动性鼻炎、非变应性鼻炎伴嗜酸性粒细胞增多症等)。引发喷嚏产生的主要介质包括组胺、缓激肽等物质。

第四节　嗅觉障碍

嗅觉是具有气味的微粒(嗅素)随吸入气流进入鼻腔,接触嗅区黏膜,溶于嗅腺的分泌物中,刺激嗅细胞产生神经冲动,经嗅神经、嗅球、嗅束传至皮层中枢所产生的感觉功能。临床常见的嗅觉障碍(dysosmia)有三种,即:①嗅敏感度降低:也称为嗅觉减退或嗅觉不灵,多可恢复,患者对弱的嗅素刺激不能嗅到,但对强的嗅素刺激可以有嗅觉存在。②嗅觉缺失:对某个或某些嗅素嗅觉丧失,或是对全部嗅素的嗅觉丧失,称为部分性或完全性嗅觉缺失或失嗅,多难恢复。③嗅觉异常:包括嗅觉过敏,嗅敏度提高;嗅觉倒错,甲嗅素被嗅为乙嗅素;错嗅,香气被认为恶臭;幻嗅,无嗅素存在而嗅出气味。

嗅觉障碍按原因可分为下列两种类型:

1. **呼吸性嗅觉减退和失嗅**　又称机械性或阻塞性嗅觉减退或缺失,为鼻部各种疾患使呼吸气流受阻,嗅素不能到达嗅黏膜区而致嗅觉减退和缺失,而其嗅黏膜、嗅神经及嗅中枢均无病变,故临床上以嗅觉减退较为多见,且去除病因后,一般多能恢复正常嗅觉。若阻塞时间过长,因神经末梢的变性,虽去除其阻塞因素,也难以复原。常见的疾病有前、后鼻孔闭锁,急性鼻炎、慢性鼻炎、变态反应性鼻炎、急性鼻窦炎、慢性鼻窦炎、鼻部特异性感染(结核、梅毒、硬结病等)、鼻息肉、鼻中隔疾病(偏曲、血肿、脓肿)、鼻外伤后致鼻腔狭窄或闭锁及鼻腔、副鼻窦良性及恶性肿瘤。

2. **感觉性嗅觉减退和失嗅**　系因嗅黏膜和嗅神经末梢病变所引起的嗅觉障碍,良好的嗅觉需要湿润健康的嗅黏膜和正常的嗅神经末梢,不然就不能感受嗅素的刺激。引起嗅黏膜和嗅神经末梢病变的原因包括:先天性嗅黏膜、嗅神经发育不全或先天性缺损、鼻炎和鼻窦炎、萎缩性鼻炎(臭鼻症)、变应性鼻炎、病毒感染、化学损伤(腐蚀伤、表面麻醉剂、甲醛及吸烟等)、中毒性嗅神经炎、鼻顶部外伤、肿瘤及老年性退变等。

第五节　鼻源性头痛

鼻源性头痛(rhinogenic headache)系指鼻腔、鼻窦解剖或病理异常引起的头痛。鼻腔、鼻窦的感觉神经来自三叉神经的第1支(眼神经)和第2支(上颌神经)。鼻部病变可直接刺激鼻黏膜三叉神经末梢引起头痛,并可沿其分支反射到头部相应神经分布的其他部位。常见的原因包括:急、慢性鼻窦炎,解剖异常,气压创伤性鼻窦炎,鼻中隔偏曲,鼻窦囊肿和鼻腔鼻窦肿瘤等。

鼻源性头痛特点:一般都有鼻部病变,如鼻塞、脓涕等,多在窦内脓性物排出后缓解;鼻急性炎症时加重;多为深部钝痛、隐痛,白天较重,休息后减轻,活动后加重;鼻腔黏膜收缩或使用表面麻醉剂后,头痛可以减轻或暂时缓解,当咳嗽、低头弯腰、用力时,头部静脉压增高,头痛又会加重;头痛有一定部位和时间。此外,鼻黏膜对刺激所致的疼痛不同部位敏感度不同。最敏感的部位在上颌窦自然孔和额隐窝处的黏膜,其次为鼻甲和鼻顶,再次为鼻中隔和鼻窦黏膜。

第六节 鼻 出 血

鼻出血(nose bleed/epistaxis)是耳鼻咽喉头颈外科最常见的急症之一。鼻出血多首先从出血侧的前鼻孔流出,当出血量大或出血部位邻近鼻腔后部时,可向后流至后鼻孔,或再经对侧鼻腔流出,或经鼻咽部流至口腔吐出或咽下。导致鼻腔出血的原因分为局部因素和全身因素,局部因素包括创伤、手术、鼻腔鼻窦的炎症、鼻中隔病变、鼻部肿瘤、解剖变异及血管畸形;全身因素包括凝血功能障碍(血液系统疾病、肝肾功能障碍、非甾体类抗炎药物的使用、酗酒)、心血管疾病、急性传染病、内分泌疾病、遗传性毛细血管扩张症。儿童鼻出血多见于鼻腔干燥、变态反应、鼻腔异物、血液系统疾病、肾脏系统疾病及偏食。

鼻出血的程度视原发疾病而异,轻者表现为涕中间断性带血丝(如干燥性鼻炎、鼻咽癌早期等)及滴血;较重者则可为流血,出血凶猛者甚至血流如注,严重者为喷射性出血,导致失血性休克甚至危及生命(如累及海绵窦的颈内动脉破裂形成动脉瘤或颈内动脉-海绵窦瘘,晚期鼻咽癌等)。

对于鼻出血患者,应仔细询问其首先出血侧、出血量以及持续时间,了解伴发症状、既往鼻病史、生活习惯以及全身相关疾病等。无论何种原因导致的鼻出血,有条件时应在鼻内镜下仔细寻找出血点。对于常规处理方法不奏效的鼻出血,应探查鼻腔后部或隐匿部位的出血,特别关注嗅裂部的鼻中隔、中鼻道的后上部、蝶筛隐窝以下鼻道的后穹隆处的出血。

(赵长青)

第四章　鼻的先天性疾病

第一节　鼻部脑膜脑膨出

鼻部脑膜脑膨出是指脑膜和脑组织经先天性发育畸形之颅骨骨缝或颅骨缺损处向鼻根部或鼻腔膨出。多发于新生儿及婴幼儿。发病率低,东南亚地区发病率高于北美地区。

【病因】

胚胎时期脑组织经尚未融合的骨缝疝至颅外,或分娩过程中胎儿颅压增高所致。

【分类】

鼻部脑膜脑膨出根据膨出物的部位分为囟门型和基底型(表3-4-1)。囟门型为膨出物经筛骨鸡冠前方的盲孔处疝至外鼻者;基底型为膨出物在筛骨鸡冠之后疝出者。

表3-4-1　脑膜脑膨出的分类

类型	名称	颅骨缺损部位	膨出物来源	出现部位
囟门型	鼻额型	鼻骨、额骨之间	前颅底	鼻根部
	鼻筛型	鼻骨、鼻软骨之间	前颅底	鼻骨前缘外侧
	鼻眶型	额、筛、泪、上颌骨之间	前颅底	内眦
基底型	经筛型	筛骨水平板	前颅底	嗅裂区
	蝶筛型	后筛与蝶窦之间	前颅底	鼻腔后部或鼻咽部
	蝶咽型	蝶骨、蝶筛骨之间、颅咽管	中颅窝	鼻咽部
	蝶眶型	眶上裂	中颅窝	眶内
	蝶颌型	眶上裂、眶下裂	中颅窝	翼腭窝

【病理】

按膨出的内容物分为3种:轻者膨出物仅为脑膜和脑脊液,称为脑膜膨出(meningocele);较重者膨出物中含有脑组织,称为脑膜脑膨出(encephalomeningocele);最重者膨出物中含脑室前角,称为脑室脑膨出(hydroencephalocele)。三者的组织学结构由外向内依次为皮肤或黏膜、皮下或黏膜下组织、硬脑膜等,其中膨出的硬脑膜下均含有脑脊液。

【临床表现】

1. **囟门型**　又称鼻外型。新生儿鼻根部近中线处或偏向一侧出现类圆形肿块,表面光滑,触之有波动感与搏动感。啼哭或压迫颈内静脉时,肿块变大,但若颅底骨缺损较小时,此表现可不典型。鼻外型脑膜脑膨出可致面部畸形,如眶距增宽等。

2. **基底型**　又称鼻内型。新生儿可表现为单侧鼻腔堵塞,伴或不伴清亮液体流出,喂养困难,查体可见鼻腔或鼻咽部表面光滑之肿块,根蒂部位于鼻腔顶部或者鼻咽部。

【诊断】

新生儿外鼻上方类圆形包块,质软,透光试验阳性,应考虑囟门型脑膜脑膨出的可能性,较易诊断。而基底型脑膜脑膨出因位置隐匿,临床表现无特异性,容易漏诊视。对于新生儿单侧鼻腔堵塞、喂养困难,伴或不伴清水样涕,查体发现鼻腔顶部或鼻咽表面光滑的肿物,鼻内镜下可见灰白色半透明表面光滑的新生物,应考虑到本病的可能性。

影像学检查是诊断婴幼儿鼻部脑膜脑膨出的重要依据。鼻窦 CT 一般表现为鼻腔或鼻咽部低密度或等密度软组织影,呈膨胀性改变,增强无强化,于颅底中线处多见骨质缺损(图 3-4-1A)。值得注意的是,婴幼儿可因颅底尚未完全骨化或颅底骨质较薄,即使完整的颅底在 CT 显像中也可能呈现出骨质缺损样表现。鼻窦 MRI 常表现为鼻腔或鼻咽部与蛛网膜下腔相连的长 T_1、长 T_2 信号影,并可显示脑膜脑膨出的部位及程度(图 3-4-1B)。本病诊断一般不做肿物穿刺,以免发生颅内感染。

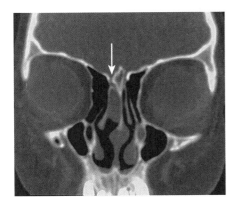

图 3-4-1A 鼻 CT(冠状位)右侧鼻腔顶部可见密度均匀的软组织影,鸡冠右侧颅底骨质缺损(见箭头)

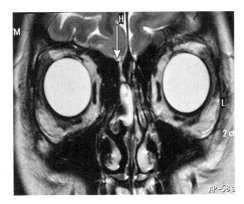

图 3-4-1B 鼻部 MRI(冠状位)右侧鼻腔顶部长 T_2 信号影,与蛛网膜下腔相通(见箭头)

鼻部脑膜脑膨出必须与鼻部神经胶质异位、鼻部皮样囊肿相鉴别。鼻部神经胶质异位在 MRI 上呈软组织密度信号,与蛛网膜下腔不相通。鼻部皮样囊肿表现为鼻根部皮下类圆形包块或鼻背部小孔,继发感染可出现充血、肿胀,MRI 可显示囊肿与颅内是否相通,术后病理检查可明确最终诊断。

【治疗】

本病一经发现,应尽早手术。手术禁忌证:大脑畸形无正常发育者;膨出部破溃,伴感染者;鼻内脑膜脑膨出伴鼻腔鼻窦严重感染者;脑膜脑膨出伴脑畸形及脑积水者。手术包括脑膜脑膨出物切除术及颅底骨质修补术。传统手术方法主要采用颅内法、颅外法以及联合两种方法的颅面联合法。对于广泛的颅底缺损、美容性颅面重建等情况下,颅外径路是必要的,主要由神经外科完成。近年来,鼻内镜技术逐渐应用于鼻部脑膜脑膨出的治疗,并显示出视野清晰、损伤小、出血少、并发症少等优点。

第二节 先天性后鼻孔闭锁

先天性后鼻孔闭锁(congenital choanal atresia)是一种少见的鼻部畸形,由 Johann George Roederer 于 1755 年首次报道。本病发病率低,新生儿中的发病率约为 1/7000 ~ 1/5000,单双侧发病比率为 1.6:1,男女发病率基本相同。依据闭锁累及的范围可为单侧性或双侧性,依据闭锁处组织的性质可为膜性、骨性或混合性。可作为一种先天畸形单独存在,也可合并身体其他部位的先天性畸形。

【发病机制】

关于本病的发病机制,有以下 4 种理论:

1. 胚胎期颊鼻膜或颊咽膜遗留 正常胚胎第 4 周及 6 ~ 7 周,颊咽膜和颊鼻膜分别破裂,形成原始的后鼻孔,如果两者有较厚的间质组织,则不易破裂而形成后鼻孔闭锁。

2. 上皮栓块演化　胚胎期后鼻孔出现后,一侧或两侧为上皮栓块所堵塞,后者逐渐演化发展成为膜性或骨性闭锁。

3. 后鼻孔周围组织增生　骨性后鼻孔发育异常。蝶骨体及其翼突内侧板、犁骨后缘及其骨翼、腭骨水平板共同围成后鼻孔。若上述各骨过度增生,可形成既有软骨又有骨质的混合性闭锁,其中软骨部分可能来自腭骨。

4. 神经嵴细胞的异常迁移

【临床表现】

新生儿只会用鼻呼吸,所以先天性双侧后鼻孔闭锁的患儿,出生后即出现严重的呼吸困难、发绀甚至窒息死亡,当张口啼哭时,呼吸困难和发绀反而显著改善或消失,吃奶或闭口时呼吸困难再次加重,并出现发绀,从而导致喂养困难。如能经过大约4周的时间,建立吸奶和呼吸交替进行的动作,则可进入童年期。随着年龄的增长,患儿的闭塞性鼻音愈来愈明显,鼻内有胶冻样涕难以擤出,睡眠时有鼾症和呼吸暂停综合征,经常困倦嗜睡。单侧后鼻孔闭锁的患儿吃奶时可出现气急,平时可无明显症状。

【诊断】

凡新生儿呼吸困难、发绀和哺乳困难,哭闹时症状减轻,吮奶呈间断性均应考虑此病。临床上目前多用鼻内镜和鼻部CT方法帮助诊断:

1. 鼻内镜检查　可直接判断是否为鼻后孔闭锁,单侧还是双侧,完全性还是不完全性,有利于选择手术方式。

2. CT检查　可以帮助明确诊断。临床通常采用高分辨鼻窦CT检查:冠状位、轴位结合矢状位CT扫描,骨窗及软组织窗相结合,可多角度观察闭锁板的位置、厚度、性质及毗邻关系。(图3-4-2)

【治疗】

1. 急救　新生儿双侧后鼻孔闭锁,需迅速建立经口呼吸通道,先保证呼吸通畅,以防止窒息,加强营养供给,防止继发感染,再择期手术。将麻醉用最小号金属导气管置入口中,或将顶端剪掉的橡皮奶头(McGovern奶嘴)插入口中,均可供选择(图3-4-3)。

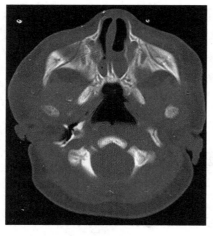

图3-4-2　双侧骨性后鼻孔闭锁CT(水平位)

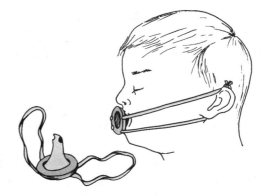

图3-4-3　McGovern奶嘴示意图

2. 手术　分为经鼻、经腭、经鼻中隔和经上颌窦四种途径,应根据患儿年龄、症状程度、间隔性质与厚度,以及全身情况而定。目前多采用鼻内镜下手术,该方法视野清晰。手术在全麻下进行,收缩鼻腔黏膜后,经前鼻孔置入0°鼻内镜,针对膜性闭锁及混合型闭锁的患儿,可用切吸钻或等离子消融方法成形后鼻孔,扩大成形后鼻孔至10～12mm,放置硅胶管支撑固定;骨性闭锁者需进行闭锁骨质的切除后,放置硅胶管固定。

3. **术后闭锁复发**　术中扩大鼻后孔的直径不够;黏膜瓣未能有效覆盖创面,导致肉芽组织增生;扩张管拔除时间过早;胃食管反流,患儿手术时年龄<10 天、术后未充分进行内镜下清理都是再狭窄的因素。

为防止术后闭锁,术中尽可能扩大鼻后孔直径,术后放置合适的扩张管并充分固定,定期清理术腔,均有利于减少术后再闭锁的发生。

（倪　鑫）

第五章 鼻 外 伤

第一节 鼻 骨 骨 折

鼻处于颜面部较突出部位,较易受外伤累及。鼻骨位于梨状孔的上方,与周围诸骨连接,位于中线两侧,受暴力作用易发生鼻骨骨折(fracture of nasal bone)。鼻骨由于上部窄厚,下部宽薄,下方为鼻中隔和鼻腔,支撑薄弱,因而鼻骨骨折多累及鼻骨下部,并向下方塌陷。临床可见单纯鼻骨骨折或合并颌面骨和颅底骨的骨折,如鼻根内眦部受伤使鼻骨、筛骨、眶壁骨折,出现"鼻额筛眶复合体骨折"。

儿童鼻骨骨折由于其外鼻或鼻骨细小,且常伴有血肿瘀斑和肿胀,诊断较成人困难。由于儿童鼻骨支架大部分由软骨构成,且部分骨化,外伤多造成不完全骨折或青枝骨折,可不伴有明显移位。

【病因】

鼻骨骨折是人体中最常见的骨折,导致骨折发生的常见原因有鼻部遭受撞击、运动外伤和交通事故等。

【临床表现】

局部疼痛、肿胀、鼻腔黏膜撕裂致鼻出血、鼻及鼻骨周围畸形(鼻梁变宽、偏斜、塌陷鞍鼻)等属常见的症状和体征。依照所受暴力的方向、强度等不同,可有不同的表现。当鼻黏膜、骨膜和鼻泪器黏膜撕裂伤时,空气经此创口进入眼睑或颊部皮下,发生皮下气肿。因外伤所致的鼻中隔偏曲、脱位、血肿等会导致鼻塞等症状。

鼻部触诊可触及鼻骨塌陷和骨擦音,皮下气肿可触之有捻发音。受伤数小时后,鼻部畸形常被肿胀所掩盖,可嘱患者伤后 1 周复诊,待肿胀消退后观察外鼻畸形情况(图 3-5-1)。

辅助检查:X 线鼻骨侧位片可显示鼻骨横行骨折线、上下有无移位。CT 能准确判断有无骨折,骨折的部位、类型,是否合并周围组织损伤。

【诊断】

结合病史、临床检查以及鼻骨正侧位 X 线片或 CT 等,多可作出诊断。对于交通事故、高处坠落等复杂外伤所致的鼻骨骨折,应明确是否合并颌面和颅底骨折。

【治疗】

鼻骨骨折可在外伤后数小时内尽早处理,此时组织尚未肿胀;一般不宜超过 2 周,以免发生畸形愈合。对于闭合性鼻骨骨折,不同类型应采取不同的处理方法。无错位性骨折无须复位;错位性骨折,可在鼻腔表面麻醉(必要时做筛前神经麻醉)行鼻内或鼻外法复位,注意进入鼻腔用于鼻骨复位的器械不能超过两侧内眦的连线,以免损伤筛板;对开放性鼻骨骨折,应争取一期完

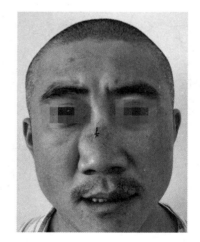

图 3-5-1 鼻骨骨折患者外鼻变形

成清创缝合与鼻骨骨折的复位等;鼻中隔损伤出现偏曲、脱位等情况时,应做开放复位。鼻中隔血肿脓肿应尽早手术清除,避免发生软骨坏死和继发感染;对鼻骨粉碎性骨折,应视具体情况做缝合固定(如局部钻孔、贯穿缝合、金属板固定等)、鼻腔内填塞等;鼻腔填塞物一般 48~72 小时内取出。鼻额筛眶复合体骨折多合并严重的颅脑损伤,以开放复位为宜。使用多个金属板分别对鼻骨及其周围断

离的骨进行缝合固定或使用鼻腔通气引流管填压固定。

第二节 鼻 窦 骨 折

本节主要介绍额窦骨折、筛窦骨折和上颌窦骨折。发生在上颌窦周围的骨折,常称之为击出性或击入性骨折。

一、额窦骨折

【分型】

额窦骨折(fracture of frontal sinus)较为复杂,常与鼻额筛眶复合体骨折同时存在,可分为前壁骨折和后壁骨折。每一种又可分为线型骨折、凹陷型骨折、粉碎型骨折 3 种。

【临床表现】

额窦骨折多合并颅脑外伤,故其临床表现分为脑部症状和额窦局部症状两大类。局部症状包括鼻出血、额部肿胀或凹陷、眶上缘后移、眼球下移等。额窦骨折,特别是鼻额筛眶复合体骨折,还常合并额隐窝骨折、泪器损伤和视力障碍。

前壁线型骨折,症状较轻,可仅表现为鼻出血、软组织肿胀和压痛。凹陷型骨折急性期额部肿胀,肿胀消退后则显现前额凹陷。粉碎型骨折可有眶上区肿胀、皮下积气、眶上缘后移、眼球向下移位。后壁骨折伴脑膜撕裂可出现脑脊液鼻漏、颅内出血、颅前窝积气可继发严重的颅内感染。

【诊断】

结合病史、症状和体征,以及局部检查和辅助检查,多可诊断。鉴于额窦的解剖位置特殊,一般不以探针对开放性骨折做深部探查。鼻额位及侧位 X 线片有助于确定骨折的部位。也可做 CT 检查。

【治疗】

鉴于额窦骨折常合并颅脑外伤,故常需急诊处理。对额窦前壁线型骨折,只需收敛鼻黏膜,保持额隐窝通畅,同时做清创缝合;对前壁凹陷型或粉碎型骨折,需沿眶上缘做切口,将凹陷的骨片复位。对后壁单纯线型骨折,其处理原则同前壁骨折;对后壁凹陷型或粉碎型骨折,由于情况紧急,常需去除额窦后壁,及时处理相关的脑外科病变(如硬脑膜外血肿)。

额窦骨折常见的并发症为额隐窝引流不畅,如不处理,可逐渐产生额窦黏液囊肿。其处理原则是:重建额窦引流通道,恢复额窦功能。临床上可根据实际情况,选择做不同的切口,必要时从额窦底放置一个 T 形扩张管至鼻腔。

关于额窦腔的处理,应尽可能保留窦腔黏膜。窦口植入硅胶扩张管固定引流,至完全愈合为止,避免窦口闭合。

二、筛窦骨折

筛窦结构复杂,其中筛骨水平板及筛顶均为颅前窝底的一部分,因其骨质菲薄,又与硬脑膜等连接紧密,故筛窦骨折(fracture of ethmoidal sinus)易伴发脑脊液漏;后组筛窦与视神经管毗邻,故外伤有可能损伤视神经;如果筛窦损伤累及其中的动脉(筛前动脉),则可出现严重的鼻出血或眶后血肿。

【临床表现】

筛窦骨折多合并颅骨损伤,如鼻额筛眶复合体骨折,故其临床表现复杂。轻微筛窦骨折可无明显临床表现;合并鼻骨骨折可出现鼻梁凹陷,还可见鼻根部扁平宽大,内眦间距在 40mm 以上(国人正常值为 34～37mm);累及眼眶可出现眶周淤血或气肿,球结膜淤血,眶内淤血,眼球突出或凹陷,复视、溢泪等;累及筛顶可出现脑脊液鼻漏、嗅觉减退等;累及蝶窦及视神经管骨折时可出现 Marcus-Gunn 瞳孔,视力严重减退甚至失明。

【诊断】

外伤后患侧视力严重下降,Marcus-Gunn 瞳孔,即应考虑视神经管骨折。X 线片 Rhese 位若发现视神经孔周围模糊即应怀疑骨折。CT 轴位有助明确视神经管骨折的部位及眶内病变。

【治疗】

根据临床表现选择不同治疗方法。单纯筛窦骨折无明显临床症状者可采用保守治疗方法;合并眶周骨折,无复视及眼球下陷者,也可先采取保守治疗;合并眼部症状者,应尽早手术,还纳眶内容物于正常位置、复位骨折片或重建眶壁。手术复位时间以伤后 7～10 天为宜;因视神经管骨折所致的视力下降,应做视神经管减压。其适应证是:筛窦外伤后视力下降,CT 检查发现视神经管骨折,应即时采取内镜下减压手术。如果未发现视神经管骨折,经糖皮质激素治疗 12 小时以上,视力无改善者。可考虑:①鼻内进路筛窦、蝶窦探查视神经管减压术;②眶内进路视神经管减压术:先完成鼻外筛窦开放术,剥离眶内侧壁,暴露筛前动脉和筛后动脉,沿其连线向后分离,距内眦 4.5～5.0cm 处即可见视神经孔内侧缘的隆起部,在手术显微镜下去除骨折碎片,尽量去除视神经管内侧壁。

三、上颌骨骨折

上颌骨分别与额骨、颧骨、鼻骨、犁骨、筛骨、泪骨、蝶骨和腭骨相连,上颌窦骨折常为颌面复合骨折的一部分,可有复合骨折的特点。面中部骨折(midface fracture)是以上颌骨骨折为主的面部中段颅面骨骨折,骨折范围可波及多处颅面骨,多为开放性骨折。原因以交通事故发生者为多,伤势复杂,病情严重,有时须与神经外科、颌面外科及眼科共同处置。由于上颌骨内外的窦腔、间隙及关节较多,骨的创伤常与口腔、鼻腔及上颌窦相通,易出现感染。

【临床表现】

1. 上颌骨骨折常为外力直接撞击所致。骨折累及部位不同表现不同,可表现为局部肿胀、塌陷畸形、左右两侧颌面部不对称等。肿胀消退后畸形更加明显,影响患者面容美观及相关功能运动。骨折合并鼻腔鼻窦黏膜撕裂可出现鼻出血,合并鼻骨骨折或鼻中隔骨折移位可出现相应症状。骨折涉及眶下孔时压迫眶下神经,出现眶下区及上唇麻木。上颌窦上壁骨折或眶底骨折时,可引起眼球内陷、眼球运动障碍、复视等。骨折线经过额窦、筛窦或蝶窦时可出现脑脊液鼻漏,若合并颞骨岩部骨折可出现脑脊液耳漏。上颌骨骨折移位,累及颧骨时可出现张口受限及牙齿咬合错位等。

2. 面中部骨折的分类

(1)低位水平骨折(Le Fort Ⅰ型):致伤力作用于上颌骨体下部。骨折线自梨状孔底部,横过牙槽突根部,经上颌窦部分骨壁、鼻中隔底、上颌结节、腭骨呈水平方向,向后横过腭骨锥突延伸到两侧蝶骨翼突下部,造成包括牙槽突、腭骨、上颌结节以下的整块骨折。表现为上牙槽和鼻软骨部分下移,上唇肿胀,上列牙齿松动,颜面外形变长。唇龈沟、硬腭、鼻中隔前下方有出血或血肿。动摇上列牙齿时可使整个骨折块随之移动。

(2)锥形骨折(Le Fort Ⅱ型):为上颌骨中部被撞击所致。骨折线横过鼻骨、鼻额缝、鼻中隔、上颌骨额突,然后向两侧经泪骨、眶下缘,沿眶内侧斜向外下到眶底,经过颧骨下方向后下经上颌窦外侧壁翼板而至翼腭窝内。严重者筛骨及泪骨可向两侧移位,使眶间距变宽。如有颧颌分离,可使颧骨以下面骨下沉。表现为面部肿胀较重,球结膜下出血。双眼睑肿胀淤血呈青紫色。由于骨折部分向后下移位,使面中部扁平,颜面变长,呈"碟形面"。张闭口活动时,可见上半部颜面活动。由于骨折段后退下移和软腭水肿,可有咽部阻塞性呼吸困难。

(3)颅面分离骨折(Le Fort Ⅲ型):外力撞击上颌骨体最上方的薄弱线。骨折线从鼻骨、鼻额缝经额突向外延伸,再向下至眶内侧壁和眶底达眶下裂,沿颧骨上方横过颧额缝经颧弓再向后到蝶骨翼突根部。此种骨折造成面中 1/3 与颅部完全分离,仅依赖软组织连接整个面中部各骨。此型伤势严重,病情复杂。常合并有颅脑损伤、颅底骨折、眼眶、眼球和视神经损伤等临床表现。如昏迷、颈项强直,有关脑神经麻痹,视力骤减,眶内血肿、气肿,眼球突出,眼球位置下降等。

（4）临床上经典的 Le Fort 分型的骨折并不多见,多数为混合骨折或联合骨折。两侧骨折线常不在同一平面或不属于同一类型,也可发生单侧骨折。因而 Marciani 于 1993 年提出了新的改良上颌骨骨折分型分类方法。

Le Fort Ⅰ型是上颌骨低位骨折,Ⅰa 是上颌骨低位多发性骨折。

Le Fort Ⅱ型是上颌骨中位骨折,Ⅱa 合并鼻骨骨折,Ⅱb 合并鼻眶筛骨折。

Le Fort Ⅲ型是上颌骨高位骨折,Ⅲa 合并鼻骨骨折,Ⅲb 合并鼻眶筛骨折。

Le Fort Ⅳ型是 Le FortⅡ型或Ⅲ型合并颅底骨折,Ⅳa 合并眶上缘骨折,Ⅳb 合并眶上缘加颅前窝骨折,Ⅳc 合并眶壁骨折和颅前窝骨折。

【诊断】

根据外伤史、临床表现、颌面部畸形、触诊可触及凹陷、眶下区及上唇麻木等可明确诊断。颌部 CT 可明确骨折部位,三维重建可直观显示立体解剖关系（图 3-5-2）。不能忽视严重的颅脑损伤,视神经损伤、脑脊液鼻漏等严重并发症的存在。

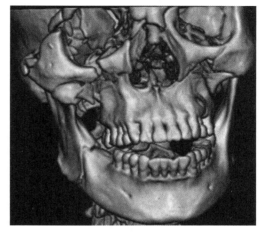

【治疗】

急诊需及时抢救处理。治疗原则:及时止血,保持呼吸道通畅,必要时行气管切开术。待生命体征稳定后,及时对骨折复位和固定,并应与相关科室合作诊治。上颌窦前壁凹陷型骨折可经口内上颌唇龈沟入路进行骨折复位,复位后用微钛板内固定,上颌窦上壁即眶底骨折可经睑缘下或下睑结膜入路使用人

图 3-5-2　上颌骨骨折 CT 扫描的三维重建图

工材料或自体骨重建。精细准确的颧骨、眼眶及上颌骨复位和眶下壁复位是骨折早期修复手术的关键。

第三节　脑脊液鼻漏

一、概述

脑脊液经颅前窝底、颅中窝底或其他部位的先天性或外伤性骨质缺损、破裂处或变薄处,流入鼻腔,称之为脑脊液鼻漏（cerebrospinal rhinorrhea）。

在各种脑脊液鼻漏中,以外伤性者最多见。筛骨筛板和额窦后壁骨板甚薄,并与硬脑膜紧密相连,外伤时若骨板与硬脑膜同时破裂,则发生脑脊液鼻漏。颅中窝底骨折可损伤较大蝶窦的上壁而致脑脊液鼻漏。中耳乳突天盖或咽鼓管骨部骨折造成的脑脊液漏可经咽鼓管流到鼻腔,称为脑脊液耳鼻漏。医源性脑脊液鼻漏系因手术所致,如中鼻甲切除术或筛窦切除术使筛骨筛板损伤;又如经蝶窦垂体瘤切除术等。非创伤性原因多为颅内肿瘤或脑水肿所致的颅内高压,少数为先天缺损、颅底骨质薄弱所导致。自发性脑脊液鼻漏,又名原发性脑脊液鼻漏,原来认为比较罕见,但临床实际工作中其实并非如此。

【临床表现】

自鼻腔间断或持续流出清亮水样液体,多为单侧。增加颅内压可使流出液增多,如低头、压迫双侧颈内静脉。脑脊液鼻漏多在伤后即发生,少数病人迟发性脑脊液鼻漏可在伤后数周或数年发生。多数病人同时出现嗅觉减退或失嗅。约有 1/5 病人以反复发生的化脓性脑膜炎为主要表现。

【诊断】

（一）脑脊液葡萄糖定量分析

外伤时血性液体自鼻腔流出,痕迹的中心呈红色而周边清澈,或鼻孔流出的无色液体干燥后呈不

结痂状,在低头用力、压迫颈静脉等情况下流量增加,均应考虑脑脊液鼻漏可能。最后确诊依靠葡萄糖定量分析,其含量需在 1.7mmol/L(30mg%)以上。

(二) 瘘口定位

1. **根据临床表现,判断大致的位置**　如鼻孔流出的液体随头位变动而改变,则提示从鼻窦而来;伴单侧嗅觉丧失,提示瘘口在筛板处;单侧视力障碍,提示瘘口在鞍结节、蝶窦或后组筛窦;眶上神经分布区感觉消失,提示瘘口在额窦后壁;三叉神经上颌支分布区感觉消失,提示瘘口在颅中窝。

2. **进行准确的瘘口定位**　脑脊液瘘口定位的方法较多,比较准确者首推鼻内镜法。即鼻内镜经前鼻孔插入,按顶前部、后部、蝶筛隐窝、中鼻道、咽鼓管咽口 5 个部位仔细观察。检查每个部位时,可压迫双侧颈内静脉,使颅压增高,以察看脑脊液从何处流入鼻腔。例如脑脊液来自鼻顶者,瘘口在筛板;来自中鼻道者,瘘口在额窦;来自蝶筛隐窝者瘘口在蝶窦;来自咽鼓管者,瘘口在鼓室或乳突。

3. **影像学方法检查**　如高分辨率薄层 CT 检查通常可以显示骨质缺损或骨折的位置,是定位脑脊液鼻漏常用的影像学方法(图 3-5-3)。MRI 脑池造影也可用于瘘口的定位诊断。

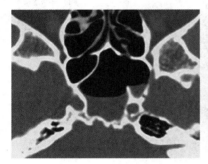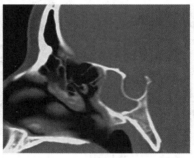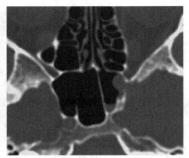

图 3-5-3　脑脊液鼻漏 CT 瘘口定位

4. **鼻内镜手术探查**　有脑脊液鼻漏但无法明确脑脊液鼻漏的准确位置,采用鼻内镜手术探查是备选方法之一。

持续量多的脑脊液鼻漏诊断较容易。间断或少量的漏出要与变应性鼻炎或血管运动性鼻炎相鉴别。

【治疗】

分为保守治疗和手术两种。外伤性脑脊液鼻漏有时候可以通过保守治疗而愈。这些措施包括降低颅压和预防感染。如取头高卧位,限制饮水量和食盐摄入量,避免用力咳嗽和擤鼻,预防便秘。脑脊液漏长期不愈,将导致细菌性脑膜炎发生,故对保守治疗 2~4 周未愈或反复发作颅内感染者应行手术治疗。

1. **手术适应证**　适用于所有脑脊液鼻漏,包括:①脑脊液鼻漏伴有气脑(颅腔积气)、脑组织脱出、颅内异物;②由于肿瘤引起的脑脊液鼻漏;③合并反复发作的化脓性脑膜炎。

2. **手术方法**　以鼻内镜经鼻腔修复为主。修补原则:精确定位、制备移植床、采用"三明治"法由内向外依次放置肌肉、筋膜、骨或软骨以及游离或带蒂的骨膜瓣或软骨膜瓣。其中,移植床的制备和修复材料的选择非常重要。对缺损直径<1.0cm 者,通常无须做骨支撑。可将修复材料当作一"活塞"插入缺损部位,然后借助颅内压自然的压迫作用以及人为的向下牵拉的力量(如将肌肉"捆绑"后向鼻腔方向牵引等),将该活塞嵌顿于缺损部位,称之为脑脊液鼻漏修复中的浴缸塞技术(bath-plug technique)。

鼻内镜修复脑脊液鼻漏常用的黏膜瓣或筋膜如下:①鼻中隔黏膜瓣法利用同侧鼻中隔黏膜瓣翻转覆盖瘘口,碘仿纱条压迫固定;②游离阔筋膜修补法适用于蝶鞍内肿瘤经蝶窦切除术后局部缺损较大者,将阔筋膜、肌肉直接放置于鞍底瘘口处,碘仿纱条局部压迫 2 周。

(朱冬冬)

第六章 外鼻炎症性疾病

第一节 鼻前庭炎

鼻前庭炎（vestibulitis of nose）是鼻前庭皮肤的弥漫性炎症，分急性和慢性两种。

【病因】

1. 鼻腔分泌物增多 如急慢性鼻炎、鼻窦炎、鼻腔异物、变应性鼻炎及鼻腔鼻窦特异性感染等，鼻分泌物刺激鼻前庭皮肤引起炎症。

2. 长期接触有害粉尘的刺激 如烟草、皮毛、水泥、石棉等。

3. 挖鼻或摩擦鼻前庭等不良习惯 致鼻前庭皮肤损伤继发感染。患糖尿病时容易发生。

【临床表现】

炎症以鼻前庭外侧部明显，可为单侧或双侧。急性期表现为鼻前庭处疼痛，局部皮肤红肿，触痛，重者皮肤糜烂或皲裂，表面附有薄痂皮，严重时可扩展至上唇皮肤。慢性期表现为鼻前庭皮肤发痒、干燥，有异物感，伴灼热、触痛，局部皮肤增厚，鼻毛因脱落而稀少，表面可附着痂皮。

【诊断与鉴别诊断】

依据临床表现，诊断不困难。但应注意与鼻前庭湿疹鉴别，后者常为全身湿疹的局部表现，瘙痒较剧烈，多见于敏感或过敏体质的儿童。此外，应注意除外梅毒和结核等。

【治疗】

1. 治疗原发疾病，如鼻腔、鼻窦的病变。避免有害物刺激，摒弃挖鼻等不良习惯。

2. 急性期可用温热生理盐水湿敷，配合外用抗生素软膏。也可做理疗。

3. 慢性期宜用3%过氧化氢溶液清除痂皮和脓液，再涂用抗生素软膏；渗出较多者，用5%氧化锌软膏涂擦。

鼻腔疾病（如鼻炎、鼻窦炎、变应性鼻炎）经治疗消除流涕症状，或病人戒除挖鼻习惯后，鼻前庭炎多半可自行消除。顽固性鼻前庭皮肤病变需要请皮肤科医师处理。

第二节 鼻 疖

鼻疖（furuncle of nose）是鼻前庭、鼻尖和鼻翼部的毛囊、皮脂腺或汗腺的局限性急性化脓性炎症，以鼻前庭最为常见。

【病因】

多因挖鼻、拔鼻毛或外伤致鼻前庭或外鼻皮肤附属器损伤所致，继发细菌感染，金黄色葡萄球菌为主要的致病菌，也可继发于鼻前庭炎。机体抵抗力低时（如糖尿病、化疗患者）易患本病。

【临床表现】

因鼻前庭处皮肤缺乏皮下组织，皮肤与软骨膜直接相连，故发生疖肿时，疼痛剧烈。局部红肿热痛，呈局限性隆起，有时伴低热和全身不适。下颌下或颏下淋巴结肿大，有压痛。约在1周内，疖肿成熟后，顶部出现黄白色脓点，自行破溃排出脓栓而愈。

但如果临床处理不当，炎症将向周围扩散，可引起上唇和面颊部蜂窝织炎，表现为同侧上唇、面颊和上睑红肿热痛等。

【诊断和鉴别诊断】

根据临床症状和体征,诊断不难。临床上应注意与下列疾病鉴别:

1. **鼻前庭炎**　详见第六章第一节。

2. **鼻部丹毒**　丹毒(系乙型溶血性链球菌感染所致)造成的皮肤红肿斑片,扩延迅速,与邻近正常皮肤之间的界限清楚。受挤压时呈典型的蝴蝶状外观。丹毒患者一般无鼻内症状,鉴别不难。

【并发症】

1. **鼻翼或鼻尖部软骨膜炎**　炎症向深层扩散,波及软骨膜所致。

2. **颊部及上唇蜂窝织炎**　提示炎症已向周围扩散,易合并海绵窦感染。

3. **眶蜂窝织炎**。

4. **海绵窦血栓性静脉炎**　为鼻疖最严重的颅内并发症,多因挤压疖肿使感染扩散,经内眦静脉、眼上下静脉而入海绵窦所致。临床表现为寒战、高热、头疼剧烈、患侧眼睑及结膜水肿、眼球突出固定、视盘水肿甚至失明,严重者危及生命。

【治疗】

治疗原则:严禁挤压,控制感染,预防并发症。

1. 疖未成熟者,可清洁皮肤及各种抗生素软膏涂抹,并配合做理疗等。

2. 疖已成熟者,可待其自行穿破或在无菌操作下用小探针挑破脓头,促其破溃排脓,亦可以尖刀挑破脓头后用小镊子钳出脓栓,也可用吸引器吸出脓液;切开时不可切至周围浸润部分,严禁挤压。

3. 疖溃破后,局部清洁消毒,促进引流;破口涂以抗生素软膏,既可保护伤口不致结痂,也可达到消炎、促进愈合的目的。

4. 合并海绵窦感染者,必须给予足量抗生素,必要时请眼科和神经科医师会诊,协助治疗。

第三节　酒　渣　鼻

酒渣鼻(rosacea)为中老年人外鼻常见的慢性皮肤损害,以鼻尖及鼻翼处皮肤红斑和毛细血管扩张为其特征,通常伴有痤疮。

【病因】

发病原因不清。可能的诱因有:嗜酒及喜食辛辣刺激性食物、胃肠道疾病及便秘、内分泌紊乱、月经不调、维生素缺乏、毛囊蠕形螨寄生等。

【病理及临床分期】

病理和临床表现按病程进展可分以下三期:

1. **第一期,也称红斑期**　外鼻皮肤潮红,皮脂腺开口扩大,分泌物增加,使皮肤呈油状,饮酒、进餐、冷热刺激或情绪紧张时加重。

2. **第二期,也称丘疹脓疱期**　外鼻皮肤潮红持续不退,皮肤毛细血管渐显扩张,常并发丘疹和脓疱疮,日久皮肤逐渐增厚,呈橘皮样。

3. **第三期,也称鼻赘期**　上述病变加重,皮肤毛细血管扩张显著,皮脂腺和结缔组织增生,最终使外鼻皮肤呈分叶状肿大,外观似肿瘤,称鼻赘(rhinophyma)。

【诊断及鉴别诊断】

根据典型临床表现诊断不难。需与痤疮、面部长期使用含氟糖皮质激素导致的毛细血管扩张及口周皮炎相鉴别。

【治疗】

1. **寻找并去除可能的诱因或病因**　避免各种刺激,忌饮酒及辛辣食物;纠正胃肠功能、调整内分泌。

2. **局部治疗**　主要是控制充血、消炎、去脂、杀灭螨虫。如已形成鼻赘,可在局麻下将鼻赘部分切除,止血后植游离皮片。

(朱冬冬)

第七章　急性鼻腔和鼻窦炎性疾病

鼻腔、鼻窦炎性疾病是因病毒、细菌、变应原、各种理化因子以及某些全身性疾病引起的鼻腔、鼻窦黏膜的炎症。主要病理改变是黏膜充血、肿胀、渗出、增生、萎缩或坏死等。

鼻腔是上呼吸道的门户,病毒、细菌等外界致病因素入侵机体时,首先侵犯鼻腔,表现为鼻腔的急性炎症。鼻腔黏膜经窦口与鼻窦黏膜相连,鼻腔的急性炎症控制不当时,常伴发鼻窦的急性炎症,其中前组鼻窦较后组鼻窦发生炎症的几率高,尤以上颌窦最为常见;炎症可发生于一侧鼻窦,亦可双侧鼻窦;可限于单窦发病,亦可累及多窦。若一侧或两侧全部的鼻窦均发病,称为全组鼻窦炎(pansinusitis)。鼻腔炎症与鼻窦炎症发病机制及病理生理过程相似,相辅相成,互为因果,因此,目前文献中多将鼻炎和鼻窦炎统称为鼻-鼻窦炎(rhinosinusitis)。本章根据病变部位将鼻炎和鼻窦炎分别阐述。

第一节　急性鼻炎

急性鼻炎(acute rhinitis)是由病毒感染引起的鼻腔黏膜急性炎性疾病,是上呼吸道感染的一部分,四季均可发病,季节变换时易感,冬季更多见。我们平时所说的"感冒",多数情况下有急性鼻炎存在。

【病因】

病毒感染是本病发生的首要因素,常在病毒感染的基础上继发细菌感染。最常见是鼻病毒,其次是流感和副流感病毒、腺病毒、冠状病毒、柯萨奇病毒、呼吸道合胞病毒、埃柯病毒及黏液和副黏液病毒等。病毒传播方式主要是经呼吸道吸入,其次是通过被污染物体或食物进入机体。机体在某些诱因影响下,抵抗力下降,病毒易侵犯鼻腔黏膜。常见诱因有:①全身因素:受凉,过度疲劳,烟酒过度,维生素缺乏,内分泌失调或其他全身性慢性疾病(如心、肝、肾)等;②局部因素:鼻中隔偏曲,慢性鼻炎、鼻息肉等鼻腔慢性疾病,邻近感染病灶,如慢性化脓性鼻窦炎、慢性扁桃体炎等。

【病理】

早期血管痉挛、黏膜缺血、腺体分泌减少;进而血管扩张、黏膜充血、水肿、腺体分泌增加、黏膜下单核细胞和吞噬细胞浸润。继发细菌感染者,黏膜下中性粒细胞浸润,纤毛及上皮细胞坏死脱落。恢复期,上皮及纤毛细胞新生,纤毛功能与形态逐渐恢复正常。

【临床表现】

1. **症状**　初期表现鼻内干燥、灼热感、痒感、酸痛不适和喷嚏;继而出现鼻塞、水样鼻涕、嗅觉减退和闭塞性鼻音。继发细菌感染后,鼻涕变为黏液性、黏脓性或脓性。可伴有耳部闷胀不适或堵塞感,部分患者伴有耳鸣或听力下降。

全身症状因个体而异,轻重不一。初起时多数表现全身不适、倦怠、头痛或发热(37~38℃)等"感冒"症状。小儿全身症状较成人重,多有高热(39℃以上),甚至惊厥,常出现消化道症状,如呕吐、腹泻等。

2. **体征**　鼻黏膜充血、肿胀,下鼻甲充血、肿大明显,总鼻道或鼻底有较多分泌物,初期为水样,以后逐渐变为黏液性、黏脓性或脓性。

本病潜伏期1~3天,若无并发症,症状逐渐减轻乃至消失,病程约7~10天。

【并发症】

1. 急性鼻窦炎　鼻腔黏膜急性炎症经窦口向鼻窦黏膜蔓延,引起鼻窦黏膜急性炎症,初为卡他性炎症,其后转为化脓性鼻窦炎症,以上颌窦炎及筛窦炎多见。表现为鼻塞较鼻炎时加重,脓涕、面颊部/鼻根部疼痛不适、嗅觉下降等(详见本章第二节)。

2. 急性中耳炎　感染经咽鼓管向中耳扩散所致。儿童较成人多见,与儿童咽鼓管的特点(宽、短、直)相关,表现为耳痛、耳部堵塞感、听力下降、耳鸣、耳流脓等。

3. 急性咽炎、喉炎、气管炎及支气管炎　感染经鼻咽部向下扩散引起。小儿、老人及抵抗力低下者,还可并发肺炎。表现为咽部疼痛、异物感/灼热感、吞咽不适、声音嘶哑、咳嗽、咳痰和胸痛等。

4. 鼻前庭炎　少见。感染向前直接蔓延;表现为鼻腔前部灼热感/干痛、结痂多等。

5. 其他感染　少见。经鼻泪管扩散,可引起眼部并发症,如结膜炎、泪囊炎等。表现为结膜红肿、溢泪、眼部灼热不适等。

【鉴别诊断】

1. 流感　全身症状重,如高热、寒战、头痛、全身关节及肌肉酸痛等。上呼吸道鼻塞、流涕等症状相对较轻。流感流行时,周围多半有一些同时或先后发病者。在现代社会,国家疾病控制机构在流感流行时一般会发布公告。需要说明的是,患流感时同样可以发生急性鼻黏膜炎症的病理改变。

2. 变应性鼻炎　常被误诊为急性鼻炎。本病表现为发作性喷嚏和清水涕,伴鼻痒、眼痒,症状发作持续时间短,一般不超过半日,发作后一切恢复正常。有季节性或常年性发作的特点,无发热等全身症状。鼻腔检查见鼻黏膜苍白水肿、下鼻甲肿大明显,鼻腔内较多水样分泌物。鼻腔分泌物细胞学检查、特异性皮肤点刺试验(skin prick test,SPT)、血清特异性 IgE 测定及鼻激发试验等有助于鉴别。

3. 血管运动性鼻炎　症状与变应性鼻炎相似,亦无全身症状,有明显的诱发因素且发作突然,消退迅速。鼻腔检查鼻黏膜无明显苍白、水肿;血清特异性 IgE 测定为阴性。

4. 急性传染病　一些呼吸道急性传染病如麻疹、猩红热、百日咳、鼻白喉等早期可出现急性鼻炎症状。这类疾病除有急性鼻炎表现外,尚有其自身疾病的表现,如皮疹,全身症状重,如高热、寒战、头痛、全身肌肉酸痛等。通过详细的体格检查和对病程的严密观察可鉴别。

【预防】

1. 增强机体抵抗力　加强锻炼身体,增加户外活动,增强对寒冷的适应能力;注意劳逸结合和合理饮食。

2. 避免接触感染源　流感流行期间应避免与患者密切接触,尽量少出入公共场所,注意室内通风。

【治疗】

以支持、对症和对因治疗为主,同时注意预防并发症。

1. 局部治疗

(1) 鼻用减充血剂:常用减充血剂有:盐酸羟甲唑啉滴鼻液、0.5%～1%(儿童用0.5%)麻黄碱滴鼻液和盐酸奈甲唑啉滴鼻液等。减充血剂具有收缩鼻腔黏膜、减轻鼻塞、改善引流的作用,但此类药物连续使用应不超过7天,否则易导致药物性鼻炎。常用滴鼻方法有:①仰卧法:仰卧,肩下垫枕,前鼻孔朝上(图3-7-1),或仰卧头后仰悬垂于床缘外;②坐位法:坐位,背靠椅背,头后仰,前鼻孔朝上;③侧卧法:卧向患侧,头下悬垂于床缘外,此法适用于单侧患病者。体位取定后,经前鼻孔滴入药液,每侧2～3滴。并保持该体位2～3分钟。若为鼻喷雾剂,则可于头直立位给药。

(2) 鼻用糖皮质激素:是目前临床治疗鼻炎、鼻窦炎的首选局部用药。糖皮质激素具有抗炎作用,其抗炎机制为脂溶性的

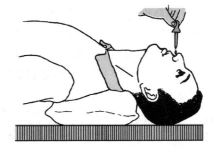

图 3-7-1　滴鼻药法

糖皮质激素分子穿过靶细胞膜进入细胞质,与糖皮质激素受体结合,通过调节基因的转录,增加抗炎基因的转录和减少炎性基因的转录而发挥抗炎作用。鼻用糖皮质激素通过在鼻黏膜局部降低鼻黏膜炎性反应程度而缓解鼻塞等症状,其生物利用度低,全身副作用小,是鼻腔和鼻窦炎症性疾病的理想局部用药。鼻用糖皮质激素不良反应主要局限于鼻腔局部,如鼻部干燥感,有时可有鼻部出血、涕血,极个别使用不当的病例会出现鼻中隔穿孔。因此,掌握正确使用鼻用糖皮质激素的方法很重要,喷鼻时应注意:①喷雾器喷头应朝向鼻腔外侧(即外眦方向)。右手持药喷左侧鼻腔,左手持药喷右侧鼻腔,这样鼻喷剂的喷头方向均朝向鼻腔外侧,避免两侧喷药时都对着中线,即鼻中隔的部位,长期可导致鼻中隔损伤。②喷完后尽量使鼻孔朝天,用鼻尽力往里吸,这样可使药液向后较均匀地分布在鼻腔黏膜,充分地发挥药物治疗作用。鼻用糖皮质激素喷鼻时需注意不同制剂对儿童患者可使用的年龄范围。

2. 全身治疗　针对病因和全身症状进行治疗,如合并细菌感染或可疑并发症发生时,可应用抗生素治疗。此外,多休息、多饮水,清淡饮食,疏通大便亦有利于康复。

3. 其他治疗　急性鼻炎亦可采用中医中药疗法辅助治疗。

第二节　急性鼻窦炎

急性鼻窦炎(acute sinusitis)多继发于急性鼻炎,其病理改变主要是鼻窦黏膜的急性卡他性炎症或化脓性炎症,严重者可累及骨质和周围组织及邻近器官,引起严重并发症。

因鼻窦黏膜与鼻腔黏膜相延续,故鼻窦炎症常继鼻腔炎症后发生,或同时存在。在所有鼻窦中,上颌窦发生炎症的几率最大,其次为筛窦;前组鼻窦发生炎症的几率大于后组鼻窦;这主要与鼻窦的解剖特点有关:①窦口小,鼻道狭窄而曲折,易于阻塞,引起鼻窦通气引流障碍。②鼻窦黏膜与鼻腔黏膜相连续,鼻腔黏膜炎症常累及鼻窦黏膜。③各窦口彼此毗邻,一窦发病可累及他窦。如额窦、前组筛窦和上颌窦均开口于中鼻道的半月裂,上颌窦开口位于半月裂的下部,额窦或前组筛窦有炎症时,引流易经半月裂开口处流入上颌窦,引起上颌窦炎,故上颌窦炎症最常见。④各窦自身解剖学特点:上颌窦最大,但窦口高,窦腔炎症时窦内分泌物不易引流;筛窦为蜂房状结构,又称"筛迷路",各气房间引流口小,感染后窦黏膜肿胀,窦口易阻塞,引流不畅;额窦虽位置高、窦口低,但鼻额管易受气化良好的筛房挤压而狭窄,狭窄的鼻额管是额窦引流不畅的主要原因。蝶窦位于各窦之后上,且单独开口,故发病机会相对较少。⑤各鼻窦发育时间不一,上颌窦和筛窦发育最早,故儿童期即可罹患炎症。

本节主要涉及细菌所致的化脓性鼻窦炎,真菌所致的真菌性鼻窦炎将在本篇第十章中阐述。

【病因】

1. 局部因素

(1)鼻腔疾病:急性或慢性鼻炎、鼻中隔偏曲、中鼻甲肥大、变应性鼻炎、鼻息肉、鼻腔异物和肿瘤等,上述疾病均可能导致窦口鼻道复合体、上鼻道及蝶筛隐窝的阻塞,影响鼻窦的通气和引流而致鼻窦炎发生。

(2)邻近器官的感染病灶:扁桃体炎、腺样体炎等可同时伴发鼻咽和鼻腔炎症,进而导致鼻窦炎发生;上列第2前磨牙和第1、2磨牙的根尖周感染、拔牙损伤上颌窦、龋齿残根坠入上颌窦内等,均可引起牙源性上颌窦炎症(图3-7-2)。

(3)鼻窦外伤或异物:鼻窦外伤骨折或异物进入鼻窦,游泳跳水不当或游泳后用力擤鼻致污水挤入鼻窦等,均可将致病菌直接带入鼻窦引发鼻窦感染。

(4)医源性感染:鼻腔内填塞物留置时间过久,局部血液循环障碍、黏膜受压迫水肿、继发感染而致鼻窦炎;此外,填塞物留置过久亦可因妨碍窦口引流和通气而致鼻窦炎。

(5)气压改变:高空飞行迅速下降致窦腔负压,使鼻腔炎性物或污物被吸入鼻窦,引起非阻塞性航空性鼻窦炎。

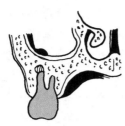
（1）经上颌窦传入

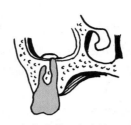
（2）由伸入窦腔的
　　牙根直接感染

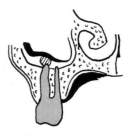
（3）黏膜下牙根脓肿

图 3-7-2　牙根感染引起上颌窦炎

2. 全身因素　过度疲劳、受寒、受潮、营养不良、维生素缺乏等引起全身抵抗力降低,生活与工作环境不洁等是诱发本病的常见原因。此外,全身性疾病如贫血、糖尿病、甲状腺和脑垂体功能低下、上呼吸道感染和急性传染病(流感、麻疹、猩红热和白喉)等均可诱发本病。

【致病菌】

多见化脓性球菌,如肺炎双球菌、溶血型链球菌、葡萄球菌和卡他球菌;其次为杆菌,如流感杆菌、变形杆菌和大肠埃希菌等;此外,厌氧菌感染亦较常见。临床上常可表现为球菌与杆菌、需氧菌与厌氧菌的混合感染。

【病理】

与急性鼻炎相似。①卡他期:病初鼻窦黏膜短暂贫血,继而血管扩张和充血,上皮肿胀,固有层水肿,多形核白细胞和淋巴细胞浸润,纤毛运动缓慢,浆液性或黏液性分泌亢进;②化脓期:卡他期病理改变加重,上皮坏死,纤毛脱落,小血管出血,分泌物转为脓性;③并发症期:炎症侵及骨质或经血道扩散,引起骨髓炎或眶内、颅内感染等并发症。上述病理过程并非是必然过程,及时的诊断和治疗可以使绝大多数患者在卡他期获得治愈。

【临床表现】

1. 局部症状

(1) 鼻塞:多为患侧持续性鼻塞,若两侧同时罹患,则为双侧持续性鼻塞;为鼻黏膜炎性肿胀、黏脓性分泌物蓄积总鼻道所致。

(2) 脓涕:鼻腔内大量脓性或黏脓性鼻涕,难以擤尽,脓涕中可带有少许血液。上颌窦、额窦和前组筛窦感染时,分泌物常位于中鼻道(图 3-7-3/文末彩图 3-7-3);后组筛窦感染时,分泌物位于上鼻道;蝶窦感染时,分泌物来自蝶筛隐窝。厌氧菌或大肠埃希菌感染者脓涕恶臭(多是牙源性上颌窦炎)。脓涕可后流至咽部和喉部,刺激鼻咽部或咽部黏膜引起咽痒、恶心、咳嗽和咳痰。

(3) 头痛或局部疼痛:为鼻窦急性炎症时最常见症状。其发生机制是脓性分泌物、细菌毒素和黏膜肿胀刺激和压迫神经末梢所致。一般而言,前组鼻窦炎引起的头痛多在额部和面颊部,后组鼻窦炎的头痛则多位于颅底或枕部(图 3-7-4)。

各鼻窦炎症时引起的头痛的特点:

1) 急性上颌窦炎:疼痛常位于上颌窦体表投影部位——面颊部,常为同侧面颊部痛或上颌磨牙痛。时间节律性为:晨起轻,午后重。这与上颌窦的解剖相关,上颌窦腔较大,窦口位置高,白天直立位时窦内分泌物不易引流,

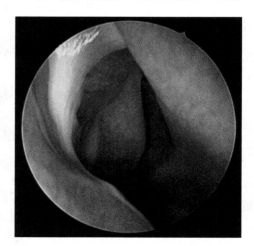

图 3-7-3　鼻窦炎的脓性分泌物从中鼻道流出

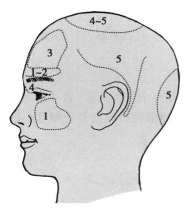

图 3-7-4　鼻窦炎所引起的头痛部位

1. 急性上颌窦炎；2. 急性额窦炎；3. 慢性额窦炎；4. 慢性筛窦炎；5. 慢性蝶窦炎

晚间睡觉时,平卧位时窦内分泌物易于自窦口引流,故而晨起疼痛轻,但白天随着分泌物的集聚,疼痛逐渐加重,因此有午后重的特点。

2）急性筛窦炎：一般头痛较轻,疼痛局限于筛窦体表投影部位——内眦或鼻根部,也可放射至头顶部。前组筛窦炎的头痛有时与急性额窦炎相似,后组筛窦炎则与急性蝶窦炎相似。无明显时间节律性。

3）急性额窦炎：为前额部周期性真空性疼痛。时间节律性为：晨起即感头痛,逐渐加重,至午后开始减轻至消失,次日重复出现。周期性头痛的机制与鼻额管的解剖相关,额窦借鼻额管开口于中鼻道,鼻额管较长而曲折,黏膜充血肿胀易致阻塞；额窦炎患者晨起后,头呈直位,窦内分泌物积聚其下部,但由于鼻额管细长,分泌物堵塞于此,额窦内呈真空状,受重力和纤毛运动的作用,窦内分泌物逐渐被排出,在排空过程中额窦腔内产生负压甚至真空,因此发生剧烈的"真空性头痛"。中午以后,随着额窦内分泌物渐渐排空,窦腔通气改善,疼痛逐渐缓解。晚间睡觉时,窦内分泌物再次集聚,次日直立位时,分泌物进入鼻额管,再次逐渐被排空,因此由早晨至中午,疼痛由轻到重,至午后逐渐减轻至消失,呈周期性真空性疼痛。

4）急性蝶窦炎：蝶窦位置深,因此,蝶窦炎时的头痛为颅底或眼球深处钝痛,可放射至头顶和耳后,亦可引起枕部痛。早晨轻,午后重,此时间节律亦与蝶窦口解剖位置有关。

（4）嗅觉障碍：急性炎症时多因鼻塞而出现传导性嗅觉减退；亦有少数病例为感觉性嗅觉减退；前者随着鼻塞好转,嗅觉可恢复正常；而后者则常常遗留永久性嗅觉减退。

2. **全身症状**　因常继发于上呼吸道感染或急性鼻炎,故原有症状加重,出现畏寒、发热、食欲减退、便秘、周身不适等。儿童和体弱老人可发生呕吐、腹泻、咳嗽等消化道和下呼吸道症状。

【检查和诊断】

详细询问和分析病史,如在急性鼻炎缓解过程中出现上述症状,应首先考虑本病。下述辅助检查有利于急性鼻窦炎的诊断：

1. **鼻窦体表投影区检查**　急性上颌窦炎可表现为面颊部、下睑红肿和压痛；急性额窦炎则表现为额部红肿以及眶内上角（相当于额窦底）压痛和额窦前壁叩痛；急性筛窦炎在鼻根和内眦处偶有红肿和压痛。

2. **前鼻镜检查**　鼻腔黏膜充血、肿胀,尤以中鼻甲和中鼻道黏膜明显。鼻腔内有大量黏脓涕或脓性涕,前组鼻窦炎可见中鼻道有黏脓性或脓性分泌物,后组鼻窦炎者于嗅裂处可见黏脓性或脓性分泌物。若患者检查前擤过鼻涕,中鼻道或嗅裂内黏脓或脓性物可能暂时消失,可于体位引流后再作检查。若单侧鼻腔脓性分泌物恶臭,成人需考虑牙源性上颌窦炎,儿童则应考虑鼻腔异物。

3. **鼻内镜检查**　用含减充血剂（麻黄碱或肾上腺素）和表面麻醉剂（丁卡因）的棉片收缩鼻腔黏膜并行黏膜表面麻醉后,鼻内镜检查鼻腔各部,注意中鼻道、嗅裂、窦口及其附近黏膜的病理改变,包括分泌物的来源,分泌物的性质（脓性/黏脓性/黏性）、窦口形态、黏膜红肿程度、黏膜有无息肉样变,鼻腔内有无新生物,新生物的来源及形态等。鼻内镜检查可清楚地直视中鼻道脓性分泌物并可取分泌物培养,已在临床广泛应用,是临床诊断鼻窦炎的有效工具。此外,在鼻内镜下清除各鼻道分泌物,亦是鼻窦炎治疗的有效方式之一。

4. **影像学检查**　鼻窦 CT 可清楚地显示鼻窦黏膜增厚,病变累及鼻窦范围、有无骨质破坏等,因此,是诊断鼻窦炎的首选影像学检查。MR 可较好地显示软组织病变,是与肿瘤性病变鉴别的重要手段,但不作为鼻窦炎影像学检查的首选。X 线对鼻窦炎的诊断意义不大,目前已很少用于临床诊断。

5. **诊断性上颌窦穿刺冲洗**　无发热的急性上颌窦炎患者可在抗生素控制下施行穿刺。上颌窦穿刺有助于了解上颌窦内有无脓性分泌物,若有脓液则应作细菌培养和药物敏感试验,穿刺冲洗上颌窦内分泌物后,可向上颌窦腔内注入抗生素,是鼻窦炎治疗的有效手段之一,但因穿刺为有创性治疗,且仅有上颌窦病变时才可行穿刺术,故目前在临床上应用较少。

【预防】

增强体质,改善生活和工作环境,预防感冒和其他急性传染病。如伴有全身性疾病,如贫血和糖尿病者,应积极治疗原发病。及时合理地治疗急性鼻炎以及鼻腔、鼻窦、咽部和口腔的各种慢性炎性疾病,保持鼻窦的通气和引流。

【治疗】

治疗原则:根除病因;解除鼻腔、鼻窦引流和通气障碍;控制感染和预防并发症。

1. 局部治疗

(1)鼻内用减充血剂治疗:减充血剂对减轻鼻腔及窦口黏膜肿胀,改善窦口引流有显著效果,但减充血剂的疗程应少于7天,以减少减充血剂的副作用,避免药物性鼻炎的发生。

(2)鼻用糖皮质激素:是目前临床治疗鼻窦炎的首选局部用药。使用方法及注意事项参见本章急性鼻炎治疗部分。

2. 鼻腔冲洗   目前临床上较多使用特制的鼻腔冲洗器进行鼻腔冲洗。冲洗液可选择有生理盐水,高渗盐水、生理盐水+庆大霉素+地塞米松,或生理盐水+甲硝唑+地塞米松等,每天1~2次。使用何种液体冲洗,应根据病人的具体情况而定。此方法有助于清除鼻腔内分泌物,改善鼻腔黏膜的微环境,达到治疗疾病的目的(图3-7-5)。

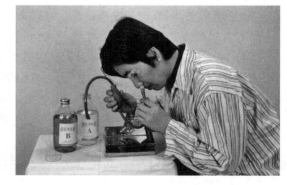

图3-7-5   鼻腔冲洗

3. 上颌窦穿刺冲洗   用于治疗上颌窦炎,此方法同时亦有助于诊断,但应在全身症状消退和局部炎症基本控制后施行。每周冲洗1次,直至无脓液冲洗出为止。每次冲洗后可向窦内注入抗生素、替硝唑或甲硝唑溶液。部分患者一次冲洗即获治愈。

上颌窦穿刺冲洗是耳鼻咽喉科医师必须掌握的基本诊治手段。具体步骤如下:

(1)鼻腔黏膜表面麻醉:用含减充血剂(麻黄碱或肾上腺素)和表面麻醉剂(丁卡因)的棉片收缩总鼻道、下鼻道和中鼻道黏膜;下鼻道外侧壁、距下鼻甲前端约1~1.5cm的下鼻甲附着处骨壁最薄,易于穿透,是上颌窦穿刺的进针部位。麻醉时间约10~15分钟。

(2)穿刺窦腔:在前鼻镜/鼻内镜下,将上颌窦穿刺针针尖端置于上述进针部位,针尖斜面朝向下鼻道外侧壁,针尖的方向朝向同侧眼睛的外侧角,稍加用力钻动即可穿通骨壁,针进入窦内时有落空感。一般穿刺右侧上颌窦时,左手固定患者头部,右手拇指、示指和中指持针,掌心顶住针的尾端。穿刺左侧上颌窦时则相反。亦可无论穿刺何侧上颌窦均是左手固定头部,右手持针(图3-7-6)。

(3)冲洗:获"落空感"后固定穿刺针,拔出针芯,接上注射器,回抽检查有无空气或脓液,以判断针尖端是否确在窦内,若抽出脓液则送细菌培养,并行药物敏感试验。证实针尖确在窦内后,用注射器向窦腔内缓缓注入温生理盐水以冲洗。若上颌窦内积脓,即可随生理盐水一起经上颌窦口自中鼻道流出。如此连续冲洗,直至脓液冲净为止。必要时可在脓液冲净后,注入抗生素药液。冲洗完毕,退出穿刺针。一般情况下,穿刺部位出血极少,无须特殊处理,前鼻孔处放置棉球以避免少许血液流出。

每次冲洗应记录脓液的性质(黏脓、脓性、蛋花样或米汤样)、颜色、臭味和脓量。若一次不能治愈,则根据病情每周穿刺冲洗1次。为避免反复穿刺,亦可在首次穿刺后经针腔送入硅胶管留置于窦腔内,管外端固定于前鼻孔外,以便连续冲洗。

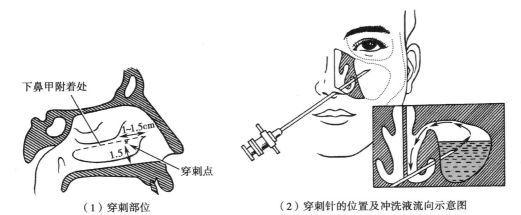

（1）穿刺部位　　　　（2）穿刺针的位置及冲洗液流向示意图

图 3-7-6　上颌窦穿刺冲洗法

　　上颌窦穿刺术虽是一简单技术，但操作不妥或不慎亦可发生并发症。可能发生的并发症有：①面颊部皮下气肿或感染：为进针部位偏前，针刺入面颊部软组织所致；②眶内气肿或感染：进针方向偏上，用力过猛，穿刺针经上颌窦顶壁（即眶底壁）入眶内所致；③翼腭窝感染：穿刺针通上颌窦后壁进入翼腭窝所致；④气栓：穿刺针刺入较大血管，并注入空气所致。因此，穿刺针进入窦腔后，要回抽，根据回抽是否有脓/空气，有助于判断是否真正进入窦腔；回抽是否有大量血液，判断是否刺入大血管，以避免并发症的发生。

　　上颌窦穿刺冲洗术时应注意：①进针部位和方向正确，用力要适中，一有"落空感"即停。②切忌注入空气。③注入生理盐水时，如遇阻力，则说明针尖可能不在窦内，或在窦壁黏膜中，此时应调整针尖位置和深度，再行试冲，如仍有较大阻力，应即停止；有时因窦口阻塞亦可产生冲洗阻力，如能判断针尖确在窦内，稍稍加力即可冲出，如仍有较大阻力，亦应停止。④冲洗时应密切观察患者的眼球和面颊部，如患者诉有眶内胀痛或眼球有被挤压出的感觉时应停止冲洗；若发现面颊部肿起时亦应停止冲洗。⑤穿刺过程中患者如出现晕厥等意外，应即刻停止冲洗，拔除穿刺针，让患者平卧，密切观察并给予必要处理。⑥拔除穿刺针后，若遇出血不止，可在穿刺部位压迫止血。⑦若疑发生气栓，应速将患者置于头低位和左侧卧位（以免气栓进入颅内血管和动脉系统、冠状动脉），并立即给予吸氧及采取其他急救措施。

　　4. 全身治疗

　　（1）一般治疗：同上呼吸道感染和急性鼻炎，适当注意休息。

　　（2）抗生素治疗：及时控制感染，防止发生并发症或转为慢性。明确致病菌者应选择敏感的抗生素，未能明确致病菌者可选择广谱抗生素。明确厌氧菌感染者应同时应用替硝唑或甲硝唑。

　　（3）对特应性体质者（如变应性鼻炎、哮喘），应给予全身/局部抗变态反应药物。

　　（4）对邻近感染病变如牙源性上颌窦炎或全身慢性疾病等应针对病因进行治疗。

　　5. 其他治疗　急性鼻窦炎亦可采用中医中药疗法辅助治疗。

（张革化）

第八章 慢性鼻炎

慢性鼻炎(chronic rhinitis)是由病毒、细菌、变应原、各种理化因子以及某些全身性疾病引起的鼻腔黏膜慢性炎症性疾病。主要病理改变是鼻腔黏膜充血、肿胀、渗出、增生、萎缩或坏死等。临床表现以鼻塞、分泌物增多、病程持续数月以上或反复发作为特征。

慢性鼻炎传统上分为慢性单纯性鼻炎和慢性肥厚性鼻炎两类,但这种分类方法没有强调致病因素在慢性鼻炎发病中的作用。本版修订时采用了国际及国内目前被广泛接受和认可的分类方法,即根据是否有变应性因素,分为变应性和非变应性鼻炎,后者又可以分为血管运动性鼻炎、妊娠性鼻炎、萎缩性鼻炎、药物性鼻炎、干燥性鼻炎等。本章重点介绍变应性鼻炎、血管运动性鼻炎和萎缩性鼻炎。

第一节 变应性鼻炎

变应性鼻炎(allergic rhinitis,AR)又称过敏性鼻炎,是特应性(atopic)个体接触致敏原后由 IgE 介导的以炎性介质(主要是组胺)释放、有免疫活性细胞和细胞因子等参与的鼻黏膜慢性炎症反应性疾病,以鼻痒、喷嚏、鼻分泌亢进、鼻黏膜肿胀等为其主要特点,其在普通人群的患病率为 10% ~ 25%,近年来随着工业化程度的进展,本病的发病率有逐年增加的趋势。变应性鼻炎传统上分为常年性变应性鼻炎(perennial allergic rhinitis,PAR)和季节性变应性鼻炎(seasonal allergic rhinitis,SAR)。世界卫生组织(WHO)《变应性鼻炎及其对哮喘的影响》(allergic rhinitis impact on asthma,ARIA)工作小组根据发病时间特点将 AR 分为间歇性和持续性,根据疾病对生活质量的影响,按严重程度将 AR 划分为轻度和中/重度,此种分类方法是临床上选择阶梯方式治疗方案的依据。

【发病机制及病理】

变应性鼻炎属 IgE 介导的 I 型变态反应,涉及多种免疫细胞、细胞因子和黏附分子等的相互作用。概括起来讲,变应性鼻炎的发病有两个阶段:首先是变应原刺激机体并使之处于致敏(sensitization)阶段,此阶段初始 T 细胞向 Th2 分化,产生 Th2 类细胞因子,使 B 细胞分化为浆细胞并产生 IgE,IgE 通过其在肥大细胞和嗜碱性粒细胞表面上的受体而结合在这两种细胞的细胞膜上;随后当变应原再次进入鼻腔,并与结合在肥大细胞和嗜碱性粒细胞上的 IgE 发生桥接(即一个变应原与两个 IgE 分子的 Fab 端相结合),导致肥大细胞和嗜碱性粒细胞脱颗粒释放多种炎性介质(主要是组胺)作用于细胞和血管腺体等,引发一系列的临床表现。

变应性鼻炎的基本病理改变是:以组胺为主的多种介质的释放,引起鼻黏膜明显的组织反应,表现为阻力血管收缩(鼻黏膜苍白),或容量血管扩张(鼻黏膜呈浅蓝色)、毛细血管通透性增高(黏膜水肿),多种免疫细胞浸润,尤以嗜酸性粒细胞浸润明显。副交感神经活性增高,腺体增生、分泌旺盛(鼻涕增多),感觉神经敏感性增强(喷嚏连续性发作)。这些病理变化常使鼻黏膜处于超敏感状态,使某些非特异性刺激(冷、热等)易于诱发变应性鼻炎的临床症状。

常年性变应性鼻炎的变应原与季节性变应性鼻炎的变应原不同,见表 3-8-1。

【临床表现】

本病以鼻痒、阵发性连续喷嚏、大量水样鼻涕和鼻塞为主要特征。

表 3-8-1　常年性变应性鼻炎与季节性变应性鼻炎常见的变应原

常年性变应性鼻炎	季节性变应性鼻炎	
吸入性 过敏原　1. 屋内尘土（house dust）	1. 榆（Ulmus pumila L.）	13. 蓖麻（Ricinus communis L.）
2. 螨（mite）	2. 杨（Populus Spp.）	14. 苦豆子（Sophora alopecuroides L.）
3. 花粉（pollen）	3. 槭（Acer negundo L.）	15. 向日葵（Helianthus L.）
4. 真菌（fungus）	4. 白蜡（Fraxinus Americana L.）	16. 蓼属（Polygonum L.）
5. 动物皮屑（animal dander）	5. 柳（Salix Spp.）	17. 骆驼蓬（Peganum harmala L.）
6. 羽毛（feather）	6. 云杉（Picea asperata）	18. 葎草属（Humulus L.）
7. 昆虫（insect）	7. 车前（Plantago Spp.）	19. 莎草科（Cyperaceae）
8. 其他	8. 沙枣（Elaeagnus angustifolia L.）	20. 禾本科（Gramineae）
	9. 十字花科（Cruciferae）	21. 藜科（Chenopodiaceae）
	10. 桑科（Moraceae）	22. 苋科（Amaranthaceae）
	11. 梓（Catalpa ovata G. Don.）	23. 蒿属（Artemisia L.）
	12. 柽柳（Tamarix Spp.）	
食入性　1. 食物 过敏原　2. 口服药物		

1. **鼻痒**　是鼻黏膜感觉神经末梢受到刺激后发生于局部的特殊感觉。合并变应性结膜炎时也可有眼痒和结膜充血,有时可伴有外耳道、软腭及咽部发痒。

2. **喷嚏**　为反射性动作。呈阵发性发作,从几个、十几个或数十个不等,多在晨起或夜晚发作或接触变应原后即刻发作。

3. **鼻涕**　大量清水样鼻涕,是鼻分泌亢进的特征性表现。

4. **鼻塞**　程度轻重不一,可表现为间歇性或持续性,单侧、双侧或两侧交替性鼻塞。

5. **嗅觉障碍**　由于鼻黏膜水肿明显,部分患者尚有嗅觉减退。

【检查】

1. **前鼻镜或鼻内镜检查**　鼻黏膜特征性表现为苍白、水肿,亦可表现为充血或浅蓝色,下鼻甲尤为明显。鼻腔常见水样分泌物。

2. **查找致敏变应原**　可供选择的方法有变应原皮肤点刺试验（skin prick test,SPT）、鼻黏膜激发试验和体外变应原特异性 IgE 检测。该三种方法中以皮肤点刺试验临床上最为常用,体外变应原特异性 IgE 检测包括血清和鼻分泌物特异性 IgE 检测。

【诊断】

根据常见的临床症状如阵发性连续喷嚏、清水样涕、鼻塞、鼻痒等,结合鼻腔检查发现鼻黏膜苍白、水肿,鼻腔水样分泌物等体征,以及变应原检查的结果,即可获得正确的诊断。但须与其他类型的非变应性鼻炎,比如嗜酸性粒细胞增多性非变应性鼻炎和血管运动性鼻炎,进行鉴别。变应性鼻炎、嗜酸性粒细胞增多性非变应性鼻炎以及血管运动性鼻炎的临床症状和体征有较多相似之处,但后两者的皮肤点刺试验或体外特异性 IgE 检测均为阴性。与变应性鼻炎及嗜酸性粒细胞增多性非变应性鼻炎患者不同,血管运动性鼻炎患者鼻分泌物中嗜酸性粒细胞无增多。

变应性鼻炎可并发或合并有变应性鼻窦炎（包括变应性真菌性鼻窦炎）、鼻息肉、支气管哮喘和分泌性中耳炎等。变应性鼻炎与支气管哮喘两者常同时存在,且常常互为因果关系,故有学者提出“一个气道,一种疾病”的概念。

【治疗】

根据变应性鼻炎的分类和程度,采用阶梯式治疗方法,即按照病情由轻到重,循序渐进依次采用抗组胺药物、糖皮质激素等进行治疗。可根据病人情况采用下列治疗方法:①避免接触过敏原;②药物治疗（对症治疗）;③免疫治疗（对因治疗）;④手术治疗。从疗效和安全性角度考虑,上下呼吸道联合治疗是重要的治疗策略,对变应性鼻炎积极有效的治疗可预防和减轻哮喘的发作。

1. 药物治疗

（1）鼻用糖皮质激素：糖皮质激素抗变态反应的药理学作用包括抑制肥大细胞、嗜碱性粒细胞和黏膜炎症反应；减少嗜酸性粒细胞数目；稳定鼻黏膜上皮和血管内皮屏障；降低受体的敏感性，如腺体胆碱能受体的敏感性。鼻用糖皮质激素因在局部吸收，故全身生物利用度低，起效快，安全性好。该类激素的局部副作用包括鼻出血等。

（2）抗组胺药：此类药物主要通过与组胺竞争效应细胞膜上的组胺受体而阻断组胺的生物效应。可以迅速缓解鼻痒、喷嚏和鼻分泌亢进，但对缓解鼻塞的作用较弱。第一代抗组胺药大多有中枢抑制作用，因此从事精密机械操作和司乘人员应慎用。其次，第一代抗组胺药多具有抗胆碱能作用，可导致口干、视力模糊、尿潴留、便秘等。第二代抗组胺药克服了上述中枢抑制作用，且抗 H1 受体的作用明显增强，并有一定的抗炎作用，但部分药物如特非那丁和阿司咪唑存在引起严重的甚至是致命的心脏并发症等风险。近年已有鼻用抗组胺药物应用于临床，有效性和安全性都较好。

（3）肥大细胞膜稳定剂：肥大细胞脱颗粒可以释放预合成和新合成的多种介质，在变应性鼻炎的发病中起重要的作用。色酮类药物有稳定肥大细胞膜的作用，可阻止该细胞脱颗粒和释放介质，但起效时间多在 1 周以后，故仅适用于轻症患者或预防用药。

（4）抗白三烯药：白三烯是细胞膜脂质代谢产物，以往发现与支气管平滑肌收缩有关，近年研究发现亦参与变应性鼻炎的发病，因此白三烯受体拮抗剂为治疗变应性鼻炎特别是合并哮喘患者的重要药物。

（5）鼻用减充血药：通常作为辅助用药用于缓解鼻塞症状。连续使用通常限制在 7 天内，长期使用有引起药物性鼻炎之虞。

（6）抗胆碱药：胆碱能神经活性增高可导致鼻分泌物亢进，故应用抗胆碱药可以减少鼻分泌物。此类药对鼻痒和喷嚏无效。

（7）鼻腔盐水冲洗：可以降低鼻黏膜局部变应原浓度，缓解症状。

（8）花粉阻隔剂：可减少或阻断鼻黏膜与各种变应原接触，从而减轻或消除症状。

2. 变应原特异性免疫治疗（allergen-specific immunotherapy）

主要用于治疗吸入变应原所致的 I 型变态反应。通过用反复和递增变应原剂量的方法皮下注射或舌下含服特异性变应原，提高患者对致敏变应原的耐受能力，达到再次暴露于致敏变应原后不再发病或虽发病但其症状却明显减轻的目的。疗程分为剂量累加阶段和剂量维持阶段，一般推荐总疗程在 2 年以上。

3. 手术治疗

对部分药物和（或）免疫治疗效果不理想的病例，可考虑行选择性神经切断术，包括翼管神经切断等。

第二节　非变应性鼻炎

非 I 型变态反应介导的鼻黏膜慢性炎症性疾病。这类患者变应原皮肤点刺试验和体外变应原特异性 IgE 检测阴性。因此，非变应性鼻炎实际上涵盖了众多不同的疾病实体，根据致病因素的不同又可分为血管运动性鼻炎（vasomotor rhinitis）、嗜酸性粒细胞增多性非变应性鼻炎（non-allergic rhinitis with eosinophilia）、感染性鼻炎、药物性鼻炎等。

在慢性鼻炎中，以鼻塞、流涕和喷嚏等鼻部症状为主的鼻黏膜慢性炎症，包括变应性鼻炎、嗜酸性粒细胞增多性非变应性鼻炎和血管运动性鼻炎等，又称为鼻黏膜高反应性疾病，其症状和治疗相似，三者鉴别可参考本章第一节。本节主要介绍血管运动性鼻炎。

血管运动性鼻炎

血管运动性鼻炎又称血管舒缩性鼻炎，是非特异性刺激诱导的一种以神经递质介导为主的鼻黏膜神经源性炎症。该病以中老年居多，女性似较男性多见。

【发病机制】

一般认为血管运动性鼻炎主要系自主神经系统功能紊乱所致,如副交感神经系统反应性增高。近年来有关鼻黏膜感觉神经末梢释放神经肽诱导神经源性炎症反应的证据也逐渐增多。经由所谓轴索反射(axon reflex)释放的部分神经肽不仅将刺激的信号放大,同时导致血管通透性增加、腺体分泌亢进,甚至诱导肥大细胞脱颗粒释放组胺,引发严重的过敏样反应(allergy-like inflammatory response)。其次,在一些物理性(如温度变化、阳光照射)、化学性(如挥发性刺激性气体)和精神性(如情绪变化)等因素的作用下可导致非免疫性介导的组胺释放。

【临床表现】

男女均可发病,一般多发于中青年女性,环境因素如温度、气压、刺激性气体等均可激发鼻部症状。鼻塞、流涕、喷嚏、鼻痒等较为多见,但也有以某种症状为主者,例如有以流涕为主者,也有以鼻塞为主者。常年发病,与常见的变应原,特别是气传花粉的播散期没有关联。

【检查】

临床检查常常容易与变应性鼻炎相混。鼻腔黏膜,特别是下鼻甲黏膜可呈现水肿、充血等,鼻腔常有水样或黏稠样分泌物潴留。

【诊断】

缺乏特异性诊断方法。主要依靠排除方法诊断。应详细询问病史,了解发病时的精神状态、环境因素和发病时间,并要考虑到内分泌和某些药物的影响。以下几点可供参考:①与常见变应原无明显关联但却与某种(些)刺激,主要是温度、情绪和刺激性气体密切相关的喷嚏、流涕、鼻塞等;②变应原皮肤点刺试验和血清特异性 IgE 检测结果为阴性;③除外感染性、药物性、结构性鼻炎(如鼻中隔偏曲等);④鼻分泌物涂片及外周血中嗜酸性粒细胞不升高。

【治疗】

采用综合治疗的策略,主要包括尽量避免接触刺激性因素、药物治疗和手术等。

1. **药物治疗**　①鼻内糖皮质激素;②抗组胺药物;③鼻内抗胆碱能药物,主要抑制鼻黏膜腺体分泌;④鼻塞患者可适当应用鼻用减充血剂,但应注意不能长期使用,连续使用不要超过 7 天;⑤鼻腔生理盐水冲洗。需要强调指出,由于个体临床症状表现的差异,以上药物可视疾病具体表现组合使用,或以使用某种药物为主。例如,以鼻塞为主者宜首选鼻内糖皮质激素,以流涕为主者宜首选抗胆碱能药物。

2. **手术治疗**　主要适应证是对药物无效或效果不佳者。主要目的:一是解除鼻塞;二是减轻喷嚏、流涕等。针对前者的主要术式是下鼻甲成形等;针对后者的主要术式是鼻腔副交感神经切断术,如翼管神经切断术。

第三节　萎缩性鼻炎

萎缩性鼻炎(atrophic rhinitis)是以鼻黏膜萎缩或退行性变为其组织病理学特征的一类特殊的鼻炎。原发性萎缩性鼻炎发展缓慢,病程长。女性多见,体质瘦弱者较健壮者多见。本病特征为鼻黏膜萎缩、嗅觉减退或消失和鼻腔大量结痂形成,严重者鼻甲骨膜和骨质亦发生萎缩。黏膜萎缩性改变可向下发展延伸到鼻咽、口咽、喉咽等黏膜。在我国,发病率出现逐年下降趋势。此病还可能与营养不良、内分泌紊乱和不良生活习惯有关。

【病因】

分原发性和继发性两种。前者病因目前仍不十分清楚,后者病因则明确。

1. **原发性**　传统的观点认为本病是某些全身性慢性疾病的鼻部表现,如内分泌紊乱、自主神经功能失调、维生素缺乏(如维生素 A、B、D、E)、遗传因素、血中胆固醇含量偏低等。细菌如臭鼻杆菌、类白喉杆菌等虽不是致病菌,但却是引起继发感染的病原菌。近年研究发现本病与微量元素缺乏或不平衡有关,免疫学研究则发现本病患者大多有免疫功能紊乱,组织化学研究发现鼻黏膜乳酸脱氢酶含量降低,故有学者提出本病可能是一种自身免疫性疾病。总之,原发性者的病因目前尚未清楚。

2. **继发性**　目前已明确本病可继发于以下疾病和情况:①慢性鼻炎、慢性鼻窦炎的脓性分泌物长期刺激鼻黏膜;②高浓度有害粉尘、气体对鼻腔的持续刺激;③多次或不适当鼻腔手术致鼻腔黏膜广泛损伤(如下鼻甲过度切除);④特殊传染病,如结核、梅毒和麻风对鼻腔黏膜的损害。

【病理】

早期黏膜仅呈慢性炎症改变,继而发展为进行性萎缩。表现为:上皮变性、萎缩,黏膜和骨质血管逐渐发生闭塞性动脉内膜炎和海绵状静脉丛炎,血管壁结缔组织增生肥厚,血管腔缩小或闭塞。血供不良进一步导致黏膜、腺体、骨膜和骨质萎缩、纤维化以及黏膜上皮鳞状化生,甚至蝶腭神经节亦发生纤维变性。

【症状】

1. **鼻塞**　为鼻腔内脓痂阻塞所致。或因鼻黏膜感觉神经萎缩、感觉迟钝,鼻腔虽然通气,患者自我感到"鼻塞"。

2. **鼻、咽干燥感**　因鼻黏膜腺体萎缩、分泌减少或长期张口呼吸所致。

3. **鼻出血**　鼻黏膜萎缩变薄、干燥或挖鼻和用力擤鼻致毛细血管破裂所致。

4. **嗅觉减退或丧失**　嗅区黏膜萎缩所致。

5. **恶臭**　严重者多有呼气特殊腐烂臭味,是脓痂的蛋白质腐败分解产生。又称"臭鼻症"。

6. **头痛、头昏**　鼻黏膜萎缩后,调温保湿功能减退或缺失,吸入冷空气刺激或脓痂压迫引起。多表现为前额、颞侧或枕部头痛。

【检查】

1. **外鼻**　严重者鼻外形可有变化,表现为鼻梁宽平呈鞍鼻。若自幼发病,影响外鼻发育。

2. **鼻腔检查**　鼻黏膜干燥、鼻腔宽大、鼻甲缩小(尤以下鼻甲为甚)、鼻腔内大量脓痂充塞,黄色或黄绿色并有恶臭(图3-8-1/文末彩图3-8-1)。若病变发展至鼻咽、口咽和喉咽部,亦可见同样表现。

【诊断与鉴别诊断】

严重者症状和体征典型,不难诊断,但应注意与鼻部特殊传染病,如结核、梅毒、鼻硬结、鼻白喉、鼻麻风等鉴别。轻型者主要表现为鼻黏膜色淡、薄而缺乏弹性(鼻甲"骨感")和鼻腔较宽敞,脓痂和嗅觉减退不明显。

【治疗】

无特效疗法,目前多采用局部洗鼻和全身综合治疗。

1. **局部治疗**

(1)鼻腔冲洗:可选用温热生理盐水冲洗,每天1~2次。旨在清洁鼻腔、除去脓痂和臭味。

(2)鼻内用药:①复方薄荷油、液状石蜡、鱼肝油等滴鼻剂,可润滑黏膜、促进黏膜血液循环和软化脓痂

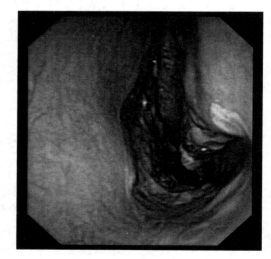

图3-8-1　**萎缩性鼻炎**

便于擤出;②1%链霉素滴鼻,以抑制细菌生长、减少炎性糜烂和利于上皮生长;③1%新斯的明涂抹黏膜,可促进鼻黏膜血管扩张;④0.5%雌二醇或己烯雌酚油剂滴鼻,可减少痂皮、减轻臭味;⑤50%葡萄糖滴鼻,可能具有刺激黏膜腺体分泌作用。

(3)手术治疗:主要目的是缩小鼻腔,以减少鼻腔通气量、降低鼻黏膜水分蒸发、减轻黏膜干燥及结痂形成。

2. 全身治疗 加强营养,改善环境及个人卫生。补充维生素 A、B、C、D、E,特别是维生素 B_2、C、E。以保护黏膜上皮、增加结缔组织抗感染能力、促进组织细胞代谢、扩张血管和改善鼻黏膜血液循环。此外,补充铁、锌等制剂可能对本病有一定治疗作用。

【并发症】

萎缩性鼻炎的并发症包括鼻背塌陷、鼻中隔穿孔,化脓性鼻窦炎、泪囊炎和继发鼻窦黏液囊肿等。

（刘　争）

第九章　慢性鼻窦炎

慢性鼻窦炎(chronic rhinosinusitis,CRS)是发生于鼻窦黏膜的慢性炎症性疾病,在西方国家的发病率达11%～12%,中国流行病学调查报告的发病率为2.2%～8%,常合并哮喘及慢性阻塞性肺疾病等下呼吸道疾病,已经成为严重的公共健康问题。

慢性鼻窦炎分为不伴鼻息肉的慢性鼻窦炎(chronic rhinosinusitis without nasal polyps,CRSsNP)和伴鼻息肉的慢性鼻窦炎(chronic rhinosinusitis with nasal polyps,CRSwNP)两大类型。越来越多研究显示 CRSsNP 与 CRSwNP 两者在免疫病理学特征、治疗、预后等方面存在诸多不同。

第一节　不伴鼻息肉的慢性鼻窦炎

【病因】

CRSsNP 病因复杂,是遗传和环境等多种因素共同作用的结果,其发病的初始因素并不明确。

（一）微生物因素

1. 细菌　细菌是否是引起 CRS 的初始因素尚不明确。基于细菌 16sRNA 的微生物群宏基因组测序技术发现细菌群落的失衡可能与 CRS 的发病、炎症状态及治疗效果有关。临床研究显示,常规抗生素治疗效果不佳,细菌感染和定植难以区分,CRS 与细菌感染的关联性也并不显著。

单纯细菌感染可能不是 CRS 直接发病因素,但细菌可能通过其他途径激发鼻腔和鼻窦黏膜炎症。研究发现,细菌生物膜是细菌在不利于其生长环境下,自身产生的保护性多聚物包裹着细菌的结构,可使细菌免受宿主的免疫防御及抗生素影响,是导致 CRS 迁延不愈的原因之一。

2. 真菌　大多数 CRS 患者,组织中常有嗜酸性粒细胞浸润,可培养出真菌,但不能证明真菌直接引起 CRS。也有学者认为,真菌可引起炎症反应,造成上皮破坏和细菌定植,从而导致 CRS。同时,有多中心研究显示 CRS 抗真菌治疗无显著疗效,因此,真菌在 CRS 发病机制中的作用尚不明确。

3. 病毒　病毒可破坏上气道的黏膜上皮屏障,在 CRS 发病中可能发挥一定作用。

（二）局部因素

1. 纤毛功能障碍　正常鼻腔鼻窦黏膜纤毛功能在清洁鼻腔鼻窦和预防慢性炎症方面起重要作用。黏膜纤毛系统功能障碍可分为原发性纤毛运动障碍和继发性纤毛运动障碍。研究表明 CRS 患者常由于鼻腔鼻窦上皮受损,出现继发性纤毛运动障碍。随着鼻腔鼻窦炎症和感染的好转,这种继发的改变通常是可逆的。囊性纤维化患者因先天性纤毛结构和功能异常而伴发的 CRS,常以中性粒细胞浸润为主。

2. 解剖异常　泡状中鼻甲、鼻中隔偏曲及钩突位置或结构异常等局部解剖结构异常,可成为 CRS 发病的潜在危险因素,但局部解剖异常与 CRS 发病并无直接因果关系。

3. 上皮屏障破坏　上皮细胞破裂及坏死所致的黏膜固有层突出及上皮组织修复可能在 CRS 的发生中起重要作用。上皮细胞紧密连接结构完整性破坏、宿主防御性分子表达缺乏,可能影响机体对微生物感染的有效防御,也可以影响有效获得性免疫的形成。上皮细胞分泌的 TSLP、IL-25 及 IL-33 可以直接作用于先天性淋巴样细胞诱导嗜酸性粒细胞炎症反应,也可以作用于树突状细胞诱导 Th2 反应。

4. 细菌生物膜　细菌生物膜不仅可作为感染性病原菌发挥致病作用,还可作为抗原、超抗原(如葡萄球菌超抗原)、佐剂、毒素和炎性因子,促进 CRS 的发生和发展。细菌生物膜的形成也是疾病产生药物抵抗和难治疗的一个重要影响因素。

（三）全身因素

1. 过敏反应　流行病学数据显示,CRS 患者中过敏性鼻炎患病率增加。但过敏性鼻炎对 CRS 发病的影响仍不明确,并没有直接证据表明过敏反应是引起 CRS 的主要因素或直接原因。过敏性鼻炎与 CRS 可能是伴发关系,而非因果关系。过敏性鼻炎可影响 CRS 的炎症反应,过敏反应引起的黏膜肿胀,可导致窦口阻塞及通气障碍,进而引起黏液潴留和感染,合并过敏性鼻炎的 CRS 可表现出特有的病理特征。

2. 免疫缺陷　部分 CRS 患者存在选择性 IgA 缺乏、低免疫球蛋白等免疫异常。艾滋病患者也多见合并 CRS。

（四）其他因素

1. 支气管哮喘　CRS 和支气管哮喘具有明显的关联性。伴发支气管哮喘的 CRS 患者术后容易复发。

2. 幽门螺旋杆菌感染及胃食管反流病　在 CRSsNP 患者组织中可检测到幽门螺杆菌的 DNA。有研究发现部分难治性儿童 CRS 患者存在反酸症状,予抗酸治疗后症状好转。

【病理】

主要病理表现为:炎性细胞浸润、组织水肿、胶原沉积、黏液腺体增生和鳞状上皮化生,部分患者呈现明显的纤维化、血管增生和水肿。浸润的炎性细胞主要有淋巴细胞(T 细胞及 B 细胞)、浆细胞、巨噬细胞、肥大细胞、树突状细胞、中性及嗜酸性粒细胞,T 淋巴细胞以 CD8 阳性细胞浸润为主。CRSsNP 可以分为嗜酸性粒细胞性和非嗜酸性粒细胞性 CRSsNP。与西方人种不同,我国 CRSsNP 多数表现为非嗜酸性粒细胞性炎症。与 CRSwNP 比较,CRSsNP 组织总炎性细胞、嗜酸性粒细胞、浆细胞、CD8$^+$ T 细胞、B 细胞及巨噬细胞浸润严重程度相对较轻,而中性粒细胞浸润和胶原沉积更显著,黏液腺数量增加。

【临床表现】

（一）鼻塞

主要症状之一,常因鼻窦和鼻腔黏膜增厚、鼻甲反应性肿胀引起。

（二）流涕

主要症状之一,常为黏脓性,可伴鼻后滴漏。牙源性上颌窦炎常伴恶臭。

（三）头面部胀痛

次要症状之一,常见一般性的头面部胀痛、压迫感,可用于定位患侧。

（四）嗅觉功能障碍

次要症状之一,可为暂时性及永久性。

（五）其他

可伴有乏力、咳嗽等全身症状。

【检查】

（一）体征

前鼻镜或鼻内镜检查可见来源于中鼻道、嗅裂的黏性或黏脓性分泌物,鼻黏膜充血、水肿。可根据鼻内镜查体来评估病情,推荐使用 Lund-Kennedy 评分。

（二）辅助检查

鼻窦 CT 扫描显示窦口鼻道复合体和(或)鼻窦黏膜炎性病变(图 3-9-1、图 3-9-2),推荐使用

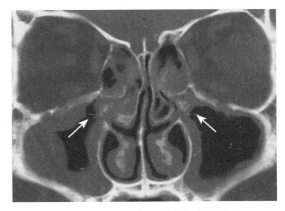

图 3-9-1　CT 示窦口鼻道复合体堵塞

Lund-Mackay 评分法对鼻窦 CT 进行评分。鼻窦 CT 检查不作为诊断的必要条件。MRI 检查能够准确地观察鼻腔鼻窦内软组织占位性病变的范围、性质及与周围组织的解剖关系,从而为鉴别诊断提供依据,同样不作为诊断的必要条件。

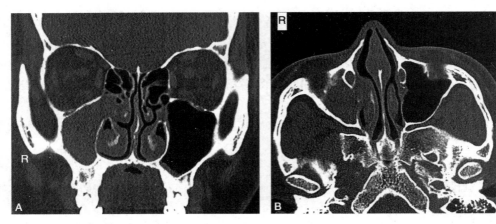

图 3-9-2 右上颌窦炎
A. 鼻窦 CT 冠状位右上颌窦炎;B. 鼻窦 CT 水平位右上颌窦炎

【诊断】

诊断主要依据症状、查体和(或)鼻窦 CT 进行。儿童患者应严格掌握鼻窦 CT 扫描的指征。

主要症状:鼻塞,黏性或黏脓性鼻涕。

次要症状:头面部胀痛,嗅觉减退或丧失。

诊断时以上述两种或两种以上相关症状为依据,其中主要症状中的鼻塞、黏性或黏脓性鼻涕必具其一。病程持续超过 12 周。通过视觉模拟评估量表(visual analogue scale,VAS)0 ~ 10 分来量化疾病严重程度,将其分为轻度(0 ~ 3),中度(>3 ~ 7)和重度(>7 ~ 10)。若 VAS>5,则表示患者的生活质量受到影响。也可使用鼻腔鼻窦结局测试-22(sino-nasal outcome test-22,SNOT-22)量表进行评估。

【治疗】

(一) 治疗策略

首选药物治疗。推荐使用鼻用糖皮质激素和鼻腔冲洗治疗 3 个月,如疗效不佳则可以考虑鼻内镜手术治疗。术后应当定期随访,并继续给予鼻用糖皮质激素联合鼻腔冲洗治疗。同时,针对部分难治性患者,应根据患者具体情况酌情给予小剂量大环内酯类抗生素的个体化治疗。

如出现并发症,如眶周肿胀、眼球移位、复视或视力下降、眼肌麻痹或严重额部头痛、额部肿胀、脑膜炎或局灶性神经系统症状等症状,应及时查明病因,必要时手术治疗。

(二) 药物治疗

基于大量前瞻性、随机双盲对照的循证医学研究结果,EPOS-2012(欧洲鼻-鼻窦炎和鼻息肉意见书-2012)提出鼻用糖皮质激素为 A 类推荐。2012 年,中华医学会耳鼻咽喉头颈外科学分会鼻科学组以中国慢性鼻窦炎临床诊疗指南(CPOS-2008)为主要依据,结合国外最新进展(EPOS-2012),以及 4 年来科学研究新进展、临床经验积累和实践过程发生的问题,进行了临床指南的修订。

1. 糖皮质激素 糖皮质激素具有强大的抗炎和免疫抑制作用,是 CRS 药物治疗体系中最重要的药物。术前应用糖皮质激素可以改善患者症状、减少手术出血、提高术野评分、缩短手术时间,术后应用糖皮质激素虽然不能改善症状,但可以提高鼻内镜评分,减少复发。因此推荐鼻用激素作为治疗 CRS 的 A 类药物(最高等级),临床上最常用的为鼻用喷雾剂型。药物相关局部副作用包括鼻出血、鼻干、鼻中隔穿孔、鼻烧灼感和刺激感,但出现频率低,且与安慰剂对照无显著差异。鼻用激素需长期持续用药以维持疗效(>12 周),无法迅速改善症状和减轻黏膜炎症,为其在临床应用中的局限性。除鼻喷激素外,鼻用激素滴剂、鼻腔冲洗和雾化吸入等其他糖皮质激素局部给药方式同样出现在临床实践中。经鼻雾化吸入糖皮质激素为鼻息肉的治疗提供了一种有别于传统鼻喷激素和口服激素的安全、有效的用药方式。一般不建议对 CRSsNP 应用口服糖皮质激素治疗。

2. **鼻腔冲洗**　鼻腔冲洗是治疗 CRS 的有效手段,也是鼻内镜手术治疗后常用的辅助治疗方法。

3. **常规抗生素**　主要用于 CRS 急性发作及鼻内镜手术后预防感染。

4. **其他**　伴严重鼻堵患者可酌情短期使用减充血剂,疗程在 1 周以内。伴过敏性鼻炎或支气管哮喘的患者可使用抗过敏药物,包括抗组胺药、白三烯受体拮抗剂等。伴有胃食管反流病患者可使用质子泵阻滞剂抗酸治疗。

（三）鼻内镜手术

经规范药物治疗无效、具有明显解剖学异常或发生颅内、眶内并发症的患者可考虑鼻内镜手术治疗。儿童患者的手术指征需严格把握,12 岁以下原则不宜手术。

手术治疗除了术者熟练的手术技巧外,还需要配合一系列正确的术前、术后用药及随访。术前需局部用药尽量减轻鼻腔、鼻窦黏膜炎症。内镜鼻窦手术主要恢复窦口鼻道复合体区域通畅、纠正鼻腔解剖学异常、清除不可逆的病变,尽量保留健康的鼻腔鼻窦黏膜组织,从而实现鼻腔鼻窦通气引流的重建。术后需要定期随访及坚持综合药物治疗(≥12 周)。术后定期进行鼻内镜检查以及术腔清理,一般持续 3~6 个月。

（四）环境控制

尽量消除可能的诱发因素或易感因素,如戒烟、进行空气过滤、避免接触变应原等。

第二节　伴鼻息肉的慢性鼻窦炎

鼻息肉起源于双侧中鼻道及鼻窦黏膜,突入鼻腔和鼻窦腔,外观为表面光滑的半透明软组织新生物。由于鼻息肉的病理改变为炎性反应,因此临床上将其分类为伴鼻息肉的慢性鼻窦炎(chronic rhinosinusitis with nasal polyps,CRSwNP)。变应性真菌性鼻窦炎是鼻黏膜对真菌的免疫反应,也可以伴发鼻息肉样结构,以及由于遗传因素导致的不动纤毛综合征和囊性纤维化伴发的鼻息肉样结构不在本节介绍。

【病理】

鼻息肉组织的上皮以假复层纤毛柱状上皮为主,伴有杯状细胞增殖和鳞状细胞化生以及基底膜增厚。上皮下固有层以水肿为主,有不同程度的胶原纤维沉积。嗜酸性粒细胞是主要的炎症细胞,此外还有中性粒细胞、浆细胞、淋巴细胞以及肥大细胞等免疫炎性细胞浸润。

【发病机制】

CRSwNP 的发病机制尚未阐明,病原微生物、遗传因素、免疫机制和组织重塑等相互作用引发疾病。

（一）病原微生物

1. **病毒**　体外研究发现,鼻病毒可以损伤鼻黏膜上皮屏障,入侵鼻黏膜,此外鼻息肉组织存在对病毒的免疫缺陷,在病毒感染后继发炎性因子表达。

2. **细菌**　细菌在慢性鼻窦炎发病中的作用目前尚无定论。一些研究发现,CRSwNP、CRSsNP 与正常对照鼻黏膜细菌培养结果没有显著差异。也有研究发现 CRSwNP 的金黄色葡萄球菌培养阳性率明显高于对照组,主要见于白种人患者,但是近年来也有研究发现亚洲患者的金黄色葡萄球菌感染阳性率较过去有上升趋势。鼻黏膜中不同种类细菌的分布可能跟免疫分化有关。细菌生物膜在慢性鼻窦炎发病中可能也发挥作用,生物膜是指细菌在不利于其生长的环境下(如营养物质缺乏,特别是铁离子等金属离子缺乏)通过产生胞外多糖被膜多聚物,使其相互粘连形成的细菌群落,生物膜对宿主自身防御系统和抗生素治疗都产生抵抗性,细菌从生物膜中持续释放,成为体内急性感染发病的“细菌孵化所”。微生物组(microbiome)的作用尚在研究中,已经发现在慢性鼻窦炎中细菌丰度和生物多样性的改变。

3. 金黄色葡萄球菌超抗原　超抗原是指部分细菌、病毒和真菌所产生的 20~30kD 蛋白质的外毒素(亦称之肠毒素),不需要抗原递呈细胞(APC)处理,与 APC 上的 MHC Ⅱ类分子 α 片段和 T 细胞上的 T 细胞受体(TCR)β 易变区(variable beta, Vβ)同时结合,从而激活 T 淋巴细胞。一般抗原只能激活<0.01% 的淋巴细胞,而超抗原可以激活 30% 以上的 T 淋巴细胞。同时超抗原也可以作为经典抗原而产生抗体,亦能激活 B 淋巴细胞产生 IgE 抗体。常见的细菌超抗原包括金黄色葡萄球菌肠毒素(staphylococcal enterotoxins, SEs),如 SEA、SEB、毒性休克综合征毒素-1(toxic shock syndrome toxin-1, TSST-1)。Bachert 等发现,50% 病人的鼻息肉匀浆中含有金葡菌超抗原特异性 IgE,提出 SEs 可能与鼻息肉的发病有关。体外研究发现,SEs 可以刺激鼻息肉组织释放白细胞介素-13(interleukin-13, IL-13)、IL-5、干扰素-γ(interferon-γ, IFN-γ)和肿瘤坏死因子-α(tumor necrosis factor-α, TNF-α)、IL-1β 多种 Th2、Th1 和前炎症细胞因子。

4. 真菌　通过随机双盲安慰剂对照研究,使用抗真菌药物两性霉素 B 鼻腔冲洗 3 个月并不能缓解合并和不合并鼻息肉的慢性鼻窦炎的症状和鼻息肉评分,提示真菌在慢性鼻窦炎发病中可能并无显著作用。

(二)免疫机制

1. 上皮功能失调　上皮细胞间的紧密连接蛋白(tight junctions, TJs)和黏附连接(adherens junctions, AJs)将上皮细胞相互连接,同时桥粒(desmosome)将柱状上皮细胞锚定于基底细胞并将基底细胞锚定于基底膜。有研究发现,CRSwNP 的 TJs、AJs 和桥粒的表达相比对照组明显下调。一些上皮细胞失去原有特征,变成纺锤型的间充质细胞,进入到上皮下固有层,称为上皮间充质过渡(epithelial-to-mesenchymal transition, EMT),一方面这些细胞表面的 TJs(ZO-1, claudins, occludin)和 AJs(E-cadherin)的表达明显下调,同时可以产生胶原蛋白(collagens Ⅰ, Ⅲ, Ⅳ)和其他基质蛋白(periostin, desmin, fibronectin, tenascin, laminin 和 elastin 等)以及基质金属蛋白酶(MMPs)。过敏原含有的酶可以破坏TJs,缺氧可以诱导 EMT,缺氧诱导因子(hypoxia inducible factor 1, HIF1α)与鼻息肉组织的 E-cadherin 下调和基质蛋白 αSMA 上调有关。在嗜酸性粒细胞型鼻息肉中表达上调的 IL-13 和 IL-4 可能诱导EMTs。有研究发现鼻息肉形成的初期 EMT 现象更明显,伴随着嗜酸性粒细胞性炎症和胶原沉积。此外,吸烟可能也会活化慢性鼻窦炎的 EMT 过程。

2. 天然免疫和获得性免疫　鼻黏膜上皮细胞在外界微生物等因素造成损伤后,可以产生胸腺基质淋巴毒素(thymic stromal lymphopoietin, TSLP)、IL-33 和 IL-25,上述细胞因子能够诱导 2 型天然淋巴样细胞(type 2 innate lymphoid cells, ILC2s)表达 IL-5、IL-13 等 Th2 细胞因子明显上调,ILC2 不需要抗原呈递细胞激活,有报道 ILC2 在鼻息肉组织中增加。

另外,上皮细胞破坏导致病原相关分子模式其他抗原穿过上皮,活化特异性 T 和 B 淋巴细胞,同时 ILC2 产生的 Th2 细胞因子可以通过活化内皮细胞产生黏附分子,诱导趋化因子,产生调节 T 淋巴细胞分化的因子,发挥调节获得性免疫的作用。除了 T 淋巴细胞增加之外,B 淋巴细胞也在 CRSwNP 中发挥重要作用,研究发现在鼻息肉组织局部的 B 淋巴细胞、浆母细胞和浆细胞增加,存在局部活化、增殖和分化,以及抗体产生上调。也有报道鼻息肉局部存在针对基底膜的自身抗体,可能跟组织局部的补体活化有关。

(三)组织重塑

黏膜上皮细胞构成和基底膜的改变,以及上皮下固有层纤维化或水肿反应,是组织重塑的主要特征。鼻息肉的上皮细胞存在增殖、杯状细胞增多和基底膜增厚,固有层一般以水肿为主要特征,部分鼻息肉组织的固有层也可见较多胶原沉积。总体而言,与正常黏膜相比,鼻息肉转化生长因子-β(transforming growth factor-β, TGF-β)表达下调,提示水肿相比纤维化反应占优势。同时在鼻息肉组织中多种基质金属蛋白酶(matrix metalloproteinases, MMPs)如 MMP-7、8、9 明显上调,这些 MMPs 的表达改变和鼻息肉基质蛋白表达的改变关系密切。

（四）其他因素

一些慢性鼻窦炎患者同时罹患有哮喘。绝大多数激素依赖型哮喘患者的鼻窦 CT 中可见鼻窦黏膜病变,阿司匹林三联症包括鼻息肉、哮喘和阿司匹林耐受不良。吸烟可能通过影响患者的免疫反应在慢性鼻窦炎发病中发挥作用。此外,欧洲白种人和亚洲人的嗜酸性粒细胞性鼻息肉的比例不同,提示可能遗传因素也发挥一定作用。还有一些研究发现某些基因例如囊性纤维化有关的基因 *CFTR* 也见于部分慢性鼻窦炎,还发现一些基因的单核苷酸多态性与慢性鼻窦炎相关。

【临床表现】

（一）主要症状

双侧进行性鼻塞,伴有清涕或黏性鼻涕,部分患者伴有嗅觉减退、头面部闷胀沉重感。

（二）体征

通过前鼻镜或鼻内镜检查可见来源于双侧中鼻甲、中鼻道黏膜的鼻息肉,嗅裂区域的鼻中隔黏膜以及上鼻道和后筛黏膜可以出现鼻息肉。

（三）影像学检查

主要是鼻窦 CT 扫描,但不作为诊断的必备条件。CT 检查可以显示鼻窦炎累及的范围、鼻腔鼻窦黏膜病变程度、鼻中隔偏曲及其他鼻窦有关结构的解剖变异(图 3-9-3 A、B),还可根据某些 CT 特征间接判断鼻窦炎黏膜的炎症类型。鼻窦 MRI 检查一般不用于 CRS 的诊断。

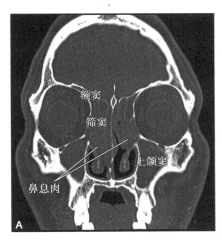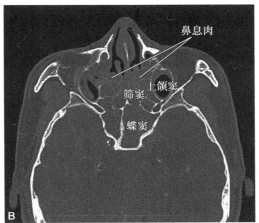

图 3-9-3　CT 扫描显示双侧全组鼻窦炎合并鼻息肉
A. 冠状位；B. 水平位

【诊断】

根据 EPOS-2012 和中华医学会 2012 年慢性鼻窦炎诊断和治疗指南的建议,诊断主要包括症状、体征和影像学检查三个方面。

严重程度划分:根据 EPOS-2012,以视觉模拟量表(VAS)0 ~ 10 分判断,0 ~ 3 为轻度,>3 ~ 7 为中度,>7 ~ 10 为重度。

鼻息肉炎症类型和免疫特征的诊断:术前可以鼻分泌物涂片,必要时在手术前通过鼻息肉活检获得鼻息肉组织的嗜酸性粒细胞及其他炎症细胞的浸润情况,判断 CRSwNP 炎症类型。

【治疗】

CRSwNP 的治疗策略包括药物和手术治疗。

（一）治疗原则

根据 EPOS-2012 和中华医学会 2012 年慢性鼻窦炎诊断和治疗指南建议,轻度 CRSwNP 先使用鼻腔局部糖皮质激素喷剂(鼻喷激素)治疗 3 个月,如果症状体征有改善,继续使用局部激素 6 个月;如果无明显改善,一方面可以考虑手术,另一方面也可以使用鼻喷激素加量或者使用滴剂,如果药物治疗依然无效则行手术治疗。中度患者使用鼻喷激素加量或者使用滴剂,治疗 3 个月后如果有效,可以继续使用局部激素 6 个月,无效则行手术治疗。重度患者使用局部激素加短期口服激素,治疗 1 个月后如果有效可以继续使用鼻用激素进一步治疗 3 ~ 6 个月,无效则考虑手术。术后定期随访,并予局部激素+鼻腔冲洗。

（二）药物治疗

1. 局部糖皮质激素　包括糖皮质激素鼻喷剂和滴剂,术前连续使用 3 个月,如果疗效不明显,可以采用手术,术后继续长期规律使用,可以控制术后炎症反应,预防和减缓复发。

研究发现,长期使用局部糖皮质激素并不会引起鼻黏膜萎缩,治疗是安全的。而且,伴随病毒感染以及慢性鼻窦炎急性发作时,使用鼻内局部糖皮质激素并无禁忌。大量研究证实了鼻内局部糖皮质激素治疗嗜酸性粒细胞性鼻息肉的疗效。鼻内局部糖皮质激素的治疗可能已经足够控制大多数鼻息肉患者的症状,而且配合手术后作为药物治疗的方式能够减轻鼻息肉的复发。

2. 全身使用糖皮质激素　一般只用于围术期,每天 20 ~ 30mg,总疗程一般不超过 2 周,可以显著缩小鼻息肉大小,改善症状,对嗜酸性粒细胞型 CRSwNP 和 IL-5 等 Th2 细胞因子阳性的 CRSwNP 效果更明显。但是要考虑到全身使用糖皮质激素的副作用,如骨质疏松、糖代谢和脂肪代谢异常、下丘脑-垂体-肾上腺素轴的改变,以及心血管系统的影响,并采取相应的预防措施和定期监测。

3. 抗菌药物　CRS 伴急性感染时,可以根据细菌培养和药物敏感试验结果选择敏感的抗菌药物进行治疗,疗程不超过 2 周。

4. 黏液溶解促排剂　可稀化鼻腔和鼻窦分泌物并改善鼻黏膜纤毛活性,有促进黏液排出和有助于鼻腔鼻窦生理功能恢复的作用。

5. 抗过敏药物　对伴有过敏性鼻炎和(或)哮喘的患者可应用抗过敏药物,包括口服或鼻用抗组胺药、口服白三烯受体拮抗剂,疗程不少于 4 周。对于伴有哮喘的患者,首选口服白三烯受体拮抗剂。

6. 中药　作为治疗 CRS 的辅助方法,可视病情根据辨证施治原则酌情使用。

7. 鼻腔冲洗　是鼻内镜手术后常用的辅助治疗方法。

（三）生物治疗

使用 IgE、IL-5 和 IL-4 受体的单克隆抗体肌内注射已经证实可以显著缩小鼻息肉体积,改善鼻塞、流涕等症状和生活质量,但是需要针对相应的免疫特征和分型,是未来精准治疗的选择。

（四）手术治疗

药物治疗无效可以进一步采用手术治疗。在鼻内镜和电视监视下,采用专用的手术器械和动力系统,切除鼻息肉,开放鼻窦,改善鼻窦通气和引流。

鼻内镜鼻窦手术:也称为功能性鼻内镜鼻窦手术(functional endoscopic sinus surgery,FESS),在鼻内镜和电视监视下,切除鼻息肉,开放鼻窦,纠正鼻中隔偏曲和泡状中鼻甲等鼻腔解剖学异常,尽可能保留鼻窦黏膜,重建鼻腔鼻窦通气引流,为鼻腔鼻窦黏膜炎症的良性转归创造条件。但是术后需要坚持使用鼻用糖皮质激素。

（张　罗）

第十章 真菌性鼻窦炎

真菌性鼻窦炎（fungal rhinosinusitis，FRS）是鼻科临床常见的一种特异性感染性疾病。传统观点认为，真菌性鼻窦炎多在机体长期使用抗生素、糖皮质激素、免疫抑制剂或接受放射治疗等情况下发生，也可在一些慢性消耗性疾病如糖尿病、大面积烧伤致机体抵抗力下降时发生。但近年发现，健康个体亦可患真菌性鼻窦炎，可能为真菌在机体抵御侵袭能力下降的某一局部致病。近年来，真菌性鼻窦炎的发病率有上升趋势，可能与抗生素的广泛不当使用、环境污染等有关，也可能与患者健康意识提高、影像学技术的进步等因素相关。由于致病真菌种类的不同，真菌性鼻窦炎的临床表现、诊断、治疗及疗效亦各有差异。最常见的条件致病真菌为曲霉菌，最常见的临床类型是真菌球。鼻脑型毛霉菌病虽较少见，但病情凶险、发展迅速、死亡率较高。

【病因】

常见的致病真菌是曲霉菌（aspergillus），此外，尚有念珠菌（monilia）、鼻孢子菌（rhinosporidium Seeberi）、毛霉菌（mucoraceae）和申克孢子丝菌（sporotria Schenck）等。曲霉菌是子囊菌类真菌，在自然界广泛分布，只在机体抵抗力下降或某一部位（如鼻窦）抵御侵袭能力降低时致病，为条件致病真菌。致病的曲霉菌主要有烟色曲霉菌（A. fumigatus）和黑色曲霉菌（A. nigrae），前者常见。可单种曲霉菌感染，亦可两种或两种以上曲霉菌合并感染。曲霉菌感染与职业有关，较多见于鸟、鸽类的饲养员、粮仓管理员、农民、酿造业工人。

【临床类型与病理】

真菌性鼻窦炎的临床类型以病理学为依据分为：非侵袭型真菌性鼻窦炎（noninvasive fungal rhinosinusitis，NIFRS）和侵袭型真菌性鼻窦炎（invasive fungal rhinosinusitis，IFRS）。非侵袭型者又分为真菌球（fungus ball，FB）和变应性真菌性鼻窦炎（allergic fungal rhinosinusitis，AFRS）；侵袭型者则分为急性侵袭性真菌性鼻窦炎（acute invasive fungal rhinosinusitis，AIFRS）和慢性侵袭性真菌性鼻窦炎（chronic invasive fungal rhinosinusitis，CIFRS）。

1. 非侵袭型真菌性鼻窦炎 病理学特征是真菌感染局限在鼻腔或鼻窦腔内，鼻窦黏膜和骨壁无真菌侵犯。

（1）真菌球：鼻窦内病变大体特征为干酪样或坏死性潴留物，呈暗褐或灰黑色团块状。鼻窦内病变不断增大可压迫窦壁，导致骨质因压迫性吸收而变薄。窦内潴留物镜下特征：大量真菌菌丝、孢子、退变的白细胞和上皮细胞。鼻窦黏膜水肿或增生，但无真菌侵犯。

（2）变应性真菌性鼻窦炎：鼻窦内病变为黏稠如果酱样物，黄绿色或棕色。镜下特征：①HE染色表现为在无定形淡嗜酸性或淡嗜碱性变应性黏蛋白（mucin），其中分布着大量的嗜酸性粒细胞及夏科-莱登（Charcot-Leyden）结晶。嗜酸性粒细胞或散在分布，或聚集成大小不等的簇；散在者常呈破裂状，其颗粒散于黏蛋白中，聚集成簇者常呈核固缩和胞质深橙色的退变状态。夏科-莱登结晶大小不一，呈淡橙色，横切面呈六角形，纵切面则呈角锥形或纺锤形，分布于退变的嗜酸性粒细胞簇之间，多靠近较大的簇。②Gomori染色（六胺银染色）可见大量真菌菌丝，单个或成簇状分布。鼻窦黏膜表现为水肿或增生，但无真菌侵犯。

2. 侵袭型真菌性鼻窦炎 病理学特征是真菌感染不仅位于鼻腔或鼻窦内，同时还侵犯窦腔黏膜和骨壁，并向鼻窦外发展，如眼眶、前颅底或翼腭窝等部位。鼻窦内病变多为坏死样组织、干酪样物或肉芽样物，并有大量黏稠分泌物或血性分泌物。镜下特征：大量真菌，鼻窦黏膜和骨质可见真菌侵犯

血管,引起血管炎、血管栓塞、骨质破坏和组织坏死等。按起病缓急和临床特征分为以下两种临床类型:

(1) 急性侵袭性真菌性鼻窦炎:病理改变迅速,并向周围结构和组织发展。早期即可波及鼻腔外侧壁、上颌窦前壁、上壁和下壁,累及面部、眼眶和硬腭;后期破坏鼻腔顶壁、筛窦顶壁或蝶窦壁,侵犯颅内,并经血液循环侵犯肝、脾、肺等脏器。

(2) 慢性侵袭性真菌性鼻窦炎:病理改变进展缓慢,早期真菌侵犯多限制在鼻腔或窦腔黏膜和骨壁。后期侵犯周围结构和组织。

组织病理学检查证实病变组织或鼻窦黏膜、骨质中有无真菌侵犯是鉴别非侵袭型真菌性鼻窦炎与侵袭型真菌性鼻窦炎的最终依据。常规 HE 染色真菌的阳性率大约 60%,Gomori 染色(六胺银染色)真菌的阳性率在 95% 以上。建议临床采用后者。

【临床表现与诊断】

真菌性鼻窦炎各型临床表现不一。

1. **真菌球**　女性多于男性,患者通常免疫功能正常。单窦发病,上颌窦发病率最高,其次为蝶窦、筛窦,额窦罕见。临床表现类似慢性鼻窦炎,如单侧鼻塞、流脓涕、涕血或有恶臭等。亦可不表现任何症状,仅在鼻窦影像学检查时发现。真菌球发展较大者,可有面部隆起和疼痛(压迫眶下神经),少有周围结构如眼眶受累症状,一般无全身症状。鼻窦 CT 显示单窦不均匀密度增高,70% 可见高密度钙化斑,可有窦壁膨隆或压迫性吸收,可见窦壁骨质增生(图 3-10-1)。鼻窦 CT 检查是术前重要的诊断参考,最终诊断需依据病理。

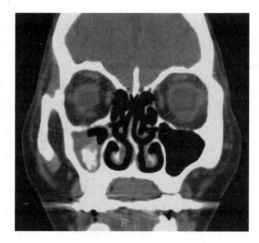

图 3-10-1　真菌球型鼻窦炎 CT 图像

2. **变应性真菌性鼻窦炎**　多发生在免疫力正常的成人和青年人,多有特应性体质,表现为长期反复发作的慢性鼻窦炎伴鼻息肉或合并哮喘,多有经历一次或多次鼻窦炎和鼻息肉手术史。发病隐袭,进展缓慢,多累及双侧多窦。临床表现与慢性鼻窦炎伴鼻息肉相似。少数患者也可以鼻窦肿物形式起病,多发生在上颌窦、筛窦和额窦。病变在鼻窦内扩展性发展,致鼻窦扩张性增大和鼻窦骨壁压迫性吸收。临床表现为眶侧或颌面部缓慢进展的隆起,隆起无痛、固定、质硬和呈不规则形,酷似鼻窦黏液囊肿、黏液脓囊肿和恶性肿瘤。隆起不断增大压迫眼眶则引起眼球突出、移位,进而眼球活动受限、复视、上睑下垂等。个别严重者可出现眶周软组织肿胀、疼痛,累及眶内和视神经可致视力减退或失明。

鼻窦 CT 显示病变中央高密度的变应性黏蛋白影(较均匀的毛玻璃状或极不规则的线状,有星状分布的钙化点),骨窗表现更明显。鼻窦 MRI 显示病变中央低信号、周边强信号。

诊断依据主要有:①常有特应性体质或哮喘病史,伴多发性息肉或手术史,多见于青年人;②变应原皮肤点刺试验或血清学检查证实为Ⅰ型变态反应;③典型鼻窦 CT 或 MRI 征象;④典型组织病理学;⑤Gomori 染色(六胺银染色)可见病变组织中有真菌菌丝,但鼻窦黏膜和骨质中无真菌侵犯,真菌培养结果阳性。

3. **急性侵袭性真菌性鼻窦炎**　多发生于免疫功能低下或缺陷者,常见于糖尿病酮症酸中毒、器官移植、长期应用糖皮质激素/免疫抑制剂/抗肿瘤药物/广谱抗生素、放疗及 HIV 患者。致病真菌主要为曲霉菌和毛霉菌。本型起病急骤,病变进展迅速,病情凶险,死亡率甚高。临床表现为发热、鼻腔-鼻窦结构破坏、坏死、大量脓性结痂、眶周及面颊部肿胀、疼痛(侵犯眶下神经),或眼球突出、结膜充血、眼肌麻痹、视力减退及眶后疼痛等,或腭部缺损,或剧烈头痛、颅内高压、癫痫、意识模糊或偏瘫等,或眶尖综合征、海绵窦血栓性静脉炎等。若不及时诊治,可在数天内死亡。

本型起病急骤、病程短、进展快。免疫功能低下或缺陷的病史、上述侵袭性临床表现,结合鼻窦CT或MRI显示累及鼻腔和多个鼻窦,广泛的骨壁破坏,侵犯面部、眼眶、颅底或翼腭窝等临床特征(图3-10-2),不难作出诊断。病变组织和鼻窦黏膜或骨质病理学证实真菌侵犯是确诊依据。

4. 慢性侵袭性真菌性鼻窦炎 本型多发生在长期全身应用糖皮质激素、糖尿病或白血病的个体。常见致病菌为曲霉菌、毛霉菌、链格子菌属和念珠菌属等。临床特点为缓慢、进行性的组织侵犯。早期病变限于鼻窦时,临床表现与非侵袭型真菌性鼻窦炎相似。后期病变侵犯不同部位时,可引起相应的症状,临床表现与急性侵袭性真菌性鼻窦炎相似,但进展缓慢。因此,进展缓慢、病程较长是鉴别急性侵袭性真菌性鼻窦炎与慢性侵袭性真菌性鼻窦炎的要点。

早期诊断和合理的治疗多数可获得治愈。后期者治疗较困难,易复发,预后较差。由于早期在病程、临床症状和鼻窦CT或MRI特征上与非侵袭型真菌性鼻窦炎相似,易被误诊。因此,若有血性涕或较严重的头痛,鼻窦CT或MRI表现为多窦受累或骨质破坏(图3-10-3)和术中观察窦内病变为泥石样物并伴多量稠脓,窦黏膜表现为高度肿胀、暗红色、质脆易出血和表面颗粒样改变或黏膜呈黑色、坏死样改变者,应高度怀疑早期慢性侵袭性真菌性鼻窦炎。后期出现周围结构和组织侵犯,临床表现虽与急性侵袭性真菌性鼻窦炎相似,但病程较长可区别于急性侵袭性真菌性鼻窦炎。最终诊断仍然是依据病理学证实真菌侵犯鼻窦黏膜和骨质。是否合并糖尿病和白血病,或是否长期全身应用糖皮质激素可作为参考因素。

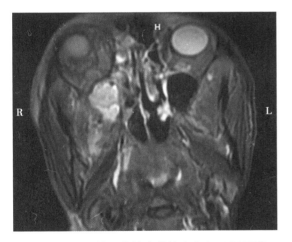

图 3-10-2 急性侵袭性真菌性鼻窦炎 MRI 图像

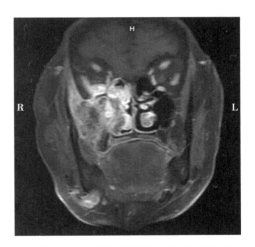

图 3-10-3 慢性侵袭性真菌性鼻窦炎 MRI 图像

【治疗】

治疗原则:首选手术治疗,侵袭型真菌性鼻窦炎者需配合抗真菌药物治疗。

1. 手术治疗 非侵袭型真菌性鼻窦炎可行窦内病变清理术,建立鼻窦宽敞的通气和引流,保留鼻窦黏膜和骨壁。侵袭型真菌性鼻窦炎则应行鼻窦清创术,除彻底清除鼻腔和鼻窦内病变组织外,还需广泛切除受累的鼻窦黏膜和骨壁。手术方式可根据病变范围选择传统入路手术或经鼻内镜手术。目前临床较多采取经鼻内镜手术。

2. 药物治疗 真菌球术后不需配合抗真菌药物治疗。变应性真菌性鼻窦炎术后必须用糖皮质激素类药物以有效控制病情,临床多采用口服泼尼松或鼻内糖皮质激素。侵袭型真菌性鼻窦炎术后必须用抗真菌药物,较常用的是伊曲康唑(itraconazole)和两性霉素B(amphotericin B),或克霉唑、制霉菌素及氟胞嘧啶等。伊曲康唑对曲霉菌敏感,副作用小。两性霉素B为广谱杀真菌药物,对隐球菌属、组织胞浆菌属、芽生菌属、副球孢子菌属、球孢子菌属、曲霉菌属、毛霉菌属和一些念珠菌属等均敏感。急性侵袭性真菌性鼻窦炎经抗真菌药物治疗后有时尚可获得良好的控制,但抗真菌药物副作用较大。

3. **其他治疗**   变应性真菌性鼻窦炎术后应用抗真菌药物灌洗术腔的意义尚不明确。一些学者建议对后期慢性侵袭性真菌性鼻窦炎和急性侵袭性真菌性鼻窦炎给予间断吸氧,在治疗期间应停用抗生素和免疫抑制剂,并注意改善全身状况。

【预后】

真菌球经手术治疗后效果确切,多数可治愈。变应性真菌性鼻窦炎在术后配合合理的糖皮质激素治疗,预后较佳。早期慢性侵袭性真菌性鼻窦炎多一次手术后获得治愈,后期慢性侵袭性真菌性鼻窦炎治疗效果不佳,易复发,预后较差。急性侵袭性真菌性鼻窦炎死亡率极高。

(刘　争)

第十一章　儿童和婴幼儿鼻腔、鼻窦炎症性疾病

第一节　儿童鼻炎

儿童鼻炎(rhinitis in children)是儿童的常见疾病,局部感染是其最主要的因素。根据其致病原因可分为感染性鼻炎和变应性鼻炎。

【病因】

1. **感染性鼻炎**　急性鼻炎是由病毒感染引起的鼻黏膜急性炎症性疾病,在儿童十分常见,是上呼吸道感染最常见的类型。其中以鼻病毒感染最常见(30% ~ 50%),其次为冠状病毒、呼吸道合胞病毒、副流感病毒等,亦可合并细菌感染。若急性鼻炎治疗不彻底或反复发作,或因患儿同时伴有全身性疾病,如结核、贫血、内分泌疾病、免疫功能障碍等,则可导致急性感染迁延不愈,进而发展为慢性鼻炎。

2. **变应性鼻炎**　机体接触变应原后产生 IgE 介导的 Ⅰ 型变态反应。详见本篇第八章第一节。

【病理】

1. **感染性鼻炎**　主要表现是鼻腔黏膜充血、肿胀和炎性细胞渗出,黏液腺功能活跃,分泌增加,分泌物为浆液性或黏液性。

2. **变应性鼻炎**　鼻腔黏膜苍白水肿、毛细血管通透性增加,嗜酸性粒细胞、单核细胞等炎性细胞浸润,分泌物为清水样(浆液性)。

【诊断】

1. **病史**　需结合患儿就诊的季节、患儿居住状态及该地区、时节的流行病情况作出综合判断;儿童变应性鼻炎应依据患儿发病时所处季节和环境可接触的变应原种类进行判断。

2. **症状**

(1)感染性鼻炎:急性鼻炎四季均可发病,多发生在冬春季,起病较急,早期主要表现为鼻、咽部卡他症状,可有喷嚏、鼻塞、流清水样鼻涕、咽痛等症状。儿童患者全身症状较重,可伴有发热等全身症状,婴幼儿及抵抗力低下的患儿可出现高热、食欲减退、乏力,严重者还可伴有胃肠道症状。

慢性鼻炎的临床表现以鼻堵为主,年龄较小的患儿可表现为张口呼吸、气粗或夜间睡眠打鼾等,或出现注意力不集中、易烦躁、激惹等行为异常。较大患儿可主诉间歇性或交替性鼻堵,多数患儿伴黏稠的鼻腔分泌物,不能擤尽者常伴有鼻前庭皮肤湿疹或局部感染,少数患儿可同时诉嗅觉减退及头痛。

(2)变应性鼻炎:常有清水样涕、鼻痒、鼻塞、喷嚏等症状,同时可伴有眼痒、结膜充血等眼部症状。部分儿童由于长期鼻痒揉鼻可出现"变应性敬礼"动作,小婴儿的变应性鼻炎症状多不典型,有的仅仅表现鼻塞或睡眠障碍。

3. **体征**

(1)感染性鼻炎:可见鼻腔黏膜充血、早期可表现鼻黏膜水肿伴清水样分泌物,后期如继发细菌感染,可出现黏脓性分泌物,部分患儿伴随腺样体肥大和(或)扁桃体肥大或分泌性中耳炎体征。

(2)变应性鼻炎:常见鼻黏膜苍白、水肿,鼻腔水样分泌物。症状严重的患儿会出现:①"变应性

暗影"(allergic shiner):指患儿下眼睑肿胀导致静脉回流障碍而出现的下睑暗影;②"变应性皱褶"(allergic crease):指患儿经常向上揉搓鼻尖而在外鼻皮肤表面出现的横行皱纹。

4. 辅助检查　前鼻镜检查是最常用的检查方法,可帮助医师判断患儿鼻腔黏膜情况,条件允许的情况下也可以行儿童鼻内镜检查。伴有全身症状的患儿可同时行血常规检查。

儿童变应性鼻炎患者可通过变应原皮肤点刺实验或血清特异性 IgE 检测明确过敏原。

【治疗】

（一）儿童急性鼻炎治疗原则

明确病因,以恢复鼻腔通气功能,提高生活质量为目的。如伴有腺样体肥大者,可考虑腺样体切除术。

1. 适时使用抗生素

（1）急性鼻炎:病情初期,支持治疗为主,同时积极预防并发症。合并细菌感染者,可全身应用抗生素。在抗生素的选择上,首选青霉素类抗生素,其次选择第二代头孢菌素类及大环内酯类抗生素,不推荐多种抗生素连用。

（2）慢性鼻炎:除非鼻腔有脓性分泌物或实验室证据提示,一般不推荐使用抗生素。

2. 鼻腔局部使用糖皮质激素　鼻用糖皮质激素由于其显著的抗炎、抗水肿作用,目前已经作为治疗急慢性鼻炎的一线药物,同时具有全身生物利用度低、副作用少等优点,减少炎性介质及细胞因子的产生,抑制炎性细胞的浸润。对于急性鼻炎建议使用 2 ~ 4 周;对于儿童慢性鼻炎建议使用不超过一个月。儿童使用鼻用糖皮质激素要注意使用年龄的限制,不推荐常规使用全身糖皮质激素治疗。

3. 鼻腔冲洗　使用生理盐水或 2.2% ~ 2.3% 的高渗盐水进行鼻腔冲洗,可改善症状、刺激鼻黏膜黏液纤毛活性和增加清除速率、改善鼻腔局部微环境。能较好配合的患儿可以使用。

4. 黏液溶解促排剂　具有稀释黏液并改善纤毛活动的功能,可以酌情使用。

5. 减充血剂　伴有持续、严重鼻塞症状的患儿,可以考虑使用鼻部减充血剂。由于此类药物有不同程度的依赖性,儿童使用该类药物的浓度要低,连续使用时间不超过 7 天。

6. 其他治疗　儿童慢性鼻炎可辅以中医中药疗法治疗。

（二）儿童变应性鼻炎治疗原则

儿童变应性鼻炎的治疗应遵循环境控制、药物治疗、免疫治疗和健康教育四位一体原则。药物治疗中将鼻用糖皮质激素、鼻部或全身抗组胺药物及抗白三烯药物作为治疗的一线药物。在治疗过程中应根据患儿病情及年龄特点选择使用。为取得远期疗效,可考虑特异性变应原免疫治疗,可提高患儿生活质量,阻止变应性疾病的进展。

第二节　儿童鼻窦炎

儿童鼻窦炎(sinusitis in children)是儿童较为常见的疾病。其病因、症状、诊断和治疗与成人患者不尽相同。各窦的发病率与其发育先后不同有关。上颌窦和筛窦较早发育,故常先受感染,额窦和蝶窦一般在 2 ~ 3 岁后才开始发育,故受累较迟。

【病因】

与儿童的鼻窦解剖学、生理学密切相关,且随儿童的身体发育状态及其特有的疾病、生活习惯和行为等而变化。儿童鼻窦炎的病因有如下特点:①鼻窦窦口相对较大,鼻腔感染易经窦口侵入鼻窦;鼻腔和鼻道狭窄,鼻窦发育不全,鼻窦黏膜嫩弱,淋巴管和血管丰富,一旦感染,黏膜肿胀更加严重且分泌物较多,极易阻塞鼻道和窦口导致鼻窦引流及通气障碍。②机体抵抗力和对外界的适应能力均较差,易患感冒、上呼吸道感染和急性传染病(如麻疹、百日咳、猩红热和流行性感冒等),常继发鼻窦炎。③腺样体肥大阻塞后鼻孔,影响鼻及鼻窦通气引流。④后鼻孔闭锁和腭裂等先天性疾病影响正常鼻呼吸。⑤免疫性疾病或特应性体质,如纤维囊性病、原发性或获得性纤毛运动障碍、哮喘、变应性鼻炎等情况下,容易发生鼻窦感染。⑥易发生鼻腔异物、鼻外伤而继发感染。

儿童鼻窦炎最常见的致病菌是肺炎球菌、链球菌和葡萄球菌。

【病理】

急性者表现为鼻窦内黏膜充血、肿胀和炎性细胞渗出,分泌物为黏液性或浆液性,窦口阻塞后分泌物潴留继发细菌感染可转为脓性。慢性者窦内黏膜可表现为水肿型、滤泡型或肥厚型病变,纤维型病变一般少见于儿童。

儿童鼻窦炎常常不是一个孤立的疾病。急性者常以上呼吸道感染的并发症出现,症状和体征比"感冒"更为严重和持续。慢性者常伴有邻近器官的病变,如中耳炎、腺样体肥大、哮喘或支气管炎等。学龄前儿童患鼻窦炎并不少见,若感冒持续 1 周、脓涕不见减少甚至增多以及症状加重者,应考虑合并鼻窦炎。

【临床表现】

1. **急性鼻窦炎**　早期症状与急性鼻炎或感冒相似,但全身症状较成人明显。除鼻塞、多脓涕外,可有发热、脱水、精神萎靡或烦躁不安、呼吸急促、拒食,甚至抽搐等表现。常同时伴有咽痛、咳嗽。也可伴发急性中耳炎、鼻出血等。较大儿童可能主诉头痛或一侧面颊疼痛。

2. **慢性鼻窦炎**　常表现为间歇性或持续性鼻塞、黏液性或黏脓性鼻涕,可伴鼻出血。病情严重和病程迁延者可表现有精神不振、食欲下降、体重下降或低热。可能伴有腺样体肥大、慢性中耳炎、贫血、风湿病、关节痛、感冒、哮喘、胃肠或肾脏疾病等全身性疾病。由于长年鼻阻塞和张口呼吸,可导致患儿颌面、胸部以及智力等发育不良。

【检查和诊断】

1. **外鼻及面部检查**　上唇及鼻翼附着处皮肤可能有脱皮或皲裂,皆为脓性鼻涕刺激皮肤所致。急性者可能出现感染鼻窦的邻近软组织红肿、压痛,如筛窦炎可引起内眦部红肿。

2. **前鼻镜检查**　鼻前庭常有结痂,鼻腔内有多量脓性鼻涕,收缩鼻黏膜和清除鼻腔内脓涕后可见鼻黏膜呈急性或慢性充血、肿胀,中鼻道或嗅裂可见脓性分泌物。

3. **鼻内镜检查**　鼻内镜检查可准确发现引流物来自何处,有助于明确诊断。儿童鼻窦炎主要来自前组鼻窦,内镜检查可见充血水肿的黏膜及中鼻道的脓性分泌物。儿童最常见的是中鼻道及鼻底的脓性分泌物,且鼻甲的水肿常常较成人明显。

4. **影像学检查**　不同年龄阶段儿童鼻窦发育存在差异,因此,鼻窦 CT 扫描存在假阳性,需仔细读片并结合病史。鼻窦 X 线检查因颅面部重影多,假阳性高,临床上已不作为儿童鼻窦炎的常规检查方法。

临床急性鼻窦炎因病史相对较短,常常通过鼻内镜检查见到中鼻道脓性分泌物即可明确诊治,一般不需鼻窦 CT 检查。慢性鼻窦炎迁延不愈,可伴发鼻息肉、眶周、面部等并发症,患儿常有解剖发育上的异常,鼻窦 CT 能进一步明确诊断及了解鼻窦解剖结构,可更好地指导下一步治疗方案。

【并发症】

抗生素的广泛应用已使并发症明显减少,但儿童、尤其是年幼患儿因身体未发育完善和抵抗力低,发生并发症的几率仍高于成人。常见并发症有中耳炎、下呼吸道感染(即鼻源性支气管炎),甚者还可发生上颌骨骨髓炎、眼眶蜂窝织炎、脑膜炎、海绵窦血栓性静脉炎和视神经炎等严重并发症。因此,对年幼患儿除详细检查鼻腔和鼻窦外,尚应注意听力、肺部、眼睑、眼球活动、视力以及中枢神经系统功能等情况,以便及早发现并发症并予以治疗。

【预防】

及时治疗和纠正可能引起本病的各种致病因素,加强营养和锻炼身体,谨防感冒。

【治疗】

治疗原则:药物保守治疗为主,慢性者保守治疗无效时,可考虑行小范围功能性鼻内镜下鼻窦开放手术。

1. 急性鼻窦炎

（1）全身应用抗生素：急性鼻窦炎的主要病原菌为肺炎链球菌，其次是流感嗜血杆菌和卡他莫拉菌，故抗生素首选阿莫西林克拉维酸钾。头孢菌素类首选二代头孢菌素，还可选择大环内酯类药物，不推荐多种抗生素联合使用。关于疗程，建议临床症状控制后继续使用一周。

（2）其他治疗：包括鼻腔局部应用减充血剂（疗程少于 7 天）和糖皮质激素，以利鼻腔和鼻窦通气引流。使用盐水冲洗鼻腔，黏液溶解促排剂，鼻用或口服抗组胺药。

（3）全身治疗：需注意休息和给予营养丰富、易于消化的食物。若发生并发症者，则应同时治疗。

2. 慢性鼻窦炎　首先应采取规范保守治疗。鼻腔局部应用生物利用度低的糖皮质激素，疗程建议 4 周，延长疗程需经过临床评估后进行。减充血剂使用疗程应少于 7 天。鼻窦置换法亦是保守治疗的手段之一，对筛窦炎和全组鼻窦炎者效果较佳。亦可辅以物理疗法。特应性体质者可使用抗组胺药物。大多数患儿经上述规范治疗后可以康复。若有腺样体肥大，可辅以腺样体切除术。

若经上述规范治疗，病情迁延或伴有鼻息肉者，伴有颅内、眶内和眶周并发症者，可考虑鼻窦手术治疗。手术应选择功能性内镜鼻窦手术方式，手术范围应尽量小，应尽最大可能保留鼻腔、鼻窦黏膜、骨膜和骨质。儿童的病变多位于前筛和窦口鼻道复合体区域并向上颌窦延伸，因此手术应限制在窦口鼻道复合体区域。恢复窦口鼻道复合体区域引流和通气功能后，病变黏膜可逐渐恢复正常。

儿童慢性鼻窦炎也可考虑中医中药辅助疗法。

第三节　婴幼儿上颌骨骨髓炎

婴幼儿上颌骨骨髓炎（osteomyelitis of superior maxilla in infants）多发生在 3 个月以内婴儿，尤以新生儿多见。起病急，病情重，发展快，并发症多，应及时诊治。

【病因和感染途径】

本病病因尚未完全明确，有以下可能：

1. 血源性感染　新生儿上颌骨骨皮质薄，骨髓质多而疏松，血管丰富，一旦身体其他部位感染（如脐带感染或皮肤感染），病原菌经血液循环着床于上颌骨，则容易引起感染。

2. 来自母体的感染　新生儿上颌骨扁、宽，内有两列牙胚，牙槽黏膜薄而无保护，分娩时易发生损伤（尤其是异常位分娩时），产道病原菌经损伤处侵入上颌骨引起感染。

3. 局部感染直接扩散　奶瓶、小匙等不慎损伤婴儿口腔黏膜或牙胚而致局部感染，或母亲患乳腺炎继续哺乳等，上述局部感染均可直接扩散到婴儿上颌骨。

4. 鼻源性感染　为鼻腔或鼻窦炎症并发症。

【病原菌】

绝大多数是金黄色葡萄球菌，少数为链球菌。

【病理】

初期表现为急性炎症反应和局部血栓性静脉炎，进而表现为骨组织缺血和细菌栓子进入骨髓，最终导致骨组织化脓和坏死。

【临床表现】

1. 全身症状　发病急，发展快。表现为突发高热（可达 40℃ 以上），伴寒战、烦躁不安（哭闹不止），进而可出现抽搐或嗜睡、昏迷等全身中毒症状。部分患儿可伴有消化不良或腹泻。

2. 局部症状　鼻塞，黏脓性或脓性鼻涕，或有血涕。患侧内眦内下方和鼻旁皮肤软组织红肿，并渐波及下睑、面颊和上睑。结膜水肿，眼裂缩小。患侧牙龈和硬腭红肿。若诊治不及时，可形成脓肿，脓肿破溃形成瘘管。多数病例在引流排脓后，症状缓解，体温逐渐降至正常，瘘管可自行愈合。有死骨形成或牙胚坏死者，可由瘘管或经鼻腔排出。若死骨未排净，瘘管常不愈合而转为慢性。慢性者常迁延数月甚至数年，且易反复急性发作。

【诊断】

依据病史和临床表现不难诊断。影像学检查对本病早期者诊断意义不大，X 线检查早期对诊断无帮助，CT 检查可以提前发现脓肿的形成，但对细小的脓肿仍难以显示。晚期者则可显示患侧上颌骨骨质疏松、破坏或死骨形成。本病早期应与急性泪囊炎、单纯面部蜂窝织炎或丹毒、眼眶蜂窝织炎鉴别，上述疾病局部软组织红肿相对较局限，且很少发生于 3 个月以内婴儿，尤其罕见于新生儿。

【并发症】

以脓毒败血症最多见，其次可能并发支气管炎、眶内感染、鼻腔内感染。亦可影响恒牙的正常萌出。可能并发脑膜炎、脑脓肿、海绵窦脓性血栓、肺脓肿和中毒性肝炎等。

【治疗】

早期诊断和早期治疗极为重要。

1. **抗生素治疗**　本病因多为金黄色葡萄球菌感染，故首选青霉素类和头孢菌素类抗生素。如有脓肿形成可根据脓液培养及药敏实验结果调整抗生素。临床症状完全消退后仍须继续用药 1 周，过早停药易致复发。

2. **局部治疗**　早期可用热敷、理疗。保持鼻腔和口腔清洁，鼻腔内用减充血剂（疗程少于 7 天）以保持通气和引流。如在下睑或内、外眦部形成脓肿，应及时穿刺抽脓。如在牙龈或硬腭处形成脓肿，则应在颊龈处或硬腭处切开引流，但忌搔刮，以免损伤牙胚和骨质，引起日后畸形。切开处用稀释抗生素溶液行局部冲洗，每天 1～2 次。对已有瘘管形成者，应注意保持瘘口通畅。

3. **支持治疗**　维持水、电解质平衡，补充大量多种维生素和加强营养甚为重要。中毒症状严重者应给予糖皮质激素。

4. **死骨和瘘管的处理**　瘘管经久不愈者应考虑有死骨形成。影像学检查有助于诊断。明确有死骨形成者应行手术摘除死骨，此举有助于瘘管愈合。

5. **其他**　遗留牙排列不齐或颌面部畸形者待日后整形矫治。

（倪　鑫）

第十二章 鼻源性并发症

急、慢性鼻窦炎感染可通过直接蔓延，或经淋巴循环途径，引起各种并发症，如咽炎、扁桃体炎、中耳炎，侵及下呼吸道，可引起喉炎、气管、支气管炎，甚至肺炎。因眼眶、颅底与鼻腔、鼻窦解剖关系密切，故炎症扩散可引起鼻源性眶内和颅内并发症。自抗生素问世和广泛应用以来，发生率已显著减少。尤其是鼻源性颅内并发症远较耳源性颅内并发症少见。但由于鼻源性眶内和颅内并发症的后果十分严重，本章做重点介绍。

第一节 鼻源性眶内并发症

鼻窦与眼眶的解剖关系密切（见本篇第一章），鼻窦炎可引起眶内的感染（图 3-12-1），多见于儿童。

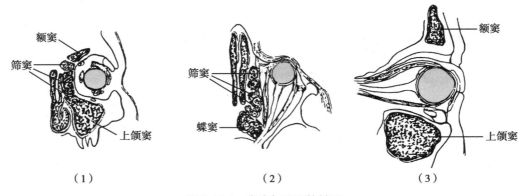

图 3-12-1 鼻窦与眼眶的关系

（1）经眼眶冠状切面显示额窦、筛窦与眼眶的关系；（2）经眼眶水平切面显示筛窦、蝶窦与眼眶内侧壁、眶尖的关系；（3）经眼眶矢状切面显示额窦、上颌窦与眼眶的关系

鼻窦感染引发眶内并发症的机制：①感染鼻窦的细菌和脓液通过解剖途径累及眶内；②鼻窦外伤或手术损伤相邻眶壁，处理不及时；③机体免疫力降低。

按疾病发生和演变的过程，鼻源性眶内并发症有 5 种类型：①眶周蜂窝织炎；②眶壁骨膜下脓肿；③眶内蜂窝织炎；④眶内脓肿；⑤球后视神经炎。眶内并发症亦可通过相应静脉系统、眶上裂等结构，引发颅内并发症，如海绵窦血栓性静脉炎、脑膜炎等。

【临床表现】

1. **眶周蜂窝织炎** 眶周蜂窝织炎（periorbital cellulitis or preseptal cellulitis）又称眶内炎性水肿（orbital inflammatory edema），是最轻和最早发生的鼻源性眶内并发症。初起症状是眼睑水肿和轻压痛。筛窦炎引起者水肿始于内眦，上颌窦炎引起者始于下睑，额窦炎引起者则始于上睑。无眼球运动受限、眼球突出、移位及视力减退等症状。

2. **眶壁骨膜下脓肿** 眶壁骨膜下脓肿（subperiosteal orbital abscess）多发生在与鼻窦相邻的眶壁，引起骨壁血栓性静脉炎，导致骨膜炎和死骨形成，在眶骨膜与眶骨质之间形成骨膜下脓肿。前组鼻窦炎引起者可表现为眼睑充血、肿胀和压痛。筛窦炎引起者以内眦为重,脓肿较大者可致眼球突出且向外移位。上颌窦炎引起者以下睑为重,眼球向上移位。额窦炎引起者则以上睑为重,眼球向下移位。后组鼻窦炎引起者则以深部眶组织炎症为主,如视力减退、眼球突出和眼球运动障碍等,眼睑症状多不明显。因蝶窦炎引起者可波及视神经孔和眶上裂,引起眶尖综合征(orbital apex syndrome),即眶周皮肤感觉障碍、上睑下垂、眼球固定(眼肌麻痹所致)、复视甚至失明等症状。

眶壁骨膜下脓肿一般有较重的全身症状。若治疗及时,可使脓肿局限在骨膜下而治愈,或穿透眶隔膜,自眼睑溃破、脓液引流而治愈。若患者抵抗力低下或未及时治疗,脓肿可穿破骨膜扩展至眶内引起眶内蜂窝织炎,后果严重。

3. **眶内蜂窝织炎和眶内脓肿**　眶内蜂窝织炎(orbital cellulitis)和眶内脓肿(orbital abscess)是最严重的鼻源性眶内并发症。临床表现为眼球明显突出、运动受限、视力锐减、球结膜水肿和眶深部剧痛。全身症状较重,可出现高热和白细胞增多。若炎症侵入眼球,则发生全眼球炎,视力丧失。炎症若沿眶内静脉向后发展则可引起海绵窦血栓性静脉炎和脑膜炎(图 3-12-2、图 3-12-3)。

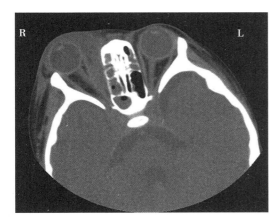

图 3-12-2　眶内蜂窝织炎 CT（水平位）

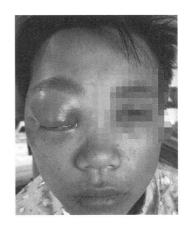

图 3-12-3　男童右眼眶内蜂窝织炎

4. **球后视神经炎（retrobulbar neuritis）**　球后视神经炎(retrobulbar neuritis),蝶窦或后组筛窦的炎性病变可引起球后段或管段视神经炎。蝶窦和后组筛窦外侧壁参与构成眶尖内侧壁和视神经管的内侧壁,此壁菲薄,甚至缺如,是蝶窦或后组筛窦炎性病变累及视神经,导致其水肿的解剖学基础。临床表现为视力下降,甚至失明。

【诊断】

根据急慢性鼻窦炎的病史、症状和体征(包括鼻窦影像学检查)以及眼部的临床表现进行诊断。小儿急性筛窦炎所致的眶内并发症需与急性泪囊炎鉴别。球后视神经炎临床表现为单纯视力下降或失明,常先求诊于眼科,原发疾病鼻窦炎常被忽视。因此,无明确原因、反复发作或常规药物治疗无效的球后视神经炎,应考虑是鼻源性球后视神经炎,及时行鼻窦 CT 扫描检查有助于诊断。

【治疗】

治疗原则:早期应积极行抗感染、抗炎治疗及通畅引流,脓肿形成者需切开引流,必要时需行鼻窦开放术、眶减压术,请眼科医师协同处理。

1. **眶周蜂窝织炎的治疗**　主要侧重于积极治疗急性鼻窦炎。抗感染及加强鼻窦通气引流,多数能治愈。如为急性上颌窦炎,必要时可辅以上颌窦穿刺冲洗术。急性鼻窦炎的迅速缓解可使本并发症随之消退。

2. **眶壁骨膜下脓肿**　一经形成,则应先切开引流,同时加强全身抗生素治疗和促进鼻窦通气引流,待感染控制后再行鼻窦手术。

3. **眶内蜂窝织炎和眶内脓肿的治疗**　应及时施行鼻窦手术,广泛切开眶骨膜以利引流,同时要加强全身抗感染、抗炎治疗。

4. **鼻源性球后视神经炎的治疗**   应及早施行筛窦和蝶窦开放术,术后不行鼻腔填塞,以利引流。重症者须同时行视神经减压术。手术前后全身应用抗生素、糖皮质激素和神经营养药物,以控制感染、减轻视神经的炎性水肿,促进视神经恢复。

上述眶内并发症可相互转化,眼球突出和视力下降程度可以作为估计病情的依据。

第二节　鼻源性颅内并发症

鼻腔、鼻窦与颅底密切的解剖学关系是发生鼻源性颅内并发症的基础:①骨壁:鼻腔顶壁(筛板)、筛窦顶壁和额窦后壁均是前颅窝底骨壁结构,这些结构有先天缺损时,鼻腔和鼻窦黏膜与硬脑膜相贴;②血管:额窦黏膜的静脉与硬脑膜和蛛网膜的静脉相通,额骨板障静脉汇入上矢状窦,蝶骨板障静脉汇入海绵窦;③神经:嗅神经鞘膜是硬脑膜的延续,鞘膜下间隙与硬脑膜下间隙存在潜在交通。因此,鼻腔和鼻窦感染可经上述解剖途径进入颅内。

鼻源性颅内并发症的机制是:①感染鼻窦的细菌和脓液通过解剖途径累及颅内;②鼻腔与鼻窦的外伤、手术损伤或异物损伤累及颅内,未及时处理;③机体免疫力降低。

额窦炎和筛窦炎引起者居首,蝶窦炎引起者次之,上颌窦炎引起者少见。

按鼻源性感染途径和病情程度的不同,鼻源性颅内并发症可分为以下 5 类:①硬脑膜外脓肿;②硬脑膜下脓肿;③化脓性脑膜炎;④脑脓肿;⑤海绵窦血栓性静脉炎。应注意可能有 2～3 种颅内并发症同时发生,亦可能同时合并眶内并发症,如急性额窦炎可同时引起骨髓炎、骨膜下脓肿、硬脑膜外脓肿和脑脓肿、眶壁骨膜下脓肿和眶内感染(图 3-12-4)。

【临床表现】

1. **硬脑膜外脓肿(extradural abscess)**   常继发于急性额窦炎和额骨骨髓炎。除原发病症状外,头痛加重,卧位尤剧,并有呕吐、脉缓等颅内压增高表现。脑脊液检查一般无异常或仅有反应性蛋白增多。

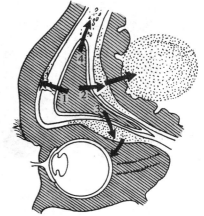

图 3-12-4　额窦炎的并发症
1. 经前壁扩散形成骨膜下脓肿;2. 经后壁扩散形成硬脑膜外脓肿及脑脓肿;3. 经下壁扩散形成眶壁骨膜下脓肿及眼眶内其他感染;4. 进入额骨内形成骨髓炎

2. **硬脑膜下脓肿(subdural abscess)**   为硬脑膜下腔弥漫性或包裹性积脓。常同时合并有化脓性脑膜炎或其他颅内感染。表现为头痛、发热、颅内压增高及脑脊液细胞数和蛋白量增高。本病缺乏特异性症状,故需借助 CT 扫描或 MRI 确诊。

3. **化脓性脑膜炎(purulent meningitis)**   若因鼻颅联合外伤、鼻部手术损伤颅底或在感冒时游泳引起者,一般发病较急。若由鼻窦炎引起者,一般发病缓慢。症状和体征与其他原因引起的脑膜炎基本相似,表现为头痛明显、发热、癫痫、嗜睡、狂躁或昏迷。腰椎穿刺有助于明确诊断。

4. **脑脓肿(brain abscess)**   多见由额窦炎引起额叶脓肿,蝶窦炎引起颞叶脓肿者则少见。临床表现为头痛、呕吐、视盘水肿和视神经萎缩。发生于颅内不同部位的脓肿(如额叶、颞叶等),可引起相应的临床表现。CT 扫描对诊断有重要价值。

5. **海绵窦血栓性静脉炎(thrombophlebitis of the cavernous sinus)**   本病以鼻疖引起者多见,蝶窦炎和鼻源性眶内并发症亦可引起本病。先出现脓毒血症的症状,进而出现眼静脉回流受阻症状和第Ⅱ～Ⅵ对脑神经麻痹症状。因两侧海绵窦互相交通,晚期可累及对侧。若合并化脓性脑膜炎者,死亡率较高。早期出现发热、头痛、畏光、复视、眶周水肿,继而出现典型的症状和体征,如眼睑下垂、眼球突出、麻痹、球结膜水肿及视力减退,并导致脑膜炎、脑脓肿等。

【预防】

上呼吸道感染时切忌游泳和跳水。鼻腔和鼻窦急性感染期应避免鼻部手术。若必须手术,禁用刮匙搔刮骨壁黏膜,以免骨壁感染发生骨髓炎。注意改善鼻腔和鼻窦通气引流。鼻窦手术和鼻窦外伤后的鼻腔和鼻窦填塞不应超过 48 小时。脑脊液鼻漏者应及时应用可透过血脑屏障的抗生素。

【治疗】

治疗原则:选用可透过血脑屏障的抗生素控制感染,脓肿形成者应尽早行病变鼻窦的开放术。对引起硬脑膜外脓肿者,手术中应去除坏死的窦壁直至正常范围,广泛暴露硬脑膜,使脓肿充分引流。对硬脑膜下脓肿者须切开硬脑膜彻底排脓并冲洗,并辅以积极的支持治疗。对化脓性脑膜炎者可施行腰椎穿刺放出适量脑脊液以降低颅内压,出现颅内并发症时,应请神经外科医师协同处理。

（张　华）

第十三章　鼻中隔疾病

第一节　鼻中隔偏曲

鼻中隔偏曲(deviation of nasal septum)是指鼻中隔偏向一侧或两侧,或局部有突起,引起鼻腔功能障碍,如鼻塞、头痛和鼻出血等。鼻中隔偏曲的临床类型有C形、S形,棘突(呈尖锥样突起),或嵴突(由前向后的条形山嵴样突起)(图3-13-1、图3-13-2/文末彩图3-13-2)。鼻中隔由多块软骨和骨质共同组成,相互间构成复杂的连接,诸骨间生长发育均衡才可能保证鼻中隔处于正中位。若其中一块骨发育不正常,可影响其他骨的发育,从而发生诸骨相互间各种不同形态的异常连接。因此,临床上鼻中隔偏曲的类型是多种多样的。

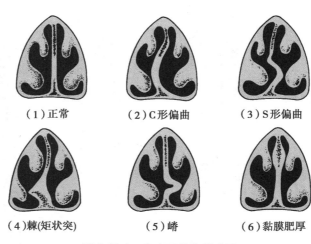

（1）正常　　　　　（2）C形偏曲　　　　　（3）S形偏曲

（4）棘(矩状突)　　　（5）嵴　　　　　（6）黏膜肥厚

图3-13-1　鼻中隔偏曲模式图

【病因】

主要病因是组成鼻中隔的诸骨发育不均衡,形成不同的张力曲线,导致诸骨间连接异常所致。儿童时期腺样体肥大、硬腭高拱亦可限制鼻中隔发育引起鼻中隔偏曲;鼻外伤可致鼻中隔骨折、错位导致鼻中隔偏曲;鼻腔占位性病变时,病变逐渐增大压迫鼻中隔亦可致鼻中隔偏曲。

【临床表现】

1. **鼻塞**　可为单侧或双侧鼻塞,若为交替性鼻塞,可表现为偏曲侧较重。严重者表现为偏曲侧持续性鼻塞。鼻塞的程度、性质与偏曲的类型以及下鼻甲是否有代偿性肥大相关。

2. **鼻出血**　常发生在偏曲之凸面、骨棘或骨嵴的顶尖部。此处黏膜薄,受气流和尘埃刺激易发生黏膜糜烂而出血。

3. **头痛**　当偏曲的凸出部压迫同侧鼻甲时,可引起同侧反射性头痛。

4. **邻近器官症状**　偏曲所致的鼻腔阻塞会导致鼻窦引流障碍,可继发鼻窦炎;因偏曲致鼻腔通气不畅而长期张口呼吸,易诱发上呼吸道感染。

上述症状的轻重与鼻中隔偏曲的类型和程度密切相关。

【诊断】

鼻中隔很少有完全居中,大部分人有鼻中隔偏曲,但并无明显临床症状,此类偏曲又称为生

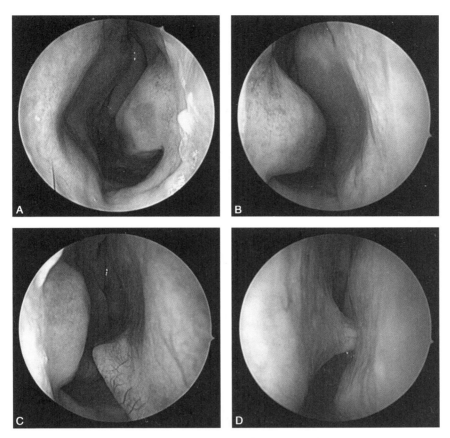

图 3-13-2　鼻中隔偏曲（鼻内镜下观）
A. 鼻中隔 C 形偏曲；B. 鼻中隔 S 形偏曲；C. 鼻中隔嵴突；D. 鼻中隔棘突

理性鼻中隔偏曲，临床检查发现后，一般不必处理。有临床症状，并经检查有鼻中隔偏曲者，方可诊断为鼻中隔偏曲，亦即病理性鼻中隔偏曲。诊断时除应注意观察偏曲的部位、类型及毗邻关系外，尚需排除鼻中隔黏膜增生肥厚（用探针触诊黏膜突出部质软），以及其他病变引起的鼻中隔偏曲。

【治疗】

治疗原则　有临床症状的鼻中隔偏曲需行手术矫正。常见手术方法有鼻中隔黏骨膜下矫正术和鼻中隔黏骨膜下切除术，前者更符合鼻腔生理功能，因手术仅切除少量偏曲的软骨和骨质，故亦可用于青少年严重鼻中隔偏曲者。

第二节　鼻中隔血肿和脓肿

鼻中隔血肿（hematoma of nasal septum）是指鼻中隔软骨膜下或骨膜下积血，多为双侧性。鼻中隔脓肿（abscess of nasal septum）是指鼻中隔软骨膜下或骨膜下积脓，后者多由前者继发感染而致。

【病因】

1. **鼻中隔血肿**　鼻外伤或鼻中隔骨折后（黏骨膜未破裂）局部血管损伤出血而形成。鼻中隔矫正术和鼻中隔黏骨膜下切除术也可并发本病。非外伤或手术引起的自发性鼻中隔血肿较少见。

2. **鼻中隔脓肿**　多因鼻中隔血肿继发感染所致。少数可继发于邻近组织的疖肿、急性鼻窦炎、流感、猩红热和伤寒等,因此本病也可发生在新生儿和幼儿。

【临床表现】

1. **鼻中隔血肿**　多有双侧鼻塞、额部头痛和鼻梁压迫感。无明显全身症状。检查见鼻中隔两侧呈对称性半圆形隆起,黏膜色泽暗红或正常,触之柔软,隆起部位对血管收缩剂无反应。穿刺可抽出血液。

2. **鼻中隔脓肿**　除有双侧鼻塞、额部头痛和鼻梁压迫感外,尚有明显全身和局部急性炎症表现,如寒战、发热、周身不适、鼻梁和鼻尖红肿热痛。检查见鼻中隔对称性膨隆,黏膜色泽暗红,触之柔软而有波动,触痛明显,隆起对血管收缩剂无反应,穿刺可抽出脓液。

【诊断】

结合外伤或鼻中隔手术史、症状、体征、鼻内检查、鼻中隔隆起对血管收缩剂无反应以及穿刺结果等(抽出血液者为血肿,抽出脓液者为脓肿),即可明确诊断。

【治疗】

治疗原则为局部穿刺或切开引流、全身应用抗生素。

1. **鼻中隔血肿**　较小者穿刺抽出血液;较大者则须在表面麻醉下,于血肿最低处作 L 形切口,清除淤血或血块。穿刺或切开引流后,用鼻腔填塞材料(凡士林纱条、碘仿纱条或膨胀海绵等材料)填塞双侧鼻腔、压迫鼻中隔,并全身应用抗生素预防感染。

2. **鼻中隔脓肿**　明确诊断后需立即行切开引流,如有坏死软骨应予清除,放置引流,每天冲洗脓腔,不填塞鼻腔。全身用抗生素控制感染。鼻中隔软骨坏死过多,遗留鼻小柱塌陷或鞍鼻者,可二期行鼻整形手术。

第三节　鼻中隔穿孔

鼻中隔穿孔(perforation of nasal septum)系指各种原因导致的鼻中隔贯穿两侧鼻腔的永久性穿孔。穿孔形态、部位及大小各异。

【病因】

下述情况和疾病可能发生鼻中隔穿孔:

1. **外伤**　鼻中隔外伤所致的鼻中隔脓肿、腐蚀性和刺激性物质(如铬酸、矽尘、砷、升汞、水泥、石灰等)长期刺激鼻中隔黏膜引起的溃疡。长期的挖鼻习惯,有时可导致鼻中隔穿孔。

2. **医源性损伤**　鼻中隔手术或其他治疗(如用化学腐蚀剂、射频等治疗鼻中隔黏膜出血时)引起鼻中隔两侧黏膜对称性损伤。

3. **感染**　①急性传染病:白喉、伤寒和猩红热等;②鼻特殊性感染:结核、狼疮、麻风等可致鼻中隔软骨坏死而中隔穿孔,梅毒因导致鼻中隔骨部坏死而中隔穿孔,出现鞍鼻。

4. **肿瘤及恶性肉芽肿**　原发于鼻中隔的肿瘤或鼻腔肿瘤压迫鼻中隔。

5. **其他**　鼻腔异物或结石长期压迫鼻中隔可引起继发感染、坏死而致穿孔。

【临床表现】

鼻中隔穿孔病因的多样性决定了它既可表现为一独立疾病,也可作为某一疾病的局部表现。仅就鼻中隔穿孔而言,其主要表现为鼻腔干燥和脓痂形成,常伴有头痛和鼻出血。小穿孔者若在鼻中隔前段,呼吸时常有吹哨声;若位于鼻中隔后段,则无吹哨声。结核和梅毒引起者脓痂有臭味。检查可见鼻中隔穿孔,穿孔处结痂,穿孔边缘糜烂、易出血。

【诊断】

根据症状和检查不难诊断。诊断时应明确穿孔的部位和大小,并应同时鉴别病因。有时较小穿孔常被结痂覆盖而忽略,应除去结痂仔细检查。

【治疗】

有明确病因的非独立性鼻中隔穿孔者,首先治疗原发疾病。单纯鼻中隔穿孔者,可选择行穿孔修补术。根据穿孔的位置和大小选择修补方式和修补材料。主要方法有:鼻中隔黏骨膜减张缝合术,带蒂黏骨膜瓣或黏膜瓣(中鼻甲黏骨膜瓣或下鼻甲黏膜瓣)转移缝合术,游离组织片移植术,硅橡胶片置入术等。

（张革化）

第十四章 鼻 出 血

鼻出血(epistaxis;nose bleed)是临床常见症状之一,可因鼻腔、鼻窦疾病引起,也可因某些全身性疾病所致,前者较为多见;可单侧出血,亦可双侧出血;可表现为反复间歇性出血,亦可为持续性出血。出血较轻者仅涕中带血或倒吸血涕,重者出血可达数百毫升以上;一次大量出血可致休克,反复多次少量出血可导致贫血。大多数出血可自止或将鼻翼捏紧后停止。鼻出血部位多在鼻中隔前下方的易出血区(利特尔动脉丛或克氏静脉丛),儿童、青少年的鼻出血多数或几乎全部发生在该部位。中、老年患者的鼻出血多发生在鼻腔后段吴氏鼻-鼻咽静脉丛;亦可为鼻中隔后部动脉(90%来自于蝶腭动脉)出血,该部位的鼻出血多较凶猛,不易止血。

【病因】

可分为局部和全身病因两类。

1. 局部病因

(1)外伤:①鼻内损伤:挖鼻、用力擤鼻、剧烈喷嚏及鼻内用药不当等损伤黏膜血管;鼻腔、鼻窦手术及经鼻插管等损伤血管或黏膜未及时发现或未妥善处理均可导致鼻出血。②鼻外创伤:鼻骨、鼻中隔或鼻窦骨折及鼻窦气压骤变等损伤局部血管或黏膜,严重的鼻和鼻窦外伤可合并颅前窝底或颅中窝底骨折,若伤及筛前动脉,一般出血较剧,若伤及颈内动脉,则危及生命。

(2)鼻腔异物:常见于儿童,多为一侧鼻腔出血或血涕。

(3)炎症:各种鼻腔、鼻窦的特异性或非特异性炎症均可致鼻黏膜毛细血管受损而出血,通常出血量较小。

(4)肿瘤:血管性良性肿瘤,如鼻腔血管瘤或青少年鼻咽纤维血管瘤一般鼻出血较剧。鼻腔、鼻窦及鼻咽恶性肿瘤溃烂早期出血量较少,为涕中带血或血性涕,反复出现,晚期破坏大血管可致大出血。

(5)其他:①鼻中隔疾病:鼻中隔偏曲、鼻中隔黏膜糜烂、鼻中隔穿孔是鼻出血的常见原因;②萎缩性鼻炎:鼻黏膜萎缩变薄、干燥,毛细血管易破裂出血。

2. 全身疾病 凡可引起动脉压或静脉压增高、凝血功能障碍或血管张力改变的全身性疾病均可致鼻出血。

(1)急性发热性传染病:流感、出血热、麻疹、疟疾、鼻白喉、伤寒等。多因高热、鼻黏膜剧烈充血、肿胀或干燥,致毛细血管破裂出血。出血部位多位于鼻腔前部,量较少。

(2)心血管疾病:高血压、血管硬化和充血性心力衰竭等。多因动脉压升高致鼻出血。出血前常有预兆,如头昏、头痛、鼻内血液冲击感等。常为单侧性、动脉性出血,来势凶猛,多位于鼻腔后部(下鼻道、嗅裂内多见),为搏动性出血。

(3)血液病:①凝血机制异常的疾病,如血友病、纤维蛋白形成障碍、异常蛋白血症(如多发性骨髓瘤)和结缔组织疾病等,因凝血机制异常可致鼻出血;大量应用抗凝药物者亦常出现鼻出血。②血小板量或质异常的疾病,如血小板减少性紫癜、白血病、再生障碍性贫血等;由于出血是因血液成分改变所致,鼻出血多为双侧性、持续性渗血,并可反复发生,常伴身体其他部位的出血。

(4)肝、肾等慢性疾病和风湿热等:肝功能损害常致凝血障碍,尿毒症易致小血管损伤,风湿热所致鼻出血常见于儿童。

(5)内分泌失调:主要见于女性,青春发育期的月经期可发生鼻出血,绝经期或妊娠期妇女亦可出现鼻出血,可能与毛细血管脆性增加有关。

（6）遗传性出血性毛细血管扩张症:常有家族史,是一种常染色体显性遗传的血管结构异常性疾病,主要病理改变为小血管缺乏弹性纤维及平滑肌,毛细血管、小动脉和小静脉管壁变薄,仅由单层内皮细胞构成,缺乏收缩能力,致局部血管扩张、迂曲、易破裂、出血。临床特点为某些固定部位自发性或轻度外伤后反复出血。多表现为鼻出血、牙龈出血、皮肤出血,少数可为反复呕血、黑便、咯血、血尿、月经过多、眼底或颅内出血。

（7）其他:①营养障碍或维生素 C、K、P 或 Ca 缺乏。维生素 C、P 缺乏会降低毛细血管脆性和通透性;维生素 K 与凝血酶原形成有关;Ca 为凝血过程中必不可少的物质。②中毒:磷、汞、砷、苯等化学物质可破坏造血系统,长期服用水杨酸类药物可致血内凝血酶原减少。

【检查】

1. **前鼻镜检查**　前鼻镜检查可以发现鼻腔前部的出血,如鼻中隔前下方的易出血区有无扩张的血管、黏膜是否糜烂、鼻中隔有无穿孔等。（图 3-14-1／文末彩图 3-14-1）

2. **鼻内镜检查**　鼻内镜检查对寻找鼻腔,尤其是鼻腔后部、嗅裂等部位的出血具有独特的优势。内镜检查前需对鼻腔黏膜进行充分的收缩与表面麻醉,检查时可根据鼻出血易发生的部位,逐一检查鼻中隔前下部、下鼻道后部（尤其要注意位于下鼻道外侧壁与鼻咽部交接处的吴氏鼻-鼻咽静脉丛）、鼻中隔后下部、后鼻孔缘、嗅裂等部位。

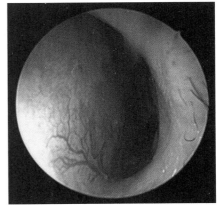

图 3-14-1　鼻中隔左侧利特尔血管扩张

3. **实验室检查**　血常规检查可根据血红蛋白水平,判断出血量,有无贫血;凝血功能和血小板计数检查有助于鼻出血的诊断。

4. **影像学检查**　数字减影血管造影（DSA）和 CT 血管造影（CTA）有助于寻找鼻腔后部顽固性出血的责任血管,对外伤性假性动脉瘤所致鼻出血具有诊断意义。MRI 可用于遗传性出血性毛细血管扩张症患者颅内血管畸形的排查,有助于明确诊断。

【治疗】

治疗原则:长期、反复、少量出血者应积极寻找病因;大量出血者需先立即止血,再查找病因。相对于鼻腔前部出血,鼻腔后部的出血多来源于动脉,出血量较大,且难以控制;大量出血者常情绪紧张和恐惧,故应予以安慰,使之镇静。首先了解是哪一侧鼻腔出血或首先出血,最好在鼻内镜下仔细检查鼻腔,进而选择适宜的止血方法达到止血目的。

1. **一般处理**　患者取坐位或半卧位,嘱患者尽量勿将血液咽下,以免刺激胃部引起呕吐。休克者,应取平卧低头位,按低血容量性休克急救。

2. **局部处理**　多数情况鼻出血的部位在鼻中隔前下部的易出血区,且出血量较少。嘱患者用手指捏紧两侧鼻翼,压迫约 10～15 分钟,同时用冷水袋或湿毛巾敷前额和后颈,以促使血管收缩减少出血。如出血较剧,可先用浸以血管收缩剂的棉片置入鼻腔,收缩鼻腔黏膜和血管达到暂时止血,再寻找出血部位。亦可在鼻内镜下用吸引器边吸血液、边寻找出血部位。常用的止血方法有:

（1）烧灼法:适用于反复小量出血且明确出血点者。目的为破坏出血处毛细血管网,使血管封闭或凝固而止血。传统的烧灼法是应用化学药物或电灼。烧灼范围越小越好,应避免烧灼过深,烧灼后局部涂以软膏。电灼因灼力较强,易造成黏膜溃疡或软骨坏死,若烧灼不当,反致出血加剧,现已少用。近年来,临床常采用 YAG 激光、射频或微波烧灼。此类设备使用时较易控制,烧灼温和,损伤小。在鼻内镜引导下进行上述操作,可提高准确性,且疗效确切。注意出血部位位于鼻中隔者无论采取何种方法烧灼,都应避免同时烧灼鼻中隔两侧对称部和烧灼时间过长,以免引起鼻中隔穿孔。

（2）填塞法:适用于出血较剧、渗血面较大或出血部位不明者。常用方法有 4 种。

1）前鼻孔可吸收性材料填塞：较适用于鼻黏膜弥漫性、出血量较小的鼻出血。可吸收性材料有明胶海绵等，也可用明胶海绵蘸以凝血酶粉、三七粉或云南白药。此方法的优点是填塞物可被组织部分吸收，因此避免了抽取填塞物时造成鼻黏膜损伤而再次出血。

2）前鼻孔纱条填塞：是较常用的有效止血方法。适用于出血较剧且出血部位不明确，或外伤致鼻黏膜较大撕裂的出血以及其他止血方法无效者。①材料：凡士林油纱条、抗生素油膏纱条、碘仿纱条。②方法：将纱条一端双叠约 10cm，将其折叠端置于鼻腔后上部嵌紧，然后将双叠的纱条分开，短端平贴鼻腔上部，长端平贴鼻腔底，形成一向外开放的"口袋"。然后将长纱条末端填入"口袋"深处，自上而下、从后向前进行填塞，使纱条以适当的张力填满鼻腔（图 3-14-2）。填塞妥后若仍有血液自后鼻孔流入咽部，则须撤出纱条重新填塞或改用后鼻孔填塞法。③注意事项：凡士林油纱条填塞时间一般 24～48 小时，如必须延长填塞时间，需辅以抗生素预防感染，一般不宜超过 3～5 天，否则有可能引起局部压迫性坏死和感染。抗生素油膏纱条和碘仿纱条填塞则可适当增加留置时间。

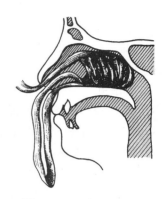

图 3-14-2　**鼻腔填塞法**

3）后鼻孔填塞法：前鼻孔纱条填塞未能奏效者，可采用此法（图 3-14-3）。

方法和步骤：①先用凡士林油纱条做成与患者后鼻孔大小相似的锥形纱球（或做成较后鼻孔略大的枕形纱球），纱球尖端系粗丝线两根，纱球底部系一根；②用小号导尿管于出血侧自前鼻孔经鼻腔、鼻咽插至口咽部，用长弯血管钳将导尿管头端牵出口外，导尿管尾端仍留在前鼻孔外；③将纱球尖端丝线牢固缚于导尿管头端；④回抽导尿管尾端，将纱球引入口腔，用手指或器械将纱球越过软腭纳入鼻咽部，同时稍用力牵拉导尿管引出的纱球尖端丝线，使纱球紧塞后鼻孔；⑤随即用凡士林油纱条填塞鼻腔；⑥将拉出的纱球尖端丝线缚于一小纱布卷固定于前鼻孔；⑦纱球底部的丝线自口腔引出松松固定于口角旁。

注意事项：需无菌操作，填塞留置期间应给予抗生素预防感染，填塞时间一般不超过 3 天，最多不

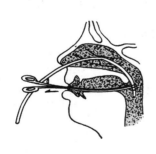

（1）将导尿管头端拉出口外

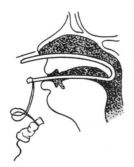

（2）将纱球尖端的丝线缚于导尿管头端，回抽导尿管

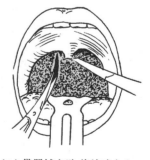

（3）借器械之助，将纱球向上推入鼻咽部

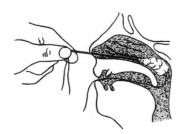

（4）将线拉紧，使纱球嵌入后鼻孔

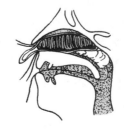

（5）再作鼻腔填塞

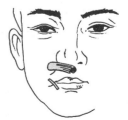

（6）纱球尖端上的系线固定于前鼻孔处，底部单线固定于口角

图 3-14-3　**后鼻孔填塞法**

超过 5～6 天。老年鼻出血患者行后鼻孔填塞前需评估患者心肺功能能否耐受。

取出方法：①先撤除鼻腔内填塞；②牵引留置口腔的纱球底部丝线，并借助血管钳，将纱球经口取出。

4）鼻腔或鼻咽部气囊或水囊压迫：用指套或气囊缚在小号导尿管头端，置于鼻腔或鼻咽部，囊内充气或充水以达到压迫出血部位的目的。此方法可代替后鼻孔填塞。近年，国内已有生产与鼻腔解剖相适应的鼻腔和后鼻孔止血气囊和水囊，此方法简单、方便、患者痛苦小。

（3）血管结扎法：对严重出血者可采用此法。中鼻甲下缘平面以下出血者可结扎上颌动脉或颈外动脉；中鼻甲下缘平面以上出血者，需结扎筛前动脉；鼻中隔前部出血者可结扎上唇动脉。目前临床较少采用。

（4）血管栓塞法：对顽固性鼻出血者可采用此法。血管内栓塞治疗是将导管经股动脉插管，通过导管将微导管送至病变部位，应用数字减影血管造影（digital subtraction angiography，DSA）和超选择栓塞（superselective embolization，SSE）技术，找到责任血管并栓塞之。常用的栓塞剂有：①微粒：如聚乙烯泡沫醇、明胶海绵、真丝粒或线段等；②弹簧圈：如游离钨丝弹簧圈、机械解脱钨丝微弹簧圈、电解铂金微弹簧圈等；③球囊；④液体栓塞剂。此法准确、快速、安全可靠，但费用较高，有偏瘫、失语和一过性失明等风险，临床使用得很少。

3. **全身治疗**　引起鼻出血的原因多种多样，出血的程度亦有不同。因此，鼻出血的治疗不应仅仅是鼻腔止血。对由于鼻腔、鼻窦有复杂病变或因全身疾病引起的鼻出血以及出血量较大者，应视病情采取必要的全身治疗。视病情轻重可口服、肌内注射或静脉应用止血剂，适当补充维生素，有贫血或休克者应纠正贫血或抗休克治疗。严重者须住院观察，注意失血量和可能出现的贫血或休克。鼻腔填塞可致血氧分压降低和二氧化碳分压升高，故对老年患者应注意心、肺、脑功能，必要时给予吸氧。

4. **其他治疗**　①鼻中隔前下部反复出血者，可行鼻中隔黏膜划痕，也可施行鼻中隔黏骨膜下剥离术；②遗传性出血性毛细血管扩张症者，可行面部转移全层皮瓣行鼻中隔植皮成形术；③因全身性疾病引起者，应请相应专科同期治疗原发疾病。

（张革化）

第十五章　鼻腔及鼻窦异物

鼻腔鼻窦异物（foreign body in the nose）有内源性和外源性两大类。内源性异物如死骨、凝血块、鼻石、痂皮等。外源性异物有植物性、动物性和非生物性。植物性异物多见，动物性异物较为罕见。非生物性异物多因战伤、工伤或误伤所致，异物多为弹片、弹丸、碎石、木块等。非生物性异物破坏性较大，病情亦较复杂。本病在儿童中发病率较高。成人因工伤、误伤所致的鼻腔鼻窦异物发病率亦较高。

【病因】

1. 儿童玩耍时常将豆类、果核、玻璃球、橡皮、纸卷、金属纽扣电池等塞入鼻孔内。

2. 露宿或野外游泳时常见水蛭和昆虫爬入鼻内，多见于居住在热带地区者。

3. 工矿爆破伤、电锯伤、战伤或猎枪弹丸误伤等意外事故时，常见碎石、木块、弹片、弹丸等经面部射入鼻腔、鼻窦、眼眶、翼腭窝等处。

4. 疾病所致死骨、凝血块、痂皮、干酪样分泌物、结石等潴留鼻内，医源性纱条、棉片、器械断端等遗留在鼻内。

【病理】

异物滞留引起鼻腔或鼻窦黏膜继发性感染，导致鼻炎、鼻窦炎、骨髓炎等。异物滞留日久，炎性渗出物逐渐蒸发、浓缩分解出多种无机盐类并逐步沉积于异物表面构成异物的外壳。此种以异物为核心的"结石"，称为鼻石（rhinolith），外壳成分有钙、磷、镁和氯化钠等盐类，因成分不同而呈黄、灰、棕、绿等不同颜色。

【临床表现】

视异物性质、大小、形状、所在部位、刺激性强弱和滞留时间的长短而表现出不同的症状。儿童鼻腔异物表现为单侧鼻塞、流黏脓涕、鼻出血或涕中带血以及呼气有臭味等。石块、木块和铁锈类异物常带有泥土，有引起破伤风的可能。金属纽扣电池，因其压迫及化学损伤的性质，可能出现鼻中隔穿孔、出血。工伤、误伤或战伤等引起者，具有面部外伤及其他相应临床表现。若损伤视神经或视神经管，则表现为视力障碍；若伤及血管，则有较大量出血。活体动物性异物（如水蛭）常有虫爬感。医源性异物则有手术或医源性操作史，异物滞留侧鼻塞、脓涕（有臭味）和头痛等。

【诊断】

根据病史（如异物塞入鼻腔、外伤等）和临床表现不难诊断。儿童诉单侧鼻塞、流涕或血涕且伴异臭者，应首先考虑鼻腔异物，前鼻镜或鼻内镜检查鼻腔内可见异物。检查时需要吸净鼻内分泌物；如异物存留过久，鼻腔内有肉芽组织生成，需用探针辅助检查。鼻腔、鼻窦异物诊断不明确时，可行 CT 检查。

【治疗】

根据异物大小、形状、部位和性质的不同，采用不同的取出方法。儿童鼻腔异物可用头端是钩状或环状的器械，从前鼻孔

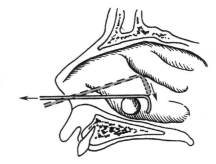

图 3-15-1　鼻腔圆形异物钩出法

轻轻进入，绕至异物后方再向前钩出（图 3-15-1）。切勿用镊子夹取，尤其是圆滑的异物，夹取有使异物滑脱和推向后鼻孔或鼻咽部、误吸入喉腔或气管的危险。动物性异物须先行表面麻醉后，再用鼻钳取出。异物为金属纽扣电池，注意查看电池是否有泄漏，鼻中隔是否有糜烂、穿孔，术后密切随访，注意迟发性鼻中隔穿孔发生的可能。

（张　华）

第十六章　鼻及鼻窦囊肿

第一节　鼻前庭囊肿

鼻前庭囊肿(nasal vestibular cyst)系指位于鼻前庭底部皮肤下、梨状孔的前外方、上颌骨牙槽突浅面软组织内的囊性肿块。女性多见,好发年龄为30～50岁,无左右侧差别,偶有双侧发生。

【病因】

1. **腺体潴留学说**　由于各种原因导致鼻前庭底部黏膜黏液腺腺管阻塞,腺体分泌物潴留并逐渐增多形成囊肿,故亦称潴留囊肿(retention cyst)。

2. **先天性异常**　胚胎发育期面部上颌突、球状突和鼻外侧突连接处有残留或迷走的上皮组织发展成囊肿,又称球颌突囊肿(globulomaxillary cyst)。

【病理】

囊肿外壁由含弹性纤维和网状血管的结缔组织构成,坚韧而富于弹性。囊壁上皮多为纤毛柱状上皮、立方上皮或扁平上皮,内含丰富的杯状细胞。囊液黄色或棕色,黏液性或浆液性。若发生感染则呈脓性,囊壁有炎性细胞浸润。囊肿多呈圆形,大小不一,邻近骨质可受压吸收,形成圆形或盘状凹陷。

【临床表现】

囊肿发展缓慢,常单侧发病。早期囊肿小时无任何自觉症状。囊肿长大后,使一侧鼻前庭和鼻翼附着处隆起,伴鼻前庭部及上唇胀痛感,咀嚼时明显。囊肿较大阻塞鼻前庭时,可有同侧鼻塞。一些患者可有上颌部或额部反射性疼痛。若囊肿发生感染,可迅速增大,局部疼痛加重。

【检查及诊断】

1. **局部检查**　一侧鼻前庭、鼻翼附着处或梨状孔外侧部隆起。囊肿较大时,鼻唇沟变浅或消失。在鼻前庭和唇龈沟处可触及隆起,质地柔软富于弹性,或乒乓球感,一般无明显触痛,若合并感染则有触痛。穿刺抽出液体可明确诊断,穿刺液多为黄色透明液体,穿刺抽液后囊肿缩小但不久又复隆起。

2. **影像学检查**　X线平片或CT平扫显示梨状孔底部低密度圆形、椭圆形阴影,边缘清楚,无上列牙病变。

【治疗】

手术切除。可经鼻内镜于鼻底部行囊顶壁切除,使囊壁开口于鼻腔底部,即囊肿揭盖手术,要防止开窗口闭合导致复发。传统手术取唇龈沟横切口进路,剥离囊肿,以彻底切除囊肿壁为原则。

第二节　鼻　窦　囊　肿

鼻窦囊肿(nasal sinus cyst)是指原发于鼻窦内或来源于牙或牙根并向上颌窦内发展的囊性肿物。分为鼻窦黏膜囊肿和上颌窦牙源性囊肿两类;鼻窦黏膜囊肿分为黏液囊肿和浆液囊肿。

一、鼻窦黏液囊肿

鼻窦黏液囊肿(mucocele cyst of nasal sinus)是鼻窦囊肿中最为常见者。单侧多见,好发于筛窦,其次为额窦,上颌窦较少见,原发于蝶窦者罕见。多见于青年和中年人,10岁以下儿童罕见。囊肿增大时可累及其他鼻窦,如筛窦囊肿多较大,可侵犯眼眶和颅底。囊肿可继发感染演变成脓囊肿,危害性增大。

【病因】

囊肿的发生为多因素综合所致,多认为是鼻窦自然开口完全堵塞,各种原因导致窦内炎性反应,窦黏膜腺管堵塞而逐渐形成。鼻窦自然开口完全堵塞后,鼻窦腔分泌物潴留,分泌物蛋白含量过高致鼻窦腔内渗透压增高,吸收水分、水钠潴留,使鼻窦腔内压力增高,压迫鼻窦骨壁,使骨壁中破骨细胞被前列腺素、甲状旁腺激素和淋巴细胞激活因子激活,致骨质吸收变薄或消失。

【病理】

囊肿壁即是鼻窦黏膜,但因受压而变薄。囊壁上皮为纤毛柱状上皮,或因受压纤毛破坏而形如立方上皮或扁平上皮,上皮中含丰富的杯状细胞。黏膜下层可见慢性炎性细胞浸润。囊液为淡黄色、棕褐色或淡绿色的黏稠液体,镜下多见胆固醇结晶。感染后可转化为脓囊肿,囊液为脓性。

【临床表现】

囊肿增大缓慢,甚至数十年仍局限在鼻窦腔内。但增大的囊肿可压迫鼻窦骨壁变薄或消失,巨大者则侵入眶内和颅内。囊肿小和局限在鼻窦腔内时,可无任何不适,或可能有头痛。若囊肿增大压迫鼻窦骨壁、侵入眶内和颅内,则出现相应症状。若继发感染演变为脓囊肿,则症状更严重。根据囊肿的大小和侵犯的部位可有如下临床表现:

1. **鼻部表现** ①鼻腔检查可见筛窦囊肿者中鼻道或筛泡向下膨隆,额窦囊肿者鼻顶下陷,蝶窦囊肿者嗅沟饱满,上颌窦囊肿者鼻腔外侧壁向内膨隆。膨隆程度视囊肿大小而异,膨隆部覆盖的黏膜正常。②鼻塞、流涕、嗅觉减退:鼻塞为较大囊肿阻塞鼻道所致,嗅觉减退多为传导性。脑脊液鼻漏:少见,囊肿破坏颅底硬脑膜所致。

2. **眼部表现** 囊肿侵犯眶内所致。①眼球移位:筛窦囊肿者眼球向外移位,额窦囊肿者眼球向外下方移位,蝶窦囊肿者眼球突出;②流泪、复视、视力障碍等;③眶尖综合征(orbital apex syndrome):巨大蝶窦囊肿或蝶筛囊肿压迫眶尖和眶上裂所致,可造成第Ⅱ、Ⅲ、Ⅳ、Ⅴ、Ⅵ脑神经功能障碍,表现为眶周感觉障碍、上睑下垂、眼球固定(眼肌麻痹)、视力减退或失明等。

3. **面部表现** 筛窦囊肿者内眦部隆起,额窦囊肿者眶顶部隆起,上颌窦囊肿者面颊部隆起。隆起处皮肤正常。触诊隆起表面光滑、乒乓球或破鸡蛋壳感,一般无触痛。若骨质吸收缺损,则可触及缺损的骨质边缘和软而有弹性的囊肿。脓囊肿者隆起处皮肤有红、肿、热、痛的感染症状。

4. **其他表现** ①头痛或麻木感:偏头痛,或位于眼后、眼周、头顶部、枕部、额部、面颊部;②闭经、性欲减退、尿崩等内分泌症状:为蝶窦囊肿向上发展破坏鞍底压迫脑垂体所致;③脑膜炎:脓囊肿侵犯颅底所致;④全身症状:脓囊肿时可有发热和全身不适。

【诊断及鉴别诊断】

1. **诊断依据**

(1)临床表现:主要是面部和鼻部表现。须注意部分病例可能首先表现为眼部症状,而面部和鼻部症状不明显。

(2)影像学检查:囊肿在鼻窦CT上显示为位于鼻窦内的边缘光滑、密度均匀的圆形或椭圆形阴影,阴影邻近骨质有受压吸收现象。阅片时应注意囊肿的部位、大小和累及的范围。

(3)穿刺检查:于隆起处穿刺可抽吸出淡黄色、棕褐色或淡绿色的黏稠液体,镜下检查液体见含胆固醇结晶则可作出最后诊断。

2. **鉴别诊断** 应与肿瘤、脑膜脑膨出、垂体瘤、脑膜瘤鉴别。

【治疗】

治疗原则:视囊肿的部位、大小选择治疗方案,健康体检发现的无临床症状的鼻窦内小囊肿,一般无须处理。囊肿增大或有局部压迫症状者需考虑手术治疗。

1. **囊肿全切除或部分切除术** 建立受累鼻窦或囊肿腔与鼻腔之间永久、宽敞的引流通道。目前常规采用经鼻内镜手术。

（1）额窦囊肿：切除前组筛房，尤其要彻底切除额隐窝，开放额窦口。

（2）筛窦或额筛囊肿：切除筛房，开放额窦口。

（3）蝶窦或蝶筛囊肿：切除筛房和开放蝶窦。较大囊肿，特别是巨大者，因鼻窦骨壁吸收缺损，囊肿壁与毗邻组织如硬脑膜、眶隔膜、颈内动脉壁、海绵窦和视神经等可能发生粘连。为避免损伤上述结构，手术中不必刻意彻底切除囊壁，否则有引起脑脊液鼻漏、失明、大出血等严重并发症的风险。囊肿壁切除的范围以达到病变窦或囊肿腔与鼻腔有足够的通畅引流为目的，尽可能地扩大造瘘口，建立永久通道。

2. 并发症治疗　大多数并发症如鼻、眼、面和颅内症状，在囊肿手术后配合药物治疗能获治愈或改善，只有少数并发症需要进一步手术治疗。

（1）重度球后视神经炎：蝶窦或筛蝶较大囊肿或脓囊肿可致球后视神经炎，视力为眼前指数、光感或失明，症状常反复发作，可在囊肿切除后同期行视神经减压术。

（2）脑脊液鼻漏：蝶窦或筛蝶较大囊肿侵犯颅底或术中损伤硬脑膜所致。在囊肿切除后同期行颅底脑脊液漏修补术。

（3）眶尖综合征：多因巨大的蝶窦或蝶筛囊肿或脓囊肿引起，必要时行眶尖内侧壁减压术。

二、鼻窦浆液囊肿

鼻窦浆液囊肿（serous cyst of nasal sinus）可发生于任何鼻窦，但多见于上颌窦，常位于上颌窦底壁或内壁。多为单侧，也可双侧出现，生长缓慢。囊肿发展到一定程度可自然破裂，囊液经窦口流出。常无症状，多在鼻窦影像学检查时中发现。

【病因】

黏膜炎症或变态反应，毛细血管渗出的浆液潴留于黏膜下层结缔组织内逐渐膨大形成囊肿。囊壁为有炎症改变的鼻窦黏膜，囊液为半透明的淡黄色或姜黄色易凝结液体。

【临床表现】

单纯本病多无明显症状，偶有前额部头疼或面颊部压迫感，或同侧上列牙疼。偶可出现从鼻腔间歇性流出的黄色液体。部分患者上述症状明显，呈间歇性发作，即囊肿破裂流出黄色透明液体后，症状缓解；之后囊肿内囊液再次蓄积，症状反复发作。个别患者，上颌窦囊肿成为三叉神经痛的扳机。

【诊断】

依据病史、鼻窦CT，或上颌窦穿刺时抽出黄色透明液体而明确诊断；或因上颌窦手术中发现而诊断。反复间歇性鼻内流出黄色液体提示本病。

【治疗】

多数黏膜囊肿可能自行破裂，如反复发作，可手术切除。囊肿较小且无临床症状，通常不需要手术。若有明显临床症状可手术切除。

手术方法首选鼻内镜手术。针对上颌窦囊肿可视囊肿的位置而决定采用经中鼻道或下鼻道开窗术，也可采用泪前隐窝进路。蝶窦囊肿和筛窦囊肿可采用同黏液囊肿相同的手术方法，但应尽可能将囊壁完整摘除或将大部分囊壁摘除。

三、上颌窦牙源性囊肿

上列牙发育障碍或病变，突入上颌窦内形成的囊肿，称为上颌窦牙源性囊肿（odontogenic cyst）。分为含牙囊肿和牙根囊肿两类。

（一）含牙囊肿

含牙囊肿（dentigerous cyst）又称滤泡囊肿（follicular cyst）。囊肿环绕着未萌出牙或额外牙的牙冠，且附着于牙颈部。一般多发生于下颌骨，占含牙囊肿的75%以上，而发生于上颌骨者很少。多来自单个牙胚,临床上见囊肿含单个牙;也可来自多个牙胚,囊肿含多个牙。发病的年龄高峰在 10～40 岁;男性患者多于女性。

【病因及病理】

停留在牙槽骨中的未萌出牙可刺激成釉细胞,使之增殖,并产生分泌物形成囊肿,牙釉质被包围在囊内。囊壁为纤维组织,上皮为扁平或矮立方上皮。囊液为黄色或棕色液体,含胆固醇结晶及脱落上皮。囊肿虽生长缓慢,但可不断增大。增大的囊肿可压迫骨质而吸收变薄。

【临床表现及诊断】

囊肿增大可使患侧面颊部和唇龈部隆起,覆盖隆起处的皮肤和唇龈黏膜正常,隆起表面光滑、乒乓球感或破鸡蛋壳感。可出现患侧鼻塞和眼球向上移位。检查上列牙常发现有一牙缺如,多为尖牙、前磨牙或切牙。鼻窦影像学检查显示患侧上颌窦腔扩大,囊肿阴影内含有牙影。隆起部穿刺抽出黏液即明确诊断。

【治疗】

多采用鼻内镜下下鼻道开窗或泪前隐窝入路,可将囊肿及病牙完整切除。传统方法采取上颌窦根治术,将囊肿和病牙完全切除,保留上颌窦正常黏膜。

(二) 根尖周囊肿

根尖周囊肿(periapieal cyst)是成牙组织囊肿中最常见者。多发生在上列切牙、尖牙或磨牙等牙根的唇面。

【病因及病理】

起因于牙根感染、牙髓坏死,进而根尖周形成肉芽肿或脓肿,随后上皮细胞长入其内作为衬里形成囊肿内膜,病牙根尖突入囊肿腔内。囊壁为结缔组织,上皮为鳞状上皮。囊液为黄色浆液性或黏液性,含胆固醇结晶。囊肿继发感染则可纤维化。

【临床表现及诊断】

囊肿增大可使面颊隆起,鼻窦影像学检查显示患侧上颌窦腔内病牙根尖周部小圆形囊肿影,周围骨质吸收。

【治疗】

取上颌窦根治术式(Caldwell-Luc operation),切除囊肿。若病牙尚稳固,有保留可能,则行根尖切除或根管治疗以避免囊肿再发。否则,应同时拔除病牙。

(朱冬冬)

第十七章　鼻腔鼻窦肿瘤

第一节　概　　述

鼻腔鼻窦的良性肿瘤主要好发于鼻腔内,其次是鼻窦,外鼻则较少。通常按组织来源进行分类,包括骨瘤、软骨瘤、脑膜瘤、神经纤维瘤、血管瘤及内翻性乳头状瘤等。

鼻腔鼻窦的恶性肿瘤在耳鼻咽喉头颈外科范围内仅次于鼻咽癌和喉癌而居第三位,临床上并不少见。我国统计数据表明,约占全身恶性肿瘤的 2.05% ~ 3.66%,国外报道为 0.2% ~ 2.5%。在鼻窦恶性肿瘤中,原发于上颌窦者最多见,甚至可占 60% ~ 80%,其次为筛窦,原发于额窦和蝶窦者少见。鼻腔鼻窦恶性肿瘤可发生于任何年龄,癌多发生于 40 ~ 60 岁,肉瘤则发生在年龄较轻者,甚至可见于婴幼儿。

第二节　良　性　肿　瘤

一、骨瘤

骨瘤(osteoma)多见于青年男性,女性少见。多发生于额窦,其次为筛窦,上颌窦和蝶窦均少见。

【病因】

病因不明。可能原因如下:

1. 由骨膜的"胚性残余"发生　因此多发生于额骨(膜内成骨)和筛骨(软骨内成骨)交界处。

2. 外伤和炎症　外伤和慢性炎症,尤其是外伤,可引起鼻窦、窦壁骨膜增生所致,约 50% 骨瘤有额部外伤史,少数慢性鼻窦炎患者,伴发单个或多个骨瘤,提示骨瘤的发生可能与慢性炎症刺激有关。

【病理】

骨瘤分化良好,生长缓慢,大小不一。有蒂或广基,呈圆形或卵圆形,外表覆有光滑的正常黏膜。原发于鼻窦的骨瘤长大后,常挤压骨壁,形成面部膨隆或生长突入鼻腔、眼眶、颅内,一方面致头面部畸形,另一方面造成相应器官的功能障碍和并发症,严重者可压迫脑组织。

病理组织学可分为三型:①密质型(硬型或象牙型):质硬,多有蒂,生长缓慢,多发生于额窦;②松质型(软型或海绵型):质松软,由骨化的纤维组织形成,广基,体积较大,生长快,有时中心可液化成囊肿,表面为较硬的骨壳,常见于筛窦;③混合型:较多见,外硬而内疏松,常发生于额窦和筛窦内。

【临床表现】

小的骨瘤多无症状,常于鼻窦或头颅 X 线片或 CT 检查无意中被发现(图 3-17-1)。大的额窦骨瘤可导致鼻面部畸形,引起额部疼痛、感觉异常。

【诊断】

鼻窦 X 线片或 CT 扫描可见圆形或卵圆形的骨密度影,据此判定骨瘤的部位、大小、范围及其附着处。临床上应与外生性骨疣(exostosis)鉴别,后者多见于上颌窦,由骨质过度增生而成,可引起面颊部隆起变形。

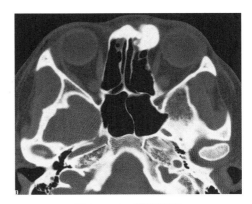

图 3-17-1　**筛窦骨瘤**

【治疗】

骨瘤以手术切除为治疗原则。小骨瘤且无任何症状者,或未导致外观畸形者通常不需治疗,可以定期观察。较大骨瘤,且有压迫症状,或已向颅内扩展和出现颅内并发症者应手术。手术进路大致可分为四类:鼻外额窦开放术、鼻侧切开术、额骨骨成形切口或双冠径路的颅面联合手术,以及经鼻内镜手术。体积小且主要位于鼻窦内的骨瘤,可以选择经鼻内镜下手术,术中注意保留和保护窦腔黏膜、硬脑膜;对已侵入颅内的骨瘤,应行冠状切口颅面联合手术径路切除肿瘤。

二、软骨瘤

鼻及鼻窦软骨瘤(chondroma)很少见,好发于筛窦,其次为上颌窦和蝶窦。原发于鼻腔及鼻中隔、鼻翼软骨者更为少见。

【病因】

病因未明。多认为与外伤、发育缺陷、慢性炎症及佝偻病等有关。

【病理】

软骨瘤外观呈淡青色或淡黄色或淡蓝色,表面光滑,呈球形、基底广,亦可呈结节或分叶状,多有包膜,境界清楚。发生于鼻窦者可充满窦腔,可侵犯并破坏骨壁,侵及眼眶、口腔。瘤体多有弹性,软骨样硬度。较大肿瘤中心部分可有黏液性变、囊性变、软化、坏死、钙化、骨化等。

软骨瘤依其原发部位可分为两类:

1. **内生性(中枢型)**   指发生于正常情况下无软骨的骨组织内,可单发或多发,可见于筛骨、颌骨、蝶骨、鼻中隔及鼻侧壁。

2. **外生性(周围型)**   指发生于软骨周围者,常见于鼻中隔前部、外耳道和喉软骨。

软骨瘤生长缓慢,其组织结构虽属良性,但具有强大的生长潜力,逐渐生长、膨大,受其长期压迫,可使周围软组织和骨壁吸收破坏,侵犯邻近器官,类似恶性肿瘤表现。

男性发病较多,好发年龄为 10～30 岁,且常在青春期后停止发展。

【临床表现】

根据肿瘤的范围、大小、部位而有不同的症状。常表现为单侧渐进性鼻塞、涕多、嗅觉减退、头昏、头痛等;当肿瘤长大,侵入鼻窦、眼眶及口腔等处后,可发生面部变形、眼球移位、复视、溢泪等表现。鼻镜检查可见瘤体表面光滑,被覆正常黏膜、基广、触之易出血。

【诊断】

X 线片或鼻窦 CT 扫描可清楚地显示肿瘤界限及向周围结构侵犯情况,中心透明,如有钙化或骨化时,则呈特殊斑点状阴影。病理学检查可确诊。软骨瘤应与骨瘤、鼻中隔软骨局部增生或鼻咽黏膜的异位软骨小岛鉴别。应注意有时不易和软骨肉瘤鉴别。

【治疗】

主要采用手术治疗方法。软骨瘤对放射治疗不敏感,其临床经过类似恶性肿瘤,术后易复发,且有恶变为软骨肉瘤的可能,因此,手术应尽早进行,切除范围应彻底,范围局限者可选择经鼻内镜手术切除;范围大者多选择鼻外进路,术后要长期随访观察。

三、神经鞘膜瘤与神经纤维瘤

神经鞘膜瘤(neurilemmoma)与神经纤维瘤(neurofibroma)是常见的周围神经肿瘤,多起源于感觉神经或混合神经的感觉部分,亦可来自交感和副交感神经。神经鞘膜瘤约90%为单发,10%多发。多发者如伴有全身皮下小结和皮肤色素沉着,则称多发性神经纤维瘤病(von Recklinghausen 病)。鼻神经鞘膜瘤好发生于鼻中隔、上颌窦、筛窦,亦可见于鼻根、鼻翼、鼻尖、鼻小柱、鼻前庭、筛板等处。

【病理】

神经鞘膜瘤来自神经鞘的施万细胞,故又称为施万瘤(Schwannoma),表面光滑,有包膜,色灰白,形圆或卵圆,硬度不一,可有蒂,其所起源的神经位于肿瘤表面;神经纤维瘤无包膜,呈分叶状,其所起源的神经多从肿瘤中心通过,所以神经受压的表现更加明显。

【临床表现】

神经鞘膜瘤及纤维瘤生长缓慢,病程可长达十余年,早期多无症状,后期因肿瘤生长部位和大小而出现不同症状,如生于外鼻者可有象皮肿样外观;长于鼻腔或鼻窦者则可出现鼻塞、小量鼻出血、局部畸形和头痛,若肿瘤过大可侵及多个鼻窦,甚至破坏筛板而侵入颅内,出现脑组织受压迫症状。检查见肿瘤色淡黄或粉红,表面光滑,较韧。神经纤维瘤包膜不明显,可有肿块疼痛,触压或牵拉时疼痛感。

【诊断】

据病史、症状和体征及检查所见,尤其是影像学检查,可以形成诊断。首选 MR,可明确肿瘤范围及其与毗邻结构的关系,确诊依据组织病理学检查。

【治疗】

手术治疗为唯一选择。手术适应证要依患者的鼻塞等功能障碍性症状或鼻咽、眼畸形症状而定。此类肿瘤对放射治疗不敏感,小的肿瘤可观察和定期复查,较大肿瘤侵及鼻窦、眼眶或翼腭窝及颞下窝等,应根据肿瘤部位,设计不同切口和入路。神经鞘膜瘤因有包膜,与周围组织粘连少,应尽可能保留其起源的神经,彻底切除肿瘤,预后较好。神经纤维瘤因无包膜,难以彻底切除,往往术后多遗有神经功能障碍,较易复发。良性神经纤维瘤较神经鞘瘤更易恶变而成肉瘤,其恶变率为 3% ~ 12%。

四、血管瘤

血管瘤(hemangioma)为脉管组织良性肿瘤之一,鼻及鼻窦为血管瘤好发部位之一。本病可发生于任何年龄,但多见于青、中年,近年儿童发病率有增高趋势。鼻及鼻窦血管瘤可分为毛细血管瘤(capillary hemangioma)和海绵状血管瘤(cavernous hemangioma),前者约占 80%,好发生于鼻中隔,后者好发于下鼻甲和上颌窦内。

【病因】

血管瘤的病因至今不清,可能与胚胎性组织残余、外伤及内分泌功能紊乱等有关。

【病理】

鼻腔毛细血管瘤由多数分化良好的毛细血管组成,多较小而有蒂,色鲜红或暗红,外形圆或卵圆,桑葚样,质软有弹性,易出血(图 3-17-2/文末彩图 3-17-2)。海绵状血管瘤由大小不一的血窦组成,瘤体常较大,多发生于上颌窦自然开口区,呈出血性息肉状突出于中鼻道。鼻窦海绵状血管瘤长大后,可压迫窦壁,破坏骨质,侵及邻近器官;肿瘤向外扩展引起面部畸形、眼球移位、复视及头痛等症状。

【临床表现】

鼻出血反复发作,每次出血量不等,出血侧鼻腔进行性鼻塞。肿瘤较大可压迫致鼻中隔偏向对侧,进而双侧鼻塞;继发感染者鼻腔有臭味。出血多者继发贫血,严重者可致休克,死亡者少见。肿瘤向后突入鼻咽部可造成咽鼓管阻塞,出现耳鸣、听力下降。瘤体生长较大后可致面部隆起、眼球移位等类似鼻窦恶性肿瘤的临床表现。

【诊断】

根据临床表现、鼻腔及影像学检查,可诊断。不主张诊断性穿刺。CT 或 MRI 可显示单侧鼻腔或鼻窦软组织肿块,伴局部骨质吸收,鼻腔外侧壁内移。增强扫描肿块显影明显

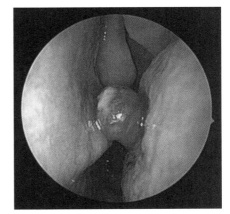

图 3-17-2　鼻中隔血管瘤

加强。海绵状血管瘤可使患侧鼻窦扩大,骨质吸收并伴面部畸形时,易与上颌恶性肿瘤混淆,有时需经上颌窦探查确诊。上颌窦出血坏死性息肉,很难与血管瘤鉴别,即便是组织病理学检查,偶尔也会难以区分两者。

【治疗】

手术切除为主。鼻中隔前下方,小血管瘤,应包括瘤体及根部黏膜一并切除,再作创面电凝固,以防复发。

鼻窦内,尤其是上颌窦内肿瘤,依据瘤体位置、大小,可采用经鼻内镜手术开放上颌窦,可完整切除肿瘤。也可采用 Caldwell-Luc 手术、Denker 切口或鼻侧切开术式。为减少术中出血,对肿瘤较大者术前可给予小剂量放疗或硬化剂注射;术前经行选择性上颌动脉栓塞术,也有助于减少术中出血。

五、脑膜瘤

脑膜瘤(meningioma)原发于残留在脑神经鞘膜的蛛网膜细胞,又称蛛网膜内皮瘤,为颅内较常见的良性肿瘤。发生于鼻部者较少见。多发生于颅内,向下可扩展入鼻及鼻窦内,但较少见。原发于颅外的脑膜瘤少见,常见于眼眶、颅骨、头皮、中耳、颈部等处。原发于鼻及鼻窦者更罕见,上颌窦、额窦、筛窦、嗅沟及鼻咽部等部位可发生,病因不明。

【病理】

脑膜瘤按组织形态可分为:①脑膜上皮型脑膜瘤:瘤细胞大,边界清楚,胞质丰富,淡嗜酸性,呈细颗粒,瘤细胞呈巢状,其间有血管丰富的间质。②砂粒体型脑膜瘤:梭形细胞呈旋涡状排列,其中心透明变性。透明物质钙化后,形成同心层砂粒。③纤维细胞脑膜瘤:发生于蛛网膜结构组织。④脉管型脑膜瘤:瘤体呈海绵状。血管内覆以肥大细胞。⑤骨软骨母细胞型脑膜瘤:与上皮型相似。

【临床表现】

多为青少年,发展很缓慢,常可 2～3 年无症状。肿瘤长大后,形成对周围组织的压迫,出现鼻塞、流涕、鼻出血、嗅觉丧失、头痛等症状。鼻窦脑膜瘤常破坏骨壁侵入鼻腔、相邻鼻窦及眼眶,导致面部畸形、眼球移位及视力下降等。

鼻嗅沟脑膜瘤,可侵犯筛板突入颅前窝,压迫额叶。肿瘤圆形而光滑,质硬如橡皮,色白或灰白,似息肉,有包膜,且易剥离。

【诊断】

根据病史、症状和检查,应考虑本病。影像学 CT 及 MR 的平扫加增强可以做为常规检查。确诊依靠病理学检查。

【治疗】

本病对放射线不敏感,治疗原则应手术彻底切除,否则易复发。限于鼻腔及鼻窦的肿瘤,可采用鼻内镜下切除肿瘤,也可采用鼻侧切开术。若肿瘤已侵犯颅前底或颅底脑膜瘤向鼻及鼻窦扩展者,可采用颅面联合进路,分别处理颅内及鼻和鼻窦肿瘤。

六、内翻性乳头状瘤

鼻腔和鼻窦乳头状瘤(papilloma)为常见鼻及鼻窦良性肿瘤,根据其病理特点分为外生性乳头状瘤和内翻性乳头状瘤。鼻腔鼻窦内翻性乳头状瘤(inverted papilloma)术后易复发,多次手术及年龄较大者易产生恶性变,恶变率为7%。

【病因】

发病原因至今不清。有研究认为内翻性乳头状瘤可能与人乳头瘤病毒(human papilloma virus,HPV)感染相关。肿瘤生长可破坏周围组织,根据肿瘤具有局部侵蚀破坏力、易复发且有恶变的特点,应属真正的上皮组织边缘性肿瘤或交界性肿瘤。

【病理】

鼻及鼻窦内翻性乳头状瘤好发于鼻腔外侧壁，亦可原发自鼻中隔、鼻甲和各鼻窦内，但多自鼻腔扩展入鼻窦。原发自鼻窦者少见。内翻性乳头状瘤有明显的局部侵袭性，晚期难以准确判断其原发部位。

内翻性乳头状瘤的瘤体较大、质软、色红，常多发，呈弥漫性生长，外形分叶或乳头样，有蒂或广基。肿瘤上皮主要由移行细胞和柱状细胞构成，向间质呈指状内翻生长，故名内翻性乳头状瘤。临床中活体组织检查时，经常发现肿瘤表面组织是息肉，而深部组织才是内翻性乳头状瘤。

【临床表现】

多见于 50～60 岁男性，女性少见。性别比为 3∶1。多单侧发病，一侧鼻腔出现持续性鼻塞，渐进性加重，伴脓涕，偶有血性涕，或反复鼻出血。偶有头痛和嗅觉异常。肿瘤扩大和累及部位不同而出现相应症状和体征。由于肿瘤生长，导致鼻腔和鼻窦引流不畅，以及由于瘤体增大压迫造成鼻及鼻窦静脉和淋巴回流停滞，常同时伴发鼻窦炎和鼻息肉。常有部分患者因此多次行"鼻息肉"摘除手术史。检查见肿瘤大小、硬度不一，外观呈息肉样或呈分叶状，粉红或灰红色，表面不平，触之易出血。

【诊断】

结合病史及检查所见诊断不难。影像学检查中，X 线片表现为一侧鼻窦透过度下降，窦腔扩大，少数有骨质破坏。鼻窦 CT 扫描有助于诊断，表现为单侧鼻窦软组织密度影，鼻腔外侧壁可有骨质破坏，鼻窦间隔模糊。肿瘤起源处骨质增生。MRI 对明确肿瘤起源和范围作用更大，T_1 加权像增强扫描中，可以看到明显的"脑回征"（图 3-17-3）。确诊依靠组织病理学检查。对鼻腔或鼻窦"鼻息肉"，尤其单侧者，术后应常规行组织病理学检查，以免漏诊。

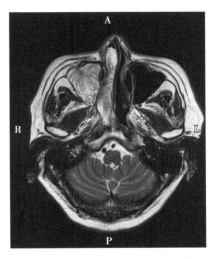

图 3-17-3　鼻腔鼻窦内翻性乳头状瘤 MRI 图像

【治疗】

内翻性乳头状瘤的治疗原则是手术彻底切除肿瘤。常用手术方式包括鼻内镜手术、鼻侧切开或上唇下进路。首选鼻内镜下肿瘤切除手术，要求切除肿瘤彻底，完整暴露肿瘤的基底部。肿瘤广泛生长且侵犯鼻窦外邻近结构，并可疑恶性变者，应根据肿瘤侵犯范围决定手术方式，包括鼻侧切开手术或颅面联合径路。随访至关重要，包括鼻内镜和影像检查，对早期复发肿瘤早期处理。不宜采用放疗，有诱发肿瘤癌变的可能。

第三节　恶　性　肿　瘤

因解剖位置隐蔽，早期症状少，鼻腔鼻窦恶性肿瘤不易早期确诊。多数患者在就诊时肿瘤并非原发部位，鼻腔、鼻窦恶性肿瘤常合并出现。而且，鼻腔、鼻窦与眼眶、颅脑相互毗邻，晚期肿瘤可向邻近组织侵犯，以致有时很难判断何处为原发，诊断治疗常感棘手，预后也远较外鼻恶性肿瘤为差。鼻淋巴瘤为结外淋巴瘤侵犯鼻腔鼻窦，属于鼻腔鼻窦恶性肿瘤的特殊类型，在此分节讨论。

一、鼻腔鼻窦恶性肿瘤

【病因】

病因尚不明确，文献报道的相关因素有如下：

1. 长期慢性炎症刺激　长期慢性炎症刺激可能使鼻窦黏膜上皮大面积鳞状化生，是形成鳞状细胞癌的发生基础。

2. **经常接触致癌物质**　长期吸入某些刺激性或化学性物质,如镍、砷、铬及其化合物,硬木屑及软木料粉尘等均有增加诱发鼻腔、鼻窦恶性肿瘤的危险。据文献报道,英国、挪威、加拿大和前苏联等国家的制镍工人,以及英格兰和威尔士地区的家具制造业工人中,鼻腔、鼻窦癌发病率增高。

3. **良性肿瘤恶变**　鼻息肉或内翻性乳头状瘤反复发作,多次手术,则有恶变的危险。此外,鼻硬结病、小唾液腺多形性腺瘤、神经鞘膜瘤、纤维瘤等,也有恶变的可能。

4. **放射线暴露**　因鼻及鼻窦良性病变而行放疗者,若干年后有可能诱发恶性肿瘤,因此,应禁止滥用放疗。

5. **外伤**　肉瘤患者常可追忆有外伤病史。

【病理】

鼻腔鼻窦恶性肿瘤的类型繁多,包括上皮组织源性和间质组织源性,如上皮源性的有鳞状细胞癌、淋巴上皮癌、未分化癌、移行上皮癌、乳头状瘤癌变、基底细胞癌等;间质源性的有腺癌腺样囊性癌、恶性黑色素瘤、恶性淋巴瘤和肉瘤等;肉瘤仅占鼻腔鼻窦恶性肿瘤的10% ~20%,好发于鼻腔和上颌窦,软组织肉瘤有纤维肉瘤、网状细胞肉瘤、软骨肉瘤、横纹肌肉瘤等。

【临床表现】

鼻腔鼻窦恶性肿瘤的临床表现随肿瘤原发部位和受累范围而异。

1. **鼻腔恶性肿瘤**　鼻腔恶性肿瘤大多继发于鼻窦、外鼻、眼眶、鼻咽等处的恶性肿瘤的直接扩散。原发性鼻腔恶性肿瘤少见,可起源于鼻腔内任何部位,但较常见于鼻腔侧壁,如中鼻甲、中鼻道、下鼻甲,少数起自鼻中隔。症状多为单侧涕血、鼻塞等非特异性鼻部表现。

2. **上颌窦恶性肿瘤**　上颌窦恶性肿瘤的原发部位对其临床表现、疗效及预后有很大的影响。Ohngren 曾提出自下颌角至同侧内眦部作一假想平面,称为"恶性平面",将上颌窦腔分为前下和后上两部分。然后再通过该侧瞳孔中心作一假想的垂直平面,与上述恶性平面一起将上颌窦腔分为前下内、前下外、后上外和后上内四部分。一般说来,起自前下内部分者早期即可出现牙的症状,易于早期诊断和完整切除,故预后较好;起自后上外部分者易侵入眼眶、颧部、颞下窝,预后较差;来自后上内部分的恶性肿瘤,症状出现较晚,易早期侵入邻近的眼眶、颅腔,难以完整切除,故预后最差。Sbileau 建议自中鼻甲下缘作一假想水平面,将上颌窦腔分为上、下两部分。发生于上部分的恶性肿瘤,容易通过筛窦或眼眶侵入颅腔,故预后较差。早期肿瘤较小,局限于窦腔某一部位,以内上角区为多,常无明显症状。随着肿瘤的发展,先后出现以下症状:

(1) 单侧脓血鼻涕:持续的单侧脓血鼻涕应引起注意,晚期可有恶臭味。

(2) 面颊部疼痛或麻木感:肿瘤侵犯眶下神经致患侧面颊部疼痛或麻木感。可为首发症状,对早期诊断甚为重要。

(3) 单侧进行性鼻塞:肿瘤挤压使鼻腔外侧壁内移或破坏鼻腔外侧壁侵入鼻腔所致。

(4) 单侧上颌磨牙疼痛或松动:肿瘤向下侵及牙槽所致。患者因此常先就诊于口腔科,常误诊为牙病,但拔牙后症状依旧。

上颌窦恶性肿瘤晚期破坏窦壁,向邻近组织扩展(图 3-17-4),可引起下列症状:

(1) 面颊部隆起:肿瘤压迫破坏前壁,可致面颊部隆起,面部不对称变形。肿瘤突破骨膜侵犯面颊软组织和皮肤时,可发生瘘管或溃烂。

(2) 眼部症状:肿瘤压迫鼻泪管出现流泪;向上压迫眶底可使眼球向上移位,触诊眶底抬高,眶缘变钝或饱满。

(3) 硬腭隆起:肿瘤向下扩展可致硬腭及唇龈沟呈半圆形隆起,甚至溃烂,牙槽增厚,牙齿松动或脱落。

(4) 张口困难:肿瘤向外进犯翼腭窝和翼内肌时,可出现顽固性神经痛和张口困难。此症状多为晚期,预后不佳。

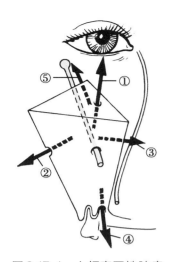

图 3-17-4　上颌窦恶性肿瘤
(右)向周围侵犯示意图
①破坏眶底,使眼球移位,产
生复视;②向面部扩展,面颊
隆起;③从内侧壁进入鼻腔;
④破坏牙槽突及硬腭,进入口
腔;⑤向后侵入翼腭窝

(5) 颅底受累:肿瘤可经鼻顶筛板侵犯颅前窝底;也可破坏侧壁侵犯颞下窝而达颅中窝底,出现内眦部包块,或有张口困难、颞部隆起、头痛、耳痛等症状。

(6) 颈淋巴结转移:可在晚期发生,多见于同侧下颌下淋巴结。

3. 筛窦恶性肿瘤　早期肿瘤局限于筛房可无症状。当肿瘤侵入鼻腔时,则出现单侧鼻塞、血性鼻涕、头痛和嗅觉障碍。晚期肿瘤可向各方向扩展,出现相应结构和器官受累的临床表现。最易向外侵犯纸样板进入眼眶,使眼球向外、前、下或上方移位,并有复视。后组筛窦肿瘤可侵入球后、眶尖,出现眶尖综合征,即突眼,动眼神经麻痹,上睑下垂,视力减退或失明。肿瘤向前发展,致内眦部隆起,向上侵犯筛顶,累及硬脑膜或侵入颅内,则有剧烈头痛。常发生同侧下颌下或颈深上淋巴结转移。

4. 额窦恶性肿瘤　原发于额窦的恶性肿瘤极少见,早期多无症状。肿瘤发展则出现额部胀痛、皮肤麻木和鼻出血等。肿瘤向外下发展时,可致前额部及眶上内缘隆起,眼球向下、外、前移位,向内或向上活动受限,可出现突眼、复视。晚期可侵入颅前窝,出现剧烈头痛和脑膜刺激征。淋巴结转移常发生在同侧下颌下或颈深上组。

5. 蝶窦恶性肿瘤　原发于蝶窦的恶性肿瘤少见,但可见由鼻腔、鼻咽、后内侧筛窦或脑垂体恶性肿瘤的扩展侵入蝶窦者,偶尔可见来自远处器官的转移。蝶窦恶性肿瘤早期无症状,随着肿瘤的发展,可有颅顶、眼眶深部或枕部的顽固性头痛,常向颈后部放射。断层 X 线片,尤其是 CT 及 MR 扫描有助于明确肿瘤来源和侵及范围。临床上少见转移,患者常在出现明显转移之前,已死于广泛的颅底和颅内侵犯。

【诊断】

鼻窦恶性肿瘤因解剖部位隐蔽,早期无明显症状。遇单侧进行性鼻塞或血性鼻涕,单侧面颊部疼痛或麻木感,单侧上列磨牙疼痛或松动,尤其是 40 岁以上的患者,应高度警惕鼻窦恶性肿瘤的可能,进行以下检查和诊断步骤。

1. 前、后鼻镜检查　可见鼻腔新生物呈菜花样,基底广泛,表面常有溃疡或坏死,触之易出血。如未见肿瘤,应注意鼻腔外侧壁有无向内移现象,中鼻道或嗅裂有无血迹、息肉或新生物。后鼻镜检查时,要注意后鼻孔区、鼻咽顶及咽鼓管咽口和咽隐窝处情况。

2. 鼻内镜检查　鼻内镜下可更清楚地观察肿瘤的原发部位、大小、外形以及中鼻道、嗅裂、蝶筛隐窝和鼻窦开口情况。疑有上颌窦恶性肿瘤时,可经犬牙窝或下鼻道用套管针穿刺,插入鼻内镜,直接观察上颌窦内病变。上颌窦鼻内镜检查多在手术探查同时进行,若冷冻切片组织病理学检查确诊,则根据组织病理学分类决定进一步手术方式或治疗措施。

3. 病理学检查及细胞涂片　肿瘤组织及鼻窦穿刺细胞涂片病理学检查是最终确诊的依据。凡单侧鼻腔或鼻窦新生物均应送病理学或细胞涂片检查。必要时需反复采取标本,进行病理学检查。肿瘤已侵入鼻腔者可从鼻腔内取材。鼻窦内肿瘤可经穿刺抽吸细胞涂片。上颌窦肿瘤可经套管针穿刺,鼻内镜下取材送病理。

4. 影像学检查　首选鼻窦 CT 或 MRI 平扫加增强扫描检查,可明确肿瘤大小和侵犯范围。正电子发射断层成像(PET)反映各类组织间生化代谢的差异,透过局部血流量、氧利用率及葡萄糖代谢率等参数,区别肿瘤组织与正常组织在代谢上的差异,作为肿瘤早期诊断、定位、转移和判断残留复发等的依据。

5. 手术探查　临床上高度怀疑鼻窦恶性肿瘤,无法送病理或反复病理学检查不能确诊者,可考虑鼻窦手术探查,术中快速冷冻切片病理学检查结果有利于确诊。

【治疗】

鼻腔鼻窦恶性肿瘤由于病理类型较多,早期发现不易,周围解剖结构复杂并涉及颅脑、眼眶和头面美容等原因,一般要采取包括化学治疗、放射治疗、放射诊断及病理科等相关学科的多学科会诊的方式,来制订治疗方案。根据肿瘤病理类型、原发部位、侵犯范围及患者全身情况,提倡手术、放射、化疗和生物等综合治疗措施。首次治疗是治疗成败的关键。

1. **放射治疗**　多作为综合治疗措施的主要部分,依病情选择术后或者术前放疗,适形调强放疗的方法是值得推荐的。单纯根治性放疗只适用于对放射线敏感的恶性肿瘤,如肉瘤、未分化癌,但疗效并不完全满意。单纯姑息性放疗可用于无法行根治性手术切除的晚期病例。对术后复发及不能耐受手术者,也可进行放疗,但疗效并不理想。

2. **手术治疗**　为多数鼻窦恶性肿瘤的主要治疗手段,尤其是早期肿瘤范围较局限者。对范围较大、周围结构较复杂,单纯手术难以达到根治性切除者,术前或术后应配合放疗或化疗,以减少术后复发,提高疗效。

(1) 上颌窦恶性肿瘤:根据情况可选择 Denker 手术、鼻侧切开术、上颌骨部分切除术或上颌骨全切除术,必要时加眶内容摘除术。局限在上颌窦内无邻近侵犯的肿瘤可经鼻内镜下切除。上颌骨全切除后的硬腭缺损,用保留的硬腭黏骨膜修复,或术后安装牙托。

(2) 筛窦恶性肿瘤:可采用鼻内镜下手术切除,或鼻外进路筛窦切除术或鼻侧切开术。侵及颅内范围较大的病例,可行鼻内镜开颅联合手术或颅面联合进路手术。

(3) 额窦恶性肿瘤:可采用鼻外进路额窦手术,术中将肿瘤连同窦腔黏膜全部切除。尽可能复位额骨骨瓣,以保持面容。必要时,可将额窦各壁切除,同期或择期行前额整形修复手术。

(4) 蝶窦恶性肿瘤:手术不能保证安全切缘,可采用鼻内镜手术尽量切除肿瘤。术前或术后联合化疗和放疗。

3. **化学治疗**　应根据肿瘤的生物学特性以及对化学治疗的敏感性来选择。可以根据情况选择术前诱导、同步放化疗,或术后同步放化疗。此外,随着介入放射学技术的发展,通过超选择血管介入法,将抗癌药注入癌肿的营养血管以达到杀死肿瘤细胞。

【预后】

由于鼻窦恶性肿瘤初始症状不明显,常难于早期发现和诊断,故治疗时机的延误导致多数患者预后不佳。上颌窦癌即使采用综合治疗,5 年生存率仅达 30% ~40%。因此,早期诊断和治疗对提高生存率极为重要。

二、鼻淋巴瘤

鼻淋巴瘤(nasal lymphoma)是发生于鼻部的特殊类型的结外淋巴瘤,可分为 T 细胞、B 细胞和 NK 细胞淋巴瘤。旧称恶性肉芽肿(malignant granuloma),临床上通常可分为两种类型:面中线肉芽肿型(midline lethal granuloma,或 stewart granuloma)和 Wegener 肉芽肿型。前者病变只限在面中线部和上呼吸道,后者合并肺、肾和其他脏器病变。已发现本病实质是一种特殊类型的淋巴瘤,即鼻腔及鼻窦淋巴瘤。可分为 B 细胞、T 细胞和 NK 细胞淋巴瘤。B 细胞淋巴瘤多位于鼻窦,以西方人多见。结外鼻型 NK/T 细胞淋巴瘤(extranodal NK/T cell lymphoma,Nasal Type)多位于鼻腔,亚洲人的发生率高于西方人。

【病因】

病因未明,以往曾认为与感染或自身免疫等有关。自身免疫学说认为本病是鼻部感染后继发的免疫紊乱反应;类肿瘤学说认为本病是淋巴组织网织系统的恶性肿瘤,属网状细胞肉瘤或淋巴瘤。研究发现本病 95% 以上与 EB 病毒(Epstein-Barr virus)感染有关。应用 EB 病毒编码的小 DNA1/2(EBER1/2)探针行核酸原位杂交,鼻 NK/T 细胞淋巴瘤组织标本呈阳性,EB 病毒抗体检测亦呈阳性。故认为本病与病毒感染有关。

【病理】

病变多起于鼻部,主要位于面中线部位及上呼吸道,亦有首发于口腭部、咽部,然后累及鼻部,以进行性肉芽型溃疡坏死为主,破坏性强,可侵及骨和软骨,致毁容。组织病理性特征为弥漫性淋巴瘤浸润、血管中心性、血管破坏性生长模式,导致组织缺血和坏死,以及黏膜部位溃疡。诊断活检中坏死很常见,而且很可能会延误诊断。多次活检可能提高诊出率。确诊必须依赖于组织病理性和充分的免疫表型分型。EBV 编码 RNA 的原位杂交可辅助测定 EBV 感染。

【临床表现】

本病以男性多见,男女比例约 2:1。平均发病年龄为 40~60 岁,也见于青年和儿童。本病的临床表现分为 3 期。

1. **前驱期** 为一般感冒或鼻窦炎表现。间歇性鼻塞,伴水样或血性分泌物。亦可表现为鼻内干燥结痂。局部检查可见,下鼻甲或鼻中隔肉芽肿性溃疡。此期持续 4~6 周。

2. **活动期** 鼻塞加重,有脓涕,常有臭味。全身情况尚可,但食欲较差,常有低热,有时高热,抗生素治疗无效。局部检查可见,下鼻甲或鼻中隔黏膜肿胀、糜烂、溃疡或呈肉芽状增生,表面有灰白坏死。严重者可致鼻外部隆起、鼻中隔穿孔或腭部穿孔。累及咽部者可见咽黏膜肉芽肿性糜烂、溃疡。此期持续数周至数月。

3. **终末期** 全身衰弱,恶病质,面部毁容,中线部位及其邻近组织的黏膜、软骨、骨质可广泛严重破坏,常有持续性弛张型高热,肝、脾大,肝衰竭和弥散性血管内凝血,最终死于大出血或全身衰竭。

【诊断】

根据临床表现、病理学和实验室检查,通常诊断并不困难。诊断依据:

1. 凡原发于鼻部、面中部的进行性肉芽肿性溃疡应首先怀疑本病。

2. 局部破坏严重,但全身状况尚好。

3. 颈部或下颌下淋巴结一般不肿大。

4. 实验室检查。白细胞计数偏低,血沉加快,免疫球蛋白水平偏高,血清补体升高,细菌、真菌和病毒培养多无特殊发现。

5. 病理学检查。呈现慢性非特异性肉芽肿性病变,若出现异型网织细胞或核分裂象即可诊断本病。免疫组化染色检出 CD56(+) 和 CD2(+) 的淋巴细胞,EB 病毒抗体检测亦呈阳性,则为鼻 T/NK 细胞淋巴瘤。

【治疗】

由于鼻淋巴瘤是极少见的恶性肿瘤,尚没有随机临床试验来比较不同的治疗方案。因此对本病患者还没有建立标准治疗。建议根据肿瘤分期,进行综合治疗。早期鼻淋巴瘤可选择化学治疗和放射治疗的综合治疗模式。肿瘤发展至中晚期可选择化学治疗。此外,全身支持治疗法也有一定作用。

（文卫平）

第十八章　鼻内镜外科技术

第一节　历　史　沿　革

耳鼻咽喉部解剖结构复杂精细,其中尤以位于颅骨深面的各组鼻窦,深邃隐蔽,凸显"孔小洞深"的特点,为临床检查和手术操作带来很多困难。百年来国内外鼻科学者不断探索借助器械辅助,通过狭窄径路更直观准确地诊治疾病。自内镜引入鼻科领域后,鼻科领域的疾病诊疗出现划时代的变革,目前,几乎所有的鼻腔、鼻窦,鼻颅底和鼻眼相关手术都可借助内镜操作技术,采用鼻内径路完成。

一、国外鼻内镜外科发展史

最早具有现代意义的内镜是 1795 年德国学者 Bozzini 研制的,由一个花瓶状光源、蜡烛和镜片组成,从人体自然腔道进入。1879 年,德国泌尿科医师 Nitze 在医疗器械师 Leiter 的帮助下,将白金丝插入直径 5mm 的膀胱镜管前端,用水冷式电流加热的方法使白金丝发光提供照明,制成了前端配备照明装置的膀胱镜,这与现代硬性内镜原理基本一致,开创了医学史上光学内镜应用的先河。尽管早在1675 年就有学者 Molinetti 介绍上颌窦手术的径路,但直到 1901 年,德国鼻科医师 Hirschmann 才首次经拔牙后的创口利用改良的 Nitze 膀胱镜观察上颌窦。当时,美国的 Caldwell 和法国的 Luc 各自创立的 Caldwell-Luc 手术是治疗慢性上颌窦炎的经典术式,Hirschmann 的研究成果未获关注。1925 年,美国鼻科医师 Maltz 成功应用内镜经下鼻道和犬齿窝观察上颌窦,并预言:"严谨的鼻科学者终将受益于电子和光学设备的应用,这是事物发展的自然过程。"1951 年,英国物理学家 Hopkins 用玻璃光导纤维传递冷光源进行前端照明,发明了固体柱状镜系统,增强照明亮度,成为现代硬性内镜的技术基础。20 世纪 70 年代以后,德国的 Storz 和 Wolf 公司,以及日本的 Olympus 公司,利用不同光学系统分别生产出性能优质的硬性内镜,同时,欧洲和日本的耳鼻咽喉科学界纷纷强调使用内镜的必要性。

奥地利 Graz 大学的 Messerklinger 是鼻腔外侧壁内镜检查的首倡者,也是鼻内镜外科技术的创始人,其著作《鼻内镜检查》(Endoscopy of the Nose)曾 7 年内被欧洲多家知名出版社拒绝,直到 1978 年才最终出版问世。1984 年,Messerklinger 的学生 Stammberger 在国际会议上介绍了鼻内镜手术方面的经验,参会的美国学者 Kennedy 对该项技术的敏感性促使其二次访问奥地利,并与德国学者 Wigand 和 Draf 广泛交流,深入学习鼻内镜技术,同时他与美国神经放射学家 Zinreich 合作,改进了冠状位 CT 扫描技术,使其能更好显示鼻腔外侧壁的解剖结构,提高了鼻内镜的应用价值和诊断水平。1985 年,这两位美国学者组织了国际上首次鼻内镜外科技术讲座,获得成功,为鼻内镜在世界范围的迅速普及作出了重要贡献。1986 年,Stammberger 和 Kennedy 等先后提出并完善了功能性内镜鼻窦外科(functional endoscopic sinus surgery, FESS)的概念,从而把单纯的手术技巧上升为理论创新。2007 年欧洲鼻科学会发布了有关鼻窦炎的指导性文献(EPOS 2007),促进基础理论在推动鼻内镜外科发展中的深入研究。3 年后,欧洲鼻科学会再次撰写了针对鼻腔鼻窦良恶性肿瘤内镜鼻颅底手术相关问题的指导性文献,反映了鼻内镜外科由功能性鼻内镜手术向鼻内镜外科技术延伸,再到扩大的鼻内镜手术的发展历程。

二、国内鼻内镜外科发展史

我国鼻内镜手术起步较晚,初期仅用于鼻部疾病诊断,1986 年,赵绰然率先使用膀胱镜检查上颌窦。1991 年,许庚在《中华耳鼻咽喉科杂志》上发表了国内第一篇内镜鼻窦手术的论著。1993 年,韩德民举办了国内首次鼻内镜外科技术学习班。1995 年,在天津召开了我国第一届鼻内镜鼻窦手术专题研讨会,同年,国内第一本鼻内镜鼻窦手术专著《内镜鼻窦外科学》出版。20 世纪 90 年代中期,国内鼻科学者通过总结鼻内镜手术的疗效影响因素等临床经验,于 1995 年制定了第一部慢性鼻窦炎的诊断、分期和疗效评定标准,即"广州标准"。2 年后,在已有标准基础上,修订产生的"海口标准"标志着全国范围内鼻窦炎诊疗评定标准的进一步统一,也预示着国内的鼻内镜的临床研究正逐步向系统化和正规化方向迈进。此后,随着慢性鼻窦炎鼻内镜术后黏膜转归的三个阶段理念和"结构-功能-症状"手术理念的不断推出,体现了中国学者基于国内临床实践,在鼻内镜应用基础理论领域的不断开拓和创新。近几年,基于广泛的临床实践和基础研究,借鉴欧洲鼻科学会发表的有关鼻窦炎的指导性文献(EPOS 2007&2012),国内学者依次出版"慢性鼻-鼻窦炎诊断和治疗指南",即"2008 指南(南昌)"和"2012 指南(昆明)",这些都反映了国内鼻科学界在该领域已逐步接轨国际发展水平。随着近几年来全国各地以鼻内镜手术技术为主题的学习班和研讨会蓬勃发展,目前国内中心城市的三甲医院中的鼻内镜手术量已跃居各手术科室前列,鼻内镜外科学正成为国内耳鼻咽喉头颈外科领域最为活跃的学科。

第二节　基本原理与应用范围

一、基本原理

首次系统介绍内镜鼻窦外科(endoscopic sinus surgery,ESS)基本原理和方法的是奥地利鼻科学者 Messerklinger。他指出慢性鼻窦炎的发生与窦口鼻道复合体(ostiomeatal complex,OMC)病变所导致的鼻窦引流口阻塞有关。因此,清除病变、开放阻塞的窦口,恢复鼻腔、鼻窦的通气引流功能后,病变的黏膜可逐渐恢复正常,遭到破坏的黏液纤毛系统的清除功能和腺体功能可得到恢复,实现治愈慢性鼻窦炎的目的。从根本上改变了以往所认为的鼻窦黏膜的病变是不可逆的理念。

奥地利的 Stammberger 和美国的 Kennedy 在继承和发展上述观点的基础上,提出功能性内镜鼻窦外科(functional endoscopic sinus surgery,FESS)的概念。其四项基本原则包括:矫正结构、清除病变、通畅引流和保留黏膜。其技术实质是通过改善鼻窦通气引流和黏液纤毛清除功能,达到恢复病变鼻窦正常功能的目的。

美国的 Schaefer 认为 FESS 的核心理念是在对疾病准确定位的基础上,保留黏膜和恢复正常的黏液纤毛系统传输功能的前提下,准确地去除病变。他阐述内镜鼻窦手术技术较传统手术的进步在于:①减少了皮肤或黏膜的损伤以及对骨质结构的破坏;②精确显示鼻腔外侧壁和鼻窦的解剖结构,利于术中及术后的观察和分析;③有助于先天畸形或阻塞性病变的诊断。

1999 年,韩德民提出现代鼻内镜外科的内涵应该是:在内镜直视下,以尽可能保留鼻腔、鼻窦的结构和功能为前提,以清除病灶,改善和重建鼻腔、鼻窦通气引流功能为目的的鼻外科技术。

近年来,国内外学者纠正了 OMC 阻塞作为慢性鼻窦炎发病机制中的关键环节这一传统理念,越来越多的研究显示,患者免疫系统对环境和局部微生物菌群反应异常,在慢性鼻窦炎发病机制中起重要作用。因此,内镜手术技术逐渐被视为慢性鼻窦炎药物治疗过程中的辅助治疗手段,强调在手术中彻底清除鼻窦病变组织,扩大鼻腔鼻窦的引流通道;在内镜随访过程中及时清理术腔水肿增生的组织、息肉和黏膜,减轻炎症负担,恢复鼻腔生理功能,从而为长期鼻部给药提供良好的输送通道,减少全身药物的使用。

二、应用范围

鼻内镜手术初始阶段是以治疗慢性鼻窦炎和鼻息肉为主,随着解剖学、病理生理学、放射诊断、影像导航、麻醉技术、手术技巧、专用器械和高分辨率内镜显示系统的日益进步,内镜手术技术的应用范围逐渐扩大,已经延伸到鼻腔、鼻窦、鼻咽、鼻眶和鼻颅底等多个交叉区域。

1. 鼻腔和鼻窦手术　包括治疗难治性鼻出血、鼻中隔偏曲、中鼻甲气化、下鼻甲肥大、腺样体肥大、慢性鼻窦炎、鼻息肉、侵袭性和非侵袭性真菌性鼻窦炎、脑膜脑膨出、脑脊液鼻漏、鼻腔鼻窦良性肿瘤(乳头状瘤、鼻咽纤维血管瘤和骨化纤维瘤等)等。其中,国内针对慢性鼻窦炎、鼻息肉和鼻腔鼻窦内翻性乳头状瘤的临床疗效已接近或达到国际先进水平。

2. 鼻眼外科手术　包括采用鼻腔泪囊吻合治疗慢性泪囊炎、视神经管减压治疗外伤性视神经损伤、眶内减压治疗甲亢恶性突眼、眼眶内侧的肿瘤切除等手术,还包括保存视功能的经鼻入路眶尖海绵状血管瘤切除术等。

3. 鼻颅底外科手术　包括经额窦后壁、筛顶筛板、翼突、上颌窦后壁、蝶窦外侧隐窝和后壁等径路的手术,手术空间已拓展至前颅底、蝶鞍、海绵窦、斜坡、Meckel 腔、翼腭窝和颞下窝、破裂孔和颞骨岩部、齿状突等区域,逐渐成为中线颅底肿瘤切除的最主要的手术方式。

4. 头颈恶性肿瘤手术　对于鼻内镜下"可视"和"可控"的局限性恶性肿瘤,可在获得安全切缘的前提下彻底切除。但多数恶性肿瘤宜在鼻内镜下活检明确病理类型后,参照患者临床特征,以及肿瘤对放化疗敏感度和预后相关分子标志物的表达水平,制订综合治疗方案。

鼻内镜外科技术应用范围和领域的不断扩大,体现了在准确、彻底清除病变的前提下,最大限度保留器官结构和功能的技术优势。随着鼻窦球囊扩张、激素洗脱鼻窦支架、机器人辅助手术、3D 虚拟等新技术、新材料的不断问世,以及与多学科多领域的相互合作和配合,鼻内镜外科技术的未来之路将更加富有创造性和挑战性。

第三节　鼻内镜设备和手术器械

精良的鼻内镜设备和手术器械是顺利开展鼻内镜外科手术的前提条件,掌握并规范应用这些设备和器械是手术医师的必备技能。临床常用鼻内镜手术设备与手术器械分类如下:

1. 手术监视记录系统　由监视系统、视频转化传输系统和摄像存储系统构成。目前临床广泛应用高清晰度监视与摄像存储一体化图像工作站,能够同步完成监视、图像采集和数字化图像传输等功能,有力推动了临床教学和远程示教交流工作(图 3-18-1)。

2. 硬性鼻内镜　常用的硬性鼻内镜主要有 0°、30° 和 70° 三种,此外还有 110° 和 120° 内镜,但应用频率较少。鼻内镜需要与高功率冷光源配合使用,以提供充足的照明。鼻内镜可以与高清晰度摄像头耦合,以便于将图像数字化传输至监视器(图 3-18-2A、B)。

3. 鼻内镜手术器械　包括常规手术器械与耳鼻喉动力系统(power system)。常规手术器械主要包括各种角度(0°、45° 和 90°)的筛窦钳、咬骨钳、黏膜咬切钳、吸引器、剥离子等。手术动力系统主要指黏膜切割吸引装置,其前端回旋刀头能够在吸引黏膜组织的同时,予以同步切割,以保证对病变组织的精准切除,避免手动器械的生硬撕扯的缺点。除精细切割外,动力系统还可以配备不同角度的磨削钻头,实现对骨质的磨除切削功能(图 3-18-1,图 3-18-3,图 3-18-4)。

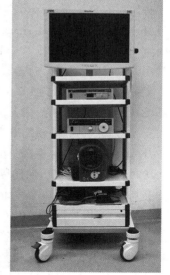

图 3-18-1　鼻内镜设备组合平台, 包括监视器、冷光源、高清摄像系统主机、动力系统等

4. 影像导航系统　近年来,影像导航技术在鼻内镜外科得到广泛应用,特别在鼻颅底外科领域,它能够帮助术者辨别局部解剖关系,确定病变范围,保护重要结构,为提高手术精确性和安全性提供有力保障(图 3-18-5)。

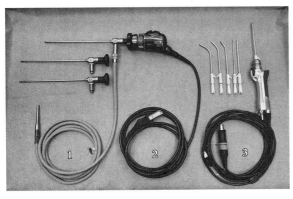

图 3-18-2A 硬性鼻内镜
（1）硬性鼻内镜及冷光源光缆；（2）高清晰度摄像头；（3）动力系统手柄及刀头

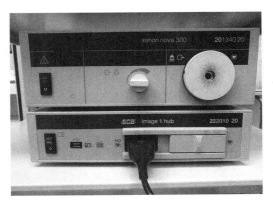

图 3-18-2B 高功率冷光源与高清摄像系统主机

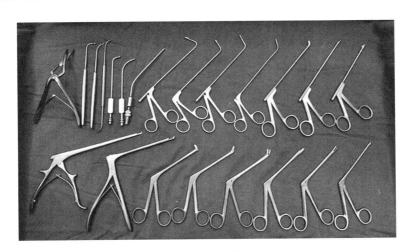

图 3-18-3 常用鼻内镜手术器械

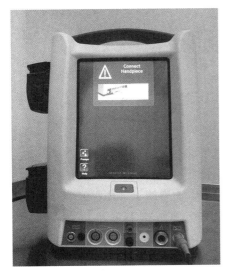

图 3-18-4 动力系统（切割吸引器）主机

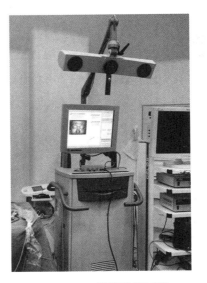

图 3-18-5 影像导航系统

第四节　内镜鼻窦手术

鼻内镜手术(nasal endoscopic surgery,NES)是现代鼻科学的标志性技术之一,它应用鼻内镜及手术器械,在手术监视系统协助下,进行鼻腔、鼻窦、颅底和眶部区域手术。内镜鼻窦手术是鼻内镜手术的基础,主要用于治疗慢性鼻窦炎鼻息肉、鼻窦良性或恶性肿瘤和鼻腔鼻窦异物等疾病,也是进行鼻颅底外科手术和鼻眼相关外科手术的前序步骤。鼻窦手术可以根据患者全身情况在局麻或者全麻下进行。

内镜鼻窦手术基本术式有两个,常用的是 Messeklinger 术式。

1. **Messeklinger 术式**　是从前向后的术式,基本步骤是:首先切除钩突,开放筛泡,切除中鼻甲基板进入后组筛窦;经蝶筛隐窝扩大蝶窦开口;切除上颌窦口后囟扩大上颌窦口;清理额隐窝气房开放额窦。主要步骤如下:

(1) 切除钩突:钩突切除术是鼻窦开放术的起始步骤,充分切除钩突有助于扩大视野,便于后续步骤的进行。首先应用剥离子或镰状刀探查钩突在鼻腔外侧壁附着处,确定切开轨迹。然后用剥离子自钩突垂直部插入,穿透黏膜与骨膜进入筛漏斗。然后自前上向后下弧形划开黏骨膜,直达钩突水平部。将钩突中部向内侧分离,中鼻甲剪刀将钩突上部及下部剪断。取出钩突后即可见后方的筛泡。切除过程中注意不要将剥离子或镰状刀向外侧插入过深,以免损伤眶纸板(图 3-18-6A、B/文末彩图3-18-6A、B)。

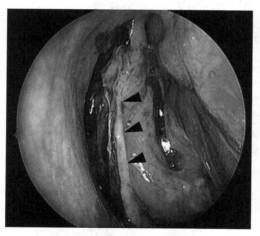

图 3-18-6A　箭头示钩突(已经切开并向内侧分离,其表面黏膜息肉样变)

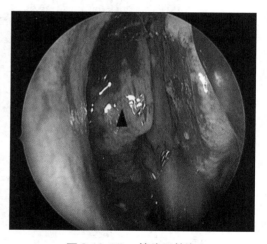

图 3-18-6B　箭头示筛泡

(2) 筛窦开放术:筛窦气房开放应遵循由内下向外上的顺序。应用黏膜咬切钳或者剥离子切开筛泡,将筛泡渐次切除,暴露后方的中鼻甲基板。中鼻甲基板是分隔前后组筛窦的重要标志。自中鼻甲基板垂直部与水平部交界区切开,然后分次切除中鼻甲基板,进入后组筛窦,清除后筛气房间隔。注意寻找上鼻道、上鼻甲、上鼻甲基板,这些结构均可作为指引手术的解剖标志。注意在贴近眶纸板及颅底区域时操作轻柔,在中鼻甲根部操作时应防止筛板损伤。当存在蝶上筛房时,需要注意视神经管的辨识,防止误伤(图 3-18-7/文末彩图3-18-7)。

(3) 蝶窦开放术:蝶窦开放应在蝶筛隐窝处寻找蝶窦自然口,蝶窦自然口位于蝶窦前壁中上 1/3 处,距后鼻孔上缘约 1~1.5cm。将上鼻甲后下部分切除,充分显露蝶筛隐窝,应用剥离子或探针探查自然口,如果蝶窦口开放良好,窦内黏膜光滑,可以不予扩大;如果黏膜病变明显,可沿自然口向下、向外切除扩大。向下扩大需注意防止蝶腭动脉鼻后中隔分支的损伤,一旦损伤应予以电凝止血;向外侧

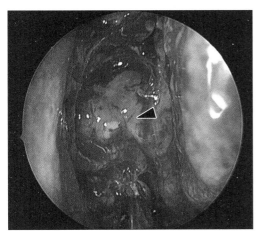

图 3-18-7 箭头所指区域为中鼻甲基板，为前后组筛窦的分界

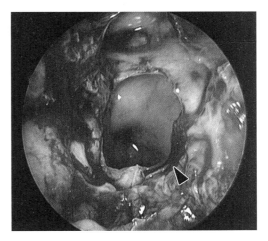

图 3-18-8 箭头所指为扩大的蝶窦开口

扩大需注意防止眶尖、视神经管、颈内动脉管的损伤（图 3-18-8/文末彩图 3-18-8）。

（4）上颌窦开放术：首先应用弯吸引管或探针探查上颌窦口，窦口位于筛漏斗下方，上颌线与下鼻甲交界区域。明确上颌窦口位置后，应用反张钳向前扩大咬除前囟，注意不要误伤鼻泪管；直咬切钳向后去除后囟及钩突尾端。上颌窦口开放大小应根据窦口周围及窦内黏膜病变性质与程度而定，尽量保留窦口区域正常黏膜，避免大范围骨质裸露，以利于黏液纤毛清除功能的恢复（图 3-18-9/文末彩图 3-18-9）。

（5）额窦开放术：额窦开放可以采用 0 度内镜下经鼻丘入路或 70 度内镜下经额隐窝开放。术前根据鼻窦 CT 影像了解额筛气房的发育和分布情况，明确鼻丘和钩突的解剖关系，明确额窦引流通道。清除额筛气房，充分开放额窦口，注意保护额窦口周围黏膜，防止瘢痕闭锁的发生（图 3-18-10/文末彩图 3-18-10）。

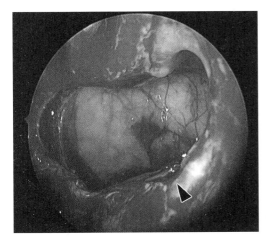

图 3-18-9 箭头所指为扩大的上颌窦口

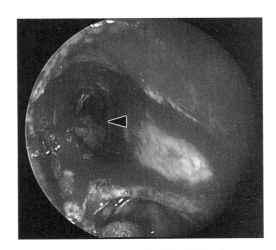

图 3-18-10 箭头所指为扩大的额窦口

（6）鼻腔填塞：鼻腔填塞的目的是术腔止血、塑形、促进创面愈合，提倡选用可吸收材料填塞，以免撤出过程中增加患者痛苦。

2. Wigand 术式 是从后向前的术式，基本步骤是：首先切除中鼻甲下部，经蝶筛隐窝扩大蝶窦开口，再向前依次开放后组筛窦和前组筛窦，然后切除上颌窦口后囟扩大上颌窦口，清理额隐窝气房开放额窦。此术式有一定难度，需要切除部分中鼻甲，所以应用较少，主要适用于后组筛窦或蝶窦区域病变。

第五节　内镜下鼻腔手术

内镜下鼻腔手术种类繁多,主要有鼻中隔黏膜下矫正术、鼻腔止血术、下鼻甲黏膜下骨切除、鼻腔泪囊吻合术和鼻腔肿物切除术等。

患者仰卧位,常规消毒口鼻周围皮肤,然后铺盖无菌巾。患者采用全身或局部麻醉。

1. 鼻中隔黏膜下矫正术

(1)鼻中隔偏曲的手术适应证:①因鼻中隔偏曲引起的持续性鼻塞;②鼻中隔偏曲影响鼻窦引流障碍;③鼻中隔偏曲引起头痛;④鼻中隔偏曲引起鼻出血;⑤部分鼻腔、鼻窦肿瘤和慢性鼻窦炎手术的前期手术。

(2)术前评估:包括鼻内镜检查和鼻窦 CT 扫描。其意义是:①判断鼻中隔偏曲与鼻窦炎的相关性;②探查可能影响内镜手术操作的病变;③提示手术矫正的部位和范围;④探查可能影响术后鼻腔鼻窦通气引流的病变;⑤探查可能导致术后鼻腔粘连的病变。

(3)手术步骤:常用"三线减张法"鼻中隔黏膜下矫正术,所谓三线即在引起鼻中隔偏曲的三条张力曲线处减张以达到偏曲复位的目的。鼻中隔皮肤黏膜交界处自上而下做切口,分离同侧黏骨膜。在切口前或后 1~2mm 切开软骨至对侧黏骨膜下,以上述原则剥离对侧黏骨膜。此时方形软骨出现张力,可在切开的方形软骨前 2~3mm 做垂直条状切除,即第一条张力曲线的减张,尽可能保留大部分软骨。第二条张力曲线在方形软骨与筛骨垂直板结合处,在连接处略前切开软骨,切除筛骨垂直板增厚的部分,使之与方形软骨保持在一垂直线上。第三条张力曲线即方形软骨与上颌骨鼻嵴、腭骨鼻嵴和犁骨交界处,也是鼻中隔中好发生嵴突或偏曲的地方,同时切除偏曲骨质。三条张力曲线松解后,鼻中隔基本居中。为避免鼻中隔矫正术后可能出现的后续性鼻梁或鼻背塌陷,手术中应注意保留鼻中隔具有中线支撑作用的软骨以及骨性结构。

针对单纯鼻中隔棘或嵴突或局部偏曲,也可单纯做张力曲线处的减张手术。即在局部偏曲前做切口,或在嵴突表面做自前向后切口。在黏骨膜下钝性剥离,将偏曲的局部骨质取出。注意周围要充分减张后去除突起部分,剥离范围视偏曲程度而定,以利于充分暴露手术视野和去除偏曲骨质为原则。

2. 鼻腔止血术

(1)基本原则:迅速查找出鼻出血部位和快速、有效地止血,适于鼻腔各部位可明确的动脉或静脉出血。常见鼻出血部位为:鼻中隔利特尔区、下鼻道后部、鼻中隔后下部、蝶窦前壁(后鼻孔缘)和鼻顶部(嗅裂区)等。

(2)手术方法:内镜下直视观察、照明清晰和定位准确的特点,在明确出血部位之后,使用高频电凝止血、低温等离子射频止血、激光止血、微波止血或填塞止血等方法。

注意事项:①使用肾上腺素棉片:出血剧烈的情况下难以找到出血部位以及在出血时无法实施电凝、激光或微波等止血措施。可在充分麻醉同时,应用加有肾上腺素的棉片收缩控制活动性出血,清理鼻腔内积血,找到出血部位。应用肾上腺素棉片后无活动出血时,动脉出血部位局部可仅表现为黏膜略隆起,用吸引器触之可诱发出血,借此确认出血部位。②低温等离子、激光和微波输出功率选择要适当,应注意深层烧伤问题,凝固时应分多次进行,尤其是出血部位位于鼻中隔上时,应注意避免出现鼻中隔穿孔。

(3)鼻内镜下鼻腔止血术的优点:①易于明确鼻腔各部位的出血点,尤其是鼻腔后部出血点;②直视观察下精确操作简便易行、止血准确迅速,止血效果好;③损伤和痛苦小,可避免不必要的前鼻孔或后鼻孔填塞,也适用于合并高血压、心脑血管疾病及血液病等患者鼻出血的治疗。

3. 下鼻甲黏膜下骨切除　主要适用于因下鼻甲骨质增生引起下鼻甲肥大而导致的鼻堵。在下鼻甲下缘行纵行切口,深达下鼻甲骨,剥离子钝性分离组织并暴露下鼻甲骨,切除中部或下部的部分骨质,黏膜对位良好后填塞止血固定。

4. 鼻腔泪囊吻合术 适用于各种原因引起的泪道阻塞。以钩突附着处为后界,中鼻甲前端附着缘向前,做一U形黏骨膜瓣,暴露上颌骨额突骨质,用电钻磨除骨质,暴露泪囊,将泪道探针自泪小点经泪小管处探查泪囊,切开泪囊将泪囊瓣向后翻转,覆盖暴露骨质,泪囊造口处填塞楔形膨胀海绵扩张开口。术后注意每天冲洗泪道。

第六节　鼻内镜手术并发症

鼻内镜手术操作区域毗邻眼眶与颅底,解剖结构复杂、空间狭小,在病变复杂、解剖结构不清或变异、术野出血较多以及内镜操作技术经验欠缺等情况下,容易出现手术并发症。在鼻内镜技术诞生初期,手术并发症发生率较高,随着规范化操作技术的普及、手术器械设备的进步,并发症的发生率明显下降,但仍需高度重视。

1. 引起手术并发症的因素

（1）解剖因素:鼻腔鼻窦解剖复杂,存在解剖变异;外伤或前期手术造成解剖标志移位或缺失;占位性病变破坏颅底或眼眶骨质,导致解剖结构变化。

（2）术野出血:鼻内镜手术需要良好的视野,严重病变、血管损伤、使用抗凝药物等因素可以导致术中出血,视野不清的情况下容易发生解剖结构的误判,出现并发症。

（3）术者经验与操作技巧:术者是否具备规范的内镜操作能力、是否熟悉内镜解剖结构,是影响手术安全的重要因素。例如应用动力切割吸引器可以提高手术速度,但如果应用不当,反而容易误伤眶纸板或颅底,出现并发症。

2. 手术并发症分类 依照严重程度,手术并发症分为轻微并发症与严重并发症。轻微并发症影响较小,如轻微出血、鼻腔粘连等;严重并发症包括:严重出血、视力下降、复视、颅内损伤等,需要早期积极处理。并发症依照发生部位,亦可分为鼻内并发症、眼眶并发症、颅内并发症和全身并发症等。

（1）鼻内并发症:①出血:包括术中出血与术后出血。术中出血多为黏膜渗血或小血管损伤出血,填塞压迫即可控制,对手术操作影响轻微。如果损伤筛前动脉、蝶腭动脉和颈内动脉等,而会出现剧烈出血,需要综合运用填塞、电凝和介入治疗等手段积极止血。术后继发出血多为血痂脱落、血压波动和伤口感染等原因导致。②术腔粘连:主要发生在鼻中隔与下鼻甲之间、中鼻甲与鼻腔外侧壁之间,与黏膜病变严重、术中黏膜大范围损伤、鼻腔狭窄等因素有关,鼻腔粘连影响鼻腔通畅引流。③窦口闭锁:多见于上颌窦、额窦、蝶窦术后窦口闭锁,与术中窦口开放不全、窦口周围黏膜损伤、骨质大范围裸露和患者自身恢复因素引起瘢痕增生有关。

（2）眼眶并发症:①泪道损伤:表现为溢泪,多见开放上颌窦口时过分向前,损伤鼻泪管或者泪囊,或者下鼻道开窗时损伤鼻泪管开口有关。②眼球活动障碍:表现为复视或者斜视,多与术中损伤眶纸板,进而损伤眼肌或形成血肿压迫有关。③眶内血肿或气肿:发生眶纸板损伤后,血液或气体进入眶内,出现眶内血肿或气肿,表现为眼球突出、结膜充血、眼球运动障碍、眼睑皮下积气等,严重者需要撤出鼻腔填塞,行眶减压手术。④视力障碍:多为视神经管直接或间接损伤,眶内压升高影响血供和视网膜中央动脉痉挛等所致,可出现于术中或者术后,因此在围术期应关注患者视力变化情况。如果是视神经管损伤压迫视神经,需酌情行视神经减压术。

（3）颅内并发症:术中损伤颅底骨质、硬膜等重要结构,容易出现脑脊液鼻漏、脑膜脑膨出、颅内积气、颅内出血、脑膜炎和颅内感染等并发症。一旦发现颅底损伤,应避免损伤加重,及时进行颅底修复重建。术后需要积极抗感染治疗,严密观察中枢神经系统体征及全身症状的变化。

3. 手术并发症的预防与处理

（1）熟悉鼻腔鼻窦内镜解剖，特别是对于容易出现并发症的眶壁与颅底区域。术前高分辨率鼻窦 CT 等影像学检查对于评估鼻腔鼻窦结构、病变范围和病变性质至关重要，能够协助辨识重要的解剖参考标志，明确筛前动脉、筛板、眶纸板、视神经管等重要解剖结构及其毗邻。

（2）术中精细操作，减少黏膜损伤。严格止血，切勿在出血剧烈的术野内盲目操作。一旦发现重要结构损伤，应防止进一步加重损伤，并积极修复损伤，尽可能降低并发症的严重程度。

（3）术后仔细观察患者病情变化，对于并发症要力争早期发现，早期处理。同时定期随访，规范药物治疗，对于减少并发症的出现有所帮助。

（张　罗）

第四篇

咽 科 学

第一章　咽的应用解剖学及生理学

第一节　咽的应用解剖学

咽（pharynx）是呼吸道和消化道上端的共同通道，上宽下窄、前后扁平略呈漏斗形。上起颅底，下至环状软骨下缘平面（约平第 6 颈椎），成人全长约 12cm。前面与鼻腔、口腔和喉腔相通，后壁与椎前筋膜相邻，两侧与颈部大血管和神经毗邻。

一、咽的分部

咽以软腭平面、会厌上缘平面为界，自上而下分为鼻咽、口咽和喉咽 3 部分（图 4-1-1）。

1. 鼻咽（nasopharynx）　又称上咽（epipharynx），位于颅底与软腭平面之间。前方正中为鼻中隔后缘，两侧为后鼻孔，与鼻腔相通。顶壁为蝶骨体及枕骨基底部，后壁平对第 1、2 颈椎，顶壁与后壁之间无明显角度，呈穹隆状，常合称为顶后壁；顶后壁黏膜下有丰富的淋巴组织聚集，呈橘瓣状，称腺样体（adenoid），又称咽扁桃体。左右两侧有咽鼓管咽口、咽鼓管扁桃体、咽鼓管圆枕及咽隐窝；咽鼓管咽口位于下鼻甲后端后方 1.0～1.5cm 处，略呈三角形或喇叭形；咽口周围有散在的淋巴组织，称咽鼓管扁桃体（tubal tonsil）；咽口上方隆起部分称咽鼓管圆枕（torus tubalis）；咽鼓管圆枕后上方与咽后壁之间的凹陷区，称咽隐窝（pharyngeal recess），其上方与颅底破裂孔邻接，是鼻咽癌好发部位之一。下方经由软腭背面及其后缘与咽后壁之间所构成的"鼻咽峡"与口咽相通，吞咽时，软腭上提与咽后壁接触，关闭鼻咽峡，鼻咽与口咽暂时隔开（图 4-1-2）。

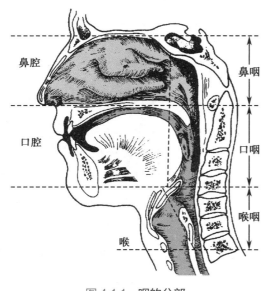
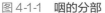

图 4-1-1　咽的分部

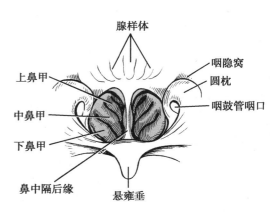

图 4-1-2　鼻咽

2. 口咽（oropharynx）　又称中咽（mesopharynx），是口腔向后方的延续部，位于软腭与会厌上缘平面之间，通常所谓咽部即指此区。后壁平对第 2、3 颈椎体，黏膜下有散在的淋巴滤泡。前方经咽峡与口腔相通。所谓咽峡（faux），系由上方的悬雍垂（uvula）和软腭游离缘、下方舌背、两侧舌腭弓

（glossopalatine arch）和咽腭弓（pharyngopalatine arch）共同构成的一个环形狭窄部分。侧壁由软腭向下分出两腭弓，居前者称舌腭弓，又名前腭弓，居后者称咽腭弓，又名后腭弓，两弓之间为扁桃体窝，（腭）扁桃体（tonsilla palatina）即位于其中（图4-1-3）。在每侧咽腭弓的后方有纵行条索状淋巴组织，名咽侧索（lateral pharyngeal bands）。

口腔顶盖称腭。前2/3为硬腭，由上颌骨腭突和腭骨组成；后1/3为软腭，由腭帆张肌、腭帆提肌、舌腭肌、咽腭肌、悬雍垂肌等肌肉组成。口腔下方为舌和口底部。舌由肌肉群组成。舌背表面粗糙，覆盖复层扁平上皮，与舌肌紧密相连。后端有盲孔，为胚胎甲状舌管咽端

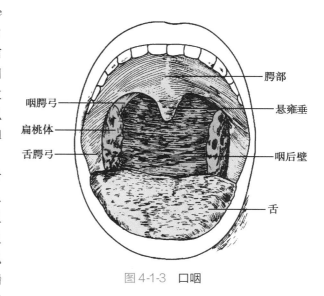

图4-1-3　口咽

的遗迹。舌的后1/3称舌根，上面有淋巴组织团块，称舌扁桃体（tonsilla lingualis）。舌下面的黏膜结缔组织突出于中央、向下移行于口底，称舌系带（frenulum linguae）；其两侧有下颌下腺开口处。

3. **喉咽**（laryngopharynx）　又称下咽（hypopharynx），位于会厌上缘平面与环状软骨下缘平面之间，向下连接食管。后壁平对第3~6颈椎；前面自上而下有会厌、杓状会厌襞和杓状软骨所围成的入口，称喉口，与喉腔相通。在舌根与会厌之间有一正中矢状位的黏膜皱襞为舌会厌正中襞（median glossoepiglottic fold），左右各有两个浅凹陷称会厌谷（vallecula epiglottica），常为异物停留之处；会厌谷的外侧是舌会厌外侧襞（lateral glossoepiglottic fold），它从舌根后部连至会厌外侧。在喉口两侧各有两个较深的隐窝名为梨状窝（pyriform sinus），喉上神经内支经此窝入喉并分布于其黏膜之下。两侧梨状窝之间环状软骨板后方的间隙称环后隙（postcricoid space），其下方即为食管入口，此处有环咽肌环绕（图4-1-4）。

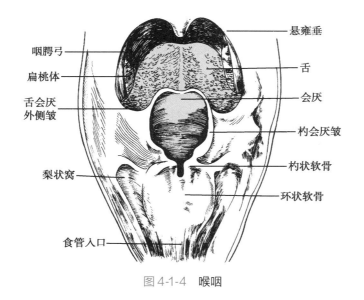

图4-1-4　喉咽

二、咽壁的构造

（一）咽壁分层

咽壁从内至外有4层，即黏膜层、纤维层、肌层和外膜层。其特点是无明显黏膜下组织层，纤维层

与黏膜层紧密附着。

1. **黏膜层**　咽的黏膜与咽鼓管、鼻腔、口腔和喉的黏膜连续。由于功能的不同,鼻咽部的黏膜主要为假复层纤毛柱状上皮,内有杯状细胞,固有层中含混合腺;口咽和喉咽的黏膜均为复层扁平上皮,黏膜下除含有丰富的黏液腺和浆液腺外,还有大量的淋巴组织聚集,与咽部的其他淋巴组织共同构成咽淋巴环。

2. **纤维层**　又称腱膜层,主要由颅咽筋膜构成,介于黏膜层和肌层之间,上端较厚接颅底,下部逐渐变薄,两侧的纤维组织在后壁正中线上形成咽缝(pharyngeal raphe),为咽缩肌附着处。

3. **肌层**　咽的肌层按其功能的不同分为 3 组,包括 3 对横行的咽缩肌、3 对纵行的咽提肌和 5 组腭帆肌(图 4-1-5)。

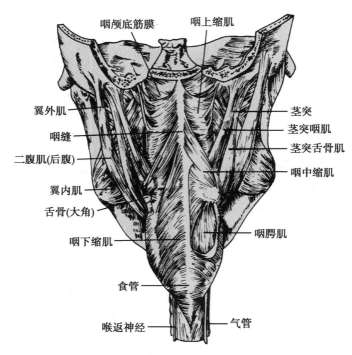

图 4-1-5　咽肌后面观

（1）咽缩肌组:包括咽上缩肌、咽中缩肌和咽下缩肌 3 对,各咽缩肌纤维斜行,自下而上依次呈叠瓦状排列,包绕咽侧壁及后壁,两侧咽缩肌相对应,在后壁中线止于咽缝。各咽缩肌共同收缩时可使咽腔缩小;吞咽食物时,各咽缩肌由上而下依次进行收缩,将食物压入食管。

（2）咽提肌组:包括茎突咽肌、咽腭肌及咽鼓管咽肌,三对咽提肌纵行于咽缩肌内面贴近纤维层下行,并渐次分散止于咽壁。收缩时可使咽、喉上提,咽部松弛,封闭喉口,开放梨状窝,食物越过会厌进入食管,以协助完成吞咽动作。

（3）腭帆肌组:包括腭帆提肌、腭帆张肌、腭舌肌、腭咽肌和悬雍垂肌 5 组,这组肌肉的作用在上提软腭、控制鼻咽峡开闭、分隔鼻咽与口咽的同时,也有开放咽鼓管咽口的作用(图 4-1-6)。

4. **外膜层**　又称筋膜层,是覆盖于咽缩肌之外,由咽肌层周围的结缔组织所组成,上薄下厚,系颊咽

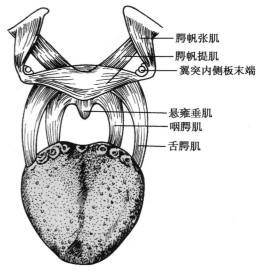

图 4-1-6　腭帆肌组示意图

筋膜的延续。

（二）筋膜间隙

咽筋膜与邻近的筋膜之间的疏松组织间隙,较重要的有咽后隙、咽旁隙(图4-1-7)。这些间隙的存在,有利于咽腔在吞咽时的运动,协调头颈部的自由活动,获得正常的生理功能。咽间隙的存在既可将病变局限于一定范围之内,又为病变的扩散提供了途径。

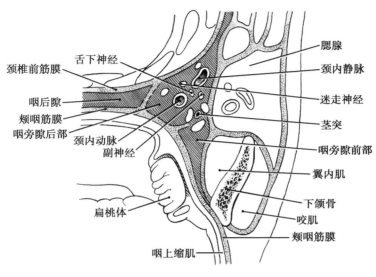

图4-1-7 咽的筋膜间隙

1. **咽后隙（retropharyngeal space）** 位于椎前筋膜与颊咽筋膜之间,上起颅底,下至上纵隔,相当于第1、2胸椎平面,在中线处被咽缝将其分为左右两侧,且互不相通,每侧咽后隙中有疏松结缔组织和淋巴组织。在婴幼儿,咽后隙有较多淋巴结,儿童期逐渐萎缩,至成人仅有极少淋巴结。扁桃体、口腔、鼻腔后部、鼻咽、咽鼓管及鼓室等处的淋巴引流于此。

2. **咽旁隙（parapharyngeal space）** 又称咽侧间隙或咽颌间隙(pharyngomaxillary space)。位于咽外侧壁(咽上缩肌)和翼内肌筋膜之间,与咽后隙仅一薄层筋膜相隔,左右各一,形如锥体。锥底向上至颅底;锥尖向下达舌骨;内侧以颊咽筋膜及咽缩肌与扁桃体相邻;外侧为下颌骨升支、腮腺的深面及翼内肌;后界为颈椎前筋膜。咽旁隙以茎突及其附着肌为界又分为前隙(肌隙或茎突前隙)和后隙(神经血管隙或茎突后隙)两部分。前隙较小,内有颈外动脉及静脉丛通过,内侧与扁桃体毗邻,外侧与翼内肌紧密相连;后隙较大,内有颈内动脉、颈内静脉、舌咽神经、迷走神经、舌下神经、副神经、交感神经干等通过,另有颈深淋巴结上群位于此隙。

咽旁隙向前下与下颌下隙相通;向内、后与咽后隙相通;向外与咬肌隙相通。

三、咽的淋巴组织

咽黏膜下淋巴组织丰富,较大淋巴组织团块呈环状排列,称为咽淋巴环(Waldeyer淋巴环),主要由咽扁桃体(腺样体)、咽鼓管扁桃体、腭扁桃体、咽侧索、咽后壁淋巴滤泡及舌扁桃体构成内环。内环淋巴流向颈部淋巴结,后者又互相交通,自成一环,称外环,主要由咽后淋巴结、下颌下淋巴结、颏下淋巴结等组成(图4-1-8)。咽部淋巴均流入颈深淋巴结。

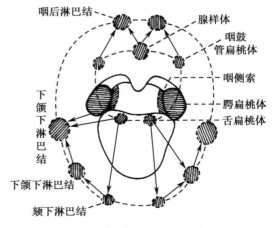

图4-1-8 咽淋巴环示意图

鼻咽部淋巴先汇入咽后淋巴结,再进入颈上深淋巴结;口咽部淋巴主要汇入下颌下淋巴结;喉咽部淋巴管穿过甲状舌骨膜,继汇入颈内静脉附近的淋巴结(中群)。

(一) 腺样体

又称咽扁桃体(pharyngeal tonsil),位于鼻咽顶壁与后壁交界处,形似半个剥皮橘子,表面不平,有5~6 条纵行沟隙,居中的沟隙最深,形成中央隐窝,在其下端有时可见胚胎期残余的凹陷,称咽囊(pharyngeal bursa)。腺样体出生后即存在,6~7 岁时最显著,一般 10 岁以后逐渐退化萎缩。

(二) 腭扁桃体

习称扁桃体,位于口咽两侧腭舌弓与腭咽弓围成的三角形扁桃体窝内,为咽淋巴组织中最大者。6~7 岁时淋巴组织增生,腭扁桃体可呈生理性肥大,中年以后逐渐萎缩。

1. **扁桃体的结构** 扁桃体是一对呈扁卵圆形的淋巴上皮器官,可分为内侧面(游离面)、外侧面(深面)、上极和下极。除内侧面外,其余部分均由结缔组织所形成的被膜包裹。外侧与咽腱膜和咽上缩肌相邻,咽腱膜与被膜间有疏松结缔组织,形成一潜在间隙,称为扁桃体周间隙。扁桃体内侧面朝向咽腔,表面有鳞状上皮黏膜覆盖,其黏膜上皮向扁桃体实质陷入形成 6~20 个深浅不一的盲管称为扁桃体隐窝(crypts tonsillares)(图 4-1-9)。扁桃体上、下极均有黏膜皱襞连接,上端称半月襞(semilunar fold),位于舌腭弓与咽腭弓相交处;下端称三角襞(triangular fold),由舌腭弓向下延伸包绕扁桃体前下部。

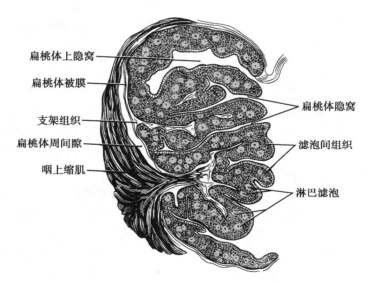

图 4-1-9 腭扁桃体冠状剖面

扁桃体由淋巴组织构成,内含许多结缔组织网和淋巴滤泡间组织。扁桃体包膜的结缔组织伸入扁桃体组织内,形成小梁(支架),在小梁之间有许多淋巴滤泡,滤泡中有生发中心。滤泡间组织为发育期的淋巴细胞。

2. **扁桃体的血管** 腭扁桃体的血液供应十分丰富,动脉有 5 支,均来自颈外动脉的分支:①腭降动脉,为上颌动脉的分支,分布于扁桃体上端及软腭;②腭升动脉,为面动脉的分支;③面动脉扁桃体支;④咽升动脉扁桃体支,以上 4 支均分布于扁桃体及舌腭弓、咽腭弓;⑤舌背动脉,来自舌动脉,分布于扁桃体下端。其中面动脉扁桃体支分布于腭扁桃体实质,是主要供血动脉(图 4-1-10)。

扁桃体静脉血先流入扁桃体包膜外的扁桃体周围静脉丛,经咽静脉丛及舌静脉汇入颈内静脉。

3. **扁桃体的神经** 扁桃体由咽丛、三叉神经第二支(上颌神经)以及舌咽神经的分支所支配。

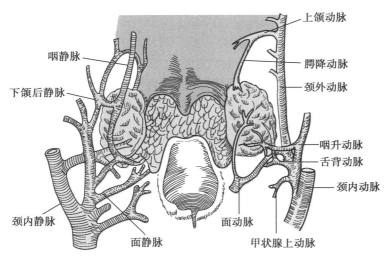

图 4-1-10　扁桃体的血管分布

（三）舌扁桃体

位于舌根部,呈颗粒状,大小因人而异,含有丰富的黏液腺,有短而细的隐窝,隐窝及周围的淋巴组织形成淋巴滤泡,构成舌扁桃体。

（四）咽鼓管扁桃体

为咽鼓管咽口后缘的淋巴组织,炎症时可阻塞咽鼓管口而致听力减退或中耳感染。

（五）咽侧索

为咽部两侧壁的淋巴组织,位于腭咽弓后方,呈垂直带状,由口咽部上延至鼻咽,与咽隐窝淋巴组织相连。

四、咽的血管及神经

1. **动脉**　咽部的血液供应来自颈外动脉的分支,有咽升动脉、甲状腺上动脉、腭升动脉、腭降动脉、舌背动脉等。

2. **静脉**　咽部的静脉血经咽静脉丛与翼丛流经面静脉,汇入颈内静脉。

3. **神经**　咽部神经主要有舌咽神经、迷走神经和交感神经干的颈上神经节所构成的咽丛（pharyngeal plexus）组成,司咽的感觉与有关肌肉的运动。腭帆张肌则受三叉神经第 3 支即下颌神经支配。鼻咽上部黏膜有三叉神经的第 2 支上颌神经分布。

第二节　咽的生理学

咽为呼吸与消化的共同通道,具有下列生理功能:

1. **呼吸功能**　咽不仅是呼吸时气流出入的通道,而且咽黏膜内或黏膜下含有丰富的腺体,对吸入的空气有调节温度、湿度和清洁的作用,但弱于鼻腔的类似功能。

2. **言语形成**　咽腔为共鸣腔之一,发声时,咽腔和口腔可改变形状,产生共鸣,使声音清晰、和谐悦耳,并由软腭、口、舌、唇、齿等协同作用,构成各种言语。正常的咽部结构与发声时咽部形态大小的相应变化,对言语形成和清晰度都有重要作用。

3. **吞咽功能**　吞咽动作是一种由多组咽肌参与的反射性协同运动。根据食物进入途径,吞咽可分为三期:口腔期、咽腔期、食管期。吞咽动作一经发动即不能中止。吞咽中枢位于延髓的网状结构内和迷走神经核附近。其传入神经包括来自软腭、咽后壁、会厌和食管等处的脑神经传入纤维。

4. **防御保护功能**   主要通过咽反射来完成。一方面,协调的吞咽反射,可封闭鼻咽和喉咽,在吞咽或呕吐时,避免食物吸入气管或反流鼻腔;另一方面,当异物或有害物质接触咽部,会发生恶心呕吐,有利于异物及有害物质的排出。来自鼻腔、鼻窦、下呼吸道的正常或病理性分泌物,均可借助咽的反射作用而吐出,或咽下由胃酸将其中的微生物消灭。

5. **调节中耳气压功能**   咽鼓管咽口的开放与咽肌的运动有关,尤其是与吞咽运动密切相关。吞咽动作不断进行,咽鼓管不断随之开放,中耳内气压与外界大气压得以平衡,这是保持正常听力的重要条件之一。

6. **扁桃体的免疫功能**   人类的扁桃体、淋巴结、消化道集合淋巴小结和阑尾等均属末梢免疫器官。扁桃体生发中心含有各种吞噬细胞,同时可以制造具有天然免疫力的细胞和抗体,如 T 细胞、B 细胞、吞噬细胞及免疫球蛋白等,它们对从血液、淋巴或其他组织侵入机体的有害物质具有积极的防御作用。出生时扁桃体尚无生发中心,随着年龄增长,免疫功能逐渐活跃,特别是 3~5 岁时,因接触外界变应原的机会较多,扁桃体显著增大,此时的扁桃体肥大应视为正常生理现象。青春期后,扁桃体的免疫活动趋于减退,扁桃体组织本身也逐渐缩小。

(邱元正)

第二章　咽　的　检　查

临床各科诊断疾病时均应常规检查咽部。但从耳鼻咽喉头颈外科专业的角度,咽部检查的范围和观察的内容则有其特定要求。检查前应详细询问病史,视诊注意患者面容、表情及全身情况,然后分别对口咽、鼻咽和喉咽进行检查,必要时还需辅以影像学检查。

第一节　口　咽　检　查

受检者端坐,放松,自然张口,用压舌板轻压舌前 2/3 处,观察口咽黏膜有无充血、溃疡或新生物;软腭有无下塌或裂开,双侧运动是否对称;悬雍垂是否过长、分叉;双侧扁桃体、腭舌弓及腭咽弓有无充血、水肿、溃疡;扁桃体表面有无瘢痕,隐窝口是否有脓栓或干酪样物;咽后壁有无淋巴滤泡增生、肿胀和隆起。咽部触诊可以了解咽后、咽旁肿块的范围、大小、质地及活动度。口腔、齿、舌及口底的检查详见《口腔科学》。

第二节　鼻　咽　检　查

1. **间接鼻咽镜检查**　常用而简便。咽反射较敏感者,可经口喷用 1% 丁卡因,使咽部黏膜表面麻醉后再进行检查。受检者端坐,张口用鼻呼吸以使软腭松弛。检查者左手持压舌板,压下舌前 2/3,右手持加温而不烫的间接鼻咽镜(或称后鼻镜),镜面朝上,经一侧口角伸入口内,置于软腭与咽后壁之间(图 4-2-1),勿触及周围组织,以免因咽反射而妨碍检查。调整镜面角度,依次观察鼻咽各壁,包括软腭背面、鼻中隔后缘、后鼻孔、咽鼓管咽口、咽鼓管圆枕、咽隐窝及腺样体(图 4-2-1)。观察鼻咽黏膜有无充血、粗糙、出血、溃疡、隆起及新生物等。

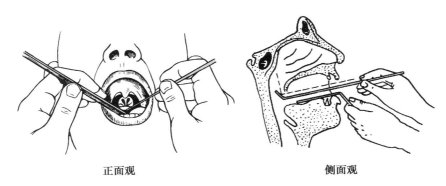

正面观　　　　　　　　　　　　　　　侧面观

图 4-2-1　间接鼻咽镜检查法

2. **鼻咽内镜检查**　有硬质镜和纤维镜两种。硬质镜可经口腔或鼻腔导入;纤维镜是一种软性内镜,其光导纤维可弯曲,从鼻腔导入后,能随意变换角度,全面观察鼻咽部。现代鼻咽内镜能连接摄影和摄像系统,可在观察的同时摄影,也可在监视器上同步显示并可录制下来,以供存档、会诊和教学用。

3. **鼻咽触诊**　主要用于儿童。助手固定患儿(图 4-2-2)。检查者立于患儿的右后方,左手示指紧压患儿颊部,用戴好手套的右手示指经口腔伸入鼻咽(图4-2-3),触诊鼻咽各壁,注意后鼻孔有无闭锁及腺样体大小。若发现肿块,应注意其大小、质地以及与周围组织的关系。撤出手指时,观察指端有无脓液或血迹。此项检查有一定痛苦,应向患者或患儿家长说明。检查者操作应迅速、准确而轻柔。

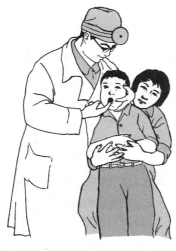

图4-2-2　小儿鼻咽指诊的姿势

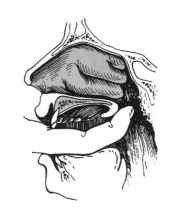

图4-2-3　鼻咽指诊位置示意图

第三节　喉　咽　检　查

见第四篇喉科学间接喉镜检查。

第四节　咽部影像学检查

一般临床检查和内镜检查只能发现咽部表面各种病变,而要诊断咽部侧壁和后壁深部结构病变,则需进行影像学检查。如X线颈侧位片、颅底侧位片。但由于X线平片及常规体层片对软组织分辨能力差,其诊断价值受到影响。CT和MRI检查已在临床得到广泛应用,由于其对骨骼、软组织的高分辨率,提高了对咽部病变的诊断水平。

(邱元正)

第三章　咽的症状学

咽部症状主要由咽部疾病所引起,也可由其邻近器官的疾病而引发,或系全身性疾病的局部表现。主要有咽痛、咽异常感觉、吞咽困难、声音异常及饮食反流等。

一、咽痛

咽痛是咽部疾病中最为常见的症状之一,或为咽部疾病所致,或因咽部邻近器官疾病引起,也可以是全身疾病的伴随症状。常表现为刺痛、钝痛、烧灼痛、隐痛、胀痛、跳痛等。咽痛程度视疾病的性质、程度和患者对疼痛的敏感度而异。临床上可见自发性咽痛和激发性咽痛,前者在咽部无任何动作的平静状态时出现,常局限于咽部某一部位,多由咽部疾病所引起;后者由咽部各种活动如吞咽、进食或压舌板等器械的刺激所引起。咽部感染、创伤、溃疡、异物、恶性肿瘤、茎突过长以及某些全身性病变(白血病)等均有不同程度的咽痛,但剧烈疼痛多见于急性炎症、咽间隙感染和喉咽癌晚期,疼痛可放射至耳部。

二、咽异常感觉

患者咽部有异物、堵塞、贴附、瘙痒、干燥等异常感觉,常因此而用力"吭""喀"或频频吞咽以期清除。在空咽唾液时有明显异物感,吞咽食物时反而不明显。中医学称之为"梅核气"。导致咽异常感觉的常见原因有:

1. **咽部及其周围组织的器质性病变**　如慢性炎症、咽角化症、扁桃体肥大、悬雍垂过长、咽部肿瘤、反流性咽喉炎等。

2. **功能性因素**　常为神经官能症的一种表现,此种感觉可以间歇性或持续性存在,多与恐癌、焦虑等精神因素有关,亦可因内分泌功能紊乱引起。

三、吞咽困难

吞咽困难是指患者难以吞咽饮食的一种症状,其程度视疾病的性质和轻重而异。轻者仅吞咽不畅,常需用汤水才能咽下;重者则滴水难进,口涎外流。引起吞咽困难的原因大致分为3类:

1. **功能障碍性**　凡导致咽痛的疾病,一般都伴有不同程度的吞咽困难,咽痛愈烈,吞咽困难愈严重。

2. **梗阻性**　咽部或食管狭窄、肿瘤或异物,妨碍食物下行,尤以固体食物难以咽下,流质饮食尚能通过。

3. **瘫痪性**　因中枢性病变或周围性神经炎所致咽肌瘫痪,引起吞咽困难,进液体时更为明显。

四、声音异常

咽腔是发声的共鸣腔,腭与舌是协助发声的重要器官,咽部结构与功能的正常与否,与声音的清晰度和音质、音色密切相关。如有缺陷和疾病时,所发声音含混不清(言语清晰度极差),或音质特色和原来不一样(音色改变),或是在睡眠状态下发出不应有的声响(打鼾),统称为声音异常。

1. **口齿不清与音色改变**　唇、齿、舌、腭有缺陷时,对某些语音发声困难或不能,导致口齿不清。腭裂、软腭瘫痪等患者,发声时不能闭合鼻咽,出现开放性鼻音;而腺样体肥大、后鼻孔息肉、肥厚性鼻炎、鼻咽部肿瘤等病因使共鸣腔阻塞时,则出现闭塞性鼻音。咽腔内有占位性病变(脓肿或肿瘤),发声缺乏共鸣,说话时如口内含物,吐字不清,幼儿哭声有如鸭鸣。

2. 打鼾　睡眠时软腭、悬雍垂、舌根等处软组织随呼吸气流颤动而产生节律性声音(参阅本篇第十一章)。

五、咽喉反流

咽喉反流是指胃内容物异常反流入咽、喉及上呼吸道,刺激损伤咽部黏膜并引起相应的症状。常见于咽肌瘫痪、咽后脓肿、扁桃体周脓肿、食管及胃病变、喉咽部肿瘤及腭裂畸形等。

(邱元正)

第四章　咽　炎

第一节　急 性 咽 炎

急性咽炎（acute pharyngitis）是咽黏膜、黏膜下组织的急性炎症，多累及咽部淋巴组织。此病可单独发生，亦常继发于急性鼻炎或急性扁桃体炎。本病常见于秋、冬季及冬、春季之交时。

【病因】

1. **病毒感染**　以柯萨奇病毒（Coxsackie virus）、腺病毒、副流感病毒多见，鼻病毒及流感病毒次之，通过飞沫和密切接触而传染。

2. **细菌感染**　以链球菌、葡萄球菌及肺炎链球菌多见，其中以 A 组乙型链球菌感染者最为严重，可导致远处器官的化脓性病变，称之为急性脓毒性咽炎（acute septic pharyngitis）。

3. **环境因素**　如干燥、粉尘、烟雾、有害气体或过敏原的刺激等均可引起本病。

【病理】

咽黏膜充血，血管扩张及浆液渗出，使黏膜下血管及黏液腺周围有中性粒细胞及淋巴细胞浸润，黏膜肿胀增厚。病变较重者，咽后壁淋巴滤泡增生、隆起并有黄白色点状渗出物。常伴有颈部淋巴结肿大。

【临床表现】

一般起病较急，先有咽部干燥、灼热、粗糙感，继有明显咽痛，吞咽时尤重，咽侧索受累时疼痛可放射至耳部。全身症状一般较轻，但因年龄、免疫力以及病毒、细菌毒力不同而程度不一，可有发热、头痛、食欲减退和四肢酸痛等。

【检查】

口咽部黏膜呈急性弥漫性充血、肿胀。咽后壁淋巴滤泡隆起，表面可见黄白色点状渗出物。悬雍垂及软腭水肿。下颌下淋巴结肿大，压痛。鼻咽及喉咽部亦可呈急性充血，严重者可见会厌水肿。

【诊断】

根据病史、症状及体征，本病诊断不难。但应注意与某些急性传染病（如麻疹、猩红热、流感等）相鉴别。在儿童尤为重要。可行咽拭子培养和抗体测定，以明确病因。此外，如见咽部出现假膜坏死，应行血液学及全身检查，以排除血液病等严重的全身性疾病。

【并发症】

可引起中耳炎、鼻窦炎及呼吸道的急性炎症。急性脓毒性咽炎可能并发急性肾炎、风湿热及败血症等。

【治疗】

无全身症状或症状较轻者，可局部应用对口腔具有清洁、杀菌作用的含漱液，各种含片及中成药可酌情选用，针对病因可适当应用口服抗病毒药或抗生素。全身症状较重伴有高热者，除上述治疗外，应卧床休息，多饮水及进食流质，可经静脉途径应用抗病毒药或抗生素。

第二节 慢 性 咽 炎

慢性咽炎(chronic pharyngitis)为咽部黏膜、黏膜下及淋巴组织的弥漫性慢性炎症,常为上呼吸道慢性炎症的一部分,多见于成年人。病程长,症状顽固,较难彻底治愈。

【病因】

1. 局部因素

(1)急性咽炎反复发作所致。

(2)各种鼻病及呼吸道慢性炎症,长期张口呼吸及炎性分泌物反复刺激咽部,或受慢性扁桃体炎、牙周炎的影响。

(3)烟酒过度、粉尘、辛辣食物、有害气体或过敏原的刺激等都可引起本病。

2. 全身因素 如贫血、消化不良、咽喉反流、下呼吸道慢性炎症、心血管疾病、内分泌功能紊乱、维生素缺乏及免疫功能低下等亦可引发。

【病理】

1. 慢性单纯性咽炎(chronic simple pharyngitis) 咽黏膜充血,黏膜下结缔组织及淋巴组织增生,鳞状上皮层增厚,上皮下层小血管增多,周围有淋巴细胞浸润,黏液腺肥大,分泌亢进。

2. 慢性肥厚性咽炎(chronic hypertrophic pharyngitis) 黏膜充血增厚,黏膜下有广泛的结缔组织及淋巴组织增生,黏液腺周围淋巴组织增生,形成咽后壁多个颗粒状隆起。常见咽侧索淋巴组织增生肥厚,呈条索状。

3. 萎缩性咽炎与干燥性咽炎(atrophic pharyngitis and pharyngitis sicca) 临床少见,病因不明。患者常伴有萎缩性鼻炎。主要病理变化为腺体分泌减少,黏膜萎缩变薄、干燥。

【临床表现】

一般无明显全身症状。咽部异物感、痒感、灼热感、干燥感或微痛感。常有黏稠分泌物附着于咽后壁,使患者晨起时出现频繁的刺激性咳嗽,伴恶心。无痰或仅有颗粒状藕粉样分泌物咳出,萎缩性咽炎患者有时可咳出带臭味的痂皮。

【检查】

1. 慢性单纯性咽炎 黏膜充血,血管扩张,咽后壁有散在的淋巴滤泡,常有少量黏稠分泌物附着在黏膜表面。

2. 慢性肥厚性咽炎 黏膜充血增厚,咽后壁淋巴滤泡显著增生,多个散在突起或融合成块,咽侧索亦充血肥厚。

3. 萎缩性咽炎与干燥性咽炎 黏膜干燥,萎缩变薄,色苍白发亮,常附有黏稠分泌物或带臭味的黄褐色痂皮。

【诊断】

本病诊断不难。但应注意,许多全身性疾病早期症状酷似慢性咽炎。因此必须详细询问病史,全面仔细检查鼻、咽、喉、气管、食管、颈部乃至全身的隐匿病变,特别要警惕早期恶性肿瘤。在排除这些病变之前,不应轻易诊断为慢性咽炎。

【治疗】

1. 病因治疗 坚持户外活动,戒烟酒等不良嗜好,保持室内空气清新,积极治疗鼻炎、气管支气管炎等呼吸道慢性炎症及其他全身性疾病。

2. 中医中药 中成药含片也常在临床应用。

3. 局部治疗

(1)慢性单纯性咽炎:常用复方硼砂溶液、呋喃西林溶液、复方氯己定含漱液等含漱。含漱时头后仰、张口发"啊"声,使含漱液能清洁咽后壁。亦可含服碘喉片、薄荷喉片及中成药含片。

（2）慢性肥厚性咽炎:除上述治疗外,可用激光、低温等离子等治疗,若淋巴滤泡增生广泛,治疗宜分次进行。亦可用药物(硝酸银)、冷冻或电凝固法治疗,但治疗范围不宜过广。

（3）萎缩性咽炎与干燥性咽炎:用2%碘甘油涂抹咽部,可改善局部血液循环,促进腺体分泌。服用维生素 A、B_2、C、E,可促进黏膜上皮生长。

（邱元正）

第五章　扁桃体炎

第一节　急性扁桃体炎

急性扁桃体炎（acute tonsillitis）为腭扁桃体的急性非特异性炎症,常伴有不同程度的咽黏膜和淋巴组织炎症,是一种很常见的咽部疾病。多发生于儿童及青年,在春秋两季气温变化时最易发病。中医称扁桃体为"乳蛾",称急性扁桃体炎为"烂乳蛾""喉蛾风"。

【病因】

乙型溶血性链球菌为本病的主要致病菌,非溶血性链球菌、葡萄球菌、肺炎链球菌、流感杆菌或腺病毒、鼻病毒、单纯性疱疹病毒等也可引起本病。细菌和病毒混合感染者不少见。近年还发现有厌氧菌感染者,革兰阴性杆菌感染有上升趋势。

正常人咽部及扁桃体隐窝内存留着某些病原体,当人体抵抗力降低时,病原体大量繁殖,毒素破坏隐窝上皮,细菌侵入其实质而发生炎症。受凉、潮湿、过度劳累、烟酒过度、有害气体刺激、上呼吸道有慢性病灶存在等均可诱发本病。

急性扁桃体炎的病原体可通过飞沫或直接接触而传染。通常呈散发性,偶有群体（如部队、工厂、学校）中暴发流行。

【病理】

一般分为 3 类。

1. 急性卡他性扁桃体炎（acute catarrhal tonsillitis）　多为病毒引起。病变较轻,炎症仅局限于黏膜表面,隐窝内及扁桃体实质无明显炎症改变。

2. 急性滤泡性扁桃体炎（acute follicular tonsillitis）　炎症侵及扁桃体实质内的淋巴滤泡,引起充血、肿胀甚至化脓。可于隐窝口之间的黏膜下,呈现黄白色斑点。

3. 急性隐窝性扁桃体炎（acute lacunar tonsillitis）　扁桃体充血、肿胀。隐窝内充塞由脱落上皮、纤维蛋白、脓细胞、细菌等组成的渗出物,并自窝口排出。有时互相连成一片,形似假膜,易于拭去。

临床常将急性腭扁桃体炎分为两类,即急性卡他性扁桃体炎和急性化脓性扁桃体炎,后者包括急性滤泡性扁桃体炎和急性隐窝性扁桃体炎两种类型。

【临床表现】

各种类型扁桃体炎的症状相似,急性卡他性扁桃体炎的全身症状及局部症状均较轻。

1. 全身症状　多见于急性化脓性扁桃体炎。起病急,可有畏寒、高热、头痛、食欲下降、乏力、全身不适、便秘等。小儿可因高热而引起抽搐、呕吐及昏睡。

2. 局部症状　以剧烈咽痛为主,常放射至耳部,伴有吞咽困难。下颌下淋巴结肿大,有时感到转头不便。葡萄球菌感染者,扁桃体肿大较显著,在幼儿还可引起呼吸困难。

【检查】

患者呈急性病容。咽部黏膜呈弥漫性充血,以扁桃体及两腭弓最为严重（图 4-5-1/文末彩图 4-5-

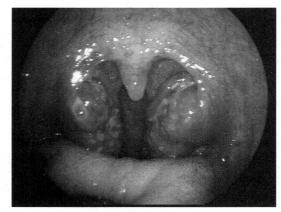

图 4-5-1　**急性扁桃体炎**
双侧腭弓、扁桃体急性充血,双侧扁桃体Ⅱ度肿大,隐窝口可见散在的脓点

1）。腭扁桃体肿大，在其表面可显示黄白色脓点，或在隐窝口处有黄白色或灰白色点状豆渣样渗出物，可连成一片形似假膜，下颌下淋巴结常肿大。

【诊断及鉴别诊断】

根据其典型的临床表现，本病不难诊断。但应注意与咽白喉、樊尚咽峡炎及某些血液病所引起的咽峡炎等疾病相鉴别（表4-5-1）。

表4-5-1 急性扁桃体炎的鉴别诊断

	咽痛	咽部所见	颈淋巴结	全身情况	实验室检查
急性扁桃体炎	咽痛剧烈，咽下困难	两侧扁桃体表面覆盖白色或黄色点状渗出物。渗出物有时连成膜状，容易擦去	下颌下淋巴结肿大，压痛	急性病容、高热、寒战	涂片：多为链球菌、葡萄球菌、肺炎球菌；血液：白细胞明显增多
咽白喉	咽痛轻	灰白色假膜常超出扁桃体范围。假膜坚韧，不易擦去，强剥易出血	有时肿大，呈"牛颈"状	精神萎靡，低热，面色苍白，脉搏微弱，呈现中毒症状	涂片：白喉杆菌；血液：白细胞一般无变化
樊尚咽峡炎	单侧咽痛	一侧扁桃体覆盖灰色或黄色假膜，擦去后可见下面有溃疡。牙龈常见类似病变	患侧有时肿大	全身症状较轻	涂片：梭形杆菌及樊尚螺旋菌；血液：白细胞略增多
单核细胞增多症性咽峡炎	咽痛轻	扁桃体红肿，有时盖有白色假膜，易擦去	全身淋巴结肿大，有"腺性热"之称	高热、头痛，急性病容。有时出现皮疹、肝脾大等	涂片：阴性或查到呼吸道常见细菌；血液：异常淋巴细胞、单核细胞增多可占50%以上。血清嗜异性凝集试验（+）
粒细胞缺乏症性咽峡炎	咽痛程度不一	坏死性溃疡，上面覆有深褐色假膜，周围组织苍白、缺血。软腭、牙龈有同样病变	无肿大	脓毒性弛张热，全身情况迅速衰竭	涂片：阴性或查到一般细菌；血液：白细胞显著减少，中性粒细胞锐减或消失
白血病性咽峡炎	一般无痛	早期为一侧扁桃体浸润肿大，继而表面坏死，覆有灰白色假膜，常伴有口腔黏膜肿胀、溃疡或坏死	全身淋巴结肿大	急性期体温升高，早期出现全身性出血，全身衰竭	涂片：阴性或查到一般细菌；血液：白细胞增多，分类以原始白细胞和幼稚白细胞为主

【并发症】

1. **局部并发症** 炎症直接波及邻近组织，常导致扁桃体周脓肿；也可引起急性中耳炎、急性鼻炎及鼻窦炎、急性喉炎、急性淋巴结炎、咽旁脓肿等。

2. **全身并发症** 急性扁桃体炎可引起全身各系统许多疾病，常见者有急性风湿热、心肌炎、急性肾炎、急性关节炎及急性骨髓炎等，其发病机制尚在探讨。一般认为这些并发症的发生与各个靶器官对链球菌所产生的Ⅲ型变态反应有关。

【治疗】

1. **一般疗法** 本病具有传染性，故患者要适当隔离。卧床休息，进流质饮食及多饮水，加强营养及疏通大便，咽痛较剧或高热时，可口服解热镇痛药。

2. **抗生素应用**　为主要治疗方法,首选青霉素,根据病情轻重,决定给药途径。若治疗 2～3 天后病情无好转,高热不退,应分析其原因,改用其他种类抗生素。或酌情使用糖皮质激素。

3. **局部治疗**　常用复方硼砂溶液、复方氯己定含漱液、1:5000 呋喃西林液漱口或其他有抗菌作用的含漱液。

4. **中医中药**　中医理论认为本病系内有痰热,外感风火,应疏风清热,消肿解毒。常用银翘柑橘汤或用清咽防腐汤。

5. **手术治疗**　本病有反复发作的倾向。因此,对已有并发症者,应在急性炎症消退后施行扁桃体切除术。

第二节　慢性扁桃体炎

慢性扁桃体炎(chronic tonsillitis)多由急性扁桃体炎反复发作或因扁桃体隐窝引流不畅,窝内细菌、病毒滋生感染而演变为慢性炎症。

【病因】

链球菌和葡萄球菌为本病的主要致病菌。反复发作的急性扁桃体炎使隐窝内上皮坏死,细菌与炎性渗出物聚集其中,隐窝引流不畅,导致本病的发生和发展,也可继发于猩红热、白喉、流感、麻疹、鼻腔及鼻窦感染。本病的发生机制尚不清楚,近年来认为与自身变态反应有关。

【病理】

可分为 3 型。

1. **增生型**　因炎症反复刺激,淋巴组织与结缔组织增生,腺体肥大、质软,突出于腭弓之外。

2. **纤维型**　淋巴组织和滤泡变性萎缩,为广泛纤维组织所取代,因瘢痕收缩,腺体小而硬,常与腭弓及扁桃体周围组织粘连。病灶感染多为此型。

3. **隐窝型**　腺体隐窝内有大量脱落上皮细胞、淋巴细胞、白细胞及细菌聚集而形成脓栓,或隐窝口因炎症瘢痕粘连,内容物不能排出,形成脓栓或囊肿,成为感染灶。

【临床表现】

患者常有咽痛,易感冒及急性扁桃体炎发作史,平时自觉症状少,可有咽内发干、发痒、异物感、刺激性咳嗽等轻微症状。若扁桃体隐窝内潴留干酪样腐败物或有大量厌氧菌感染,则出现口臭。小儿扁桃体过度肥大,可能出现呼吸不畅、睡时打鼾、吞咽或言语共鸣的障碍。由于隐窝脓栓被咽下,刺激胃肠,或隐窝内细菌、毒素等被吸收引起全身反应,导致消化不良、头痛、乏力、低热等。

【检查】

扁桃体和舌腭弓呈慢性充血,黏膜呈暗红色,用压舌板挤压舌腭弓时,隐窝口有时可见黄、白色干酪样点状物溢出。扁桃体大小不定,成人扁桃体多已缩小,但可见瘢痕,凹凸不平,常与周围组织粘连。患者常有下颌下淋巴结肿大。

【诊断及鉴别诊断】

应根据病史,结合局部检查进行诊断。患者有反复急性发作的病史,为本病诊断的主要依据。扁桃体的大小并不表明其炎症程度,故不能以此作出诊断。本病应与下列疾病相鉴别:

1. **扁桃体生理性肥大**　多见于小儿和青少年,无自觉症状,扁桃体光滑、色淡,隐窝口清洁,无分泌物潴留,与周围组织无粘连,触之柔软,无反复炎症发作病史。

2. **扁桃体角化症**　常易误诊为慢性扁桃体炎。角化症为扁桃体隐窝口上皮过度角化所致,而出现白色尖形砂粒样物,触之坚硬,附着牢固,不易擦拭掉,如用力擦之,则留有出血创面。类似角化物也可见于咽后壁和舌根等处。

3. **扁桃体肿瘤**　一侧扁桃体迅速增大或扁桃体肿大并有溃疡,常伴有同侧颈淋巴结肿大,应考虑肿瘤的可能,需行活检确诊。

【并发症】

慢性扁桃体炎在身体受凉受湿、免疫力降低、内分泌紊乱、自主神经系统失调或生活及劳动环境不良等情况下,容易形成"病灶",发生变态反应,产生各种并发症,如风湿性关节炎、风湿热、心脏病、肾炎等。

慢性扁桃体炎常被视为全身感染"病灶"之一。至于如何把"病灶"和全身性疾病联系起来,目前尚无客观确切的方法。在研究病情时,应考虑以下两点:

1. **询问病史**　扁桃体炎引起全身性并发症者多有反复急性发作史。"病灶"感染即通过急性发作而表现出来,例如肾炎患者,每当扁桃体发炎后,尿液内即出现明显异常。

2. **实验室检查**　测定血沉、抗链球菌溶血素"O"、血清黏蛋白、心电图等有助于诊断。在"病灶"型病例中,上述检查结果异常。

【治疗】

1. **非手术疗法**

(1)本病治疗不应仅限于抗菌药物,而应结合免疫疗法或抗变应性措施,包括使用有脱敏作用的细菌制品(如用链球菌变应原和疫苗进行脱敏),以及各种增强免疫力的药物,如注射胎盘球蛋白、转移因子等。

(2)局部涂药、隐窝灌洗及激光疗法等均有人试用,远期疗效不理想。

(3)加强体育锻炼,增强体质和抗病能力。

2. **手术疗法**　施行扁桃体切除术(tonsillectomy),见下一节。临床上多采用等离子刀行扁桃体切除术。

第三节　扁桃体切除术

(一) 适应证

扁桃体作为一个免疫器官,自有其生理功能。特别是儿童,扁桃体对机体具有重要的保护作用。任意切除扁桃体将失去局部的免疫反应,甚至出现免疫监视障碍。因此,必须严格掌握适应证。

1. 慢性扁桃体炎反复急性发作或多次并发扁桃体周脓肿。

2. 扁桃体过度肥大,妨碍吞咽、呼吸及发声功能。

3. 慢性扁桃体炎已成为引起其他脏器病变的"病灶",或与邻近器官的病变有关联。

4. 白喉带菌者,经保守治疗无效时。

5. 各种扁桃体良性肿瘤,可连同扁桃体一并切除;对恶性肿瘤则应慎重选择适应证及手术的范围。

(二) 禁忌证

1. 急性炎症时,一般不施行手术,宜在炎症消退2~3周后切除扁桃体。

2. 造血系统疾病及有凝血机制障碍者,如再生障碍性贫血、血小板减少性紫癜、过敏性紫癜等,一般不手术。若扁桃体炎症会导致血液病恶化,必须手术切除时,应充分准备,精心操作,并在整个围术期采取综合治疗。

3. 严重全身性疾病,如活动性肺结核、风湿性心脏病、先天性心脏病、关节炎、肾炎、高血压病、精神病等。

4. 在脊髓灰质炎及流感等呼吸道传染病流行季节或流行地区,以及其他急性传染病流行时,或患上呼吸道感染疾病期间,不宜手术。

5. 妇女月经期前和月经期、妊娠期,不宜手术。

6. 患者亲属中免疫球蛋白缺乏或自身免疫病的发病率高,白细胞计数特别低者,不宜手术。

【手术方法】

有剥离法和挤切法两种。

1. **扁桃体剥离术** 为常用方法,过去多在局麻下进行。对不能合作的儿童用全身麻醉。麻醉后,先用扁桃体钳牵拉扁桃体,用弯刀切开舌腭弓游离缘及咽腭弓部分黏膜(图4-5-2)。再用剥离器分离扁桃体包膜,然后自上而下游离扁桃体,最后用圈套器绞断其下极的根蒂,扁桃体被完整切除,创面止血(图4-5-3、图4-5-4)。

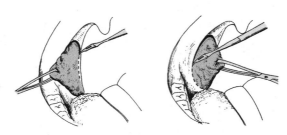

图4-5-2   扁桃体剥离术:切开黏膜

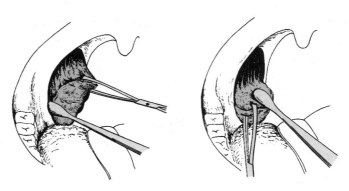

图4-5-3   扁桃体剥离术:剥离扁桃体

2. **扁桃体挤切术** 多用于儿童扁桃体肥大者,过去多选择局麻或无麻醉,由于局麻或无麻醉下对儿童可能会造成精神伤害,且手术撕裂软腭的风险较大,已很少采用挤切术。现在多主张在全麻下进行扁桃体剥离术。

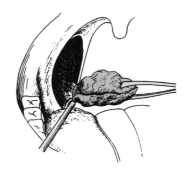

图4-5-4   扁桃体剥离术:切除扁桃体

【术后处理】

1. **术后体位** 全麻者未清醒前应采用去枕半俯卧位。局麻者,儿童取平卧,成人平卧或半坐位均可。

2. **饮食** 术后4～6小时进冷流质饮食,次日改用半流质饮食。

3. **注意出血** 患者应随时将口内唾液吐出,不要咽下。唾液中混有少量血丝时,不必介意,如持续口吐鲜血或全麻儿童不断出现吞咽动作者,应立即检查,及时止血。

4. **创口白膜形成** 术后第2天扁桃体窝出现一层白膜,是正常反应,对创面有保护作用。

5. **创口疼痛** 术后24小时较为明显,可适当应用镇静、止痛药。

【手术并发症及其处理】

1. **出血** 术后24小时内发生者为原发性,最常见的原因为术中止血不彻底、遗有残体或肾上腺素的后作用所致,其次为术后咽部活动过甚,如咳嗽、吞咽等。继发性出血常发生于术后5～6天,此时白膜开始脱落,若进食不慎擦伤创面可致出血。发生出血时,应按下述方法处理:

（1）查明出血部位。扁桃体窝内若有血凝块,应予清除,用纱布加压至少 10～15 分钟;或用止血粉、吸收性明胶海绵贴附于出血处,再用带线纱布球压迫止血。

（2）如见活动性出血点,可用双极电凝止血或用止血钳夹住后结扎或缝扎止血。

（3）弥漫性渗血,纱球压迫不能制止时,可用消毒纱球填压在扁桃体窝内,将舌腭弓及咽腭弓缝合 3～4 针,纱球留置 1～2 天。

（4）失血过多,应采取补液、输血等措施积极治疗。

2. 伤口感染　手术后 3 天体温突然升高或术后体温一直持续在 38.5℃以上;术后腭弓肿胀,创面不生长白膜,或白膜生长不均匀;患者咽痛加剧;下颌下淋巴结肿大疼痛。应及时使用抗生素治疗。

3. 肺部并发症　手术中如有过多的血液或异物被吸入下呼吸道,经 X 线检查证实有肺部病变时,可行支气管镜检查,吸除血液及异物,同时选用足量抗生素治疗。

（邱元正）

第六章 腺样体疾病

腺样体又称咽扁桃体、增殖体,位于鼻咽部的后壁和顶部,两侧咽隐窝之间,相当于蝶骨体和枕骨底部。2~6岁时增生旺盛时期,为腺样体的生理性肥大期,10岁以后逐渐萎缩,成人则大部分消失。腺样体疾病主要指急性腺样体炎和腺样体肥大,常见于儿童。

第一节 急性腺样体炎

急性腺样体炎(acute adenoiditis)为儿童常见的疾病,以3~10岁为多见,男女无差别。成年人的腺样体多已退化、消失,极少患此病。

【病因】

与急性扁桃体炎相同,多因细菌或病毒感染所致。乙型溶血性链球菌、腺病毒、流感病毒、副流感病毒和肠病毒是最常见的病原学。

【临床表现】

常继发于急性上呼吸道感染,患儿常突发高热,体温可达40℃。鼻咽部隐痛、头痛、全身不适。鼻塞严重,张口呼吸,如并发咽炎,则有吞咽痛。若炎症波及咽鼓管,可有轻微耳痛、耳内闷胀、听力减退等;感染严重者,可引起化脓性中耳炎。

【检查】

纤维(电子)鼻咽镜检查,可见腺样体充血肿大,表面覆有渗出物。鼻腔黏膜肿胀,口咽部黏膜充血,咽后壁有分泌物附着。

【治疗】

患儿应卧床休息,多饮水,高热可及时使用退热剂;症状较重者选用足量抗生素,以控制感染,防止并发症的发生。

第二节 腺样体肥大

正常生理情况下,儿童2~6岁时腺样体增生旺盛,10岁以后逐渐萎缩,到成人则基本消失。儿童期若腺样体增生肥大且引起一系列临床症状者,称腺样体肥大(adenoid hypertrophy)。本病多发生在2~6岁儿童,成年人罕见。

【病因】

腺样体炎症反复发作或邻近部位如鼻腔、鼻窦、扁桃体的炎症波及鼻咽部,刺激腺样体发生病理性增生。

【临床表现】

1. **局部症状** 腺样体肥大可引起耳、鼻、咽、喉等处症状。

(1)耳部症状:咽鼓管咽口受阻,将并发分泌性中耳炎,导致听力减退和耳鸣,有时可引起化脓性中耳炎。

(2)鼻部症状:常并发鼻炎、鼻窦炎,有鼻塞及流鼻涕等症状。说话时呈闭塞性鼻音,睡眠时发出鼾声、张口呼吸。严重者可引起阻塞性睡眠呼吸暂停低通气综合征。

（3）咽、喉及下呼吸道症状：分泌物刺激呼吸道黏膜，常引起阵咳，易并发气管炎。

（4）长期张口呼吸，可影响面骨发育，出现上颌骨变长、腭骨高拱、牙列不齐、上切牙突出、唇厚、缺乏表情，出现所谓"腺样体面容"（adenoid face）。

2. 全身症状　　主要为慢性中毒及反射性神经症状。表现为营养发育不良、反应迟钝、注意力不集中、夜惊、磨牙、遗尿等症状。

【检查】

视诊时可见部分患者呈"腺样体面容"。咽后壁附有脓性分泌物，硬腭高而窄，常伴有腭扁桃体肥大。纤维（电子）鼻咽镜检查可见肥大的腺样体阻塞鼻后孔；鼻咽侧位 X 线片可观察腺样体大小及鼻咽部气道宽窄；多导睡眠监测仪检查可见有不同程度的睡眠呼吸暂停或低通气；鼻咽 CT、MRI 扫描，判断腺样体大小，还可与鼻-鼻窦炎、鼻咽部肿瘤鉴别。

根据纤维（电子）鼻咽镜显示腺样体阻塞后鼻孔的程度，可将腺样体肥大分为四度（图4-6-1）。

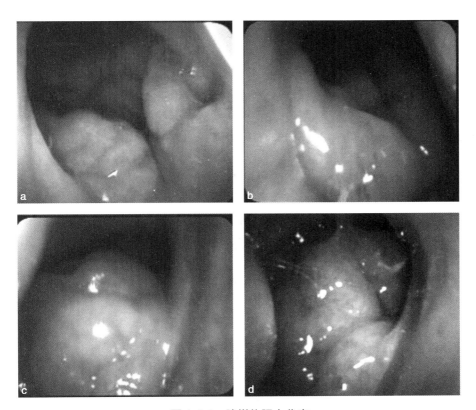

图 4-6-1　腺样体肥大分度

图 a. Ⅰ度：腺样体阻塞后鼻孔≤25%；图 b. Ⅱ度：腺样体阻塞后鼻孔 26%～50%；图 c. Ⅲ度：腺样体阻塞后鼻孔 51%～75%；图 d. Ⅳ度：腺样体阻塞后鼻孔>75%

【治疗】

1. 一般治疗　　注意营养，预防感冒，提高机体免疫力，积极治疗原发病。随着年龄的增长，腺样体将逐渐萎缩，病情可能得到缓解或症状完全消失。

2. 手术治疗　　若保守治疗无效，应尽早经口或鼻内镜行腺样体切除术。手术前应仔细检查，排除禁忌证。手术常同扁桃体切除术一并施行，若扁桃体无明确的手术适应证，可单独切除腺样体。

（倪　鑫）

第七章 咽部脓肿

第一节 扁桃体周脓肿

发生在扁桃体周间隙内的化脓性炎症,称为扁桃体周脓肿(peritonsillar abscess)。初起为蜂窝织炎(称为扁桃体周炎),继之形成脓肿。多见于青、中年患者。中医称之为"喉痈"。

【病因及病理】

本病常继发于急性扁桃体炎,尤其是慢性扁桃体炎急性发作者。由于扁桃体隐窝,特别是扁桃体上隐窝的炎症,使窝口阻塞,其中的细菌或炎性产物破坏上皮组织,向深部侵犯,穿透扁桃体被膜,进入扁桃体周间隙。

本病常见的致病菌有金黄色葡萄球菌、乙型溶血性链球菌、甲型草绿色链球菌和厌氧菌属等。

本病多单侧发病。按其发生的部位,临床上分前上型和后上型两种;前者多见,脓肿位于扁桃体上极与舌腭弓之间;后者脓肿位于扁桃体和咽腭弓之间,较少见。

【临床表现】

初起如急性扁桃体炎症状,3~4天后,发热仍持续或加重,一侧咽痛加剧,吞咽时尤甚,疼痛常向同侧耳部或牙齿放射。再经2~3天后,疼痛更剧,吞咽困难,唾液在口内潴留,甚至外溢。患者头偏向病侧,颈项可呈假性僵直;口微张,流涎,言语含糊不清。喝水时,常向鼻腔反流。重症患者因翼内肌受累而有张口困难。同侧下颌下淋巴结肿大。全身乏力、食欲减退、肌酸痛、便秘等。

【检查】

患者呈急性病容,早期可见一侧舌腭弓显著充血。若局部明显隆起,甚至张口困难时,提示脓肿已形成。属前上型者,病侧舌腭弓及软腭红肿突出,悬雍垂水肿,偏向对侧,舌腭弓上方隆起,扁桃体被遮盖且被推向下方(图4-7-1)。后上型者,咽腭弓红肿呈圆柱状,扁桃体被推向前下方。

【诊断】

根据病史及查体,诊断不难。超声诊断有助于鉴别扁桃体周炎和扁桃体周脓肿,穿刺抽出脓液即可确定诊断。

【鉴别诊断】

1. **咽旁脓肿** 系咽旁隙的化脓性炎症,脓肿发生在咽侧至同侧颈外下颌角处,伴有压痛,病侧扁桃体和咽侧壁被推向对侧,但扁桃体本身无病变。

2. **第3磨牙冠周炎** 常发生于阻生的下颌第3磨牙周围,检查可见牙冠上覆盖肿胀的组织,可有溃疡和化脓,炎症可波及舌腭弓,但扁桃体及悬雍垂一般不受累。

【并发症】

炎症扩散到咽旁隙,可发生咽旁脓肿,向下蔓延,发生喉炎及喉水肿,可出现相应症状。

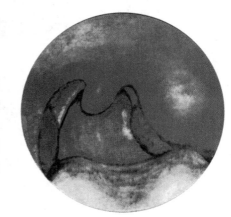

图4-7-1 扁桃体周围脓肿(左)

【治疗】

1. **脓肿形成前** 按急性扁桃体炎处理,选用足量抗生素及适量的糖皮质激素控制炎症。

2. **脓肿形成后**

（1）穿刺抽脓：1% ～2% 丁卡因表面麻醉后,于脓肿最隆起处刺入。穿刺时,应注意方位,进针不可太深,以免刺伤咽旁隙大血管。针进入脓腔,即可抽出脓液。

（2）切开排脓：①前上型者：可在穿刺抽脓处,或选择最隆起和最软化处切开,也可选择悬雍垂根部作一假想水平线,从舌腭弓游离缘下端(与舌根交界处)作一假想垂直线,两线交点稍外即为切口处(图 4-7-2)。切开黏膜及浅层组织后,用长弯钳向后外方顺肌纤维走向撑开软组织,进入脓腔,充分排脓。②后上型者：则在腭咽弓处切开排脓。次日复查,必要时可再次撑开排脓。

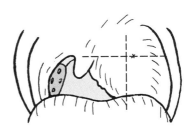

图 4-7-2　扁桃体周脓肿切开切口部位（悬雍垂根部与最后磨牙连线的中点）

（3）扁桃体切除：确诊后,在抗生素的有效控制下,施行病侧的扁桃体切除,具有排脓彻底、恢复快且无复发的优点。对多次脓肿发作者,应在炎症消退 2 周后,将扁桃体切除。

第二节　咽后脓肿

咽后脓肿(retropharyngeal abscess)为咽后隙的化脓性炎症,按发病机制分为急性和慢性两种。

【病因及病理】

1. 急性型　多见于 3 岁以下婴幼儿的咽后隙化脓性淋巴结炎。由于婴幼儿每侧咽后隙中有 3 ~ 8 个淋巴结,口、咽、鼻腔及鼻窦的感染,可引起这些淋巴结发炎,进而化脓,最后形成脓肿。

其他原因：如咽部异物及外伤后感染,或邻近组织炎症扩散进入咽后隙,也可导致咽后脓肿。致病菌与扁桃体周脓肿相似。

2. 慢性型　多由咽后隙淋巴结结核或颈椎结核形成的寒性脓肿所致。

【临床表现】

急性型起病较急,畏寒、高热、咳嗽、吞咽困难、拒食、吸奶时啼哭和呛逆,烦躁不安,说话含糊不清,似口中含物。常有呼吸困难,其程度视脓肿大小而定,入睡时加重,可有鼾声。如脓肿压迫喉入口处或并发喉部炎症,则吸入性呼吸困难更为明显。

慢性型者,多数伴有结核病的全身表现,起病缓慢,病程较长,无咽痛,随着脓肿的增大,患者逐渐出现咽部阻塞感。

【检查】

患者呈急性病容,患侧或双侧颈淋巴结肿大,压痛。咽后壁一侧隆起,黏膜充血,较大的脓肿可将病侧的咽腭弓和软腭向前推移。外伤或异物引起的咽后脓肿多在喉咽部,需借助直接或间接喉镜方能发现。颈椎结核引起的脓肿,多位于咽后壁的中央,黏膜色泽较淡。

检查操作应轻柔,随时警惕脓肿破裂。如发生意外,立即将患儿头部朝下,防止脓液流入气管而发生窒息或引起吸入性肺炎。

颈侧 X 线片检查,可发现颈椎前的软组织隆起。若为颈椎结核引起者,大多可发现有骨质破坏征象。

【诊断】

根据典型的病史、症状及检查所见,诊断不难。幼儿出现上述症状,应首先想到本病。影像学检查中,除颈侧位 X 线片外,CT 检查更有诊断价值,可清晰显示大血管,且有助于脓肿与蜂窝织炎的鉴别。

【并发症】

1. 窒息与肺部感染　脓肿较大,可压迫喉腔或并发喉水肿,发生呼吸困难;脓肿破裂,脓液涌入下呼吸道,可引起吸入性肺炎,甚至窒息死亡。

2. **咽旁脓肿**   咽后脓肿可能破入咽旁隙,而引起咽旁脓肿。

3. **出血**   脓肿可能侵蚀颈部大血管,引发致命性大出血。

【治疗】

1. **急性型**   咽后脓肿一经确诊,应及早施行切开排脓。为防止脓肿切开后脓液涌入气管,病人应取仰卧低头位,用直接喉镜或麻醉喉镜将舌根压向口底,暴露口咽后壁,看清脓肿部位后,以长粗穿刺针抽脓,然后于脓肿底部用尖刀片作一纵行切口(图4-7-3),并用长血管钳撑开切口,吸尽脓液;若切开时脓液大量涌出来不及抽吸,应将患者转身俯卧,吐出脓液;必要时,须行气管切开术。

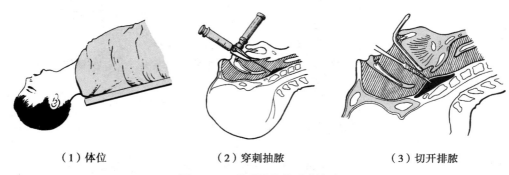

（1）体位   （2）穿刺抽脓   （3）切开排脓

图 4-7-3   咽后脓肿的手术治疗

术后需使用足量广谱抗生素控制感染。引流不畅者应每天撑开切口排脓,排尽脓液,直至痊愈。

少数基层医院,若因设备条件所限不能施行手术,可采用反复穿刺抽脓治疗,有些病例也能痊愈。

2. **结核性咽后脓肿**   结合抗结核治疗,用长粗穿刺针经口腔从咽后脓肿处穿刺抽脓,脓腔内注入0.25g链霉素液,但不可在咽部切开。并发颈椎结核者,宜由骨科医师在治疗颈椎结核的同时,取颈外切口排脓。

第三节   咽 旁 脓 肿

咽旁脓肿(parapharyngeal abscess)为咽旁隙的化脓性炎症,早期为蜂窝织炎,继而形成脓肿。

【病因】

致病菌多为溶血性链球菌,其次为金黄色葡萄球菌、肺炎链球菌等。导致咽旁隙感染的原因主要有以下几种:

1. **邻近组织或器官的化脓性炎症**   如急性扁桃体炎、急性咽炎及颈椎、乳突等部位的急性感染;扁桃体周脓肿、咽后脓肿等直接溃破或蔓延至咽旁隙。

2. **咽部外伤及异物**   医源性的操作损伤如扁桃体切除、拔牙、局部注射、内镜检查损伤咽壁均可导致咽旁隙感染;咽壁的异物刺伤、外伤也可引起本病。

3. **经血流和淋巴系感染**   邻近器官或组织的感染,可经血行和淋巴系累及咽旁隙,引发本病。

【临床表现】

1. **局部症状**   主要表现为咽痛及颈侧剧烈疼痛,吞咽障碍,言语不清。茎突前隙感染累及翼内肌时,则出现张口困难。

2. **全身症状**   患者可有畏寒、高热、头痛、乏力及食欲减退等;病情严重时,呈衰竭状态。

【检查】

急性重病容,颈部僵直;患侧下颌下区及下颌角后方肿胀,触诊坚硬并有压痛。严重时肿胀范围可上达腮腺,下沿胸锁乳突肌延伸,前达颈前中线,后至项部。脓肿形成后,局部可变软并有波动感。

病侧扁桃体及咽侧壁突向咽中线,但扁桃体本身无明显病变。

【诊断】

根据患者的症状和体征,一般诊断不难。但因脓肿位于深部,颈外触诊不易摸到波动感,不能以此为诊断咽旁脓肿的依据。颈部 B 超或 CT 可发现脓肿形成。必要时可在病侧肿胀处穿刺抽脓以明确诊断。本病须与扁桃体周脓肿、咽后脓肿及咽旁肿瘤等相鉴别。

【并发症】

1. **向周围扩展**　可导致咽后脓肿、喉水肿、纵隔炎等。

2. **颈动脉鞘感染**　可导致颈内动脉壁糜烂,引发致命性大出血;若侵犯颈内静脉,可发生血栓性静脉炎或脓毒败血症。

【治疗】

1. **脓肿形成前**　给予足量敏感的抗生素和适量的糖皮质激素等药物治疗。

2. **脓肿形成后**　需切开排脓。

(1) 颈外径路:脓肿位置较深或颈部肿胀明显者,在局麻下,以下颌角为中点,在胸锁乳突肌前缘作一纵切口,用血管钳钝性分离软组织进入脓腔。排脓后,置入引流条,切口部分缝合。

(2) 经口径路:脓肿明显突向咽侧壁,且无血管搏动者,于咽侧壁最突出的部位作一垂直切口,约2cm 长,然后用血管钳钝性分离到脓腔,引流脓液。

(邱元正)

第八章　咽神经性疾病和感觉异常

咽的神经支配来自咽丛,咽丛由迷走、舌咽、副神经及颈交感干等诸多神经的分支构成,有运动神经和感觉神经。因此,咽的神经障碍往往是感觉性障碍和运动性障碍两者混合出现。

第一节　运动性障碍

咽的运动性障碍分为瘫痪和痉挛两种情况,前者包括软腭瘫痪和咽缩肌瘫痪,分述如下。

一、软腭瘫痪

软腭瘫痪是咽部瘫痪中较为常见的一种,可以单独发生或合并其他神经瘫痪出现。发生原因可为中枢性或周围性。中枢性病变引起者,常见于各种原因引起的延髓病变,如肿瘤、出血或血栓形成、炎性病变、脊髓空洞症、梅毒等,多伴有同侧的唇、舌和喉肌瘫痪。周围性病变者则以多发性神经炎较常见,多伴有感觉性障碍。位于颈静脉孔附近的占位性病变如原发性肿瘤、血肿、转移性淋巴结的压迫等引起的软腭瘫痪,常合并出现第Ⅸ、Ⅹ和Ⅺ对脑神经的麻痹(颈静脉孔综合征)。

【临床表现】

单侧软腭瘫痪可无临床症状,双侧者症状明显。由于软腭不能上举,鼻咽不能闭合,说话时出现开放性鼻音;吞咽时,食物易反流到鼻腔,偶可经咽鼓管进入中耳;患者不能作吸吮、吹口哨或鼓腮等动作。

【检查】

若一侧软腭瘫痪则悬雍垂偏向健侧,发"啊"音时,悬雍垂和软腭向健侧移动,患侧不能上举。若双侧瘫痪,则软腭松弛下垂,不能上抬。若影响咽鼓管功能,可出现中耳的症状和体征。若伴有咽缩肌瘫痪,则在梨状窝可见唾液或食物潴留。

【诊断】

软腭瘫痪的诊断不难,但须找到其致病原因,应请相关科室协同诊断。

【治疗】

针对病因治疗。对周围性瘫痪者可用抗胆碱酯酶剂(如氢溴酸加兰他敏)或神经兴奋剂(如士的宁),以及维生素 B_1 治疗。针刺疗法亦有一定作用。

二、咽缩肌瘫痪

咽缩肌瘫痪极少单独出现,常与食管入口、食管和其他肌群的瘫痪同时出现。引起咽缩肌瘫痪的原因大多与引起软腭瘫痪的相同。此外,该病常继发于流行性脊髓灰质炎。

【临床表现】

单侧咽缩肌瘫痪表现为吞咽不畅,梗阻感,尤以进流质饮食时明显,易发生呛咳。双侧咽缩肌瘫痪者,可出现明显的吞咽困难,甚至完全不能吞咽。此种吞咽障碍与咽喉部炎性或不完全机械性阻塞引起者不同,早期出现流质下咽困难,常发生逆流,而固体食物则能吞咽。若合并有喉部感觉或运动功能障碍,则易将食物误吸入下呼吸道,导致吸入性气管炎、支气管炎或肺炎。

【诊断】

单侧咽缩肌瘫痪,表现为患侧咽后壁如幕布样下垂,并被拉向健侧;双侧瘫痪,则见咽后壁黏膜上的皱襞消失,触诊舌根或咽壁时,咽反射消失;口咽及梨状窝有大量唾液潴留。纤维喉镜和影像学检查,有助于排除颅底及咽喉部器质性病变。

【治疗】

对该病的治疗应包括如下两方面:

1. 病因治疗　对末梢性麻痹的患者,需应用改善微循环和营养神经的药物,促进神经恢复,如尼莫地平、吡乙酰胺、维生素 B_1、弥可保、银杏叶片等。

2. 防止发生下呼吸道并发症　食物宜制作成稠厚糊状,并帮助吸出潴留在咽部的分泌物。病情严重者应考虑鼻饲法或胃造瘘术以供给营养。

【预后】

咽缩肌瘫痪的预后与其病因有关,比单纯软腭瘫痪差。严重的咽缩肌瘫痪而有吞咽障碍者,常因并发吸入性肺炎而危及生命。

三、咽肌痉挛

咽肌痉挛大多原因不明。慢性咽炎、长期烟酒过度、理化因素刺激和鼻分泌物长期刺激咽部等均可引发咽肌痉挛。咽肌瘫痪的病因亦常导致咽肌痉挛的发生,而痉挛又常为瘫痪的先兆。

【临床表现】

有两种类型:强直性咽肌痉挛和节律性咽肌痉挛。前者常发生于狂犬病、破伤风、癫痫、脑膜炎和癔症等,严重者伴有牙关紧闭、张口困难等症状,轻者有吞咽障碍、咽内不适、作呕等;后者常继发于脑干下橄榄区病变,在患者不知不觉中出现,软腭和咽肌发生规律性或不规律性的收缩运动,每分钟可达 60~100 次,与脉搏、呼吸无关,并在入睡和麻醉后仍不停止。发作时,患者和他人都能听到咯咯声响,即所谓他觉性耳鸣。

【诊断】

常规的咽、喉部检查不易发现肌痉挛,应详细追问病史,及时请相关科室会诊。行 X 线吞钡透视或可发现因痉挛引起的吞咽困难。纤维喉镜或纤维食管镜检查可排除器质性病变引起的阻塞。

【治疗】

耐心向患者说明病情,解除其思想顾虑,减轻其精神负担。进食无刺激性的食物,并缓慢进食。根据不同的病因和病情选用不同的药物治疗,可用镇静解痉药物,如氯丙嗪、苯巴比妥钠、地西泮等;病情较重者,可用肌肉松弛剂,如筒箭毒碱、氯化琥珀胆碱等;癔症患者可采用暗示或精神疗法。若为器质性病变导致的咽肌痉挛,则应针对病因治疗。针刺疗法可能有一定疗效。

第二节　感觉性障碍

咽部感觉性障碍多由全身其他疾病引起,且常与运动性障碍同时出现。若单独出现,多为功能性障碍。发生原因可分为中枢性和周围性。中枢性者,多因脑干和延髓的病变引起,如肿瘤、出血、血栓形成、多发性硬化、延髓性瘫痪、脊髓空洞症、脑炎等。周围性者可由颈静脉孔周围病变累及第Ⅸ、Ⅹ和Ⅺ对脑神经而引起,以及由流感或白喉引发神经炎所致。

一、咽感觉减退或缺失

咽感觉减退或缺失常与喉部的感觉、运动性障碍同时出现。

【临床表现】

口咽部的感觉缺失,患者多无明显症状,若感觉完全丧失时,咬破舌头或颊黏膜而无痛觉,故常有口腔黏膜糜烂。若累及下咽或喉部,进食或饮水时常发生误吸,引起呛咳,并可发生吸入性气管、支气管炎和肺炎。

【诊断】

检查咽部时,用压舌板试触腭弓或咽后壁,咽反射明显减退或消失。若喉部受累,触诊喉部时,喉的反射性痉挛消失。本病根据症状和检查较易诊断。判明病因则需与神经科医师协同检查。

【治疗】

针对病因治疗。功能性疾病引起者,可酌情应用钙剂、维生素类药物,辅以喉部理疗等。

二、舌咽神经痛

【临床表现】

舌咽神经痛(glossopharyngeal neuralgia)为一侧咽部、舌根部及扁桃体区发作性疼痛。痛起突然,为针刺样剧痛,可放射到同侧舌和耳深部,持续数秒至数十秒,伴有唾液分泌增加。说话、吞咽、触摸患侧咽壁及下颌角均可诱发。以1%丁卡因表面麻醉咽部可减轻或制止发作。

【诊断】

需排除由该区的炎症、茎突过长、咽喉结核、咽喉部恶性肿瘤等疾病导致的疼痛。

【治疗】

应用镇痛剂、镇静剂、表面麻醉剂喷雾均可减轻疼痛和缓解发作。局部普鲁卡因封闭有较快的疗效。口服卡马西平、苯妥英钠等也有止痛效果。若保守治疗无效,可行经颅舌咽神经切除术或颈侧舌咽神经切除术。

三、咽异感症

咽异感症常泛指除疼痛以外的各种咽部异常感觉。中医学称之为“梅核气”。

【病因】

与下列因素有关:

1. **咽部疾病**　各种类型的咽炎、扁桃体及会厌病变,如咽后壁淋巴滤泡增生、扁桃体角化症、舌扁桃体肥大、会厌囊肿等。

2. **咽邻近器官疾病**　茎突过长,甲状软骨上角过长,咽旁间隙和颈部肿块,鼻部疾病(如鼻窦炎),喉部疾病(如慢性喉炎,喉部良、恶性肿瘤),口腔疾病等。

3. **远处器官疾病**　消化道疾病(如胃食管反流、消化道溃疡、胆石症、胆道蛔虫病等),心血管系统疾病(如高血压性心脏病、左室肥大、主动脉瘤等),肺部疾病(如气管、支气管炎等),膈疝等。

4. **全身因素**　严重的缺铁性贫血,自主神经功能失调,长期慢性刺激(如烟、酒、粉尘和化学药物),甲状腺功能减退、变应性疾病、阻塞性睡眠呼吸暂停低通气综合征,更年期内分泌失调等。

5. **精神因素和功能性疾病**　咽喉、气管、食管无器质性疾病,主要由大脑功能失调所引起的咽部功能障碍,部分患者精神抑郁,患恐癌症或精神创伤后可发病。

【临床表现】

本症临床常见,30~40岁女性较多。患者感咽部或颈部中线有异物阻塞、烧灼感、痒感、紧迫感、黏着感等。位置常在咽中线上或偏于一侧,多在环状软骨或甲状软骨水平,其次在胸骨上区,较少在舌骨水平,吞咽饮食无碍。病程较长的患者,常常伴有焦虑、急躁和紧张等精神症状,其中以恐癌症较多见。

【检查】

1. **排除器质性病变**　对咽异感症患者,首先应考虑器质性因素,以免误诊。

2. **咽部检查**　观察有无黏膜充血、肿胀、萎缩、淋巴组织增生、瘢痕或肿瘤等。还应注意咽黏膜皱褶之间的微小黏膜糜烂、鼻咽顶部的咽囊开口、咽隐窝内的粘连、黏膜下型鼻咽癌、扁桃体实质内的病变等。除视诊外,触诊亦很重要。可采用下列方法进行:①咽部触诊;②颈部触诊;③咽-颈部联合触诊。

3. 邻近器官或全身检查 应对眼、耳、鼻、喉、颈、消化道和心胸等处进行检查,特别重视因胃食管反流导致的咽异感症。必要时,还应进行纤维喉镜、纤维食管镜或胃镜、胸部、茎突、颈椎及食管吞钡 X 线摄片、颈部及甲状腺 B 超检查等。

【诊断】

根据症状和检查进行综合分析后方可作出诊断。诊断中注意区分器质性因素和功能性因素;区分全身性因素和局部因素。

【治疗】

1. 病因治疗 针对各种病因进行治疗。

2. 心理治疗 排除器质性病变后,针对患者的精神因素如"恐癌症"等,耐心解释,消除其心理负担。

3. 其他治疗

(1)避免烟、酒、粉尘等,对癔症、焦虑状态、精神创伤等,服用镇静剂。

(2)颈部穴位封闭法,可取廉泉、双侧人迎或加取阿是穴进行封闭。

(3)中医中药治疗:祖国传统医药及针刺疗法对本症的治疗也有一定治疗效果。

(刘世喜)

第九章 咽肿瘤

第一节 良性肿瘤

一、鼻咽血管纤维瘤

鼻咽血管纤维瘤(angiofibroma of nasopharynx)为鼻咽部最常见的良性肿瘤,此瘤由致密结缔组织、大量弹性纤维和血管组成,常发生于10~25岁青年男性,故又名"男性青春期出血性鼻咽血管纤维瘤"。病因不明。

【病理】

肿瘤起源于枕骨底部、蝶骨体及翼突内侧的骨膜。瘤体由胶原纤维及多核成纤维细胞组成网状基质,其间分布大量管壁薄且无收缩能力的血管,这种血管受损后极易出血。肿瘤常向邻近组织扩张生长,通过裂孔侵入鼻腔、鼻窦、眼眶、翼腭窝及颅内。

【临床表现】

1. **出血** 阵发性鼻腔或口腔出血,且常为患者首诊主诉。由于反复大出血,患者常有不同程度的贫血。

2. **鼻塞** 肿瘤堵塞后鼻孔并侵入鼻腔,引起一侧或双侧鼻塞,常伴有流鼻涕、闭塞性鼻音、嗅觉减退、外鼻畸形等。

3. **其他症状** 由于瘤体不断增长引起邻近骨质压迫吸收和相应器官的功能障碍,肿瘤侵入邻近结构则出现相应症状,压迫咽鼓管咽口,可引起耳鸣及听力下降;侵入眼眶,则出现眼球突出,视力下降;侵入翼腭窝引起面颊部隆起;侵入鼻腔可引起外鼻畸形;侵入颅内压迫神经,引起头痛及脑神经瘫痪。

【检查】

1. **前鼻镜检查** 常见一侧或双侧鼻腔有炎性改变,收缩下鼻甲后,可见鼻腔后部粉红色肿瘤。

2. **间接鼻咽镜或纤维(电子)鼻咽镜检查** 可见鼻咽部圆形或分叶状红色肿瘤,表面光滑且富有血管;瘤体侵入后鼻孔和鼻腔,可引起外鼻畸形或软腭下陷(图4-9-1/文末彩图4-9-1)。

3. **触诊** 手指可触及肿块基底部,活动度小,中等硬度,若瘤体侵入颊部,通过触诊可了解瘤体蒂部与邻近部位粘连情况。但触诊应轻柔,因触诊极易引起大出血,临床应尽量少用。

4. **影像学检查** CT和MRI检查可清晰地显示瘤体位置、大小、形态,了解肿瘤累及范围和周围解剖结构的关系(图4-9-2)。数字减影血管造影(digital subtraction angiography,DSA)可了解肿瘤的血供并可进行血管栓塞,以减少术中出血。

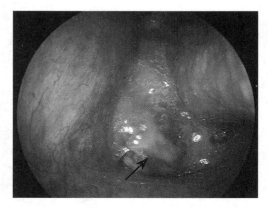

图4-9-1 鼻内镜检查示后鼻孔纤维血管瘤样新生物

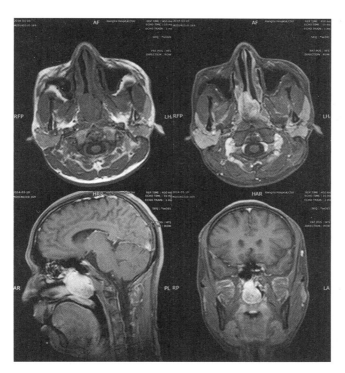

图 4-9-2　MRI 示右侧鼻咽部新生物

【诊断】

根据病史及检查,结合年龄及性别作出诊断。因肿瘤极易出血,活检应谨慎。对于病史不典型或肿瘤扩展至邻近结构而出现相应症状者,有时难以诊断,常需与后鼻孔出血性息肉、鼻咽部脊索瘤及鼻咽部恶性肿瘤鉴别,最后诊断有赖于术后病理学检查。

【治疗】

主要采取手术治疗。根据肿瘤的范围和部位采取不同的手术进路。肿瘤位于鼻咽部或侵入鼻腔鼻窦者,采用硬腭进路;肿瘤侵入翼腭窝者,采用硬腭进路加颊侧切口或面正中揭翻进路;肿瘤侵入颅内者,需采用颅颌联合进路。近年来,随着鼻内镜技术的发展,鼻内镜下行鼻咽血管纤维瘤切除术逐渐取代了以上传统的术式,若肿瘤范围局限于鼻咽部或侵及鼻腔鼻窦,甚至部分瘤体侵及翼腭窝,未广泛累及颅底或波及颅内者均可采用鼻内镜下行鼻咽血管纤维瘤切除术;该术式既能切除肿瘤,又有创伤小、恢复快、不影响面容等优点。术前行 DSA 及血管栓塞和术中进行控制性低血压可减少术中出血。

二、口咽良性肿瘤

口咽良性肿瘤常见的有乳头状瘤、纤维瘤、潴留囊肿、多形性腺瘤及血管瘤等,其他肿瘤如脂肪瘤、淋巴管瘤、畸胎瘤等少见。

【临床表现】

肿瘤较小时多无自觉症状,常于体格检查或检查咽部其他疾病时,偶然发现。肿瘤较大时,可出现咽异感症,甚至可出现吞咽、呼吸及发声功能障碍。

【检查】

乳头状瘤多发生于悬雍垂、扁桃体、腭弓等处,表面呈颗粒状,色白或淡红色,根部带蒂或较宽广(图 4-9-3/文末彩图 4-9-3)。纤维瘤发生部位同乳头状瘤,肿瘤大小不一,呈圆形突起,表面光滑,触之较硬。潴留囊肿多发生于软腭、咽后壁、咽侧壁及扁桃体,呈圆形,表面光滑。多形性腺瘤多发生于软腭,表面光滑。血管瘤常发生于软腭、咽后壁及侧壁,呈紫红色不规则肿块,易出血。

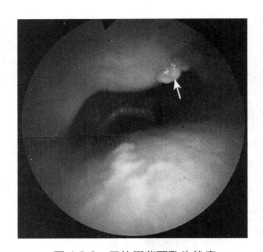

图 4-9-3   示软腭背面乳头状瘤

瘤较大者可引起吞咽及呼吸困难。

【诊断】

间接喉镜检查可发现肿瘤,但早期病变难以发现,需行纤维喉镜检查。喉咽部 CT 或 MRI 检查有助于了解病变范围。

【治疗】

血管瘤可采用激光、冷冻及硬化剂注射等治疗。纤维瘤、脂肪瘤需手术切除。

【治疗】

肿瘤较小者,可采用激光、电凝、冷冻等治疗;肿瘤较大时,需采用手术治疗,通常采用经口进路,肿瘤累及咽旁间隙或颈部时,需采用经颈侧进路或颞下窝进路。

三、喉咽良性肿瘤

喉咽良性肿瘤很少发生,偶有发生者多为血管瘤、纤维瘤、脂肪瘤。常发生于梨状窝、咽侧壁及咽后壁。血管瘤表现为红色不规则隆起,易出血,纤维瘤及脂肪瘤则表现为黏膜下隆起。

【临床表现】

早期症状不典型,可有吞咽异物感或梗噎感。血管瘤者可咯血,尤其是进食硬性粗糙食物后即可出血。肿

第二节   恶 性 肿 瘤

一、鼻咽癌

鼻咽癌(nasopharyngeal carcinoma,NPC)是我国高发恶性肿瘤之一。从流行病学调查资料显示,我国广东、广西、湖南、福建、江西为世界鼻咽癌高发区;男性发病率约为女性的 2~3 倍,40~50 岁为高发年龄段。

【病因】

目前认为鼻咽癌的发生与遗传、病毒及环境因素等有关。

1. **遗传因素**   鼻咽癌患者具有种族及家族聚集现象,如侨居国外的中国南方人后代仍保持着较高的鼻咽癌发病率。决定人类白细胞抗原(HLA)的某些遗传因素和鼻咽癌的发生发展密切相关。

2. **EB 病毒**   1964 年,Epstein 与 Barr 发现一种新型人类疱疹病毒(后命名为 EB 病毒);1966 年,Old 在鼻咽癌患者血清中检测到 EB 病毒抗体。鼻咽癌患者体内不仅存在高滴度抗 EB 病毒抗体,且抗体水平随病情变化而波动。应用分子杂交及聚合酶链反应(PCR)技术,检测到鼻咽癌活检组织中有 EBV DNA 特异性病毒 mRNA 或基因产物表达,证实 EB 病毒在鼻咽癌发生中的重要作用。EB 病毒的感染广泛存在于世界各地人群,而鼻咽癌的发生有明显的地域性,说明 EB 病毒感染并非是鼻咽癌致病的唯一因素。

3. **环境因素**   鼻咽癌高发区的大米和水中微量元素镍含量较低发区高,鼻咽癌患者头发中镍含量亦高。动物实验证实镍可以促进亚硝胺诱发鼻咽癌,维生素缺乏和性激素失调也可以改变黏膜对致癌物的敏感性。

【病理】

鼻咽癌多发生于鼻咽部顶壁及侧壁,病灶可呈结节型、溃疡型和黏膜下浸润型多种形态。虽然目

前对鼻咽癌确切的病理分型尚无国际公认的统一标准,但基本可分为鳞状细胞癌、腺癌、泡状核细胞癌和未分化癌等。鼻咽癌98%属低分化鳞状细胞癌。

【临床表现】

由于鼻咽解剖位置隐蔽,鼻咽癌早期症状不典型,临床上容易延误诊断,应特别提高警惕。其常见症状为:

1. **鼻部症状** 早期可出现回吸涕中带血或擤鼻涕中带血,时有时无,多不引起患者重视,瘤体增大可阻塞后鼻孔,引起鼻塞,始为单侧,继而双侧。

2. **耳部症状** 肿瘤发生于咽隐窝者,早期可压迫或阻塞咽鼓管咽口,引起该侧耳鸣、耳闭塞感及听力下降,导致分泌性中耳炎,临床上不少患者是因为耳部症状就诊而被发现的。

3. **颈部淋巴结肿大** 颈淋巴结肿大为首发症状者约占60%,转移常出现在颈深部上群淋巴结(图4-9-4),始为单侧,继而发展为双侧。

4. **脑神经症状** 发生于咽隐窝的肿瘤,易破坏颅底骨质或通过破裂孔和颈内动脉管侵犯岩骨尖引起第Ⅴ、Ⅵ对脑神经损害,继而累及第Ⅱ、Ⅲ、Ⅳ对脑神经而出现偏头痛、面部麻木、复视、上睑下垂、视力下降等症状。瘤体可直接侵犯咽旁间隙或因转移淋巴结压迫引起第Ⅸ、Ⅹ、Ⅻ对脑神经受损而出现软腭瘫痪、进食呛咳、声嘶、伸舌偏斜等症状。

5. **远处转移** 晚期鼻咽癌可出现远处转移,常见转移部位有骨、肺、肝。

【检查】

1. **间接鼻咽镜检查** 鼻咽癌常好发于咽隐窝及鼻咽顶后壁,常呈小结节状或肉芽肿样隆起,表面粗糙不平,易出血,有时表现为黏膜下隆起,表面光滑(图4-9-4)。早期病变不典型,仅表现为黏膜充血、血管怒张或一侧咽隐窝较饱满,对这些病变要特别重视,以免漏诊。

2. **颈部触诊** 颈上深部可触及质硬、活动度差或不活动、无痛性肿大淋巴结。

3. **纤维(电子)鼻咽镜或鼻内镜检查** 较间接喉镜检查更加直观,有利于发现早期微小病变(图4-9-5,图4-9-6/文末彩图4-9-6)。

4. **EB病毒血清学检查** 可以作为鼻咽癌诊断的辅助指标。目前已开展有EB病毒壳抗原(EBVCA)、EB病毒早期抗原(EBEA)、EB病毒核抗原(EBNA)和EB病毒特异性DNA酶等抗体检测。

5. **影像学检查** CT和MRI检查有利于了解肿瘤侵犯的范围及颅底骨质破坏的程度(图4-9-7、图4-9-8)。

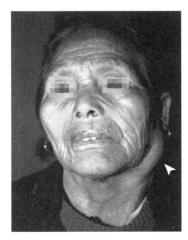

图4-9-4 鼻咽癌患者左侧颈深上淋巴结肿大

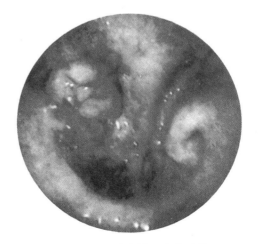

图4-9-5 示右侧鼻咽部新生物

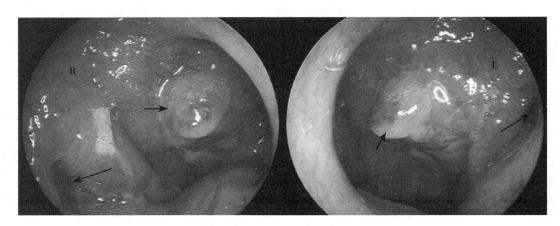

图 4-9-6　短箭头示鼻内镜下鼻咽部新生物，长箭头示咽鼓管咽口

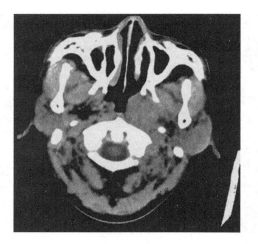

图 4-9-7　CT 示左侧鼻咽部黏膜增厚、丰满

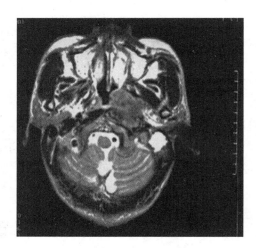

图 4-9-8　MRI 示左侧鼻咽部新生物

【诊断】

本病临床表现复杂多变，极易漏诊、误诊。详细询问病史非常重要。若患者出现不明原因的回吸涕中带血、单侧鼻塞、耳鸣、耳闭塞感、听力下降、头痛、复视或颈深上部淋巴结肿大等症状，应尽早进行间接鼻咽镜或鼻内镜检查，并行鼻咽部活检，同时还可进行 EB 病毒血清学、影像学等必要的检查，以明确诊断。必须注意，鼻咽原发癌灶可能在不影响鼻咽黏膜外观的情况下，向颅内侵犯；鼻咽部首次活检阴性或鼻咽黏膜外观正常并不能排除鼻咽癌。对鼻咽癌可疑患者，应注意密切随访，必要时应反复多次进行鼻咽部活检。

鼻咽癌早期可出现颈淋巴结转移，因而常易误诊为淋巴结结核、霍奇金淋巴瘤等。

【治疗】

鼻咽癌大部分为低分化鳞癌（98%），首选放射治疗。常采用钴 60 或直线加速器高能放疗。在放疗期间可配合化疗、中医中药及免疫治疗，以防止远处转移，提高放疗敏感性和减轻放疗并发症。对以下情况可采用下述治疗：①鼻咽癌放疗后 3 个月鼻咽部仍有残灶或局部复发，可采用手术治疗或光辐射（激光+光敏剂）治疗；②放疗后仍有颈部残存转移灶，可手术切除残灶；③放疗后复发者或原发灶仍有残灶者也可以应用化疗。鼻咽癌放疗后 5 年生存率为 80% 左右，局部复发与远处转移是主要死亡原因。

二、扁桃体恶性肿瘤

扁桃体恶性肿瘤为口咽部常见恶性肿瘤,病因尚不清楚。

【病理】

扁桃体癌(鳞状细胞癌、淋巴上皮癌、未分化癌、腺癌)发生率较高,肉瘤(淋巴肉瘤、网织细胞肉瘤、横纹肌肉瘤等)次之,其他恶性肿瘤(恶性淋巴瘤、恶性血管内皮瘤、恶性黑色素瘤)较少见。

【临床表现】

早期症状为咽部不适、异物感,一侧咽痛,吞咽时较明显,多未引起重视。晚期咽痛加剧,引起同侧反射性耳痛,吞咽困难,讲话含糊不清,呼吸困难等。少数淋巴瘤患者可表现为双侧扁桃体受累。

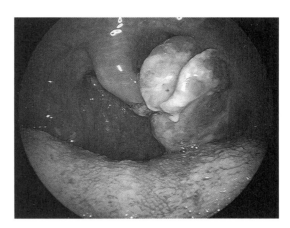

图 4-9-9　示左侧扁桃体癌

【检查】

一侧扁桃体明显肿大,表面溃烂,不光滑或呈结节状隆起,触之较硬,易出血,扁桃体与周围组织粘连(图 4-9-9/文末彩图 4-9-9)。同侧下颌下可触及肿大淋巴结,质硬,不活动,无压痛。

【诊断】

成人出现单侧扁桃体明显肿大,表面溃烂,质地较硬,不活动,伴有同侧下颌下淋巴结肿大,诊断较易。但如遇一侧扁桃肿大、充血,表面光滑者,易误诊为急性扁桃体炎,应特别警惕,必要时活检送病理确诊。

【治疗】

根据病变范围及病理类型采取不同的治疗措施。对放射线敏感的部分肉瘤、恶性淋巴瘤及未分化癌,宜用放射治疗,同时配合化疗及免疫治疗。对早期扁桃体癌可行扁桃体切除术,伴有颈部淋巴结转移者,同时行颈清扫术,术后辅以放疗及化疗等。

三、喉咽恶性肿瘤

原发于喉咽(下咽)的恶性肿瘤相对少见,但近年呈上升趋势。根据发生部位,分为梨状窝癌、环状软骨后区癌(环后癌)及喉咽后壁癌,梨状窝癌较为多见。环后癌多见于女性,而梨状窝癌及喉咽后壁癌多见于男性,病因不明。

【病理】

95% 为鳞状细胞癌,且大多数分化较差,极易发生颈部淋巴结转移。肉瘤、腺癌少见。

【临床表现】

早期症状为喉咽部异物感,吞咽哽噎感。肿瘤增大,表面发生溃烂时,可引起吞咽疼痛,并出现同侧放射性耳痛,常伴有进行性吞咽困难,流涎及痰中带血。肿瘤累及喉腔,则引起声嘶、呼吸困难等。

【诊断】

早期因症状不显著,易漏诊误诊。间接喉镜检查应仔细观察喉咽各解剖区域有无肿瘤,注意黏膜有无水肿,梨状窝有无饱满及积液。早期病变难以发现者,宜采用纤维喉镜检查,发现可疑病变及时送病理学检查。颈部检查注意喉体是否膨大,活动度是否受限,会厌前间隙及双侧颈部淋巴结是否肿大。CT 及 MRI 检查可进一步了解肿瘤侵犯的范围。

【治疗】

采用手术、放疗及化疗等综合治疗,根据肿瘤发生部位、侵犯范围采取不同的手术进路和手术方式。若肿瘤累及喉部,需同时行喉切除。有颈部淋巴结转移者,需行颈清扫术。根据术后创面大小,采用带蒂皮瓣、肌皮瓣、胃上提、结肠代食管等进行修复。术后一般辅以放疗和化疗。本病预后较差。

(刘世喜)

第十章 咽异物、咽灼伤、咽狭窄和闭锁

第一节 咽 异 物

【病因】

发生咽部异物的常见原因有：①匆忙进食，误将鱼刺、肉骨、果核等咽下；②儿童常将玩物含入口中，哭闹、嬉笑或跌倒时，异物易坠入咽部；③精神异常、昏迷、酒醉或麻醉未醒时发生误咽；④老年人义齿松脱坠入咽部；⑤企图自杀者，有意吞入异物；⑥医疗手术中误将止血棉球、纱条留置于鼻咽部或扁桃体窝中，未及时清除而形成异物。

【临床表现】

1. 咽部有异物刺痛感，吞咽时症状明显，部位大多比较固定。

2. 如刺破黏膜，可见少量血液（血性唾液）。

3. 较大异物存留咽喉，可引起吞咽及呼吸困难。

4. 异物大多存留在扁桃体窝内、舌根、会厌谷、梨状窝等处。鼻咽部异物少见，偶见于因呕吐或呛咳而将食物、药片等挤入鼻咽部（图4-10-1）。

【诊断】

经询问病史、口咽视诊、鼻咽镜检查及间接喉镜

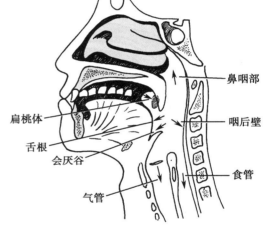

图4-10-1 咽部异物容易停落的部位及可能进入的方向

检查，一般能作出咽异物诊断。X线摄片、CT和MRI可发现不同质地的异物及其形态、大小和位置。

【治疗】

口咽部异物如鱼刺、竹签等，可用镊子夹出。舌根、会厌谷、梨状窝等处异物，可在间接喉镜或纤维喉镜下用异物钳取出。对已继发感染者，应用抗生素控制炎症并取异物。异物穿入咽壁而并发咽后或咽旁脓肿者，酌情选择经口或颈侧切开排脓，同时取出异物。

第二节 咽 灼 伤

误咽高温液体或化学腐蚀剂导致咽部灼伤，除损伤局部黏膜外，重者还可引起严重的全身性病理变化和中毒症状，甚至因窒息、心力衰竭而死亡。

【病因】

分热灼伤及化学灼伤两大类：①热灼伤即火焰、高温蒸汽、煮沸饮食或其他高温液体所致，多发生于年幼儿童；②化学灼伤常因误咽强酸、强碱、重金属盐及煤酚皂溶液（来苏儿）等所致。

【病理】

咽部组织灼伤程度视致伤物温度、浓度、性质、进入量及作用时间而异，一般可分为3度（参阅第

五篇第七章食管腐蚀伤）。

【临床表现】

伤后即出现口腔和咽喉疼痛、吞咽痛、咽下困难，继而出现流涎、咳嗽，如伴有喉水肿，则出现声嘶及呼吸困难。严重灼伤者常有发热及其他中毒症状。

【检查】

口腔、咽部黏膜起疱、糜烂或表面形成白膜。轻度灼伤无继发感染者，1周内白膜自行消退，创面愈合。重度灼伤者在2~3周后，因瘢痕粘连而致咽喉狭窄，甚至闭锁。

【治疗】

1. 重度灼伤呼吸困难逐渐严重者，随时准备实施气管切开术。

2. 因强碱和强酸灼伤咽喉部立即就诊者，可给予中和疗法，用醋、橘子汁、柠檬汁或蛋清中和碱剂；镁乳、氢氧化铝凝胶、牛奶等中和酸剂。忌用碳酸氢钠（苏打），因其在反应过程中生成二氧化碳，有导致受伤的食管和胃穿孔的危险。

3. 应用抗生素控制感染。

4. 糖皮质激素可以预防和缓解喉水肿，抑制结缔组织增生。

5. 轻度灼伤者，局部涂抹3%鞣酸、液状石蜡或紫草油或喷布次碳酸铋粉末，保护创面。

第三节　咽狭窄及闭锁

【病因】

1. **外伤或手术**　咽部严重灼伤，黏膜广泛坏死和溃疡形成，愈合后形成瘢痕性狭窄甚至闭锁。咽部手术如腺样体切除术、扁桃体切除术及鼻咽部肿瘤切除术等，若损伤黏膜及软组织过多，可发生术后瘢痕性狭窄。

2. **特异性感染**　结核、梅毒、硬结病及麻风等均可引起咽部狭窄。

3. **先天性异常**　多为先天性鼻咽闭锁，常与后鼻孔闭锁并存。

4. **风湿免疫疾病**　如白塞病等广泛溃疡形成、粘连，可形成咽狭窄。

【临床表现】

鼻咽狭窄或闭锁者，鼻呼吸困难，张口呼吸，发声呈闭塞性鼻音，鼻分泌物存留鼻腔不易擤出，嗅觉减退，若咽鼓管被堵，则有听力障碍或并发中耳炎。口咽和喉咽狭窄者，常有吞咽和进食困难，呼吸不畅和吐字不清等，病程长者有营养不良的表现。

【诊断】

经询问病史，咽部视诊，间接鼻咽镜或间接喉镜、纤维（电子）鼻咽镜喉镜检查，一般即可作出诊断。X线摄片及碘油造影，可帮助明确闭锁的范围及程度。疑为特异性感染者，需行血清学、病原学和病理学检查。

【治疗】

对特异性感染所致咽部狭窄或闭锁者，应先治疗原发病，待病情稳定后，再行修复术。根据不同的狭窄部位和程度，可分别选用咽部黏膜瓣修复术、舌组织瓣修复术、软腭瓣修复术、胸锁乳突肌皮瓣修复术和颈阔肌皮瓣修复术等。

（刘世喜）

第十一章 阻塞性睡眠呼吸暂停低通气综合征

阻塞性睡眠呼吸暂停低通气综合征（obstructive sleep apnea hypopnea syndrome，OSAHS）是指睡眠时上气道塌陷阻塞引起的呼吸暂停和低通气，通常伴有打鼾、睡眠结构紊乱、频繁发生血氧饱和度下降、白天嗜睡、注意力不集中等病症，并可导致高血压、冠状动脉粥样硬化性心脏病（简称"冠心病"）、糖尿病等多器官多系统损害。此综合征是最常见的睡眠呼吸紊乱疾病。其患病率在西方国家报道为2%～5%，我国目前尚无大样本的流行病学调查资料。OSAHS 可发生在任何年龄阶段，其中以中年肥胖男性发病率最高。OSAHS 不仅严重影响患者的生活质量和工作效率，而且易并发心脑血管疾病，具有潜在的危险性，小儿严重者可影响其生长发育。

【基本概念】

1. **呼吸暂停（apnea）** 指睡眠过程中口鼻呼吸气流均消失（较基线水平下降≥90%），持续时间≥10 秒。呼吸暂停事件又分为阻塞性、中枢性和混合性三种。阻塞性呼吸暂停是指口鼻气流消失，但胸腹的呼吸运动仍然存在；中枢性呼吸暂停是指无呼吸中枢驱动的呼吸停止，呼吸暂停发生时口鼻无气流，同时胸腹呼吸运动停止；混合性呼吸暂停是指一次呼吸暂停过程中开始时表现为中枢性呼吸暂停，继而表现为阻塞性呼吸暂停。

2. **低通气（hypopnea）** 也称为通气不足，是指睡眠过程中口鼻气流强度较基线水平降低≥30%，同时伴有动脉血氧饱和度下降≥4%，持续时间≥10 秒；或者口鼻气流强度较基线水平降低≥50%，同时伴有动脉血氧饱和度（SaO_2）下降≥3% 或微觉醒，持续时间≥10 秒。

3. **微觉醒（arousal）** 指非快速眼动（non-rapid eye movement，NREM）睡眠过程中持续 3 秒以上的脑电图频率改变，包括 θ 波、α 波和（或）频率>16Hz 的脑电波（但不包括纺锤波）。

4. **呼吸努力相关微觉醒（respiratory effort related arousal，RERA）** 指未达到呼吸暂停或低通气标准，但有≥10 秒的异常呼吸努力并伴有微觉醒。

5. **睡眠低氧血症（sleep hypoxemia）** 指睡眠状态下，由于呼吸暂停和（或）低通气等原因引起的动脉血氧饱和度低于90% 的状态。

6. **睡眠呼吸暂停低通气指数（apnea hypopnea index，AHI）** 指睡眠过程中平均每小时呼吸暂停和低通气的总次数。AHI=（呼吸暂停次数+低通气次数）/睡眠时间。

7. **呼吸紊乱指数（respiratory disturbance index，RDI）** 指平均每小时发生呼吸暂停、低通气和 RERA 事件的总次数。

【病因】

OSAHS 的发病原因和机制目前尚不完全清楚，目前认为主要有以下三方面：

1. **上气道解剖结构异常或病变**

（1）鼻腔及鼻咽部狭窄：包括所有导致鼻腔和鼻咽部狭窄或阻塞的因素，如鼻中隔偏曲、鼻息肉、慢性鼻-鼻窦炎、鼻甲肥大、腺样体肥大、鼻咽狭窄或闭锁等。儿童腺样体肥大可导致鼻塞、张口呼吸，可影响其颅面部结构的发育，若不及时纠正，导致颅面部发育异常而使病情进一步加重。

（2）口咽腔狭窄：腭扁桃体肥大、软腭肥厚、咽侧壁肥厚、悬雍垂过长、舌根肥厚、舌体肥大等，均可引起该部位的狭窄。由于口咽腔由软组织构成，无软骨或骨性支架，因此口咽腔狭窄在 OSAHS 发病中占有重要的地位。

（3）喉咽和喉腔狭窄：如婴儿型会厌、会厌组织的塌陷等。

（4）上、下颌骨发育不良、畸形：也是 OSAHS 的常见及重要病因。

2. 上气道扩张肌张力异常　主要表现为颏舌肌、咽侧壁肌肉及软腭肌肉的张力异常，上气道扩张肌张力降低是 OSAHS 患者气道反复塌陷阻塞的重要原因，但造成 OSAHS 患者上气道扩张肌张力异常的因素有待进一步确定。

3. 呼吸中枢调节异常　主要表现为睡眠过程中呼吸驱动异常降低或对高 CO_2、高 H^+ 及低 O_2 的反应异常，可为原发，也可继发于长期睡眠呼吸暂停和（或）低通气而导致的睡眠低氧血症。

某些全身因素或疾病也可通过影响上述三种因素而诱发或加重本病，如肥胖、妊娠期、绝经和围绝经期、甲状腺功能低下、糖尿病等。另外，遗传因素可使 OSAHS 的发生几率增加 2~4 倍，饮酒、安眠药等因素可加重 OSAHS 患者的病情。

对于某一患者而言，常为多种病因共同作用的结果，但各因素所占的比例不同。一般上气道结构异常为发病基础；肌张力异常在结构异常的基础上发生作用；而长期睡眠低氧血症可导致呼吸中枢调节功能异常，故病史越长，病情越重，此因素所占比例越大。

【病理生理】

OSAHS 患者由于睡眠时反复发生上气道塌陷阻塞而引起呼吸暂停和（或）低通气，从而引发一系列的病理生理改变。

1. 低氧及二氧化碳潴留　当呼吸暂停发生后，血氧分压逐渐下降，二氧化碳分压逐渐上升。低氧可导致儿茶酚胺分泌增高，导致高血压的形成。低氧还可以导致心律失常、促红细胞生成素升高、红细胞升高、血小板活性升高、纤溶活性下降，从而诱发冠心病和脑血栓等。低氧还可以导致肾小球滤过率增加，使夜尿增加，并且能使排尿反射弧受到影响，在儿童患者表现为遗尿，少数成人 OSAHS 患者也偶有遗尿现象。总之，低氧对机体的影响几乎是全身性的，OSAHS 所引起的病理生理改变也几乎是全身性的。

2. 睡眠结构紊乱　由于睡眠过程中反复发生呼吸暂停和（或）低通气，反复出现微觉醒，造成睡眠结构紊乱，Ⅲ、Ⅳ期睡眠和快速眼动（rapid eye movement，REM）期睡眠明显减少，使患者的睡眠效率下降，从而导致白天嗜睡、乏力、注意力不集中、记忆力减退，长期影响可使患者发生抑郁、烦躁、易怒等性格改变。机体内的许多内分泌激素，如生长激素、雄性激素、儿茶酚胺、心房利钠肽、胰岛素等的分泌都与睡眠有关，OSAHS 患者由于睡眠结构紊乱，会影响这些激素的分泌。生长激素的分泌与Ⅲ、Ⅳ期睡眠密切相关，Ⅲ、Ⅳ期睡眠减少，生长激素分泌就减少，严重影响儿童的生长发育；在成人患者，生长激素分泌过少也可引起机体的代谢紊乱，使脂肪过度增加，肥胖加重，进一步加重睡眠呼吸暂停的发生，形成恶性循环。OSAHS 患者睾酮分泌减少，加之 REM 期睡眠减少等因素造成的性器官末梢神经损害，可引起性欲减退、阳痿等性功能障碍。

3. 胸腔压力的变化　发生睡眠呼吸暂停时，吸气时胸腔内负压明显增加，由于心脏及许多大血管均在胸腔内，因而胸腔内压的剧烈波动会对心血管系统产生巨大的影响，如心脏扩大和血管摆动等，同时由于胸腔高负压的抽吸作用，使胃内容物易反流至食管和（或）咽喉部，引起反流性食管炎、咽喉炎。在儿童患者，长期的胸腔高负压还可引起胸廓发育的畸形。

另外，OSAHS 患者往往有很高的血清瘦素水平，瘦素水平升高是一种代偿性反应，而高瘦素水平可影响到呼吸中枢功能，直接引起呼吸暂停。OSAHS 患者长期缺氧和睡眠结构紊乱还可造成机体免疫功能下降。

【临床表现】

1. 症状

（1）睡眠打鼾、呼吸暂停：随着年龄和体重的增加，鼾声可逐渐增加；同时鼾声呈间歇性，出现反复的呼吸节律紊乱和呼吸暂停的现象，严重者可有夜间憋醒现象。多数患者该症状在仰卧位时加重。

（2）白天嗜睡：轻者表现为轻度困倦、乏力，对工作、生活无明显的影响；重者可有不可抑制的嗜睡，在驾驶甚至谈话过程中出现入睡现象。患者入睡很快，睡眠时间延长，但睡后精神体力无明显恢复。

（3）记忆力减退，注意力不集中，反应迟钝。

（4）晨起口干、咽喉异物感，晨起后头疼，血压升高。

（5）部分重症患者可出现性功能障碍，夜尿次数增加甚至遗尿。

（6）烦躁、易怒或抑郁等性格改变，一般见于病程较长的患者。

（7）儿童患者还可出现颌面发育畸形、生长发育迟缓、胸廓发育畸形、学习成绩下降等表现。

2. 体征

（1）一般征象：成年患者多数比较肥胖或明显肥胖，颈部短粗，部分患者有明显的上、下颌骨发育不良。部分患者外鼻窄小，水平直视可见向上翘起的鼻孔，同时伴有上唇翘起。儿童患者一般发育较同龄人差，可有颅面发育异常，还可见胸廓发育畸形。

（2）上气道征象：咽腔尤其是口咽腔狭窄，可见扁桃体肥大、软腭肥厚松弛、悬雍垂肥厚过长、舌根或（和）舌体肥厚、舌根淋巴组织增生、咽侧索肥厚等；部分患者还可见腺样体肥大、鼻中隔偏曲、鼻甲肥大、鼻息肉等。

3. 实验室检测

（1）多导睡眠图（polysomnograph，PSG）监测：多导睡眠图监测是目前评估睡眠相关疾病的重要手段。其中整夜 PSG 监测是诊断 OSAHS 的标准手段。其监测指标主要包括以下项目：

1）脑电图、眼电图和下颌肌电图：用于判定患者的睡眠状态、睡眠时相，区分 REM 期和 NREM 期睡眠，以了解患者的睡眠结构并计算患者的睡眠有效率和 AHI。

2）口鼻气流：监测睡眠过程中呼吸状态的指标，以判断有无呼吸暂停和低通气。

3）胸腹呼吸运动：监测呼吸暂停发生时无呼吸运动的存在，和口鼻气流一起判断呼吸暂停或低通气的性质，以区分阻塞性、中枢性和混合性呼吸暂停。

4）血氧饱和度：监测患者睡眠期间血氧水平及变化。

5）体位：检测患者睡眠过程中的体位，以了解体位与呼吸暂停或低通气的关联性。

6）胫前肌肌电：主要用于鉴别不宁腿综合征，该综合征患者夜间睡眠过程中发生反复规律性腿动，引起睡眠的反复觉醒，睡眠结构紊乱，导致白天嗜睡。

（2）嗜睡程度的评价：包括主观评价及客观评价两类。主观评价主要有 Epworth 嗜睡量表（Epworth sleepiness scale，ESS）和斯坦福嗜睡量表（Stanford sleepiness scale，SSS），现多采用 ESS 嗜睡量表。客观评价方法可采用多次睡眠潜伏期实验（multiple sleep latency test，MSLT）。

【诊断】

1. 定性诊断　诊断 OSAHS 主要根据病史、体征和 PSG 监测结果综合判定。OSAHS 病情程度和低氧血症程度判断见表 4-11-1。

表 4-11-1　成人 OSAHS 病情程度和低氧血症程度判断依据

程度	AHI（次/小时）	最低 SaO$_2$（%）
轻度	5～15	85～90
中度	>15～30	80～<85
重度	>30	<80

以 AHI 为标准对 OSAHS 进行病情程度评判，注明低氧血症情况。例：AHI 为 25 次/小时，最低 SaO$_2$ 为 88%，则报告为"中度 OSAHS 合并轻度低氧血症"。

2. 阻塞平面的定位诊断及相关检查　目前检查评估 OSAHS 的上气道阻塞的原因、状况和阻塞部位的主要方法如下：

（1）纤维（电子）鼻咽喉镜辅以 Müller 检查法：纤维（电子）鼻咽喉镜可观察上气道各部位的截面积及引起狭窄的结构。Müller 检查法即嘱患者捏鼻闭口，用力吸气，用以模拟上气道阻塞状态喉咽腔塌陷的情况。两者结合检查是目前评估上气道阻塞部位常用的方法。

（2）上气道持续压力测定：是目前最准确的定位诊断方法，该方法是将含有微型压力传感器的导管自鼻腔经咽腔一直放入食管内，该导管表面的压力传感器分别位于上气道的不同部位，正常吸气时导管上的全部传感器均显示一致的负压变化，当上气道某一处发生阻塞时，阻塞平面以上的压力传感器将不显示压力变化，据此可判定上气道的阻塞部位。

（3）X 线头颅定位测量：该方法主要用于评价气道的形态特点。

（4）上气道 CT、MRI：可以对上气道进行二维和三维的观察、测量，更好地了解上气道的形态结构特点。

（5）诱导睡眠纤维或电子内镜检查。

3. **鉴别诊断**　OSAHS 需与下列情况进行鉴别：

（1）单纯鼾症：夜间有不同程度的打鼾，但 AHI<5 次/小时，白天无症状。

（2）上气道阻力综合征：夜间可出现不同频度、程度鼾症，虽上气道阻力增高，但 AHI<5 次/小时，白天有嗜睡或疲劳等症状，试验性无创通气治疗有效可支持该诊断。

（3）不宁腿综合征和睡眠周期性腿动：不宁腿综合征患者日间犯困，晚间强烈需求腿动，常伴异样不适感，安静或卧位时严重，活动时缓解，夜间入睡前加重，PSG 监测有典型的周期性腿动，应和睡眠呼吸事件相关的腿动鉴别。

（4）继发于内分泌障碍的睡眠呼吸暂停。如肢端肥大症、甲状腺功能减退等。

（5）中枢性睡眠呼吸暂停低通气综合征。

【治疗】

根据病因、病情程度、阻塞平面和全身情况的不同，采用个体化多学科综合治疗。

1. **一般治疗**　锻炼、减肥、戒烟、戒酒、侧卧睡眠、良好的睡眠及生活习惯、白天避免过度劳累等。

2. **非手术治疗**

（1）无创气道正压通气治疗：包括持续正压通气治疗（continuous positive airway pressure，CPAP）和双水平气道正压通气（bi-level positive airway pressure，BiPAP），是内科治疗中最有效的方法。其原理是通过一定压力的机械通气，使患者的上气道保持开放状态，保证睡眠过程中呼吸通畅。

（2）口腔矫治器治疗：适用于单纯鼾症及轻中度的 OSAHS 患者，特别是有下颌后缩者。即于睡眠时佩戴特定的口内装置，将下颌向前牵拉，以扩大舌根后气道。长期佩戴有引起颞颌关节损害的危险，重度颞颌关节炎或功能障碍、严重牙周病、严重牙列缺失者不宜使用。

（3）药物治疗：目前尚无疗效确切的药物。临床上曾应用黄体酮、肺达宁、抗抑郁药物丙烯哌三嗪等，但疗效不肯定，且有不同程度的不良反应。

3. **手术治疗**　是治疗 OSAHS 的重要手段之一。依据狭窄和阻塞平面的不同，可选择不同的术式：若鼻腔鼻咽平面阻塞，可行鼻中隔偏曲矫正术、鼻腔扩容术、腺样体切除术等；若口咽平面阻塞，可行悬雍垂腭咽成形术（UPPP）及改良术式、硬腭截短软腭前移术、软腭小柱植入（pillar system）、舌根牵引术、舌骨悬吊术、上气道低温等离子打孔消融术等；针对颌面畸形，可行颌骨前徙术等；气管切开术对于某些严重的 OSAHS 患者也是一种较好的选择。以上手术方式可单独或联合、同期或分期进行。

（刘世喜）

第五篇

喉 科 学

第一章　喉的应用解剖学及生理学

第一节　喉的应用解剖学

喉(larynx)是重要的发音器官,也是呼吸的重要通道,下呼吸道的门户,上通喉咽,下连气管。喉位于颈前正中,舌骨之下,上端是会厌上缘,下端为环状软骨下缘。成人喉的位置相当于第3~5颈椎平面,女性及儿童喉的位置较男性稍高。喉由软骨、肌肉、韧带、纤维结缔组织和黏膜等构成。喉的前方为皮肤、皮下组织、颈部筋膜及带状肌,两侧有甲状腺上部、胸锁乳突肌及其深面的重要血管神经,后方是喉咽及颈椎(图5-1-1)。

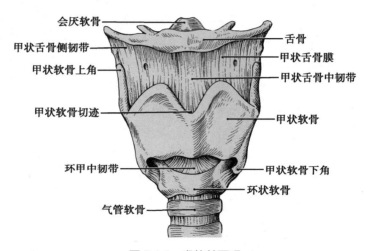

图 5-1-1　喉的前面观

一、喉软骨

软骨构成喉的支架。单块软骨有甲状软骨、环状软骨和会厌软骨,成对的软骨有杓状软骨、小角软骨和楔状软骨,共计9块。小角软骨和楔状软骨很小,临床意义不大(图5-1-2)。

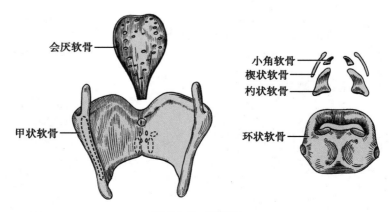

图 5-1-2　喉软骨

甲状软骨（thyroid cartilage）是喉部最大的软骨，由两块对称的四边形甲状软骨板在前方正中融合而成，和环状软骨共同构成喉支架的主要部分。男性甲状软骨前缘的角度较小，为直角或锐角，上端向前突出，形成喉结，是成年男性的特征之一。女性的这一角度近似钝角，故喉结不明显。甲状软骨上缘正中为一 V 形凹陷，称为甲状软骨切迹（thyroid notch）。甲状软骨板的后缘上、下各有一个角状突起，分别称为甲状软骨上角和下角。上角较长，下角较短。两侧下角的内侧面分别与环状软骨的后外侧面形成环甲关节（cricothyroid joint，图 5-1-3）。

环状软骨（cricoid cartilage）位于甲状软骨之下，第 1 气管环之上，形状如环。环状软骨的前部较窄，为环状软骨弓；后部较宽，为环状软骨板。该软骨是喉气管中唯一完整的环形软骨，对保持喉气管的通畅至关重要。如果外伤或疾病引起环状软骨缺损，常可引起喉及气管狭窄（图 5-1-4）。

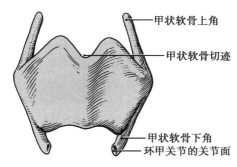

图 5-1-3　甲状软骨

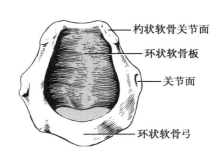

图 5-1-4　环状软骨

会厌软骨（epiglottic cartilage）通常呈叶片状，稍卷曲，较硬，其上有一些小孔，有小的血管和神经通过，并使会厌喉面和会厌前间隙相通。该软骨下部较细，称为会厌软骨茎。会厌软骨位于喉的上部，其表面覆盖黏膜，构成会厌（epiglottic）。吞咽时会厌盖住喉入口，防止食物进入喉腔。会厌可分为舌面和喉面，舌面组织疏松，感染时容易出现肿胀。会厌舌面正中的黏膜和舌根之间形成舌会厌皱襞（glossoepiglottic fold），其两侧为舌会厌谷（glossoepiglottic vallecula）。小儿会厌呈卷曲状。

杓状软骨（arytenoid cartilage）位于环状软骨板上外缘，左右各一。形似三角形锥体。其底部和环状软骨之间形成环杓关节（cricoarytenoid joint），该关节的运动方式为杓状软骨沿环状软骨板上外缘滑动和旋转，带动声带内收或外展。杓状软骨底部前端突起为声带突（vocal process），有甲杓肌和声韧带附着；底部外侧突起为肌突（muscular process），环杓后肌附着其后下方，环杓侧肌附着其前外侧。

小角软骨（corniculate cartilage）左右各一，位于杓状软骨的顶部，杓状会厌襞之中。

楔状软骨（cuneiform cartilage）左右各一，形似小棒。在小角软骨的前外侧，杓状会厌襞的黏膜之下，形成杓状会厌襞上白色隆起，称之为楔状结节。

二、喉韧带与膜

喉的各软骨之间，喉和周围组织如舌骨、舌及气管之间均由纤维韧带互相连接。

1. **甲状舌骨膜**（thyrohyoid membrane）又称甲舌膜或舌甲膜，是甲状软骨上缘和舌骨下缘之间的弹性纤维韧带组织，中间和两侧部分增厚分别称为甲状舌骨中韧带和甲状舌骨侧韧带。喉上神经内支与喉上动脉、喉上静脉从甲状舌骨膜的两侧穿过进入喉内（图 5-1-5）。

2. **环甲膜**（cricothyroid membrane）是环状软骨弓上缘与甲状软骨下缘之间的纤

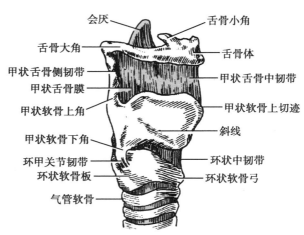

图 5-1-5　喉右面观（可显示喉的韧带与膜）

维韧带组织,中央部分增厚,称为环甲中韧带(图5-1-5)。

3. **甲状会厌韧带**(thyroepiglottic ligament)　是连接会厌软骨茎和甲状软骨切迹后下方的韧带。

4. **环甲关节韧带**(capsular ligament of cricothyroid)　是位于环甲关节外表面的韧带。

5. **环杓后韧带**(posterior cricoarytenoid ligament)　是环杓关节后面的韧带。

6. **舌骨会厌韧带**(hyoepiglottic ligament)　是会厌舌面、舌骨体与舌骨大角之间的纤维韧带组织。会厌、舌骨会厌韧带和甲状舌骨膜的中间部分构成会厌前间隙(preepiglottic space),其内为脂肪组织。

7. **舌会厌韧带**(glossoepiglottic ligament)　是会厌软骨舌面中部与舌根之间的韧带。

8. **环气管韧带**(cricotracheal ligament)　是连接环状软骨与第1气管环上缘之间的韧带。

9. **喉弹性膜**　此膜为一宽阔的弹性组织,左右各一,被喉室分为上、下两部,上部称为方形膜,下部称为弹性圆锥。方形膜(quadrangular membrane)位于会厌软骨外缘和小角软骨、杓状软骨声带突之间,上下缘游离,上缘构成杓会厌韧带,下缘形成室韧带,其表面覆盖黏膜分别为杓状会厌襞和室带。方形膜的外侧面为黏膜覆盖,形成梨状窝内壁的上部。弹性圆锥(elastic cone)前端附着在甲状软骨板交角线的内面近中线处,后端位于杓状软骨声带突下缘。前后附着处游离缘边缘增厚形成声韧带,向下附着在环状软骨上缘中前部形成环甲膜,其中央部分增厚形成环甲中韧带(图5-1-6)。

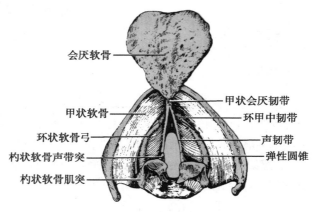

图 5-1-6　喉弹性圆锥

三、喉肌

喉肌分为喉外肌和喉内肌。喉外肌位于喉的外部,是喉同周围结构相连并使喉上、下运动及固定的肌肉。喉内肌位于喉的内部(环甲肌例外),是与声带运动有关的肌肉。

1. **喉外肌**　按其功能分为升喉肌群及降喉肌群,前者有甲状舌骨肌、下颌舌骨肌、二腹肌、茎突舌骨肌;后者有胸骨甲状肌、胸骨舌骨肌、肩胛舌骨肌、咽中缩肌及咽下缩肌。

2. **喉内肌**　按其功能可分为5组(图5-1-7、图5-1-8):

(1)声带外展肌:环杓后肌(posterior cricoary-tenoid muscle),起自环状软骨板背面的浅凹,止于杓状软骨肌突的后面。该肌收缩时使杓状软骨向外、稍向上,使声带外展,声门变大。

(2)声带内收肌:为环杓侧肌(lateral cricoary-

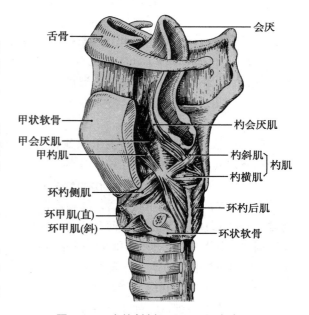

图 5-1-7　喉的斜剖面观,可见喉内肌

tenoid muscle)和杓肌(arytenoid muscle),杓肌又由横行和斜行的肌纤维组成(也称为杓横肌和杓斜肌)。环杓侧肌起于同侧环状软骨弓上缘,止于杓状软骨肌突的前外侧。杓肌附着在两侧杓状软骨上。环杓侧肌和杓肌收缩使声带内收声门闭合。

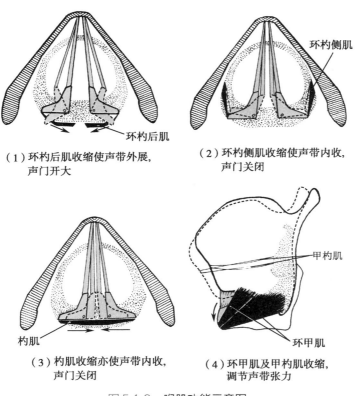

（1）环杓后肌收缩使声带外展, 声门开大

（2）环杓侧肌收缩使声带内收, 声门关闭

（3）杓肌收缩亦使声带内收, 声门关闭

（4）环甲肌及甲杓肌收缩, 调节声带张力

图 5-1-8　喉肌功能示意图

(3) 声带张力肌:环甲肌(cricothyroid muscle),该肌起自于环状软骨弓前外侧,止于甲状软骨下缘,收缩时以环甲关节为支点,甲状软骨下缘和环状软骨弓之间距离缩短,使甲状软骨前缘和杓状软骨之间的距离增加,将声韧带拉紧,调节声带紧张度,提高声带张力。

(4) 声带张力肌:甲杓肌(thyroarytenoid muscle)是另一声带张力调节肌肉,该肌起于甲状软骨内侧面中央的前联合,其内侧部止于杓状软骨声带突,外侧部止于杓状软骨肌突。收缩时使声带缩短,调节声带的紧张度,同时兼有声带内收、关闭声门的功能。

(5) 使会厌活动的肌肉:有杓会厌肌(aryepiglottic muscle)及甲状会厌肌(thyroepiglottic muscle)。杓会厌肌收缩将会厌拉向后下方使喉入口关闭,甲状会厌肌收缩将会厌拉向前上方使喉入口开放。

四、喉黏膜

喉黏膜大多为假复层柱状纤毛上皮,仅声带内侧、会厌舌面的大部以及杓状会厌襞的黏膜为复层鳞状上皮。会厌舌面、声门下区、杓区及杓状会厌襞处有疏松的黏膜下层,炎症时容易发生肿胀,引起喉阻塞。除声带外的喉黏膜富有黏液腺,会厌喉面、喉室等处尤为丰富。

五、喉腔

喉腔上界为喉入口(laryngeal inlet),它由会厌游离缘、两侧杓状会厌襞和杓区以及杓间区构成;其下界是环状软骨下缘。喉腔侧壁上有两对软组织隆起,上一对名为室带,又称假声带,下一对名为声带,两侧声带之间称为声门裂。室带与声带之间的间隙名为喉室。

声带的组织学结构如下:声带内侧游离缘附近的黏膜为复层鳞状上皮,其外侧为假复层柱状纤毛上皮。黏膜下的固有层可分为 3 层:浅层为任克间隙,是一薄而疏松的纤维组织层(又称 Reinke 间隙),过度发声或喉炎时易在该处造成局限性水肿,形成声带息肉。中固有层为弹力纤维层,深固有层为致密的胶原纤维层。固有层下为肌层(即甲杓肌的内侧部)。上皮层和浅固有层构成声带的被覆层(cover),中固有层和深固有层构成声韧带。声韧带和其下的肌层为声带的体部(body)。

以声带为界可将喉腔分为声门上区(supraglottic portion)、声门区(glottic portion)和声门下区(infraglottic portion)。

声门上区:声带以上的喉腔称为声门上区,上通喉咽。

声门区:两侧声带之间的区域称为声门区。

声门下区:声带以下喉腔称为声门下区,下连气管(图 5-1-9)。

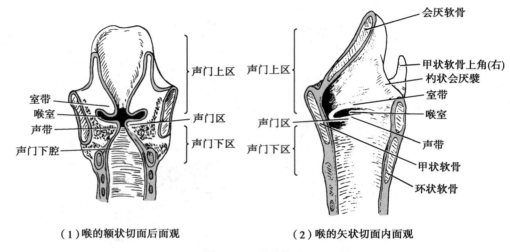

（1）喉的额状切面后面观　　　　（2）喉的矢状切面内面观

图 5-1-9　喉腔的分区

近年来声门旁间隙逐渐被重视,该间隙的界限是:前外界是甲状软骨,内下界是弹性圆锥,后界为梨状窝黏膜。原发于喉室的癌,甚易向外侧的声门旁间隙扩散。

六、喉的血管

（一）动脉

喉的动脉主要来自:

1. 甲状腺上动脉的喉上动脉（superior laryngeal artery）和环甲动脉（cricothyroid artery） 喉上动脉和喉上神经内支及喉上静脉伴行穿过舌甲膜进入喉内,环甲动脉穿过环甲膜进入喉内。喉上部的供血主要来自喉上动脉,环甲膜周围喉前下部的供血主要来自环甲动脉。

2. 甲状腺下动脉的分支喉下动脉（inferior laryngeal artery） 与喉返神经伴行在环甲关节的后方进入喉内,喉下部的供血主要来自喉下动脉。

（二）静脉

喉的静脉和各同名动脉伴行,分别汇入甲状腺上、中、下静脉,最终汇入颈内静脉。

七、喉的淋巴

喉的淋巴以声门区为界,分为声门上区组和声门下区组(图 5-1-10)。声门上区的组织中有丰富的淋巴管,汇集于杓状会厌襞后形成较粗大的淋巴管,穿过舌甲膜与喉上动脉及静脉伴行,主要进入颈内静脉周围的颈深上淋巴结,有少数淋巴管汇入颈深下淋巴结或副神经链。声门区的声带组织内淋巴管甚少。声门下区组织中的淋巴管较多,汇集后通过环甲膜,进入喉前淋巴结、气管前和气管旁淋巴结,再进入颈深下淋巴结。

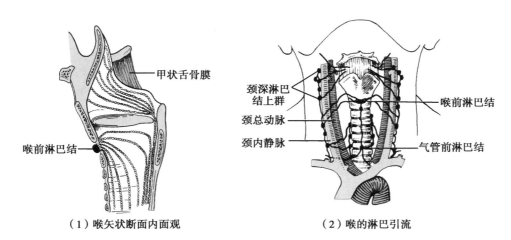

（1）喉矢状断面内面观　　　　　　（2）喉的淋巴引流

图 5-1-10　喉的淋巴

八、喉的神经

喉的神经为喉上神经和喉返神经（图 5-1-11、图 5-1-12），两者均为迷走神经分支。

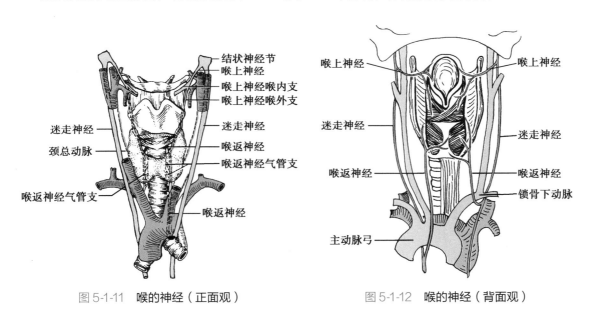

图 5-1-11　喉的神经（正面观）　　　　　图 5-1-12　喉的神经（背面观）

喉上神经（superior laryngeal nerve）是迷走神经在结状神经节发出的分支，下行约 2cm 到达舌骨大角平面处分为内、外两支。内支主要司感觉，外支主要司运动。内支和喉上动、静脉伴行穿过舌甲膜，分布于声门上区黏膜，司该处黏膜的感觉。外支在胸骨甲状肌肌腱附着的深面行走，支配环甲肌的运动。

喉返神经（recurrent laryngeal nerve）是喉的主要运动神经。迷走神经进入胸腔后在胸腔上部分出喉返神经，左侧喉返神经绕主动脉弓，右侧绕锁骨下动脉，继而上行，走行于甲状腺深面的气管食管沟处发出数个分支支配颈段气管食管黏膜，主干在环甲关节后方入喉。支配除环甲肌以外的喉内各肌的运动，但亦有一些感觉支司声门下区黏膜的感觉。

九、小儿喉部的解剖特点

小儿喉部的解剖与成人有不同之处，其主要特点是：

1. 小儿喉部黏膜下组织较疏松,炎症时容易发生肿胀。小儿喉腔尤其是声门区又特别窄小,所以小儿发生急性喉炎时容易发生喉阻塞,引起呼吸困难。

2. 小儿喉的位置较成人高,3 个月的婴儿,其环状软骨弓相当于第 4 颈椎下缘水平;6 岁时降至第 5 颈椎。

3. 小儿喉软骨尚未钙化,较成人软,行小儿甲状软骨和环状软骨触诊时,其感觉不如成人的明显。

第二节　喉的生理学

喉的生理功能主要有四个方面,现分述如下:

1. **呼吸功能**　喉是呼吸通道的重要组成部分,喉的声门裂又是呼吸通道最狭窄处,正常情况下中枢神经系统通过喉神经控制声带运动,调节声门裂的大小。当人们运动时声带外展,声门裂变大,以便吸入更多的空气。反之,安静时声门裂变小,吸入的空气减少。

2. **发声功能**　喉是发声器官,人发声的主要部位是声带。喉如何发出各种声音的机制较为复杂,目前多数学者认为:发声时中枢神经系统通过喉神经使声带内收,再通过从肺呼出气体使声带发生振动形成基频,经咽、口、鼻腔的共鸣,舌、软腭、齿、颊、唇的构音器官运动,从而发出各种不同声音和言语。

关于声带如何振动有不同的学说,目前比较公认的是"体-被覆层(body-cover)"黏膜波学说。其主要原理是:声带内收,声门闭合;声韧带和其下肌层构成声带体部(body),起固定声带、保持声带一定张力、维持声门一定阻力的作用。由于声门下气流的压力作用,冲开上皮层和浅固有层构成的被覆层(cover),引起声门开放,由于伯努利效应(Bernoulli effect)声带靠拢声门又闭合,再开放、再闭合反复进行。被覆层在开放关闭时形成的黏膜波可经动态喉镜观察到。由于声带有规律地关闭产生一系列振动,造成空气疏密相间的波动,形成声门波,即形成人发音的基频。

3. **保护下呼吸道功能**　喉对下呼吸道有保护作用。吞咽时,喉被上提,会厌向后下盖住喉入口,形成保护下呼吸道的第一道防线。两侧室带内收向中线靠拢,形成第二道防线。声带也内收、声门闭合,形成第三道防线。在进食时,这三道防线同时关闭,食管口开放,食物经梨状窝进入食管。偶有食物或分泌物进入喉腔或下呼吸道,则会引起剧烈的反射性咳嗽,将其咳出。

4. **屏气功能**　当机体在完成某些生理功能时,例如咳嗽、排便、分娩、举重物等时,需增加胸腔和腹腔内的压力,此时声带内收、声门紧闭,这就是通常所说的屏气。屏气多随吸气之后,此时呼吸暂停,胸腔固定,膈肌下移,胸廓肌肉和腹肌收缩。声门紧闭时间随需要而定,咳嗽时声门紧闭时间短,排便、分娩、举重物等时声门紧闭时间较长。

（郑宏良）

第二章　喉的检查

喉部检查之前,先要询问病史,了解患者有无声嘶、呼吸困难、喉痛等症状。观察患者有无吸气性三凹征,注意有无吸气性喉喘鸣。此外,还要询问全身有关的病史。如遇喉阻塞等情况紧急时,应根据简要病史、症状和体征,迅速作出初步诊断,采取果断措施,如气管切开等,解除呼吸困难,挽救患者生命,然后再根据情况作进一步喉部检查。

喉的检查法包括喉的外部检查、间接喉镜检查、纤维喉镜和电子喉镜检查、直接喉镜检查、动态喉镜检查、喉的影像学检查、嗓音分析、喉肌电图等。

第一节　喉的外部检查

喉的外部检查主要是视诊和触诊。先观察有无吸气性软组织凹陷,即胸骨上窝、锁骨上窝、剑突下吸气时组织凹陷,呼吸频率及吸气时长,再观察甲状软骨是否在颈正中,两侧是否对称等。然后进行喉部触诊,主要是触诊甲状软骨、环状软骨、环甲间隙,注意颈部有无肿大的淋巴结。然后用手指捏住甲状软骨两侧左右摆动,并稍加压力使之与颈椎发生摩擦,正常时应有摩擦音。如摩擦音消失,提示喉咽环后区可能有肿瘤。行气管切开时喉部触诊也很重要,应先触到环状软骨弓,再在环状软骨弓下缘和胸骨上窝之间作切口。作环甲膜穿刺时应先触及环甲间隙。

第二节　间接喉镜检查

间接喉镜(indirect mirror)检查已有一百多年历史,至今仍是喉部最常用而且又是最简便的方法。所用的器械是间接喉镜和额镜。检查时患者端坐、张口、伸舌,检查者坐在患者对面,先将额镜反射光的焦点调节到患者悬雍垂处,然后用纱布裹住舌前1/3,用左手拇指和中指捏住舌前部,并将其拉向前下方,示指抵住上唇,以求固定。右手持间接喉镜,将镜面在酒精灯上稍加热,防止检查时起雾。加热后先在检查者手背上试温,确认不烫时,将间接喉镜放入患者口咽部。检查时镜面朝前下方,镜背将悬雍垂和软腭推向后上方(图 5-2-1)。先检查舌根、会厌谷、会厌舌面、喉咽后壁及侧壁。然后再嘱患者发"咿"声,使会厌抬起暴露声门,此时检查会厌喉面、杓区、杓间区、杓状会厌襞、室带、声带、声门下,有时还可见到气管上段的部分气管软骨环。发声时可见两侧声带内收运动,吸气时两侧声带外展运动(图 5-2-2 ～图 5-2-4)。

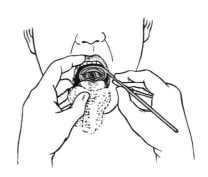

图 5-2-1　间接喉镜检查法

正常情况下,喉咽及喉部的结构两侧对称。梨状窝黏膜为淡粉红色,表面光滑,无积液。两侧声带为白色,声带运动两侧对称。杓区黏膜无水肿。多数患者可以顺利地接受间接喉镜检查,有的患者咽反射敏感,需要行口咽黏膜表面麻醉后才能完成检查。常用口咽黏膜表面麻醉药物为1%丁卡因溶液或2%利多卡因溶液。如经口咽黏膜表面麻醉后仍不能顺利完成间接喉镜检查,或因会厌卷曲窥视不清者,则可选用纤维喉镜或电子喉镜检查。

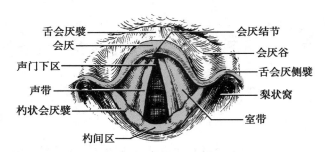

图 5-2-2 间接喉镜检查所见正常喉像

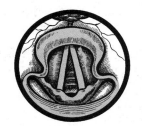

图 5-2-3 发声时声带内收

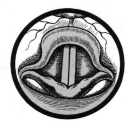

图 5-2-4 吸气时声带外展

第三节 纤维喉镜和电子喉镜检查

纤维喉镜(fibrolaryngoscope)是用导光玻璃纤维制成的软性内镜(图 5-2-5),其优点是可弯曲、亮度强、视野广。鼻腔、口咽及喉咽黏膜表面麻醉后,纤维喉镜从鼻腔导入通过鼻咽、口咽到达喉咽,可对喉咽及喉部进行检查。还可进行活检、息肉摘除、异物取出等手术。如间接喉镜检查不满意,可采用此项检查。

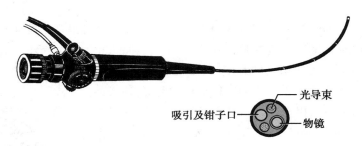

图 5-2-5 纤维喉镜

电子喉镜(electronic video laryngoscope)是近年新发展起来的一种软性内镜,其外形与纤维喉镜相似,但图像质量明显优于纤维喉镜。电子喉镜是用其前端的 CCD 成像,与纤维喉镜相比其优点是:①图像清晰;②可锁定瞬间图像,这是利用镜柄上的图像锁定钮,可将所需保存的图像随时锁定,如同照相一样,将所需要的图像拍摄下来;③可同电脑连接,将锁定的图像保存在电脑之中,根据需要,随时调阅,或通过彩色打印机将图像打印在报告单。

因该镜系实心镜体,婴幼儿检查一般不宜采用或应特别慎重。

第四节 直接喉镜与支撑喉镜检查

随着纤维喉镜和电子喉镜的应用及普及,直接喉镜(direct laryngoscope)检查有减少趋势,但在儿童支气管镜检查时导入支气管镜或在取喉部某些特殊异物时还有其应用价值。直接喉镜检查通常在表面麻醉下进行,对少数不合作者可在全麻下进行。其操作方法如图 5-2-6 所示。

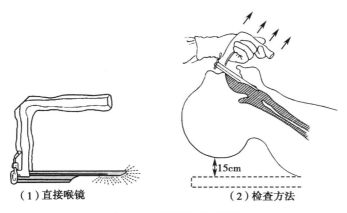

（1）直接喉镜 （2）检查方法

图 5-2-6   直接喉镜检查法

在直接喉镜的基础上,连上一个支撑架,使直接喉镜发展为支撑喉镜（suspension laryngoscope,图 5-2-7）。其优点是不需要检查者手工连续用力持镜暴露声门,喉镜暴露持久、稳定。通常在全麻下进行支撑喉镜的喉部检查及手术,加上使用冷光源照明,用手术显微镜观察喉部病变,使检查者观察喉部病变更加仔细,提高诊断的正确性和手术的精准度。全麻支撑喉镜下使用手术显微镜的喉部检查法如图 5-2-8 所示。

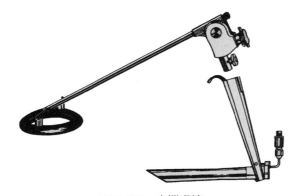

图 5-2-7   支撑喉镜

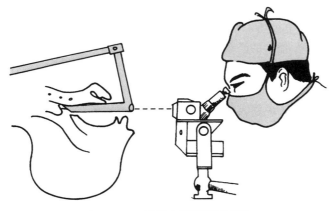

图 5-2-8   显微支撑喉镜检查法

第五节　动态喉镜检查

动态喉镜(stroboscope)又名频闪喉镜,它能发出不同频率的闪光,照在声带上,用于观察发声时声带振动及黏膜波,当频闪光的频率与声带振动频率一致时,声带似乎静止不动,如频闪光频率和声带振动频率有差别时,声带振动就会出现慢动相,并可观察到声带振动的同时声带黏膜的波浪或运动黏膜波,当声带黏膜某一部位出现上皮增生、小囊肿或癌变等情况,在其他检查方法还无法观察到时,用动态喉镜观察,就可发现上述声带病变处的黏膜波减弱或消失,声带振动异常提示病变累及的深度、可能的性质。

第六节　喉的影像学检查

影像学检查在喉部疾病的诊断中有重要作用,目前所采用的方法有常规 X 线检查、计算机断层摄影(CT)和磁共振成像(MRI)。

1. **常规 X 线检查**　常用的有喉正、侧位片,主要用于诊断喉部肿瘤及喉狭窄的范围。

2. **CT 检查**　包括平扫、增强扫描等。喉外伤时通过平扫可显示有无喉软骨骨折、错位,喉腔内有无黏膜撕脱、黏膜下血肿及外伤后喉腔阻塞的情况。用于喉肿瘤检查时可了解肿瘤大小、侵犯范围、喉软骨是否受累、颈部淋巴结转移情况等,为喉癌的 TNM 分期和制订手术方案提供依据。

3. **MRI 检查**　MRI 对软组织的显示优于 CT,对喉软骨的显示不如 CT,故目前 MRI 检查在喉部的应用主要是显示肿瘤的大小以及侵犯的范围,如 MRI 的 T_1 加权像显示会厌前间隙内高信号的脂肪中出现等信号的软组织块影,表示声门上喉癌侵犯到会厌前间隙。MRI 检查能更清楚地显示颈部转移的淋巴结。

第七节　喉的其他检查法

1. **噪音声学测试**　噪音声学测试(acoustic assessment)仪是近年来随着计算机技术发展而研制成的新仪器,用于噪音的客观定量分析。检查时让患者发"e"音,通过麦克风将患者声音输入噪音声学测试仪,该仪器可测出其基频(fo);基频微扰(jitter),即基音频率的变化率;振幅微扰(shimmer),即基频振幅变化率;声门噪声能量(NNE),即发声过程中声门漏气所产生噪声的程度;谐噪比(HNR),即发出的声音谐音与其内的噪音的强度比等参数。以上参数反映噪音障碍的程度,可用于临床上对患者噪音进行评估。

2. **喉肌电图检查**　喉肌电图检查(laryngeal electromyography)是用于了解喉神经及喉内肌功能的一种检查法。检查时将记录电极插入相应的喉内肌,用肌电图仪记录其自发电位和诱发电位,用来判断喉神经及喉内肌有无损害、损害的严重程度。

3. **窄带成像(narrow band imaging,NBI)**　在人体中,黏膜组织的主要色素是血红蛋白。血红蛋白对蓝光吸收能力达到峰值,而对绿光吸收相对较弱。NBI 技术通过滤除普通光中的红光,只释放出蓝光和绿光,从而增加了黏膜表层细微结构和黏膜下血管的对比度和清晰度。加装 NBI 系统的内镜可以清晰显示黏膜表面微小病变,有助于咽喉部微小癌灶或癌前病变的早期发现与判断,有利于鉴别诊断喉炎症、喉癌前病变和早期喉癌。

(郑宏良)

第三章 喉的症状学

第一节 声 嘶

声音嘶哑(hoarseness),简称声嘶,这是喉部疾病最常见的症状。出现声嘶症状往往提示病变已影响到声带。声嘶的程度可有很大的差异,轻者可仅表现为声音稍变粗或音调变低,重者明显声音嘶哑,严重者可以完全失声。声嘶的常见原因如下:

1. 支配声带运动的神经受损

(1)喉返神经受损:这种情况最为常见,如颈部外伤、甲状腺手术、甲状腺恶性肿瘤、颈段食管恶性肿瘤、纵隔肿瘤等均可引起该神经损伤。

(2)迷走神经受损:喉返神经是迷走神经的分支,当迷走神经在发出喉返神经这一分支前受损,也会同时损伤其内的喉返神经束,常见于颈部外伤、迷走神经鞘膜瘤、鼻咽癌扩展到咽旁间隙侵犯迷走神经等。

(3)喉上神经受损:这在临床上相对少见,偶有外伤等原因引起该神经受损,使声带张力减弱,导致音调变低。

2. 喉部本身的病变 当喉部病变影响声带时可发生声嘶,常见的原因有:

(1)喉先天性畸形:如先天性喉蹼、声带发育不良(声带沟)等。

(2)喉炎症性疾病(包括非特异性炎症和特异性炎症):如急性喉炎、慢性喉炎、喉结核、喉白喉、喉梅毒等。

(3)声带息肉、小结、囊肿、声带接触性肉芽肿等声带良性增生性病变。

(4)喉癌前病变:如喉白斑、喉角化症、喉厚皮病等。

(5)喉良性肿瘤:如乳头状瘤、纤维瘤、血管瘤等。

(6)喉恶性肿瘤:如喉癌、喉肉瘤等。

(7)喉外伤:如喉的软骨及软组织损伤、环杓关节脱位等。

(8)喉代谢性疾病:如喉淀粉样变。

3. 癔症性声嘶

4. 其他 由于激素水平的变化导致在变声期、女性月经期及老年阶段出现不同程度的声嘶。

第二节 吸气性呼吸困难

呼吸过程可分为吸气相及呼气相。吸气发生困难,称之为吸气性呼吸困难(inspiratory dyspnea)。其主要表现为吸气运动加强,吸气时间延长,由于吸气时空气不易进入肺内,此时胸腔内负压增加,出现胸廓周围软组织凹陷,如胸骨上窝、锁骨上窝、剑突下出现凹陷,临床上称之为三凹征,严重者肋间隙也可发生凹陷。吸气性呼吸困难常见于喉部及气管发生阻塞性病变者,也见于下咽、口咽阻塞性病变。呼气发生困难者,称之为呼气性呼吸困难。主要表现为呼气运动加强,呼气时间延长,呼气费力,患者常采用端坐位,头前倾,以减轻呼气性呼吸困难的程度;常见于支气管哮喘患者。此外,还有吸气和呼气均发生困难者,称之混合性呼吸困难;常见于引起肺呼吸面积缩小的疾病,如肺炎、胸腔积液、气胸等。

常见引起吸气性呼吸困难的喉部疾病有以下几类:

1. **喉的先天性疾病**

（1）先天性喉蹼。

（2）先天性喉软骨畸形。

2. **喉的炎症性疾病**

（1）急性会厌炎。

（2）小儿急性喉炎。

（3）小儿急性喉气管支气管炎。

（4）喉白喉、喉结核。

3. **喉肿瘤**

（1）喉良性肿瘤：喉部乳头状瘤、纤维瘤、血管瘤等。

（2）喉恶性肿瘤：喉癌、喉肉瘤等。

4. **喉的其他疾病**

（1）喉水肿。

（2）喉异物。

（3）喉痉挛。

（4）声带巨大息肉、会厌巨大囊肿。

（5）喉外伤：闭合性或开放性。

（6）双侧喉返神经麻痹。

第三节　喉　喘　鸣

喉喘鸣（laryngeal stridor）是由于喉或气管发生阻塞，患者用力吸气，气流通过喉或气管狭窄处发出的特殊声音。

在临床上听到患者有吸气性喉喘鸣声，提示该患者有喉阻塞，往往与吸气性呼吸困难相伴行。常见引起喉喘鸣的疾病有：

1. 先天性喉喘鸣、先天性喉蹼。

2. 小儿急性喉炎或急性喉气管支气管炎，急性会厌炎。

3. 喉痉挛。

4. 外伤性喉气管狭窄。

5. 双侧声带麻痹。

6. 喉水肿。

7. 喉良性肿瘤，如喉乳头状瘤。

8. 喉恶性肿瘤，如喉癌晚期。

第四节　喉　痛

喉痛（laryngalgia）程度可轻可重，常见引起喉痛的疾病有：

1. 喉的急性炎症，如急性会厌炎、急性喉炎、喉软骨膜炎（常继发于外伤及放疗之后）。

2. 喉的关节病变，如环杓关节炎。

3. 喉外伤或喉异物。

4. 喉部恶性肿瘤晚期。

5. 喉的特异性炎症，如喉结核等。

第五节　咯　　血

喉及喉以下的呼吸道(气管、肺部)发生出血,经口咯出,称之为咯血(hemoptysis)。咯血量多少不一,少者仅为痰中带血,多者可咯出大口鲜血。咯血前常有喉痒、咳嗽等不适,临床上应注意和来自消化道出血的呕血相鉴别(表5-3-1)。

表 5-3-1　咯血和呕血的鉴别要点

	咯血	呕血
症状与病史特点	常有呼吸系统病史,咯血前有咳嗽、咳痰、发热、胸痛、咽痒及喉痛史	常有消化系统病史,呕血前有胃痛、恶心、腹胀等病史
排出的血液特点	血随咳嗽咯出,咯血后痰中带血	血系呕出,常混有食物残渣,呕血后无痰中带血
排出的血液性状	呈鲜红色,常含痰及气泡	呈暗红或咖啡色

常见咯血的喉部疾病有:

1. 喉癌。

2. 喉结核。

3. 喉血管瘤。

4. 喉外伤或异物。

喉部疾病引起咯血还需要和引起咯血的下呼吸道疾病如支气管扩张、肺癌、肺结核等疾病相鉴别,后者往往伴随相应的支气管及肺疾病表现。

第六节　吞 咽 困 难

吞咽困难(dysphagia)是指饮食从口腔摄入和转运到胃部出现障碍。主要原因:①参与吞咽功能的结构发生异常;②喉痛,吞咽时明显加重,导致患者不敢吞咽;③喉神经性疾病,导致喉保护下呼吸道的功能发生障碍,进食时发生呛咳、误咽或误吸。

引起吞咽困难的喉部疾病有:

1. **急性会厌炎**　急性会厌炎可引起喉部剧痛,吞咽时疼痛加重,使得患者不敢吞咽。

2. **喉软骨膜炎和喉脓肿**　这种情况常继发于喉外伤或放疗之后,患者因喉痛引起吞咽困难。

3. **喉疱疹**　当疱疹破溃形成创面时喉痛明显,可引起吞咽困难。

4. **喉结核**　当会厌、杓区等部位发生溃疡时喉痛明显,可引起吞咽困难。

5. **环杓关节炎**　如炎症重,可因疼痛引起吞咽困难。

6. **喉癌晚期**　如肿瘤溃烂组织坏死,可产生喉痛,引起吞咽困难;也可因为肿瘤侵及下咽造成结构异常,吞咽发生梗阻。

7. **喉神经麻痹**　喉神经麻痹分为中枢性和周围性。中枢性疾病如椎基底动脉硬化症、小脑后下动脉血栓、多发性硬化、脑干肿瘤等造成位于延髓的疑核等受损。周围性疾病如鼻咽癌、迷走神经鞘瘤、颈静脉球体瘤等损伤迷走神经可造成喉神经麻痹;颈部手术、外伤等损伤了喉返神经或喉上神经均可引起喉神经麻痹,导致吞咽时食物和唾液进入气管,使患者呛咳,造成吞咽困难;也可结构损伤造成吞咽障碍。

8. **喉外伤**　如开放或闭合性喉外伤、喉烫伤及烧灼伤等,可因疼痛而致吞咽困难,也可结构损伤造成吞咽障碍。

（郑宏良）

第四章　喉的先天性疾病

比较常见的喉先天性疾病有先天性喉蹼和以先天性喉喘鸣为主要症状的喉部先天性疾病,如先天性喉软骨软化。其他罕见的还有先天性喉软骨畸形、先天性喉裂、先天性喉下垂、先天性小喉等。

第一节　先天性喉蹼

先天性喉蹼(congenital laryngeal web)是胚胎发育异常所致。人胚胎第 10 周时,胚胎已长至约 30mm,由第 4、5 对鳃弓发育而来的杓间封闭上皮组织开始被吸收,形成管道。后部形成突起,为左右杓区,杓区前方分别形成左右声带及室带。如两侧声带之间前部未能分开,则形成喉蹼;如大部分未分开则形成先天性喉隔;如完全未分开,则形成先天性喉闭锁。

【临床表现】

婴幼儿喉蹼症状随喉蹼的大小而异。范围较大的喉蹼患儿,于出生后无哭声、有呼吸困难或窒息;喉蹼中度大者,喉腔尚可通气,但声音嘶哑,伴吸气性呼吸困难;喉蹼较小者,则哭声低哑,无明显呼吸困难。

【诊断】

婴幼儿或新生儿可使用纤维(电子)鼻咽喉镜或直接喉镜检查,检查时需准备气管插管或气管切开器械。喉蹼可为单纯膜性,或合并环状软骨畸形。膜性的喉蹼在检查时可见有白色或淡红色膜状物连于两侧声带之前端,其后缘呈半圆形(图 5-4-1/文末彩图 5-4-1)。喉部完全闭锁较为罕见。

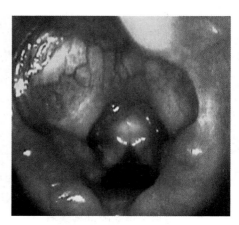

图 5-4-1　先天性喉蹼(膜状)纤维(电子)鼻咽喉镜图

【治疗】

1. 喉蹼程度较轻且无明显症状,可暂不予处理。

2. 新生儿患喉蹼若发生窒息时,应立即在直接喉镜下将婴儿型硬式气管镜或小号麻醉插管插入气管,吸出分泌物,给氧和呼吸机辅助呼吸,以挽救患儿生命。

3. **手术治疗**　手术主要目的为通畅气道及改善音质,目前对于喉蹼的手术方式主要包括以下几种:内镜下喉蹼切除术;喉裂开喉蹼切除,喉模植入;内镜下喉蹼切除,喉模植入或声带内侧缘成形术;喉内黏膜翻瓣或移植等。

(倪　鑫)

第二节　先天性喉喘鸣

先天性喉喘鸣是指婴儿出生后发生的吸气性喉鸣,可伴三凹征。喉喘鸣是由于喉部阻塞而产生的一种症状,并不是独立的疾病。先天性喉软骨软化、先天性喉蹼、先天性喉囊肿、先天性喉裂等疾病都可以引起该症状。其最常见的原因为喉软骨软化(laryngomalacia)。本节重点介绍喉软骨软化。

喉软骨软化是最常见的先天性喉部畸形,以吸气时声门上组织脱垂至呼吸道产生吸气性喉喘鸣和上呼吸道梗阻为主要特点。

【病因】

喉软骨软化的病因尚未完全明了。目前认为,解剖形态、神经支配及神经功能、炎症因素等都与喉软骨软化密切相关。

【临床表现】

吸气性喉喘鸣是喉软骨软化最常见的临床表现,可伴吸气时胸骨上窝、锁骨上窝、剑突下凹陷。典型临床表现是间断吸气性喘鸣,喂食、活动、哭闹、上呼吸道感染后加重,患儿哭声无嘶哑。喂食困难是本病另一个重要表现,可导致生长发育落后。

【诊断】

喉软骨软化的诊断主要依靠发病时间、典型的症状和喉部检查,发现特征性的喉部解剖变异即可诊断。纤维(电子)鼻咽喉镜检查见吸气相两侧喉软骨内陷,杓会厌襞黏膜短缩,吸气时会厌向喉腔内塌陷。

分型:根据喉部检查结果将喉软骨软化分为三型:Ⅰ型:杓状软骨黏膜脱垂。Ⅱ型:杓会厌襞短缩。Ⅲ型:会厌后移。

临床上Ⅰ型及Ⅱ型的混合型较常见(图5-4-2/文末彩图5-4-2),Ⅲ型喉软骨软化较少。

【治疗】

如患儿生长发育正常,可不予特殊治疗。

1. **保守治疗**　加强均衡营养,适当补充维生素 D 和钙剂。部分患儿喉软骨软化与胃食管反流相关,应避免胃食管反流发生。

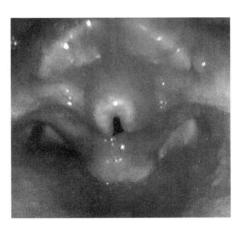

图5-4-2　混合型喉软骨软化 纤维(电子)鼻咽喉镜图

2. **手术治疗**　部分患儿是由于喉软骨发育不良所致,2 岁以后可能逐渐缓解。若非不得已,应严密观察,不必急于手术。对于重度喉软骨软化患儿,尤其是出现呼吸困难、体重过低导致生长发育落后者,需要手术治疗。手术指征包括不能经口喂养、增重困难、生长发育停滞、神经精神发育迟缓、危及生命的呼吸道梗阻事件、肺动脉高压或肺心病、低氧血症或高碳酸血症等。手术方式主要为声门上成形术(supraglottoplasty)。

(倪　鑫)

第五章　喉外伤

喉外伤(injuries of larynx)是指喉的创伤,临床上可分为两大类,第一类是喉的外部伤,包括闭合性喉外伤(如喉挫伤)、开放性喉外伤(如切割伤、刺伤、火器伤);第二类为喉的内部伤,如喉烫伤、烧灼伤、气管插管损伤。由于喉在颈前部,受前上方的下颌骨、下方的胸骨及两侧的胸锁乳突肌保护,单独的喉外伤较少见。闭合性和开放性喉外伤通常合并颈部其他组织损伤。

第一节　闭合性喉外伤

闭合性喉外伤是指钝器撞击或挤压而颈部皮肤无伤口的喉外伤,又称喉挫伤。可与气管的闭合性损伤合并发生。

【病因】

多为外界暴力直接打击喉部所致,如撞伤、拳击伤、钝器打击伤、自缢或被他人扼伤。喉部可出现软骨骨折、喉黏膜损伤、声带断裂、环杓关节脱位等。

【临床表现】

1. **喉痛**　喉部疼痛及压痛。

2. **声嘶**　声音嘶哑或失声。

3. **咯血**　喉黏膜若有损伤,可有少量咯血,如有软骨骨折,伤及血管,可引起较严重的咯血。

4. **颈部皮下气肿**　如有喉黏膜损伤和软骨骨折,可发生颈部皮下气肿,严重时气肿可扩展到面部、胸部和纵隔。

5. **呼吸困难**　如喉黏膜发生严重的肿胀、血肿、环状软骨弓骨折、双侧喉返神经损伤等均可引起呼吸困难,甚至窒息。

【检查】

颈部皮肤有肿胀及瘀斑。如喉黏膜破损和喉软骨骨折,空气可经破损黏膜和喉软骨骨折的缝隙进入颈部皮下,引起皮下气肿。此时颈部触诊可有捻发感,严重时皮下气肿可扩展到颌下、面部、胸、腰等部位。颈部触诊还可有压痛,有时还可触及软骨碎块。

间接喉镜或纤维喉镜检查可见喉黏膜肿胀或血肿、声门变形、声带断裂或声带运动障碍。

喉部 CT 检查可显示喉软骨有无骨折、错位,喉腔内有无黏膜撕脱、黏膜下血肿及外伤后喉腔阻塞的情况。

【诊断】

根据病史和检查所见,喉挫伤的诊断不难确定。

【治疗】

1. 如无呼吸困难,可先予以抗感染、镇痛药物治疗,严密观察患者的呼吸及皮下气肿发展的情况。如无软骨骨折、环杓关节损伤及声带断裂,多数患者无须特殊治疗而逐渐恢复正常。

2. 如有呼吸困难者,应作气管切开。

3. 如有喉软骨骨折,尤其是环状软骨骨折、喉黏膜严重撕裂、声带断裂、环杓关节脱位等则需行软骨骨折复位、缝合撕裂的喉黏膜、行环杓关节复位术,术后必要时应放置喉模,防止喉狭窄。早期的修复对防止后期喉狭窄和恢复喉功能非常重要。

4. 伤后 7～10 天内应予以鼻饲,这样可减少喉的运动,利于损伤部位的愈合。

第二节 开放性喉外伤

喉切割伤、刺伤及火器伤属开放性喉外伤。创伤可累及喉的软骨、黏膜等。如贯通喉腔,则称为贯通性喉外伤。这类喉外伤常可累及颈部的大血管,引起大出血。弹片、枪弹之类火器伤还可累及颈椎。

【病因】

1. 斗殴或自杀时喉部被锐器切割伤。

2. 交通事故中喉部被碎玻璃切伤或被尖锐的金属物刺伤。

3. 其他意外或爆炸事故中喉部被碎片击伤、锐物刺伤。

4. 战争中喉部被弹片、枪弹击伤。弹片伤可将喉部击碎,创伤范围大。枪弹伤多为贯通伤,创伤范围相对较小。

【临床表现】

1. **出血** 出血多来自于面动脉,喉上、下动脉,甲状腺上、下动脉。出血严重时,可引起休克。血液流入下呼吸道,可引起窒息。如伤及颈动脉、颈内静脉,往往由于出血凶猛来不及救治而立即死亡。

2. **皮下气肿** 颈部皮下气肿多因咳嗽所致。受伤者如咳嗽,空气通过破损的喉黏膜进入颈部皮下,引起皮下气肿。空气还可沿颈深筋膜间隙进入纵隔,引起纵隔气肿。如肺尖胸膜壁层损伤,可引起气胸。

3. **呼吸困难** 其原因为:①喉软骨骨折,尤其是环状软骨弓骨折,引起喉腔变窄;或喉腔黏膜肿胀或血肿造成喉腔变窄。②血流入下呼吸道,或有纵隔气肿及气胸使肺受压。

4. **声嘶** 如伤及声带、环杓关节、喉返神经均可引起声嘶,严重时甚至失声。

5. **吞咽困难** 外伤后引起喉痛,吞咽时喉上、下运动,可使喉痛加剧,因此患者不敢吞咽。如开放性喉外伤与喉咽或食管上端相通,会发生唾液、食物从颈部伤口流出。

6. **伤口** 情况不同的病因引起的伤口形态不一。利器切伤,边缘较整齐;锐器刺伤,伤口较小但深浅不一;火器伤时,枪弹伤的皮肤伤口较小,弹片伤的皮肤伤口相对较大。

【治疗】

1. **抢救措施** 主要是止血、抗休克和解除呼吸困难。

(1) 如有明显的活动性出血,首先要找到出血点,予以结扎。如出血位置深,出血点不易寻找,则应填塞压迫止血。

(2) 如患者有血压下降、脉搏快速细弱、皮肤苍白发冷等休克症状,则应快速建立静脉通道,输入等渗溶液或全血。

(3) 如有呼吸困难,则应迅速寻找原因,解除呼吸困难。如因喉黏膜肿胀、血肿、环状软骨弓骨折等引起喉阻塞,则应及早气管切开。如因血液流入下呼吸道也应行气管插管或气管切开术及时吸出下呼吸道内的血液。如因纵隔气肿或气胸则应行闭式引流。

(4) 及早应用抗生素、止血药物和破伤风抗毒素。

2. **手术治疗**

(1) 清创:先用生理盐水、肥皂水等清洗颈部皮肤,再用2%碘酒或75%乙醇溶液消毒。如为喉切割伤、刺伤,则破碎的喉软骨及组织应尽量保留;如为火器伤,则应切除无生机的组织。仔细清理伤口和止血,注意检查伤口内有无异物,一旦发现应及时取出。

(2) 修复:将喉部创缘的组织仔细对合,破碎的软骨予以复位并缝合固定,逐层缝合喉腔内黏膜、软骨膜、颈前肌肉、皮下组织和皮肤。缝合时注意一定要消除喉腔内的创面。

(3) 放置喉模:喉腔内放置喉模并固定,防止喉狭窄。

(4) 放置鼻饲管:在关闭喉腔前放置鼻饲管,比手术结束时放置要方便。

第三节 喉烫伤及烧灼伤

单独的喉烫伤及烧灼伤极为少见,常为头面部烫伤及烧灼伤的合并损伤。

【病因】

1. 火灾时,吸入高温的烟尘、气体。此时常合并头面部烧伤。
2. 误咽强酸、强碱等化学腐蚀剂。此时常合并咽、食管的化学腐蚀伤。
3. 吸入热的液体或热蒸汽。此时常合并鼻、口、咽、气管、支气管及肺的损伤。
4. 吸入有毒气体。

【临床表现】

临床上根据合并下呼吸道损伤程度将喉烫伤及烧灼伤分为轻、中、重三型,以利于判断伤情和指导治疗。

1. **轻型**　如损伤仅在声门区以上,患者可有声嘶、喉痛,同时伴有咽痛、吞咽困难、鼻毛烧焦、鼻口黏膜充血。
2. **中型**　损伤在气管隆嵴水平以上,此时除有轻型的临床表现之外还有刺激性咳嗽、呼吸急促。
3. **重型**　损伤已达支气管、肺泡,除有中型临床表现外,临床上可出现剧烈咳嗽,脓血痰。

【诊断】

1. **病史**　有头面部烧伤、烫伤,误咽强酸、强碱等化学腐蚀剂,吸入热的液体、蒸汽或毒气等。
2. **检查**　见口鼻周围皮肤黏膜有烧灼伤、烫伤、鼻毛烧焦及轻、中、重三型各自的临床表现。
3. **支气管镜检查**　见气道内有吸入性损伤。

【治疗】

1. **轻型**　主要采用抗感染、减轻或消除黏膜肿胀。如清洁口腔、去除口腔及咽喉分泌物,雾化吸入糖皮质激素,全身使用抗生素。
2. **中型**　除轻型的治疗措施外,有呼吸困难或预计会有呼吸困难者及早行气管插管或气管切开术。
3. **重型**　除中型治疗措施外要全身大剂量使用抗生素,如吸入有毒气应使用解毒药,加强气管切开术后的护理,及时控制肺部感染及肺水肿,抗休克,维持水电解质平衡,保护全身主要脏器的功能。

第四节　喉插管损伤

喉插管损伤是指气管内插管及气囊所引起的喉的损伤,如损伤性喉肉芽肿、环杓关节脱位、喉水肿、喉黏膜损伤。本节主要介绍损伤性喉肉芽肿和环杓关节脱位。

1. **损伤性喉肉芽肿（traumatic granuloma of larynx）**　气管插管引起损伤性喉肉芽肿早在1932年就有报道,其原因为插管时损伤、气管导管管径过粗、留置插管时间过长等。肉芽肿好发于声带突处,多数在插管后2~8周出现,女性患者多见,可能与女性喉较小及喉黏膜较薄有关。患者可有声嘶,检查可见声带中、后1/3交界处有肉芽样肿物。

【治疗】

肉芽肿有蒂者可在喉镜下切除,但容易复发。抗胃酸反流治疗有良好的效果。

2. **环杓关节脱位（dislocation of cricoarytenoid joint）**　粗暴的气管内插管操作可引起环杓关节脱位。其临床表现为全麻插管患者,拔管后即有声嘶或失声,有的患者还伴有喉痛及吞咽痛。

【检查】

喉镜下见患侧杓状软骨发声时固定或活动受限,可伴有轻重不等的黏膜肿胀及声门闭合不全。检查时要鉴别杓状软骨前脱位还是后脱位。

【治疗】

应根据杓状软骨脱位的类型,采用相应的手法,及早进行杓状软骨的复位。

（刘世喜）

第六章 喉的急性炎症性疾病

第一节 急性会厌炎

急性会厌炎（acute epiglottitis）又称急性声门上喉炎，是一种危及生命的严重感染，可引起喉阻塞而窒息死亡。成人、儿童均可患本病，全年均可发生，但冬、春季节较多见。

【病因】

1. **感染** 感染为本病最主要的原因。致病菌有乙型流感杆菌、葡萄球菌、链球菌、肺炎双球菌等，也可与病毒混合感染。也有外伤或异物继发感染所引起。

2. **变态反应** 对某种变应原发生反应，引起会厌变态反应性炎症。可继发细菌、病毒的感染，也可为单独变态反应性炎症引起会厌肿胀。此病发病急，常在用药 30 分钟内或进食 2~3 小时内发病。

3. **其他** 异物、创伤、吸入有害气体、误咽化学物质及放射线损伤均可引起会厌的急性炎症。

【病理】

1. **急性卡他型** 会厌黏膜发生急性卡他性炎症，表现为会厌黏膜弥漫性充血、肿胀，由于会厌舌面黏膜下组织较松弛，故会厌舌面肿胀明显。

2. **急性水肿型** 如会厌发生变态反应性炎症，黏膜病变以水肿为主。会厌肿胀明显时可呈球状，此时很容易引起喉阻塞。

3. **急性溃疡型** 本型少见，但病情发展迅速而严重，其病理改变为炎症扩展到黏膜下层及腺体，引起局部黏膜发生溃疡，如损伤血管可引起出血。

【临床表现】

1. **全身症状** 起病急，有畏寒发热，体温多在 38~39℃，如为老人或儿童，症状更重，可表现为精神萎靡，面色苍白。

2. **局部症状** 多数患者有剧烈的咽喉痛，吞咽时加重，严重时连唾液也难咽下。讲话语音含糊不清。会厌高度肿胀时可引起吸气性呼吸困难，甚至窒息。患者虽有上述局部症状，但声带多半未受累，故很少有声音嘶哑，表现为口含物音。

3. **检查** 患者呈急性病容，严重者可有呼吸困难。口咽部检查多无明显改变，间接喉镜检查，可见会厌明显充血、肿胀，严重时呈球形。如会厌脓肿形成，红肿黏膜表面可见黄白色脓点。由于肿胀会厌的遮盖，室带、声带等喉部结构常看不清。

【诊断】

对主诉有剧烈咽喉疼痛，吞咽时加重，检查口咽无明显异常的成人患者，一定要警惕急性会厌炎的可能，必须进行间接喉镜检查。检查时可见充血、肿大的会厌即可诊断为急性会厌炎。

年幼儿会厌位置较高，在用压舌板将患儿的舌根压下的一瞬间，看到会厌红肿，即可诊断。

纤维（电子）鼻咽喉镜检查可明确有无急性会厌炎。检查时镜下可见会厌舌面及侧缘红肿明显（图5-6-1/文末彩图5-6-1）。

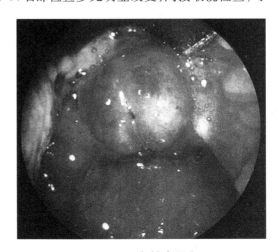

图 5-6-1 急性会厌炎

对于无条件进行纤维(电子)鼻咽喉镜检查的儿童,喉部 X 线侧位片如能显示肿大会厌,对诊断急性会厌炎也有一定的意义。

【治疗】

1. 抗感染及消肿   全身应用足量抗生素和糖皮质激素,如青霉素类抗生素、头孢菌素类抗生素、地塞米松等。对于因变态反应引起的成人会厌炎患者,应积极进行抗过敏治疗;皮下注射肾上腺素,同时肌内注射或静脉点滴氢化可的松。治疗后密切观察,如治疗后 1 小时患者自觉堵塞症状无明显减轻,应向患者及家属告知病情,预防性行气管切开手术,此时不能以梗阻性呼吸困难的程度决定是否进行气管切开。

2. 气管切开术   如患者有明显呼吸困难,静脉使用抗生素和糖皮质激素后呼吸困难无改善者应及时进行气管切开。急性变态反应性会厌炎窒息发作时,经口气管插管或硬性气管镜抢救常无明显效果,因声门周围被水肿的黏膜堵塞,插管很难成功。如不能及时行气管切开,可行紧急环甲膜切开,扩张切口,进行人工呼吸,患者呼吸恢复后可行常规气管切开术。

3. 其他   如会厌脓肿形成,可在喉镜下切开排脓。进食困难者予以静脉补液等支持疗法。

第二节 急 性 喉 炎

急性喉炎(acute laryngitis)是喉黏膜的急性卡他性炎症,好发于冬、春季节,是一种常见的急性呼吸道感染性疾病。

【病因】

1. 感染   常发生于感冒之后,通常先有病毒入侵,继发细菌感染。常见的致病病毒包括:流感病毒、副流感病毒、鼻病毒、腺病毒等,常见的致病细菌包括溶血性链球菌、肺炎链球菌、流感嗜血杆菌等。开始时多为鼻腔、鼻咽和口咽急性卡他性炎症,如感染向下扩展便可引起喉黏膜的急性卡他性炎症。

2. 用声过度   用声过度也可引起急性喉炎,如说话过多,大声喊叫,剧烈久咳等。尤其在使用嗓音较多的职业如教师、演员、售货员等。

3. 过敏反应   特定的食物、气体或药物可引起特异性体质患者喉腔黏膜水肿,造成急性喉炎。

4. 其他   喉异物、颈部及咽喉部外伤及检查器械损伤喉部黏膜也可导致喉炎。烟酒刺激、受凉、疲劳致机体抵抗力降低时,吸入有害气体(如氯气、氨气等)、粉尘或烟酒过度等也易诱发本病。

【症状】

急性喉炎常发生于感冒之后,故有鼻塞、流涕、咽痛等症状,并可有畏寒、发热、乏力等全身症状。局部症状有:

1. 声音嘶哑   声音嘶哑是急性喉炎的主要症状,主要是由于声带黏膜充血水肿所致,开始时声音粗糙低沉,以后变为沙哑,严重者完全失声。

2. 咳嗽   因喉黏膜发生卡他性炎症,故可有咳嗽、咳痰,但一般不严重。伴有气管、支气管炎症时,咳嗽、咳痰会加重。

3. 喉痛   急性喉炎可有喉部不适或疼痛,一般不严重,也不影响吞咽。患者感喉部不适、干燥、烧灼感、异物感,喉部及气管前可有轻微疼痛,发声时喉痛加重。

【检查】

间接喉镜、纤维(电子)鼻咽喉镜检查可见喉黏膜(包括声带)急性充血、肿胀,特点为双侧对称,呈弥漫性,声带运动正常。急性喉炎时黏膜病变通常首先出现在声带,逐渐发展导致室带及声门下黏膜充血肿胀,以声带及杓会厌襞最为显著。严重时可见声带黏膜下出血。

【诊断】

根据病史有感冒或用声过度等诱因,出现声嘶等症状,间接喉镜检查见喉黏膜充血水肿,尤其是声带充血,即可作出急性喉炎的诊断。

诊断急性喉炎最常用辅助检查的为纤维(电子)鼻咽喉镜,成人患者可使用利多卡因局部麻醉后进行。内镜下可以更直观地对声门上、声门区及声门下进行检查,有利于对病情严重程度作出准确判断。

【治疗】

1. **控制用声** 尽量少讲话,使声带休息。

2. **雾化吸入** 雾化吸入可减轻喉部水肿,对急性喉炎治疗非常重要。

3. **药物应用** 如病情较重,有细菌感染时可全身应用抗生素和糖皮质激素。对于病毒感染引起的急性喉炎在一般治疗的基础上应用抗病毒药物治疗即可,而继发细菌感染的急性喉炎应予以抗生素类药物口服或注射,及时控制炎症。声带明显充血肿胀者可口服或静脉应用糖皮质激素,迅速消除喉部黏膜水肿,减轻声音嘶哑的程度。

4. **一般治疗** 急性喉炎患者应保证充足的睡眠和休息,调整身体状态。

5. **对症治疗** 咳嗽症状严重的患者应用止咳药物。痰液较多者应用黏液促排剂或化痰药物等。咽喉疼痛可适当局部喷雾治疗。

第三节 小儿急性喉炎

小儿急性喉炎(pediatric acute laryngitis)好发于6个月~3岁的儿童,多在冬、春季发病。儿童急性喉炎发病率较低,但有其特殊性,尤其是易发生呼吸困难。小儿急性喉炎临床表现与成人有不同,原因是小儿喉部黏膜下组织较疏松,炎症时容易发生肿胀,小儿的喉腔和声门又较小,因此小儿急性喉炎时容易发生喉阻塞,引起呼吸困难。小儿咳嗽力量不强,下呼吸道和喉部的分泌物不易咳出,因此小儿急性喉炎病情常比成人重,如诊断治疗不及时,会危及生命。

【病因】

多继发于上呼吸道感染,如普通感冒;也可继发于某些急性传染病,如流行性感冒、麻疹、百日咳等。小儿营养不良、抵抗力低下、变应性体质以及伴有某些上呼吸道慢性疾病,如慢性扁桃体炎、腺样体肥大、慢性鼻炎、鼻窦炎等也是喉炎的诱因。

【临床表现】

起病较急,主要症状为声嘶、犬吠样咳嗽、吸气性喉喘鸣和吸气性呼吸困难。因常继发于上呼吸道感染或某些急性传染病,故还伴有上述疾病的症状及一些全身症状,如发热、全身不适、乏力等。

开始时声嘶不重,随着病情加重,声嘶逐渐加重。如炎症向声门下发展,可出现犬吠样咳嗽。声门下黏膜水肿加重,可出现吸气性喉喘鸣。严重时出现吸气性呼吸困难,患儿鼻翼扇动,三凹征,如治疗不及时则患儿可出现面色苍白、发绀、神志不清,最终因呼吸循环衰竭而死亡。

如行间接喉镜检查,可见喉部黏膜充血、肿胀,声带由白色变为粉红色或红色,有时可见黏脓性分泌物附着。声门下黏膜因肿胀而向中间隆起。由于小儿不合作,在实际临床工作中很少对小儿行间接喉镜检查,纤维(电子)鼻咽喉镜可明确诊断。

【诊断】

由于本病起病急,诊断治疗不及时会危及患儿生命,因此在临床上遇到小儿有声嘶,犬吠样咳嗽应立即考虑本病可能,如伴发出现吸气性喉喘鸣和吸气性呼吸困难即可作出诊断。纤维(电子)鼻咽喉镜检查可明确患儿声带、声门下情况,对炎症及水肿情况作出准确判断。对声带肿胀明显或声门下水肿、狭窄明显,有窒息可能的患儿,需收入院治疗并密切观察患儿病情发展情况。

在诊断时还应注意与下列疾病鉴别:

1. **气管、支气管异物** 本病多有异物吸入史,患儿有剧烈呛咳、呼吸困难等症状。胸部听诊、X线检查及支气管镜检查有助于这两种疾病的鉴别(气管、支气管异物的诊断详见第六篇第四章)。对于伴有声音嘶哑的患儿,需行纤维(电子)鼻咽喉镜检查,除外喉异物导致的急性喉梗阻。

2. **喉白喉** 白喉现已少见,但遇小儿有急性喉炎临床表现,咽部或喉部检查见灰白色假膜时,应注意和喉白喉鉴别,后者可在假膜的涂片和培养中找到白喉杆菌。

3. **喉痉挛** 本病起病急,有吸气性喉喘鸣、吸气性呼吸困难,但无声嘶和犬吠样咳嗽。喉痉挛发作时间短,一旦喉痉挛解除,患儿即恢复正常。

4. **霉菌性喉炎** 患儿多伴有反复上呼吸道感染或反复抗生素使用病史。查体多可见口腔内鹅口疮,患儿声音嘶哑时间较长,且对症治疗无明显缓解。电子(纤维)鼻咽喉镜检查可见喉部及声带表面白色假膜状物附着。

5. **先天性喉畸形** 本病临床少见,且患儿多有生后即出现喘息、感染后加重的表现。纤维(电子鼻咽)喉镜检查可初步除外先天性喉畸形可能,对于先天性声门下狭窄的患儿,需全麻支撑喉镜下检查确诊。

【治疗】

本病可危及患儿生命,故一旦诊断为小儿急性喉炎应立即采取有效措施解除患儿呼吸困难。

1. **药物应用** 及早使用糖皮质激素减轻和消除喉黏膜的肿胀,同时使用足量抗生素控制感染。

根据病情,采用口服泼尼松[$1\sim2mg/(kg\cdot d)$]、肌内注射或静滴糖皮质激素如地塞米松等药物治疗。抗生素可选用青霉素类和头孢菌素类。

2. **对症治疗** 雾化吸入、吸氧、解痉及化痰治疗。声门下有干痂或痰液黏稠的患儿应增加雾化吸入的次数,利于痰液排出。

3. **气管切开** 如呼吸困难严重,使用激素、抗生素、雾化吸入等治疗后无好转,则应及时行气管切开术。吸入性呼吸困难按程度分为四度,原则上,Ⅰ度呼吸困难,应积极抗炎消肿治疗;Ⅱ度呼吸困难,应在心电监测下积极药物治疗随时观察病情,做好气管切开的准备;Ⅲ、Ⅳ度呼吸困难,应立即行气管切开术。

4. **支持疗法** 注意补充液体,维持水电解质平衡。使患儿安静,避免哭闹,减少体力消耗,减轻呼吸困难。

第四节 小儿急性喉气管支气管炎

小儿急性喉气管支气管炎(pediatric acute laryngotracheobronchitis)是上、下呼吸道急性弥漫性炎症,2岁以下的儿童多见,可继发于小儿急性喉炎,冬季发病率高。

【病因】

本病多发生于流行性感冒流行期,故一般认为发病与流行性感冒发病相关。为流行性感冒侵犯的基础上气管及支气管进一步遭受细菌感染所致。冬季气温较低,易发生呼吸道感染;小儿的呼吸道狭小,免疫功能低下,咳嗽功能不强,故更容易发生本病。

【病理】

喉、气管、支气管的黏膜呈弥漫性充血,其中声门下的疏松蜂窝组织最明显。感染向下蔓延至气管、支气管,先影响上皮细胞及纤毛,出现黏膜充血、肿胀和炎症细胞浸润。然后侵及黏膜下组织,刺激腺体使分泌物增加,由浆液性分泌物变为黏液性分泌物。感染严重还可引起黏膜上皮细胞坏死及纤维素外渗,并与呼吸道分泌物混合,形成黏稠的胶冻状物,其内含有黏液、纤维素、多核白细胞及脱落的上皮细胞。

严重者可有黏膜上皮坏死及纤维蛋白渗出,形成假膜或干痂。这些黏稠分泌物、假膜及干痂如堵塞支气管就会引起堵塞部位以下的肺气肿、肺不张。

厚的假膜可使支气管管腔缩小50%以上。这些假膜可呈片状、桶状或堵满支气管末端的细支气管。这些痂皮不易咳出,有的可脱落在气管腔内形成异物,需在支气管镜下钳出。病情较重的患儿需多次手术反复清理气道内的假膜及干痂。

【临床表现】

通常为急性喉炎的临床表现加上气管及支气管炎的临床表现,但全身症状更重。小儿受冷或患流行性感冒后,首先出现刺激性咳嗽,随后出现吸气性呼吸困难。患儿常有高热、精神萎靡、皮肤苍白、脉搏细速等全身中毒症状。如气管、支气管内出现干痂及假膜,则可出现吸气相及呼气相混合性呼吸困难及双重性喉鸣。

小儿急性喉气管支气管炎常在夜间发作,可能与夜间入睡后分泌物聚于声门裂,引起喉痉挛有关。

胸部听诊,两肺可有干湿啰音,胸部 X 线片检查可有肺纹理增粗和肺气肿及肺不张的表现。

【诊断】

主要依据临床表现,患儿有急性喉炎的临床表现和气管、支气管炎的临床表现。对于 3 岁以下儿童,当高热或传染病之后,首先出现喉梗阻症状,之后出现下呼吸道阻塞症状,应高度警惕该病可能。查体时双重性呼吸困难和喘鸣,听诊双肺呼吸音减低、粗糙,可闻及干性啰音或哮鸣音。

纤维(电子)支气管镜下可见声门裂以下黏膜充血、肿胀,声门下区最重,气管、支气管黏膜亦红肿,使正常气管环不能窥及,并且可见管腔内多量分泌物、痂皮或假膜。

【治疗】

1. **气管切开** 解除呼吸道梗阻为小儿急性气管支气管炎的首要治疗。如有喉阻塞症状,下呼吸道分泌物不易咳出时应及早作气管切开,以解除喉阻塞,有利于下呼吸道黏稠分泌物的吸出。气管切开术后,定时在气管内滴入生理盐水以利于黏稠分泌物咳出及吸出。如下呼吸道内有痂皮及假膜不能吸出时应及时做支气管镜。

2. **药物应用** 使用足量抗生素控制感染,及早应用糖皮质激素,以消除喉黏膜的水肿和整个呼吸道的炎症。

3. **支持疗法** 保证给予足量的营养和维持水、电解质平衡,保护心脏功能,病室内保持适当的温度(22～24℃)、湿度(相对湿度90%),还应采用超声雾化吸入或蒸汽吸入,以利于呼吸道分泌物咳出和炎症的消退。

(倪 鑫)

第七章 喉的慢性炎症性疾病

第一节 慢 性 喉 炎

慢性喉炎（chronic laryngitis）是指喉部慢性非特异性炎症，临床上将其分为慢性单纯性喉炎（chronic simple laryngitis）、肥厚性喉炎（hypertrophic laryngitis）和萎缩性喉炎（atrophic laryngitis）。

【病因】

慢性喉炎确切病因还不十分明了，可能和下列因素有关：

1. **用声过度**　本病多见于长期用嗓的人员，如教师、销售人员。

2. **长期吸入有害气体或粉尘**　如长期吸烟，长期在粉尘环境中工作的人员。

3. **鼻腔、鼻窦或咽部慢性炎症**　这些部位的炎症可直接扩展到喉部，也可因鼻阻塞，外界空气未经鼻腔处理，长期经口呼吸刺激喉黏膜。

4. 急性喉炎反复发作或迁延不愈。

5. **下呼吸道慢性炎症**　长期咳嗽及脓性分泌物刺激喉部黏膜。

【病理】

主要是喉黏膜毛细血管扩张充血、淋巴细胞浸润、间质水肿、黏液腺分泌增加。部分患者有纤维组织增生，黏膜肥厚。少数患者喉黏膜萎缩，柱状纤毛上皮变为鳞状上皮，腺体也发生萎缩。

【临床表现】

1. **声音嘶哑**　声嘶是慢性喉炎的主要症状，声嘶程度可轻重不等。有些患者晨起时发声尚正常，但讲话过多后出现声嘶；另有一些患者晨起时声嘶较重，讲一段时间话后或喉部分泌物咳出后声嘶反而减轻。大多数患者禁声一段时间后声嘶缓解，但讲话多了声嘶又加重。

2. **喉部不适**　干燥感，有的患者讲话多了还有喉痛。

3. **分泌物**　有的患者喉部分泌物增加，形成黏痰，讲话时感费力需咳出后讲话才感轻松。

【检查】

喉镜检查所见：

1. **慢性单纯性喉炎**　喉黏膜弥漫充血，有时有轻度肿胀，声带由白色变粉红色，边缘变钝。声带表面有时可见分泌物，并在两侧声带缘之间形成黏液丝。

2. **肥厚性喉炎**　以室带肥厚多见，肥厚的室带可遮盖部分声带，或两侧室带前部互相靠在一起，以致间接喉镜下看不到声带前部。声带肥厚，边缘变钝，严重者两侧声带前部互相靠在一起，声门不能完全打开。

3. **萎缩性喉炎**　喉黏膜变薄、干燥，严重者喉黏膜表面有痂皮形成，声门闭合时有梭形裂隙。

【诊断】

根据有长期声嘶的病史，结合喉镜检查所见，通常不难作出诊断，但引起声嘶的喉部疾病较多，应注意鉴别，见表 5-7-1。

表 5-7-1　声嘶的鉴别诊断要点

病名	症状与病史特点	体征与辅助检查
急性喉炎	起病较急,常有感冒或讲话过多引起声嘶的病史	喉黏膜、声带弥漫性充血、肿胀、常附有黏痰
成人与小儿急性喉炎、急性喉气管支气管炎	起病急,发热,声嘶,犬吠样咳嗽,呼吸困难	可有喉阻塞临床表现,肺部呼吸音粗糙,有啰音
喉异物	有异物吸入史,声嘶,剧咳,呼吸困难	颈侧位 X 线片、喉镜检查可见异物
喉白喉	起病较缓,发热不高,常有脸色苍白、精神萎靡等全身中毒症状	咽、喉部黏膜表面有灰白色假膜,分泌物涂片、培养找到白喉杆菌
慢性喉炎	起病缓慢,声嘶初为间歇性,后呈持续性,有黏痰	声带慢性充血、肥厚或萎缩,有时闭合不全
声带小结	持续性声嘶	双侧声带前、中 1/3 交界处有对称的小突起
声带息肉	持续性声嘶	声带边缘有淡红色、表面光滑息肉样组织,多为单侧性
癔症性失声	突然失声但咳嗽,哭笑声仍正常	声带的形态、色泽并无异常,发"咿"声时不能向中线合拢
喉外伤	有外伤史。轻者仅有喉痛,声嘶、咯血,重者有呼吸困难,皮下气肿,吞咽困难及休克	早期喉黏膜充血肿张,喉腔变形,后期狭窄,声带运动障碍
喉返神经麻痹	单侧:声嘶;双侧:主要是吸气性呼吸困难	分别为单侧声带运动麻痹和双侧声带运动麻痹
喉结核	低热、咳嗽、咽喉疼痛、声嘶无力	喉黏膜苍白水肿,有边缘不整齐的浅溃疡,X 线肺部检查有结核灶
喉梅毒	声嘶,重者有呼吸困难	喉黏膜暗红色、边缘锐利的溃疡,有会厌缺损和瘢痕收缩,血清学反应阳性
喉乳头状瘤	病程缓慢,声嘶逐渐加重	可见灰白色乳头样肿瘤,常见于声带或室带处
喉癌	进行性声嘶,喉痛,血痰,有时引起呼吸困难	菜花样或结节状肿物,多发生于声带、室带或会厌处,有时声带固定,可有转移性

【治疗】

1. **去除病因**　如避免长时间用声过度,戒除烟酒,改善工作环境,在粉尘环境中作业者应加强防护,积极治疗鼻腔、鼻窦的慢性炎症,解除鼻阻塞,控制咽部及下呼吸道的感染。

2. **雾化吸入**　可将药物放在雾化器中行雾化吸入,常用的雾化药液为布地奈德混悬液。

3. **中成药治疗**　可选用黄氏响声丸、清音丸、喉片等。

第二节　声 带 小 结

声带小结(vocal nodules)又称为歌者小结,典型的声带小结为双侧声带前、中 1/3 交界处对称性结节状隆起。

【病因】

此病多见于职业用声或用声过度的人,如歌唱演员、教师以及喜欢喊叫的职业和儿童,故目前认为长期用声过度或用声不当是本病的重要原因。

声带前 2/3 是膜部,后 1/3 是软骨部(即杓状软骨),膜部的中点即声带前、中 1/3 交界处。该处在发声时振幅最大,用声过度或用声不当会导致该处形成小结。

【病理】

声带小结按其发展过程可分为三个阶段。早期其基质为水肿,可有血管增生及扩张为正常的鳞状上皮,外观似小息肉,其病理改变和息肉相似;中期基质有纤维化及透明变性,表面仍为正常鳞状上皮,此时小结的外观较坚实;晚期的小结基质和中期相似,但表面上皮有增厚及角化,也可有棘细胞层增厚和角化不全,故外观色苍白。

【症状】

主要为声嘶,早期程度较轻,为声音稍"粗"或基本正常,仅用声多时感疲劳,时好时坏间歇性。以后逐渐加重,由间歇性发展为持续性,因声嘶演员不能唱歌或教师无法上课。

【检查】

喉镜检查见双侧声带前、中1/3交界处有对称性结节状隆起(图5-7-1/文末彩图5-7-1),病程短的早期小结是粉红色息肉状,病程长者则呈白色结节状小的隆起,表面光滑。发声时两侧的小结互相靠在一起使声门不能完全闭合。

【诊断】

主要依据症状,即较长时间的声嘶。喉镜检查见双侧声带前、中1/3交界处有对称性结节隆起。

【治疗】

1. **禁声** 早期声带小结通过禁声,让声带充分休息,可自行消失。儿童的声带小结多在青春发育期自行消失。

2. **药物** 中成药治疗,如金嗓散结丸等。

3. **手术** 经保守治疗无效者可在表面麻醉下经纤维(电子)鼻咽喉镜行声带小结切除,也可在全麻支撑喉镜下行喉显微手术将小结切除。术后应禁声2周,并用雾化吸入治疗。

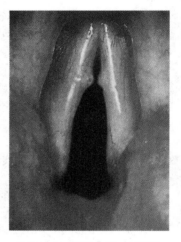

图5-7-1 声带小结(双侧)

第三节 声 带 息 肉

声带息肉(polyp of vocal cord)好发于一侧或双侧声带游离缘中1/3处,为半透明白色或粉红色表面光滑的肿物,是常见的引起声音嘶哑的疾病之一。

【病因】

多为发声不当或过度发声所致,也可为一次强烈发声之后所引起。所以本病多见于职业用声或用声过度的患者。也可继发于上呼吸道感染。

【病理】

本病主要的病理改变是声带的任克(Reinke)间隙发生局限性水肿,血管扩张或出血,表面覆盖正常的鳞状上皮。形成白色或粉红色的椭圆形肿物,病程长的息肉其内有明显的纤维组织增生或玻璃样变性。

【症状】

主要是较长时间声嘶,其程度与息肉大小及部位有关,通常息肉大者声嘶重,反之声嘶轻,息肉长在声带游离缘处声嘶明显,长在声带上表面对发声的影响小,广基的大息肉可引起失声。声带息肉巨大者可以堵塞声门引起吸气性喉喘鸣和呼吸困难。

【检查】

喉镜检查见一侧或双侧声带前、中1/3交界处有半透明、白色或粉红色的肿物,表面光滑。带蒂,也可广基。带蒂的息肉有时随呼吸上下活动。少数患者可出现整个声带弥漫性息肉样变。

【治疗】

诊断为声带息肉后应采用手术切除。手术方法有多种,可视息肉大小、部位等具体情况而定。常用的方法有局麻纤维(电子)鼻咽喉镜下切除术、全麻显微支撑喉镜下切除术。间接喉镜下切除术及直接喉镜下切除术已很少采用。

第四节 喉 关 节 炎

环杓关节炎和环甲关节炎总称喉关节炎(laryngeal arthritis)。

【病因】

引起全身其他部位关节炎症的病变也可使喉的关节发生炎症,如风湿病、类风湿病、痛风、喉软骨炎及喉外伤等均可引起环杓关节炎和环甲关节炎。

【临床表现】

1. **喉痛或咽喉异物感** 吞咽及讲话时加重,并可向耳部放射。

2. **声嘶** 由于环杓关节是司声带运动,环甲关节调节声带的张力,因此喉关节发生炎症时会有不同程度的声嘶。

【检查】

凡疑有喉关节炎者均应作喉镜检查、颈部触诊,必要时结合实验室检查。环杓关节炎时,喉镜下可见患侧的杓区黏膜肿胀、充血。间接喉镜下,用喉钳行杓区触诊时患侧杓区会有明显触痛。患侧声带运动可受限,严重者环杓关节固定,因而患侧声带也固定不动。

环甲关节炎时,喉镜下可见患侧声带松弛,如为一侧病变可出现声门偏斜,双侧环甲关节炎引起关节活动障碍,则双侧声带松弛,声门闭合时有梭形裂隙。颈部触诊时患侧环甲关节部位有触痛。实验室检查如为风湿病所引起则血沉会增快,如为类风湿病变,则类风湿因子阳性。

【诊断】

根据患者有喉痛、咽喉异物感及声嘶等临床症状,结合喉镜检查所见,即可作出诊断,必要时进行血沉、类风湿因子等辅助检查。

【治疗】

因风湿或类风湿引起的喉关节炎可用糖皮质激素治疗,如为细菌感染所致则应用抗生素治疗。有喉痛者可用水杨酸制剂或其他消炎镇痛类药物,如有环杓关节固定者可在喉镜下行杓状软骨拨动术,环甲关节炎时可施行环甲关节推拿治疗。

(周慧芳)

第八章　喉的神经性疾病

第一节　喉感觉神经性疾病

喉感觉神经性疾病有喉感觉过敏、喉感觉异常、喉感觉减退和喉感觉缺失等。喉部的感觉神经性障碍多伴有运动性障碍，单纯的感觉神经性障碍较少见。

（一）喉感觉过敏（laryngeal hyperesthesia）及喉感觉异常（laryngeal paraesthesia）

前者系喉黏膜对一般刺激的敏感度增强，如平时的食物与唾液等触及喉部时，常引起呛咳及喉痉挛；后者为自觉喉内瘙痒、烧灼、疼痛、干燥或异物感等异常感觉。多因喉部急、慢性炎症，长期嗜烟酒以及邻近器官的疾病通过迷走神经的反射所致；也常见于神经衰弱、癔症、贫血、更年期等患者，亦可发生于用声多的歌唱家、教师、销售人员等。

【临床表现】

自觉喉内不适、喉痒、灼痛、异物感，多以咳嗽、吐痰或吞咽动作试图清除分泌物，常有反射性呛咳。

【检查】

喉镜检查无明显异常表现。应注意梨状窝有无唾液潴积，环状软骨后部有无病变，以排除环后区、喉咽部肿瘤。

【治疗】

首先仔细检查，排除器质性病变。详细解释，消除患者的顾虑。查明病因，针对病因治疗。可酌情采用局部感应电疗法，作为暗示治疗，转移其注意力。

（二）喉感觉减退（laryngeal hypesthesia）及喉感觉缺失（laryngeal anaesthesia）

系喉上神经病变，常伴有喉肌瘫痪。分为中枢性和周围性两种：①中枢神经疾病，如脑出血、小脑后下动脉血栓、脑肿瘤、多发性硬化等；②周围神经疾病，可由铅中毒、颈部胸腔颅底肿瘤压迫或侵犯引起，还可因病毒、细菌等感染引起的神经炎等导致，也可由外伤或医源性损伤累及喉上神经内支所致。

【临床表现】

单侧喉感觉减退可无症状，或偶有呛咳。双侧受累者，由于喉黏膜感觉障碍导致声门反射性的闭合功能受损，易发生误吸，严重者可导致吸入性肺炎等严重并发症。

【检查】

喉镜检查通常无异常表现，用喉镜或探针触及喉黏膜时，可发现喉黏膜反射减退或消失。喉镜检查时应注意环后区、梨状窝区等部位，必要时结合头颅和颈部影像学检查结果，以排除肿瘤等其他病变引起喉的感觉异常。

【治疗】

病因明确者，应给予对因治疗。单侧病变或轻症者一般无需治疗，或接受吞咽功能的康复训练，饮食上建议以糊状黏稠食物为主，少用流质饮食。重症者可给予鼻饲饮食，预防误吸。亦可试用喉部感应电疗法，以促进喉感觉恢复。

第二节　喉运动神经性疾病

喉的运动神经疾病广义上指的是支配喉内肌群的运动神经传导通路受损导致声带运动障碍,狭义上是指喉返神经和喉上神经损伤所引起的喉肌功能障碍,也称为喉麻痹(laryngeal paralysis),又因为具体表现在声带的内收外展运动障碍,故多称为声带麻痹(vocal cord paralysis)。主要表现为声音嘶哑、呼吸困难、吞咽障碍等症状,影响患者生活质量,严重者甚至危及生命。

【病因】

喉运动神经麻痹的病因复杂,喉运动神经传导通路上的任何损害,都有可能导致其发生。病因主要分为中枢性损伤和外周性损伤。以外周性多见,由于左侧迷走神经与喉返神经行程较长,故左侧发病率较右侧高。

1. **中枢性**　喉运动神经元中枢位于疑核,而大脑皮层的喉运动中枢有神经束与双侧疑核相联系,每侧喉部运动均接受双侧皮层冲动支配,因此皮层病变引起的喉麻痹极为罕见。引起喉麻痹的中枢性病变有脑出血、脑外伤、帕金森病、延髓肿瘤、脑脊髓空洞症、小脑前下动脉血栓等,迷走神经颅内段受损也可引起喉麻痹。中枢性损害可分为上运动神经元和下运动神经元障碍。上运动神经元障碍常见疾病包括帕金森综合征、进行性核上性麻痹、多系统萎缩症、夏伊-德雷格综合征、假性延髓性麻痹、多发性硬化症、肌阵挛等。下运动神经元障碍常见疾病包括肌萎缩侧索硬化症、瓦伦贝格综合征(延髓背外侧综合征)、脊髓灰质炎后综合征等。

2. **外周性**　迷走神经出脑干后以及喉返神经至其支配喉内肌的行进通路上任意位置的损伤,都可导致喉麻痹。按病因性质可分为:①外伤:包括颅底骨折、颈部外伤、医源性外伤(如甲状腺手术、胸腔纵隔手术、侧颅底颈部手术等);②肿瘤:鼻咽癌、颈部转移性癌、甲状腺肿瘤、颈动脉体瘤等压迫或侵犯迷走神经、喉返神经,胸腔段喉返神经受主动脉瘤、肺癌、食管癌等侵犯压迫;③炎症:白喉、流感等传染病,重金属中毒、风湿病、麻疹、梅毒等均可能导致喉返神经周围神经炎。此外,不明原因导致的神经脱髓鞘病变也可导致特发性喉麻痹。

【临床表现】

外周性喉返神经损伤的临床表现与损伤性质、程度、病程有关,由于喉返神经损伤后,绝大多数病人均有不同程度的喉返神经自发性再生,即亚临床神经支配(subclinical reinnervation)。亚临床神经支配的不同程度决定了麻痹的声带所处的不同的位置及声带和声门的不同形态。临床上,喉麻痹主要分为单侧喉返神经麻痹、双侧喉返神经麻痹、喉上神经麻痹、特发性喉返神经麻痹、混合神经麻痹和联合神经麻痹。

1. **单侧喉返神经麻痹**　主要表现为不同程度的声嘶,可伴有呛咳、误吸,起病初期症状往往较重,之后多有减轻,通常不会产生呼吸困难。间接喉镜和电子喉镜下早期可见声带固定于旁正中位,这是由于内收外展肌均完全麻痹所致(图5-8-1)。后期可能仅为运动受限,或完全固定于旁正中位至正中位不等,发音时声门闭合不全(图5-8-2/文末彩图5-8-2),吸气时声带不能外展(图5-8-3/文末彩图5-8-3)。后期声带位置变化的机制是由于随着病程的延长,损伤程度较轻的部分患者,声带可能恢复正常运动。部分病人内收外展运动功能可获得部分恢复;部分患者

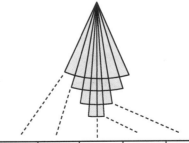

位置	完全外展	轻外展	正中位	旁中位	中间位
功能	深吸气	吸气	发声	耳语	发声困难
作用肌	外展肌	外展肌	内收肌	环甲肌	无
瘫痪肌	无	内收肌	外展肌	内收肌外展肌	全部
声门宽度(mm)	19	13.5		3.5	7

图5-8-1　声带位置与喉肌作用关系示意图

的损伤侧声带外展受限,但声带内收运动功能可获得一定程度的恢复,这是由于喉返神经的内收神经纤维数量是外展神经的 3 倍,自发性再生程度更好。上述不论是单纯的内收恢复或内收外展运动部分恢复,均称之为不完全性声带麻痹。部分病人声带运动无任何程度的恢复,完全固定不动,称为完全性声带麻痹,其又有 2 种类型,其一,神经损伤并不是很严重,声带由于存在较好的亚临床神经支配,声带内移固定于近正中位或正中位,加之健侧声带代偿内收超越,发音时声门闭合尚可,嗓音质量接近于正常或正常。另一种类型是神经损伤程度较重,损伤后喉返神经的自发性再生程度即亚临床神经支配程度较差,使声带固定于旁正中位至正中位不等,声带萎缩明显,喉镜下可观察到声带菲薄、弓形声带、声带缩短等。

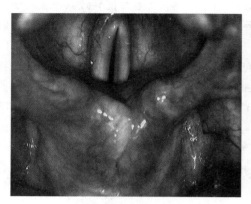
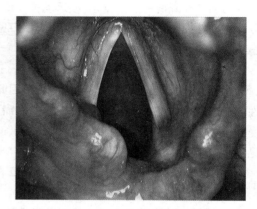

图 5-8-2   左侧喉返神经完全麻痹发音相   图 5-8-3   左侧喉返神经完全麻痹吸气相

2. **双侧喉返神经麻痹**   临床表现大多以呼吸困难为主要症状,伴有声嘶、呛咳。喉镜早期表现为双侧声带固定于旁正中位,此为双侧内收外展肌均麻痹之故(见图 5-8-1)。后期可以完全固定于旁正中至正中位不等,声门闭合程度不一,可以完全闭合,也可能完全不闭合,均属于完全性双侧声带麻痹。还可以表现为吸气时双侧声带不能外展或外展幅度减弱,发音时声带可内收,声门可闭合,此为不完全性双侧声带麻痹。后期的各种表现,其原因可能是病变主要累及双侧喉返神经外展支或外展支容易受损伤,或喉返神经损伤后内收神经容易恢复而外展神经则不易恢复。声带固定的位置取决于神经损伤性质、病程、损伤程度以及损伤后神经自发性再生程度。损伤早期,喉返神经外展和内收支均受损,使得声带固定于旁正中位;随着病程的延长,声带内收肌群更易获得神经再支配,故声带逐渐内移至正中位,此阶段患者可表现为声音嘶哑逐渐好转,而呼吸困难程度逐渐加重,若伴有上呼吸道感染等炎症,可导致窒息。因此,对于双侧喉返神经损伤的患者,虽然早期可无或呼吸困难甚轻,但随着喉返神经的自发性再生,声带逐渐内移至正中位,从而出现呼吸困难,甚至窒息,少部分患者首次出现呼吸困难的时间距喉返神经损伤发生的间隔可长达数年甚至数十年之久。

3. **喉上神经麻痹**   多为甲状腺手术等医源性损伤引起,表现为声带张力丧失,不能发高声,声音粗而弱,声时缩短。一侧麻痹时,因健侧环甲肌收缩,使环状软骨前缘向同侧旋转,其后缘向对侧旋转,故喉镜下见声门偏斜,前联合偏向健侧,后联合偏向病侧,声带皱缩,边缘呈波浪形,但外展、内收运动仍正常。两侧麻痹者,喉黏膜感觉丧失,易发生吸入性肺炎。

4. **特发性喉返神经麻痹**   指的是排除外伤、肿瘤等病因不明的喉麻痹,双侧病变罕见。起病较急,常有上呼吸道感染史,病理机制可能是神经脱髓鞘病变相关。临床表现同声带麻痹。

5. **混合神经麻痹**   指的是喉返神经和喉上神经同时损伤,症状表现为声嘶、高音无力,往往伴有呛咳。早期喉镜检查见患侧声带固定于中间位(见图 5-8-1),这是因为环甲肌、内收及外展肌均麻痹之故。后期声带位置决定于神经损伤后自发性再生的程度。喉肌电图检查提示喉返神经及喉上神经均有损害。

6. **联合神经麻痹**   喉返神经损伤同时伴有后组脑神经(舌咽神经、舌下神经、副神经)损伤,多为颅底或颈静脉孔区肿瘤、外伤或手术引起。临床表现除了喉返神经麻痹的症状体征外,可伴有后组脑神经麻痹的表现如软腭抬举无力、悬雍垂偏斜、伸舌偏斜,胸锁乳突肌、斜方肌萎缩等。

【诊断】

喉麻痹的诊断主要依据临床表现和相关辅助检查结果,应强调的是病史、体格检查、内镜及影像学检查是必不可少的。此外,相关实验室检查可以排除一些特殊原因导致的喉麻痹。听感知评估及嗓音声学参数分析有助于鉴别神经源性和功能性嗓音障碍。动态喉镜能够观察评估声带振动的特点。其他检查如高速摄影、超声、电视透视检查、磁共振检查也具有较大的诊断价值。而自发和诱发喉肌电图检查对诊断声带麻痹属于金标准,鉴别中枢还是周围神经损伤也很有价值。上述参数量化分析可记录疾病的状态和进展,判断病变程度、发展情况,指导选择治疗方案,评价治疗效果。

应明确导致喉麻痹的病因是中枢性还是外周性的神经损伤,进一步分析周围性神经损伤的原因,还需要与以下疾病相鉴别:

1. **杓状软骨脱位**　常有全麻气管插管手术史或颈部外伤史。喉镜检查可见患侧声带固定。两侧声带不在同一平面,两侧喉室不对称,患侧室带可有超越。频闪喉镜检查可见患侧声带黏膜波减弱或消失,运动幅度减弱等。喉部薄层 CT 可提示杓状软骨脱位。杓状软骨脱位患者的喉肌电图也可表现为喉返神经损伤特点,但程度甚轻。

2. **环杓关节炎**　多为全身性关节疾病的局部表现,如风湿性或类风湿性关节炎、痛风、强直性脊柱炎等;也可由喉炎、喉软骨炎等累及环杓关节,多见于链球菌感染;也可继发于急性传染病如伤寒、流感之后;放射治疗也可引起环杓关节炎。急性环杓关节炎较易诊断,喉痛、声嘶、杓状软骨区充血肿胀、发声时声门呈三角形裂隙是主要诊断依据,声嘶及呼吸困难视炎症程度和声带固定的位置而定。慢性环杓关节炎极似喉返神经麻痹,杓状软骨拨动及喉肌电图检查有助于鉴别诊断。

3. **环杓关节损伤**　多继发于喉外伤后,造成环杓关节的损伤,可表现为杓状软骨运动丧失,声带可呈外展位、旁正中位或中间位。频闪喉镜可见声带振动的对称性、周期性、振幅、黏膜波等均存在异常,喉肌电图基本正常。杓状软骨拨动时显示环杓关节固定、僵硬,活动度差。手术探查可发现关节水肿、关节面粘连。

4. **头颈部肿瘤**　下咽癌、颈段食管癌可侵及梨状窝、环后、杓区等部位,表现为杓区局部隆起,声带常表现为不完全麻痹。

5. **重症肌无力**　是最常见的神经肌肉接头疾病,如累及咽喉部肌肉,可表现为声嘶、发音无力、吞咽障碍等。此类患者症状的典型特点是晨轻晚重,休息后症状有所缓解。喉镜检查多表现为发声时声带运动减弱,声门闭合有裂隙,黏膜波减弱等。喉肌电图检查有重要的诊断价值。

【治疗】

总的治疗原则及目的是在明确病因的基础上,对因治疗,改善或恢复嗓音功能、解除呼吸困难、预防并发症。

（一）病因治疗

在明确喉麻痹病因的前提下,给予相应的治疗措施,积极解除病因。全身或局部给予神经营养药物如维生素 B_{12}、呋喃硫胺等,改善微循环药物,必要时给予激素治疗,可能对神经功能恢复有一定的效果。

（二）言语矫治

言语矫治适用于中枢性病变患者,通过一定的言语矫治方法,可一定程度上改善患者的嗓音质量。对于部分外周性单侧喉麻痹者,也有一定效果,即使对于最终需接受外科手术干预的患者,言语治疗也是等待阶段的有效手段,有利于患者的康复。

（三）外科治疗

外科治疗需关注以下几个问题:①声带麻痹在进行任何改变喉结构的手术治疗前应至少观察 6

个月,对于迷走神经损伤、颅底损伤、特发性声带麻痹甚至观察9个月以上,未恢复者方可进行手术;②手术方式的选择应根据病因、麻痹类型、病程、严重程度、患者的特殊需求、全身情况而定;③上述观察窗后仍有症状者且条件允许应首先尽早行喉返神经修复手术;④应及时处理声带麻痹引起的喉梗阻、误吸、呛咳等症状。

1. **单侧喉返神经麻痹**　对于明确的喉返神经损伤,经过对因治疗、药物治疗及观察无法恢复者,应首先考虑喉返神经修复手术。具体方法中,以颈袢主支或颈袢前根喉返神经吻合为首选,也可用颈袢分支喉返神经吻合术、喉返神经端端直接吻合术等。颈袢肌蒂、神经植入一般不单独采用。对于神经损伤病程超过3年者,颈袢喉返神经吻合手术的同时往往需要联合甲状软骨成形术Ⅰ型、杓状软骨内移等喉框架手术,以克服病程长单纯神经修复效果不够理想的不足。还可采用声带注射填充术,如自体脂肪及人工材料注射。喉框架手术也是治疗单侧喉返神经麻痹的较常用方法,包括杓状软骨内移术、甲状软骨成形术Ⅰ型以及上述两种术式的联合手术。杓状软骨内移术适用于声门后裂隙较大者,而甲状软骨成形术Ⅰ型则适用于弓形声带和声门前裂隙较大者。

2. **双侧喉返神经麻痹**　双侧声带麻痹的治疗非常棘手。治疗的目的和原则是解除呼吸道梗阻,尽可能保留发音功能。目前,临床上开展较多的手术治疗方式包括喉外或喉内径路杓状软骨切除声带外移术、CO_2激光杓状软骨切除或声带后端切断术、等离子射频杓状软骨切除术以及传统的气管切开术、气管造口术等,上述方法均以牺牲发音为代价,还易引起误吸。理论上,选择性喉返神经修复术是最为理想的方法。目前,可采用喉返神经内收、外展联合神经修复术,可理想地恢复声带的生理性吸气性外展和发音内收的运动功能。但此类术式复杂,手术技巧要求高,需严格掌握手术适应证,目前要求年龄60岁以内、病程1年以内的患者手术方可取得良效。

第三节　喉　痉　挛

喉痉挛(laryngeal spasm)系喉内肌反射性痉挛收缩,使声门部分或完全关闭而导致患者出现不同程度的呼吸困难甚至完全性的呼吸道梗阻。多见于2~3岁婴幼儿,也可见于成人。

【病因】

病因目前尚不完全清楚,可能和下列因素有关:①血钙过低。多发生于营养不良、体弱或佝偻病的儿童。此外,受惊、肠道寄生虫、便秘及腺样体肥大等可诱发此病。②OSAHS、咽喉反流等可诱发成年人喉痉挛发作。③全身麻醉管插管刺激。常发生于浅麻醉状态下以及麻醉未完全清醒状态下气管插管拔管后,插管、分泌物或血液直接刺激声带引起反射性喉痉挛,尤其常见于小儿上气道手术。④喉返神经异常再生。甲状腺、气管、食管等手术时造成喉返神经损伤,自然再生过程中,内收与外展神经轴突的错向生长,神经轴突的异常放电,可能与喉痉挛的发生相关。

【临床表现】

表现为突然发作性的吸气性呼吸困难和不同程度的喉喘鸣。轻者可表现为轻微吸气性喘鸣,重者甚至可出现完全性上呼吸道梗阻的表现,前者可迅速发展成后者。患者往往惊恐不安,出冷汗,面色发绀,窒息感,但多在深吸气后症状立即消失。发作持续时间短暂,仅数秒至数分钟,可反复发作或连续发作。发作时及发作后均无声嘶、发热等症状。由于患者就诊时喉痉挛症状多已缓解或消失,喉镜检查提示双侧声带的运动及声门闭合多无明显异常。

【诊断】

根据突然发病、骤然缓解,无发热及声嘶,仅有吸气性呼吸困难及喉喘鸣,喉镜检查无异常等多可作出诊断。但初次发病时,应注意与喉气管异物、先天性喉部畸形等引起的吸气性呼吸困难进行鉴别诊断。患者就诊时,应详细询问病史。异物病例常有明确异物吸入史。先天性畸形者,主要由于喉软骨过于软弱,出生后不久即有症状存在,多在白天发作,入睡后多有缓解或消失。除了喉镜检查是必需项目,影像学检查、喉肌电图检查对鉴别诊断也具有重要的意义。

【治疗】

喉痉挛目前无特殊有效的治疗方法。应避免诱发因素的刺激,加强患者的健康宣教。发作时患者应保持镇静,松解衣服,尽可能闭口用鼻做深吸气动作,也可小口慢啜热水,或吸入亚硝酸异戊酯等,有条件者也可吸入纯氧。小儿发病,可撬开口,让患儿做深呼吸,给氧。补充钙剂及维生素 D、鱼肝油,多晒太阳。腺样体与扁桃体肥大者,及早予以切除。麻醉拔管时,动作应轻柔,及时清理口咽部和气道内的分泌物,症状严重者可加深麻醉,紧急情况下可给予高频纯氧通气,必要时再次插管。

（郑宏良）

第九章 喉肿瘤

第一节 喉良性肿瘤

原发于喉部的良性肿瘤临床较少见,以喉乳头状瘤为主。依其来源可分为以下几种:(表5-9-1)

表5-9-1 不同组织来源的常见喉部肿瘤

肿瘤来源	肿瘤名称
上皮来源	乳头状瘤
血管来源	喉血管瘤
淋巴来源	淋巴管瘤
肌肉来源	横纹肌瘤
脂肪来源	脂肪瘤
腺体来源	多形性腺瘤
软骨来源	软骨瘤
神经来源	神经纤维瘤、神经鞘瘤

一、喉乳头状瘤

喉乳头状瘤(papilloma of larynx)是喉部最常见的良性肿瘤,可发生于任何年龄,但以10岁以下儿童多见,目前可分为儿童型及成年型喉乳头状瘤。儿童型好发于5岁前,儿童的乳头状瘤生长较快,常为多发性,极易局部复发并播散,但恶变较少,故又常被称为复发性呼吸道乳头状瘤(recurrent respiratory papillomatosis,RRP)。成年型多发于20~40岁,多为单发,有恶变可能。该病男女发病率差别不大,随年龄增长有一定自限趋势。

现多认为该病是由人乳头瘤病毒(human papilloma virus,HPV)所致,其中以HPV-6、11为主,其他较少见的有HPV-16、18、31、33等。儿童型喉乳头状瘤的发病可能与母亲生殖系统HPV感染有关,但目前尚未发现剖宫产可完全杜绝此病的发生。成年型喉乳头状瘤感染方式可能与幼年时HPV感染潜伏或不洁生活方式有关。喉乳头状瘤亦可能与喉的慢性炎性刺激及内分泌失调等因素有关。

喉乳头状瘤为来自上皮组织的肿瘤,为多层鳞状上皮及其下的结缔组织向表面作乳头状突出生长,一般呈单发或多发,为带蒂或广基粉红色分叶状新生物,易出血。光镜下可见肿瘤为指状或叶片状复层鳞状上皮聚集而成的上皮瘤,中心有丰富血管的结缔组织,乳头可出现二级或三级分支,可出现少量角化灶,有时可见明显的挖空细胞。肿瘤基底细胞可增生至上皮层中部,一般不浸润基底膜。儿童型喉乳头状瘤往往多部位生长,可超出喉的界限,在下咽部、气管多处出现,并可局部种植。严重者可在气管末端或左右支气管分叉处生长,有造成呼吸困难甚至窒息的危险。

临床表现为进行性声嘶,肿瘤较大者甚至失声,可伴有痰中带血,也可出现喉喘鸣及呼吸困难。由于儿童喉腔较小,肿瘤生长较快,且倾向于多发性,易发生喉阻塞。

喉镜检查可见肿瘤呈淡红或暗红色,表面不平,呈乳头状。成人病变一般为单发性,儿童多呈广基,多发性。肿瘤主要发生于声带,可向上波及室带、会厌,也可向下蔓延至声门下、气管。

目前以手术治疗为主,支撑喉镜下应用 CO_2 激光切除肿瘤是目前最常用且有效的方法之一,也有应用低温等离子切除喉乳头状瘤的报道。儿童型乳头状瘤手术有一定风险,应注意防范。有严重呼吸困难者,可考虑先行气管切开术;术中应注意检查下咽部、声门下区、气管和支气管有无乳头状瘤生长,避免遗漏。手术过程中注意轻柔操作,以免播散,并注意保护正常黏膜。儿童患者易复发,常需反复多次手术,术前应向病人家长说明清楚。

成人乳头状瘤多次复发者,要注意有癌变的可能。干扰素及中药等药物治疗有一定的疗效,在国内外有所开展,但其效果仍需评估。

二、喉血管瘤

喉血管瘤(hemangioma of larynx)比较少见,可发生于任何年龄。病理可分为毛细血管瘤和海绵状血管瘤 2 种类型,前者较为多见。毛细血管瘤由成群的薄壁血管构成,其间有少量结缔组织,多见于青少年,可发生于喉的任何部位,以声带者多见,可有蒂或无蒂;海绵状血管瘤由窦状血管构成,柔如海绵,暗红色,肿瘤一般不带蒂而漫布于黏膜下。

按发病时间可分为少年型和成年型。少年型者出生后数月内可发病,病灶多位于声门及声门下,导致呼吸困难和出血等,部分患儿还可并发其他部位血管瘤,常见于皮肤。成年型喉血管瘤常见于声门上,发生于声带附近可有嗓音的改变。喉血管瘤无症状者可暂时不治疗,症状明显者可根据肿瘤大小和生长部位采用冷冻、激光疗法或手术切除,体积较大或出血较多者,可考虑行气管切开术,如怀疑血管瘤,活检需谨慎。目前药物治疗有系统应用激素类药物,病灶内注射硬化剂等治疗。

三、喉纤维瘤

喉纤维瘤(fibroma of larynx)系来源于结缔组织的肿瘤,由纤维细胞及纤维束组成,血管较少,在喉部比较少见。症状依发生部位及肿瘤大小而有所不同。瘤体大小不一,小者仅如米粒,大者可阻塞呼吸道,引起喉阻塞症状。多发生于声带前中部,也可见于声门下区、室带或会厌,呈圆形或椭圆形,表面光滑,有蒂或宽基底,色灰白或淡红,质较硬,病变多发展较慢。主要症状为声嘶,发展缓慢,恶变较少。治疗以手术切除为主,小者可在间接喉镜或支撑喉镜下摘除,大者需行喉裂开术或颈侧切开术。

四、喉神经纤维瘤

喉神经纤维瘤(neurofibroma of larynx)不常见,多为单发,也可伴发于全身性神经纤维瘤病。起源于神经纤维,由受累的神经纤维、胶原纤维和施万细胞组成。好发于杓状会厌襞或室带等处,反复发生者有恶变的可能。发病初期多无明显功能障碍,主要症状为声音嘶哑,刺激性咳嗽,吞咽不适,肿瘤大者可出现喉阻塞症状。喉镜检查见圆形或椭圆形、表面光滑、有包膜的坚实肿物,可突入梨状窝或遮盖声门。喉部 CT 及 MRI 检查对明确神经纤维瘤的部位及范围有一定的诊断价值,确诊主要依靠病理检查。治疗以手术切除为主,小者可在间接喉镜或支撑喉镜下摘除,大者需行喉裂开术或颈侧切开术。

第二节　喉恶性肿瘤

喉恶性肿瘤是一类发生于声门上区、声门区及声门下区的恶性肿瘤的总称,是头颈部常见的恶性肿瘤,在呼吸系统肿瘤发病率中位列第二,仅次于肺癌。喉部恶性肿瘤男性较女性多见,96% ~98% 为鳞状细胞癌,其他病理类型少见,包括腺癌、基底细胞癌、淋巴肉瘤、纤维肉瘤、软骨肉瘤、恶性淋巴瘤等。

一、喉癌

【流行病学】

喉癌(laryngeal carcinoma)多发于 50~70 岁男性,由于近年来烟草消费的低龄化,喉癌的发病年龄有降低趋势。女性吸烟人数的增加也使女性的患病率不断增加。喉癌的发病有明显的地域性特点,全球范围内,以中欧、东欧、古巴、西班牙及乌拉圭发病率较高,可能与其较高的吸烟率有关,2008年 WHO 统计我国喉癌发病率(年龄标准化)男性为 2.2/10 万,女性为 0.5/10 万,死亡率男性为 1.2/10 万,女性为 0.4/10 万。我国东北和华北地区的发病率较高。

【病因】

喉癌的病因迄今仍不明确,目前认为是多种致癌因素协同作用的结果。

绝大多数的喉癌患者都有长期的吸烟或饮酒史,吸烟为喉鳞状细胞癌重要的独立危险因素之一,烟草可使呼吸道纤毛运动迟缓或停止,黏膜充血水肿,上皮增生和鳞状上皮化生,成为致癌的重要基础,喉癌的发病率与每天吸烟的量和吸烟的总时间成正比,长期被动吸烟亦可致癌。烟草可显著增加声门癌发生的相对危险性。而饮酒可明显增加声门上癌的发生率,当吸烟同饮酒联合存在时可产生倍增效应。

人乳头状瘤病毒(HPV)是喉乳头状瘤的病原体,HPV-16、18 可能在喉癌的发生中起到一定作用,但其机制尚未确定。

多环芳烃、粉尘、芥子气等空气污染及石棉等职业暴露与喉癌有一定关系。咽喉反流近年来得到重视,长期胃酸刺激可能与喉癌相关。

喉癌发生的其他危险因素包括:营养因素缺乏、性激素代谢紊乱及遗传易感性等。

【病理】

喉的癌前病变是一类具有较高恶变倾向的病理改变,包括喉角化症、喉白斑病(图 5-9-1/文末彩图 5-9-1)、成年型慢性肥厚性喉炎及成年型喉乳头状瘤等。上皮细胞的异常增生是癌前病变的主要病理学特征,表现为细胞多态性、去极化、核形不规则、核分裂象增多等,依据 2017 年 WHO 标准,癌前病变异型性分为高度和低度两个级别。

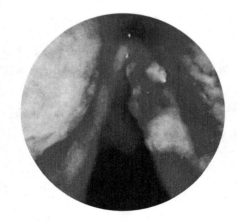

图 5-9-1　喉白斑病

原位癌为局限于上皮层发生的癌,基底膜完整,是最早期的喉癌。光镜下角化珠形成并且侵袭性生长是鳞状细胞癌的特征,侵袭表现为穿透基底膜,向下方组织蔓延,伴有细胞外基质沉积、纤维结缔组织形成、新生血管等间质反应。免疫组化显示癌细胞表达角蛋白、波形蛋白等上皮性标志,电镜下可见细胞间桥及张力丝等。喉鳞状细胞癌依据角化珠、细胞间桥、病理性核分裂象和细胞的分化程度等分为高、中、低三个级别。发生于喉的转移癌较为少见,晚期下咽癌及甲状腺癌可累及喉腔。

喉癌的大体病理可分为 4 型:

1. **溃疡浸润型**　肿瘤组织稍向黏膜表面突出,可见向深层浸润的凹陷溃疡,边界多不整齐,界限不清。

2. **菜花型**　肿瘤主要呈外突状生长,呈菜花状,边界清楚,一般不形成溃疡。

3. **结节型或包块型**　肿瘤表面为不规则隆起或球形隆起,多有较完整的被膜,边界较清楚,很少形成溃疡。

4. **混合型**　兼有溃疡和菜花型的外观,表面凹凸不平,常有较深的溃疡。

【扩散转移】

根据解剖部位,喉癌可分为声门上癌、声带癌(图5-9-2/文末彩图5-9-2)及声门下癌。在胚胎发育上,声门上区结构来源于口咽胚基,声门区及声门下区来源于喉气管胚基,这导致两个区域有不同的纤维筋膜组织结构及淋巴引流,声门区双侧也是两个相对独立的区域。这种胚基发育的不同来源,成为喉癌治疗中行喉部分切除的肿瘤学基础。

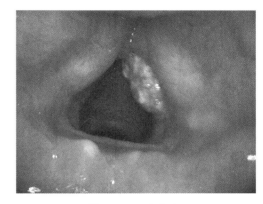

图5-9-2　声带癌

喉癌的扩散和转移与其原发位置、分化程度及肿瘤的面积等关系密切,其途径有:

1. **直接扩散**　声门上喉癌可经会厌软骨上的血管和神经小孔或破坏会厌软骨,向前侵犯会厌前间隙、会厌谷,向上侵犯舌根,向下可侵犯至杓状会厌襞、室带、喉室甚至梨状窝等。声带癌多原发于声带前、中1/3交界处,可越过前联合达对侧声带,向后侵犯环杓关节影响声带运动,向上累及喉室及室带,向深部侵犯声门旁间隙,并累及下咽部等结构,晚期甚至可破坏甲状软骨突出于喉外。声门下癌可向下直接侵犯气管,向前外可穿破环甲膜至颈前肌层,向两侧侵及甲状腺,向后累及食管前壁。

2. **颈淋巴转移**　与肿瘤的原发部位、分化程度及患者对肿瘤的免疫力密切相关,肿瘤原发部位淋巴管丰富、肿瘤分化差、患者免疫力低,则颈部转移率高。喉癌的淋巴结转移以颈深上淋巴结居多,其次为颈深下淋巴结,声门上区的淋巴管丰富,故声门上癌的淋巴结转移较常见,由于声门区弹力圆锥的限制及缺乏淋巴引流,故声门癌较少出现淋巴结转移,声门下癌及声门癌侵犯声门下者可转移至喉前淋巴结及气管旁淋巴结,后者与气管造瘘口复发癌有密切的关系。喉癌患者有无颈淋巴结转移对其预后有着重要影响。

3. **血行转移**　喉癌的血行转移少见,可发生于疾病的晚期。最常见的转移部位为肺,其次为肝、骨和肾等。

附：　喉腔恶性肿瘤的 TNM 分类

【分区分期】

根据癌肿的生长范围和扩展的程度,按国际抗癌联盟(UICC)2017 年第 8 版公布的 TNM 分类分期方案如下:(表5-9-2)

1. **喉的分区**

(1)声门上区(两个亚区):

1)喉上部(包括边缘区):舌骨上会厌(包括会厌尖、舌面和喉面)、杓状会厌襞、杓状会厌襞喉面、杓状软骨。

2)声门上部(不包括喉上部):舌骨下会厌、室带、喉室。

(2)声门区:声带、前联合、后联合。

(3)声门下区:声带下缘至环状软骨下缘。

2. **T(tumor)分级**　判断原发肿瘤情况。

T_x　原发肿瘤不能估计。

T_0　无原发肿瘤证据。

Tis　原位癌。

3. **N(nodes)分级**　判断区域淋巴结(颈部淋巴结)侵犯情况。

有皮肤受累或伴有深层固定、累及肌肉或相邻结构的软组织受侵,或出现神经受侵表现者,归为临床上的淋巴结外侵犯。中线淋巴结被视为同侧淋巴结。

4. **M(metastasis)分级**　判断是否有远处转移。

表 5-9-2　喉腔恶性肿瘤的 TNM 分类

声门上癌		
	T_1	肿瘤局限于声门上区的一个亚区,声带运动正常
	T_2	肿瘤侵犯声门上区两个亚区或侵及声带或声门上以外区域的黏膜(如舌根、会厌谷、梨状窝内侧壁),声带未固定
	T_3	肿瘤局限在喉内,伴声带固定和(或)侵犯下列任何部位:环后区、会厌前间隙、声门旁间隙和/或甲状软骨内板
	T_{4a}	肿瘤穿透甲状软骨板和(或)侵及喉外组织,如气管,包括深部舌外肌在内的颈部软组织、带状肌、甲状腺、食管
	T_{4b}	肿瘤侵及椎前间隙,包绕颈动脉,或侵及纵隔结构
声门癌		
	T_1	肿瘤局限于声带(可侵犯前联合或后联合),运动正常
	T_{1a}	肿瘤局限于一侧声带
	T_{1b}	双侧声带受累
	T_2	肿瘤向声门下和(或)声门上侵犯,和(或)伴声带运动受限
	T_3	肿瘤局限在喉内,伴声带固定,和(或)侵犯声门旁间隙,和(或)甲状软骨内板
	T_{4a}	肿瘤穿透甲状软骨板和(或)侵及喉外组织,如气管,包括深部舌外肌在内的颈部软组织、带状肌、甲状腺、食管
	T_{4b}	肿瘤侵及椎前间隙,包绕颈动脉,或侵及纵隔结构
声门下癌		
	T_1	肿瘤局限于声门下区
	T_2	肿瘤侵及声带,声带运动正常或受限
	T_3	肿瘤局限于喉内,伴声带固定
	T_{4a}	肿瘤侵及环状软骨或甲状软骨板和(或)侵及喉外组织,如:气管,包括舌外肌在内的颈部软组织、带状肌、甲状腺、食管
	T_{4b}	肿瘤侵及椎前间隙,包绕颈动脉,或侵及纵隔结构
区域淋巴结(颈部淋巴结)		
	N_X	区域性淋巴结有无转移无法评估
	N_0	无区域性淋巴结转移
	N_1	同侧单个淋巴结转移,最大直径≤3cm,无淋巴结外侵犯
	N_{2a}	同侧单个淋巴结转移,最大直径>3cm,但≤6cm,无淋巴结外侵犯
	N_{2b}	同侧多个淋巴结转移,最大直径均≤6cm,无淋巴结外侵犯
	N_{2c}	双侧或对侧淋巴结转移,最大直径均≤6cm,无淋巴结外侵犯
	N_{3a}	同侧或对侧淋巴结转移,最大直径>6cm,无淋巴结外侵犯
	N_{3b}	单个或多个淋巴结转移,伴有临床上的淋巴结外侵犯
远处转移		
	M_0	无远处转移
	M_1	有远处转移
喉癌分期		
	0 期	$TisN_0M_0$
	Ⅰ 期	$T_1N_0M_0$
	Ⅱ 期	$T_2N_0M_0$
	Ⅲ 期	$T_3N_0M_0$,$T_1N_1M_0$,$T_2N_1M_0$,$T_3N_1M_0$
	ⅣA 期	$T_{4a}N_0M_0$,$T_{4a}N_1M_0$,$T_1N_2M_0$,$T_2N_2M_0$,$T_3N_2M_0$,$T_{4a}N_2M_0$
	ⅣB 期	$T_{1\sim4}N_3M_0$,$T_{4b}N_{1\sim3}M_0$
	ⅣC 期	$T_{1\sim4}N_{1\sim3}M_1$

【临床表现】

1. **声音嘶哑**　是喉癌尤其是声带癌的典型表现,声门上癌及声门下癌向声门区生长时也可出现声音嘶哑。造成声音嘶哑的原因:一方面为癌肿本身的占位效应影响声带震动和声门闭合,另一方面为杓状软骨、声门旁间隙、环后区喉内肌或喉返神经受侵犯,从而导致声带运动障碍造成。声带癌早期即可出现发音易倦及声音嘶哑,部分患者可因对侧声带的代偿而出现症状的暂时性缓解,晚期患者仅可发出类似耳语的气流声,甚至失声。声门上癌及声门下癌由于对共鸣腔的影响可出现音色、音质的改变,发声疲劳等特殊的症状。故凡是 40 岁以上、声音嘶哑超过 2 周并伴有吸烟或饮酒史的患者,需仔细行喉镜检查。

2. **咳嗽、疼痛、咽喉不适、异物感、血痰或咯血**　为喉癌的非特异性症状,上呼吸道的肿瘤由于对正常黏膜的刺激,可引起咽喉部不适感及异物感,导致刺激性咳嗽。声门下癌早期症状不明显,常规喉镜检查不易发现,出现呼吸困难时才引起注意,因此需在纤维(电子)鼻咽喉镜下仔细检查。癌肿对深部组织的浸润或表面溃疡合并感染等可引起疼痛感,晚期喉癌可出现持续性的放射痛如放射性耳痛。当血管受侵犯或肿瘤自身破溃时可出现痰中带血及咯血,极罕见的病例会因喉上动脉等大血管受侵犯出现严重的出血,可因大出血而死亡。

3. **进食呛咳**　多由于肿瘤影响环杓关节运动所致,吞咽时环杓关节的内收运动对气道保护有着重要作用,当肿瘤直接侵犯此关节,或侵犯喉返神经及喉内肌影响其运动时,都可出现不同程度的呛咳,症状可由于健侧环杓关节的代偿而有所缓解。声门上癌尤其是会厌癌,可因其占位效应影响吞咽动作中各肌群的协调运动而出现呛咳。对于高龄患者来说,严重的呛咳可导致吸入性肺炎。

4. **呼吸困难**　声门区为上呼吸道最狭窄的部位,声带癌的肿瘤占位可影响患者呼吸,若对侧声带活动正常一般可代偿,当肿瘤进展到一定程度,对侧声带失代偿时,导致声门区空间狭窄,患者可表现出呼吸困难。声门上癌及声门下癌在肿瘤较大时,同样影响患者的呼吸。需要注意的是:当肿瘤合并感染导致其充血水肿、声门上癌的脱垂遮盖喉入口时,可导致患者出现急性上呼吸道阻塞症状,甚至危及生命,需急诊处理。环杓关节、喉返神经及喉内肌受侵犯影响声带的外展运动,可加重患者呼吸困难的症状。

5. **吞咽困难**　多见于晚期的声门上癌,多因其阻挡效应及影响吞咽运动所导致。晚期喉癌侵犯梨状窝甚至食管入口等,也可导致进行性吞咽困难,并多伴有呛咳。

6. **颈部包块**　肿瘤可突破喉体侵犯肌肉、甲状腺等颈前软组织,部分高度恶性的晚期肿瘤可突破皮肤呈外生样生长。转移的淋巴结可在颈侧区扪及,可为质韧、无痛的结节,可以在原发肿瘤的同侧、对侧或双侧颈部,单个也可以多个,成串排列或融合成块。远处转移的癌肿出现相应部位的占位症状,晚期患者可出现恶病质。

跨声门癌(tranglottic cancer)又称贯声门癌,原发于喉室,跨越声门上区及声门区两个解剖区域,以肿瘤广泛浸润声门旁间隙为特点,多呈黏膜下生长,黏膜表面相对完整,且肿瘤深在隐蔽于喉室内不易显露,喉镜及病理检出率低,可能反复多次活检而未能确诊。早期症状多不明显,仅表现为不明原因声嘶、声室带肥厚等,需引起注意。当出现明显声嘶时,常已有声带固定,癌可经声门旁间隙向外侵及甲状软骨翼板和外下方的环甲膜,向前累及甲状软骨,向后达梨状窝。目前 UICC 等对其临床分型尚未确定。

【检查及诊断】

早期诊断、及时治疗是提高喉癌生存率的关键。凡年逾 40 岁,有声嘶或其他喉部不适超过 2 周以上者,或伴有吸烟或饮酒史者,都必须重视并仔细检查喉部,有时甚至需做多次复查,以避免漏诊。

1. **喉镜检查**　喉镜检查是喉癌形态学诊断的重要方法,范围应包括舌根、会厌舌面、会厌缘、会厌喉面、双侧杓状会厌襞、杓状软骨、杓间区、室带、喉室、声带、双侧梨状窝、环后区、下咽后壁、声带运动等方面。注意有无肿块、溃疡、隆起,声带运动是否受限等。间接喉镜常由于患者咽反射敏感或会厌形态结构变化无法仔细观察,此时则需纤维(电子)鼻咽喉镜进一步检查,如与动态喉镜结合,可进一步观察声带振动情况,若与窄带成像技术结合,可清晰显示黏膜表面微小病变,有利于早期喉癌的发现。

2. **触诊**　注意喉体形态、活动度是否正常,有无触痛,颈前软组织和甲状腺有无肿块,颈部淋巴结是否肿大等。

3. **CT 增强扫描和 MRI 检查**　CT 增强扫描可以明确喉癌的侵犯范围,可发现喉部软组织肿物被强化,声门旁间隙、会厌前间隙、声门下区、喉外颈部的结构形态变化,喉软骨是否破坏,并发现病变向周围组织侵犯,颈部转移淋巴结等阳性体征。MRI 对软组织显示更加明确,但不作为术前常规检查,在判断血管及软组织结构受累情况时可选择使用。

4. **PET-CT 检查**　对于复发或怀疑远处转移的患者,有条件时可行此检查。在显示新陈代谢细微变化的同时显示解剖细节,可以发现同期或转移病灶,并可提示肿物性质。

5. **病变组织活检**　是喉癌确诊的金标准,活检可在间接喉镜、纤维(电子)鼻咽喉镜或直达喉镜下进行。需要注意的是有时活检病理报告的结果为坏死组织、不典型增生等,如临床高度怀疑恶性,应反复活检,因为黏膜下生长的喉癌,有时难以首次即取到肿瘤组织。

【鉴别诊断】

1. **喉结核**　主要症状为喉部疼痛和声嘶。发声低弱,甚至失声。疾病晚期患者可出现剧烈喉痛,常妨碍进食。喉镜检查见:喉黏膜苍白水肿,有表浅溃疡,上覆有黏脓性分泌物,偶见结核瘤呈肿块状。胸部 X 线检查,多伴有进行性肺结核。喉部活检可作鉴别。

2. **喉乳头状瘤**　病程较长,可单发或多发,肿瘤呈乳头状突起,病变限于黏膜表层,无声带运动障碍。由于成人喉乳头状瘤易恶变,需活检鉴别。

3. **喉淀粉样变**　并非真性肿瘤,是由于慢性炎症、血液和淋巴循环障碍、新陈代谢紊乱而引起的喉组织的淀粉样变。主要表现为声嘶。检查可见声带、喉室或声门下区的暗红色肿块,表面光滑、病理检查易于鉴别。

4. **喉梅毒**　患者可出现声嘶,喉痛较轻。喉镜检查见:病变多见于喉的前部,黏膜红肿,常有隆起的梅毒结节和深溃疡,组织破坏较重,愈合后瘢痕收缩粘连,致喉畸形。血清学检查及喉部活检可确诊。

【治疗】

喉癌的治疗手段包括手术、放疗、化疗及生物治疗等,目前多采用以手术为主,辅助放化疗的综合治疗方法。

肿瘤切除应该遵循肿瘤外科原则来进行:

1. 安全范围内肿瘤整体切除,手术在肿瘤的外围进行,达到外科临床根治。

2. 合理采用手术术式,并利用邻近或远处组织器官修补喉腔组织缺损,重建上呼吸消化道的连续性和完整性。

3. 尽可能保全喉腔吞咽保护、发声和呼吸的生理功能,提高患者的生存质量。

喉癌的手术包括支撑喉镜下切除、各种喉部分切除术和喉全切除术,根据肿瘤的位置、范围、患者的年龄以及全身情况等因素综合考虑术式的选择。近年来,随着喉外科的发展,喉部分切除术被广泛采用及改良,喉癌的切除术式主要包括以下几种:

1. **支撑喉镜下激光手术**　一般使用二氧化碳激光,经口腔在支撑喉镜下实施手术。适用于癌前病变及可充分暴露的 Tis、$T_1 \sim T_2$ 声带癌及 $T_1 \sim T_2$ 声门上癌,其手术时间短,损伤小,术后嗓音恢复好,并发症较少,且保留有二次补救性手术切除的机会。但该术式对喉癌深部边界的判断难度较大,且经口操作,暴露及切除有一定的局限性,因此,应严格把握该手术的适应证。

2. **喉部分切除术**

(1) 喉裂开术:用于声门癌(Tis,T_1)无法在支撑喉镜下手术者。

(2) 喉垂直侧前位部分切除术,由声带切除术发展而来,适用于 T_1、T_2 声带癌及部分经过严格选择的 T_3 声带癌。切除的范围可包括患侧的声带、喉室、声门下部分黏膜、声门旁间隙、前联合,对侧声带前部,多用会厌,室带及胸骨舌骨肌筋膜修补。

（3）垂直半喉切除术:适用于累及声门上区或声门下区的声门癌,包括 T_1、T_2 及部分 T_3 声带癌,部分 T_1、T_2 声门下癌。切除的范围在喉垂直侧前位部分切除术的基础上,向下可扩展至声门下更多黏膜,向上可扩展至室带及杓状软骨表面黏膜。由于喉内黏膜缺损较大,可采用带蒂颈前肌筋膜修补缺损。

（4）水平半喉切除术:适用于 T_1、T_2 及部分 T_3 声门上癌,切除范围包括会厌、会厌前间隙、杓状会厌襞等;如果肿瘤的病变范围较大,可扩大至杓状软骨黏膜和室带等。甲状软骨上部也一并切除,残喉多上提固定于舌骨,将舌瓣下拉修补黏膜缺损,也可切除舌骨,将残喉上提固定于舌根。

（5）喉次全切除术:又称喉大部分切除术,由上述几种方式发展而来,适用于 T_2、部分 T_3 及 T_4 声门上癌及声带癌。包括水平加垂直部分切除术,又称 3/4 喉切除术,适用于 T_3 声门上癌累及一侧杓状软骨,该侧声带固定,也适用于部分声带癌向上侵犯杓状会厌襞等,在水平半喉切除的基础上扩大切除同侧的喉室、声带、声门旁间隙、部分声门下黏膜及相应的甲状软骨等。有喉环状软骨上喉部分切除环-舌骨-会厌固定术（supracricoid partial laryngectomy with cricohyoidoepiglottopexy,SCPL-CHEP）、喉环状软骨上喉部分切除环-舌骨固定术（supracricoid partial laryngectomy with cricohyoidopexy,SCPL-CHP）、Tucker 喉近全切除术、Pearson 喉近全切除术等。

3. 喉全切除术 适用于不适合行喉部分切除术的 T_3、T_4 喉癌,放射治疗失败或复发癌、喉部分切除术后功能不良难以纠正者以及部分体质较差的高龄患者等。切除范围包括自舌骨至第 1 气管环的整个喉体,仅保留环后及梨状窝处黏膜重建咽腔,将气管的断端在颈前行气管造瘘,永久带管。

手术切缘的安全性直接影响肿瘤的复发及预后,声门型喉癌手术切除时应保留 3mm 以上的安全界,声门上型喉癌应保留 5mm 以上的安全界,可在手术中进行切缘病理检查,以保证切缘安全。对于喉部分切除术后的缺损,可根据实际需要采用颈前带状肌肌筋膜瓣(如单蒂或双蒂胸骨舌骨肌肌筋膜瓣、双蒂接力肌甲状软骨膜瓣)、颈阔肌皮瓣、胸锁乳突肌锁骨骨膜瓣和会厌下移等单独或联合应用进行修复,以重建喉功能。

保留发音功能或重建的手术及发音的方法有:喉次全切环咽吻合术(Arslan 手术)、残余喉腔黏膜的发音管成形术、气管食管发音钮、人工喉和电子喉及食管音等。以此解决患者失去发音功能所带来的心理及生理上的巨大影响,提高生存质量。

喉癌常有颈淋巴结转移,因此颈淋巴结清扫术是喉癌手术的重要组成部分,喉癌颈部淋巴结转移有一定规律性,转移癌沿淋巴引流方向从近处转移至远处淋巴结,依据颈淋巴结转移状态和喉原发癌 T 分期的不同采取不同的颈清扫策略,手术包括根治性颈清扫术、改良根治性颈清扫术、扩大颈清扫术,超选区性颈淋巴清扫术及择区性颈清扫术。

喉癌切除术后的并发症包括嗓音质量下降、进食呛咳、咽瘘、喉瘘、感染、出血、终生佩戴气管套管等。喉复发癌挽救手术后的并发症相对出现较多,其中最主要的并发症是切口感染及由其导致的其他后果如咽瘘和颈部大血管破裂等。对喉癌治疗后复发实施挽救手术时应当有充分的应对和处理可能出现的各种并发症的思想和技术准备。

除手术外,喉癌的治疗还包括放疗、化疗和生物治疗。

1. 早期喉癌可考虑行单纯根治性放疗。

2. 中、晚期喉癌可做计划性术前和(或)术后放射治疗,必要时加化学治疗。

3. 晚期喉癌可行姑息性放疗。

放疗适用于有手术禁忌证的患者、广泛病变的术前控制、手术切缘不充分的补充治疗等。对部分早期喉癌及低分化、未分化癌可作为首选治疗措施,可分为根治性放疗、计划性术前和术后放疗、姑息性放疗。根治性放疗依据患者不同的临床分型分期,给予原发灶及受侵淋巴结早期病灶的放射总量应≥63Gy,中晚期病灶≥70Gy。术前放疗给予放射总量 40～50Gy,2～3 周后手术,术后 4～6 周内进行放疗,原发灶给予 60～66Gy,颈部受侵区域 60～66Gy,未受侵区域 44～64Gy。目前较常用的为术后放疗,其指征为手术切除不够安全,淋巴结转移,喉邻近神经、软骨受侵,或颈部软组织受侵等。

化疗可作为辅助治疗及姑息治疗使用,随着化疗的进展,目前分为诱导化疗、辅助化疗和姑息化疗等多种方法,以铂类药物为基础,行单药或者联合药物治疗,如顺铂单药、西妥昔单抗及卡铂/5-Fu 等。

生物疗法尚在实验研究阶段,还需继续探索。

【预后】

声带癌的 5 年生存率在 80% ~85%,声门上癌为 65% ~75%,声门下癌最差,约为 40%。

影响预后的因素包括:肿瘤的原发部位、TNM 分期,患者年龄、体质,手术并发症,肿瘤切缘是否安全,是否有转移淋巴结,DNA 倍体形成等。

二、其他类型的喉恶性肿瘤

1. **疣状癌** 1948 年 Ackerman 首次将疣状癌作为独立的实体瘤从鳞状细胞癌中划分出来,并予以命名为 Ackerman 瘤。疣状癌是一种非转移性的高分化鳞状细胞癌,以外生性、疣状缓慢生长和边缘推压为特征,多见于高龄患者,吸烟、酗酒的男性居多。常发生于口腔、会阴、宫颈,而在喉部少见。在头颈部,喉疣状癌占喉恶性肿瘤的 1% ~4%,多发生于声带,但也可发生于鼻窦、头皮、鼻咽部和食管等部位,以反应性淋巴结增大为其特点,不出现颈部及远处转移。症状与喉鳞状细胞癌类似,临床表现以进行性声嘶、喉部疼痛为主,晚期可伴有吞咽、呼吸困难。检查可见边界清楚的广基疣状肿瘤,质地较硬。病理可见肿瘤由分化良好的角化性鳞状上皮和纤维血管中心构成,少有核分裂象。疣状癌需与寻常疣、喉乳头状瘤、高分化鳞状细胞癌、假性上皮瘤样增生等喉良恶性肿瘤相鉴别。典型的疣状癌通过外科手术治疗,预后较好,局部复发是其常见的特点,因此切除的范围和深度要足够。在切除肿瘤的基础上应尽量保留喉功能,从而提高患者的生活质量。对于 T_1 期病变,支撑喉镜下 CO_2 激光手术是保留喉功能和控制局部复发的有效手段;对于 T_2 期及以上病变,喉部分切除术是主要的术式,除非有明确的颈部转移证据,一般不主张行颈清扫术。目前对是否放疗尚无统一认识,多数学者认为放疗对疣状癌的局部控制较传统的喉鳞状细胞癌差而不主张放疗,除非晚期病变和全身条件较差的患者。若不治疗,肿块可破坏邻近组织,甚至破坏骨性结构,从而危及患者生命。需注意的是,部分疣状癌混合有传统的鳞状细胞癌,称为杂交瘤,具有转移的潜能。

2. **乳头状鳞状细胞癌** 多认为与成人型喉乳头状瘤有关,以外生乳头状生长和预后良好为特点。声音嘶哑和呼吸困难是其最常见的症状,外科手术切除多可获得良好的预后。

3. **基底样鳞状细胞癌** 是一类以侵袭性、进展性为特点的鳞状细胞癌,常与腺样囊性癌相混淆,多见于高龄、男性患者,常发生于声门上区,表现为颈部包块、声嘶、吞咽困难、疼痛等,还见于喉其他部位及口、咽、鼻和肛门等处。检查可见中央溃疡的肿块,伴有黏膜下结节。镜下见基底细胞与鳞状细胞两种成分。预后多不佳。患者还易患多原发癌,可同时或先后伴发上呼吸消化道鳞癌、小细胞癌、黏液表皮样癌以及慢性淋巴细胞性白血病、结肠前列腺腺癌等。

4. **其他混合型鳞状细胞癌** 亚型包括梭形细胞癌、腺鳞癌等。

梭形细胞癌,组织学兼有明确的原位癌或浸润性鳞癌与梭形及多形细胞成份混合存在。临床上罕见,发生于喉部者更为少见。可发生在喉的任何部位,但以声带居多。确诊主要依据免疫组织化学检查。术前喉部 CT 检查对病情诊断有重要参考价值,对手术也有指导作用。治疗以放疗和手术为主。预后不佳,一般很少转移。

5. **喉上皮源性来源的恶性肿瘤** 包括:黏液表皮样癌、腺样囊性癌、类癌等。喉上皮源性来源的恶性肿瘤。

(1)黏液表皮样癌(mucoepidermoid carcinoma):是来源于唾液腺的恶性肿瘤,在唾液腺肿瘤中的比例约为 5% ~10%。发生于喉部的黏液表皮样癌十分少见,其来源为小唾液腺上皮细胞,多发生于中老年男性,可有声嘶及呼吸困难等症状。X 线、CT 可作为常规检查方法,但检出率不高,病理学检查为其诊断的金标准。其对放疗不敏感,故手术切除仍是目前治疗黏液表皮样癌的首选方法。

（2）腺样囊性癌（adenoid cystic carcinoma）：又名圆柱瘤,多发生于唾液腺,常侵犯神经,喉部很少见。可发生于任何年龄,以中老年多见,无明显性别差异。因肿瘤生长缓慢,早期可无临床症状,或仅表现为无痛性肿块,继而出现渐进性的呼吸困难。影像学检查包括 X 线、超声、CT 及 MRI,对高度疑似患者可行 PET-CT 检查。首选的治疗方法是手术切除配合术后放疗,其效果及术后 5 年生存率明显优于单独手术或放疗。

（3）类癌（carcinoid）：又称嗜银细胞瘤,是起源于胃肠道的一种恶性肿瘤,喉部类癌十分罕见。可出现声嘶、吞咽痛、喉异物感、喉痛等症状。治疗以手术切除为主。

6. **软骨肉瘤**　是喉部最为常见的非上皮源性恶性肿瘤,主要来自骨化的透明软骨,常累及环状软骨,其次为甲状软骨,临床早期不易发现,当肿瘤较大可引起声嘶及呼吸困难等,软骨肉瘤的术前病理较难获得,CT 及 MRI 有一定诊断意义。相对于其他部位的软骨肉瘤,其本身生长较为缓慢,远处转移率低,通过手术治疗预后相对较好。喉的骨肉瘤较为罕见,多来自于喉的软组织,而非支架组织,预后较差。

7. **原发的喉部非霍奇金淋巴瘤**　临床罕见,而转移性淋巴瘤则相对常见,多发生于声门上区。大多数原发的喉部非霍奇金淋巴瘤为 B 细胞淋巴瘤,尤其是弥漫性大 B 细胞淋巴瘤和 MALT 型结外边缘区 B 细胞淋巴瘤。症状多为咽部不适、声嘶、咽痛,确诊需病理诊断,放疗是首选治疗方法。

8. **其他喉间叶来源的恶性肿瘤**　包括:纤维肉瘤、恶性纤维组织细胞瘤、脂肪肉瘤、平滑肌肉瘤、横纹肌肉瘤等。

（刘　鸣）

第十章 喉的其他疾病

第一节 喉 异 物

喉异物(foreign body in larynx)指发生于声门上区、声门区及声门下区的异物,多发于5岁以下幼儿,为儿童常见急症。声门裂是呼吸道最狭窄的部位,一旦异物嵌顿,立即引起呼吸困难,如不及时抢救可很快窒息死亡。

【病因】

多因口含异物或进食时,突然大声说话或哭笑将异物吸入喉部。异物种类繁多,常见的有尖锐异物,如果核、骨片、鱼骨、瓜子、针及钉等;较大异物,如果冻、花生米、蚕豆等;还有小孩容易放入口中玩耍的异物,如硬币、珠子、小玩具等。

【临床表现】

异物进入喉腔立即引起剧烈呛咳,并因反射性喉痉挛及异物阻塞致呼吸困难、发绀。较大异物嵌顿在声门或声门下可在数分钟内引起窒息死亡。异物不完全堵塞喉腔时,剧烈咳嗽后可伴有不同程度的呼吸困难、喉喘鸣、声嘶及喉痛。

【检查】

喉镜检查可见喉部异物,声门下异物常呈前后位,与食管内异物呈冠状位不同。

【诊断】

根据异物吸入史、症状、喉镜检查、喉X线正侧位片或喉部CT可确定诊断。

【治疗】

须及早在直达喉镜下取出异物。术前应备气管镜、气管异物钳和吸引器,以便于术中异物落入气管时使用。如呼吸困难明显,估计难以在直达喉镜下取出时,应先行紧急气管切开,待呼吸困难缓解后,再于直达喉镜下取出,也可自气管切开处向上取出声门下较大异物。喉异物危险性大,小物件不要放在小儿易发现和拿到的地方,做好防范措施,应加强宣传教育,儿童进食时要避免逗引和责骂,不要让小儿将针、钉、小玩具等含在口内玩耍,进食时不要大声哭笑,不要吃整个的花生米及豆类,儿童的食物中应避免混有鱼刺、碎骨等,以免误吸入呼吸道。

第二节 喉 水 肿

喉水肿(edema of the larynx)为喉部松弛处黏膜下组织的水肿。

【病因】

1. **变态反应** 药物过敏,如注射青霉素、口服碘化钾、阿司匹林等;过敏体质患者食用致敏的食物如蟹、虾等易引起变应性喉水肿。

2. **遗传性血管神经性喉水肿** 是一种常染色体显性遗传病。患者血中C1酯酶抑制物(C1-INH)缺乏或功能缺陷,常反复发作喉水肿。

3. **咽喉部感染** 如喉软骨膜炎、喉结核、扁桃体周围脓肿、咽旁脓肿、颈部疾病如颈部蜂窝织炎。

4. **喉部外伤或医源性损伤** 如多次或长时间的支气管镜检查,喉部手术损伤等,喉部放射治疗后的反应性水肿。

5. **物理、化学因素** 喉部受到腐蚀剂、强烈化学气体或高热蒸汽的刺激。

6. 其他疾病导致的喉水肿　心脏病、肾炎、肝硬化、甲状腺功能低下导致黏液性水肿等全身性疾病,纵隔、颈部较大肿瘤的压迫等也可引起喉黏膜水肿。

【病理】

杓状会厌襞、杓间区、会厌等喉黏膜松弛处有黏膜下组织液浸润,组织间水肿。感染性喉水肿的渗出液为浆液性脓液,而非感染性喉水肿的渗出液为浆液性。

【临床表现】

发病迅速,尤其是变应性、遗传性血管神经性者发展快,常在几分钟内发生喉喘鸣、声嘶、呼吸困难,甚至窒息。因杓间区及杓会厌襞肿胀,常伴有喉异物感及吞咽困难,喉镜检查见喉黏膜弥漫性水肿、苍白。感染性者可在数小时内出现喉痛、声嘶、喉喘鸣和呼吸困难。喉镜检查见喉黏膜深红色水肿,表面发亮。

【诊断】

详询病史,进行必要的咽喉及全身检查,并鉴别喉水肿为感染性或非感染性。变应性、遗传性血管神经性多突然发作,伴有面部水肿及发痒,有反复发作史。

【治疗】

1. 立即应用足量糖皮质激素,咽喉部喷雾 0.1% 肾上腺素,使水肿尽快消除。随后雾化吸入糖皮质激素。

2. 感染性者给予足量抗生素,若已形成脓肿,则切开排脓。

3. 有重度喉阻塞者,应及时行气管切开术。

4. 查出水肿原因,进行病因治疗。

第三节　喉　囊　肿

喉囊肿(laryngeal cyst)分为喉气囊肿与黏液囊肿。该病男性比女性更加常见,尤其是 50~60 岁之间。

一、喉气囊肿

喉气囊肿(laryngocele)又名喉膨出、喉憩室,为喉室小囊的病理性扩张,内含气体。

【病因】

喉气囊肿形成的先天性和后天性病因如下:①喉室小囊起自喉室的前端,位于甲状软骨与会厌软骨根部之间。婴幼儿喉室小囊较大,一般约 6~8mm,少数可达 10~15mm。若小囊先天性异常扩张,可形成先天性喉气囊肿。②喉室小囊具有先天性发育异常加之长期用力屏气,喉内压增高,如慢性咳嗽、吹号、吹玻璃、举重等,使喉室小囊内压力增大,逐渐扩张所致。③喉室小囊口水肿狭窄,形成单向性活瓣,进气后不易逸出,使小囊扩大,形成喉气囊肿。④喉部特异性感染并发,如:喉结核,喉梅毒。

【临床表现】

分为喉内、喉外和混合 3 型(图 5-10-1)。①喉内型:自喉室突出,可使室带推向内上,遮盖声带;也有自杓状会厌襞突起,推向喉腔。气囊肿小者多无症状,大者可有声嘶、咳嗽及呼吸困难。若有感染,则有疼痛。喉镜检查可见一侧室带膨出,遮盖同侧声带,可阻塞部分声门,其体积随呼吸而改变,吸气时缩小,用力鼓气时增大。②喉外型:气囊

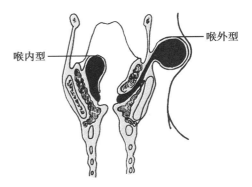

图 5-10-1　**喉气囊肿**

肿自喉室小囊向上穿过甲状舌骨膜喉上神经和血管处,膨出于颈部。其主要症状为颈部有一圆形囊性肿物,时大时小,用手挤压可渐缩小。③混合型:喉内和颈部皆有气囊肿隆起,于甲状舌骨膜处有峡部相连,似哑铃状。具有以上两型的症状。

【诊断】

喉外型和混合型的诊断主要根据症状、检查及颈部 X 线片。如颈部有囊性包块,触之甚软,用手压之缩小,用空针穿刺抽吸有气体,且包块缩小,诊断即可成立。喉内型的诊断须在喉镜下仔细观察,特别注意肿物的大小是否随呼吸而改变。吸气时缩小,用力鼓气时增大为重要诊断依据。如压迫时肿物逐渐缩小,即可确诊。高分辨率 CT 可准确定位囊肿的大小及范围。但喉内型须与喉室脱垂、先天性喉黏液囊肿相鉴别。喉室脱垂多为喉室黏膜炎性水肿或肥厚,自喉室脱出,不随呼吸而改变。先天性喉黏液囊肿多见于婴幼儿,为喉室小囊扩张,黏液潴留所致,不与喉腔相通。喉外型气囊肿需与鳃裂囊肿、甲状舌管囊肿相鉴别,主要区别在于喉气囊肿时大时小,用手挤压可缩小,X 线等检查有含气阴影。而其他各类囊肿无此特点。此外,喉结核、喉硬结症及喉癌等皆可伴发喉气囊肿,应高度注意,认真检查,以免误诊、漏诊。

【治疗】

多主张手术切除,喉内型较小者,可在内镜下行 CO_2 激光下切除或喉裂开切除;对较大的喉内、喉外及混合型,采取颈外径路,剥离囊肿,结扎切除。有呼吸困难者应立即刺破囊肿或行气管切开术,如并发感染,无论有无喉梗阻,除给予有效抗生素外,均应密切观察,做好气管切开准备,如形成脓囊肿,宜先切开排脓,待感染控制后给予切除。

二、喉黏液囊肿

喉黏液囊肿(mucocele of the larynx)多由炎症刺激引起黏膜下黏液腺管阻塞所形成,或少数因发育期黏液腺管阻塞后腺腔扩张,黏液潴留所致。

【临床表现】

小者多无症状,偶在喉镜检查时发现,少数病例可有异物感,大者可有咽喉阻塞感。继发感染时,有喉痛。若涉及声门则有声嘶或咳嗽,甚至呼吸困难。新生儿或婴儿先天性囊肿,常可表现为吸气性喉喘鸣,喉阻塞症状,可在伸头时减轻或消失,常伴有营养不良。

喉黏液囊肿最常见的部位是会厌舌面。喉镜检查见呈半球形,表面光滑,微黄或淡红色,穿刺可吸出乳白或褐色液体。

【治疗】

在喉镜下将囊壁大部分咬除,并用激光汽化其囊壁以防复发。

第四节　喉角化症及喉白斑病

喉角化症(keratosis of the larynx)(图 5-10-2/文末彩图 5-10-2)是喉黏膜上皮角化增生性病变,黏膜表面可见白色片状隆起,范围局限,不易拭去。主要病理变化为鳞状上皮不同程度的角化层增厚,

可为过度角化或不全角化,周围黏膜有炎症反应,而黏膜下层正常。可发生于喉黏膜任何部位,多见于声带及杓间区。其中不全角化者又称为喉白斑病(leukoplakia of the larynx)。喉角化症及喉白斑病可伴有上皮的单纯增生或各级异型增生,伴有异型增生的喉角化症及喉白斑病被认为是癌前病变,其癌变率在 3% ~ 5%,好发于中年男性,其病因尚不清楚,一般与慢性炎性刺激有关,包括吸烟、饮酒、用声不当、慢性喉炎、反流性咽喉炎及维生素或微量元素缺乏等。

主要症状是声嘶、喉痒、咳嗽及喉部异物感。喉镜检查见喉黏膜慢性充血,表面有白色锥形、斑块或斑片

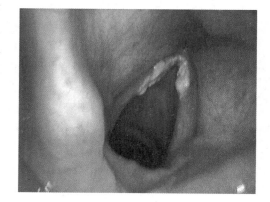

图 5-10-2　喉角化症

状突起,界限清楚,不易拭去,其周围有一较红的充血区。治疗按角化程度而定。轻度者一般不需特殊处理。忌烟酒,避免一切刺激喉黏膜因素,长期服用维生素 A 或中医药物干预可有一定作用。对角化较重者,行支撑喉镜下显微镜下手术切除病变,可行声带剥皮术或 CO_2 激光手术;对于病变范围广、进展迅速者可行喉裂开声带剥皮术;伴有异型增生的喉角化症及喉白斑病,因其可为癌前病变,应密切观察,定期复查,必要时手术切除。

第五节 喉淀粉样变

喉淀粉样变(amyloidosis of the larynx)亦称喉淀粉样瘤(amyloid tumor of the larynx),为淀粉样物质积聚在喉部引起的病变,非真性肿瘤。淀粉样变最常发生于呼吸道,尤其是喉部,可发生于喉部的任何部位,最常见的部位是声门上区室带水平。通常高发于 50~70 岁,男性多见,可能与喉部慢性炎症、局部血运和淋巴循环障碍、蛋白质代谢紊乱和组织退行性变有关;亦有人认为与全身性免疫缺陷有关。

【病因】

喉淀粉样变的病因和机制尚未完全明确,现多认为由于喉部长期慢性炎症刺激,导致免疫调节紊乱,淋巴循环、血液循环阻滞,局部蛋白代谢紊乱,球蛋白堆积所致。可能与家族遗传、全身疾病(如骨髓瘤、原发性巨球蛋白血症)以及局部肿瘤的退行性改变有关。

【临床表现】

主要症状为声嘶、干燥感、异物感和刺激性咳嗽。病变广泛者,可有呼吸困难。喉淀粉样变的临床表现主要取决于病变的部位及范围,如病变累及声带、室带,主要症状为声嘶、咽喉部异物感、刺激性咳嗽等;如病变导致气道狭窄,可出现呼吸困难。喉淀粉样变一般不引起声带固定,不伴有颈部淋巴结转移,病程长。一般进展缓慢。

【诊断】

根据临床症状及辅助检查有时不易判断,喉淀粉样变单凭肉眼无法与肉芽组织、息肉等肿物区别,典型的喉镜为声带、喉室、室带或声门下区有红色或黄色隆起,亦可呈弥漫性上皮下浸润,声门明显变窄(图 5-10-3/文末彩图 5-10-3)。根据病理活检最终可确诊,对病理切片的淀粉样组织进行染色发现淀粉样物质沉积在黏膜下层的结缔组织中,刚果红染色后,淀粉样变组织呈红色或砖红色。刚果红染色是诊断淀粉样变最经典、最特异的组织化学检查,为诊断该疾病的金标准。

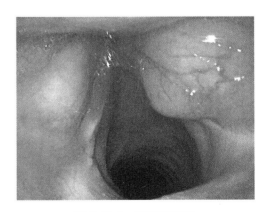

图 5-10-3 喉淀粉样变

【鉴别诊断】

1. **喉癌** 主要症状是声嘶、咳痰咯血及异物感,病变广泛者可有阻塞性呼吸困难、吞咽困难。可出现声带固定及颈部淋巴结转移,肿物表面污秽,呈菜花样,触之易出血,病理检查可确诊。

2. **声带息肉** 主要症状为声音嘶哑,声带息肉大多位于声带前中 1/3 处,色淡红,质软,表面光滑,声带运动正常。病理检查可以确诊。

3. **喉软骨瘤** 可有进行性声音嘶哑及吞咽困难,软骨瘤也可出现咽部异物感。喉软骨瘤可为淡蓝色,透明分叶状,影像学检查有重要的参考价值,可以见到肿瘤位于喉软骨内,CT 可以显示喉软骨瘤的大小及边界。病理学检查可确诊。

4. **喉浆细胞瘤** 多见于中老年男性,多为单发,可出现发声异常,咽部不适或进食呛咳。可为带蒂或广基底的肿块,表面光滑或结节状。病理学检查可确诊。

5. 喉角化病　喉角化病可引起声嘶,咽部异物感,无呼吸困难。纤维(电子)鼻咽喉镜下可见单侧或双侧声带新生物,色白,不易拭去,声门闭合欠佳。病理学检查可确诊。

【治疗】

治疗原则:

1. 保证有足够的呼吸通道

2. 改善或恢复发音质量　本病一经确诊应以手术切除为主,病变范围小者,可在支撑喉镜下切除,亦可用糖皮质激素或激光治疗。近年来,CO_2激光治疗因其能减少瘢痕获得较为满意的疗效,基底广者,可行喉裂开术切除病变。

第六节　喉气管狭窄

喉狭窄(stenosis of the larynx)是指由各种原因所致的喉部瘢痕组织形成,使腔隙变窄或闭锁,导致呼吸和发声功能障碍的一种病理状态。临床上并不少见,有逐年增加趋势,常为复合性病变,喉和颈段气管狭窄同时存在,尤其是喉声门下区瘢痕性狭窄者,常累及颈段气管,称之为喉气管狭窄(stenosis of the larynx and trachea)。可分为先天性和后天性。

【病因】

1. 先天性疾病　主要见于新生儿及低龄儿童,如喉软化症、喉软骨发育不良、声带麻痹、喉蹼、小喉畸形、血管畸形压迫、气管软化、喉气管食管裂等。

2. 创伤　如闭合性或开放性喉外伤、高位气管切开术、喉部分切除术、长期气管插管或气囊压力过高、管号过粗等,导致喉软骨支架受损,黏膜破损或血肿形成,在血肿机化过程中胶原蛋白沉积,瘢痕形成。

3. 化学性损伤　如强酸、强碱所致的喉部腐蚀伤、喉部放疗损伤等。

4. 特异性炎症　如梅毒、结核、狼疮、麻风、硬结病等特异性炎症,愈合后瘢痕形成可致喉腔狭窄。

5. 非特异性炎症　Wegener肉芽肿、胶原血管性疾病及喉软骨炎坏死后瘢痕收缩可致喉腔或气管内狭窄。

6. 原因不明　少见,多为声门下区喉狭窄。

【病理生理】

喉黏膜,为喉软骨提供血液供应,也是喉软骨的重要防御屏障。当机体喉部受到外伤或其他病变导致的喉黏膜损伤时,这一防御屏障即被破坏,细菌侵入可导致喉软骨及软骨膜的炎症及喉软骨的破坏、缺失。炎症反应导致的炎性渗出、肉芽组织生长及纤维组织增生,最终形成组织重塑和气道瘢痕,而喉软骨的缺失可进一步导致喉腔变窄,甚至闭锁。

【分型】

按发生部位分型,可分为声门上狭窄、声门狭窄、声门下狭窄,喉气管狭窄,即从声门上至声门下均可发生狭窄。声门上狭窄多见于喉部化学烧伤及车祸等原因造成的颈部外伤;声门狭窄多见于由直达喉镜检查或声带手术所造成的声带黏膜缺失而导致的声带前联合粘连;声门下狭窄是最常见的喉狭窄类型,包括气管狭窄。按狭窄的程度分为4度(Cotton分类法):1度:气道阻塞为腔径的70%以下;2度:气道阻塞为腔径的70%~90%;3度:气道阻塞超过腔径的90%,但仍可看到腔隙,或者是完全性阻塞仅局限于声门下;4度:看不到管腔或窦道,亦看不到声带,只能看到一个憩室状空腔,无上皮组织连接。

【临床表现】

主要症状有:

1. 声嘶、发声无力或失声　声门狭窄,表现为声嘶、声弱或失音。声门上下狭窄伴有声带麻痹者,也可出现声嘶,并伴有呛咳,声门下及气管严重狭窄或闭锁时,由于气道阻塞可出现失音症状。

2. 喉喘鸣、咳嗽　分泌物蓄积可引起阵发性咳嗽,吸气时因气流受阻而出现喉喘鸣,睡眠时加重。

3. 呼吸困难　呼吸困难症状轻重根据狭窄程度的不同而不等,平时轻,活动后加重,由于喉狭窄病程发展缓慢,患者对呼吸困难可逐渐适应,因此,轻度的呼吸困难患者常感觉不到憋气,直到呼吸困难严重时才出现憋气症状,重者可有发绀甚至窒息。

喉镜检查可见喉部或气管内有带状、膜状或环状瘢痕组织,病变可位于声门上、声门或声门下区,喉腔狭小变形、声带固定,室带、声带变形,声门变窄或闭锁,声门下区粘连,或颈段气管狭窄,有时仅有小孔隙,黏稠分泌物易储留。

【诊断】

病程发展缓慢,结合病史、症状、喉镜检查所见或气管切开后不能堵管作出诊断并不难,确诊后可依据喉侧位 X 线片、喉部 CT 扫描或 MRI 判定狭窄的部位、范围和程度。本病需与声带麻痹、喉肿物相鉴别。

【治疗】

药物治疗:可用糖皮质激素、硫酸锌等抑制瘢痕形成。手术治疗:轻者可在支撑喉镜下行探条扩张或用 CO_2 激光切除瘢痕后,用镍钛记忆合金支架扩张喉及气管的狭窄段。重者先行低位气管切开术,然后行喉裂开术,黏膜下切除或松解瘢痕,修复喉腔,放置 T 形管 6~10 个月。若喉气管软骨支架缺损,可用胸骨舌骨肌舌骨瓣转移、胸锁乳突肌锁骨膜瓣或羟基磷灰石生物材料行喉气管重建术。

第七节　反流性咽喉炎

反流性咽喉炎(laryngopharyngeal reflux,LPR)是指胃内容物异常反流入咽、喉及上呼吸道而引起的一种慢性症状或黏膜损伤。胃蛋白酶、胃酸以及胰酶等可损伤咽喉黏膜组织,引起喉部炎、喉部接触性溃疡、声带肉芽肿、声门下狭窄、喉痉挛、慢性咽炎、哮喘等。患病率有日益增多的趋势。

【病因与发病机制】

机制不完全清楚,研究结果表明,反流性咽喉炎是多种因素及机制同时作用的结果,与胃食管反流疾病的发病机制既相互联系又相互区别,推测可能与以下因素有关:①屏障结构功能障碍,胃内容物反流至咽喉部造成损伤。②咽喉部抗酸能力较弱,咽喉黏膜缺乏食管黏膜表面的抗酸保护机制,反流的胃蛋白酶和酸性物质可以直接刺激咽喉的黏膜,引起鳞状上皮蛋白、碳酸酐酶、热休克蛋白等变化,造成损伤,导致咽部不适;胃内的酸性内容物直接损伤咽喉部所致。③迷走神经反射,反流物刺激食管远端发生的迷走神经反射可以引起清嗓及慢性咳嗽,损伤声带黏膜。④生活饮食习惯欠佳、精神抑郁紧张等也可导致该疾病的发生。⑤阻塞性睡眠呼吸暂停低通气综合征也被认为是胃酸反流的诱因之一。⑥幽门螺杆菌感染等。

【临床症状】

反流性咽喉炎的症状多变,多有声音嘶哑,发音疲劳,口腔异味,喉部分泌物增多,频繁清嗓,口干,咽喉部异物感,吞咽不适,胃内容物反流,咽喉部疼痛,慢性或反复发作性咳嗽,呼吸困难等;少数患者可引起哮喘发作;在饭后、平躺等情况下,反流机会明显增加,上述症状更加明显。多数患者可伴有程度不同的胃食管反流病的症状,如胸痛、胃灼热、反酸、胃胀等。

【体征】

间接喉镜或纤维(电子)鼻咽喉镜下常可见声带后联合区域水肿、红斑,声带弥漫性水肿。严重时出现声带肉芽肿、任克间隙水肿、喉室消失、接触性溃疡、声门下狭窄等。

【诊断】

诊断主要依据病史、症状、体征、喉镜检查,对照反流症状指数评分量表(reflux symptom index,

RSI)和反流体征评分量表(reflux finding score,RFS)可作出初步诊断(表 5-10-1、表 5-10-2),若 RSI>13 分和(或)RFS>7 分,可诊断为疑似反流性咽喉炎。

表 5-10-1　反流症状指数评分表

在过去 1 个月哪些症状困扰你?	0 分=无症状					
	5 分=非常严重					
声嘶或发音障碍	0	1	2	3	4	5
持续清嗓	0	1	2	3	4	5
痰过多或鼻涕倒流	0	1	2	3	4	5
吞咽食物、水或药片不利	0	1	2	3	4	5
饭后或躺下后咳嗽	0	1	2	3	4	5
呼吸不畅或反复窒息发作	0	1	2	3	4	5
烦人的咳嗽	0	1	2	3	4	5
咽喉异物感	0	1	2	3	4	5
胃灼热、胸痛、胃痛	0	1	2	3	4	5
总分:						

表 5-10-2　反流体征评分表

假声带沟	0=无	弥浸性喉水肿	0=无
	2=存在		1=轻度
喉室消失	0=无		2=中度
	2=部分		3=重度
	4=完全		4=堵塞
红斑/充血	0=无	后联合增生	0=无
	2=局限于杓状软骨		1=轻度
	4=弥漫		2=中度
声带水肿	0=无		3=重度
	1=轻度		4=堵塞
	2=中度	肉芽肿	0=无
	3=重度		2=存在
	4=任克间隙水肿	喉内黏稠黏液附着	0=无
			2=存在
		总分:	

24 小时喉咽食管 pH 监测和咽部 pH 监测(DX-pH)是目前客观诊断手段。24 小时喉咽食管 pH 监测诊断指标:24 小时咽喉酸反流事件≥3 次或喉咽部 pH 值<4,总时间≥1% 或 24 小时内喉咽反流面积指数(reflux area index,RAI)>6.3 即可诊断。咽部 pH 监测(DX-pH)诊断指标:直立位时 Ryan 指数>9.41 和(或)卧位时>6.79 即可诊断。胃镜检查对该病的诊断和鉴别诊断有帮助。食管测压对查找病因、诊断和治疗有一定指导作用。反流性咽喉炎需与胃食管反流病相鉴别,胃食管反流病主要表现为胃灼热、反酸,而咽喉部症状如声嘶、异物感表现较轻,pH 监测和内镜检查示食管异常,咽喉部正常或轻度改变。

【治疗】

1. 保持良好的生活饮食习惯,改变生活方式　如床头抬高,避免穿紧身衣服,餐后保持直立位,饮食以高蛋白质、高纤维素、低脂肪为原则,控制体重,避免烟、酒、浓茶、咖啡、可乐等的刺激性食物,少食多餐,睡前 2~3 小时停止进食,多嚼口香糖促进唾液分泌,改善食管清除能力。

2. 抑酸治疗 抑酸治疗是最常用的内科治疗方法。目前首选药物为质子泵抑制剂,用于诊断/治疗的患者,质子泵抑制剂建议至少应用 8 周,8 周后评估治疗效果,疗效评估采用视觉模拟评分法(visual analogue scale,VAS)评分,标准如下:显效:症状基本消失,RSI≤13 分。有效:症状改善 50% 以上,RSI 降低,但仍>13 分。无效:症状无好转,RSI 无降低。有效者可以确诊并继续用药,无效者建议行 24 小时喉咽食管 pH 监测等检查,进一步明确诊断或除外诊断。疗效不佳者,关注患者用药依从性,优化 PPI 使用(包括增加剂量或更换 PPI)。H_2受体阻滞剂可用于不能耐受 PPI 或维持治疗的患者。必要时可加用促胃肠动力剂。此外,应避免应用降低食管下括约肌及影响食管动力的药物,如 β-肾上腺素受体激动药、α-肾上腺素受体阻滞药、抗胆碱能药、钙通道阻滞药、地西泮、多巴胺等。

3. 手术治疗 如果积极内科药物治疗有效,但停药后反复复发的患者,或因胃酸反流所致危及患者生命的并发症持续存在时,可考虑行增加食管下括约肌张力的外科治疗。

(刘 鸣)

第十一章 喉 阻 塞

喉阻塞(laryngeal obstruction)又称喉梗阻,系因喉部或其邻近组织的病变,使喉部通道发生阻塞,引起呼吸困难。喉阻塞是耳鼻咽喉头颈外科常见的急症之一,若不速治,可引起窒息死亡。由于幼儿喉腔较小,黏膜下组织疏松,喉部神经易受刺激而引起痉挛,故发生喉阻塞的机会较成人多。

【病因】

1. **炎症** 如小儿急性喉炎、急性会厌炎、急性喉气管支气管炎、喉白喉、喉脓肿、咽后脓肿、颌下脓肿及口底蜂窝织炎等。

2. **外伤** 喉部挫伤、切割伤、烧灼伤、毒气或高热蒸汽吸入等。

3. **水肿** 喉血管神经性水肿、药物过敏反应和心、肾疾病引起的水肿等。

4. **异物** 喉部、气管异物不仅造成机械性阻塞,还可引起喉痉挛。

5. **肿瘤** 喉癌、呼吸道复发性乳头状瘤、喉咽肿瘤、甲状腺肿瘤等。

6. **畸形** 先天性喉喘鸣、喉蹼、喉软骨畸形、喉瘢痕狭窄等。

7. **声带瘫痪** 各种原因引起的双侧声带麻痹。

【临床表现】

1. **吸气性呼吸困难** 是喉阻塞的主要症状。声门裂由两侧略向上倾斜的声带边缘形成,是喉部的最狭窄处。吸气时气流将声带斜面向下、向内推压,但因同时伴有声带外展运动,使声门裂开大,所以正常时呼吸通畅。当声门狭窄时,吸气期气流将声带斜面向下、向内推压,使已经狭窄的声门更窄,以致造成吸气性呼吸困难。表现为吸气运动加强,时间延长,吸气深而慢,但通气量并不增加,如无显著缺氧,则呼吸频率不变。呼气时气流向上外推开声带,使声门裂较吸气时变大,尚能呼出气体,故呼气困难并不显著(图 5-11-1)。

2. **吸气性喉喘鸣** 为吸入的气流通过狭窄的声门裂时,形成气流旋涡反击声带,声带颤动所发出的喉喘鸣声。喉喘鸣声的大小与阻塞程度呈正相关,重者,喘鸣声甚响,隔室可闻。

3. **吸气性软组织凹陷** 因吸气时气体不易通过声门进入肺部,胸腹辅助呼吸肌均代偿性加强运动,将胸部扩张,以助呼吸进行,而肺叶不能相应地膨胀,故胸腔内负压增加,使胸壁及其周围软组织,如胸骨上窝,锁骨上、下窝,胸骨剑突下或上腹部、肋间隙于吸气时向内凹陷(图 5-11-2),称此为四凹征。其程度随呼吸困难的程度而异,儿童的肌张力较弱,此凹陷尤为显著。

4. **声嘶** 若病变位于声带,则出现声音嘶哑,甚至失声。

5. **发绀** 因缺氧而面色青紫,吸气时头后仰,坐卧不安,烦躁不能入睡。晚期可出现脉搏微弱、快速,心律不齐,额部冷汗,心力衰竭,最终发生昏迷而死亡。

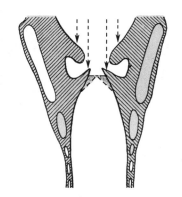

图 5-11-1 喉阻塞时吸气性呼吸困难原理图

【检查】

根据病情轻重,将喉阻塞分为 4 度。

一度:安静时无呼吸困难。活动或哭闹时有轻度吸气性呼吸困难、稍有吸气性喉喘鸣及吸气性胸廓周围软组织凹陷。

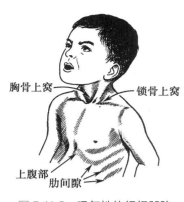

胸骨上窝　　锁骨上窝

上腹部　肋间隙

图 5-11-2　吸气性软组织凹陷

二度:安静时也有轻度吸气性呼吸困难、吸气性喉喘鸣和吸气性胸廓周围软组织凹陷,活动时加重,但不影响睡眠和进食,无烦躁不安等缺氧症状。脉搏尚正常。

三度:吸气性呼吸困难明显,喉喘鸣声较响,吸气性胸廓周围软组织凹陷显著,并出现缺氧症状,如烦躁不安、不易入睡、不愿进食、脉搏加快等。

四度:呼吸极度困难。患者坐卧不安,手足乱动,出冷汗,面色苍白或发绀,定向力丧失,心律不齐,脉搏细数,昏迷、大小便失禁等。若不及时抢救,则可因窒息以致呼吸心跳停止而死亡。

【诊断】

根据病史、症状和体征,对喉阻塞的诊断并不难,更主要的是明确其病因。呼吸困难严重者,应先解除其呼吸困难后,再进行检查以明确病因。应与支气管哮喘、气管支气管炎等引起的呼气性、混合性呼吸困难相鉴别。其诊断要点见表 5-11-1。

表 5-11-1　三种阻塞性呼吸困难的鉴别要点

	吸气性呼吸困难	呼气性呼吸困难	混合性呼吸困难
病因	咽喉部及气管上段的阻塞性疾病,如咽后脓肿、喉炎、肿瘤、异物、白喉、声带瘫痪等	小支气管阻塞性疾病,如支气管哮喘、肺气肿	气管中、下段或上、下呼吸道同时患阻塞性疾病,如喉气管支气管炎、气管肿瘤
呼吸深度与频率	吸气期延长,吸气运动增强,呼吸频率基本不变或减慢	呼气期延长,呼气运动增强,吸气运动略增强	吸气与呼气均增强
四凹征	吸气时明显	无	不明显,若以吸气性呼吸困难为主则有
呼吸时伴发声音	吸气期喉喘鸣	呼气期哮鸣	一般不明显
检查	咽喉部有阻塞性病变,肺部有充气不足的体征	肺部有充气过多的体征	可闻呼吸期哮鸣音

【治疗】

对急性喉阻塞患者,须争分夺秒,因地制宜,迅速解除呼吸困难,以免造成窒息或心力衰竭。根据其病因及呼吸困难的程度,采用药物或手术治疗。

一度:明确病因,积极进行病因治疗。如由炎症引起,使用足量抗生素和糖皮质激素。

二度:因炎症引起者,用足量有效的抗生素和糖皮质激素,大多可避免气管切开术。若为异物,应尽快取除;如喉肿瘤、喉外伤、双侧声带瘫痪等一时不能去除病因者,可考虑做气管切开术。

三度:由炎症引起,喉阻塞时间较短者,在密切观察下可积极使用药物治疗,并做好气管切开术的准备。若药物治疗未见好转,全身情况较差时,宜及早行气管切开术。若为肿瘤,则应行气管切开术。

四度:立即行气管切开术。若病情十分紧急时,可先行环甲膜切开术。

病因治疗在一定情况下可先采用,如喉异物取出、咽后脓肿切开等;而对危重患者,应先行气管切开术,待呼吸困难解除后,再根据病因给予相应治疗。

(刘世喜)

第十二章 气管插管术及气管切开术

第一节 气管插管术

气管插管术(trachea intubation)为紧急解除上呼吸道阻塞、保证呼吸道通畅、抽吸下呼吸道分泌物和进行辅助呼吸的有效急救方法。

【适应证】

1. **急性喉阻塞** 如新生儿呼吸困难、急性感染性喉阻塞、颈部肿块压迫喉气管引起呼吸困难、紧急气管切开术预先置入气管插管以解除呼吸困难者。

2. 需抽吸下呼吸道潴留的分泌物;或各种原因导致的呼吸功能衰竭,需进行人工辅助通气者。

【器械】

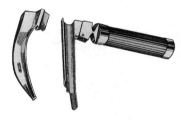

图 5-12-1 麻醉喉镜

根据患者年龄和个体选择适合的麻醉喉镜和气管插管(图 5-12-1、图 5-12-2)。常用的有硅胶聚乙烯、聚氯乙烯或橡胶插管,导管的规格有 ID(内径)2.0~9.0mm。一般新生儿用 ID2.0~3.0mm,1 岁以内用 ID3.5~4.0mm,1~2 岁用 ID4.5mm,3~4 岁用 ID5.0mm,5~6 岁用 ID5.5mm,7~9 岁用 ID6.0mm,10~14 岁用 ID6.5~7.0mm。成年女性用 ID7.0~8.0mm,一般插入深度为 21cm;成年男性用 ID7.5~9.0mm,一般插入深度为 23cm。

【方法】

分为经口或经鼻气管插管。

1. **麻醉** 一般用 1%~2% 丁卡因喷咽、喉部表面麻醉,紧急情况或小儿可不用麻醉。多取仰卧位。

2. **经口插管** 用纱布垫在上切牙处,以保护牙齿。术者左手持麻醉喉镜进入咽喉部,置于会厌谷,将会厌抬起,暴露声门,右手持内有金属管芯的导管,经喉插入气管。确定已插入气管中后,拔出管芯,调整好适宜深度后,导管和牙垫固定于颊部。此方法操作较简便,但妨碍吞咽,不易固定。

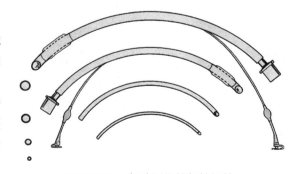

图 5-12-2 各种型号的气管插管

3. **经鼻插管** 选用合适的导管,将涂抹润滑剂的插管经鼻腔进入鼻咽、口咽、喉插入气管。如遇到困难,可加用麻醉喉镜在明视下,将插管经声门插入。本方法易固定,不妨碍吞咽,但操作难度较大。必要时可提前使用鼻腔黏膜收缩剂。

4. **纤维内镜引导插管** 对某些特殊病例,如下颌畸形、张口困难、颈椎疾病或外伤等,插管难度大,可以在纤维内镜引导下经鼻或经口插入。

插管完成后压胸部,观察导管口有无气流,以确认导管是否置于气管内,或通过机械通气,观察双侧胸廓起伏及听诊双肺呼吸音,以及观察呼气时气管导管内有无"白雾"样变化等。

【并发症】

操作技术不熟练,或忙乱中未看清解剖标志及反复多次插管可引起并发症,如损伤喉、声带、气管等,致喉及气管内黏膜损伤、水肿、声带肉芽形成及环杓关节脱位等,严重者可致喉或气管狭窄。

并发症的预防应具有熟练的插管技术,选择大小适宜的导管,导管保留时间不宜超过 48~72 小时。气囊不要充气过多,若病情允许时可每小时放松气囊 5~10 分钟,以免发生局部组织压迫性坏死。

第二节 气管切开术

气管切开术(tracheotomy)是一种切开颈段气管前壁、插入气管套管,并通过气管套管呼吸的急救手术。

【应用解剖】

颈段气管位于颈部正中,上接环状软骨下缘,下至胸骨上窝,约有 7~8 个气管环,前覆有皮肤和筋膜,两侧胸骨舌骨肌及胸骨甲状肌的内侧缘在颈中线相接形成白色筋膜线,沿此线分离肌肉,较易暴露气管。甲状腺峡部一般位于第 2~4 气管环,气管切口宜于峡部下缘处,以避免损伤甲状腺造成出血。第 7~8 气管环前壁有胸膜顶和无名动、静脉横过,故切口也不宜过低。气管后壁无软骨,与食管前壁相接,切开气管时,万勿切入过深,以免损伤气管后壁及食管,致气管食管瘘。

颈总动脉、颈内静脉位于两侧胸锁乳突肌的深部,在环状软骨水平,上述血管离颈中线相对较远,向下逐渐移近颈中线,在胸骨上窝处与气管靠近。故若以胸骨上窝为顶,两侧胸锁乳突肌前缘为边的三角形区域称为安全三角区。气管切开术应在该区内沿中线进行,避免误伤颈部大血管。

【适应证】

1. **喉阻塞** 任何原因引起的 3~4 度喉阻塞,尤其病因不能很快解除时应及时行气管切开术。

2. **下呼吸道分泌物潴留、阻塞** 如昏迷、颅脑病变、多发性神经炎、呼吸道烧伤、胸部外伤等。

3. **某些手术的前置手术** 如颌面部、口腔、咽、喉部手术时,为防止血液流入下呼吸道或术后局部肿胀阻碍呼吸,行预防性气管切开。

4. **需长时间使用呼吸机辅助呼吸者**

【术前准备】

1. **手术器械** 准备好手术器械,包括手术刀、剪刀、切口拉钩、甲状腺拉钩、止血钳、针线、镊子、敷料、吸引器、注射器等。

2. **气管套管** 根据需求和患者性别、年龄情况选择不同类型、不同大小的气管套管,并检查其完整性。见表 5-12-1,图 5-12-3 ~ 图 5-12-5。

表 5-12-1 气管套管口径选用表

号别	00	0	1	2	3	4	5	6
内径(mm)	4	4.5	5.5	6	7	8	9	10
长度(mm)	40	45	55	60	65	70	75	80
适用年龄	1~5 个月	1 岁	2 岁	3~5 岁	6~12 岁	13~18 岁	成年女子	成年男子

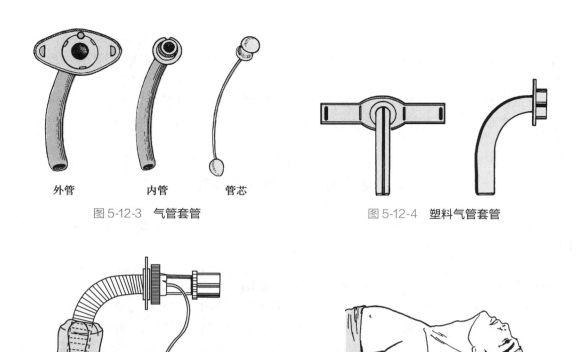

外管　　　　内管　　　管芯

图 5-12-3　气管套管

图 5-12-4　塑料气管套管

图 5-12-5　带气囊可接麻醉机或输氧气囊的硅胶气管套管

图 5-12-6　气管切开术的体位

3. **应急器材**　备好氧气、气管插管、麻醉喉镜及抢救药品。

【手术方法】

1. **体位**　一般取仰卧位,垫肩、头后仰,并保持正中位。如垫肩呼吸困难加重,则可待切开皮肤,分离颈前组织后再垫肩。若呼吸困难严重不能仰卧时,可取半卧位或坐位进行手术(图 5-12-6)。

2. **麻醉**　一般采用局麻。1% 普鲁卡因或利多卡因作颈前皮下及筋膜下浸润麻醉。

3. **操作步骤**

(1)切口:有纵、横 2 种。纵切口:颈前正中,自环状软骨下缘至胸骨上窝上一横指处,纵行切开皮肤及皮下组织并进行分离,暴露颈前正中的白线。横切口:在环状软骨下约 3cm 处,沿颈前皮肤横纹作 4~5cm 切口,切开皮肤、皮下及颈阔肌后,向上、下分离[图 5-12-7(1)]。

(2)分离颈前带状肌:以止血钳沿正中线纵行钝分离,用拉钩将胸骨舌骨肌、胸骨甲状肌以相等力量牵向两侧,并注意保持正中位。常用手指探触气管环,以防气管移位。

(3)暴露气管:甲状腺峡部一般横跨在第 2~4 气管环前,应沿其下缘稍行分离,向上牵拉暴露气管[图 5-12-7(2)]。若峡部较宽,可将其切断、缝扎。

(4)切开气管:充分暴露气管前壁,但不宜过多分离气管前筋膜和向气管两侧分离,避免发生术后气肿。明确气管可先用空针刺入气管回抽空气证实,在第 3~4 气管环处刀锋朝上切开气管[图 5-12-7(3)],避免切开第 1 气管环,以免损伤环状软骨而导致喉狭窄。切口亦不应低于第 5 气管环,以免损伤大血管和胸膜顶。

(5)插入气管套管:止血钳或气管扩张器撑开气管切口,插入带有管芯的套管[图 5-12-7(4)],迅速拔出管芯,即有分泌物咳出,用吸引器将其吸除,并置入套管内管。如无分泌物咳出,可用少许棉絮置于管口,视其是否随呼吸飘动,如无飘动,则套管不在气管内,应拔出套管,重新插入。

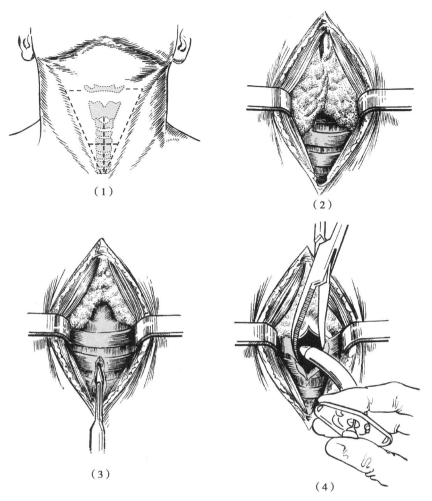

图 5-12-7　气管切开术
（1）切口；（2）暴露气管；（3）切开气管；（4）插入气管套管

（6）固定套管：将两侧系带缚于颈部，其松紧要适当，以免套管脱出。

（7）缝合切口：纵行切口仅缝合套管上方的切口，套管下方切口不予缝合；横行切口，视切口大小，勿缝合过紧密，以免发生气肿。

【术后护理】

1. **保持套管内管通畅**　是术后护理的关键。一般每 4～6 小时清洗套管内管并消毒 1 次，清洗消毒后立即放回。如分泌物较多，要增加清洗次数，以防分泌物干涸于管内壁阻塞呼吸。第一次更换气管套管应在术后 1 周，以免因气管切开处窦道未形成而致插入套管困难。

2. **室内保持适宜的温度和湿度**　室内温度宜在 22℃左右，湿度在 90% 以上，要注意气道湿化，避免发生气管干燥、纤毛运动障碍、痰痂形成，阻塞气道。

3. **维持下呼吸道通畅**　及时吸除套管内分泌物，气管内分泌物黏稠者可用雾化吸入或蒸汽吸入。

4. **保持颈部切口清洁**　应每天清洁消毒切口，更换套管垫布。

5. **防止套管阻塞或脱出**　气管切开后患者如再次发生呼吸困难，应考虑以下三种原因，及时处理：①套管内管阻塞：迅速拔出套管内管，呼吸即可改善，说明内管阻塞，清洁后再放入。②套管外管阻塞：拔出内管后仍无呼吸改善，滴入生理盐水，并吸除管内深处分泌物后呼吸困难即可缓解。③套管脱出：脱管的原因多见于套管缚带太松，或为活结易解开；套管太短或颈部粗肿；气管切口过低；皮下气肿及剧烈咳嗽、挣扎等。如脱管，应立刻重新插入套管。因此，气管切开后患者，特别是术后 3 天内,应经常检查伤口出血情况、颈部皮下气肿情况和缚带松紧情况,以便及时发现问题,及时处理。

6. **拔管**   经治疗,呼吸道阻塞症状解除,呼吸恢复正常,可考虑拔管。拔管前先堵管 24～48 小时,即在活动及睡眠时呼吸平稳,方可拔管。拔管后伤口经消毒清洁后用蝶形胶布拉拢固定,并在 1～2 天内严密观察呼吸。

【术后并发症】

1. **皮下气肿**   最为常见。其发生原因主要有:①过多分离气管前软组织;②气管切口过长及皮肤切口缝合过紧;③切开气管或插入套管时发生剧烈咳嗽,气体经切口进入颈部软组织中,沿肌肉、筋膜、神经、血管壁间隙扩散而达皮下。

轻者仅限于颈部切口附近,重者蔓延至颌面部、胸、背、腹部等。皮下气肿一般在 24 小时内停止发展,可在 1 周左右自行吸收。严重者应立即拆除切口缝线,以利气体逸出。

2. **纵隔气肿**   多因剥离气管前筋膜过多,气体沿气管前筋膜向下发展进入纵隔所致。轻者症状不明显,X 线检查时才能发现。重者呼吸短促,听诊心音低而远,叩诊心浊音界不明。X 线片可见纵隔影变宽,侧位像见心与胸壁之间的组织内有条状空气影。应及时于胸骨上方,沿气管前下区向下分离,将纵隔气体放出。

3. **气胸**   左胸膜顶较高,以儿童为著。暴露气管时过于向下分离,易伤及胸膜顶引起气胸。也可因喉阻塞严重,胸内负压过高,剧烈咳嗽使肺泡破裂,引起自发性气胸。

4. **出血**   分为原发性和继发性出血。原发性出血较常见,多因损伤颈前动脉、静脉、甲状腺等,术中止血不彻底或血管结扎线头脱落所致。术后少量出血,可在套管周围填入碘仿纱条,压迫止血。若出血多,立即打开伤口,结扎出血点。继发性出血较少见,其原因为:因气管切口过低,套管下端过分向前弯曲磨损无名动脉、静脉,引起大出血。遇有大出血时,应立即换上带气囊的套管或麻醉插管,气囊充气,以保持呼吸道通畅,同时采取积极的抢救措施。

5. **拔管困难**   原因多为气管切开位置过高,损伤环状软骨,气管腔内肉芽增生,原发疾病未彻底治愈等。应行喉镜、气管镜检查,喉侧位 X 线摄片等,查明原因加以治疗。

随着现代技术发展,出现多种新的气管切开方法,如经皮扩张气管置管术,在穿刺导丝引导下应用扩张器扩张皮肤、皮下组织及气管前壁,插入气管套管。其具有操作简便、手术时间短、创伤小、出血少、并发症少、术后切口愈合快、皮肤瘢痕小的优点。

第三节   环甲膜切开术

环甲膜切开术(cricothyrotomy)是用于需紧急抢救的喉阻塞的患者,来不及或不具备气管插管和气管切开术的暂时性急救方法。

【手术方法】

摸清甲状软骨和环状软骨的位置,于甲状软骨、环状软骨间隙作一长约 3～4cm 横行皮肤切口(图 5-12-8),并分离颈前肌层,迅速横行切开环甲膜,长约 1cm 直至与喉腔完全切通,用止血钳撑开,插入气管套管。插管时间不宜超过 48 小时,待呼吸困难缓解后,应尽快转作常规气管切开术,以免环状软骨压迫受损并发喉狭窄。情况十分紧急,来不及切开时,可用一根粗注射针头或快速环甲膜穿刺器,或就地取材锐器,经环甲膜直接刺入喉腔,暂时缓解呼吸困难。随后气管插管或转做常规气管切开术。

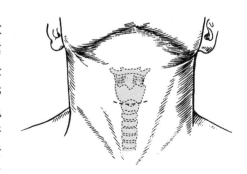

图 5-12-8   环甲膜切开术的切口

(刘世喜)

第十三章 临床嗓音学和言语病理学

人的发声言语器官具有复杂的功能,主要是发声和言语两大功能。言语形成是非常复杂的过程,需要言语器官严密配合、协调一致。声带的振动产生个体的基音。声道中的可变部分,如下颌、唇、舌和软腭等发声结构的活动构成言语的声学特征;言语的形成主要是上述构音结构活动的结果,并由鼻腔、口腔、咽腔及胸腔等共鸣器官的共鸣形成。如其中任何一个环节出现问题,即难以形成正常言语。临床嗓音学和言语病理学是一门研究发声和言语障碍的病因、临床表现及防治的学科。

第一节 发 声 障 碍

【发声器官及其生理功能】

1. **动力器官（activator）** 即呼吸器官,主要包括气管、支气管、肺、胸廓及肋肌、膈肌等与呼吸有关的肌群。其主要功能是提供声音产生及维持的气流动力。

2. **振动器官（generator）** 主要的振动器官是喉,其振动体为声带,闭合的声带经呼出的气流冲击和振动后发出声音。声音具有 3 个主要因素,即音强、音调和音色。音强（intensity）指声音的强弱,取决于声门下气流压力,声门下气流压力高,声带振动的幅度大,音强大,声音则响;反之声音就弱。音调（pitch）指声音的高低,取决于声带振动的频率,而其频率与声带长度、厚度、紧张度有关。声带短、薄而紧张者,振动范围局限,振动频率快,发出的声音音调高;反之则音调低。音色（timbre）指声音个性,因人而异,取决于人声泛音的多少和强弱,与声带振动形成、共鸣腔的形态构造、呼气与共鸣技巧等有关。

3. **共鸣器官（resonator）** 指发声时参与共鸣的器官,以软腭为界分为上部共鸣腔和下部共鸣腔。上部共鸣腔包括鼻腔、鼻窦及鼻咽腔;下部共鸣腔包括口腔、口咽腔、喉咽腔、喉腔及胸腔。其作用为使微弱音量、单调难听的喉原音变成和谐、圆润、丰满的声音,并赋予声音独特个性。

4. **构音器官（articulator）** 即吐字器官,包括唇、齿、舌及腭,通过改变口腔和咽腔形状或容积,发出元音和辅音。发声时气流不受阻碍,根据张口大小、唇的圆扁及舌位的前后、高低,形成不同的元音;发声时气流在吐字器官受到阻力而发出辅音。根据气流受阻的部位不同,辅音分为双唇音、唇齿音、舌尖前音、舌尖中音、舌尖后音、舌面音、舌根音 7 类。

【发病机制】

发声障碍有音强、音调及音质三方面的反常。

1. **音强反常** 正常的声响强度调整范围有上下 20dB（分贝）的变化。

（1）喉肌功能过强:常因发声时过于紧张、方法不当或唱歌时选择音域不恰当等使声带及共鸣腔肌肉过度收缩、声带张力太大、声门关闭过紧、共鸣腔变小所致,发出的声音尖、弱、不悦耳。

发高声时,仅膜部声带振动,其中点在于声带的前、中 1/3 交界处,当喉肌收缩过强时,此处声带振幅最大,相互摩擦最重。所以喉肌功能过强引起慢性机械性损伤,易导致声带增厚、声带小结、息肉等病理改变。

（2）喉肌功能过弱:又称喉肌无力,是指喉肌张力低下,即张力不足的病症。多见于各种原因引起的喉瘫痪、发声方法不当或功能性病变。多继发于喉肌功能过强,也有原发性者。早期表现为说话费力,自感吃力。唱歌时换气频繁、声时缩短,声嘶明显。随着病情加重,双声带内收声门关闭不全,出现不同程度的声门裂隙。

2. **音调反常**　正常的音调,女性约为 150～350Hz(平均 220Hz),男性约为 80～200Hz(平均 120Hz)。音调的高低虽然有个体差异,但如语调超过或低于正常人一个音阶(一个 8 度音调)以上,属音调反常。男性青春期变声障碍为高频反常,系由于性激素分泌不足或受精神因素等影响,变声期音调不降,带着童声进入成年期,较常见于尚未发育完全的青少年。低频反常较少见,女性用男性激素治疗疾病后,可出现语调过低。声音变异是指变声期后男女青年嗓音音调异常。

3. **音质反常**　喉部病变引起的音质反常表现为声音沙哑、嘶哑、粗糙及失声等。共鸣腔病变所致的音质变化表现为开放性鼻音和闭塞性鼻音。

【病因】

发声障碍多与用声过度和用声不当有关,因此,发声障碍多见于教师、演员、销售员等经常用声的工作人员中。全身健康状况欠佳可为诱因。功能性发声障碍,常与精神类型、心理状态、情绪等因素有关。器质性发声障碍可由炎症、外伤、肿瘤、神经肌肉系统异常或先天发育异常所致。

【临床表现】

主要表现为不同程度的声音嘶哑。轻者,在日常讲话时症状不明显,但在发某一高音时出现双音或发声粗糙、断续。病情严重时,可完全失声。

1. **先天性发声障碍**　喉软化、喉蹼、腭裂、先天性喉气管裂、声带发育不良(声带沟)、先天性喉囊肿等可引起声音嘶哑,出生后即出现,常常伴有先天性喉喘鸣或呼吸困难。

2. **用声不当所致发声障碍**　最为常见,常因发声或歌唱时方法不当,喉肌收缩过强,使声带及共鸣腔肌肉过度收缩,声门关闭过紧,共鸣腔变小。特别是声带前、中 1/3 交界处振动过度引起声带慢性机械性损伤,多见于声带小结。也有用声过度,使声带黏膜损伤,致声带息肉、任克间隙水肿等良性增生性病变。声音嘶哑的程度与病变部位、大小有关。

3. **炎症性发声障碍**　急性炎症发病急,轻者声音粗糙,发声费力;严重者由于喉部分泌物较多且黏稠,影响声带的弹性,声门闭合不良,声音嘶哑明显,可出现失声,并伴有全身不适的症状。喉白喉表现为黏膜肿胀,伴白膜形成,发声嘶哑无力。慢性炎症缓慢发病,初为间歇性,用声过度后声嘶加重,后逐渐发展成为持续性声音嘶哑。咽喉返流性疾病所引起的发声障碍,除声音嘶哑外还常常伴有咽部异物感、反复清喉动作、烦人的咳嗽、痰多、呼吸不畅及胸痛、胃灼热等症状。喉部检查可见咽喉部黏膜充血、红斑、喉室消失,杓间区黏膜增厚、声带水肿,假性声带沟或声带突接触性肉芽肿等。

声带突接触性溃疡为声带突相对的黏膜慢性溃疡病变,溃疡面多有肉芽形成,又称"声带突接触性肉芽肿",多认为与麻醉插管、外伤损伤声带突黏膜有关,也与滥用嗓音及胃酸反流至喉部刺激黏膜有关。临床表现为不同程度的声音嘶哑、声音低沉、咳嗽、不自主清理咽喉动作、高音易走调等。喉镜检查见声带突内侧或上方边缘呈溃疡或肉芽形成。

4. **肿瘤引起的发声障碍**　良性肿瘤所致的声音嘶哑发展缓慢,恶性肿瘤所致的声音嘶哑可在短期内进行性加重,最后完全失声,可伴有呼吸困难、吞咽困难及相邻器官受累的表现。

5. **外伤性发声障碍**　各种外伤、异物、手术等原因使喉部软骨、软组织、环杓关节、环甲关节损伤或移位,引起声音嘶哑。多有明确的外伤或手术史。

6. **喉运动神经损伤性发声障碍**　由于中枢神经系统、周围神经系统或肌肉疾患引起的声带麻痹,均可出现不同程度的声音嘶哑。症状的严重程度多决定于麻痹声带的位置及喉功能的代偿程度。喉上神经麻痹声音低而粗糙,不能发高音,双侧喉上神经麻痹可伴有吞咽时食物或唾液误吸入呼吸道引起呛咳;单侧喉返神经麻痹表现为不同程度的声门关闭不全,发声易疲劳、嘶哑、气息音明显,伴有误吸;但损伤后自然再生、亚临床神经再支配良好者,尽管声带固定,也可无明显症状。双侧喉返神经麻痹可伴有不同程度的呼吸困难。

7. **痉挛性发声障碍（spasmodic dysphonia，SD）**   是一种中枢运动信息处理程序障碍所致的慢性神经系统疾病，为喉肌张力异常而致喉部发声运动紊乱引起的发声困难。可以作为一种独立的疾病存在，也可与其他部位的肌张力障碍并存。临床特征是运动诱发，患者不能控制的声带肌肉自发性痉挛性运动，紧张时加重。分为三型：一型是内收型，病变累及甲杓肌，常见，占80%以上，女性多于男性。特征是在发声时双侧声带、室带不自主、不规则过度内收或闭合过紧，表现为发声紧张，声音粗糙、中断，常有震颤，不协调音，常伴有颈部血管怒张。另一型为外展型，病变累及环杓后肌，少见。特征是在发声时双侧声带间断、不自主外展，表现为声音响度不够、间断性气息声、无声，易被误诊为双侧声带麻痹。第三型为混合型，极少患者可同时有两种亚型混合存在。喉肌电图检查可见喉肌异常肌电活动。

其他如重症肌无力等疾病，累及咽喉部肌肉时将会出现相应的发声嘶哑、易疲劳及吞咽障碍等症状。

8. **功能性发声障碍**   喉结构正常，多见于女性。突发声音嘶哑，自耳语至完全失声程度不同，但咳嗽、哭笑声正常。声嘶恢复快，可再发，常发生于精神创伤或情绪激动后。喉镜检查见声带处于轻度外展位，深吸气时更甚，咳嗽或发笑时声带能内收。嘱患者发"咿"声时声带不能完全内收达中线位。

9. **其他**   室带肥厚或室带功能亢进为发声障碍的原因之一，系发声时室带内收参与发声而出现嗓音异常。较常见的病因为代偿性室带内收。声带某些病变，如声带运动障碍、手术切除声带后、慢性喉炎等可致室带代偿性内收或代偿性肥厚。表现为语声沉闷、沙哑、粗糙、音调低沉、发声费力，易疲劳。喉镜检查可见发声时室带内收，向中线靠拢，部分或全部遮盖声带。

声带沟指声带内侧缘一条与游离缘相平行的沟状凹陷，可位于双侧或单侧。病因多为外伤、炎症引起黏膜下瘢痕。临床特点：病史较长，声音沙哑、粗糙，伴有气息声，音弱，发声费力，易疲劳。喉镜检查见声带游离缘或上表面有沟状凹陷，发声时患侧声带呈弓形改变，若两侧声带同时发生病变则声门梭形闭合不全。动态喉镜显示黏膜波变弱或消失。

【检查】

1. **一般检查**

（1）喉部检查：喉镜检查包括间接喉镜、纤维喉镜、电子喉镜、频闪喉镜和硬管镜等。注意观察声带的色泽、形态、运动及声门闭合状况等。应分别观察呼吸时及发声时的声带情况。

（2）共鸣器官检查：包括鼻腔、鼻窦、口腔、咽腔的检查。

2. **发声功能检查**

（1）嗓音的主观评估：包括从医师角度对就诊者嗓音质量进行的主观听感知评估和患者自身评价。主观听感知评估以GRBAS分级使用较广。GRBAS是指：①G（grade）：为对异常嗓音的总体感知分级；②R（roughness）粗糙程度：当声带肿胀变软，振动不均衡，尤其声带息肉时易出现此型；③B（breathness）气息程度：发声时声门闭合不全，呼出的气流增大，多见于声带麻痹；④A（asthma）无力程度：为声带变薄，质量减轻，张力下降，多见于声带麻痹；⑤S（strain）紧张程度：为声带异常变硬、变重时，用力发声，多见于中晚期声带癌患者。以上5种类型又分为4个等级（0：正常；1：轻度；2：中度；3：重度）。患者自身评价则采用问卷量表，以嗓音障碍指数（VHI）表示。

（2）嗓音的客观检测：

1）声带振动的检测：包括电视频闪喉镜、电声门图。动态喉镜是利用频闪光源照射来观察声带振动特征，可观察声带振动频率、对称性、周期性、幅度，声带黏膜波及声门闭合形态。正常情况下，发低音时，声带振动速度慢，振幅大；发高音时，振动速度快，振幅小。正常时两侧声带呈对称性，黏膜波正常，振动幅度均匀。声带有病变时，根据病情轻重，表现为振动幅度变慢，振幅减小，声带黏膜波减弱或消失，两侧常不对称。

2）嗓音声学测试：应用声图仪、声谱仪及电子计算机声学测试系统，以物理声学检测方法记录嗓音信号,然后对声音的频率、强度及音色进行分析,可为嗓音质量提供客观定量依据,从而有利于喉部疾病的诊断,借此评估治疗效果。

3)空气动力学检测:①平均呼气流率测定:指发声时单位时间内经声门呼出的气流量。声带有病变时由于声时缩短,气流率高于正常人。可间接推测声门闭合状态、声带张力情况和质量改变,对临床疗效评价有一定价值。②最大发声时间:又称声时。指深吸气后能持续发声的最长时间,可推测受检者喉部调节功能及发声的持续能力。正常情况下男性的声时约为20~30秒,小于14秒为异常;女性的声时为15~20秒,小于9秒为异常;儿童声时大约在10秒左右。老人的声时缩短,儿童的声时随年龄而增长。全身健康状况、年龄、体型、肺活量、呼吸方法等多种因素影响声时。当声带有病变时声时缩短,因此,声时测定可作为治疗前后效果评定的参考。

4)喉肌电图检查:通过检测喉部不同生理活动(发声、呼吸、吞咽等)时喉肌生物电活动以及给予不同电流刺激喉神经时喉肌诱发电位幅度来判断喉神经肌肉功能状态的检查方法,能区分声带运动障碍是来自于神经麻痹、功能性障碍还是环杓关节脱位,还可评价神经损伤的程度。

3. **影像学检查**　平静呼吸及发声时喉部影像学检查可用于嗓音病变的研究。X线喉部侧位片、胸部正侧位片、食管吞钡透视及喉部 CT、MRI 等检查,有助于发声障碍病因的查找和鉴别诊断。

4. **其他**　动态24小时双探针 pH 监测,观察近端食管、咽喉部乃至上气道的酸化情况,可用于咽喉反流疾病的检查。

【治疗】

发声障碍的病因较复杂,除病因治疗以外,目前常用的治疗方法有:

1. **发声休息**　对声带炎症或手术后反应性充血、肿胀,应禁声或少说话,使声带休息,有利于炎症消退。

2. **发声训练**

(1)喉肌功能过强与音调反常的矫治:一般训练嘱患者下颌放低,舌头平坦,促使咽腔张开等动作。最有效者为咀嚼发声疗法。其方法分4步:①发声时同时咀嚼食物;②发声时张开口唇咀嚼;③咀嚼发声成功后,增加发声词句继续练习,直到建立新嗓音;④逐渐减少发声时的咀嚼活动。

(2)喉肌功能过弱的矫治:反复练习屏气动作,使声带紧闭,胸腔固定,同时发声。

(3)音质反常的矫治:运气方法不当致发声效果不佳者,应建立胸腹式混合呼吸方式,并练习控制呼气能力,使呼气慢而均匀、呼气期延长。

3. **药物治疗**

(1)雾化吸入及理疗:吸入药物多用抗生素、糖皮质激素、化痰及黏液促排剂。可用超短波或直流电等物理疗法,肥厚性及早期小结加用碘离子透入或音频疗法,有助于血液循环、消肿及软化消散增生组织。对喉肌功能过弱者,可行弱感应电疗或高频率电疗。

(2)抗酸药物的应用:因胃酸反流所致的疾病可服用抗酸药物(如质子泵抑制剂、H_2受体阻滞剂等)控制咽喉部酸性物质反流,改善发声。

4. **手术治疗**

(1)声带良性增生性病变、室带性发声障碍,经药物治疗或发声训练未能消退、好转者,可行嗓音显微外科手术切除,手术时应避免损伤声韧带。

(2)癌前病变及早期声门癌也可行嗓音显微外科手术,运用 CO_2 激光切除声带病变或根据癌侵犯范围、程度决定切除声带的范围。轻者切除黏膜层,重者声带扩大切除。

(3)晚期喉癌患者可行喉部分切除、功能保留手术或喉全切除手术,后者可通过术后食管发声、人工喉及各类喉发声重建等方法获得"新声"。

(4)声带内收障碍及声带沟致发声异常者,可行声带注射、声带内移术、I 型甲状软骨成形术,以缩小声门裂隙,改善发声。

(5)男声女调可行Ⅲ型甲状软骨成形术,使声带张力下降,降低音调;女声男调可行Ⅳ型甲状软骨成形术(环甲接近术),增强声带张力,提高音调。

(6)痉挛性发声障碍,经过发音训练无效者,可行甲杓肌肉毒杆菌毒素 A(Botox)注射,主要作用于肌肉运动终板,阻滞乙酰胆碱释放,产生神经-肌肉阻断作用,降低喉肌张力,也可行喉返神经及其分支选择性切断加颈袢吻合术,或内镜下激光甲杓肌切除术等。

(7)单侧声带麻痹、声门闭合不良者,可酌情行声带注射内移填充术或甲状软骨成形术、喉返神经探查修复术,改善甚至恢复发声。双侧声带麻痹患者可应用杓状软骨切除或一侧伴双侧舌下神经分支联合修复喉外展内收神经功能等。后者在保留发声功能的同时恢复呼吸道通畅。

5. 嗓音保健 增强体质预防上呼吸道感染,对保护嗓音至关重要;长期使用嗓音的工作者须懂得正确的发声方法,不要滥用嗓音,用声要适当;男性青春期变声时,适当减少练声时间;女性月经期,声带可以发生充血、水肿,亦应注意声带休息;忌烟酒,避免辛辣等刺激性食物、有害气体和粉尘的刺激,以保护发声器官。

6. 精神心理治疗 对于功能性发声障碍等在应用嗓音及言语矫治的同时配合心理治疗会获得良好的疗效。

第二节 言 语 障 碍

言语形成的过程较为复杂。眼、耳等感觉器官接受外界事物后,传递至大脑,经言语中枢、神经系统和舌、腭、咽、唇、齿等言语器官的配合协调,最终形成言语。

正常言语的形成须具备五个基本解剖生理条件:①听觉、视觉功能良好;②完善的言语中枢:习惯用右手者,言语中枢在左侧大脑颞叶,惯用左手者,则在右侧颞叶;③与言语有关的神经联络通路通畅;④小脑的协调功能良好;⑤声带、咽、喉、舌、腭、唇、齿等振动共鸣构音言语器官正常。

【病因】

若形成言语的任何一个环节发生病变,均可引起言语障碍。其常见病因如下:

1. 神经系统病变 如先天性大脑发育不全、颅脑损伤等可致学语迟缓等言语障碍。脑血栓、脑脓肿等症时,如病变累及大脑颞叶言语中枢时,可引起失语症;小脑有病变时,使与形成言语有关的肌肉功能不协调,讲话费力,含糊不清。

2. 听力障碍 是儿童言语障碍的常见原因之一。因听力严重受损,言语中枢无声音信号刺激而致哑。

3. 言语器官结构异常 腭裂、唇裂等先天性畸形,可致构语困难,语音不清。咬合不佳,切牙缺失,舌系带过短,舌体肥大,软腭运动障碍等,也是构成言语障碍的原因。

4. 其他 精神、情绪、习惯、训练及环境条件等与言语的正常与否有关。如小儿与外界接触过少,能影响其正常的言语发育。对于小儿不正确的言语方法,不及时纠正,可造成言语障碍。

【分类及临床表现】

1. 言语缺陷

(1)学语滞迟:小儿言语发育的年龄可有个体差异,一般指 2 岁时仍不会任何言语者,可列入学语滞迟。常见的病因有听力障碍、大脑发育不全、智力低下、脑外伤、言语器官结构异常,如唇裂和腭裂。环境因素,如幼儿与外界接触过少,言语信号刺激量不足,学语机会相对减少或学语过程中受不正确的训练与刺激等。轻者表现为表达能力低于同龄儿童,或所用词汇与其年龄不相适应;重者则不会讲话。

(2)发声困难:是言语器官的肌肉运动障碍所造成。多因中枢运动神经系统功能障碍或周围性肌肉病变,如小脑病变、脊髓空洞症、重症肌无力时,舌、软腭等言语器官的肌肉发生痉挛、瘫痪或共济失调而引起。表现为言语含糊不清、讲话费力、缓慢,但无语句结构或用词方面的缺陷。

(3)言语困难:系对言语的组成、表达及理解有障碍的病态,常伴有定向力丧失、进食困难及大小便失禁等。多发生于脑血管意外、颅脑损伤、脑炎后遗症、脑肿瘤等。以言语的表达能力缺陷为主者，表现为不能用单词或语句表达自己的意愿；以言语的接受能力障碍为主者，常表现为不理解别人的言语。

（4）失语症：是由大脑病变引起的言语功能障碍。脑脓肿、脑血栓、脑肿瘤等疾病，如侵犯大脑颞叶言语中枢时，则引起失语症。有言语表达障碍，不能说出想说的话，用手势表达意愿者，为运动性失语；说话能力正常，但不能记忆起有关的词语，不能理解别人说话的意义，是为感觉性失语；对有关的或特定的人、物和事的名称或其相互关系不能准确而恰当地说出者，为命名性失语。

2. **语音缺陷**

（1）构音困难：由于腭裂、舌体肥大、舌系带过短、咬合不佳、腭咽闭合不全、软腭麻痹、听力障碍、不良发声习惯等引起语音不清、吐字不准。病情较轻者，仅某些字读不准，如舌齿音、卷舌音发声障碍，一般不影响言语可懂度。病情严重者，较多字音含糊不清，所讲的话不易听懂。

（2）口吃：又称语阻，是言语节律异常，多发生于儿童言语发育时期。病因不明，可能与大脑对言语器官的支配与调节不协调、不正确的模仿、遗传等因素有关。男性发病率明显多于女性，约为10∶1。常表现为首字难发、语句中断或语调重复，致说话不流畅。病情较重者，说话时伴有皱眉、面肌抽搐、摆动手臂等现象，讲话时情绪常较紧张。

【治疗】

针对病因，采取相应的治疗措施。

1. **听觉言语训练**　先天性聋患儿不经听觉言语训练，必然成为聋哑人；双侧重度听力障碍若发生在幼儿期，数周后言语能力即可丧失；即使已有正常言语能力的较大儿童，耳聋发生以后数月，原有的言语能力可逐渐丧失。因此，对经治疗无效的双侧中重度、重度或极重度聋学龄前儿童，应及早借助助听器或人工耳蜗植入等人工听觉，运用言语仪、音频指示器等适当仪器，进行听觉言语训练，使患儿能听懂（或唇读）他人口头语言，建立接受性与表达性语言能力。

2. **言语器官疾病的治疗**　尽早治疗腭裂、唇裂、喉裂等振动共鸣构音的言语器官疾病，以便尽早进行言语训练。

3. **言语训练**　对于学语滞迟、口吃、脑血管意外遗留的言语障碍者，主要治疗方法是根据具体情况，有计划地进行言语训练。家长们关心小儿言语发育情况，帮助小儿坚持言语训练，对言语的发育和发展甚为重要。

4. **中枢神经原发病的治疗**　如脑脓肿、脑肿瘤引起的失语症，应从治疗原发病着手，对因对症治疗。

（郑宏良）

第 六 篇

气管食管科学

第一章　气管、支气管及食管的应用解剖学和生理学

第一节　气管、支气管的应用解剖学

气管(trachea)始于喉的环状软骨下缘,通过胸腔入口进入上纵隔,在第5胸椎上缘水平分为左、右支气管。左、右主支气管经二级和三级支气管分别到肺。约12~20个不完整的气管软骨环构成部分气管壁并维持气管腔的管径。这些U形透明软骨环位于前壁和侧壁,缺口向后,由平滑肌及横行和纵行纤维组织封闭形成膜性后壁,并与食管前壁紧密附着。成年人气管的长度约为10~12cm,左右径约2~2.5cm,前后径约1.5~2cm。中国人体质调查统计结果见表6-1-1。

表 6-1-1　气管的长度和内径(mm)

年龄	气管长度	前后径	横径
1 个月	40	4	6
3 个月	42	5	6.5
5 个月	43	5.5	7
1 岁	45	7	8
3 岁	50	8	9
5 岁	53	8.5	9.5
7 岁	60	9	10
12 岁	65	10	11
成人(男)	103	15	16.6
成人(女)	97	12.6	13.5

胸骨上窝以上有7~8个气管环位于颈前正中部,称为颈部气管。胸骨上窝以下诸环位于胸部中纵隔,称为胸部气管。颈部气管位置较浅,前面覆有皮肤、皮下脂肪、筋膜、胸骨舌骨肌、胸骨甲状肌等,第2~4气管环前面有甲状腺峡部,是气管切开术的重要解剖标志。幼儿在第5~6气管环前可见胸腺。颈部气管的长度和位置深浅与头位相关,头后仰时,颈部气管较长,位置较浅;头前倾时,颈部气管部分进入胸腔,位置变深。

成年人气管在第5胸椎上缘水平分为左、右两侧主支气管,分别进入两侧肺门,然后继续分支如树枝状(图6-1-1)。自上而下的分支顺序为:①主支气管(principal bronchus)入左、右肺,称一级支气管;②肺叶支气管(lobar bronchus),右侧分3支,左侧分2支,分别进入各肺叶,称二级支气管;③肺段支气管(segmental bronchus),入各肺段,称三级支气管。左、右肺各有10个肺段,再继续分支,最终以呼吸性细支气管通入肺泡管和肺泡。

气管的下端可见一矢状嵴突,即为左、右主支气管的分界,其边缘光滑锐利,称为气管隆嵴(carina of trachea),是支气管镜检查时的重要解剖标志。

右主支气管较粗短,约2.5cm,与气管纵轴的延长线约成20°~25°角。左主支气管细而长,约5cm,与气管纵轴的延长线约成45°角。因此,气管异物更容易进入右侧支气管。

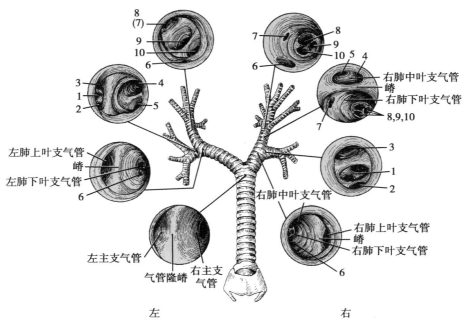

图 6-1-1 三级支气管的开口

图中数字所示

左侧:1. 左肺上叶尖后段支;2. 左肺上叶尖下段支;3. 左肺上叶前段支;4. 左肺上叶上舌段支;5. 左肺上叶下舌段支;6. 左肺下叶上段支;7. 左肺下叶内侧底段支;8. 左肺下叶前底段支;9. 左肺下叶外侧段支;10. 左肺下叶后底段支

右侧:1. 右肺上叶尖段支;2. 右肺上叶后段支;3. 右肺上叶前段支;4. 右肺中叶外侧段支;5. 右肺中叶内侧段支;6. 右肺下叶上段支;7. 右肺下叶内侧底段支;8. 右肺下叶前底段支;9. 右肺下叶外侧底段支;10. 右肺下叶后底段支

右主支气管向下分出上、中、下三个肺叶支气管,右肺上叶支气管于隆嵴下约1cm自右主支气管前外方分出,其开口与右主支气管几乎成90°角,继而再分为尖、后、前三个段支气管进入各肺段。从右肺上叶支气管口向下约1~1.5cm,自支气管前壁分出中叶支气管,向下再分成内、外侧段支气管。右肺下叶支气管为右主支气管的延续,开口在中叶开口小嵴的下方,再向下分成上、内侧底、前底、外侧底、后底五个段支气管。左主支气管向下分出上、下两个肺叶支气管。左肺上叶支气管于隆嵴向下约5cm处自左支气管前外侧壁分出,其内侧即为左肺下叶支气管。上叶支气管再分为尖后、尖下、前、上舌、下舌段支气管。下叶支气管向下分出上、内侧底、前底、外侧底、后底段支气管。

气管和支气管壁的组织学结构由内向外分别为黏膜、黏膜下、纤维软骨环和外膜或筋膜。黏膜上皮为假复层柱状纤毛上皮,含有大量杯状细胞。黏膜下含有疏松结缔组织和管泡状腺体,有浆液腺和黏液腺,开口于气管腔。气管的外膜或筋膜内可见广泛的神经血管网。

气管的血供主要来自甲状腺下动脉,后者为锁骨下动脉的甲状颈干的分支。静脉回流主要通过甲状腺下静脉。在颈部气管前面有丰富的血管网。在胸骨上窝水平,气管前面与无名动脉和左无名静脉邻近。临床上行气管切开术时,若位置过低,气管套管弯度不合适,或伤口严重感染累及上述血管时,可并发严重出血。

气管、支气管的淋巴引流至气管前淋巴结、气管旁淋巴结和气管支气管周围淋巴结。

气管和支气管由交感神经和副交感神经支配。交感神经纤维来自星状神经节,兴奋时引起血管收缩,黏液分泌减少,并使平滑肌舒张,气管、支气管扩张。副交感神经纤维来自迷走神经,兴奋时引起血管扩张,黏液腺分泌,并使气管、支气管平滑肌收缩。

第二节　食管的应用解剖学

　　食管(esophagus)在环状软骨下缘,相当于第6颈椎水平,起于喉咽下端。食管入口在内镜下距上切牙15~20cm。食管在脊柱前垂直下降时,相对胸骨上窝水平,转向左侧。因此,颈段食管的手术入路通常最好是做左侧颈部切口。相对胸骨角和第4胸椎水平,食管被主动脉向后推到中线。主动脉弓位于食管的上1/3段和中1/3段连接处,而食管的下1/3段正好经过心脏的后面。相对第7胸椎水平,食管再一次转向左,穿过横膈的食管裂孔,后者正对第10胸椎水平。一旦穿过横膈,即为腹部食管,长为2~4cm。胃食管连接处适对第11胸椎,位于肝脏左叶的食管沟内。

　　虽然食管已经是消化道最狭窄的部分,但沿食管全长还存在四个更狭窄处(图6-1-2),此四处生理性狭窄易受损伤,同时也是异物容易停留的部位。清楚认识食管生理性狭窄的解剖位置及其毗邻的心脏、大血管等重要器官,对于处理食管异物病例和误摄腐蚀性物质致食管烧灼伤病例非常重要。四处生理性狭窄与上切牙间的距离因年龄和食管长度而异(图6-1-3)。

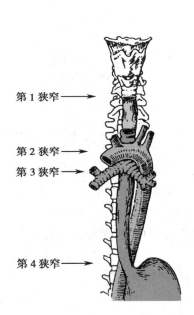

图 6-1-2　食管的四个生理性狭窄

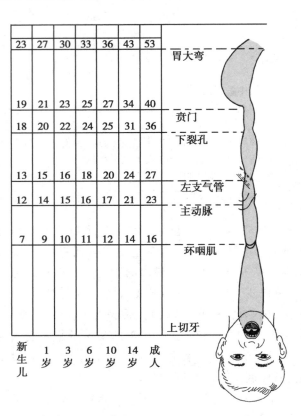

23	27	30	33	36	43	53	— 胃大弯
19	21	23	25	27	34	40	
18	20	22	24	25	31	36	— 贲门
							— 下裂孔
13	15	16	18	20	24	27	— 左支气管
12	14	15	16	17	21	23	— 主动脉
7	9	10	11	12	14	16	— 环咽肌
							— 上切牙
新生儿	1岁	3岁	6岁	10岁	14岁	成人	

图 6-1-3　上切牙至食管各平面的距离(cm)

　　第1狭窄是食管入口,由环咽肌收缩而致,是食管最狭窄的部位。异物最易嵌顿于此处。由于环咽肌牵拉环状软骨抵向颈椎,食管入口通常呈额位缝隙状,吞咽时才开放。食管镜检查时,不易通过入口,可待吞咽时进入。食管入口的后壁环咽肌的上下有两个三角形的肌肉薄弱区(图6-1-4)。环咽肌上三角区(Killian 三角)位于喉咽部,两边为咽下缩肌,底为环咽肌。环咽肌下三角(Laimer 三角)位于食管入口下方,底在上,为环咽肌,两边为食管的纵行肌纤维。

　　第2狭窄相当于第4胸椎平面,为主动脉弓压迫食管左侧壁所致,食管镜检查时局部可见搏动。

　　第3狭窄相当于第5胸椎平面,为左主支气管压迫食管前壁所致。

　　由于第2、3狭窄位置邻近,临床上合称为第2狭窄。

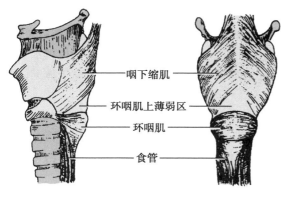

咽下缩肌

环咽肌上薄弱区

环咽肌

食管

图6-1-4　环咽肌上薄弱区

第4狭窄,相当于第10胸椎平面,为食管穿过横膈所致。

食管壁厚约3~4mm,从内到外由黏膜层、黏膜下层、肌层和外膜层组成。黏膜层内衬的上皮为坚韧的非角化复层鳞状上皮。黏膜下层主要由致密胶原结缔组织构成,后者在食管静止、管腔萎陷时填入纵形皱襞,此层含有腺体、血管和神经。肌层传统描述为内环行和外纵行的两层肌纤维,事实上,环行肌层并非真正为水平走向,而有10°~20°角,纵行肌层也并非完全垂直,而是沿食管旋转1/4周,这样就形成一种螺旋样构型,有利于蠕动。肌层在食管上1/3段主要为横纹肌,中1/3段为横纹肌和平滑肌混合组成,而在下1/3段主要为平滑肌。最外面的外膜层为薄层结缔组织,含有神经和血管结构。

食管受交感神经和副交感神经的支配。交感神经纤维主要来自颈交感和胸交感链;副交感神经纤维主要来自迷走神经。

食管的血液供应和淋巴管引流可分为三段。上1/3段的血供来源于双侧甲状颈干分出的甲状腺下动脉。同样,静脉回流通过甲状腺下静脉。颈段食管的淋巴引流到沿颈内静脉分布的淋巴结以及气管旁淋巴结。食管中段的血供来自胸主动脉的几个直接分支。静脉回流沿表面静脉丛到左侧的半奇静脉和右侧的奇静脉,两者再汇入上腔静脉。淋巴引流到气管支气管和后纵隔淋巴结。食管下1/3段的血供来自胃左动脉的分支,后者起源于腹主动脉分出的腹腔动脉。食管下段的静脉为胃左静脉的属支,但与奇静脉系统有吻合支。胃左静脉回流到门静脉,后者通过肝循环进入下腔静脉。门静脉系统基本上无静脉瓣,肝硬化致门静脉高压时,可导致向上分流,产生食管下段静脉曲张。食管下段的淋巴引流到伴随胃左血管的淋巴结和腹腔淋巴结。

第三节　气管、支气管生理学

气管、支气管主要生理功能如下:

1. **通气及呼吸调节功能**　气管、支气管不仅是吸入氧气、呼出二氧化碳和进行气体交换的主要通道,还具有调节呼吸的功能。吸气时肺及支气管扩张,气体通过气管、支气管进入肺内,当气量到达一定容积时,引起位于气管、支气管内平滑肌中感受器的兴奋,冲动由迷走神经传入纤维传至延髓呼吸中枢,抑制吸气中枢,使吸气止,转为呼气。呼气时肺及支气管回缩,对气管、支气管感受器的刺激减弱,解除了对吸气中枢的抑制,于是吸气中枢又再次处于兴奋状态,开始又一个呼吸周期。呼吸过程中,吸气时由于气管、支气管管腔增宽,胸廓扩张和膈肌下降,呼吸道内压力低于外界压力,有利于气体吸入。呼气时则相反,呼吸道内压力高于外界,将气体排出。正常时气管、支气管管腔通畅,气道阻力小,气体交换充分,动脉血氧分压为10.7~13.3kPa(80~100mmHg),二氧化碳分压为4.6~6.0kPa(35~45mmHg),血氧饱和度为95%以上。气管、支气管病变,如炎症时,由于黏膜肿胀及分泌物增多,使气管、支气管管腔变窄,气道阻力增加,妨碍气体交换,则氧分压下降,二氧化碳分压升高,血氧饱和度亦随之降低。

2. **清洁功能**　气管、支气管黏膜上皮中每个纤毛细胞顶部伸出约200根长约5μm的纤毛,与杯状细胞和黏膜下腺体分泌的黏液及浆液在黏膜表面形成黏液纤毛传输系统。随空气被吸入的尘埃、细菌及其他微粒沉积在黏液层上,通过纤毛节律性击拍式摆动,黏液层由下而上的波浪式运动,推向喉部而被咳出。据测定纤毛每分钟摆动1000~1500次,每次摆动可推动黏液层16μm左右,传输速度可达每分钟1~3cm。纤毛摆动频率(ciliary beat frequency,CBF)对温度的变化相当敏感。低温降低

CBF,而高温则提高 CBF。正常的纤毛运动有赖于黏膜表面的黏液层,气道每天分泌约100~200ml 黏液,以维持纤毛正常运动。感染或吸入有害气体影响黏液分泌或损害纤毛运动时,均可影响呼吸道的清洁功能。此外,吸入气体虽然主要在鼻及咽部加温加湿,但气管、支气管亦有对吸入气体继续加温、加湿的作用,使气体进入肺泡时湿度可达 84% 左右,温度与体温相当;如体外环境温度高于体温,则呼吸道血流对吸入气体有冷却作用,使之降至体温水平。

3. **免疫功能**　包括非特异性免疫和特异性免疫。非特异性免疫除黏液纤毛传输系统的清洁功能、黏膜内的巨噬细胞吞噬和消化入侵的微生物外,还有一些非特异性可溶性因子,包括溶菌酶、补体、转铁蛋白、α_1-抗胰蛋白酶等。溶菌酶可溶解杀灭细菌;补体被抗原抗体复合物激活后,有溶菌、杀菌和灭活病毒作用;转铁蛋白有较强的抑菌作用;α_1-抗胰蛋白酶能抑制多种酶的活性,从而对抗和减轻炎症时这些酶对组织的破环。特异性免疫包括体液免疫和细胞免疫。呼吸道含有各种参与体液免疫的球蛋白,包括 IgA、IgG、IgM、IgE,其中 IgA 最多,主要是分泌型 IgA。呼吸道细胞免疫主要是产生各种淋巴因子,如巨噬细胞移动抑制因子、巨噬细胞活化因子、淋巴毒素、转移因子、趋化因子等。

4. **防御性咳嗽和屏气反射**　气管、支气管黏膜下富含感觉传入神经末梢,主要来自迷走神经,机械性或化学性刺激沿此神经传入延髓,再经传出神经支配声门及呼吸肌,引起咳嗽反射。先是深吸气,接着声门紧闭,呼吸肌强烈收缩,肺内压和胸内压急速上升,然后声门突然打开,由于气压差极大,呼吸道内空气以极高的速度冲出,并排出呼吸道内分泌物或异物,有保持呼吸道清洁与通畅的作用。小儿咳嗽能力较弱,排出呼吸道内分泌物能力差,感染时,分泌物增多,易潴留在下呼吸道。此外,当突然吸入冷空气及刺激性化学气体时,可反射性引起呼吸暂停,声门关闭和支气管平滑肌收缩的屏气反射,使有害气体不易进入,保持下呼吸道不受伤害。

第四节　食管生理学

食管的主要生理功能是作为摄入食物的通道。人体无论采取何种姿势,也无论胸腔和腹内压如何,食管均能将咽下的食团和液体运送到胃,并能阻止反流,除非有必要呕吐时。平时食管入口呈闭合状态。当食团和液体到达喉咽部时可引起吞咽反射,使环咽肌一过性松弛,食管入口开放,食团进入食管并刺激食管黏膜内感受器,引起副交感神经兴奋,传入冲动到达延髓,反射性地引起食管壁平滑肌按顺序的收缩,形成食管由上而下的蠕动,把食团逐渐推向贲门。

食管与胃之间无括约肌,在贲门以上食管有一段长约 4~6cm 的高压区,其内压力一般较胃高出约 0.61~1.33kPa(5~10mmHg),可阻止胃内容物流入食管,起到类似括约肌的生理作用。胃贲门通常呈闭合状态,受刺激而松弛开放,食团进入胃内。

食管还具有分泌功能,但没有吸收功能,食管壁的黏膜下层有黏液腺分泌黏液,起润滑保护作用。食管下段黏液腺、混合腺更丰富,分泌更多黏液以保护食管黏膜免受反流胃液的刺激和损害。

(杨蓓蓓)

第二章 气管、支气管及食管的内镜检查

第一节 支气管镜检查

支气管镜检查是用支气管内镜借助光源直接查看气管、支气管腔,以进行诊断,同时也可进行治疗的一种操作技术。此项技术已有100多年应用历史。最初是金属制成的硬质空心管镜。1964年,日本池田公司推出了用导光玻璃纤维制成的软管镜,现已在临床广泛应用。1983年,美国 Welch Allyn 公司发明了一种称为电子支气管镜的软管内镜,图像更加清晰,更有利于临床应用。

【手术器械】

常用支气管镜(bronchoscope)有两类:

1. 硬支气管镜 是金属制成的细长中空管镜,远端为一斜面开口,边缘光滑圆钝,易插入气管而不损伤黏膜,远端一段管壁上有几个孔,有利于各支气管通气用,光源通过一个与管壁平行内管插入镜管远端使光线进入支气管腔内,近端有一镜柄与远端斜坡形开口所对方向相反,不仅为手持物并可确定开口方向。与镜柄相对面有一短的斜向旁管,用以输入氧气及麻醉剂。

硬支气管镜主要有三种:

(1)Jackson 式:创始于20世纪初,早期国产支气管镜多仿此式。镜管两端的内径一致,因视野受限,已经很少应用。

(2)Negus 式:形状与 Jackson 式大致相仿,但近端内径较大,视野较广,已被普遍应用(图6-2-1)。这种支气管镜都配有灯杆式或软管式冷光源,照明效果良好。

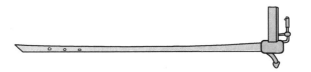

图6-2-1 Negus 式支气管镜

(3)附有 Hopkins 内镜的支气管镜:此种支气管镜与以杆状透镜光学系统制成的0°、30°、70°、90°及120°的内镜配合使用(图6-2-2),观察视野大,光亮度强,便于操作,并备有吸引和供氧通道,还可配上教学镜及照相、摄录像系统,便于临床应用及教学。

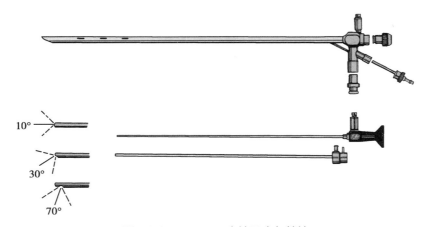

图6-2-2 Hopkins 内镜及支气管镜

2. 软支气管镜　主要有两种：

（1）纤维支气管镜(fibrobronchoscope)：是一种由导光性强并可弯曲的导光玻璃纤维束制成的软性细长形内镜，由镜柄和镜体两部分构成（图6-2-3）。镜柄为操纵部分，有观察用的目镜、屈光度调节转盘、吸引及活检孔口和调节钮。镜体，即导光纤维所在部分，其远端可通过操纵调节钮向上、下弯曲，有的还可左右弯曲，便于观察各支气管。

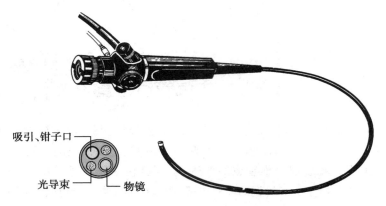

吸引、钳子口
光导束　　物镜

图6-2-3　纤维支气管镜

（2）电子支气管镜(video bronchoscope)：是另一种软管内镜，其外形与纤维支气管镜相似，但导像系统不是采用导光纤维束而是电子导像，在镜身的前端装有微形 CCD(charge coupled device)图像传感器，类似一台微型摄像机将检查部位的信号经图像处理器处理后显示在监视器的屏幕上。检查者可直视目镜观察气管和各支气管腔，也可通过监视器屏幕观察，并可供多人同时观看。电子支气管镜图像较光导纤维内镜更加清晰，观察病变更细微，并可与计算机系统相连，将观察图像打印或保存。

支气管镜检查时常用的异物钳和活检钳有以下几种：

（1）Jackson 式异物钳：根据异物的形状，可在钳杆上配不同钳芯，便于钳取。由于钳取时，钳头后退，操作有一定难度，已很少使用。

（2）鳄口式支气管镜钳：此种钳在张开或闭合时均不变位，有多种形状的钳头用以钳夹各种异物或钳取组织做病理学检查。钳杆也有粗细之分，可供不同情况使用。是目前使用最广泛的（图6-2-4）。

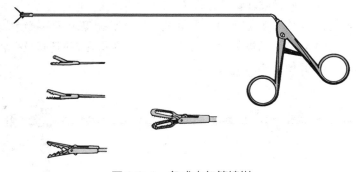

图6-2-4　各式支气管镜钳

（3）带 Hopkins 内镜的异物钳：优点是接上光源后，可在直视下钳取异物（图6-2-5）。

（4）纤维支气管镜和电子支气管镜钳：纤维支气管镜和电子支气管镜均有与其配套的活检钳和异物钳，呈细钢丝绳状，能弯曲，钳头有各种形状，通过活检孔插入，在目镜窥视下或通过监视系统操作。

【适应证】

支气管镜检查可用于诊断和治疗。

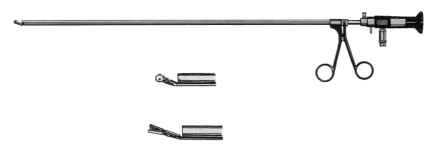

图 6-2-5　带 Hopkins 内镜的异物钳

1. 诊断

（1）原因不明的肺不张、肺气肿,反复发作的肺炎,久治不愈的咳喘,疑有呼吸道异物或其他疾病需查明原因。

（2）原因不明的咯血,疑有气管或支气管肿瘤、结核或支气管扩张,为了了解病变情况,同时可行活检或涂片检查。

（3）其他:如气管切开术后呼吸困难未解除或拔管困难,气管、支气管狭窄,气管食管瘘,为了明确病变部位。

（4）收集下呼吸道分泌物做细菌培养检查。

（5）支气管造影术,需通过支气管镜将药液导入。

2. 治疗

（1）取出气管、支气管异物。

（2）吸出下呼吸道潴留的分泌物、血液,或取出干痂及假膜,通畅引流,解除呼吸道阻塞。

（3）严重呼吸困难,气管切开困难者,在施行气管切开术前,可先插入硬支气管镜,以缓解呼吸困难,有利于手术顺利进行。

（4）气管、支气管病变的局部治疗,如激光切除小的良性肿瘤或肉芽组织,止血,气管内滴药或涂布药物。

纤维支气管镜和电子支气管镜由于镜体细长而软,可弯曲,更适用于检查气管、支气管及肺内病变,钳取组织做病理学检查,吸出阻塞的分泌物,取出肺叶支气管的小异物等。特别是有颈椎病或下颌关节病变的患者,不能达到硬支气管镜检查的体位或张口要求,可行纤维支气管镜或电子支气管镜检查。但取较大的异物,仍需用硬支气管镜。

【禁忌证】

1. 严重心脏病及高血压。

2. 近期有严重咯血。

3. 上呼吸道急性炎症。

4. 活动性肺结核。

5. 颈椎病、张口困难及全身情况较差,不宜行硬支气管镜检查。

6. 婴幼儿慎用纤维支气管镜或电子支气管镜检查。

【术前准备】

1. 受检者相关准备

（1）详细询问病史,对呼吸道异物患者要了解异物的种类、大小、形状等以便选择适当手术器械。

（2）除全身体格检查外,要特别注意口腔、牙齿、咽喉情况及有无颈椎病变等,并应做胸部 X 线检查,必要时做 CT 扫描。

（3）术前禁食 4 小时,以免术中呕吐和误吸。

（4）术前 30 分钟皮下注射适量阿托品及镇静剂。

（5）局部麻醉下操作时,应在术前向受检者做详细说明,取得其配合。

2. 器械准备

（1）支气管镜:硬支气管镜检查,应根据患者年龄大小选择适当管径的支气管镜（表 6-2-1）。

表 6-2-1　支气管镜选用参考标准

年龄	气管镜	
	内径（mm）	长度（mm）
<3 个月	~3.0	200~250
4~6 个月	3.0~3.5	250
7 个月~2 岁	3.5~4.0	250
3~5 岁	4.0~4.5	250
6~12 岁	5.0	300
13~17 岁	5.0~7.0	300
成人	7.0~9.0	300~400

（2）选用适当大小、形状的异物钳或活检钳。

（3）直接喉镜（侧裂直接喉镜,小儿必备）。

（4）吸引器、吸氧管及氧气装置、开口器、光源及灯芯等,必要时准备摄录像监视系统。

【麻醉】

1. 局部麻醉　适用于成年人或年龄较大能合作的儿童。纤维支气管镜或电子支气管镜检查多采用局部麻醉,常用 1% 达克罗宁凝胶（胃镜胶）含服,或 1%~2% 丁卡因喷雾及环甲膜注入行咽、喉、气管、支气管黏膜表面麻醉。经鼻腔行纤维支气管镜检查时,应行鼻腔黏膜表面麻醉。注意丁卡因表面麻醉总量不得超过 60mg（1% 丁卡因 6ml）,否则可引起中毒。

2. 全身麻醉　目前常用静脉复合麻醉,适用于儿童或局部麻醉下检查和治疗难以完成的成年人。

【检查方法】

1. 硬支气管镜检查

（1）体位:受检者取仰卧位,肩部与手术台前沿平齐,助手固定受检者头部,开始进镜时应将头后仰并高出手术台面约 15cm,使口、咽、喉基本保持在一直线上,以利于支气管镜的插入及观察。随着检查部位的深入,助手应根据术者的要求调整头位。

（2）支气管镜插入方法:

1）直接插入法:适用于成人。检查者立于患者头端,右手以执钢笔姿势握持支气管镜后段,镜柄向上,左手拇指、中指在下,示指在上扶住镜管前段,将支气管镜经口腔沿舌面中部进入喉咽时见到会厌,然后用支气管镜远端挑起会厌,看清声门后将镜柄向右转 90°,使镜口斜面朝向左侧声带,待受检者吸气时顺势将气管镜通过开放的声门进入气管（图 6-2-6）。

2）经直接喉镜插入法:适用于儿童。由于小儿支气管镜细,视野小,从镜管内不易窥见声门。因此,先用直接喉镜暴露声门,待吸气声门开放时,再将支气管镜经声门裂插入气管内（图 6-2-7）。支气管镜经过声门时斜口面向左,以减少阻力避免声带损伤。

（3）支气管镜检查所见:支气管镜进声门后,镜柄转向上,使支气管镜保持在气管轴线上,可看到气管腔及各壁,达气管末端,可见纵形的隆嵴,是左右支气管的分叉处。

检查右支气管时将受检者头略向左偏,便于支气管镜经隆嵴右侧坡面进入右主支气管。距隆嵴约 1cm,在前、外侧壁相当于时钟 2~4 点处可见右肺上叶支气管开口,因为开口与右主支气管几乎成 90°角,必须将支气管镜的镜柄向左转使镜管斜口向右,才易看清。气管镜继续向下插入距右肺上叶开口约 1~1.5cm,气管前壁相当于时钟 11~1 点处,有一横嵴（横膈）,其前上为半圆形右肺中叶支气

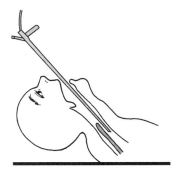

图 6-2-6　支气管镜直接插入法

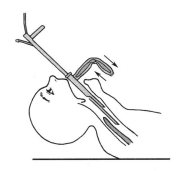

图 6-2-7　经直接喉镜插入法

管开口,后下为右肺下叶支气管开口。小儿气管镜一般不能再向下插入,成人如用 7mm 细长支气管镜可进入右肺下叶支气管,见其各肺段支气管开口。

右侧检查完毕后,将支气管镜前端徐徐退至隆嵴处,助手将受检者头向右转,因左主支气管较右侧细,与气管纵轴所成角度较大,故不如右侧容易插入,必须看清左主支气管口后,再将支气管镜送入左主支气管。自隆嵴向下约 5cm 处,相当于时钟 8~2 点部位,可见一斜嵴(斜隔),其前上方为左肺上叶支气管开口,后方为左肺下叶支气管开口,成人如用 7mm 细支气管镜向下可见下叶支气管分出的各段支气管开口。

2. 纤维支气管镜检查

(1)体位:一般采取仰卧位,也有取坐位者。

(2)检查方法:仰卧位时,检查者站在受检者头端,左手握持镜柄操纵部,右手握持镜体远端,右眼从目镜下观察。可经鼻或经口腔插入到达喉部,待患者吸气,声门开放时,进入气管、支气管。检查所见与硬支气管镜相同。但由于其镜管较细,可插入更深、更细的支气管腔内进行检查。此外,由于纤维支气管镜的末端可以弯曲,对硬支气管镜不易窥及的部位,如右肺上叶支气管开口,能较容易看到。如取坐位时,由于检查者与受检者位置相对,所见方位与卧位时相反。

3. 电子支气管镜检查　检查方法与纤维支气管镜检查基本相同,检查者可直接目镜下或通过监视器屏幕观察。

【注意事项】

1. 为保证手术顺利进行,术前必须做好充分准备,详细了解病情,准备好各种器械及气管切开手术包,以备急用。术中密切观察全身情况,全身麻醉下操作时,应具备心电监护及氧分压监测,以防意外,一旦发生及时抢救。

2. 硬支气管镜检查,尤其是经直接喉镜插入时,应注意保护切牙,以防损伤及脱落。

3. 检查时术者应动作轻柔,确认支气管镜始终在直视下顺管腔送入。异物钳夹持异物或活检钳钳取组织后,如退出钳子受阻,避免用力牵拉,以免损伤管壁造成出血,或管壁穿破而发生皮下气肿,甚至纵隔气肿或气胸等并发症。

4. 术后应密切观察呼吸,尤其是全麻术后的婴幼儿患者,仍有窒息风险。因此,必须待完全清醒后才能出手术室。选用适当管径的支气管镜,尽量缩短操作时间,可避免并发喉水肿引起的呼吸困难。

5. 局麻下检查时,麻醉要充分,药量应恰当。剂量过高可致中毒;剂量不足则麻醉不充分,不仅检查困难还可能引起喉痉挛。发生喉痉挛时,应及时给氧,必要时退出支气管镜。

6. 纤维支气管镜和电子支气管镜易损坏,使用时应仔细,用后注意及时清洗,规范消毒,妥善保存,不宜用于钳取较大的异物。

第二节　食管镜检查

食管镜检查是用食管内镜进行诊断和治疗食管疾病的一种操作技术。食管镜可分为硬食管镜和软食管镜两类,后者包括纤维食管镜和电子食管镜。

一、硬食管镜检查

【适应证】

1. 明确食管异物诊断,取出食管异物。

2. 查明吞咽困难和吞咽疼痛原因。

3. 检查食管肿瘤的部位及范围,还可做细胞涂片或钳取组织做病理学检查。小的良性肿瘤可在食管镜下切除。

4. 检查食管狭窄的部位、范围及程度,对范围局限者可行扩张术。

5. 查明吐血的原因,并可做局部电凝或涂药止血,还可对食管静脉曲张施行填塞止血或注射硬化剂治疗。

【禁忌证】

1. 食管腐蚀伤急性期。

2. 严重心血管疾病、重度脱水、全身衰竭,如非绝对必要,最好待情况改善后手术。

3. 严重食管静脉曲张。

4. 明显脊柱前突,严重颈椎病变,或张口困难者。

【术前准备】

1. 除常规询问病史及体格检查外,必要时进行 X 线摄片,或检查前 24 小时行食管 X 线钡剂检查。有异物梗咽病史时,应详细了解异物种类和形状,以便选择合适的手术器械,并向患者做好解释工作,取得配合。

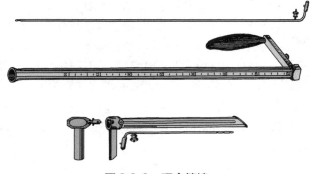

图6-2-8　硬食管镜

2. 食管异物影响进食或合并感染者,术前应补液,并给予抗生素抗感染治疗。

3. 术前禁食 4 小时,以免术中发生呕吐。术前 30 分钟皮下注射适量阿托品及镇静剂。

【器械准备】

1. **食管镜**（esophagoscope）　金属硬质食管镜有圆形和扁圆形 2 种。目前多为扁圆形(图6-2-8),管腔的左右径略大于前后径,光源在镜管前端。食管镜根据其长度和内径不同,有不同规格,应按患者年龄、病变部位、异物种类等选用合适的食管镜(表6-2-2)。

表6-2-2　**食管镜选用参考标准**

年龄	食管镜	
	内径（cm）	长度（cm）
2 岁以下	0.6×1	18～20
3～5 岁	0.7×1	20
6～10 岁	0.8×1.1	20～25
11～15 岁	0.9×1.3	20～25～35
成人	1×1.4	35～40～45
取食管上段较大异物	1.3×2	20～30

2. **食管镜钳** 有异物钳和活检钳2类。形状不一（图6-2-9）。术前应根据需要选择。

3. **其他** 光源、吸引器等。

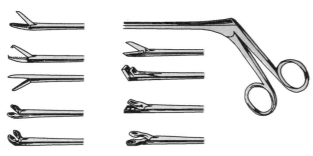

图 6-2-9 **食管镜钳**

【麻醉】

1. **局部麻醉** 成人多采用黏膜表面麻醉。用1%达克罗宁凝胶（胃镜胶）含服，或用1%～2%丁卡因喷雾咽部，麻醉咽及食管入口黏膜。

2. **全身麻醉** 适合于儿童及不能合作或估计检查有困难的成人。

【检查方法】

1. **体位** 多取仰卧垂头位。为了使食管镜与食管纵轴走向一致，手术时须调整受检者头位，开始颈部伸直，头后仰并高出手术台面约15cm，当食管镜到达中段后将头位放低，进入下段时，头位常低于手术台5cm（图6-2-10）。

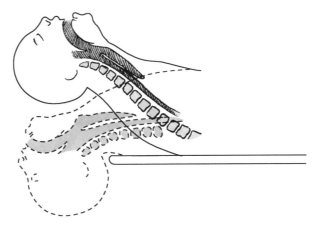

2. **操作步骤** 检查者左手拇指及示指捏住镜管远端，中指及无名指固定于上切牙，将上唇推开予以保护，右手握持食管镜近端。食管镜经口腔导入食管入口的方法有两种。环后间隙狭窄的老年人，尤其是使用圆形食管镜时，应采用右侧梨状窝进入，食管镜前端沿舌

图 6-2-10 **食管镜检查时患者体位**

背右侧下行，看到会厌及右侧杓状软骨后，进入右侧梨状窝，然后渐移到中线，继续向下，并将食管镜前端稍上抬，可见放射状收缩的食管入口。成人食管入口距上切牙约16cm，吞咽或恶心时即开放，顺势插入食管内。儿童及年轻患者，尤其是使用扁圆形食管镜时，常从口腔、咽正中进入，沿舌背正中向下见到会厌和杓状软骨，经杓状软骨后方的环后隙，将食管镜前端抬起即见食管入口。食管镜向下送入过程中应置于食管中央，以充分暴露各壁。仔细观察管腔内有无异物、狭窄，管壁黏膜有无出血、水肿、溃疡、新生物等情况。发现病变应记录距上切牙的距离。在距上切牙约23cm管壁左前方可见主动脉搏动。继续向下距上切牙约36cm处，食管腔平时呈裂隙状，为第四狭窄。再向下约4cm，即可看到放射状的贲门。

【注意事项】

1. 顺利通过食管入口是手术成功及避免并发症的关键。由于环咽肌的收缩，不仅使食管入口狭窄并常呈闭合状态，还将环状软骨拉向颈椎，在后壁形成隆起，如一门槛，而使食管镜不易进入（图6-2-11）。因此，术前必须选好适当的食管镜，充分麻醉，并做好解释工作取得患者配合，术中调整好患者的体位，操作用力适当，看清食管入口，待其张开后顺势进入。食管镜向下推进时切勿以患者切牙作支撑点强行滑入，以免意外损失切牙。如操作不当可造成食管损伤，引起出血、穿孔，继发纵隔气

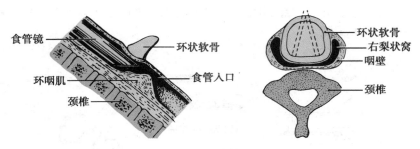

图 6-2-11   食管入口

肿、感染等并发症,还可导致环杓关节损伤。

2. 小儿患者,如食管镜过粗可压迫气管后壁,而发生呼吸困难或窒息,应及时取出食管镜。为避免发生意外,可行气管插管全身麻醉。

二、纤维食管镜检查

纤维食管镜(fibroesophagoscope)是由导光玻璃纤维束构成的软食管镜(图6-2-12),配有相应的活检钳。由于镜体软而细,插入时患者痛苦小。其前端可以弯曲,视野广,照明度强,能观察细微病变,又配有充气、冲洗等设备,还可录像并保存记录。因此,已被广泛应用于食管疾病的诊断及术后复查。对于张口困难、脊椎疾病或全身情况差的患者,也不受限制。由于纤维食管镜及钳较纤细,不能用于取出较大异物,也不能进行食管狭窄扩张术,故不能完全取代硬质食管镜。

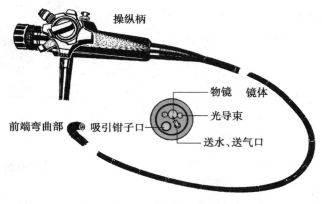

图 6-2-12   纤维食管镜

检查常在1%丁卡因黏膜表面麻醉后进行,受检者取左侧卧位,双腿弯曲。术者立于患者对面,经口插入镜管,达喉咽、梨状窝至环后区,嘱患者做吞咽动作,待食管入口开放顺势将镜管插入食管,然后自上而下逐步深入检查。镜下所见解剖标志与硬食管镜相同。

三、电子食管镜检查

通常用电子上消化道内镜(gastrointestinal videoscope),是另一种软管内镜,采用电子导像系统,操作方法与纤维食管镜基本相同,但检查图像更加清晰,并可通过监视器屏幕观察,与计算机系统连接,便于观察图像的打印和保存。

(杨蓓蓓)

第三章 气管、食管的症状学

第一节 气管、支气管的症状学

气管、支气管疾病常有以下主要症状：

1. **咳嗽** 通常是气管、支气管疾病出现最早和最常见的症状。发病较急的刺激性干咳，常是急性气管、支气管炎的早期症状。突发性的剧烈阵咳，可由吸入异物或刺激性气体引起。咳嗽伴有吸气性喘鸣常提示气管、支气管异物、狭窄或有新生物阻塞。咳嗽伴有呼气性哮鸣音，常提示支气管痉挛，多见于支气管哮喘。持久性咳嗽，晨起及平卧时加重，多为慢性气管、支气管炎表现。长期咳嗽久治不愈时，需作进一步检查，以明确诊断。

2. **咳痰** 不同疾病痰液的性质不同，对诊断有一定参考价值。气管、支气管病变早期多为泡沫状痰；慢性支气管炎常有黏脓痰；急性呼吸道感染可有脓性痰；大量咳脓痰多见于支气管扩张或肺脓肿的患者；痰液有臭味，多为厌氧菌感染所致；痰中带血应考虑结核或肿瘤的可能，应做胸部 X 线或 CT 扫描检查，必要时行支气管镜检查。

3. **咯血** 由气管、支气管、肺出血而咳出血称为咯血。量少则痰中带血，多则可整口咳出。咯血可见于呼吸道疾病，如急、慢性炎症，结核，肿瘤，支气管扩张，肺脓肿及异物等。气管、支气管疾病引起咯血的特征是常先有咳嗽而后咯血。其他一些疾病如心血管疾病、血液病等也可引起咯血，应详细询问病史，全面检查，以确定诊断。

4. **喘鸣和哮鸣** 气管、支气管炎性水肿、异物或肿瘤均可使管腔变窄，呼吸时空气通过狭窄的气道可发生喘鸣音。支气管痉挛可产生哮鸣音，出现在呼气期，常见于支气管哮喘、哮喘性支气管炎或气管、支气管异物等疾病。

5. **呼吸困难** 气管、支气管因炎症、肿瘤、异物、分泌物潴留等原因使其管腔变窄或阻塞时，呼吸道的阻力增加，患者常用力呼吸以克服阻力，增加气体交换，从而表现为呼吸困难，轻者感觉呼吸不畅，重者可窒息。根据气管、支气管病变部位及程度不同，临床上可表现为吸气性、呼气性或混合性呼吸困难。

6. **胸痛** 急性气管支气管炎时，可有胸骨后烧灼感或刺痛，咳嗽时加重。肺部炎症或肿瘤侵及胸膜或肋骨时，胸痛较明显。长时间剧烈咳嗽，肋间肌强制性收缩也可致胸痛。

第二节 食管的症状学

食管疾病引起的症状主要有：

1. **吞咽困难** 为食管疾病常见症状之一，轻重程度不同，轻者仅有吞咽时梗阻感，进食无明显障碍，多见于食管炎症或痉挛等，也可能是食管癌的早期症状。重者出现咽下困难，初为咽干硬食物困难，逐渐加重致流质也不能咽下。如突然起病，可能有较大的异物嵌顿或合并感染。病程较长而进行性加重者，可能为食管癌，或食管腐蚀伤后并发食管狭窄所致。吞咽困难还可由口、咽、食管周围病变及神经系统疾病引起，原因不明时应做进一步检查，如食管 X 线钡剂检查或食管镜检查等。

2. **吞咽疼痛**　疼痛位置常因病变不同而异。食管炎症、溃疡、腐蚀伤均可出现胸骨后疼痛,吞咽时加重。食管入口处异物嵌顿或合并感染时,疼痛常位于颈根部或胸骨上窝附近。食管癌患者也可出现吞咽疼痛,早期多为间歇性,晚期呈持续性,侵及邻近组织时疼痛加剧,应进一步检查,明确诊断。

3. **呕血**　常见于食管肿瘤、尖锐异物、外伤、食管静脉曲张等疾病。

(杨蓓蓓)

第四章　气管、支气管异物

气管、支气管异物(tracheobronchial foreign body)是耳鼻咽喉科最常见的临床急诊之一,治疗不及时可发生急性上呼吸道梗阻,严重时可出现危及患者生命的呼吸衰竭、心力衰竭等严重并发症。绝大多数发生于儿童,尤其以1~3岁多见。老年人及昏迷患者由于咽反射迟钝,也易产生误吸;偶见于健康成年人。根据异物来源,有内源性异物和外源性异物两类。前者为呼吸道内的假膜、血块、干痂、干酪样坏死物等;后者为花生、瓜子、笔帽、铁钉、小玩具等。

【病因】

气管、支气管异物多发生在3岁以下,约占80%,儿童易发生气管、支气管异物的主要原因如下:

1. 幼儿口含异物(或食物)哭、笑、嬉戏过程中容易发生误吸;走路不稳,易跌倒,此时口内若有食物或异物,也容易造成误吸。加之幼儿喉的防御反射功能差,保护作用不健全,以及幼儿磨牙尚未萌出,咀嚼功能差,不能嚼碎较硬食品,都是幼儿容易发生呼吸道异物的原因。

2. 全麻、昏迷、酒醉等状态的患者或老年人,由于吞咽功能不全,咽反射减弱,易将口咽部异物,如义齿等误吸入呼吸道,呕吐物清除不及时,也可吸入气管内。

3. 部分健康成年人由于职业工作习惯,喜将针、钉及扣等含于口中,遇有外来刺激或突然说话时可不慎发生误吸。

4. 长期食管内存留的尖锐异物突入气管内,也可能形成气管食管瘘及气管异物。

5. **医源性因素**　如气管、支气管手术中,器械装置断裂或脱落进入气管,或切除的组织突然滑落入气道内,或部分口咽异物及鼻腔异物,在诊治过程中可发生异物位置的突然变动,而误吸入下呼吸道。

6. 精神病患者或企图自杀者的主动行为。

【病理】

气管、支气管异物的病理生理与异物的种类与性质、大小形状、部位、存留时间、阻塞程度等有着密切的关系。

1. **异物种类与性质**　按照异物的种类与性质分为:植物性、动物性、金属性、化学合成品等几类。植物性异物,如花生、豆类等,由于其含有游离脂肪酸,对气道黏膜刺激性强,可引起严重的呼吸道黏膜急性弥漫性炎症反应,临床上称"植物性气管支气管炎";玻璃、不锈钢与合金等异物刺激较小,引起病理反应较轻。

2. **异物大小与形状**　光滑细小的异物刺激性较小,但可随气流而出现变位;异物大,表面粗糙不平或尖锐、形状不规则的异物,易引起组织损伤,发生肉芽或纤维组织增生。

3. **异物部位**　嵌顿于声门区或声门下区的异物,可引起明显的上呼吸道梗阻症状。存留在一侧支气管内的异物若位置相对固定,一般不出现呼吸困难症状。

4. **异物存留时间**　异物存留越久,危害越甚,尤其是刺激性强、表面不平的异物,长期停留,可引起反复肺炎、支气管扩张、肺脓肿等。

5. **异物的阻塞程度**　异物存留于支气管内,因阻塞程度不同,可导致不同的病理生理改变(图6-4-1)

Jackson(1936)将支气管异物因机械性阻塞而引起的支气管肺病理生理变化分为四型:

(1)空气能部分进出的阻塞型:空气可以部分进出于异物所在部位的狭窄区,为支气管的部分阻塞。

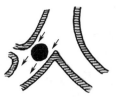 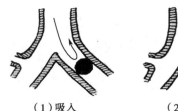

（1）吸入(口径增宽)　　（2）呼出(口径缩小)　　　　　（1）吸入　　　　（2）呼出

图 6-4-1　不完全性阻塞型（致肺气肿）　　　图 6-4-2　完全性阻塞型（致肺不张）

（2）空气只进不出的活瓣性阻塞型：异物的位置导致吸气时支气管腔扩大，异物与管壁之间出现空隙，气流可以进入；而呼气时，异物被呼出气流冲击而将支气管腔封闭，阻止气流的呼出，形成异物所在支气管远端的肺气肿（图 6-4-3）。

（3）空气只出不进的活瓣性阻塞型：气流只能出而不能进，因而形成异物所在支气管远端的肺不张，还可引起邻近肺叶或对侧肺的代偿性肺气肿。

（4）空气既不能进也不能出的全阻塞型：引起阻塞性肺不张（图 6-4-4）。

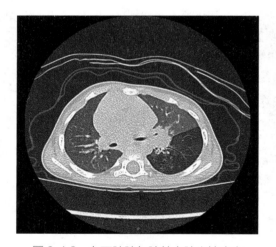 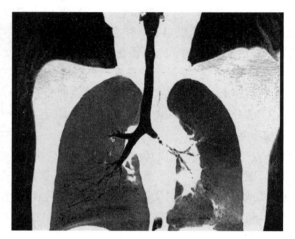

图 6-4-3　左下肺肺气肿并内肺炎性病变　　　图 6-4-4　左侧支气管异物引起左侧肺炎、肺不张

【临床表现】

1. 临床分期

（1）异物吸入期：异物经声门入气管时，必出现剧烈呛咳，有的同时出现短暂憋气和面色青紫。如异物嵌顿于声门，则可出现声嘶及呼吸困难，严重者发生窒息。

（2）安静期：异物进入气管、支气管后，停留于某一部位，刺激性减小，此时患者可有轻微咳嗽而无其他症状，常被忽视。

（3）炎症期：异物的局部刺激和继发性炎症，加重了气管、支气管的堵塞，可出现咳嗽、肺不张和肺气肿的表现。

（4）并发症期：随着炎症发展，可出现肺炎、肺脓肿或脓胸等。此期的长短和轻重程度可因异物大小、性质、患者的体质及治疗情况而异。

2. 临床表现　异物所在部位不同，异物存留时间不同，可有不同的临床表现。

（1）喉异物：异物大可以完全嵌顿于声门区，导致窒息，如果冻等。异物进入喉内时，出现反射性喉痉挛而引起吸气性呼吸困难和剧烈的刺激性咳嗽。喉异物多为鱼刺、鸡骨、骨片、鸡蛋壳等动物性异物或金属性异物，主要是机械性阻塞，继发性细菌感染，也可伴以变态反应，表现为声嘶、咳嗽、吞咽困难、咯血、哮喘及不同程度等呼吸困难。尖锐异物刺伤喉部可发生咯血及皮下气肿。

（2）气管异物：异物进入气管立即发生剧烈呛咳，并有憋气、呼吸不畅等症状。随着异物贴附于气管壁,症状可暂时缓解;若异物轻而光滑并随呼吸气流在声门裂和支气管之间上下活动,可出现刺激性咳嗽,闻及拍击音;如异物较大,阻塞气管,随时可能上至声门引起呼吸困难或窒息。

（3）支气管异物:患者有咳嗽、喘、发热等症状,非活动性支气管异物,可引起一系列具有特征性的临床表现,如肺气肿、肺不张、支气管肺炎等。长期停留者甚至导致支气管扩张、肺脓肿。尖锐异物对支气管壁有损伤者还可引起纵隔气肿和气胸(图6-4-5)。呼吸困难的程度与异物部位及阻塞程度有关。主支气管完全阻塞时,听诊患侧呼吸音消失;不完全阻塞时,可出现一侧呼吸音降低。

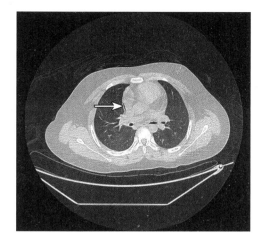

图6-4-5　笔帽异物引起的纵隔气肿（箭头）

【诊断与鉴别诊断】

明确的异物吸入史,典型的临床症状和体征,结合影像学检查,多数病例诊断不难。

1. **病史**　异物吸入史是最重要的诊断依据,如:儿童口含异物,哭、笑、嬉戏过程中突然发生剧烈的呛咳,此后出现反复阵发性咳嗽憋喘。部分患者,尤其是儿童,异物史可能不明确,若有突然发生而又久治不愈的咳喘,并伴有或不伴有发热、憋气,或长期不愈、反复发生的支气管肺炎,应考虑气管、支气管异物的可能。

2. **体格检查**　全身检查应注意有无呼吸困难及心力衰竭等危及生命的情况。活动性气管异物在咳嗽时或呼气末期可闻及声门拍击声,颈部可触及撞击感。支气管异物早期有时体征不明显,应仔细对比两侧肺部听诊,是否有一侧呼吸音减低,是否有喘鸣音等,以及伴随的肺炎、肺不张、肺气肿的体征。

3. **X线检查**　对金属类不透光异物,可以清楚显示异物的部位、大小和形态(图6-4-6)。

对可透光异物可通过间接征象加以提示,如疑为气管支气管异物,应行胸部正侧位拍片,还应进行胸部透视。透视可连续观察整个呼吸周期,以下征象有重要参考意义:①纵隔摆动:气管异物部分阻塞一侧支气管,两侧胸腔压力失去平衡,使纵隔随呼气、吸气向两侧摆动。如异物相对固定,形成呼气性活瓣,则呼气时空气排出受阻,形成患侧肺气肿,使患侧肺内压力大于健侧,纵隔向健侧移位;若为活动性异物,异物随吸气下移,形成吸气性活瓣,吸气时空气进入受阻,患侧肺含气量较健侧少,形

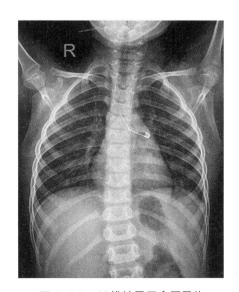

图6-4-6　X线片显示金属异物

成患侧肺不张,无论吸气期和呼气期,纵隔均向患侧移位,吸气期更明显。出现矛盾运动是当呼吸困难而用力吸气时(辅助呼吸肌也参与了呼吸运动),由于肋间外肌及斜角肌等均尽力收缩,使胸部尽量扩大,膈肌虽下降,但空气进入不多,胸腔内负压仍增加,以致右心血液回流量相对增多,故透视下心影扩大(左右径增宽、上下径缩小);用力呼气时,由于肋间肌和腹壁肌等均尽力收缩,使胸廓和心影上下径增加,左右径缩小,故正好和正常所见到的纵隔大小变化相反。②肺气肿:患侧肺透明度增高,肺内压力增高,横膈下移。③肺不张:某肺叶或肺段密度增高,体积缩小,肺内压力降低,横膈上抬,心脏和纵隔向患侧移位,但呼吸时位置不变。④肺部感染:表现为局部密度不均匀的片絮状模糊阴影。

4. **肺部CT**　适用于异物吸入史不详、迁延性肺炎治疗效果不好的患者,胸片提示为阴性而临床怀疑为阳性时,可行CT检查,有助于明确有无异物并确定其阻塞部位。

5. 支气管镜检查　为气管、支气管异物确诊的金标准。一切有异物呛咳病史的患者,均有支气管镜检查的手术指征。支气管镜检查既可明确诊断或排除支气管异物,同时又是异物取出的有效治疗手段。

临床上,气管、支气管异物应与急性喉炎、支气管肺炎及肺结核等疾病进行鉴别。

【治疗】

气管、支气管异物有危及生命的可能,取出异物是唯一有效的治疗方法。因此,治疗原则是尽早取出异物,防止窒息及其他呼吸道并发症的发生。

1. 气管、支气管异物一旦发生,能自行咳出的机会很少,手术取出异物是唯一的治疗方法。异物在气管支气管内随时可以发生窒息,威胁生命的危险,应尽早取出,对并发肺炎、心力衰竭者,术前应加以控制,有呼吸困难的活动性异物,应立即进行手术。

2. 气管、支气管异物取出术具有相当风险,也有一定难度,不可等闲视之。应在病情允许的前提下充分进行术前准备,根据年龄、性别、身体实际发育情况选择合适的直接喉镜和支气管镜,根据异物性质、大小和形态准备合适的异物钳。

3. 气管、支气管异物取出的手术方法

（1）经直接喉镜取出异物:适用于嵌顿于喉前庭、声门区或声门下区、总气管内活动的异物。异物钳夹住异物出声门时应将钳口转位,使异物的最大横径与声门裂平行,以防异物通过狭窄的声门时受阻挡而脱落。

（2）经支气管镜取出异物:是最常用的有效治疗手段。

儿童耳鼻咽喉头颈外科临床广泛应用的是金属硬质支气管镜。通过支气管镜管腔置入潜窥镜,可以到达支气管镜达不到的肺亚段,克服了硬支气管镜不能深入 3~4 级支气管的缺点。手术宜在全麻下进行。患者取平卧仰头位,由助手抱头随时调整头位;术者以左手执直接喉镜挑起会厌,暴露声门,右手执内径大小适当的支气管镜,于患者吸气声门裂开放之际,将支气管镜送入气管内,成人可不用直接喉镜而直接经声门裂插入支气管镜。检查双侧支气管开口,窥见异物后,选择合适的异物钳,尽可能在直视下夹取异物。不能通过支气管镜管腔的较大异物,用异物钳夹稳后取出时,将内镜及异物钳连同异物一并取出,通过声门时,需适当旋转,以防滑脱或嵌顿于声门。如为玻璃球、滚珠等圆滑异物,可用球形钳或花篮钳取出。笔帽等中空管形异物,可用钳齿朝外的反张钳,伸入笔帽或中空的管内,张开撑紧将异物取出。体积巨大的异物,不能由声门裂强行拉出,可经气管切开口处取出。支气管镜探查过程中,应随时吸净呼吸道内分泌物,保证操作顺利进行。

注意事项:

1）术前应注意:可疑气管、支气管异物,应及时行支气管镜检查,明确诊断,尽早取出异物,以避免或减少窒息及并发症的发生。

①向患者及其家属告知支气管镜检查的意义及可能存在的手术风险。

②患者在转运、麻醉的过程中,均可能出现异物活动变位、咳出或嵌顿于声门裂等,使病情发生变化。

③对呼吸极度困难等病情危重的患者,可先行气管切开术,以免发生窒息、呼吸衰竭等危象。

④对于已有气胸、纵隔气肿等并发症的患者,应首先治疗气胸或纵隔气肿,待病情缓解并控制后再行异物取出术;伴有心力衰竭时,应予以强心剂治疗。

术前应向患者及其家属了解异物的种类、大小、形状,并分析异物存留部位,以选择适当的手术器械。

2）术后应注意:

①对每个支气管镜检查术后的患者必须密切观察 24 小时,慎用镇静剂,术后 4~6 小时禁饮食,间断吸氧、雾化、激素及抗炎补液治疗。加强护理,密切观察病情,做好紧急气管切开的准备,以防严重呼吸困难的发生。

②酌情使用抗生素及激素,积极预防喉水肿的发生,必要时予以肾上腺糖皮质激素雾化吸入或全身应用。

③异物未取尽或术后仍有异物的症状与体征者,应选择适当时机,再次行支气管镜或纤维支气管镜检查。

④经多种方法、多次试取仍无法取出异物或异物嵌顿较紧难以取出者,应请胸外科协助,行开胸手术。

(3)经气管切开口取出异物:对下列情况,应考虑气管切开:

①患者严重呼吸困难,病情危急;缺乏必要的内镜设备和技术条件。

②较大或形状特殊,估计难以通过声门的异物,如大的圆珠笔帽、玻璃球、项链坠等。

③刚在其他医院做过支气管镜检查,而病情又不允许推迟手术,或术前患者已有明显声嘶,或较长时间停留的喉、声门下区异物,估计已有明显炎症者。

(4)经纤维支气管镜取出异物:相比硬支气管镜,纤维支气管镜能到达更细的末端细支气管,也可应用于患有颈椎强直不能仰头、口腔颌面病变张口困难,硬支气管镜无法置入的患者。

(5)开胸取出异物:需要开胸进行异物取出手术的,一般不到1%,主要适用于:

1)经过一切努力仍无法从内镜下取出的异物,特别是一些特殊类型的嵌顿性或刺入支气管壁和肺实质的异物。

2)因异物长期滞留,已引起支气管扩张、肺脓肿等严重并发症者,而这类合并症本身就有开胸手术的指征。

【麻醉】

多数医师主张:可疑气管、支气管异物的患者,均应在全麻下行支气管镜检查,"无麻"仅在紧急情况下使用。随着儿童麻醉专业水平不断提高,儿童麻醉器械不断完善,全麻下行支气管镜检查,并发症明显低于无麻醉下支气管镜检查。

【并发症】

1. **气胸、纵隔气肿和皮下气肿**　异物阻塞导致肺气肿,肺内压力突然增大所致。异物呛入的当时或呛入异物几天之后出现自发性气胸、纵隔气肿和皮下气肿;手术过程中,因气管内镜、异物钳造成气管、支气管壁损伤;患儿挣扎哭闹,巨大的肺内压力引起肺泡破裂所致。当手术中突然出现呼吸困难、发绀,同时出现皮下气肿时,应首先考虑纵隔气肿及气胸的可能,根据患儿情况暂时停止取异物,及时行胸腔闭式引流。

2. **气管内出血**　气管异物刺激黏膜致炎症肿胀、充血,易出血,病程越长,此类情况越多。出血多时影响手术视野,增加异物取出难度,可气管内注入1∶10 000肾上腺素溶液,以减轻出血。

3. **急性呼吸衰竭**

(1)取异物时有可能出现呼吸停止。若置入喉镜暴露声门就出现呼吸、心跳停止,多为迷走神经反射引起喉痉挛而影响心脏,应立即给予大容量的氧气吹向声门或高频通气、插管或插入气管镜进行通气。置入喉镜前用1%利多卡因喷喉可避免喉痉挛。

(2)取异物过程中出现呼吸、心跳停止,多为异物变位造成双侧支气管堵塞而不能进行有效气体交换,出现呼吸衰竭。术前详细的心肺功能检查,并做好监测和应急的准备,选择全身麻醉可有效地预防这类急症的出现。

4. **肺炎、肺不张**　因异物阻塞和继发感染而导致的肺炎和肺不张,在异物取出后抗生素治疗,大多都可治愈。对于时间较长的异物特别是肺不张伴有气管、支气管内有大量脓液的患者,术中用生理盐水做支气管肺泡灌洗,可以有效地帮助肺叶膨胀及炎症吸收。

5. **严重的全身并发症**　广泛皮下气肿,气胸,脓气胸,纵隔感染,肺炎败血症。

【预后】

气管、支气管异物若不及时诊治,预后不良,严重者可致死亡。支气管镜检查过程中,选择合适的支气管镜及异物钳,技术操作熟练,手术时间短,术后一般不致发生喉水肿,可避免气管切开。未发生并发症的气管、支气管异物患者,异物一经取出,一般预后良好;已发生肺不张、肺气肿或支气管肺炎等并发症,时间较短,异物顺利取出后一般能很快恢复;支气管阻塞性异物所致较长时间的肺不张、炎症 6 个月以上者,取出异物后仍可遗留支气管扩张或肺组织纤维化病变。

【预防】

呼吸道异物是最常见的儿童意外伤害之一,也是一种完全可以预防的疾病,应加强宣传教育,提高人们对此病危险性的认识,了解预防知识,防止此病的发生。

1. 避免给 3 岁以下儿童吃花生、瓜子、豆类等坚果类食物。

2. 口含食物时或进食时,应避免嬉笑、哭闹、打骂。

3. 教育儿童不要口含食物或玩具玩耍,成人应避免口含异物作业。

4. 加强对昏迷及全麻患者的护理,防止呕吐物误吸入下呼吸道,活动的义齿应及时取出。

(倪　鑫)

第五章 呼吸功能失常与下呼吸道分泌物潴留

呼吸运动是在呼吸中枢及大脑皮质的支配下完成的，又受胸廓及肺扩张、肺泡牵张感受器刺激产生的传入冲动和颈动脉体、主动脉体及中枢化学感受器的调节。正常呼吸功能的维持主要依靠有节律的呼吸运动、呼吸道通畅、心肺血液循环和肺泡气体交换功能的完整。任何环节发生障碍，都可引起呼吸功能失常。呼吸频率正常成人 16～20 次/分，与心脏搏动次数的比例 1:4。

【病因】

引起呼吸功能失常的病因主要有：

1. **呼吸系统疾病** 呼吸系统炎性疾病或外伤，如老年慢性支气管炎、肺部严重感染，烧伤或重度胸部外伤等，由于气管、支气管黏膜肿胀，分泌物增多，影响肺泡气体交换，有时还兼有咳嗽功能减弱，导致下呼吸道分泌物潴留，引起呼吸困难、缺氧和二氧化碳蓄积。

2. **循环系统疾病** 风湿性心脏病、肺源性心脏病、急性左心衰等心力衰竭时，肺微循环障碍，产生肺水肿、呼吸道分泌物增多，气体交换受阻。

3. **神经系统疾病** 脑炎、脑水肿、脑血管意外、严重脑外伤、脊髓灰质炎、吉兰-巴雷综合征、中毒、昏迷等，呼吸中枢受影响而致呼吸功能失常、吞咽功能及咳嗽反射减弱或消失；破伤风产生的呼吸肌痉挛，发生下呼吸道分泌物潴留或误吸，可妨碍呼吸致呼吸功能失常。

【临床表现】

呼吸功能失常的主要症状是呼吸困难，但与喉源性呼吸困难不同，一般无喉鸣及四凹征，表现为呼吸频率及深度的改变。呼吸、循环系统疾病引起的呼吸功能失常可表现为呼吸频率加快；中枢神经系统疾病颅内压增高时，呼吸变慢；多发性神经根炎时，因呼吸肌功能不良，呼吸变浅。

由于气体交换不良，而致缺氧及二氧化碳蓄积，引起心率加快、心搏出量增多、肺部小血管收缩、肺循环阻力增加。长期可致右心衰竭。严重二氧化碳蓄积可致肺性脑病，表现为神志淡漠、嗜睡或昏迷等。

下呼吸道分泌物潴留导致呼吸功能衰竭时，动脉血血气分析常表现为血氧分压降低，二氧化碳分压升高，或兼有血液 pH 降低。

【治疗】

1. **一般治疗** ①辅助性吸氧；②足量有效抗生素控制感染；③及时纠正酸碱失衡及电解质紊乱；④解除病因，针对原发病的治疗。

2. **各类呼吸功能失常** 在紧急情况下，以保持呼吸道通畅为首选治疗，可用以下措施：

（1）通过雾化吸入予以解痉、化痰及改善呼吸道黏膜黏液纤毛运载系统功能的药物，以促进下呼吸道分泌物的排出。

（2）用纤维（电子）支气管镜吸除下呼吸道潴留的分泌物，保持呼吸道通畅。但病情重、病程长、分泌物较多时，最好采用气管切开术，减少呼吸道生理性无效腔，及时吸痰。

（3）气管切开术：主要作用是：①便于及时吸除下呼吸道分泌物，有利于气体交换；②减少呼吸道无效腔，增加有效气体交换量；③便于施行人工机械通气治疗和氧气吸入；④降低呼吸道阻力，减轻患者呼吸时体力消耗及耗氧量。

（周慧芳）

第六章　食管异物

【病因】

食管异物的发生与年龄、性别、饮食习惯、精神状态及食管疾病等诸多因素相关。多见于老人及儿童。老人因牙齿脱落或使用义齿,咀嚼功能差,口内感觉欠灵敏,食管入口较松弛,易发生牙齿或大块食物等误吞;儿童多因口含玩具等引起误吞;成人也有因嬉闹,或轻生,或进食不当、神志不清,而误咽较大物品或带刺物品引起食管异物。此外,食管本身疾病,如食管狭窄或食管癌,也是易发生食管异物的原因。

异物种类众多,以动物性异物最常见,如鱼刺、鸡骨、肉块等;其次为金属类,如硬币、铁钉等;此外,尚有化学合成类物品及植物类异物,如义齿、塑料瓶盖、枣核等。

异物停留部位,最常见嵌顿于食管入口,其次为食管中段第2狭窄处,发生于食管下段者较少见。

【临床表现】

常与异物的性质、大小、形状,停留的部位和时间长短,有无继发感染等相关。

1. **吞咽困难**　异物嵌顿于环后隙及食管入口时,吞咽困难明显。轻者仅能进食半流质或流质,重者可能发生饮水困难。小儿患者常伴有流涎等症状。

2. **吞咽疼痛**　异物较小或较圆钝时,吞咽疼痛不明显或仅有梗阻感。尖锐的异物或继发感染时,吞咽疼痛多较重。异物嵌顿于食管上段,疼痛部位多在颈根部或胸骨上窝处;异物位于食管中段时,常表现有胸骨后疼痛,并可放射到肩背部。

3. **呼吸道症状**　异物较大时,可向前压迫气管后壁;或异物位置较高、部分未进入食管而压迫喉部时,可出现呼吸困难,尤其在幼小儿童,甚至有窒息的可能。应及时处理,以保持呼吸道通畅。

【诊断】

1. **详细全面的病史采集**　对食管异物的诊断十分重要。大多数患者可直接或间接询问出误吞或自食异物梗咽病史,结合吞咽困难及吞咽疼痛等症状,一般诊断并无困难。但应详细了解异物的性质、形状、大小、异物停留时间及有无其他症状,以便食管镜检查手术治疗时参考。某些神志不清或精神异常患者,难以获得准确的异物误吞病史,但如症状明显,应进一步检查。

2. **间接喉镜检查**　异物位于食管上段,尤其是有吞咽困难的患者,有时可见梨状窝积液。

3. **影像学检查**　X线可显影的不透光性异物,可通过颈部和胸部正侧位X线摄片予以定位;不显影的异物,应行食管钡剂透视检查,骨刺类细小的异物需吞服少许钡棉,以确定异物是否存在及所在部位。疑有并发症或为了明确异物与颈部大血管等重要结构的关系等,可行CT扫描检查。

4. **食管镜检查**　对有明确异物史并有吞咽困难或吞咽疼痛等症状,但X线及CT扫描检查不能确诊,药物治疗症状改善不明显的患者,应考虑行食管镜检查,以明确诊断,及时治疗,如发现异物可及时取出。

【并发症】

食管异物未及时就诊,或继续进食可引起并发症,分述如下。

1. **食管穿孔或损伤性食管炎**　尖锐而硬的异物,如带钩的义齿,可随吞咽活动刺破食管壁而致食管穿孔;粗糙及嵌顿的异物,除直接压迫损伤食管黏膜外,潴留的食物及唾液有利于细菌的生长繁殖,使食管壁继发感染、水肿、坏死、溃疡等。

2. **颈部皮下气肿或纵隔气肿**　食管穿孔后,咽下的空气经穿孔外溢,潜入颈部皮下组织或纵隔内形成气肿。

3. 食管周围炎及颈间隙感染或纵隔炎　损伤性食管炎及感染可向深部扩散,或经食管穿孔扩散到食管周围引起食管周围炎,重者形成食管周围脓肿。穿孔位于颈部时,感染可沿颈筋膜间隙扩散形成咽后或咽侧脓肿。胸段食管穿孔,可发生纵隔炎,形成纵隔脓肿。严重时伴有发热等全身症状。

4. 大血管破溃　食管中段尖锐的异物可直接刺破食管壁及主动脉弓或锁骨下动脉等大血管,引起致命性出血。感染也可累及血管,致其破裂出血。主要表现为大量呕血或便血。一旦发生,治疗困难,死亡率高,应积极抢救。

5. 气管食管瘘　异物嵌顿压迫食管前壁致管壁坏死,再累及气管、支气管时,形成气管食管瘘,可导致肺部反复感染。

【治疗】

已明确诊断或高度怀疑食管异物时,应尽早行食管镜检查,及时发现异物并取出,避免并发症。

1. 食管镜检查术及食管异物取出术

（1）硬食管镜检查:是最常用的方法,根据异物的大小、形状、部位、患者的年龄,选择大小适当的食管镜及异物钳。一般应采用全身麻醉,估计异物较容易取时,成人可采用黏膜表面麻醉。食管镜插入窥见异物后,要查清异物与食管壁的关系。如遇尖锐异物刺入食管壁时,应选择合适位置钳夹住异物,使其钩刺退出管壁,再将异物长轴转至与食管纵轴平行后,将异物与硬食管镜一起同步退行,取出异物。巨大异物如义齿,特别是带钩义齿,如嵌顿不易钳取时,不应强行拉取,以免发生动脉破裂等致命性并发症。必要时,应行颈侧切开或开胸手术将异物取出。有时可用直接喉镜代替食管镜尝试夹取位于食管入口的异物。因直接喉镜较粗短,容易抬起环状软骨而暴露食管入口,有利于异物取出。对于小儿需注意不要过度抬高环状软骨,以免引起呼吸困难。

（2）纤维食管镜或电子食管镜检查:有利于较小而细长的异物取出,成人可在黏膜表面麻醉下进行。对于一些锐利的异物可采用囊袋或支架包绕异物而将其取出,可避免对食管壁造成损伤。

（3）Foley 管法:利用前端带有隐形气囊的体腔引流管,插入未被异物完全阻塞的食管内,隐形气囊越过异物后,向气囊内注入空气,使其扩张,气囊充满食管腔,向上退出时将异物带出。但仅适用于外形规则、表面平滑的异物。

（4）颈侧切开或开胸食管异物取出术:巨大并嵌顿甚紧或带有金属钩的异物,用上述方法未能或难以取出时,可考虑颈侧切开或开胸手术。

2. 一般治疗　食管异物如超过 24 小时,患者进食困难,术前应进行补液。估计术中可能损伤食管黏膜时,术后应禁食 1~2 天,给静脉补液及全身支持疗法;疑有穿孔者,应行胃管鼻饲饮食。局部感染时,应给予足量抗生素。

3. 其他处理　出现食管周围脓肿、咽后或咽侧脓肿时,应行颈侧切开引流。食管穿孔、纵隔脓肿时,请胸外科协助处理。

【预防】

应注意以下几点:

1. 进食不宜过于匆忙,尤其吃带有骨刺类食物时,不要饭菜混吃,要仔细咀嚼将骨刺吐出,以防误咽。

2. 老年人有义齿时,进食要当心,避免食用黏性强的食物,义齿松动或有损坏时应及时修整,睡眠前取下。全麻或昏迷的患者,如有义齿,应及时取下。

3. 教育儿童纠正将硬币及玩具等放在口内玩耍的不良习惯。

4. 误咽异物后,应立即就医及时取出异物。切忌简单采用吞咽饭团、馒头、韭菜等试图强行将异物推下,虽然偶尔侥幸奏效,但是更多的是加重食管壁及邻近心脏和大血管损伤,增加发生致命性并发症的风险,增加手术处理的难度。

（杨蓓蓓）

第七章　食管腐蚀伤

误吞或有意吞服腐蚀剂引起的食管黏膜损害称为食管腐蚀伤(caustic injuries of esophagus)。常见腐蚀剂有酸性和碱性两类。强酸类如硫酸、盐酸、硝酸等;碱性类如氢氧化钠(烧碱、灰水)、氢氧化钾、碳酸氢钠(食用或清洁用碱)。

【病理】

病变程度与腐蚀剂的性质、浓度、剂量和停留时间有关。碱性腐蚀剂有强烈的吸水性,并有脂肪皂化和蛋白质溶解作用,引起组织液化坏死,病变易向深层发展,穿透力强。酸性腐蚀剂易引起局部黏膜干性坏死,穿透力较弱,但高浓度的强酸性腐蚀剂,也可引起食管的严重损伤。

按损伤的严重程度,食管腐蚀伤分为3度:

1度(轻型):病变局限于食管黏膜层,黏膜表层充血肿胀,坏死脱落,创面愈合后,不会遗留瘢痕狭窄。

2度(中度):病变深达食管肌层,局部溃疡形成,表面有渗出或假膜形成,后期常形成瘢痕而致食管狭窄。

3度(重度):食管壁全层受损,并累及食管周围组织,可能发生食管穿孔及纵隔炎等并发症。

【临床表现】

1. **急性期**　约1～2周。

(1)局部症状:

1)疼痛:腐蚀剂吞入后,可立即出现口、咽、胸骨后或背部疼痛。

2)吞咽困难:主要因惧怕疼痛不敢吞咽,常伴有唾液外溢、恶心等。

3)声嘶及呼吸困难:当腐蚀剂侵及喉部,导致喉水肿时,可表现声嘶及喉阻塞症状。

(2)全身症状:病情严重者可出现全身中毒症状,表现为发热、脱水、昏睡或休克等。

2. **缓解期**　发病1～2周后,全身症状好转,创面逐渐愈合,疼痛及吞咽困难缓解,饮食逐渐恢复正常,轻症者2～3周愈合。

3. **狭窄期**　经3～4周后,或更长一些时间,病变累及肌层者,缓解期过后,由于局部结缔组织增生,继之瘢痕收缩而致食管狭窄,再度出现吞咽困难,并逐渐加重,轻者可进流质,重者滴水不进,出现脱水及营养不良等全身症状。

【检查及诊断】

根据吞服腐蚀剂的病史及典型症状,诊断多无困难。但应详细了解腐蚀剂的性质、浓度、剂量及吞服时间。

1. **检查口唇及口腔、咽部黏膜**　急症患者应检查口唇及口腔、咽部黏膜,观察是否有充血、肿胀、黏膜脱落、溃疡及假膜形成等。可酌情行间接喉镜检查,了解喉咽及喉部情况。

2. **X线检查**　如疑有并发症时,可行X线胸、腹部透视及摄片或CT扫描检查。食管X线钡剂检查或碘油造影摄片一般应于急性期过后进行,可了解病变性质、部位与程度。但对疑有食管穿孔者忌用或慎用。对估计可能发生食管狭窄的患者,如第一次检查结果为阴性,2～3个月内应定期复查。

3. **食管镜检查**　是直接观察食管内受损情况的重要方法。应选择适当时机进行,一般在受伤2周后进行第一次检查,过早食管镜有引起穿孔的风险。纤维食管镜较硬食管镜更为安全。

【治疗】

1. **急性期**

（1）应用中和剂：应在受伤后尽快及早服用，超过数小时后，中和剂已不起作用。碱性腐蚀剂，可服用食醋、2%醋酸、橘汁或柠檬汁漱口或分次少量服用。酸性腐蚀剂，可用氢氧化铝凝胶或氧化镁乳剂中和，然后再服用牛奶、蛋清、植物油等。禁用苏打水中和，以免产生大量二氧化碳气体，有致食管穿孔的危险。

（2）应用抗生素：尽早给予足量广谱抗生素以防止感染。

（3）应用糖皮质激素：可减少创伤反应，有抗休克、消除水肿、抑制成纤维肉芽组织形成、防止瘢痕狭窄的作用。注意严格掌握适应证及用药剂量，用量过大，可使感染扩散，有并发食管穿孔的风险。因此，对于严重烧伤，疑有食管穿孔者，不宜使用。

（4）全身治疗：给予止痛、镇静、抗休克治疗。根据病情给予静脉输液或输血，及时纠正电解质紊乱和血容量不足。病情稍稳定，可小心插入胃管鼻饲，并留置一定时间，既可维持营养，又起到维持管腔防止食管狭窄的作用。

（5）气管切开：喉阻塞症状明显时，应行气管切开术，以保持呼吸道通畅。

2. **缓解期**

（1）根据病情轻重使用抗生素及糖皮质激素数周，并逐渐减量至停用。

（2）急性期过后，可做X线食管钡剂造影检查及食管镜检查，了解病损情况。必要时定期复查以早期发现有无食管狭窄情况，及时处理。

3. **瘢痕期**　对已发生食管瘢痕狭窄的患者，可采用以下治疗方法：

（1）食管镜下探条扩张术：适用于狭窄较轻、范围较局限者。探条有金属和硅胶等几种。在食管镜直视下，插入直径适当的探条，由小到大逐渐扩张。一般每周扩张一次，以逐渐恢复较顺利进食。

（2）吞线扩张术：有顺行、逆行或循环扩张法，多采用后两种方法。适用于多处狭窄或狭窄段较长者。首先行胃造瘘术，逆行法是将经口吞下的带有金属小珠的粗丝线，从胃瘘口取出，然后连接一大小适当的梭形扩张子，再将口腔一端丝线向上拉，使扩张子逆行由胃进入食管，通过狭窄处进入口腔；循环扩张法是将丝线两端与扩张子两端相连，形成环状，逆行拉入口腔后再拉胃造瘘一端，使扩张子下行经食管狭窄处再回到胃内，可反复循环扩张，每周2~3次，逐渐扩大扩张子，对食管狭窄有一定疗效。

（3）金属钛或记忆合金支架扩张术。

（4）外科手术治疗：对于严重的食管狭窄，上述方法多效果不佳，应采用手术治疗。根据病情可采用狭窄段切除食管端-端吻合术、结肠代食管术、游离空肠段移植代食管术、食管胃吻合术、皮管食管成形术等。

【预防】

食管腐蚀伤是可以预防的，应加强对强酸或碱性等腐蚀剂的存放管理，容器上要有醒目的标记，最好专人保管，上锁存放。家庭应用的腐蚀性物质，一定要放在儿童接触不到的地方，特别指出，不要用饮料瓶装，随意放置，以防意外发生。

（杨蓓蓓）

第八章 颈段气管癌

原发性气管癌很少见,病因与支气管肺癌相同,吸烟为主要因素。病理上以鳞状细胞癌和腺癌最常见,鳞状细胞癌占41%～45%,腺癌占36%～47%,其次为基底细胞癌,约占12%。颈段气管癌多见于喉癌、下咽癌和甲状腺癌的局部侵犯,原发性颈段气管癌很少,上1/3段气管癌更为罕见。

颈段气管癌的症状无特异性,早期主要表现为喉痒、刺激性呛咳、间歇性咯血、长期气短。肿瘤增大使气管腔狭窄,可产生喉鸣。晚期可出现上呼吸道阻塞等症状。肿瘤向外侵犯累及喉返神经可导致声音嘶哑,压迫食管可出现进行性吞咽困难等。

颈段气管癌的诊断主要依靠纤维喉镜检查和支气管镜检查,可直接观察肿瘤的大小、形状和发生的部位,并可采取活组织检查。对于有呼吸困难的患者应注意,纤维喉镜和支气管镜检查的刺激可能会加重上呼吸道阻塞。颈部和上纵隔增强 CT 扫描可显示突入气管腔的软组织阴影,可明确肿瘤的部位和范围。利用晨间痰液或气管分泌物冲洗液,进行脱落细胞检查,有助于早期诊断。

颈段气管癌治疗首选手术切除。颈段气管切除4cm以内,行端-端吻合或气管修补术,一般说来,操作可无困难。松解喉体及游离纵隔内气管可延长切除的范围,对于气管侧壁的缺损可同时应用带蒂胸大肌肌皮瓣或胸锁乳突肌肌骨膜瓣再行修补。晚期肿瘤不能手术切除时,可行姑息性放疗或化疗。

（杨蓓蓓）

第九章　颈段食管癌

　　食管癌是严重威胁人类健康的恶性肿瘤。不幸的是,全世界约 60% 食管癌发生在中国。食管癌约占我国癌症死亡人数 23%。大量流行病学调研发现,在我国食管癌发病率随地区而有明显差异。我国太行山区、福建丘陵地区、广东东部、四川西部、苏北地区等发病率较高,尤其是太行山区三省,即河南省、山西省和河北省发病率最高,特别是在河南省林县、山西省阳城县等地区,食管癌成为全部肿瘤死亡病例的首位。

【病因】

　　食管癌的病因和发病机制目前尚不清楚。食管癌确实在某些地域有高发倾向,例如日本、伊朗和中国某些地区,但是尚无遗传易感性的证据。相反,环境因素似乎更重要,特别是过度吸烟和饮酒。此外,喜食亚硝酸盐含量偏高的食物,食物过硬、过热,进食过快,口腔不洁,真菌感染等均可能成为食管癌的重要诱因。

【病理】

　　食管癌绝大多数为鳞状细胞癌,其次为腺癌。食管癌多发生在食管中 1/3 段,下 1/3 段次之,上 1/3 段较少见。早期食管癌病灶局限于黏膜内,癌肿生长可以呈息肉样突向管腔,也可以沿管壁浸润并从四周缩窄管腔,还可向深部穿透,侵入纵隔和心包。我国定义早期食管癌为原位癌或无淋巴结转移的早期浸润癌(T_1)。根据大体病理,早期食管癌可分为四型,即隐伏型、糜烂型、斑块型与乳头型,其中以糜烂型和斑块型最常见。晚期食管癌同样可分为四型:髓质型、缩窄型、蕈伞型和溃疡性。髓质型,癌肿浸润食管壁各层及全周,食管呈管状肥厚,恶性度高,切面灰白色如脑髓;缩窄型,又称硬化性,癌肿呈环形生长,致管腔狭窄;蕈伞型,癌肿向腔内生长,边缘明显突出如蘑菇;溃疡型,癌肿形成凹陷溃疡,深入肌层。原发的颈段食管癌并不常见,较常见的是原发于环后或下咽后壁癌肿向下扩展侵及颈段食管。颈段食管癌患者易发生上消化呼吸道及肺部的第二原发癌。

【临床表现】

　　颈段食管癌的早期症状不明显,可有吞咽不适、异物感、饮食习惯改变、疼痛感等非特异性症状,中晚期症状主要是进行性吞咽困难,严重时无法进食进水。肿瘤晚期向外侵袭可出现持续性疼痛,累及喉返神经可出现持续性声音嘶哑等。需要注意的是,因为颈段食管解剖位置的特殊性,临床上容易误诊或漏诊,应该引起重视。

【诊断】

　　食管癌诊断应包括组织病理学诊断、病变部位以及 TNM 分期,以无创影像学检查为主。食管钡餐造影、食管内镜检查、颈部和上纵隔增强 CT 和 MRI 扫描。

【治疗】

　　颈段食管癌的治疗比较棘手,手术切除仍然是最有效的治疗手段。手术的适应证包括全身情况可耐受手术,无远处转移,无食管外受侵表现。晚期下咽癌广泛侵及颈段食管时,需要咽、喉和食管全切除,以及一期重建。重建的方法有带血管蒂的胸大肌肌皮瓣、游离空肠血管吻合、胃上提胃咽吻合、带血管蒂结肠段等。术后须辅助放疗。不宜手术的患者亦可行姑息性放疗。

（杨蓓蓓）

第七篇

颈科学

第一章 颈部应用解剖学

第一节 概 述

颈部位于头与胸部之间,呈圆筒形,连接头、躯干和上肢。颈部的正前方有呼吸道及消化道的上段,正后方有颈椎及上段胸椎,两侧有大血管及神经,颈根部有胸膜顶和肺尖,并有斜行的大血管和神经。颈部各结构之间有疏松结缔组织,形成若干层次的筋膜与筋膜间隙。这种结构既便于颈部的大幅度活动,又能使颈部的肌肉、脉管和神经在进行大幅度活动过程中不至于发生大的错位和损伤。而且,颈部筋膜和筋膜间隙又是手术中的重要解剖标志和颈部层次结构的边界。

一、颈部的境界、分区和三角

(一)颈部境界

上界为下颌骨下缘、下颌角、乳突尖、枕骨上项线至枕骨外隆凸的连线,下界为胸骨上切迹、胸锁关节、锁骨、肩峰至第 7 颈椎棘突的连线。

(二)颈部分区和三角

颈部以斜方肌前缘为界分为颈前外侧部和颈后部。颈前外侧部以胸锁乳突肌为界分为颈前区、胸锁乳突肌区和颈外侧区;颈前外侧部又以胸锁乳突肌、二腹肌和肩胛舌骨肌等为界,分为颏下三角、下颌下三角、颈动脉三角、肌三角、锁骨上三角和枕三角(图 7-1-1)。

1. **颏下三角** 位于两侧二腹肌前腹与舌骨之间。

2. **下颌下三角** 位于二腹肌前腹、后腹和下颌骨下缘之间。

3. **颈动脉三角** 位于胸锁乳突肌前缘、二腹肌后腹与肩胛舌骨肌上腹之间。

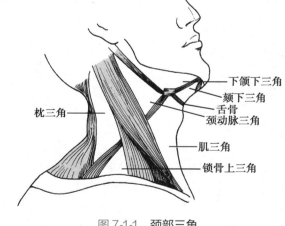

图 7-1-1 颈部三角

4. **肌三角** 位于胸锁乳突肌前缘、颈前正中线与肩胛舌骨肌上腹之间。

5. **锁骨上三角** 位于胸锁乳突肌后缘、肩胛舌骨肌下腹与锁骨之间。

6. **枕三角** 位于胸锁乳突肌后缘、肩胛舌骨肌下腹与斜方肌前缘之间。

二、颈部重要解剖标志、重要血管和神经的体表投影

1. **颈部的重要解剖标志** 位于颈外侧部的胸锁乳突肌为手术解剖最重要的肌性标志。颈前区自上而下可扪及的骨性或软骨标志主要包括舌骨、甲状软骨、环状软骨、颈段气管和胸骨上切迹。胸锁关节和位于颈后部的斜方肌也是颈部的重要解剖标志。

2. **重要血管和神经的体表投影**

(1)颈总动脉(common carotid artery)和颈外动脉(external carotid artery):自胸锁关节起,沿胸锁乳突肌前缘向上至乳突与下颌角之间中点作一连线,该线平甲状软骨上缘以下为颈总动脉投影,甲状

软骨上缘以上为颈外动脉投影。

（2）颈内动脉（internal carotid artery）：自甲状软骨上缘平面,沿胸锁乳突肌前缘至下颌髁突后缘连线。

（3）颈内静脉（internal jugular vein）：自耳垂沿胸锁乳突肌前缘至锁骨内端的连线,此线与颈总动脉的投影线平行,但居其外侧。

（4）副神经（accessory nerve）：自胸锁乳突肌前缘上、中 1/3 交点,至斜方肌前缘中、下 1/3 交点的连线。

（5）臂丛（brachial plexus）：自胸锁乳突肌后缘中、下 1/3 交点至锁骨中、外 1/3 交点连线稍内侧。

（6）颈丛（cervical plexus）：颈丛皮支集中于胸锁乳突肌后缘近中点处穿出,手术时可利用此点作神经阻滞麻醉。

（7）肺尖和胸膜顶（apex of lung and cupula of pleura）：锁骨内侧 1/3 的上方相当于胸锁乳突肌胸骨头与锁骨头之间,其最高处距锁骨上缘约 2~3cm。

第二节 颈 部 肌 肉

1. **胸锁乳突肌（sternocleidomastoid muscle）** 胸锁乳突肌斜行于颈部两侧,下端有两个头,分别起自胸骨柄前面和锁骨内 1/3 处,两者向上会合,称为胸锁端;从胸锁端斜向后上方止于乳突外侧和上项线外侧部。胸锁乳突肌浅面有颈外静脉斜行向下,深面有颈动脉鞘。此肌受副神经和第 2、3 颈神经前支支配。其功能为一侧肌肉收缩可使头向同侧倾斜,面部转向对侧,两侧肌肉收缩可使头后仰。

2. **舌骨上、下肌群** 见喉科学。

3. **颈深肌群** 分为内侧肌群和外侧肌群。

（1）颈深内侧肌群:有头长肌和颈长肌,位于颈段脊柱的前方,统称为椎前肌。

（2）颈深外侧肌群:有前、中、后斜角肌,各肌均起自颈椎横突,止于肋骨。前、中斜角肌与第 1 肋之间的空隙为斜角肌间隙,其内有臂丛及锁骨下动脉通过。前斜角肌表面有膈神经通过。前斜角肌的前下方与肋骨交角处有锁骨下静脉经过。

第三节 颈筋膜及筋膜间隙

颈筋膜由一系列致密结缔组织组成,它包绕颈部的肌肉、神经、血管和器官,并在筋膜之间形成许多潜在间隙。这些间隙内包含少量疏松结缔组织,使相邻筋膜之间可发生较大的相对位置移动而不至于破坏颈部的正常结构,是颈部高度活动性的重要解剖基础。颈筋膜可在一定程度上限制颈部炎症、肿瘤的扩散范围,而突破颈筋膜的病变又可能循筋膜间隙更快地向远处扩散。所以,了解颈筋膜及其间隙的解剖结构和相互关系,有利于理解颈部感染性疾病的范围、可能的扩散途径和处理原则,有利于术中对解剖结构和层次的正确判断,减少不必要的组织损伤和出血。颈筋膜按层次分为颈浅筋膜和颈深筋膜,颈深筋膜又分为浅、中、深三层(图 7-1-2)。

1. **颈浅筋膜** 为全身浅筋膜的一部分,位于颈部皮下组织深层,包绕全颈,在颈前区的浅筋膜内有颈阔肌。

2. **颈深筋膜** 此层筋膜分三层。

（1）颈深筋膜浅层:又称封套筋膜,向上、下分别与头面部和胸背部的封套筋膜相延续,呈套状环绕颈部,包绕胸锁乳突肌、斜方肌和舌骨下肌群,并构成这些肌肉的肌鞘。在舌骨上部包绕下颌下腺、腮腺,形成其被膜。在颈前中线处形成"颈白线"。此处血管稀少,故颜色呈白色,颈部手术常经此线切开。

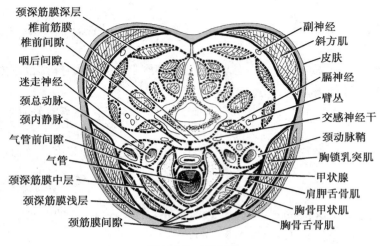

图 7-1-2   颈筋膜

（2）颈深筋膜中层：又称颈内筋膜或内脏筋膜，分为脏层和壁层，脏层附贴于甲状腺、喉、气管、咽、食管等脏器的表面，壁层由脏层返折于各脏器的周围，两层之间形成潜在的隙。此筋膜还包绕颈总动脉、颈内静脉及迷走神经，形成颈动脉鞘。

（3）颈深筋膜深层：又称椎前筋膜，覆盖于椎体及椎前肌群的浅面，与椎体之间形成椎前隙；向两侧延伸达横突、斜角肌前面；并向外侧延伸包绕锁骨下血管和臂丛形成腋鞘，直达腋窝；向上附着于颅底颈静脉孔之后；向下延伸至颈胸交界处。

3. **颈筋膜间隙**   各颈筋膜之间形成潜在间隙，其间含少量疏松结缔组织，抵抗力下降时，感染后易形成脓肿。根据各间隙与舌骨的关系，可将其分为舌骨上部间隙、舌骨下部间隙和占据颈部全长的间隙三类。

（1）舌骨上部间隙：包括舌下间隙、下颌下间隙、咽旁间隙、扁桃体周围间隙、咬肌间隙和腮腺间隙。其中，感染发生率较高的间隙是咽旁间隙和扁桃体周围间隙。

1）咽旁间隙：位于咽侧壁与腮腺、翼内肌之间，又叫咽侧间隙，是头颈部感染的好发部位。前界为颊咽肌缝，后界为椎前筋膜，外界为翼内肌、腮腺深面及下颌骨的颈深筋膜浅层，内界为颊咽筋膜，上达颅底，下至舌骨平面。由茎突及附丽于茎突的肌肉（茎突咽肌、茎突舌肌）将其分为前隙和后隙。前隙较小，内有颈外动脉及静脉丛，内侧与扁桃体窝相邻；后隙较大，内有颈动脉鞘、后组脑神经及交感神经干。咽旁间隙与下颌下间隙、咽后间隙和咬肌间隙等相通，炎症可互相扩散。

2）扁桃体周围间隙：位于扁桃体被膜与咽上缩肌之间，扁桃体炎症病变或异物损伤可导致扁桃体周围间隙感染，后者向外穿过咽上缩肌即侵入咽旁间隙。扁桃体周围间隙也是头颈部感染的好发部位。

（2）舌骨下部间隙：又称气管前间隙，由颈深筋膜中层的脏层和壁层在气管前形成的间隙。此间隙向后与食管紧邻，两侧达颈动脉鞘，向下与前纵隔相通。故此隙内炎症可向下扩展至前纵隔。

（3）占据颈部全长的间隙：

1）椎前间隙：位于椎前筋膜与颈椎之间。颈椎结核形成的冷脓肿可直接进入此间隙。

2）颈动脉鞘：由颈深筋膜中层形成，鞘内有颈总动脉、颈内静脉、迷走神经。

3）咽后间隙：位于咽后壁后方，峡咽筋膜与椎前筋膜之间，上自颅底，下达后纵隔至第 4 胸椎平面，两侧可达咽旁间隙。当咽后间隙形成脓肿时，可引起呼吸及吞咽困难，脓液可波及颈动脉鞘、咽旁间隙及后纵隔。

第四节   颈 部 血 管

1. **颈总动脉**   是头颈部的主要动脉。右侧起自无名动脉，左侧起自主动脉弓，两侧颈总动脉经胸锁关节后方,在胸锁乳突肌前缘深面,沿气管、喉外侧斜向后上行走,至甲状软骨上缘平面,分为颈内动脉和颈外动脉。颈总动脉外侧有颈内静脉,两者的后方有迷走神经,三者被包裹于颈动脉鞘内。

2. 颈内动脉　　自颈总动脉分出后,始居颈外动脉之后的外侧上行,继而转向颈外动脉的后内侧,沿咽侧壁和椎前筋膜前侧,垂直向上达颅底,经颈动脉管入颅中窝,于蝶骨体两侧的颈动脉沟通过海绵窦,入脑后分出眼动脉和大脑前、中动脉,主要分布于脑的大部和视器。颈内动脉在颈部无分支。

3. 颈动脉体(carotid body)和颈动脉窦(carotid sinus)　　颈动脉体位于颈内、外动脉分叉处的后方,借结缔组织连接于动脉壁上,属化学感受器,感受血液中二氧化碳浓度变化,反射性地调节呼吸运动。颈动脉窦为颈内动脉起始处膨大部分,其内有特殊的感觉神经末梢,属压力感受器,当动脉血压升高时,即引起颈动脉窦扩张,刺激压力感应器,自中枢发放神经冲动,通过中枢反射性地引起心跳减慢,末梢血管扩张,起到降压作用。

4. 颈外动脉　　自颈总动脉发出后,初居颈内动脉的内侧,继而转向其外侧,向上经二腹肌后腹和茎突舌骨肌深面上行,至下颌颈平面穿过腮腺实质分为颞浅动脉和上颌动脉两个终支。颈外动脉自下而上发出的主要分支有:向前的甲状腺上动脉、舌动脉、面动脉,向后的枕动脉、耳后动脉,向上的咽升动脉,终支颞浅动脉和上颌动脉等,主要分布于颈部、面部、硬脑膜和颅骨。

5. 颈内静脉　　起于颈静脉孔,为乙状窦的延续,出颅后即进入颈动脉鞘内,始居颈内动脉的后方,继而位于其外侧,沿颈总动脉外侧下行,下端与锁骨下静脉会合形成无名静脉。在舌骨大角稍下方,颈内静脉接受面总静脉、舌静脉等属支,在甲状软骨上缘平面,接受甲状腺上静脉属支。

第五节　颈 部 神 经

1. 颈丛(cervical plexus)　　由颈神经1~4的前支组成,位于胸锁乳突肌、椎前筋膜的深面,中斜角肌和肩胛提肌的浅面。颈丛发出皮支和肌支。皮支主要有枕小神经、耳大神经、颈皮神经、锁骨上神经等,主要分布于枕部、耳廓周围、颈前部、锁骨区等皮肤。颈丛皮支在胸锁乳突肌后缘中点穿出,颈部手术时以此点作神经阻滞麻醉。颈丛肌支发出颈神经降支及膈神经等,支配颈部深肌、肩胛提肌、舌骨下肌群和膈肌。

2. 膈神经(phrenic nerve)　　由颈丛肌支发出后,自前斜角肌上端外侧,沿该肌前面下行至内侧,然后于锁骨下动、静脉之间进入纵隔至膈肌。膈神经受损后主要表现为膈肌瘫痪,腹式呼吸减弱或消失。膈神经受刺激时,可发生呃逆。

3. 臂丛(brachial plexus)　　由颈神经第5~8和第1胸神经的前支组成,在斜角肌间隙中穿出后,形成上、中、下三个干,各干又分为前支和后支。上干和中干的前支形成外侧束,下干前支形成内侧束,三个干的后支合成后侧束。三束在锁骨中点处共同进入腋窝,并从内、外、后围绕腋动脉。臂丛的主要分支有胸长神经、胸背神经、胸前神经、肌皮神经、正中神经,这些神经分布至胸、肩、颈和上肢。臂丛在锁骨中点上方比较集中,而且位置较浅,临床上常以此点作臂丛传导阻滞麻醉。

4. 颈部交感神经(sympathetic nerve)　　位于颈动脉鞘的后方,颈椎横突的前方,上达乳突之下,下至第1肋骨。每侧有上、中、下三个交感神经节。颈上神经节最大,呈梭形,位于第2、3颈椎横突的前方,其主要分支有颈内动脉丛,此丛伴颈内动脉进入海绵窦。在颈内动脉内口处,颈内动脉丛发出岩深神经,经翼管神经达蝶腭神经节,分布到口、鼻黏膜的腺体及血管。在海绵窦内,颈内动脉丛还发出分支穿过眶上裂进入眼眶,支配瞳孔开大肌、上下睑平滑肌等。颈中神经节最小,常缺如,位于第6颈椎横突的前方。颈下神经节形状不规则,位于第7颈椎横突和第1肋软骨之间的前方,颈动脉的后方,常与第1胸节合并为星状神经节。当外伤、肿瘤等损伤或压迫颈交感神经时,可出现 Horner 综合征,表现为上睑下垂、瞳孔缩小及病侧的面部血管扩张和不出汗。

5. 舌咽神经(glossopharyngeal nerve)　　为混合性脑神经,其神经干从颈静脉孔出颅,由5类神经纤维组成,即:①特殊内脏运动纤维,起于疑核,支配茎突咽肌;②一般内脏运动纤维,起于下泌涎核,支配腮腺分泌;③特殊内脏感觉纤维,感受舌后 1/3 的味觉;④一般内脏感觉纤维,其感觉神经末梢分布于咽、舌后 1/3、咽鼓管和鼓室等部位的黏膜;⑤一般躯体感觉神经,此类神经纤维很少,在舌咽神经的功能中不起关键作用。

6. **迷走神经（vagus nerve）**　自延髓后外侧出脑,经颈静脉孔出颅后,在颈动脉鞘内于颈内动脉和颈内静脉之间的后侧下行。在舌骨大角处发出喉上神经,分为内、外两支;内支与喉上动脉同行,穿甲状舌骨膜入喉,支配声门裂以上喉黏膜的感觉;外支细小,支配环甲肌。迷走神经继续下行,进入胸腔后发出喉返神经。两侧喉返神经路径不同,右侧绕过锁骨下动脉的前、下、后,左侧绕过主动脉弓前、下、后,再折向上沿气管食管沟上行,在环甲关节后方进入喉内,支配除环甲肌以外的全部喉内肌及声门裂以下的喉黏膜。

7. **副神经（accessory nerve）**　由延髓根和脊髓根组成。延髓根经颈静脉孔出颅后组成副神经的内支,加入迷走神经,支配咽喉横纹肌;脊髓根出颅后组成副神经的外支,先在颈内静脉的前外侧下降,继而在胸锁乳突肌深面下行,在其后缘近中点处穿出,并沿颈深筋膜浅层与椎前筋膜之间斜向外下,达斜方肌前缘中、下 1/3 交界处深面。副神经为胸锁乳突肌及斜方肌的运动神经,沿线有颈深淋巴结包绕。

8. **舌下神经（hypoglossal nerve）**　为舌肌的运动神经。由舌下神经核发出,经舌下神经管出颅,在迷走神经外侧,颈内动脉、静脉间下行,继而绕过颈内、外动脉表面向前,经二腹肌后腹深面进入下颌下间隙,在下颌下腺深面向前上行走,分布于舌,支配全部舌内肌及部分舌外肌。一侧舌下神经受损时,伸舌时舌尖偏向患侧,同侧舌肌萎缩。

舌咽神经、迷走神经、副神经和舌下神经合称为后组脑神经。颈静脉孔附近病变(如鼻咽癌局部侵犯)或外伤累及颈静脉孔时,可产生舌咽神经、迷走神经和副神经受累的"后组脑神经症状"。

第六节　颈部淋巴结

颈部淋巴结包括 5 大群:颏下淋巴结、下颌下淋巴结、颈前淋巴结、颈浅淋巴结及颈深淋巴结。

1. **颏下淋巴结**　位于颏下三角区内,有 2～3 个淋巴结,主要收集颏部、舌尖、下颌切牙等处淋巴,其输出管注入下颌下淋巴结。

2. **下颌下淋巴结**　位于下颌下三角区,有 4～6 个淋巴结,收集面颊部、牙龈、舌前部、颏下等处的淋巴,主要汇入颈深上淋巴结。

3. **颈前淋巴结**　分深浅两组。浅组淋巴结沿颈前浅静脉分布,深组淋巴结位于喉、环甲膜及气管前,收集喉、气管、甲状腺等处淋巴,输出管注入颈深下淋巴结。

4. **颈浅淋巴结**　位于胸锁乳突肌浅面,沿颈外静脉排列,收集枕部、耳部及腮腺等处的淋巴,注入颈深上淋巴结。

5. **颈深淋巴结**　位于胸锁乳突肌深面,沿颈内静脉排列,以肩胛舌骨肌与颈内静脉交叉处为界,分为颈深上及颈深下淋巴结。

（1）颈深上淋巴结:收集鼻咽、腭扁桃体、舌部、颏下及下颌下淋巴结回流,汇入颈深下淋巴结。

（2）颈深下淋巴结:可延伸至锁骨下动脉、臂丛和颈横动脉周围,后者称之为锁骨上淋巴结。颈深下淋巴结主要收集头颈部淋巴结,此外,还收集部分胸部及上腹部的淋巴管,其输出管左侧汇入胸导管,右侧汇入右颈淋巴干或直接汇入颈内静脉。胸、腹部恶性肿瘤细胞可经胸导管由颈干逆行而转移至锁骨上淋巴结,一般腹部及左半胸部器官的恶性肿瘤转移至左锁骨上淋巴结,右半胸部器官的恶性肿瘤转移至右侧锁骨上淋巴结。

第七节　甲状腺及甲状旁腺

1. **甲状腺（thyroid gland）**　呈 H 形、棕红色,由两个侧叶和一个峡部组成。侧叶略呈锥形,贴于喉和气管的侧面,上端达甲状软骨中部,下端达第 6 气管环,侧叶的内侧面借外侧韧带附着于环状软骨,因此,吞咽时甲状腺随喉体上下运动。峡部连接两侧叶,位于第 2～4 气管环前方,也有自峡部向上伸出一个锥状叶。甲状腺表面覆盖有两层被膜,外层称甲状腺假被膜,为气管前筋膜的一部分,内层称甲状腺被膜,贴于腺组织表面,并伸入腺实质内,将腺组织分为若干小叶。

甲状腺的血管供应十分丰富,有三对动脉和三对静脉,各动脉彼此吻合,静脉在腺体表面吻合成丛,腺体内存在动、静脉吻合。

（1）甲状腺上动脉:多由颈外动脉起始处即甲状软骨上缘平面发出,向前内下行,达甲状腺侧叶上端处发出前、后两支进入腺体。甲状腺上动脉在进入腺体前与喉上神经外支关系紧密,故甲状腺手术时应紧贴甲状腺侧叶上极结扎甲状腺上动脉,以免损伤喉上神经的喉外支。

（2）甲状腺下动脉:多由甲状颈干发出,向上行走至第 6 颈椎平面稍下方,急转向内横过颈血管鞘和交感神经干后方,至甲状腺背面发出分支进入腺体。

（3）甲状腺最下动脉:较少见,多发自主动脉弓或无名动脉,沿气管前方上行至甲状腺峡部。

（4）甲状腺静脉:由甲状腺前面形成的静脉丛,汇集成上、中、下静脉。甲状腺上静脉自甲状腺上极合成,并与甲状腺上动脉伴行,汇入颈内静脉或面总静脉。甲状腺中静脉由甲状腺侧叶中、下 1/3合成,汇入颈内静脉。甲状腺下静脉自甲状腺侧叶下极合成,汇入无名静脉。

2. **甲状旁腺（parathyroid glands）** 呈扁椭圆形、淡红色至棕黄色不等,黄豆状或米粒状,表面光滑,有一菲薄的纤维囊。数目不一,多为两对。上甲状旁腺多位于甲状腺侧叶后面上、中 1/3 交界处附近,下甲状旁腺多位于甲状腺下极后外侧面。

（孙 虹）

第二章 颈部检查

第一节 颈部一般检查

检查前详细询问有关病史,对检查的准确性有帮助。检查时让患者取坐位,充分暴露整个颈部及上胸部,在光线充足的诊室依次进行视诊、触诊、听诊。

1. **视诊** 观察颈部位置及有无活动受限;有无斜颈或强迫头位;双侧颈部是否对称,有无肿块隆起;有无静脉充盈及血管异常搏动;注意喉结的位置及外形,喉体有无膨大;注意皮肤有无红肿、溃疡、皮疹、瘘口、瘢痕等;注意腮腺、下颌下腺及甲状腺是否肿大。

2. **触诊** 在患者完全松弛状态下,检查颈部向前后、左右活动情况,并按顺序对每个区域进行系统触诊:

(1) 颏下及下颌下区:患者取坐位,检查者站在患者对面,一手放在患者枕部,以转动患者头部,另一手的手指掌面在颏下及下颌下区进行触诊,注意有无淋巴结肿大及下颌下腺肿大(图7-2-1)。

(2) 颈前区:首先触诊甲状腺。常用的检查方法为患者取坐位,检查者站在其身后,双手拇指置于患者颈后,双手示指、中指分别触摸甲状腺两侧侧叶,注意其大小、形状、质地,有无肿块及压痛,肿块是否随吞咽上下运动。其次检查气管有无移位、软化等。疑有甲状舌管囊肿者,用拇指及示指触摸囊肿,并嘱患者做伸舌或吞咽动作,以观察囊肿活动情况。喉癌患者疑有喉体受累者,用拇指及中指轻提喉体,左右推动,注意喉体是否膨大,有无活动受限。检查会厌前间隙、喉前、气管前有无淋巴结肿大,注意

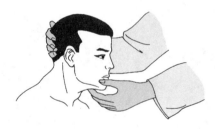

图7-2-1 颏下及下颌下区检查法

肿大淋巴结的大小、质地及活动度、单个或多个等。检查者也可坐或立于患者前面进行检查(图7-2-2)。

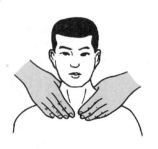
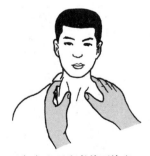

（1）立于患者后面检查　　（2）立于患者前面检查

图7-2-2 颈前区检查法

(3) 颈外侧区及锁骨上区:检查者站在患者对面,一手置患者枕部,以协助颈部转动,另一手深入胸锁乳突肌深面检查颈外侧区(图7-2-3)。检查颈后三角区时,使患者头部转向检查侧并稍向后倾斜。检查锁骨上区时,检查者站在患者后方,拇指放在患者肩上,其余四指触摸锁骨上窝。注意有无颈部肿块,肿块大小、质地及活动度、单个或多个、散在或融合、有无压痛及搏动。皮肤上有无瘘口,若

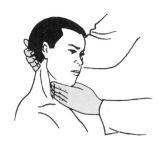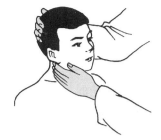

（1）颈前三角检查法 （2）颈后三角检查法

图 7-2-3 颈外侧区检查法

发现瘘口,可用手指触诊或用探针探查瘘管的深度及方向。

3. **听诊** 甲状腺功能亢进的患者因腺体内血流增加,可在甲状腺区内听到持续性、收缩期杂音;颈动脉体瘤者常可于颈动脉三角区听到明显的血管杂音;颈动脉瘤者,可在颈动脉行程的肿块所在部位听到收缩期杂音;咽和颈段食管憩室者,吞咽时可在颈部相应部位听到气过声;喉阻塞者可听到喉鸣音。

4. **透光试验** 在暗室内用不透光圆筒的一端紧贴肿块,用手电筒向肿块另一侧照亮,通过不透光圆筒观察有无红色透光现象。有红色透光现象为阳性,多为囊状水瘤。

第二节 颈部影像学检查

颈部影像学检查包括 B 超、X 线、CT、MRI、PET/CT、DSA、放射性核素检查等。

1. **颈部 B 超检查** B 超能了解肿块的大小、形状、数目,内部有无回声表现,肿块周围有无被膜以及与邻近组织的关系。

颈部常见疾病的 B 超声像图特征:

（1）甲状舌管囊肿:肿块位于舌骨下方,声像图呈圆形或类圆形,包膜完整,其内为回声暗区,表示介质均匀,透光好,与周围组织多无粘连。

（2）甲状腺腺瘤或癌:甲状腺腺瘤呈圆形或椭圆形,边界清楚,表面光滑,有包膜,内为低回声区或等回声区,当瘤内出血或囊变时可见无回声暗区。如肿瘤内部回声不均,边界不清,无包膜或包膜不完整,且瘤体迅速增大,应警惕甲状腺癌的可能。

（3）颈动脉体瘤:肿块位于颈内、外动脉分叉处,呈低弱回声区,颈内、外动脉间距加宽,肿块包绕颈动脉,可见颈动脉壁局限性增厚,管腔受压变窄。

（4）神经鞘膜瘤:肿块呈圆形或椭圆形,内部为均匀的强回声区,有时可见液性暗区,包膜完整,与周围组织有明显界限,无侵犯性,但有挤压现象。

（5）颈部淋巴结转移癌及恶性肿瘤:声像图上表现为内部回声不均匀,强弱不等,多数呈实质性低弱回声,后方回声减弱,瘤内常有出血、坏死、液化的声像图特征,边界不清,无包膜或包膜不完整,边缘不整齐,形态不规则。

（6）腮腺多形性腺瘤及恶性肿瘤:腮腺多形性腺瘤为圆形或类圆形肿块,内部为中低回声,光点尚均匀。若瘤内发生囊性变或出血,内部可见无回声区,边界清楚,有包膜。若肿块形态不规则,边界不清,无包膜,内部回声不均匀并有衰减,则应考虑为恶性肿瘤。

2. **颈部 X 线检查** 颈部 X 线正、侧位片可以显示喉、气管腔有无狭窄、阻塞、偏斜及移位;喉、气管、食管内有无不透光异物;颈部软组织是否肿胀、积脓、气肿及有不透光异物;咽后、食管后软组织是否肿胀、积脓;颈椎寰枢关节有无脱位,椎间隙有无增宽或变窄,颈椎曲度有无改变。斜位片还可以观察椎间孔的大小及骨赘等。

3. 颈部CT检查 对骨组织的显示较MRI清晰。颈部CT扫描可显示肿块的位置、大小、形状及与周围组织的关系;通过测定CT值可大致判断肿块的性质(实性、囊性、混合性或脂肪组织);CT增强能鉴别血管源性肿瘤与肿大淋巴结,判断肿瘤的血供,还可了解肿瘤与邻近血管的关系;CT扫描能明确显示颈椎有无骨质破坏。

4. 颈部MRI检查 对软组织的分辨率比CT高。MRI成像灰阶、T_1和T_2值的特点:①信号强度越高,图像亮度越大,越呈白色,反之越呈黑色。颈部正常组织MRI图像显示的灰阶从白到黑的排列顺序是:脂肪、脏器、肌肉、快速流动的血液、骨骼、空气。②T_1和T_2值与信号强度的关系:T_1值越长,信号强度越低,图像越黑。T_2值越长,信号强度越高,图像越白。颈部先天性囊肿常表现为显著的长T_1和长T_2。颈部肿块常表现为长T_1、短T_2。③流空效应:体内流动的液体不产生信号。根据流空效应,不用血管造影剂即可诊断颈动脉瘤、颈动脉体瘤、血管畸形,还可区别血管与肿块或肿大淋巴结。

颈部常见疾病的CT和MRI表现:

(1)淋巴结转移癌:CT扫描为孤立或多发性结节影,呈圆形或球形,大小不等,结节坏死时,结节中央呈低密度区,增强扫描时显示结节环形强化,环壁厚度不规则,与周围组织边界不清。MRI在T_1加权图像上表现与周围肌肉信号强度相近,而在T_2加权图像上较肌肉组织信号强度增高,结节中央坏死在T_1加权图像上呈较低信号,在T_2加权图像上呈较高信号强度,增强扫描后,在T_1加权图像上与CT表现相类似。

(2)神经源性肿瘤:包括神经鞘膜瘤及神经纤维瘤。CT扫描多呈圆形或椭圆形肿块,边界清楚,包膜光滑,神经鞘膜瘤的包膜较厚,肿块密度均匀,部分肿块显示瘤内囊性变,部分肿块可见钙化,注入造影剂后肿瘤较少强化。神经纤维瘤包膜不明显,常多发,呈丛状结节,密度较周围血管稍低,增强后强化不明显。MRI轴位上显示神经源性肿瘤多呈圆形或椭圆形,边界光滑,在T_1加权图像上,与肌肉组织信号相同,在T_2加权图像上呈稍高信号强度,中央坏死区呈长T_2信号强度,伴有厚壁(图7-2-4)。矢状位及冠状位可显示肿瘤与邻近大血管关系。

(3)甲状腺腺瘤:CT扫描肿瘤多呈类圆形,单发或多发,大小不等,边界清楚,瘤内呈低密度改变,少数可见钙化;注入造影剂后,病灶可有强化,但密度仍低于周围正常甲状腺组织。MRI表现为肿瘤边界清楚,与甲状腺组织比较,在T_1加权图像上呈低信号或等信号强度,在T_2加权图像上呈高信号强度,如瘤内出血则在T_1和T_2加权图像上均表现为高信号强度。

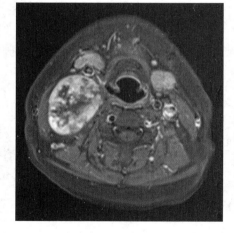

图7-2-4　颈部MRI轴位示右侧神经鞘膜瘤

(4)甲状腺癌:CT扫描早期呈多结节状,迅速发展为团块状或分叶状软组织影,肿块内密度不均匀,边界不清,可有钙化,增强扫描强度不均匀,坏死区无强化。MRI表现在T_1加权图像上为稍高、稍低或等信号,若有瘤内出血,可为高信号,在T_2加权图像上,信号呈不均匀增高。

(5)恶性淋巴瘤:CT扫描早期呈单个或多个结节,后期常融合成较大肿块,与周围组织分界不清,常有压迫推移表现,肿块密度不均匀,增强后多为不均匀强化。MRI表现为T_1加权图像上呈低信号或等信号强度,在T_2加权图像上呈不均匀的高信号强度。

(6)颈动脉体瘤:CT扫描表现颈动脉三角区内可见圆形或椭圆形肿块,边界清楚,瘤内为软组织密度,增强后呈显著均匀性强化,CT值可达90~130Hu,肿瘤边界更加清楚。MRI表现在T_1加权图像上显示与邻近肌肉组织相等或稍高的信号强度,T_2加权图像上显示比肌肉组织更高的信号强度(图7-2-5)。

(7)脂肪瘤:CT值为-80~100Hu是脂肪瘤在CT上的独特表现,与周围正常脂肪组织分界不清,其内可有分隔,邻近组织可有受压移位,小的脂肪瘤无明显包膜,CT 上可能与正常脂肪组织难以区分,需与对侧同一部位进行比较。MRI 表现在 T_1、T_2 加权图像上显示与正常脂肪组织信号相等或稍高信号(图 7-2-6)。

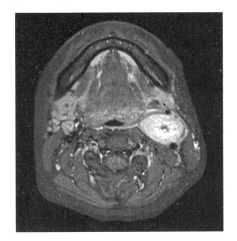

图 7-2-5 颈部 MRI 轴位示左侧颈动脉体瘤

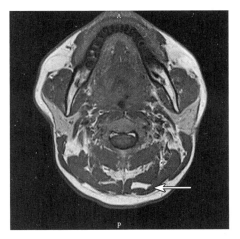

图 7-2-6 颈部 MRI 轴位示右侧脂肪瘤
(T_1-TSE 无压脂,脂肪瘤呈高信号)

(8)脂肪肉瘤:CT 值为 -50 ~ 20Hu 不等,瘤内常有坏死、出血等密度不均匀表现,边界不清,增强后周边显著强化,相邻组织受侵犯。MRI 表现为 T_1 加权图像上信号较正常脂肪组织低,在 T_1、T_2 加权图像上信号强度较正常脂肪组织稍高,边界不规则,相邻组织受浸润。

5. 颈部 PET 检查　正电子发射断层成像(positron emission tomography,PET)是目前医学影像最有特色的显像仪器,与 SPECT 比较,PET 具有下列特征:①仪器本身空间分辨率高;②采用电子准直的符合计数,灵敏度高;③易进行衰减校正和定量分析;④常用的发射正电子核素为人体生命元素,是葡萄糖、脂肪酸和氨基酸等分子的组成成分,本身参与机体代谢。临床上常用葡萄糖代谢显影,可以从分子水平反映人体正常或疾病时的代谢状态。因代谢变化发生在肿瘤的非常早期阶段,故肿瘤的代谢变化早于形态变化。因此应用脱氧葡萄糖(FDG)PET 检查要比 CT 扫描敏感,但因前者缺乏精细的解剖定位,其诊断准确性仍较低。FDG PET/CT 是将功能影像 PET 图像与形态学的 CT 图像相结合,形成两种技术的优势互补,对肿瘤的早期诊断具有重要意义。

6. 颈部 DSA 检查　数字减影血管造影(digital subtraction angiography,DSA)其原理是注入造影剂后,通过计算机减影,使动脉显影,减影后图像的对比敏感度明显高于未减影图像。DSA 检查对与血管有关的颈部肿块有重要的诊断意义。

(1)DSA 检查的适应证:

1)血管源性疾病:临床上考虑为血管源性的疾病,如动、静脉畸形,动、静脉瘘等行 DSA 检查可进一步明确诊断。

2)与血管有关的肿瘤:如颈动脉球体瘤、颈静脉球体瘤、蔓状血管瘤等,DSA 检查可明确诊断,了解肿瘤血供情况,并可进行血管内介入治疗。

3)介入治疗:DSA 除了应用于颈部肿块的诊断外,还可进行血管内介入治疗,即在 DSA 导向下,经血管内导管将栓塞物注入肿瘤血管内以阻断肿瘤的血供,达到减少术中出血或治疗肿瘤的目的。因此,对于一些血供丰富的肿瘤(如鼻咽血管纤维瘤、蔓状血管瘤等),术前可行血管内介入栓塞,以减少术中出血。常用栓塞材料有吸收性明胶海绵、不锈钢球、聚乙烯醇等。

4)了解颅内动脉供血的代偿能力:术前作双侧颈动脉及椎-基底动脉造影,了解颅内动脉有无交通支,术中能否作颈内动脉结扎。

(2)禁忌证:全身情况差,有严重心、肾、肝功能不全,凝血功能障碍,动脉硬化斑块等。

（3）常见颈部肿块 DSA 检查的改变：

1）颈动脉体瘤的特征性改变：在颈总动脉分叉处可见血管显影丰富的肿块，肿块将颈内、外动脉分开，分叉增宽；肿块压迫颈内、外动脉，并将颈内、外动脉分离呈弧形或抱球状；肿块将分叉部推向前方。

2）颈部良性肿瘤（神经鞘膜瘤及多形性腺瘤）：较大肿瘤可压迫颈动脉移位，瘤体本身无或极少血管显影。

3）颈部恶性肿瘤：与血管相邻或较大的恶性肿瘤可包绕及压迫血管，以致血管腔变窄或闭塞，尤其是静脉更易受压。

7. 放射性核素检查　放射性核素检查在甲状腺疾病的诊断方面有重要意义。

（1）甲状腺吸碘检查：空腹口服放射性核素^{131}I 后，在 2 小时及 24 小时测量甲状腺吸碘值。如 2 小时摄碘总量超过 25% 或 24 小时超过 50%，且吸^{131}I 高峰提前出现者为甲状腺功能亢进。

（2）甲状腺核素显影：利用放射性核素在甲状腺的分布规律，使用扫描机或 γ 照相机从体外使甲状腺显影的一种诊断方法。用于甲状腺显影的放射性核素有^{131}I、^{99m}Tc。成像仪器主要有 γ 照相机及发射型计算机断层扫描术（emission computed tomography，ECT），ECT 成像特点是三维立体成像，优于 γ 照相机的平面图像。ECT 包括单光子 ECT（single photon ECT，SPECT）及正电子 ECT（positron emission tomography，PET）。SPECT 应用发射单光子的放射性核素（^{99m}Tc 和^{131}I），这些核素的价格相对便宜，故在临床上已普遍应用于各种成像。

1）甲状腺病变的异常显影：①热结节：结节部位浓聚^{131}I 的功能高于周围正常腺体，多见于功能自主性甲状腺腺瘤、结节性甲状腺肿、慢性淋巴细胞性甲状腺炎等良性病变。②温结节：结节部位浓聚^{131}I 功能与周围正常腺体相同。多见于结节性甲状腺肿。③冷结节：结节部位浓聚^{131}I 的功能明显低于周围正常腺体组织或完全无浓聚。单个冷结节可见于甲状腺癌。

2）甲状腺癌转移灶的显影：利用^{131}I 全身显影来寻找甲状腺转移病灶，一般甲状腺转移灶浓聚^{131}I 的功能很低。为了提高转移灶聚^{131}I 功能，必须全部切除甲状腺组织，或用大量放射性^{131}I 剂去除正常甲状腺组织，然后用^{131}I 进行全身显像，寻找甲状腺转移灶，评价病灶是否适合^{131}I 治疗。

3）骨转移显影：利用^{99m}Tc-MDP（锝-磷酸盐）作为骨显影剂，可早期发现骨转移。

第三节　颈部细胞学及病理学检查

颈部肿块的诊断最终有赖于细胞学及病理学检查。可通过细针穿刺或手术切除获得活体组织。细针穿刺方法简单易行，对患者痛苦小，易为患者接受，目前已在临床上广泛应用。即用 9～12 号针头或用带沟槽的穿刺针穿入肿块内，抽吸肿块内组织，涂片作细胞学观察及病理学检查。实施时注意，穿刺部位要准确，勿损伤血管。在影像诊断仪的引导下穿刺，可提高准确率，减少并发症。此法的缺点是获取组织量小，有时难以获得阳性结果，假阴性率约 10%。当穿刺结果阴性，而临床上不能排除为恶性肿瘤且又找不到原发病灶者，可行肿块切除活检。原则上选择一个肿块作完整切除并送病检，不宜做肿块部分切除，以免引起肿瘤扩散、转移。若完整切除有困难时，也可以在肿块最明显的部位楔形切取小块组织送病理切片。组织标本切取后，应将肿块上的楔形创口妥善缝合，尽量避免肿瘤细胞的局部扩散。

（孙　虹）

第三章　颈部先天性疾病

颈部先天性疾病种类很多。本章主要讨论甲状舌管囊肿及瘘管、鳃裂囊肿及瘘管和颈部囊状水瘤。

第一节　甲状舌管囊肿及瘘管

甲状舌管囊肿及瘘管（thyroglossal cyst and fistula）是颈部最常见的先天性疾病，其发生与甲状舌管的胚胎发育异常有关。在胚胎发育期，甲状舌管未退化或未完全退化而形成甲状舌管囊肿及瘘管（图 7-3-1）。前者多位于舌骨下方；后者分为完全性和不完全性两种类型。完全性瘘管外瘘口位于颈前正中线或略偏一侧的皮肤表面，内瘘口位于舌盲孔。瘘管自内瘘口经舌骨前、后或穿过舌骨，下行至囊肿或外瘘口。不完全性瘘管无内瘘口。

【临床表现】

1. **甲状舌管囊肿**　囊肿大小不一，一般无症状，多未引起注意，常无意中或体检时发现。

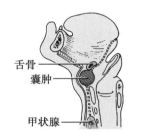
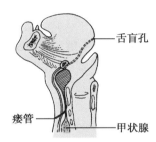

图 7-3-1　甲状舌管囊肿形成示意图

囊肿呈圆形，表面光滑，边界清楚，与周围组织及皮肤无粘连，无压痛，质地较软呈中等硬度，有囊性感，可随吞咽上下运动，有些囊肿上部可摸到一条索样物。并发感染时，囊肿迅速增大，且伴有局部疼痛及压痛。经过反复感染的囊肿，触诊时可发现其与周围组织或皮肤有粘连。

2. **甲状舌管瘘管**　常简称为"甲状舌管瘘"。外瘘口位于颈前正中或略偏一侧，瘘口较小，常有分泌物溢出，继发感染时瘘口周围红肿，有脓液溢出。

【诊断及鉴别诊断】

囊肿或瘘管位于颈前正中，可随吞咽上下运动，即可作出初步诊断。完全性瘘管者，自外瘘口注入亚甲蓝观察舌盲孔有无亚甲蓝溢出，则可进一步明确诊断。囊肿者行 B 超检查有助于诊断。甲状舌管囊肿应与下列疾病鉴别：

1. **皮样囊肿**　为先天性囊肿，位于颈前正中，囊肿与皮肤粘连，不随吞咽上下运动。

2. **颏下淋巴结炎**　可有邻近组织如牙周、下颌、下唇等处的炎症，肿块质地较硬，有压痛，不随吞咽上下运动。

3. **异位甲状腺**　多位于舌根部；少数位于喉前正中者易误为甲状舌管囊肿，B 超及放射性核素 ^{131}I 检查可作出鉴别诊断。应特别注意在颈前正常位置上有无甲状腺组织。

【治疗】

将囊肿连同瘘管彻底切除，以免术后复发。

第二节　鳃裂囊肿及瘘管

鳃裂囊肿及瘘管（branchial cyst and fistula）为胚胎时期鳃沟或鳃囊（或称咽囊）发育异常引起。

鳃沟为胚胎时期鳃器官的外胚层凹陷,与咽囊相对;由于两者之间隔以鳃膜(branchial membrane)而互不相通,故与鱼类或鸟类不同,无实际存在的鳃裂。所以,虽然习惯称为"鳃裂囊肿及瘘管",但准确的名称应为"鳃源性囊肿及瘘管",其英文名词是一样的。

人类胚胎有四对明显的鳃沟和咽囊,相邻鳃沟之间的隆起称为鳃弓,共有 5 对;即第 1、2 鳃弓之间的凹陷为第 1 鳃沟,第 2、3 鳃弓之间的凹陷为第 2 鳃沟,如此类推。在胚胎发育过程中,第 1 鳃沟形成外耳道,而第 2、3、4 鳃沟逐渐融合并消失。若第 1~4 鳃沟中任何一个鳃沟的融合过程发生异常,以致闭合不全,均可形成相应的鳃裂囊肿及瘘管。

根据胚胎发育来源不同,分为三种:

1. **第 1 鳃裂囊肿及瘘管** 较少见。由第 1、2 鳃弓未正常融合所致。瘘管的外瘘口多位于下颌角后下方至舌骨平面的胸锁乳突肌前缘,内瘘口位于外耳道软骨部、耳屏、乳突等处,故又称为耳颈瘘管或囊肿。瘘管与面神经关系密切且变异较大。囊肿可位于瘘管的任何部位。

2. **第 2 鳃裂囊肿及瘘管** 占绝大多数。由第 2 鳃沟闭合不全引起。大多数外瘘口位于胸锁乳突肌前缘中、下 1/3 相交处及其附近区域,瘘管穿过颈阔肌沿颈动脉鞘上行,穿越颈动脉分叉,到达腭扁桃体窝,内瘘口位于此处。囊肿多位于胸锁乳突肌前缘中 1/3 处。

3. **第 3 鳃裂囊肿及瘘管** 较少见。由第 3 鳃沟闭合不全引起。外瘘口位于胸锁乳突肌前缘下端,瘘管经颈动脉之前入梨状窝,内瘘口位于此处。

4. **第 4 鳃裂囊肿及瘘管** 临床极少见。由第 4 鳃沟闭合不全引起。外口位于锁骨上部的皮肤,内口一般开口于梨状窝或食管入口。

【临床表现】

鳃裂瘘管主要表现为外瘘口持续性或间歇性分泌物溢出,部分患者觉口内有臭味,较大的完全性瘘管者,进食时有水或奶自瘘孔溢出,继发感染时可出现瘘口周围红肿疼痛,有脓性分泌物溢出,且反复发作。囊肿者一般无症状,可在无意中发现颈侧有一个无痛性肿块,大小不一,圆形或椭圆形,与皮肤无粘连,可活动,呈囊性感,继发感染时则肿块迅速增大,局部压痛。较大的囊肿向咽侧壁突出,可引起咽痛、吞咽困难等。

【诊断】

根据病史及瘘管和囊肿所在位置,不难作出诊断。但瘘管应与颈淋巴结结核性瘘管鉴别。第 1 鳃裂瘘伴有耳内流脓者,应与化脓性中耳炎鉴别。囊肿者有时需与囊状水瘤鉴别,后者位于颈后三角区,囊肿透亮呈多房性,透光试验阳性。

【治疗】

彻底切除囊肿及瘘管。尤其是瘘管较细或有分支者更应警惕瘘管残留及术后复发。如继发感染,先控制感染,然后手术。

第三节 颈部囊状水瘤

囊状水瘤(cystic hydroma)为起源于淋巴组织的先天性疾病。胚胎时期,颈囊发育成淋巴系统的过程中,部分淋巴组织发生迷走,并形成囊状水瘤。多发生于颈部,其次是腋窝、胸壁和腹股沟处。

【临床表现】

多数在出生后即出现,90% 发生在 2 岁以前,成年后出现者较少。多位于颈后三角区,囊肿大小不一,较小时,无症状而不被发现,较大时可占据整个颈侧部,向上达颊部及腮腺区,向前超过颈正中线,向下达锁骨下窝和腋窝,向后达肩部。囊肿质柔软,有弹性,多为多房性,边界不清楚;囊壁甚薄,囊内为清亮液体,透光试验阳性。尽管囊肿很大,除出现头颈部活动略受限外,很少出现咽、喉、气管等压迫症状。若继发感染或囊内出血时,囊肿迅速增大,可伴局部疼痛,并出现咽、喉、气管压迫症状。

【诊断】

颈后三角区出现无痛性肿块,呈分叶状,触之为囊性感,透光试验阳性,穿刺抽吸可获得草黄色透明不易凝固的液体,有胆固醇结晶,即可诊断。B超检查有助于诊断。

【治疗】

手术切除。一般在2岁以后手术,若出现压迫症状宜尽早手术。因囊壁甚薄,剥离囊肿时应尽量轻巧细致,以便完整剥离囊壁以防止复发。

（孙　虹）

第四章 颈部炎性疾病

颈部炎性疾病根据其发生的部位分为：①颈浅层组织炎症，包括疖、痈、蜂窝织炎、丹毒、炭疽病等；②颈深部组织炎症，包括咽后隙感染、咽旁隙感染、下颌下隙感染、气管前隙感染；③颈淋巴结炎症，如急、慢性淋巴结炎，结核性淋巴结炎；④其他，如颈部放线菌病、梅毒等。本章主要介绍颈部急、慢性淋巴结炎，结核性淋巴结炎及颈部蜂窝织炎。

第一节 颈部急、慢性淋巴结炎

颈部急性淋巴结炎常见于儿童，多由上呼吸道感染、扁桃体炎、龋齿、咽炎、口腔炎、外耳道炎等炎症引起，通过淋巴引流途径引起颈部淋巴结感染。病原菌以金黄色葡萄球菌和溶血性链球菌为主。慢性淋巴结炎常因急性淋巴结炎治疗不彻底，原发灶未解除或机体抵抗力差演变而来。

【临床症状】

1. **全身症状** 急性淋巴结炎常有畏寒、发热、头痛、乏力、全身不适及食欲减退等。

2. **原发感染病灶症状** 可有咽痛、吞咽疼痛、喉痛、咳嗽、牙痛等。

3. **局部症状** 一侧或双侧颈部淋巴结肿大，可有压痛，质中，表面光滑，可活动。肿大淋巴结的数目及大小不一，多为蚕豆到拇指大小。急性淋巴结炎局部常有红肿、发热、疼痛。慢性淋巴结炎急性发作时症状同急性淋巴结炎。经抗感染治疗后淋巴结缩小，但仍可摸到，可活动，无压痛。

【诊断】

颈部淋巴结肿大，有压痛，淋巴引流区内的器官有急性炎症，全身可有畏寒、发热等症状。白细胞计数中性粒细胞增高。颈部B超检查有助于了解淋巴结的部位、大小、数目以及与周围组织的关系。本病应与颈部淋巴结结核、恶性淋巴瘤、转移性恶性肿瘤鉴别。必要时作淋巴结穿刺或切除活检。

【治疗】

治疗原发感染病灶，抗感染、加强营养、增强机体抵抗力等。

第二节 颈部淋巴结结核

颈部淋巴结结核（tuberculous lymphadenitis of the neck）80%见于儿童及青少年。

【病因】

结核分枝杆菌可通过淋巴或血行途径感染颈部淋巴结。鼻咽部、口腔、喉部结核多通过黏膜下淋巴回流感染颈部淋巴结，肺部结核则可通过血行或淋巴途径感染颈部淋巴结。

【临床表现】

部分患者可出现乏力、低热、盗汗、食欲减退、消瘦等结核中毒症状。一侧或双侧颈部浅层或深层多个淋巴结肿大，一般位于下颌下及胸锁乳突肌前、后缘或深部。初期肿大淋巴结相互分离，可移动，无疼痛；继之肿大淋巴结相互粘连，形成串珠状，轻压痛，若继发感染压痛较明显；肿大淋巴结常与皮肤和周围组织粘连，活动度较差。后期肿大淋巴结可发生干酪样坏死，形成寒性脓肿。此时局部皮肤发亮呈紫红色，触之有波动感；脓肿溃破皮肤，形成不易愈合的溃疡或瘘管，瘘口处溢出稀薄样脓液。有些患者表现有肺结核及喉结核的症状如咳嗽、咯血、喉痛等。

【诊断】

一侧或双侧颈部出现多个肿大淋巴结,呈串珠状,与皮肤及周围组织粘连,或溃破皮肤形成迁延不愈的瘘管,一般可作出诊断。胸部 X 线或 CT 扫描,间接喉镜及后鼻镜检查有时可发现肺结核、喉结核及鼻咽结核等。结核菌素试验、结核抗体、血沉检查有助于诊断。本病应与颈部慢性淋巴结炎、颈部原发性及转移性恶性肿瘤鉴别。

【治疗】

1. **一般治疗**　加强营养,增强体质。

2. **抗结核治疗**　常用药物有异烟肼、利福平、吡嗪酰胺、乙胺丁醇、链霉素等。

3. **局部治疗**　已形成脓肿或瘘管者,可通过局部抽脓、冲洗,再注入抗结核药物。

4. **免疫疗法**　可用转移因子、左旋咪唑、免疫核糖核酸、死卡介苗皮肤划痕、卡介菌多糖核酸肌内注射等治疗。

5. **手术切除**　一般不主张手术切除,对少数较大的孤立性淋巴结保守治疗无效时,可考虑手术切除。

第三节　颈部蜂窝织炎

颈部蜂窝织炎是颈部疏松结缔组织的一种急性弥漫性化脓性炎症。

【病因和病理】

致病菌主要是溶血性链球菌,其次是金黄色葡萄球菌,少数为厌氧菌。炎症可因颈部皮肤或软组织损伤后感染引起;也可通过局部化脓性感染直接扩散或经淋巴、血液途径传播引起,原发病灶常为口腔、咽喉等处的急性炎症。其特点是病变与周围组织无明显界限,不易局限,病变可迅速弥漫扩散,尤其是溶血性链球菌引起的急性蜂窝织炎,由于链激酶和透明质酸酶的作用,病变更易扩展。

【临床症状】

颈部浅表的蜂窝织炎,局部有明显的红、肿、热、痛,病变迅速扩大,与周围正常组织无明显分界,病变中央可因缺血发生坏死。颈深部蜂窝织炎,局部红肿多不明显,但全身症状明显,有高热、寒战、头痛、全身无力等;病变严重时可发生喉水肿,压迫气管及食管,可引起呼吸困难及吞咽困难,炎症向下扩展可引起纵隔炎或纵隔脓肿,这些都是比较凶险的情况,必须紧急处理。

【治疗】

1. **局部治疗**　热敷、中药外敷或理疗。

2. **全身治疗**　①注意休息,加强营养;②积极有效的抗生素治疗:使用细菌敏感的抗生素。

3. **手术治疗**　已形成脓肿者应及时切开排脓,以促进脓液引流。

（孙　虹）

第五章 颈部血管性疾病

第一节 颈动脉体瘤

颈动脉体瘤（carotid body tumor）为发生在颈总动脉分叉处的一种化学感受器肿瘤，属良性肿瘤，生长缓慢，少数可发生恶变。无年龄及性别差异。

【解剖及病理生理】

颈动脉体位于颈总动脉分叉处后方，借结缔组织连于动脉壁上，大小不一，平均直径约3.5mm，扁椭圆形或不规则形粉红色组织。颈动脉体为人体内最大的副神经节，内含化学感受器，其主要功能是探测血液中二氧化碳浓度的变化：当血二氧化碳浓度升高时，反射性引起呼吸加快、加深。颈动脉体发生瘤变后，肿瘤为棕红色，呈圆形或椭圆形，有完整包膜。显微镜下可见成群的肿瘤细胞排列及血管丰富的基质成分，肿瘤细胞呈多边形，核较小。

【临床表现】

常为无意中发现颈部无痛性肿块，位于颈动脉三角区，生长缓慢，病史长达数年或数十年；发生恶变者，短期内肿块迅速生长。肿块较小时，一般无症状，或仅有轻度局部压迫感；肿块增大可压迫邻近器官及神经，出现声嘶、吞咽困难、舌肌萎缩、伸舌偏斜、呼吸困难及 Horner 综合征等。

【诊断】

肿块位于颈动脉三角区，呈圆形，生长缓慢，质地较硬，边界清楚，可左右活动，上下活动受限；肿块浅表可扪及血管搏动，有时可听到血管杂音，应考虑到颈动脉体瘤的可能。B超和DSA检查对本病诊断价值较大。B超检查可见颈动脉分叉处肿块将颈内、外动脉分开，其间距增宽。DSA检查显示，肿瘤位于颈动脉后方将颈总动脉分叉推向前，颈动脉分叉增宽，肿瘤富含血管（图7-5-1）。

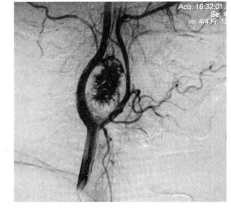

图 7-5-1 颈动脉体瘤 DSA 表现

【治疗】

采取动脉外膜下肿瘤切除术。因肿瘤起源于与颈动脉外膜相连的颈动脉体，具有极其丰富的血供，而且与颈动脉、静脉及神经紧密相邻，手术难度较大，术前需作好输血准备，术中仔细操作，以免发生意外。较大肿瘤，与颈动脉粘连，或包绕颈动脉者，需将肿块连同部分颈动脉一并切除，然后作动脉端-端吻合。手术危险性较大。故有人主张除非肿瘤发生恶变，一般不予手术切除。但近年来，随着麻醉及外科技术的发展，手术安全性的提高，手术适应证不断放宽。

第二节 颈动-静脉瘘

颈动-静脉瘘是指颈动脉和颈静脉之间形成异常通道，动脉血不经过毛细血管即直接进入静脉。颈动-静脉瘘可为先天性或后天性，但多为后天创伤所致。

【病因病理】

先天性颈动-静脉瘘较少见，为胚胎发育过程中，动脉与静脉间保留了不正常的通道。后天性较多见，多由钝器伤、刺伤、子弹射伤或医源性因素（如肌内或静脉注射、血管造影、手术创伤）损伤动、静脉壁而引起。上述创伤若引起相邻的动、静脉在同一平面受损后，由于动、静脉之间压力差较大，彼此吸附在一起形成直接瘘。若动、静脉创口不能直接对合，而在两者之间形成血肿，血肿机化后形成贯通动、静脉之间的瘘，称间接瘘。

【临床表现】

先天性者，常伴有胎痣；在婴幼儿时期无任何症状，多表现为局限性隆起或扩散性病变，至青春期病变发展，表现为局部隆起，可触到震颤，有时还能听到血管杂音，局部皮肤温度增高。后天性者，其特殊症状为搏动性耳鸣、嗡嗡声、咝咝声或高音调嘈杂声，常影响睡眠，压迫颈总动脉可使耳鸣减轻或消失。其他症状为头痛、头晕、错觉、谵妄、视觉及听觉障碍、反复的口腔及鼻腔出血等。心血管系统症状视动-静脉瘘的大小及距离心脏远近而定。远离心脏的小动-静脉瘘一般无明显心血管症状，靠近心脏的大动-静脉瘘可引起动、静脉及心脏明显改变，即动脉收缩压无明显变化，舒张压下降，脉压增大，动脉供血减少，心率增快，心排出量及血容量增加，瘘口远近两端静脉压升高，皮肤温度增高，久之引起心脏扩大，最后导致心力衰竭。局部重要的体征为杂音及震颤，肿块处可听到粗糙的咆哮音，收缩期明显，舒张期逐渐减弱，杂音沿受累血管传导，瘘愈大，杂音愈明显。触诊可触及连续粗糙震颤。用手压之，杂音及震颤均消失。

【诊断】

出生后或外伤后颈部出现肿块，有明显的杂音及震颤，即应考虑为颈动-静脉瘘。静脉压及静脉血氧测定表现为浅静脉压升高，静脉血含氧增高。DSA 检查可了解瘘口的部位及大小，有助于进一步明确诊断。

【治疗】

手术切除为主。手术方式视病变情况而定，原则是切除瘘及结扎所有供血血管，然后分别修复动脉和静脉。其他疗法如放射治疗及硬化剂注射，复发率高，对机体伤害较大，疗效不佳。

（孙　虹）

第六章　颈部创伤

第一节　颈部闭合性创伤

颈部闭合性创伤多由钝力如拳击、车祸等撞击引起。与开放性创伤相比,闭合性创伤由于皮肤无伤口,伤后一段时间症状及体征不明显,往往容易被忽视,不少患者可导致呼吸困难、失血性休克等严重并发症。损伤的部位一般视钝力撞击方向而定,当钝力从正面直接撞击颈部时,多伤及喉、气管、甲状腺;当钝力从侧面撞击颈部时,主要损伤血管、神经、食管、肌肉、颈椎等。喉、甲状腺、颈椎创伤已在有关章节论述或由相关学科介绍。本章主要讨论气管闭合性创伤、咽及食管闭合性创伤、动脉创伤性栓塞。

一、气管闭合性创伤

气管闭合性创伤较少见,一旦发生,后果严重。

【病因】

当钝力直接从正面撞击颈部时,气管被挤压在坚硬的脊柱上,可引起气管软骨环破碎及后部软组织撕裂,甚至气管与环状软骨分离,损伤较严重。当钝力从侧面撞击颈部时,气管可向对侧移位,损伤较轻,常无骨折及脱位,仅引起气管黏膜损伤。各种原因引起的气管内压力升高、气管插管麻醉、气囊压力过高等,均可引起气管破损。

【临床表现】

气管闭合性创伤常同时伴有喉挫伤,其症状有:

1. **气管损伤处疼痛**　吞咽或头部转动时疼痛加剧,可放射至同侧耳部。

2. **咳嗽及咯血**　气管壁损伤后血液流入气管,引起阵发性刺激性咳嗽,咳出带泡沫的血痰;若损伤较粗的血管,可引起大咯血。

3. **呼吸困难**　气管黏膜损伤肿胀,软骨损伤,或并发纵隔气肿、气胸等,均可引起呼吸困难,多呈进行性加重。若发生气管环状软骨脱位,可引起严重呼吸困难,甚至迅速窒息死亡。

4. **气肿**　气体通过破裂的气管壁进入皮下组织,产生气肿,为气管损伤的重要体征。气肿可以是局限性的,也可以是进行性的,即在短时期迅速向上下扩张,甚至累及全身,严重者常伴有纵隔气肿和气胸。

5. **声嘶**　伴有喉挫伤或喉返神经损伤者,可出现声嘶,重者失声。声门区损伤严重者,还可伴有呼吸困难。

【诊断】

颈部钝器伤后,颈前气管处皮肤肿胀、淤血、压痛明显,咳嗽及咯血,有皮下气肿,伴有或不伴有呼吸困难,均应高度警惕有气管创伤。除密切观察呼吸情况,作好气管切开或气管插管准备外,对呼吸困难不严重,尚可耐受检查的患者,应尽快进行颈部正侧位 X 线片检查或 CT 扫描,以查明气管损伤情况,了解有无纵隔气肿及气胸。必要时行纤维支气管镜或硬支气管镜检查进一步明确诊断。对呼吸困难明显者,最好先做预防性气管切开,保障气道通畅后再做进一步检查。

【治疗】

原则是保持呼吸通畅,尽量一期修复喉气管损伤,防止喉气管狭窄。

　　1. 保守治疗　气管轻度损伤无呼吸困难者,密切观察呼吸情况,并予以抗生素及皮质类固醇激素治疗。

　　2. 气管切开术　气管损伤早期一般无呼吸困难,随着创面渗血和黏膜肿胀,数小时后可出现呼吸困难。一旦出现,应尽早行低位气管切开。

　　3. 修复损伤　根据损伤的程度、部位,采取不同的手术方式。较小的气管黏膜损伤,不需缝合;较长的黏膜撕裂,予以缝合;气管软骨折及移位者应予以复位,并妥善缝合损伤的气管软骨和黏膜;如气管软骨为粉碎性损伤或气管完全断离,气管向上下退缩,可游离损伤的上下两端气管,行气管对端吻合术;胸段气管损伤,需在解除呼吸困难(如低位气管切开或插入支气管镜)的前提下,进行开胸修复气管。急性气管损伤处理的要点是确保气道通畅,尽量一期妥善修复气管组织的损伤和变形。气管损伤常伴有喉的损伤,应一并处理。喉气管损伤一期修复是治疗成功的关键。一期修复失败者,有较大的可能性遗留难治性的喉气管狭窄,对患者十分不利。

二、咽及食管闭合性创伤

【病因】

　　除因钝性外力将咽、食管挤压于脊椎引起损伤外,较为常见的原因为咽、食管尖锐性异物,如鱼刺、鸡骨头刺破咽、食管黏膜,尤其是误吞异物后,患者强行吞咽,更易造成损伤。

【临床表现】

　　1. 疼痛　局部有明显压痛,吞咽时疼痛加剧,患者因疼痛不能进食。

　　2. 吐血或呕血

　　3. 气肿与气胸　空气、唾液及食物可经咽、食管破裂处进入皮下及颈深筋膜隙,引起皮下气肿、纵隔气肿、气胸、颈深部及纵隔感染,患者可出现不同程度的呼吸困难和感染症状。

【诊断】

　　颈受外伤后出现局部疼痛,吞咽时疼痛加剧,而且有皮下气肿存在,应考虑有咽、食管损伤。及时进行胸部 X 线片检查可了解有无纵隔增宽及空气阴影;食管 X 线造影可显示食管破裂的部位及大小,必要时行纤维食管镜或硬食管镜检查以进一步明确诊断。

【治疗】

　　原则是积极预防感染,早期修复创伤。①预防感染:保持口腔及咽部清洁,吐出口腔分泌物,绝对禁食,鼻饲流汁或静脉维持营养,应用有效抗生素;②修复创面:有较大损伤者,应早期行一期缝合术。若伤口已有感染,积极抗感染。有脓肿形成者,及时切开引流并抗生素冲洗,行二期缝合术。

三、颈动脉创伤性栓塞

　　较少见。多发生在颈内动脉,一旦发生,后果严重,应引起重视。

【病因及发病机制】

　　颈动脉被外力牵拉或直接挫伤后,富有弹性的外膜往往保持完整,而内膜和中层发生损伤。内膜撕裂损伤后,其创面形成血栓,血栓逐渐加大,可引起颈动脉完全闭塞。若动脉内膜和中层因挫伤而撕裂或中断,在较高的动脉压作用下,可引起内膜广泛性剥离,形成剥离性动脉瘤,在原有动脉粥样硬化的基础上更易发生。

【临床症状】

　　1. 颈部血肿　颈部挫伤后常在颈动脉三角区形成血肿。

　　2. 神经受压症状　血肿增大压迫颈交感神经、迷走神经、舌下神经、舌咽神经,可出现 Horner 综合征、声嘶、伸舌偏斜、咽反射消失等。

　　3. 脑缺血　颈挫伤后血管痉挛、血栓形成阻塞动脉管腔、动脉粥样硬化等均可引起脑缺血,表现为单瘫或偏瘫,但神志尚清楚。

【诊断】

颈部挫伤后,颈动脉三角区出现血肿,伴或不伴有神经受压及脑缺血症状,均应警惕颈动脉栓塞可能。DSA 检查是最可靠的诊断方法。典型的颈动脉栓塞表现为血管呈带捆形或圆锥形变窄。CT、MRI、脑血流图检查可协助诊断。应特别注意颈动脉创伤性栓塞往往伴有头颈部其他部位及胸部的损伤,须及时诊断和处理。

【治疗】

原则是解除血管痉挛,防止和阻止血栓形成及扩展,保证脑供血。

1. **保守治疗** 患者绝对卧床休息,严格限制头颈部活动,应用血管解痉药物,如妥拉唑林及利多卡因,亦可行颈交感链封闭或切断术。适当应用抗凝剂以防止血栓形成,脑出血者禁用。

2. **手术治疗** 保守治疗无效,血栓继续增大,阻塞颈动脉引起脑缺血等严重并发症者,可考虑行手术取出血栓,但手术危险性大,死亡率及致残率高。

第二节　颈部开放性创伤

颈部开放性创伤较为多见,可由火器伤及非火器伤(切伤及刺割伤)引起。切伤(如刎颈)多损伤喉、气管;穿透伤则多损伤颈部软组织,包括血管、神经、咽、食管等。穿透性创伤往往因外面伤口不大,误认为损害较轻,未引起重视,以致造成严重后果。开放性血管、神经创伤由于两者的解剖关系密切,血管损伤常伴有神经损伤,应予注意。

一、开放性血管损伤

多由颈部直接损伤引起。血管损伤所形成的血肿可压迫神经导致神经损伤。根据损伤的程度,血管损伤分为三种类型:①损伤性动脉痉挛;②血管壁损伤,主要是内膜或中层损伤,外膜尚完整;③血管部分或完全破裂。

【临床表现】

1. **出血** 受损处可有大出血或血肿形成,严重者可引起失血性休克。外面伤口小的大血管损伤者,可引起大量内出血,而外出血很少,这种情况容易被忽视。应密切观察患者的血压、脉搏情况,注意有无内出血。

2. **神经受损** 常伴有迷走、舌下、舌咽、面神经损伤的症状,出现声嘶、伸舌偏斜、呛咳、面瘫等。

3. **脑缺血** 颈动脉损伤后可引起受损侧脑缺血,表现为昏迷、偏瘫、失语等。

4. **呼吸困难** 颈动脉损伤多伴有喉、气管的创伤,引起呼吸困难。此外,颈动脉损伤后形成的血肿也可压迫喉、气管,加重呼吸困难。

5. **空气栓塞** 颈内静脉损伤后,吸气时由于胸腔负压作用,空气通过破损的静脉管壁进入静脉内,引起空气栓塞,造成脑、肝、肾等重要器官的损害。大量空气进入血管引起的空气栓塞可迅速导致死亡。

6. **颈部其他器官的损伤** 较常见的是喉、气管、食管及甲状腺等。

7. **血肿形成** 可出现假性动脉瘤的症状。动脉损伤引起的动脉血肿多在伤后第 2 天出现,其特点是搏动明显,并可听到收缩期杂音。杂音常沿动脉传播,常伴有病侧头痛及放射性耳痛。颈内动脉血肿则有病侧视盘水肿、充血、静脉扩张和视力下降。动、静脉血肿症状出现比较早,常在伤后数小时听到血肿杂音,而且杂音比较明显,不仅沿血管,而且在远离创伤部位也可听到杂音,并在局部触到持续性震颤。

【诊断】

颈部有开放性外伤史,局部有出血或血肿形成,血肿搏动明显,并可听到收缩期杂音,伴有脑缺血、神经受压及全身失血症状,应考虑有颈部血管神经损伤。DSA、颈部 B 超检查有助于诊断。必要时行颈部伤口探查,以了解损伤的部位和程度。但必须是在做好充分备血和大血管重建准备的前提下进行。

【治疗】

原则是止血、纠正休克、保持呼吸通畅和预防感染。

1. **止血、纠正休克**　有活动性出血者立即压迫止血,迅速输血输液,补充血容量,纠正酸中毒,密切注意血压、脉搏、呼吸等全身情况,观察有无活动性内出血。

2. **保持呼吸道通畅**　有呼吸困难者立即行气管插管或气管切开,抽吸气管内分泌物和血液,以保持呼吸道通畅。

3. **抗感染**　应用大剂量抗生素控制感染,并注射破伤风抗毒素。

4. **修复受损的血管及神经**　对损伤严重,出血量较多,且有活动性出血趋势,估计有较大血管损伤者,应在补充血容量、纠正休克、解除呼吸困难后,立即行手术探查,并根据损伤的程度采取不同的修复方法。①血管壁缝合术:适用于颈动脉有小的裂伤,用5-0的肠线连续缝合裂口;②对端缝合术:切除受损的动脉,将上下两端游离后对端缝合,此法适合于动脉缺损段不超过1.5cm者;③颈内、外动脉吻合术:将颈内动脉的远端与颈外动脉近端游离后缝合,此法适宜于颈内动脉近端受损较重,不能修复者;④移植物修补术:取自体静脉如颈内静脉或大隐静脉移植修补颈动脉,也可用人造血管修补,但后者成活率低,易发生血栓及感染,较少使用,此法适用于颈动脉缺损超过1.5cm,对端端吻合有张力者;⑤神经修复:可采用神经直接吻合或神经移植术。

二、开放性气管损伤

多由颈前正中锐器损伤引起,容易诊断。

【临床表现】

1. **空气逸出**　呼吸时气体自气管破口逸出。若皮肤缺损较小,逸出的气体不能顺利排出,进入颈部皮下组织,形成皮下气肿或扩展形成纵隔气肿。

2. **刺激性咳嗽**　血液、呕吐物、唾液等吸入气管内引起刺激性咳嗽。

3. **呼吸困难**　气管损伤后局部肿胀、血凝块、分泌物、异物阻塞气管等均可引起呼吸困难。

4. **其他邻近器官损伤**　气管损伤常伴有喉挫伤,出现声嘶,甚至失声。甲状腺损伤可引起大量出血。胸膜损伤引起气胸,加重呼吸困难。

【诊断】

颈前正中开放性外伤,损伤处有气体逸出,有皮下气肿发生,即诊断有气管损伤。胸部X线片检查,观察有无纵隔气肿及气胸。必要时行纤维支气管镜或硬支气管镜检查可明确损伤的部位。

【治疗】

原则是解除呼吸困难,保持气道通畅,控制出血,修复损伤。

1. **解除呼吸困难**　立即从气管破口处插入气管导管或麻醉插管,抽出气管内分泌物及血凝块,待情况稳定后,再行气管切开。

2. **保持气道通畅**　呼吸困难解除后,还要注意严密观察,并采取有效手段保持呼吸道持续通畅。防止因创伤组织继续出血、分泌物堵塞、气道黏膜水肿、局部压迫、气管套管脱出等原因再度形成气道堵塞。

3. **止血**　颈部大血管或甲状腺损伤均可引起大量出血,应立即止血。

4. **修复创伤**　病情稳定后,应及早行清创缝合术。较小缺损只需简单地对位缝合。较大缺损者,将软骨复位后,缝合软骨膜,并妥善修复软骨周围的软组织;软骨已完全破碎或断离,将气管上下端游离后对端吻合。估计术后有可能发生气管狭窄者,复位后应放置扩张管。胸段气管损伤应行开胸术。气管损伤常伴有喉的损伤,应一并处理。值得高度注意的是,妥善的一期修复是防止或避免喉气管狭窄的最重要的办法。

三、开放性咽及食管损伤

咽及食管位置深在且柔软,单纯开放性咽及食管损伤较为少见,往往伴有其他处的损伤。

【临床症状】

吞咽痛,吞咽时有唾液、食物及空气自破口处溢出。可伴有吐血、呕血、皮下气肿或纵隔气肿。

【诊断】

较大的破口容易发现,较小的破口,有时难以发现。嘱患者吞气,可见颈部伤口处有气体逸出,或嘱患者吞甲紫或亚甲蓝,可发现咽、食管破口处蓝染。

【治疗】

一旦确诊,及时治疗。嘱患者禁食,鼻饲流汁,大剂量抗生素治疗,预防颈深部及纵隔感染,及时行清创缝合术。

(孙　虹)

第七章 颈部肿块及颈清扫术

第一节 颈 部 肿 块

颈部肿块根据其发生的时间,分为先天性肿块和后天性肿块;后天性肿块又分为炎性、肿瘤源性、免疫性、外伤及手术后血肿积液等。炎性肿块分为特异性炎性(结核性等)和非特异性炎性肿块,肿瘤源性肿块分为良性和恶性肿瘤;恶性肿瘤又分为原发性和转移性恶性肿瘤。颈部先天性、炎性肿块等在有关章节描述,本节主要讨论肿瘤源性肿块。

一、颈部良性肿瘤

颈部良性肿瘤以甲状腺腺瘤、唾液腺多形性腺瘤最常见,其次为神经鞘膜瘤、神经纤维瘤、神经纤维瘤病、血管瘤、脂肪瘤及纤维瘤等。以下介绍神经鞘膜瘤、神经纤维瘤、神经纤维瘤病、血管瘤、脂肪瘤及纤维瘤。甲状腺腺瘤及唾液腺多形性腺瘤在有关章节或学科介绍。

(一) 神经鞘膜瘤

神经鞘膜瘤(neurilemmoma)起源于神经鞘膜的施万细胞(Schwann cell,又叫施万细胞、神经鞘细胞),可发生于舌咽、迷走、副神经和膈神经、颈交感神经、颈丛、臂丛等神经,较多发生于迷走、颈交感神经及舌咽神经。

【临床表现】

多数为孤立性肿块,生长缓慢,有完整包膜,很少发生恶变,多位于颈动脉三角区及咽旁间隙。肿块较小时,常无症状,有时患者无意中摸到肿块。肿块较大时压迫神经,出现相应的神经受压症状,如压迫迷走神经出现声嘶,压迫舌下神经出现伸舌偏斜,压迫颈交感神经出现 Horner 综合征,压迫膈神经出现病侧膈肌抬高。肿块位于咽旁间隙者可向咽侧壁突出,引起吞咽不畅、讲话含糊不清甚至呼吸困难。

【检查】

根据肿块起源的神经不同,肿块位于不同部位。起源于迷走神经者,多位于颈动脉三角区;起源于舌下神经者,多位于下颌下深处;起源于颈丛者,多位于胸锁乳突肌后缘中部;起源于臂丛者,多位于锁骨上颈后三角区。肿块呈圆形或椭圆形,边界清楚,与周围组织无粘连,左右活动好,上下活动(即沿神经干走行方向)范围较小,质地中等,少数有囊性变,可触及波动感。

【诊断及鉴别诊断】

颈部出现孤立性无痛性肿块,生长缓慢,呈圆形或椭圆形,边界清楚,左右活动好,上下活动受限,伴或不伴有神经压迫症状,即可作出初步诊断。B 超、CT、MRI、DSA 检查显示肿瘤血供不甚丰富,边界清楚,少数呈囊性变,可进一步明确诊断。但位于颈动脉三角区的神经鞘膜瘤有时难以与颈动脉体瘤鉴别,前者多位于颈总动脉及颈内动脉的外后方,常将颈动脉向前方推移,在肿块表面可触及动脉搏动,推开动脉,可在其下摸到肿块。而后者位于颈总动脉分叉处,颈内外动脉被推向肿瘤的内外两侧。肿块浅表可触及颈动脉传递性搏动,压迫颈总动脉近端,肿块可略缩小;DSA 显示肿瘤血供相当丰富。

【治疗】

目前唯一有效的治疗方法是手术切除,可采取经颈外及经口两种途径。大多采用经颈外进路,其优点是术野暴露好,便于完整切除肿块,并能保护肿瘤周围的神经、血管等重要结构免受损伤。对于神经起源的肿瘤,尽管采用了囊内剥离的方法切除,仍难以保留神经的连续性,易出现神经损伤。若肿块主要向咽腔突出,体积较小,活动较好,主要的血管在肿瘤外侧,可采用经口进路。

(二) 神经纤维瘤

神经纤维瘤(neurofibroma)起源于神经鞘内,可发生于感觉神经、运动神经或交感神经,为一种生长缓慢的孤立性肿块,无明显包膜,有恶变可能。镜下瘤组织主要由施万细胞(Schwann cell)及神经纤维细胞组成,细胞呈梭形,瘤细胞间充满大量胶原纤维及黏液或黏液样物质,有时在瘤内可见到轴突,这是区别于神经鞘膜瘤的主要要点之一。神经纤维瘤的临床表现与神经鞘膜瘤极其相似,诊断和治疗同神经鞘膜瘤。手术切除无法保留肿瘤起源神经的连续性,术后会出现相应神经受损的表现。

(三) 神经纤维瘤病

神经纤维瘤病(neurofibromatosis)又称多发性神经纤维瘤,是一种与遗传有关的全身性疾病。可发生于颈部、躯干、四肢等全身不同部位,可同时或先后发生同样的肿瘤。肿瘤处皮肤粗糙,皮肤及皮下组织增厚,形成象皮肿样病变,有时可出现黑色或棕色的色素沉着,称之为多发性咖啡奶斑,在肿瘤部位可有毛发丛生。有些患者还伴有脊椎侧弯、肢体弓状畸形以及假关节形成等。其病理改变与神经纤维瘤相似。单凭病理切片难以与神经纤维瘤区别,必须结合临床多发灶的特点才能确立诊断。病变范围较广泛,难以彻底切除,而且还可发生恶变。在肿瘤出现局部压迫症状或影响美容时,可考虑局部手术切除。

(四) 血管瘤

血管瘤(hemangioma)属中胚层组织发育异常的一种先天性疾病,根据其形态学特点不同,血管瘤被分为许多类型。颈部血管瘤以毛细血管瘤、海绵状血管瘤及毛细-海绵状血管瘤(混合型)三种为多见。

【病理】

1. 毛细血管瘤(capillary hemangioma)　由发育良好的单层内皮细胞及极少量结缔组织构成,管腔内有少量血细胞。肿块多局限,呈分叶状,无完整包膜,色红,略突出皮肤,与周围正常皮肤分界清楚,压之不褪色。

2. 海绵状血管瘤(cavernous hemangioma)　由大小不等、形状不一且互相沟通的血窦构成,瘤体柔软,呈紫色或蓝色,突出皮肤或黏膜表面,与周围正常皮肤黏膜分界不清,压之褪色。瘤体较毛细血管瘤大而厚,常侵犯皮下、黏膜下及深层组织。

3. 混合型血管瘤　具有上述两种血管瘤的特点。

【临床表现】

可无明显自觉症状。毛细血管瘤者,在出生时或出生后不久发现颈部呈点状或片状发红,略高出皮肤,边界清楚,压之不褪色。随着年龄的增大,病变范围缓慢扩大或无明显变化。海绵状血管瘤者,多在婴幼儿期发生病变,但因病变深在,早期不易发现,至儿童甚至成年期才发现,主要表现为病变部位皮肤隆起呈紫蓝色,质柔软如海绵,边界不清,压之褪色。可同时伴有咽、喉等深层组织及黏膜的侵犯,严重者可出现吞咽及呼吸困难等。

【诊断】

毛细血管瘤诊断较容易。海绵状血管瘤有时须与淋巴管瘤鉴别,穿刺抽获血液,即可作出诊断。临床上发现颈部海绵状血管瘤常同时伴有口腔、咽、喉部黏膜侵犯,故应常规进行间接喉镜或纤维喉镜检查,以了解咽、喉病变情况。CT、MRI检查有助于了解肿瘤累及深层组织情况。

【治疗】

1. 冷冻治疗　常用液氮(-196℃)直接接触冷冻,每次数秒到10秒,1次/2~3周,病变较广者,可重复治疗。其优点是不遗留瘢痕,缺点是冷冻穿透深度只有数毫米,只适宜于表浅的血管瘤。

2. 硬化剂注射　应用硬化剂行血管瘤内多点注射,每点剂量约0.5~1ml,每次不超过3ml,每2~

3 周 1 次,多次反复注射可使瘤体缩小或消失,最多不超过 5 次。常用硬化剂有 5% 鱼肝油酸钠、无水乙醇、10% 明矾、50% 葡萄糖、1% 聚桂醇等。注意每次注射剂量不可太多,范围不宜太广,以免引起广泛的组织坏死、感染及远处血栓。

3. **放射治疗**　常用^{32}P 敷贴,适用于皮内型毛细血管瘤,因其瘤内有丰富的较幼稚的内皮细胞,这些细胞对放射线较敏感。但放疗有一定的副作用,应慎用。

4. **激光治疗**　常利用 Nd:YAG 激光热凝固作用进行血管瘤治疗。对突出表面的毛细血管瘤可采用激光照射治疗;对皮下海绵状血管瘤,可采用瘤体内插入凝固法。

5. **糖皮质激素治疗**　作用机制为糖皮质激素可竞争性结合血管瘤内的雌二醇受体,从而抑制血管瘤的生长。此疗法适宜于瘤体范围较广,其他方法治疗无效的婴儿期毛细血管瘤。

6. **手术治疗**　适用于病变较局限或其他方法治疗无效的成人海绵状血管瘤。因术中易出血,术前可行血管栓塞或术中结扎瘤体供血血管,以减少术中出血。术中根据创面的大小进行修复。

7. **化学药物治疗**　可用平阳霉素、博来霉素局部注射。瘤体内注射,每次 8mg,婴幼儿不超过 4mg,每 2~3 周 1 次,其间观察瘤体缩小的情况,一般不超过 6 次。

(五) 脂肪瘤

【临床表现】

发生在颈部的脂肪瘤(lipoma)可为单发性、多发性或弥漫性生长。一般生长缓慢,多无自觉症状,常无意中或体检时发现。弥漫性脂肪瘤可压迫神经,引起神经受压症状,或引起颈部活动受限,甚至影响呼吸及吞咽功能。

【诊断】

颈部触诊可摸到单个或多个无痛性肿块,质软,呈分叶状,与周围组织分界不清楚。位于皮下者,与皮肤有一定粘连,活动度较小。肿瘤位置表浅者,诊断较容易;但位于深部组织者,有时难以与神经鞘膜瘤、淋巴结肿大鉴别。B 超、CT 和 MRI 检查可明确诊断。

【治疗】

手术切除,预后良好。

(六) 纤维瘤

纤维瘤(fibroma)较为少见。边界清楚,质硬,表面光滑,无压痛,与周围组织无粘连,可活动。多位于颈侧,可单发或多发。纤维瘤很少出现症状,应与肿大淋巴结、神经纤维瘤鉴别。较大者手术切除,较小者可先观察。

二、颈部恶性肿瘤

(一) 转移性恶性肿瘤

颈部恶性肿瘤中以转移性恶性肿瘤(metastatic tumor)占多数(约 80%),其原发部位大多数(约 80%)来自头颈部,少数来自胸、腹及盆腔等处肿瘤,极少数原发部位不明。

【分类与特点】

1. **源自头颈部的转移性恶性肿瘤**　头颈部组织、器官的淋巴液都引流到颈部,故头颈部恶性肿瘤均可发生颈部淋巴结转移。颈部器官活动量较大,如咀嚼、吞咽、说话等,对肿瘤的局部转移可能有一定的促进作用。颈部转移性恶性肿瘤的发生率与原发灶的生物学特征、组织分化程度、病程早晚和患者自身的抵抗力等因素有关;其发生部位则与原发灶淋巴引流部位有关。下面就耳鼻咽喉头颈部几种常见原发癌的转移介绍如下:

(1) 鼻咽癌:发生颈部淋巴结转移率最高(约占 60%)。鼻咽部淋巴先汇入咽后或咽旁淋巴结,然后再汇入颈深上淋巴结。鼻咽癌患者早期可出现同侧颈深上淋巴结肿大,单个或多个,质硬,不活动,无压痛;晚期可转移至同侧颈深下淋巴结或对侧颈深上淋巴结,肿块逐渐增大可压迫第Ⅸ、Ⅹ、Ⅺ、Ⅻ对脑神经,出现相应脑神经受压症状。临床不少鼻咽癌患者以颈部肿块为首发症状而就诊。

（2）口咽恶性肿瘤：常转移至下颌下淋巴结及颈深上淋巴结。扁桃体肉瘤、扁桃体癌容易出现早期颈淋巴结转移；与鼻咽癌相似，常以颈部肿块为首发症状就诊。肿块质硬，固定，生长迅速，一般无压痛，除非继发感染或侵犯颈动脉。

（3）下咽癌：下咽部淋巴组织丰富，较易发生淋巴结转移。早期常转移至同侧颈动脉三角区颈深部淋巴结，少数转移至气管旁及锁骨上淋巴结。多为分化程度较差的癌。

（4）喉癌：早期声门型喉癌很少发生颈淋巴结转移。声门上型及声门下型喉癌则易发生颈淋巴结转移，前者常转移至Ⅱ、Ⅲ、Ⅳ区淋巴结，后者还易转移至Ⅵ区淋巴结。早期为同侧转移，晚期可出现双侧颈淋巴结转移。

（5）甲状腺癌：髓样癌、未分化癌和乳头状癌易发生颈淋巴结转移（约50%～70%），滤泡状癌较少发生转移（约10%）。甲状腺癌常转移至喉、气管前及颈内静脉周围淋巴结，晚期可转移至下颌下及锁骨上淋巴结。

（6）鼻腔、鼻窦恶性肿瘤：早期较少出现颈淋巴结转移，晚期常转移至下颌下及颈深上淋巴结。

（7）颌面及口腔恶性肿瘤：舌癌、口底癌、软腭癌易出现颈淋巴结转移，常转移至下颌下、颏下及颈深上淋巴结。唇癌、颊癌、腮腺恶性肿瘤发生颈淋巴结转移较晚。

2. 源自胸腹腔的转移性恶性肿瘤　颈部不仅引流头颈部的淋巴，而且是全身淋巴的总汇区。胸腹腔主要原发癌有乳腺癌、食管癌、胃癌、肺癌、胰腺癌等。源自胸腹腔的恶性肿瘤主要转移至锁骨上淋巴结，一般左侧多于右侧。胸腹腔恶性肿瘤可经胸导管、颈淋巴管逆行转移至锁骨上淋巴结。左半胸腔、腹腔及盆腔器官的恶性肿瘤等转移至左侧锁骨上淋巴结，右半胸腔器官的恶性肿瘤转移至右侧锁骨上淋巴结。

3. 原发灶不明的转移性恶性肿瘤　是指颈部肿块经活检和病理证实为转移癌，经过反复全面的临床检查、相关影像学检查等均找不到原发灶的一类颈部转移性肿块。对于这类患者可采取先治疗转移灶（放疗或手术），同时继续寻找原发灶。其中约1/5～1/3的患者仍可找到原发灶。其余患者找不到原发灶，其原因可能是原发灶很小而且极其隐蔽，难以查出，抑或病程中原发灶自发性消退，但颈部转移灶继续存在和发展。

【诊断】

可按下列要点诊断转移性恶性肿瘤。

1. 确定肿块的性质　如肿块进行性增大，触之质硬，无压痛，与周围组织粘连，活动度较差，应考虑为恶性肿瘤。对绝大多数恶性肿瘤而言，确诊转移性肿块必须有病理诊断依据；但必须注意，对疑似转移性恶性肿瘤的颈部肿块，在没有确认原发病灶之前，绝对不能轻易从颈部肿块上取活组织检查，以免加速肿瘤局部侵袭的进程。经多方反复检查未能确认原发灶者，方可由有临床经验的高年资专科医师谨慎地决定先取颈部肿块活检以确认诊断。

2. 原发灶的寻找和确诊　从下列几个方面寻找原发灶：

（1）仔细询问病史：包括肿块发生的时间、发展速度、全身和局部症状，以及与原发灶有关的病史。如怀疑为鼻咽癌者，询问有无回吸涕带血、头痛、耳鸣、听力下降等；怀疑喉癌者询问有无声嘶、咳痰带血、呼吸困难等；怀疑下咽癌者询问有无咽痛、咽喉异物感、吞咽困难等。

（2）肿块的位置：与原发灶淋巴结引流的区域有关。肿块位于颈上2/3处，原发灶可能来自鼻腔、鼻窦、鼻咽、口咽、下咽、喉、口腔等部位，应对这些部位进行仔细检查，发现可疑病变，进行活检；若肿块位于颈下1/3处，原发灶可能来自甲状腺、气管、食管、胸腔、腹腔等器官。

（3）全面的体格检查：除细致的耳鼻咽喉、口腔、甲状腺、唾液腺相关器官检查外，还应检查胸肺、肝、脾和全身淋巴结等。

（4）内镜检查：包括鼻内镜、纤维鼻咽镜、纤维喉镜、纤维支气管镜、纤维食管镜、胃镜、结肠镜等，要对相应部位进行仔细检查，以发现隐匿的微小病灶。

（5）超声检查：主要对颈部肿块本身、颈部淋巴结、甲状腺、唾液腺、肝、胆、脾、胰等脏器进行 B 超检查。

（6）影像学检查：怀疑鼻腔鼻窦、咽部、喉部、胸部、腹部等处的病变可行相应的 X 线片、CT 或 MRI 检查。

（7）放射性核素扫描：有助于寻找原发病变和其他转移病灶。

（8）正电子发射断层成像（PET）：有助于寻找原发灶和他处的转移病灶。

（9）血清学检查：可对与疑似诊断相关的抗原、抗体等生物标志物进行血清学检查，如：EB-VCA-IgA 检测用于鼻咽癌的辅助诊断；HIV 抗体检测用于诊断艾滋病。

（10）细胞学检查及病理学检查：对不明原因的颈部肿块，给予细针穿刺，抽吸的组织液进行细胞学检查，往往能提示肿块的性质，穿刺的组织则可做病理学检查。在反复检查后仍找不到原发灶、颈部肿块穿刺不能明确诊断的，则可切取肿块组织送病理学检查。

【治疗】

主要是治疗原发灶；颈部转移灶可根据原发灶不同，采取不同的治疗措施。如鼻咽癌转移者多采取放疗或综合治疗，喉癌，鼻腔、鼻窦、下咽、甲状腺癌转移者多采取手术或以手术为主的综合治疗，并根据转移灶的范围选择根治性、功能性颈清扫术。不明原因的转移性鳞癌，行颈部淋巴结清扫术后，局部行放疗或放化疗。不明原因的转移性腺癌，颈部淋巴结清扫术后，是否放疗视个体情况而定。肿瘤晚期，手术难以切除或患者一般情况差不能耐受手术者，采用放疗或放化疗及靶向治疗。

（二）原发性恶性肿瘤

1. **恶性淋巴瘤（malignant lymphoma）**　好发于青中年男性。全身各组织器官的淋巴组织均可发生，多见于颈部、腋窝、腹股沟、纵隔及腹部淋巴结，以浅表淋巴结肿大居多。根据病理学特点分为霍奇金淋巴瘤（Hodgkin lymphoma，HL）和非霍奇金淋巴瘤（non-Hodgkin lymphoma，NHL）两大类型，每一型又分为多种亚型（参阅有关学科教材）。

2. **神经源性恶性肿瘤**　发生在颈部的神经源性恶性肿瘤很少见，主要包括神经纤维肉瘤和神经纤维瘤恶变。前者常与丛状神经纤维瘤或神经纤维瘤同时发生，后者多由丛状神经纤维瘤和神经纤维瘤病恶变所致。其共同临床特点是肿块迅速生长，常向周围组织侵犯，可出现局部疼痛，触之肿块质硬、不活动或活动受限，可有压痛，并可出现远处转移。宜广泛性手术切除，术后放疗或化疗，有远处转移者行化疗。本病预后较差。

第二节　甲状腺及甲状旁腺肿瘤

一、甲状腺腺瘤

甲状腺腺瘤（thyroid adenoma）是颈部最常见的肿瘤之一，为来源于滤泡上皮的肿瘤，占甲状腺肿瘤的 70%～80%，可发生于任何年龄，但以青年女性多见；约 10% 甲状腺腺瘤可发生癌变，20% 可引起甲状腺功能亢进。按形态学可分为滤泡状腺瘤及乳头状囊性腺瘤两种，前者较常见，后者少见，常不易与乳头状腺癌区别。

【临床表现】

甲状腺腺瘤生长缓慢，病程较长，好发于甲状腺功能活动期。可无任何症状而存在数年；体检时可发现肿物边界清楚、局限在一侧腺体内，质地较周围甲状腺组织稍硬，表面光滑，无压痛，能随吞咽上下移动。腺瘤发生囊内出血时，肿瘤体积可在短期内迅速增大，局部出现胀痛。

【诊断】

对于病程缓慢，症状不明显，颈前区单侧孤立性、表面光滑的甲状腺肿块患者，应考虑甲状腺腺瘤可能。结合甲状腺 B 超、CT、MRI 等辅助检查基本可作出诊断。

B 超检查对于诊断甲状腺腺瘤准确性及重复性好，是检查甲状腺腺瘤的首选方法。B 超下甲状腺腺瘤质地均匀，有包膜，可伴有晕环。多数为实性，少数可以是囊实性，纯囊性者少见。等低回声者多见,也可以表现为高回声、等回声。CT 及 MRI 检查也有助于腺瘤的诊断,CT 检查一般表现为低密度类圆形结节,边界清,与周围正常高密度甲状腺组织分界清。MRI 检查表现为甲状腺实质内单发的长 T_1、长 T_2 结节影,信号均匀,呈圆形或卵圆形,边界清楚。此外,细针穿刺细胞学检查有助于术前诊断,但存在一定的假阴性,最终仍需要病理学检查明确诊断。

【治疗】

甲状腺腺瘤可引起甲亢和恶变。目前对于甲状腺腺瘤患者的治疗,原则上提倡尽早外科手术切除。首次手术方式的选择至关重要,是减少肿瘤复发及癌变的关键。既往有学者提倡行单纯腺瘤切除,以最大限度保留甲状腺后被膜及正常甲状腺组织,降低术中损伤喉返神经的机会,同时减少术中及术后的并发症发生率。后来研究认为,某些甲状腺癌早期难以与甲状腺腺瘤相区别,采用单纯切除术,一旦肿瘤发生恶变或复发,将大大增加二次手术的难度,故目前甲状腺腺瘤的外科治疗方法应选择包括腺瘤在内的单侧腺叶全切或次全切术,如腺瘤毗邻甲状腺峡部可行一侧甲状腺腺叶+峡部切除,这种术式是治疗甲状腺腺瘤安全、可行、有效的方法。

二、结节性甲状腺肿

近年来,甲状腺疾病的发生率在不断上升,其中以结节性甲状腺肿的发生率最高。结节性甲状腺肿(nodular goitre)又称腺瘤性甲状腺肿(adenomatous goiter),实际上是指地方性甲状腺肿和散发性甲状腺肿晚期所形成的多发结节。在不同的病变时期,可有不同的名称,是临床上较为常见的一种疾病。成人发病率约为4%,可分为良性结节和恶性结节,其中大多数为良性病变,癌变率不到1%。

【病理生理】

流行病学的研究表明,在碘充足的地方,男女患结节性甲状腺肿的比例大约为1:5。主要是因为体内的甲状腺激素不足,刺激垂体分泌促甲状腺激素(thyroid stimulating hormone,TSH),随着 TSH 的增多,不断刺激甲状腺增生发生病变,最终形成结节。结节性甲状腺肿病理表现为结节性肿大,重量为60~1000g,切面可见结节、纤维化、出血和钙化。病变初期,整个腺体滤泡增生、血管丰富;随着病变进展,滤泡发生变化,一部分滤泡退化,另外一部分滤泡增大并且富含胶质,这些滤泡之间被纤维组织间隔。

一般来说,结节性甲状腺肿可分为单结节性甲状腺肿和多结节性甲状腺肿。在多结节性甲状腺肿的基础上,根据有无甲状腺功能亢进(甲亢)又可分为:非毒性多结节性甲状腺肿(nontoxic multinodular goitre,MNG)和毒性多结节性甲状腺肿(toxic multinodular goitre,TMNG)。MNG 也称单纯性甲状腺肿,主要由于环境中缺碘或各种原因导致甲状腺激素产生不足,从而使甲状腺代偿性肿大,但并没有发生甲状腺功能障碍或甲状腺自身免疫疾病。发生甲亢的多结节性甲状腺肿称为 TMNG,是继发性甲亢的一种,在我国为常见病,患者一般先有结节性甲状腺肿大多年,以后再出现功能亢进症状,有眼球突出,易发生心肌损伤,可导致心率变化。

【临床表现】

本病多见于成年女性,大都是在地方性甲状腺肿的基础上发生的。病程长、症状不明显,往往在体格检查时偶然发现,或有颈部粗大及局部压迫感。触诊时腺体常呈现轻、中度肿大,结节表面平滑,质地较软。重度肿大的甲状腺可引起压迫症状,出现咳嗽、气促、吞咽困难或声音嘶哑等。胸骨后甲状腺肿可使头部、颈部和上肢静脉回流受阻。如短期内突然发生的甲状腺结节增大,则可能是囊性变出血所致。

【诊断】

根据甲状腺肿块病史较长,触诊甲状腺结节表面光滑、质地软,且吞咽时可随着喉和气管上下移动等临床表现,结合血清学检查显示甲状腺功能正常,则基本可作出诊断。结节性甲状腺肿患者血清总 T_4 表现为正常或者稍低,但是总 T_3 可以略高以维持甲状腺功能正常,甲状腺球蛋白水平与结节性肿大小有关,血清 TSH 一般表现正常。但血清学检查对鉴别结节性甲状腺肿的良恶性并无价值,一般仅用于曾做手术或放射性核素治疗的分化型甲状腺癌患者,检测是否存在早期复发。B 超显示结节性甲状腺肿为实质性或囊性,伴有囊肿者多为良性结节;实质性结节表面光滑、包膜完整、呈低回声或等回声。此外,核素扫描、CT 及 MRI 等均有助于诊断,但并无特征性表现,需注意排除恶性肿瘤可能(详见甲状腺癌内容)。最终明确诊断仍需要病理。

【治疗】

结节性甲状腺肿一般不需要治疗。对甲状腺肿大明显者可以试用左甲状腺素,治疗中必须监测血清 TSH 水平,血清 TSH 减低或者处于正常下限时不能应用;甲状腺核素扫描证实有自主功能区存在者,也不能应用左甲状腺素治疗;给予左甲状腺素时应当从小剂量开始,以避免诱发和加重冠心病。

此外,左甲状腺素诊断性治疗亦可以作为是否手术的依据之一。当细针穿刺细胞学诊断为可疑或恶性病变,则需行早期手术取得病理诊断。若细胞学检查为良性,但不能完全排除恶性可能,尚需做甲状腺扫描及甲状腺功能试验进一步明确诊断,如为冷结节及甲状腺功能正常或减低,可给予左甲状腺素片,以阻断 TSH 生成,并嘱患者在 3 个月后复查;如结节增大,则不管 TSH 受抑是否足够,都有手术指征。但若结节变小或无变化,可仍予以 TSH 抑制治疗,隔 3 个月后再次复查;如总计 6 个月结节无变小,则有手术指征。

除上述诊断性治疗外,下列情况亦考虑手术治疗:细针穿刺细胞学诊断为可疑或已发生恶性病变者;肿块较大影响美观者;结节性甲状腺肿压迫气管、食管、喉返神经等出现局部压迫症状者;继发性甲状腺功能亢进患者;胸骨后甲状腺肿者。

手术方式包括:甲状腺结节切除、甲状腺部分切除、甲状腺大部切除、甲状腺次全切除。手术过程中应根据结节性甲状腺肿的结节部位、大小及数量、增生程度选择合适的手术方式,并做快速病理学检查,如果报告甲状腺癌,则参照恶性肿瘤进一步处理。

三、甲状腺癌

甲状腺癌(thyroid carcinoma)是内分泌系统最常见的恶性肿瘤,也是头颈部最常见的恶性肿瘤,约占全身恶性肿瘤的 1%~2%。发病尤以女性居多,且有逐年上升趋势。除髓样癌外,绝大部分甲状腺癌起源于滤泡上皮细胞。

【病理】

甲状腺癌病理分为四种类型,包括乳头状癌(papillary carcinoma)、滤泡状癌(follicular carcinoma)、未分化癌(anaplastic thyroid carcinoma)及髓样癌(medullary thyroid carcinoma)。其中甲状腺乳头状癌和甲状腺滤泡状癌属于分化型甲状腺癌(differentiated thyroid carcinoma),占甲状腺癌90% 以上。

1. **乳头状癌**　常见于中青年女性,以 21~40 岁的女性最多见,约占成人甲状腺癌总数的 70%,而儿童甲状腺癌绝大多数是乳头状癌。此型分化好,生长缓慢,恶性程度低。有多中心发生倾向,且较早便出现颈淋巴结转移,但预后较好。

2. **滤泡状癌**　约占 15%,多见于 50 岁左右的妇女。此型发展较快,属于中度恶性,且有侵犯血管倾向。颈淋巴结转移仅占 10%,因此预后不如乳头状腺癌。

3. **未分化癌**　占 5%~10%,多见于老年人。发展迅速,高度恶性,且约 50% 早期便有淋巴结转移,或侵犯喉返神经、气管或食管,常经血行向远处转移。预后很差,平均存活 3~6 个月,1 年存活率仅为 5%~15%。

4. **髓样癌**　少见,发生于滤泡旁细胞(c 细胞),可分泌降钙素(calcitonin)。细胞排列呈巢状或束状,无乳头或滤泡结构,其间质内有淀粉样沉着,呈未分化状。但其生物学特性与未分化癌不同,恶性程度中等,可有颈淋巴结转移和血行转移。

【临床表现】

甲状腺癌的临床表现均以颈部肿块或甲状腺结节为主,无意中或体检时发现,缺乏特异性,其不典型性和病理组织学的复杂性使得甲状腺癌的术前确诊率总体偏低。

乳头状癌和滤泡状癌的初期多无明显症状,前者有时可因颈淋巴结肿大而就医。随着病程进展,肿块逐渐增大,质硬,吞咽时肿块移动度降低。

未分化癌上述症状发展迅速,并侵犯周围组织。晚期可产生声音嘶哑、吞咽困难、呼吸困难,颈交感神经受压可产生 Horner 综合征,颈丛浅支受侵犯时,患者可有耳、枕、肩等处疼痛。可有颈部、上纵隔淋巴结转移及远处脏器转移。

髓样癌除有颈部肿块外,由于癌肿产生 5-羟色胺和降钙素,患者可出现腹泻、心悸、颜面潮红和血钙降低等症状。对合并家族史者,应注意多发性内分泌肿瘤综合征Ⅱ型(MEN-Ⅱ)的可能。

【诊断】

对甲状腺肿块质硬、固定,颈部淋巴结肿大,或有压迫症状者,或存在多年的甲状腺肿块,在短期内迅速增大者,均应怀疑为甲状腺癌。以下辅助检查可进一步明确诊断。

1. B超检查　病灶部位呈现低回声或极低回声、实性结节、边界不清晰、形态不规则(纵横比≥1)、中央血管增多、内见多发增强小光点(砂砾样钙化),可初步考虑为恶性。钙化是诊断甲状腺癌较为特异的指标,这是因为甲状腺癌细胞大而重叠,分化程度低,故肿瘤的透声性好,声像图上不会形成强烈反射界面。但随病情发展,也有结节内可表现为囊实性混合回声、高回声及假包膜现象。

2. 核素扫描　甲状腺癌的放射性核素扫描图像多为冷结节和凉结节,很少温结节,热结节罕见。甲状腺扫描还能提供甲状腺功能活动情况,但应了解扫描的局限性。冷结节并不意味着一定是恶性病变,多数甲状腺冷结节系良性病变,有无功能一般不能作为鉴别是否为甲状腺癌的依据。

3. 细胞学检查及活检　细针穿刺细胞学检查有助于诊断。当实性结节>1cm,囊实性结节>1.5cm、B超怀疑恶变时应细针穿刺。穿刺若发现癌细胞,往往提示甲状腺癌,但阴性结果并不能排除恶性肿瘤的可能。对于<1cm的病变,可借助超声引导下穿刺活检。这是目前诊断结节性甲状腺肿并区分甲状腺结节良恶性最有效的诊断方法,且安全、低廉、可靠,其诊断率可以达到80%以上。

4. CT检查　甲状腺癌表现为腺体内低密度或等密度病灶,或伴高密度钙化灶,平扫显示密度不均匀或均匀。增强后不均匀强化,少数均匀强化,强化程度低于正常甲状腺实质。边界模糊不规则,边缘连续性常中断。砂粒样钙化为甲状腺癌的特征性表现。CT检查还可以提示颈部淋巴结是否转移。

5. MRI检查　甲状腺癌常表现为腺体内长 T_1、长 T_2 异常肿块影,信号不均匀,边界不清晰,形态不规则,囊变坏死区呈更长 T_1、长 T_2 信号影,钙化在 T_1WI、T_2WI 上均呈低信号,病变区的甲状腺与肌肉、血管分界不清,并显示可能发生颈部淋巴结转移的特点。

6. 血清学检查　一般总 T_3、总 T_4 等血清学指标无明显变化。血清降钙素测定可帮助诊断髓样癌。

7. 术中冷冻及组织病理学检查　甲状腺癌因其术前诊断缺乏特异性的临床表现,术中冷冻切片检查便成为甲状腺癌的重要诊断方法之一。冷冻切片的价值在于能在术中快速判断肿块的病理类型和性质,以便决定甲状腺的切除范围。术后病变组织还需要进一步石蜡包埋、切片,行组织病理学检查。

【鉴别诊断】

1. 甲状腺腺瘤　临床表现多为孤立性肿块、表面光滑、生长缓慢,吞咽时移动度大。超声检查多表现为实性结节、混合性结节及囊性结节,边界清楚,内部回声均匀,以单个结节多见。CT检查表现为均匀低密度类圆形结节,与周围正常高密度甲状腺组织分界清楚。实性腺瘤可有完整包膜,呈一更低密度环绕肿瘤周围,增强后实体瘤中度强化。囊性腺瘤呈均匀液性低密度影,囊壁可轻度强化。MRI检查平扫表现为甲状腺实质内单发的长 T_1、长 T_2 结节影,信号均匀,呈圆形或卵圆形,边界清楚,病灶之外甲状腺信号无明显异常。增强扫描病灶可环形均匀或不均匀强化,强化的程度低于正常的甲状腺组织,边界较平扫清楚。部分甲状腺腺瘤可发生癌变,癌变率为10% ~ 20% 。有下列情况者,应当考虑癌变的可能性:肿瘤近期迅速增大;瘤体活动受限或固定;出现声音嘶哑、呼吸困难等压迫症状;肿瘤质地硬,表面粗糙不平;出现颈部淋巴结肿大。最终确诊仍需要病理学检查。

2. 结节性甲状腺肿　结节性甲状腺肿往往呈多个结节,B超显示结节表面光滑、包膜完整、呈低回声或等回声;而孤立性结节是甲状腺癌最重要的体征,出现时应引起高度警惕,约4/5的分化型甲状腺癌及2/3的未分化型癌表现为单一结节,也有少部分甲状腺癌表现为多发结节。此外,甲状腺癌常于颈部下1/3处可触及大而硬的淋巴结,特别是儿童及年轻乳头状癌患者。若过去存在甲状腺结节,近日突然快速、无痛地增大,应考虑癌症的可能。

3. 慢性甲状腺炎　以慢性淋巴结性和慢性纤维性甲状腺炎为主。慢性淋巴结性甲状腺炎又称桥本病。此病缓慢,甲状腺弥漫性肿大,质地坚韧有弹性如橡皮样,表面光滑,与周围正常组织无粘连,可随吞咽运动上下活动,局部不红不痛无发热,可并发轻度甲状腺功能减退,晚期压迫症状明显。其他检查显示血沉加快,肝功能絮状反应阳性,血清蛋白电泳分析示 γ 球蛋白增高,甲状腺扫描常示摄^{131}I减少且分布不均。慢性侵袭性纤维性甲状腺炎则表现为甲状腺逐渐肿大,质地异常坚硬,如岩石样,易侵袭甲状腺周围组织,甲状腺固定,不能随吞咽活动,也可压迫气管、食管,引起呼吸困难或吞咽困难,但一般不压迫喉返神经或颈交感神经节。晚期多合并有甲状腺功能减退。B超下甲状腺形态呈不规则增大,边缘一般较光滑,病变范围内呈分布不均匀的低回声改变。鉴别困难时,细针穿刺组织学检查有助于诊断。

【治疗】

手术切除是除未分化癌以外各型甲状腺癌治疗的基本方法,并辅助应用放射性核素、甲状腺激素及外照射等治疗。

1. 手术治疗　包括甲状腺本身的手术以及颈淋巴结清扫。

(1)甲状腺切除:肿瘤是否完全切除是一项独立预后因素,研究显示甲状腺近全切除或全切除术后复发率较低,低危组病例腺叶切除后30年复发率为14%,而全切除术仅为4%。高危组患者,腺叶切除后局部复发率为26%,双侧全切除后局部复发率为10%。甲状腺全切除术虽然可以显著降低局部复发率,但术后近期或长期并发症增加,如喉返神经损伤,严重的甲状旁腺功能减退等。因此应该根据低危、高危分组选择治疗方法。对低危组患者采取腺叶及峡部切除,若切缘无肿瘤,即可达到治疗目的;低危组患者包括:局限于一侧腺叶内的单发DTC,且原发灶≤4cm、无局部淋巴结转移,复发危险度低、对侧腺叶无结节,微小浸润癌。对高危组患者采取患侧腺叶、对侧近全切除或全切除为宜;高危组患者包括:既往颈部有放疗史,肿瘤直径超过4cm,有包膜外侵犯,双叶多发肿瘤,高侵袭性肿瘤,肿瘤已发生局部或远处转移,<15岁的非微小乳头状癌患者及低分化癌患者。

(2)颈淋巴结清扫:甲状腺癌一般沿淋巴引流路径逐站转移,首先至气管旁淋巴结(Ⅵ区),随后转移至颈静脉链淋巴结(Ⅱ~Ⅳ区)和颈后区淋巴结(Ⅴ区),或沿气管旁向下至上纵隔,因此Ⅵ区是甲状腺癌中最常见的转移部位,"跳跃性转移"(即中央区无淋巴转移,颈部其他区域转移)不多见。术前准确评估甲状腺癌病人患侧区淋巴结状况非常重要,直接决定病人治疗方案的选择和预后判断。术前应进行颈部触诊、超声、CT、磁共振(MR)等检查,以了解颈淋巴结的部位、大小、数目、位置以及是否有包膜外侵犯征象等,必要时可进行细针穿刺明确病理。分化型甲状腺癌虽然隐匿性转移率较高,但这种转移并不降低病人的存活率,若盲目扩大清扫指征,喉返神经、甲状旁腺的损伤几率将大大增加,其处理较癌症复发更为困难,因此大多数学者不主张行预防性颈部淋巴结清扫,而建议行治疗性颈清扫。对于低危组患者的微小癌,若术前影像学及手术探查未见明显肿大淋巴结,可不做颈淋巴结清扫。对于年龄>45岁的DTC患者、直径>4cm、存在包膜外侵犯或已证实存在中央区淋巴结转移者,应行中央区颈淋巴结清扫。中央区淋巴结清扫指清扫颈总动脉内侧、甲状腺周围、气管食管间沟及上纵隔的淋巴结组织。功能性侧颈淋巴结清扫术应在临床明确侧颈淋巴结转移后进行,而不主张做预防性清扫。侧颈淋巴结清扫指保留胸锁乳突肌、颈内静脉及副神经的相关分区的颈侧淋巴结清扫术。若病期较晚,肿瘤侵犯颈内静脉、胸锁乳突肌、副神经等,则应做根治性或改良根治性颈淋巴结清扫术。

2. 内分泌治疗　甲状腺癌次全切除或全切除者应终生服用甲状腺素片,以预防甲状腺功能减退及抑制 TSH。乳头状腺癌和滤泡状腺癌细胞均有 TSH 受体,TSH 通过其受体能促进甲状腺癌细胞的生长。甲状腺素片的剂量和疗程,尚无随机临床试验结果作为依据。一般剂量掌握在保持 TSH 低水平(高危组<0.1mU/L,低危组 0.1 ~ 0.5mU/L),但不引起甲亢为原则。可用甲状腺素片,80 ~ 120mg/d,也可用左甲状腺素片,100μg/d,并定期测定血浆 T_4 和 TSH,依此调整用药剂量。长期接受 TSH 抑制治疗的患者应注意有无甲状腺素中毒症状,如焦虑、睡眠障碍、心悸、心房颤动等,以及骨质疏松等副作用,同时还应确保每天摄入足够的钙和维生素 D。

3. 放射性核素治疗　应用放射性碘治疗的目的是:①破坏残留甲状腺内隐匿微小癌或转移的甲状腺癌;②易于使用核素检测复发或转移病灶;③术后随访过程中,增加甲状腺球蛋白作为肿瘤标志物的价值;④对高危组病例有利于减少复发和死亡率。对乳头状腺癌及滤泡状腺癌,术后应用 ^{131}I 适合于单个肿瘤直径超过 4cm、局部或远处转移、多发性癌灶、肿瘤腺外侵犯、残留癌、高危组肿瘤患者、术后刺激性 Tg>10ng/ml。

4. 外照射治疗　各种类型的甲状腺癌对放射线的敏感性差异很大,分化越好,敏感性越差,所以甲状腺未分化癌对放射治疗的效果最好,因此外照射治疗主要用于未分化型甲状腺癌,虽然不能挽救生命,但能解除痛苦,改善生存质量,仍不失为一种良好的姑息治疗手段。此外,对于年龄>45 岁、分期为 T_4 期、残余病灶不摄碘、关键部位转移不适合进行 ^{131}I 治疗的患者进行外放射治疗。

附：甲状腺癌临床分类及分期

2018 年美国癌症协会(AJCC)提出甲状腺癌的 TNM 临床分期

	乳头状腺癌或滤泡状腺癌(≥55 岁)			乳头状腺癌或滤泡状腺癌(<55 岁)			髓样癌(任何年龄)			未分化癌		
Ⅰ 期	T_1	N_0	M_0	任何	TN_0	M_0	T_1	N_0	M_0			
Ⅱ 期	T_2	N_0	M_0	任何	TN	M_1	T_2	N_0	M_0			
	$T_{1 ~ 3}$	N_{1a}	M_0				T_3	N_0	M_0			
Ⅲ 期	T_3	N_0	M_0				$T_{1 ~ 3}$	N_{1a}	M_0			
ⅣA 期	T_{4a}	$N_{0 ~ 1a}$	M_0				$T_{1 ~ 3}$	N_{1b}	M_0	T_{4a}	任何 N	M_0
	$T_{1 ~ 4a}$	N_{1b}	M_0				T_{4a}	$N_{0 ~ 1b}$	M_0			
ⅣB 期	T_{4b}	$N_{0 ~ 2}$	M_0				$T4b$	任何 N	M_0	T_{4b}	任何 N	M_0
	任何	TN	M_1				任何	TN	M_1			
ⅣC 期										任何 TN		M_1

T:原发肿瘤　T_X:原发部位肿瘤不能估计;T_0:原发部位无肿瘤证据;T_1:肿瘤局限于腺体内,最大直径≤2cm(T_{1a}肿瘤限于甲状腺内,最大直径≤1cm;T_{1b}肿瘤限于甲状腺内,1cm<最大直径≤2cm;T_2:肿瘤局限于腺体内,2cm<最大直径≤4cm;T_{3a}肿瘤局限于腺体内,最大直径>4cm;T_{3b}:不论大小,肿瘤侵犯带状肌;T_{4a}:肿瘤侵犯至包膜外,侵及皮下组织、喉、气管、食管、喉返神经;T_{4b}:肿瘤侵及椎前筋膜、纵隔血管或包裹颈总动脉。未分化癌均为 T_4,其中 T_{4a}:肿瘤限于甲状腺内,尚可外科切除;T_{4b}:肿瘤已侵出包膜,外科难以切除。

N:区域淋巴结　N_X:区域淋巴结不能估计;N_0:无区域淋巴结转移;N_1:有区域淋巴结转移;N_{1a}:转移至Ⅵ区(气管前,气管旁及喉前/delphian 淋巴结)或Ⅶ区上纵隔淋巴结;N_{1b}:肿瘤转移至单侧,双侧或对侧颈侧区。

M:远处转移　M_X:远处转移不能估计;M_0:没有远处转移;M_1:有远处转移。

四、甲状旁腺肿瘤

甲状旁腺肿瘤包括腺瘤、增生及癌症三个类型,腺瘤及腺癌是原发性甲状旁腺功能亢进(primary hyperparathyroidism,简称甲旁亢)的主要原因,腺瘤最常见,占80% ~ 85%,大部分为单个腺瘤,少数可为多发腺瘤;腺癌最为少见,占 6% 以下。甲状旁腺增生,约占 10%,往往累及所有腺体,由肾功能不全,长期血液透析引起,为继发性甲状旁腺功能亢进(secondary hyperparathyroidism)。甲状旁腺肿瘤是可经手术治愈的疾病。

【临床表现】

早期几乎无临床表现,后期因腺瘤过度分泌甲状旁腺激素(parathyroid hormone,PTH),且调节不完全而导致高PTH血症。临床症状涉及多系统、多器官,比较分散,因而首诊往往不是内分泌或头颈专科,易造成漏诊、误诊。高浓度PTH通过以下途径引发高血钙及相关临床损害:①刺激破骨细胞活性,促进骨质脱钙;②通过环磷腺苷(cAMP)增强肾小管吸收尿钙;③提升近曲小管细胞羟化酶功能,促进低活性25-(OH)D$_3$转化为高活性1,25-(OH)$_2$D$_3$,后者增进胃肠道钙的吸收。骨骼脱钙最终发展至骨痛、骨纤维囊性变,甚至骨折;持续高血钙终使肾小球钙滤过增加,形成海绵肾、尿路结石等;厌食、恶心则继发于消化道的钙损害。而这些症状常同时伴有疲劳、乏力、虚弱。

临床上分为无症状型及症状型两种类型。欧美等国的患者多数为无症状型,无明显症状,或仅有骨质疏松等非特异性症状,往往在普查时因血钙增高而被确诊。我国目前以症状型常见,这与欧美等国的发病情况有差异,其原因目前还不清楚。

按其症状可将甲状旁腺肿瘤引起的甲旁亢分为三型:

Ⅰ型　最为多见,以骨病为主,血清钙平均为3.3mmol/L,肿瘤平均重5.9g,平均症状期为3.6年。患者可诉骨痛,易发生骨折。骨膜下骨质吸收是本病的特点,最常见于中指桡侧或锁骨外1/3处。

Ⅱ型　以肾结石为主,血清钙平均为2.88mmol/L,肿瘤平均重1.05g,平均症状期为6.8年。在尿路结石患者中,约3%可发现有甲状旁腺腺瘤,患者在长期高钙血症后,可不知不觉地发生氮质血症。

Ⅲ型　兼有上述两型的特点,表现有骨骼改变及尿路结石。其他症状可有消化性溃疡、腹痛、神经精神症状、虚弱及关节痛。

【诊断】

临床上出现骨骼病变及反复发生的泌尿系统结石,结合血液学检查及影像学检查即可作出诊断;结合临床肾功能不全,长期血液透析,利于鉴别诊断。

1. 定性检查

(1)血钙测定:是发现甲旁亢的主要指标。正常人的血钙值在不同医院可能有差别,一般为2.1~2.5mmol/L。

(2)血磷测定:血磷的诊断价值较血钙小,正常血清磷变动于0.65~0.97mmol/L。

(3)甲状旁腺激素(PTH)测定:为确定甲旁亢最可靠的直接证据,在甲状旁腺肿瘤患者,其分泌的PTH常为正常值的数倍而非仅略有增加。

(4)尿液环磷腺苷测定:原发性甲旁亢时,尿中cAMP排出量明显增高,可反映甲状旁腺的活动,有助于诊断甲旁亢。

(5)肾功能检测:继发性甲状旁腺功能亢进往往表现为肾功能衰竭,肌酐增高。

2. 定位检查

(1)B超检查:正常甲状旁腺呈圆形或卵圆形,直径为2~4mm,腺体内部回声较低,前方为甲状腺,侧方为颈总动脉及颈内静脉。腺瘤多表现为单个结节,呈卵圆形、椭圆形或长条形低回声肿块,边界清楚,可见薄层包膜反射,瘤体内部回声大多均匀,回声强度明显低于甲状腺组织,当肿瘤发生囊性变或坏死时,其内回声可不均匀。甲状旁腺增生表现为多个旁腺的增大。腺癌可发生钙化或局部包膜不完整。

(2)CT检查:腺瘤CT平扫密度低于正常甲状腺组织,肿块的密度均匀,类似颈部大血管,当肿瘤发生囊性变、坏死时,其内出现低密度灶,可呈囊性表现,增强后明显强化。甲状旁腺增生一般难以显影,若增生明显则形态很难与腺瘤相鉴别,但往往4个旁腺均增生。甲状旁腺癌呈分叶状,密度不均,包膜不完整。

（3）MRI 检查：易发现异常信号的甲状旁腺病变。腺瘤及增生表现为稍长 T_1 及 T_2，信号强化均匀。腺癌一般表现为形态不规则，信号不等，增强后强化不均匀。

（4）核素扫描检查：甲状旁腺肿瘤，尤其是腺瘤，主细胞摄取放射性核素锝（^{99m}Tc）能力较强，因此核素扫描对其具有很高的诊断价值。在核素扫描检查中，甲状旁腺肿瘤表现为病灶部位类圆形、边界清楚的核素浓聚灶。由于核素扫描具有无创伤性且又非常敏感，其定位准确率可达 90% 以上，因此是甲状旁腺肿瘤首选的常规检查方法。但是核素扫描缺乏揭示肿瘤形态、结构和血流灌注信息的能力，对于判断肿瘤良恶性仍缺乏特异性指标。

【治疗】

一旦确诊为甲状旁腺肿瘤，只要患者情况许可，应首选手术治疗。术前充分了解彩超、CT、核素扫描等定位定性资料，术中应常规施行快速冷冻切片检查，根据肿瘤的具体情况，采取不同的手术方式。

1. 对于甲状旁腺囊肿，单纯切除即可。

2. 对于甲状旁腺腺瘤可行甲状旁腺腺瘤切除术，对早期病例效果良好。病程长并有肾功能损害的病例，切除腺瘤后可终止甲状旁腺功能亢进的继续损害，但对已有肾功能损害，则难以逆转。

3. 对于甲状旁腺增生者，除切除该枚甲状旁腺外，还应探查同侧及对侧甲状旁腺，但宜注意保护甲状旁腺的血运。有两种手术方法，一是作甲状旁腺次全切除，即切除 3.5 枚腺体，保留 1/2 枚腺体。另一种方法是切除所有 4 枚甲状旁腺，同时作甲状旁腺自体移植，并冻存部分腺体，以备必要时应用。

4. 对于甲状旁腺腺癌，应作整块切除，如有明显粘连或包膜受侵，应切除同侧甲状腺组织，必要时探查淋巴结。

手术并发症及术后处理：术后应注意观察患者情况并适时检查血钙及甲状旁腺激素水平，及时足量补充钙剂，努力减少并发症。术后 24～48 小时内血清钙会明显下降，患者会感到面部、口周或肢端发麻，严重者可发生手足抽搐。静脉注射 10% 葡萄糖酸钙溶液，剂量视低血钙症状而定。一般在术后 3～4 天恢复正常。术后出现血清钙下降，往往表示手术成功，病变腺体已经切除。

第三节　颈 清 扫 术

根治性颈淋巴结清扫术（简称根治性颈清扫术）是由 Crile（1906）提出来的，手术切除范围主要包括副神经、颈内静脉和胸锁乳突肌，以及颈部 I～V 区的所有颈淋巴结。随着对肿瘤手术后功能保全的重视，Suarez（1944）提出了改良性颈清扫术的概念，主张在彻底切除颈淋巴结的前提下，保存胸锁乳突肌、颈内静脉及副神经，以尽量减少对患者的功能损害。20 世纪 80 年代以来，人们在积累大量临床经验的基础上，进一步合理缩小切除范围，提出了择区性或分区性颈清扫术，达到既根治肿瘤又减少手术创伤的目的。目前这种手术已广泛应用于临床。

一、颈淋巴结的分区

颈淋巴结包括颏下淋巴结、下颌下淋巴结、颈前淋巴结、颈浅淋巴结及颈深淋巴结。根据颈淋巴结的转移规律和颈清扫术的需要，1991 年美国耳鼻咽喉-头颈外科学会将颈部淋巴结分为 6 个区，后又增加第七个分区，即上纵隔淋巴结，分述如下：第 I 区（level I）包括颏下及下颌下淋巴结；第 II 区（level II）为颈内静脉淋巴结上组，起自颅底至舌骨水平，前界为胸骨舌骨肌外侧缘，后界为胸锁乳突肌后缘，以副神经为界分为 II A、II B；第 III 区（level III）为颈内静脉淋巴结中组，自舌骨平面至肩胛舌骨肌与颈内静脉交叉处，前后界同 II 区；第 IV 区（level IV）为颈内静脉淋巴结下组，自肩胛舌骨肌与颈内静脉交叉处至锁骨上，前后界同 II 区；第 V 区（level V）为颈后三角淋巴结，包括锁骨上淋巴结，前界为胸锁乳突肌后缘，后界为斜方肌前缘，下界为锁骨；第 VI 区（level VI）为颈前淋巴结，包括喉前淋巴结、气管周围淋巴结及甲状腺周围淋巴结，两侧界为颈总动脉，上界为舌骨，下界为胸骨上窝；第 VII

区（level Ⅶ）：上纵隔淋巴结，位于前上纵隔和气管食管沟的淋巴结，上起胸骨上切迹，下至头臂干。

二、颈清扫术的分类

颈清扫术分类方法较多，目前临床应用多趋向如下分类：

1. 根治性颈清扫术（radical neck dissection）　适用于 N_2 及以上患者。切除包括腮腺下极、胸锁乳突肌、肩胛舌骨肌、颈外静脉、颈内静脉、副神经和颈丛神经等以及颈部Ⅰ～Ⅴ区的所有淋巴结及脂肪结缔组织。保留迷走神经和颈总动脉。

2. 改良根治性颈清扫术（modified neck dissection）　为根治性颈清扫术的改良，准确地说应称为"改良颈清扫术"。适用于 N_1 及以上患者。术中保留胸锁乳突肌、颈内静脉、副神经三个非淋巴结构中一个或多个，也可根据被保留的结构而进行命名，如保留颈内静脉，则命名为"保留颈内静脉的改良颈清扫术"。

3. 择区性颈清扫术（selective neck dissection）　根据原发癌淋巴结转移部位和局部侵犯范围的不同，施行择区性颈清扫术。这一手术方式尤其适合于 N_0 患者。所有择区性颈清扫术均常规保留胸锁乳突肌、颈内静脉及副神经。择区性颈清扫术大致包括：①上颈清扫术（Ⅱ区）：切除颈内静脉上组淋巴结，多用于鼻咽癌颈淋巴结转移者；②肩胛舌骨肌上颈清扫术（Ⅰ～Ⅲ区）：切除颏下、下颌下淋巴结及颈内静脉上、中组淋巴结；③颈侧清扫术（Ⅱ～Ⅳ区）：切除颈内静脉上、中、下组淋巴结；④颈前清扫术（Ⅵ区）：切除喉前、气管前、气管旁、甲状腺周围淋巴结；⑤颈后外清扫术（Ⅱ～Ⅴ区）：切除颈内静脉上、中、下组及颈后三角淋巴结。

4. 扩大颈清扫术（extended neck dissection）　切除范围超出了根治性颈清扫术的范围，包括切除根治性手术不清扫的淋巴结（如咽旁及上纵隔气管旁淋巴结）及颈部组织（如颈总动脉、颈内动脉、舌下神经、迷走神经、膈神经、椎旁肌肉、皮肤等）。

三、根治性颈清扫术

（一）适应证

1. 已发现原发癌的颈淋巴结转移，且转移癌范围较大，已侵犯颈内静脉、胸锁乳突肌、副神经等结构。在行原发癌切除的同时行根治性颈清扫术。
2. 尚未发现原发灶的颈淋巴结转移癌，范围同上。
3. 经放疗或手术治疗后原发癌已控制的颈淋巴结转移癌。
4. 鼻咽癌颈部淋巴结转移者行足量放疗后 3～6 个月，颈部肿块仍不消退者。

（二）禁忌证

1. 晚期肿瘤患者，原发灶不能控制，或已发生全身转移者。
2. 颈部皮肤放射线损伤，血供差，估计切口难以愈合者。
3. 颈部转移淋巴结已侵犯并包绕颈动脉、颈椎或颅内等，无法根治性切除者。
4. 患者全身情况差，不能耐受手术者。

（三）手术简要步骤

1. **麻醉**　多采用气管内插管全麻，或气管切开术后插管全麻。
2. **体位**　取仰卧位，垫肩，头后仰并偏向对侧，充分暴露病变侧颈部侧面。
3. **切口**　种类繁多，根据原发癌及转移癌发生的部位选择不同的切口，但应遵循下列原则：①充分暴露术野；②保证皮瓣良好的血运，避免切口交叉处形成锐角，或形成蒂小瓣大的缺血性皮瓣，以免术后切口不愈合；同时切口不宜过多；③避免切口与颈动脉走行在同一条线上，一旦切口感染或裂开，可能导致颈动脉直接暴露，引起感染和动脉坏死，发生致死性大出血。根据上述原则，Y 形切口是一种较为理想的切口，具体为：第一切口起自乳突尖后缘，向前下距下颌下约 2～3cm，再向前上至颏部中央，第二切口起自第一切口的中点，纵行向下达锁骨中点的下方（图 7-7-1）。双侧颈清可做一大 U

形切口。

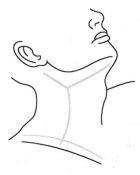

图 7-7-1　颈清扫术切口

4. 分离皮瓣　切开皮肤、皮下、颈阔肌后,沿颈阔肌深面锐性分离皮瓣,向上达下颌骨下缘,注意保护面神经下颌缘支,向前达颈前中线,向后达斜方肌前缘,向下达锁骨上缘稍下。

5. 颈清扫　分离切断胸锁乳突肌胸骨头及锁骨头。将胸锁乳突肌提起,钝性游离颈内静脉,在锁骨上 1cm 处双重缝扎切断颈内静脉。将胸锁乳突肌连同颈内静脉一起轻轻提起,在锁骨上及胸骨上沿颈总动脉、迷走神经表面、斜角肌及椎前筋膜浅面、斜方肌前缘将该处脂肪组织、结缔组织及淋巴结连同胸锁乳突肌及颈内静脉一起向上向后清扫。注意勿损伤迷走神经、膈神经、臂丛及颈动脉等重要结构。左侧颈清扫时还应注意勿损伤胸导管,一旦损伤,牢固结扎。继续向上清扫,至舌骨平面处。肿瘤若与颈动脉壁粘连,分离较困难时,应仔细分离,避免损伤颈动脉壁,引起致命性大出血。在颈总动脉分叉处上方舌下神经跨过颈内、外动脉的浅面,经二腹肌后腹的深面进入下颌下间隙,应避免损伤。继续向上分离,在相当于寰椎横突平面结扎、切断颈内静脉。颈内静脉远心端应缝扎固定于二腹肌后腹,以防结扎线滑脱而导致汹涌出血。在靠近乳突尖处切断胸锁乳突肌和副神经,于下颌角后方分离切除腮腺下极。为防止发生唾液瘘,应缝扎腮腺断端。将二腹肌后腹向前上提起,暴露并切除二腹肌深处的淋巴结。在中线稍外侧,暴露下颌舌骨肌及二腹肌前腹,将下颌舌骨肌后缘向前拉开,分离切除下颌下腺及下颌下淋巴结、颏下淋巴结。至此,将整块组织一并取下。冲洗术腔,术腔置负压引流,逐层缝合皮下组织及皮肤。

(四) 并发症及处理

1. **出血**　术中出血多为颈内静脉损伤或结扎线脱落所致。因静脉管壁较薄,分离时容易导致血管壁破损而在术后发生继发性出血;结扎线脱落往往与术中结扎技术不熟练、使用的缝线太粗或崩断有关;术后患者剧烈咳嗽,致血管内压力增加,血管结扎线头滑脱或小血管破裂,也是导致术后出血的重要原因。遇此情况不应惊慌。少量出血给予压迫包扎止血,不奏效或出血量较多时需打开伤口,仔细寻找破损处,予以破口修复或重新缝扎。处理术后伤口出血的关键是要及时发现出血并及时处理。若伤口内大量积血未及时发现,则可能导致伤口感染和愈合延迟。

2. **伤口感染**　多因切除原发癌时分泌物污染伤口,如喉全切除同时行颈清扫术,喉咽腔分泌物污染伤口所致;术腔积血、抗生素使用不当或咽瘘也是导致术后伤口感染的重要原因。一旦发生感染,应尽早敞开引流;同时取分泌物做细菌培养及药敏试验,选择敏感抗生素控制感染。根治性颈清扫术后伤口不愈合或严重的伤口感染可致颈动脉壁破裂而引起致死性大出血,尤其易发生于根治性放疗后的挽救性手术。

3. **乳糜漏**　左侧颈清扫术时可损伤胸导管,应尽量避免。若术中不慎损伤胸导管应予以结扎。术后若发现乳糜漏,应立即停止负压引流,局部加压包扎,一般可停止。若乳糜漏较多或长期不愈(1周以上)应打开伤口,寻找胸导管予以结扎,若找不到胸导管则用碘仿纱条填塞压迫。

4. **空气栓塞**　术中损伤颈内、锁骨下静脉及其大分支时,可因胸腔负压空气进入静脉,引起空气栓塞,这是非常危险的并发症,患者可迅速出现呼吸急促、发绀,严重者甚至立即死亡。一旦发生,立即用盐水纱条压迫静脉近心端,然后修补破裂口,重新结扎。

5. **唾液腺瘘**　多因腮腺下极切除后未予缝扎或缝扎不恰当,致术后发生唾液腺瘘,经加压包扎数天后一般可停止。对于难以控制的唾液腺瘘可考虑行手术修补。

6. **气胸**　多因术中分离过低,损伤胸膜顶所致。一旦怀疑发生气胸,应及时行床旁胸片检查,根据气胸的程度进行相应的处理。少量气胸可不予处理,严密观察,大量气胸引起呼吸困难时,需行胸腔穿刺抽气或胸腔闭式引流。

四、改良颈清扫术

改良颈清扫术即在根治性颈清扫术的基础上保留了胸锁乳突肌、颈内静脉及副神经三种结构至少一种以上，从而保存了患者的相应功能。临床实践证明，其疗效与根治性颈清扫术无显著性差异，目前许多医师已采用这一术式。

（一）适应证

1. 单侧 N_1 颈部淋巴结转移者。

2. 双侧 N_2 或 N_3 颈部淋巴结转移，需行双侧颈清扫术，病变较轻侧行改良颈清扫术，或双侧均行改良根治性颈清扫术。

3. 颈部未发现转移淋巴结，但原发癌极易发生淋巴结转移，如声门上型喉癌、喉咽癌等，在原发癌切除的同时行改良颈清扫术或择区性颈清扫术。

（二）禁忌证

1. N_3 颈淋巴结转移，淋巴结固定，且与血管、肌肉及副神经等组织紧密粘连。

2. 恶性程度极高的癌症患者颈淋巴结转移，如恶性黑色素瘤等。

3. 其他禁忌证同根治性颈清扫。

（三）手术简要步骤

切口及皮瓣分离等主要步骤同根治性颈清扫术。

1. **游离胸锁乳突肌**　分离胸锁乳突肌前缘筋膜，将胸锁乳突肌向后牵拉，自下向上分离胸锁乳突肌深面筋膜，然后将胸锁乳突肌向前外牵拉，继续分离胸锁乳突肌后深部筋膜，至此胸锁乳突肌大部与深面组织分开。

2. **游离颈内静脉**　将胸锁乳突肌游离后向后牵拉，打开颈动脉鞘，沿颈内静脉壁表面自下向上分离，充分游离出颈内静脉、颈总动脉及迷走神经。

3. **游离副神经**　在胸锁乳突肌后缘中点处解剖出副神经，由此处沿胸锁乳突肌深面向前上解剖其中枢端，向后下至斜方肌前缘下、中 1/3 处解剖其下端。

上述三结构至少游离保存一种以上，受肿瘤侵犯，无法保留者，不能勉强。其他淋巴结清扫方法同根治性颈清扫术。

五、择区性颈清扫术

根据原发癌淋巴结转移部位和局部侵犯范围的不同，施行择区性颈清扫术。所有择区性颈清扫术均常规保留胸锁乳突肌、颈内静脉及副神经。

（一）适应证

1. 部分 cN_0 患者，如甲状腺癌、声门上型喉癌等。

2. N_1 及部分 N_2 颈部淋巴结转移，或者一侧 N_2 颈部淋巴结转移，需行双侧颈清扫术，病变较轻侧行择区性清扫术，病变较重侧行改良根治性颈清扫术。

（二）禁忌证

1. N_2 或 N_3 颈淋巴结转移，淋巴结固定，且与颈内静脉、胸锁乳突肌及副神经三种结构中任何一种组织紧密粘连。

2. 恶性程度极高的癌症患者颈淋巴结转移，如恶性黑色素瘤等。

3. 其他禁忌证同根治性颈清扫。

（三）手术简要步骤

所有择区性颈清扫术均常规保留胸锁乳突肌、颈内静脉及副神经。切口及皮瓣分离等主要步骤视原发病的情况而定，侧颈清扫与改良根治性颈清扫类似。以甲状腺癌中央区淋巴结清扫为例简述手术简要步骤。

1. **喉返神经的显露和保护**　必须全程显露喉返神经,这样既易于保护神经,又利于彻底清扫中央区淋巴结。最好是充分显露神经后再进行清扫,也可以边清扫边显露神经。显露解剖喉返神经有三个途径,分别是甲状腺下极入路、外侧入路和喉返神经入喉处。

2. **甲状旁腺的保护**　上旁腺一般位于甲状腺上极背侧或者上极上方1.5cm及以内的血管周围,易于辨认和保留。下旁腺多数位于气管食管沟内,位置变异大,寻找和保留不如上旁腺容易。再者,从淋巴结转移的特点来看,上旁腺区域附近的淋巴结较少,从而少有转移灶,而下旁腺则不然,事实上,在很多情况下,下旁腺常因周围有较多的淋巴结转移而无法保留。因此,上旁腺的辨认和保留从客观上来讲比较容易,术者应该尽量保留好上旁腺。

3. **中央区淋巴结清扫**　在喉返神经充分显露的基础上加以保护,并且辨认出甲状旁腺特别是上旁腺,可能的情况下注意保护甲状旁腺的血供,将颈总动脉内侧、气管食管旁、上至环状软骨、下至胸骨上窝的淋巴结结缔组织一并清扫。若术前上纵隔有可疑转移淋巴结,可将上纵隔淋巴结一并清扫。

六、扩大颈清扫术

切除范围超出了根治性颈清扫术的范围,包括切除根治性手术不清扫的淋巴结(如咽旁及上纵隔气管旁淋巴结)及颈部组织(如舌下神经、迷走神经、膈神经、椎旁肌肉、皮肤甚至切除颈内动脉,但需要同期重建颈动脉等)。

(一) 适应证

1. N_3颈淋巴结转移,淋巴结固定,且与血管、肌肉或者皮肤等组织紧密粘连。

2. 放疗后颈淋巴结复发或残留者,且肿瘤侵犯肌肉或皮肤。

(二) 禁忌证

1. 根治性放疗后肿瘤侵犯包绕颈内动脉。

2. 其他禁忌证同根治性颈清扫术。

(三) 手术简要步骤

1. 切口同根治性颈淋巴结清扫,若需行胸骨劈开上纵隔清扫可能还需增加胸部正中切口。

2. 颈清扫范围除了根治性颈清扫需切除的颈内静脉、胸锁乳突肌及副神经外,根据病变范围可能还需清扫咽旁间隙、上纵隔及根治性颈清扫切除范围以外的颈部组织,如颈内动脉、舌下神经、迷走神经、膈神经、椎旁肌肉、皮肤等;由于这些病例的肿瘤往往与颈动脉关系密切或者已经侵犯颈动脉,术中应将重点放在预防颈动脉大出血上,最好从病变外围比较安全的部位解剖出颈动脉。必要时需要将受侵犯的颈总及颈内动脉进行切除并一期重建。

(郑宏良)

第八章　头颈部缺损的修复与重建

【概述】

早在公元前 15 世纪古印度就有人开始应用前额皮瓣重建修复鼻部缺损,但当时并未考虑皮瓣的血管分布情况。直至 19 世纪,皮瓣才广泛应用于临床,并已考虑到保留皮瓣的血管蒂和开展了带血管蒂的肌肉移植。20 世纪 70 年代,显微血管吻合技术的发展使得游离组织瓣移植的成功率大大提高,进一步推动了皮瓣、肌皮瓣的研究,组织瓣的种类日趋增多,组织瓣的转位技术也日趋成熟。近 20 多年来,国内外开展了头颈部肿瘤大范围根治性切除联合组织瓣一期修复,在达到良好的缺损修复和外形重建的同时,也恢复或部分恢复了头颈部的功能。此外,合适的修复手段还能够消灭手术缺损的死腔与创面、保护颈部重要血管、重建颅底等重要解剖结构;拓宽头颈部晚期肿瘤的外科治疗范围,使更多的患者得到救治;伤口一期愈合,减少手术并发症的发生,从而为头颈部恶性肿瘤术后的及时放疗和(或)化疗等综合治疗提供保证;还能尽快促进患者术后康复和改善生存质量。

【重建的原则】

头颈部肿瘤切除造成的缺损多数较为复杂,通常包括皮肤缺损、黏膜缺损、大块的软组织缺损或骨缺损等复合缺损。目前,临床上可应用的修复方法与材料很多,如何选择合适的修复手段至关重要。重建的原则如下:

1. **修复的"阶梯原则"**　首先应掌握"宜简不宜繁"的原则,即从最简单有效的技术开始到较复杂的修复方法,能用简单的方法修复者就不必采用复杂的方法。选择修复方法和材料的具体顺序如下:①直接拉拢缝合关闭切口;②局部组织瓣;③游离组织移植,如游离皮片、脂肪、筋膜、骨质、神经、血管移植;④区域组织瓣;⑤血管化游离组织瓣;⑥组织扩张;⑦人工材料。譬如,小的缺损直接缝合即可解决问题,也可借助于二期愈合瘢痕收缩和上皮化来关闭。后者如在口咽后壁小面积的创口即可接受这种重建方法,因为颈椎筋膜不会因为瘢痕收缩而致功能丧失。大的缺损则必须应用皮瓣、肌皮瓣或脏器重建,此时也要求避繁就简,能用皮瓣、肌皮瓣重建者就不用脏器,尽量减少不必要的创伤和患者的负担。

2. **制订一期和二期重建计划**　通常头颈部肿瘤切除后的缺损均应争取一期重建,因为成功的早期重建能够减少患者的伤残和缩短住院日期。不适合一期重建的患者,则应制订好二期重建计划和近期治疗措施。

3. **全面衡量组织瓣受区的需要和供区可接受的残损及并发症,还要考虑术者的习惯和能力,以便为患者提供一个良好的修复方法。

4. **尽可能掌握多种修复方法**　任何时候都需要准备一个候补的修复方法,以便当前使用的重建方法不合适或失败时及时补救。

【修复的方法】

目前在临床上应用的修复方法和材料有很多,主要分为以下几个类型:

1. **直接拉拢缝合**　适合于缺损面积较小,缝合后张力不大的伤口。

2. **游离组织修复**　游离植皮有刃厚皮片、中厚皮片和全厚皮片修复。尽管游离植皮在技术上简单、可靠,但也存在较多不足:色泽、质地不相配;手术缺损区(受区)挛缩畸形;植皮区(供区)周边瘢痕形成;不耐磨等。另外,游离组织还有脂肪、筋膜、骨质、神经、血管等。游离脂肪往往用于侧颅底缺损的修复;游离筋膜常用于前颅底的修复;游离骨质常作为前颅底的支撑材料,还用于下颌骨的缺损等修复;游离神经往往用于面神经、喉返神经缺损的桥接;而游离血管如大隐静脉,则用于颈总颈内动脉切除的血管重建。

3. **组织瓣修复**   大多数头颈部肿瘤术后缺损需要组织瓣来修复,以达到一期愈合的目的。组织瓣可分为以下三种类型:

(1)局部瓣(local flap):局部瓣是指邻近缺损区的组织瓣。因为能提供匹配较好的皮肤,是修复中小范围皮肤缺损的最好选择。局部皮瓣可分为:①随意型瓣:血供来自皮下血管丛。为避免皮瓣坏死,皮瓣的长宽不能超过一定的比例,在面部为 4:1~5:1,躯干则为 1:1~2:1。②轴型瓣:血供来自本身的轴型血管,选择的组织瓣可生存的长度与宽度无关,而与包含在组织瓣内血管的长度有关。这种类型的组织瓣还可以做成带血管蒂的岛状瓣,如耳后岛状皮瓣、颏下皮瓣、鼻中隔黏骨膜瓣、头部浅筋膜瓣、颈阔肌皮瓣等。

(2)区域瓣(regional flap):由远离手术野的皮肤、筋膜、肌肉、骨等组织组合而成,有明确的血管提供的轴型血供,具有转位范围大、易成活、抗感染力强等优点。根据构成瓣的组织不同可分为:肌皮瓣、骨肌皮瓣、肌骨膜瓣、骨肌瓣等。其中肌皮瓣组织丰厚、可靠,是头颈部缺损重建的主要手段。头颈部常用的肌皮瓣有胸大肌肌皮瓣、背阔肌肌皮瓣、下斜方肌肌皮瓣、胸锁乳突肌皮瓣、颏下皮瓣等。

(3)游离组织瓣(free flap):可由远离手术野的皮肤、筋膜、肌肉、骨或部分消化道形成,通过显微血管吻合技术将组织瓣的血管蒂与受区血管吻合,从而修复缺损。与局部瓣及区域瓣相比,游离组织瓣具有提供的组织面积较大,可供设计和移动的自由度较大,可供选择利用的组织瓣多,设计组织瓣时不受限制的优点。缺点是:提供的皮肤与头面部皮肤性质相差较远,需在显微镜或放大镜下操作,技术要求较高。常用的游离组织瓣有前臂桡侧游离皮瓣、游离腹直肌肌皮瓣、游离空肠、游离腓骨瓣等。

4. **组织扩张**   通过皮下埋放扩张器,定期注射生理盐水,达到局部皮肤的扩张,利用产生多余的皮肤修复缺损的目的。由于需要反复多次操作,耗时至少 1~2 个月,一般不适合头颈部恶性肿瘤根治术后的一期修复。

5. **人工材料**   在使用自体组织难以修复如前颅底巨大缺损、眶内容缺损、颌骨缺损、大血管缺损等的情况下,或因自体组织修复手术复杂,操作时间长,患者难以承受时,可以考虑使用人工材料修复,如钛网修复前颅底、钛板修复颌骨、人工血管修复颈动脉、假体修复眼眶等。

【具体部位的修复方式】

1. **耳部缺损**   外耳道狭窄和闭锁修复整复术可采用局部皮瓣或耳后岛状皮瓣,也可采用游离中厚皮片修复重建外耳道。耳廓局部缺损可采用缺损附近的局部皮瓣转位修复;较大的耳廓缺损需采用软骨移植联合局部扩张的皮肤修复;全耳缺损则需要分期的联合手术,包括一期局部皮肤扩张准备,二期肋软骨切取塑形和修复,或人工假体植入等。

2. **侧颅底缺损**   范围较小的缺损可采用局部组织瓣,如硬脑膜缺损可采用游离或带蒂颞浅筋膜瓣,颞骨部分缺损采用带蒂颞肌瓣修复。迷路切除缺损采用游离脂肪充填术。侧颅底颞下窝缺损较大者往往采用带蒂胸大肌肌皮瓣修复,范围更大者还可以采用带蒂背阔肌肌皮瓣修复;侧颅底颞下窝硬脑膜广泛缺损者选择腹直肌肌皮瓣、胸大肌肌皮瓣、股外侧皮瓣等组织容量较大的游离血管化组织瓣修复。

3. **鼻部缺损**   鼻翼缺损较小者可采用局部皮瓣转位直接修复,缺损较大尤其是鼻背部可采用额部带血管蒂岛状皮瓣或推进式皮瓣修复。鼻下部及全鼻缺损的修复较复杂,方法类似于全耳缺损的修复,皮瓣则多采用前额皮瓣、上臂皮管、肩胸皮管和腹部皮管等。

4. **颌面部缺损**   唇部面部缺损的修复属于颌面整形外科领域,耳鼻咽喉头颈外科在颌面部缺损修复方面主要集中在上颌窦恶性肿瘤根治术后的面颊部和硬腭缺损的修复。较小的面颊部缺损可采用局部旋转皮瓣修复,较大缺损则需要血管化游离皮瓣修复。硬腭缺损则需要血管化游离肌皮瓣修复;对面容要求较高者,则可采用血管化的游离髂骨肌皮瓣或腓骨肌皮瓣修复,也可联合应用钛板支架、皮片等修复。

5. **鼻颅底缺损**　根据缺损的部位及范围,可选择开放手术或鼻内镜下手术修复。一般来说,缺损直径<3cm,可以在内镜下阔筋膜直接嵌入缺损的颅内侧,或联合带血管蒂的鼻中隔黏骨膜瓣覆盖鼻腔侧。范围超过3cm的大缺损,往往需要开放颅底进行修复,修复材料除上述的筋膜及黏骨膜瓣外,需要有坚固的硬质材料,如自体骨或人工钛网夹于两者之间加固颅底。可以采用带血管蒂的帽状筋膜瓣代替游离筋膜瓣修复,以提高成功率。范围广泛的缺损,还可以再加入一层游离脂肪,或血管化游离肌皮瓣修复颅底,提高修复成功率。

6. **口咽部缺损**　软腭缺损可采用血管化前臂游离皮瓣修复。舌根缺损(又称为下咽上区缺损)可采用面动脉岛状颏下皮瓣、颈阔肌肌皮瓣、前臂游离皮瓣等修复。如果口咽侧壁缺损更大甚至累及咽旁间隙、软腭、下咽者,可采用胸大肌肌皮瓣、延长垂直下斜方肌岛状肌皮瓣修复;还可采用血管化游离股外侧皮瓣修复。

7. **下咽部缺损**　对于保喉的下咽癌切除后,如果缺损范围较小,可直接拉拢缝合;不能拉拢缝合的梨状窝缺损,可采用颈前带状肌修复,内侧面可加用异种脱细胞真皮,以促进上皮化尽早完成;缺损范围更大者,可采用胸大肌肌皮瓣修复。对于不保喉的下咽癌切除后,全周环形缺损者可采用游离空肠、游离股前外侧皮瓣、锁骨上岛状皮瓣修复,或管状胃上提胃咽吻合;非环形缺损者,以局部或区域带蒂皮瓣、肌皮瓣为主,如胸大肌肌皮瓣、锁骨上岛状皮瓣、颏下皮瓣修复;也可以采用游离股外侧皮瓣等修复。

8. **喉缺损**　具体方法见喉癌手术相关章节。

9. **颈段气管缺损**　多伴有喉软骨支架缺损或狭窄。气管环环形缺损,长度小于3～4cm者,可袖状切除后直接气管端端吻合。气管环部分缺损,而大部分存在,可采用胸骨舌骨肌舌骨瓣、胸锁乳突肌锁骨骨膜瓣或游离肋软骨修复,同时置入T型硅胶管支撑;气管黏膜缺损较大者,可同期行游离皮片、游离颊黏膜移植。气管缺损范围更大者,可考虑血管化游离皮瓣修复联合人工材料支撑,但此类患者终生无法拔管或需永久置入T型硅胶管。

10. **颈段食管缺损**　如果缺损范围较小,可直接拉拢缝合。游离空肠可修复位置到达食管入口的颈部食管缺损;缺损部位在食管入口下方者,可采用管状胃上提咽胃吻合或带血管蒂结肠修复;合并下咽缺损者可选择游离皮瓣、游离空肠修复。

11. **颈部巨大缺损**　恶性肿瘤累及颈部皮肤,或造瘘口复发癌累及颈根部、上纵隔者,肿瘤切除后产生的巨大软组织缺损或颈动脉外露,可采用胸大肌肌皮瓣修复。合并咽腔缺损者,采用胸大肌肌皮瓣修复颈部的同时,联合其他组织瓣修复咽腔。合并口咽、下咽等多个部位的缺损,可根据具体情况,采用多种组织瓣联合修复咽腔和颈部软组织缺损。

【修复失败的原因及并发症预防】

患者围术期的准备包括营养、必要的抗生素的应用、供区皮肤消毒和组织瓣的设计,根据重建的目的,选择合适的供区及组织修复方法(如皮片、局部皮瓣、转位皮瓣、区域组织瓣、肌皮瓣、游离组织瓣等),还需考虑创口如何修复,供区如何关闭以及术后的肿瘤综合治疗等,这些均与手术成败密切相关。

组织瓣修复失败的常见原因有:①患者的术前准备不充分,如营养不良、糖尿病、贫血、泌尿系疾病(如氮质血症)、龋齿、牙周病以及抗生素使用不当等;②不理想的设计和操作,如组织瓣设计不当,组织瓣滋养血管的损伤或过度扭曲、伸展、紧张,组织瓣转位时有压迫、肿胀、重力过大,缺损关闭不严有漏等;③不理想的术后管理和处置,如患者营养状况差、贫血、脱水,固定气管套管带过紧,创面引流不畅或负压过大。

常见的并发症有创口裂开、感染及组织瓣坏死等。预防并发症的措施有:①良好的围术期准备:患者全身营养状况的改善、糖尿病的控制、预防性抗生素的应用等;②药物的准备:带血管蒂的组织瓣或游离组织瓣术中及术后往往需要抗凝治疗,尤其是后者,可使用低分子肝素钠等药物;③多学科的密切合作：有麻醉科、外科、内科、影像科、整形科、放射治疗科等；④精确的外科设计和实施：如合理的皮瓣设计及正确的旋转半径，转位后的组织瓣远端距离应大于创面远端距离，确保转位后的组织瓣及血管蒂没有张力。此外，术者必须熟练掌握供区组织瓣的应用解剖、血管神经位置及可能的解剖变异，避免切取组织瓣时损伤主要滋养血管。正确评估受区缺损面积大小，设计组织瓣的长度和宽度至少应超出缺损区域 2～3cm。术中操作动作要轻柔，避免损伤血管蒂，组织瓣转位时通过的皮下隧道应足够宽敞，同时应避开骨性突起部位，避免压迫血管蒂。术后应密切观察皮瓣血运，一旦出现血管危象，应查明原因，及时处理。

（郑宏良）

第 八 篇

耳鼻咽喉头颈部特殊性感染

第一章　耳鼻咽喉头颈部结核

结核病（tuberculosis）是由结核分枝杆菌感染引起的慢性传染病，可累及全身多个脏器，但以肺结核最多见。耳鼻咽喉头颈部结核常继发于肺结核或胃肠结核，原发者少见。20世纪50年代以来，我国结核病总的疫情虽有下降，但因人口众多且流动性大，各地区控制疫情不均衡。它仍为当前一个重要的公共卫生问题，是全国十大死亡病因之一，应引起我们医务工作者的高度重视。

耳鼻咽喉头颈部结核的诊断，根据病史及局部检查所见，结合胸部X线摄片或胸部CT以及活体组织检查一般均可确诊，必要时可做结核分枝杆菌培养及动物接种试验。治疗以全身抗结核药物治疗为主，局部治疗为辅。

在耳鼻咽喉头颈部结核中以喉结核最为多见，咽结核次之，耳结核再次之，而鼻结核相对最少见，现分别介绍如下：

1. **喉结核**　原发性甚少，多继发于较严重的肺结核或其他器官的结核，通过接触、血行或淋巴途径传播而来。喉部的接触性感染是带菌痰液直接附着于喉部黏膜或黏膜皱褶处而引起的，喉黏膜有损伤时更易感染。

（1）喉结核的病理变化：与身体其他部位发生者相同，基本病变主要为渗出、变质和增生3种。一般可分为3种类型。

1）浸润型：黏膜局限性充血、水肿，黏膜下有淋巴细胞浸润，形成结节。

2）溃疡型：结核结节中央发生干酪样坏死，形成结核性溃疡，常伴有继发性感染。其特点是溃疡周围有不整齐的潜行边缘。病变发展可侵及喉软骨膜，发生软骨膜炎。

3）增生型：晚期浸润病灶纤维组织增生，病情好转时，可呈瘢痕愈合，部分病灶形成结核瘤。

（2）喉结核的临床表现：早期表现不典型，可有喉部烧灼、干燥等不适感，渐以声嘶为主要症状，开始轻，逐渐加重，晚期可完全失声。常有喉痛，吞咽时加重，软骨膜受累时喉痛尤剧。喉部病损广泛者可因肉芽增生及软组织水肿而出现呼吸困难。此外，常伴有肺结核的症状，如咳嗽、咳痰、发热、消瘦及贫血等。喉镜检查可见喉部黏膜苍白，杓间区或一侧声带局限性充血；溃疡呈虫蛀状，边缘不整齐，底部有肉芽增生，会厌、杓状会厌襞可水肿、增厚。病变累及环杓关节时可致声带运动受限或固定，病变广泛的病例，晚期喉部可呈瘢痕狭窄改变。

（3）喉结核的治疗：应全身抗结核治疗，并注意支持疗法和发声休息，出现严重呼吸困难时应尽早施行气管切开术。

2. **咽结核**　鼻咽结核常表现为黏膜溃疡或肉芽肿形成，患者可有鼻塞、流涕、听力减退等症状，病理学检查可确诊。口咽及喉咽结核可分为急性粟粒型和慢性溃疡型两种类型。

（1）急性粟粒型咽结核：常继发于活动性或粟粒性肺结核，患者有明显的全身中毒症状，咽痛剧烈，吞咽时尤甚，常放射至耳部。检查可见咽部黏膜苍白，软腭、腭弓或咽后壁等处散在粟粒状结节，可迅速发展成边缘不规则的浅溃疡，表面被覆污秽的渗出物。

（2）慢性溃疡型咽结核：好发于腭弓或咽后壁，表现为苍白水肿的黏膜上有局限性溃疡病变一处或数处不等，发展缓慢，如溃疡向深部发展，可致软腭穿孔，腭弓或悬雍垂缺损，愈合后遗留瘢痕性狭窄或畸形；鼻咽结核可造成鼻咽闭锁。腭扁桃体及腺样体结核，无特殊症状，多在手术切除后病理学检查中发现。

治疗以抗结核为主。局部疼痛剧烈者，可用0.5%~1%丁卡因少量喷雾咽部，以暂时缓解疼痛，溃疡表面可用30%三氯醋酸或20%硝酸银涂布。发生瘢痕性狭窄或闭锁者可考虑手术治疗。

3. 耳结核　以结核性中耳炎多见,外耳结核极为少见。结核性中耳炎多继发于肺结核,亦可由鼻咽结核及颈淋巴结结核等播散而来。

本病起病隐匿,多为无痛性耳溢液,分泌物较稀薄。早期即可出现明显的听力障碍,初为传导性聋,如病变侵犯内耳则为混合性听力损失甚至全聋。鼓膜的典型变化为多发性穿孔,但因穿孔迅速融合,故一般所见均为紧张部单个大穿孔,边缘可达鼓沟。如未合并化脓性感染,鼓室黏膜多为苍白色,并可见增生肉芽。面神经管及骨迷路破坏时可出现面瘫及眩晕。乳突外侧骨壁破坏并向耳后穿破者,即形成耳后瘘管。颞骨CT示鼓室及乳突有骨质破坏,内有软组织影,常见死骨形成。若病变侵及颅内可并发结核性脑膜炎等颅内并发症。

治疗以全身抗结核药物为主,并结合必要的手术治疗。如有死骨形成、耳后瘘管、局部引流不畅或合并面瘫者,若患者一般情况允许,应行乳突根治手术清除病灶。

4. 鼻结核　很少见。多为继发性。临床上常将其病理变化分为溃疡型和肉芽肿型。局部症状常不明显,病变多位于鼻腔前部,如鼻中隔前段、鼻前庭皮肤、鼻腔底及下鼻甲前段。病变多为溃疡型,表现为局部浅表溃疡,表面痂皮覆盖,痂皮下为苍白松软的肉芽组织,触之易出血。严重者病变向深层发展,可破坏软骨,形成鼻翼畸形、鼻中隔穿孔。

治疗以全身抗结核为主,局部治疗可用0.5%链霉素液滴鼻,30%三氯醋酸烧灼溃疡创面等。

5. 颈淋巴结结核　多为继发性。局部可表现为结节型、浸润型、脓肿型和溃疡瘘管型。轻者无任何全身不适,重者会出现低热、乏力、盗汗等症状。根据局部及全身临床表现,结合肺部或者纵隔存在结核病灶,应高度怀疑本病。病变淋巴结细针穿刺活检一般可确诊。诊断困难者,摘除病变组织做活检以明确诊断。本病应注意与慢性淋巴结炎、转移癌、恶性淋巴瘤等颈部包块鉴别。治疗以全身抗结核为主,对结节型或者浸润型颈淋巴结结核经全身抗结核治疗仍不缩小,可考虑切除病变淋巴结。对脓肿型颈淋巴结结核应切开引流。已形成窦道者,应将窦道彻底切除。

（龚树生）

第二章　耳鼻咽喉头颈部梅毒

梅毒（syphilis）是由梅毒螺旋体引起的慢性传染病，属于皮肤性病的一种。其特点是病程缓慢和隐匿。临床可表现出各种不同症状，也可隐匿多年甚至终生而无症状。早期主要侵犯皮肤和黏膜，晚期可致心脏、中枢神经系统、骨骼和肝、脾等内脏器官发生病变。本病近年来在我国发病有增加趋势。先天性梅毒系宫内胎传；后天性梅毒绝大多数由性交直接传染，也可经接吻、共用饮食器具、损伤的皮肤或黏膜、输血、喂奶等而传播。

病原体由皮肤或黏膜侵入，其病程发展经过三个时期：一期为硬下疳期，二期为梅毒皮疹期，三期为梅毒瘤（树胶肿）期。

【临床表现】

梅毒螺旋体可侵犯任何器官，临床表现复杂多样，耳鼻咽喉头颈部梅毒的临床表现如下。

1. **鼻梅毒**　先天性者多发生于 3 岁至青春期，除因梅毒瘤破坏鼻中隔骨架致塌鼻外，还可伴有 Hutchinson 三联症（间质性角膜炎、锯齿形牙、感音性聋或迷路炎）及鱼鳞癣。后天性者一、二期鼻梅毒少见，多为三期鼻梅毒，常出现由树胶肿样梅毒瘤所致的鼻中隔、硬腭穿孔及鞍鼻等，梅毒瘤浸润消退后鼻黏膜萎缩。如出现梅毒性骨炎，局部肿胀疼痛，并有臭脓自鼻内流出。三期鼻梅毒应与鼻结核、鼻麻风、鼻硬结病及恶性肿瘤等鉴别。

2. **咽梅毒**　咽部淋巴组织丰富，各期梅毒均可在咽部发生，且较多见。一期咽梅毒少见，常为一侧扁桃体下疳，同侧颈淋巴结肿大、坚硬。二期咽梅毒可在下疳后 2 个月左右出现猩红热皮疹样咽炎，表现为咽部充血，扁桃体肿大，口腔及咽部黏膜常出现圆形或椭圆形黏膜斑，其大小不等，呈浸润状，色灰白。此期常伴有全身淋巴结肿大及弥漫性皮疹。三期咽梅毒在首次感染后数年内发生，病变由梅毒瘤浸润、软化，发生溃疡，最后形成瘢痕收缩，可出现硬腭穿孔，咽部组织粘连、狭窄或闭锁畸形。

3. **喉梅毒**　较少见。先天性喉梅毒多发生于出生后数月至青春期，后天性喉梅毒多见于中年人。一期者极少见。可在会厌部出现下疳。二期者类似卡他性喉炎。三期者稍多见，其病变可分为四型：梅毒瘤型、溃疡型、软骨膜及软骨炎型、瘢痕及粘连型。

4. **耳梅毒**　早期先天性者一般在出生后 1～2 年发病，多因脑膜炎、神经炎或中耳、迷路炎导致聋哑，晚期先天性者常于 6～10 岁发病，主要为颞骨多发性梅毒瘤导致迷路炎而全聋。骨迷路破坏形成迷路瘘管或环韧带软化使镫骨足板松动，可出现 Hennebert 征，即中耳结构正常而瘘管试验阳性。后天性内耳梅毒的症状与晚期先天性内耳梅毒基本相同，可出现面神经麻痹和迷路炎。

【诊断】

根据梅毒接触史、家族及个人病史，结合症状、体征及血清学检查，诊断一般不困难。

【治疗】

1. **驱梅治疗**　青霉素为目前首选药物，对青霉素过敏者可用红霉素。

2. **对症治疗**　用生理盐水、硼酸溶液、呋喃西林溶液、过氧化氢液等清创面，保持局部清洁；对于瘢痕所致的畸形可行修补成形手术。

（龚树生）

第三章　艾滋病在耳鼻咽喉头颈部的表现

艾滋病又称获得性免疫缺陷综合征（acquired immunodeficiency syndrome，AIDS），是 1981 年才被人们认识的一种新的性传播疾病，艾滋病自发现以来，传播迅速，已成为当今世界范围内一种危及人类健康及社会发展的严重疾病。

AIDS 是由人类免疫缺陷病毒（human immunodeficiency virus，HIV）所致的传染病，HIV 感染后形成一个疾病谱，从临床潜伏或无症状进展到晚期表现为 AIDS。

【流行病学】

随着全球艾滋病防治工作的有力推动，艾滋病的死亡和新发感染人数已得到有效控制。联合国艾滋病规划署于 2017 年最新公布的统计数据显示，艾滋病的死亡人数从 2005 年高峰时的约 190 万人逐年下降至 2016 年的约 100 万人。艾滋病的新发感染人数也呈逐年下降的趋势，2001 年全球 HIV 的新发感染者约 340 万人，至 2012 年约为 230 万人，而至 2016 年，这一数据约为 180 万人。过去 15 年来不断努力的结果为人类社会艾滋病防控工作带来了新的希望，在 2015 年底，联合国艾滋病规划署发布报告提出人类有望在 2030 年结束艾滋病的流行，这一"快速通道"目标将使艾滋病的新发感染人数在 2030 年降至 20 万人以下。随着全球艾滋病流行重心向亚洲转移，艾滋病在我国的传播呈增长趋势，近几年已基本得到遏制，但局部地区仍高发流行。我国于 1985 年发现首例艾滋病患者，至 2017 年大约有 75 万名艾滋病病毒感染者和患者，其中大约 32 万名为艾滋病患者。我国内地的 31 个省、自治区及直辖市已全部发现了艾滋病病毒感染者。在个别地区的特殊人群间，艾滋病病毒传播速度已达到世界最高水平。可见，我国艾滋病流行趋势仍然相当严峻。

艾滋病患者及 HIV 携带者是艾滋病传染源，HIV 存在于艾滋病患者和艾滋病病毒携带者的血液、精液、乳汁、唾液和其他体液中，已经证实艾滋病的传播途径有三种，即性接触、经血液及血制品和母婴途径传播，性传播为当前主要的传播途径。目前尚不能证明 HIV 可通过空气、食品、饮水、食具、吸血节肢动物或日常生活接触而传播。

【病因及发病机制】

HIV 是反转录病毒科、慢病毒属中的一种病毒，为单链 RNA 病毒，具有能在宿主体内终生生存的特点。按发现先后，HIV 有 HIV1、HIV2、HIV0 三种变种。HIV 嗜 $CD4^+T$ 细胞，HIV 表达有糖蛋白 gp120，可与 $CD4^+T$ 细胞的受体结合，穿过细胞膜，进入细胞内，随着 HIV 在细胞内复制不断增加，$CD4^+T$ 细胞的破坏也随之增多，$CD4^+T$ 细胞数量下降，机体免疫功能呈现抑制状态，导致免疫缺陷，失去对多种病原体的防御能力，引起各种机会性感染，当 HIV 感染发展为艾滋病时，$CD4^+T$ 细胞计数可 $<200/mm^3$。HIV 也可感染单核细胞及巨噬细胞。

【临床分期】

从最初感染了艾滋病病毒到最终发展成为艾滋病患者，这个过程可分为四期：急性感染期、潜伏期、艾滋病前期、艾滋病期。以下是各期的主要表现：

1. **急性感染期**　在病毒感染初期，有的感染者会出现咽喉不适、发热、乏力、出汗、恶心、呕吐、腹泻等类似感冒的症状，但往往都比较轻微，容易被忽略。

2. **潜伏期**　从人体感染 HIV 开始，到出现艾滋病临床症状，这段没有明显症状的时期，称为潜伏期。艾滋病的平均潜伏期约 10 年左右。处于潜伏期的 HIV 感染者具有传染性。

3. **艾滋病前期**　潜伏期后人体会出现一些与艾滋病有关的症状和体征,称之为"艾滋病相关综合征"。此时,感染者的免疫力已经被病毒严重破坏了,往往会出现一些全身症状(如身体不适、乏力、周期性低热、体重减轻等)和一些非致命性的感染(如比较严重的脚癣、口腔白色念珠菌和疱疹病毒感染、肠道寄生虫感染、肛周或生殖器等部位发生尖锐湿疣和寻常疣病毒感染等)。

4. **艾滋病期**　艾滋病病毒感染的最终阶段。此时人体的免疫功能全面崩溃,患者出现严重的综合病症,可出现全身性疾病(AIDS 相关综合征)、神经系统病变(AIDS 脑病)、机会性感染性疾病(即于正常情况下不致病的病原体包括病毒、真菌、分枝杆菌和原虫,由于患者的免疫缺陷而感染致病)、继发恶性肿瘤(主要有 Kaposi 肉瘤、非霍奇金淋巴瘤)和其他并发症。AIDS 患者常死于继发机会性感染、中枢神经系统疾病、消瘦、恶性肿瘤。

【艾滋病在耳鼻咽喉头颈部的表现】

艾滋病患者约有 40%～70% 出现耳鼻咽喉头颈部病变。

1. **耳部病变**　Kaposi 肉瘤为多发性特发性出血性肉瘤,可发生于外耳,表现为高于皮肤的紫红色斑丘疹或结节,抑或为弥漫性浸润和出血性斑块。外耳的卡氏肺囊虫感染为多核性囊肿。中枢神经系统或听神经病变,可表现为耳鸣、眩晕、感音神经性聋及面瘫。鼓室积液者可从中分离出 HIV,中耳脓液培养可见到真菌、原虫、病毒或分枝杆菌。

2. **鼻及鼻窦病变**　鼻腔和鼻窦黏膜可因继发性感染而引起黏膜肿胀,产生鼻塞、流脓涕或鼻出血等症状。鼻部的疱疹病毒感染可产生巨大疱疹溃疡,自鼻前庭延伸至鼻中隔,向外扩展至鼻翼或面部等处,鼻部 Kaposi 肉瘤及淋巴瘤可引起鼻塞、持续流鼻涕(可有恶臭)、鼻出血等,检查可见病变部位有结节状紫红色肿瘤。

3. **口腔及咽喉病变**　念珠菌感染是最常见的上呼吸道病变,部位多在舌腹面,亦可发生在咽部或食管胃肠道,表现为黏膜充血水肿,覆盖白色菌苔,伴灼痛、流涎、咀嚼及吞咽障碍。据报道,HIV 感染者中 42% 伴有口腔念珠菌感染,随诊 42 周内全部发展成为艾滋病口腔毛状黏膜白斑,表现为舌两侧、舌面或颊黏膜有高于黏膜或舌面数毫米,表面粗糙的毛状白斑,难于脱落,此乃 HIV 感染特异性较高的早期体征,在本病确诊后 16～31 个月内,有 48%～83% 的患者将发展为艾滋病。Kaposi 肉瘤常发生于腭部、颊黏膜、牙龈黏膜和咽后壁等处,亦为高起的紫红色结节。Kaposi 肉瘤和念珠菌等感染亦可发生于喉部,导致声嘶、喉喘鸣和喉阻塞,严重时需行气管切开术。

4. **颈部病变**　颈部淋巴结病变是早期症状之一,由于 HIV 感染导致滤泡增生,常有颈淋巴结肿大,多见于颈后三角区。Kaposi 肉瘤可发生于头颈部的皮肤,当其侵犯淋巴结时,颈部淋巴结可迅速增大,颈部肿块还应考虑非霍奇金淋巴瘤及分枝杆菌感染等。细针穿刺抽吸活检对诊断和鉴别诊断很有帮助。病毒等感染可引起腮腺肿大。

【诊断】

根据病史、临床表现和实验室检查结果方能作出诊断:

1. **详细询问病史**　如有同性恋、性行为混乱、静脉吸毒和接受血液制品等历史。

2. **注意重要诊断依据**　有机会性感染表现如卡氏肺囊虫肺炎及 Kaposi 肉瘤者,此为重要诊断依据。对有长期低热、腹泻及消瘦,全身淋巴结肿大并口、咽等部位念珠菌感染,似为艾滋病的前驱,应予注意。

3. **免疫功能缺陷指标**　CD4$^+$T 细胞减少,美国 CDC 1991 年修订的诊断标准强调 CD4$^+$<200/mm^3 即可诊断为艾滋病,此外,还有 CD4$^+$/CD8$^+$<1。

4. **HIV 的实验室诊断**　包括病毒分离培养、抗原检测、抗体检测、病毒核酸检测等。初筛试验结果为阳性时,需要经确证试验检测,以避免假阳性,如后者为阳性时才能确定为 HIV 感染者,一般于 HIV 感染 2 个月左右,即可查出 HIV 抗体。

【治疗】

目前尚无疗效确切的治疗方法。应针对发病过程中的 HIV 侵袭、细胞免疫功能遭到破坏、条件性感染和肿瘤形成等方面积极采取治疗措施。

1. **抗 HIV 药物** 包括反转录酶抑制剂和蛋白酶抑制剂。齐多夫定（azidothymidine，AZT）是反转录酶的抑制剂，抑制 HIV 的复制，被认为是目前最有效的制剂，可延长患者存活期，亦能减少母婴传播。但毒性较大，长期应用后有骨髓抑制。双脱氧胞苷（DDC）、双脱氧肌苷（DDI）与 AZT 作用机制相同。奈韦拉平（NVP）和地拉韦啶（delavirdine）为非核苷类反转录酶抑制剂，能与 HIV 的反转录酶非竞争性结合，使反转录酶活性下降，病毒复制减少。针对 HIV 在繁殖过程中会不断变异，每天产生上亿甚至上千亿的新个体，"鸡尾酒"疗法把蛋白酶抑制剂与多种抗病毒的药物混合使用，从而使艾滋病得到有效的控制。

2. **免疫调节药物** α-干扰素有抗病毒复制和免疫调节作用，用以早期治疗 HIV 感染，以及减少机会性感染的发生。IL-2、粒细胞-巨噬细胞集落刺激因子（GM-CSF）及粒细胞集落刺激因子（G-CSF）等，可使外周血中白细胞数目增加，从而改善机体防御功能，减少机会性感染发生。

3. **机会性感染疾病的防治** 根据 CD4$^+$T 细胞计数，大致可预计何时会发生机会性感染，预防性治疗可降低卡氏肺囊虫肺炎发生的危险，延缓艾滋病的发生。机会性感染是艾滋病致死的主要原因，若能及时抓紧治疗机会性感染，则可延长患者生命，改善生活质量。抗原虫感染（卡氏肺囊虫肺炎）可首选复方磺胺甲噁唑片（复方新诺明，TMP/SMZ）或喷他脒（pentamidine）治疗；抗病毒感染可选用阿昔洛韦（acyclovir，无环鸟苷）或膦甲酸治疗；抗真菌感染可用两性霉素 B 或咪唑类药物治疗；抗细菌感染可根据细菌培养及药敏结果选用抗生素。

4. **中医药治疗** 据报道一些中草药在组织培养时有抑制 HIV 的作用，中药和针灸可改善艾滋病的症状。

5. **其他** 包括相应的抗肿瘤治疗、支持疗法和对症治疗等。

【预防】

目前尚无有效的治疗方法，有关疫苗正在研究中，因此预防是最重要的。

1. 普及艾滋病防治的基本知识，了解其传播途径、主要临床表现及防护措施。

2. 加强检疫工作，使用血液及其制品时，必须经 HIV 检测。加强国境检疫，严防艾滋病患者入境。

3. HIV 阳性者禁止献血、捐献器官和其他组织，女性患者应避免怀孕。

4. 避免与 HIV 感染者、艾滋病患者及高危人群发生性接触，提倡使用安全套。

5. 不共用牙刷、剃须刀等可能被血液污染的物品。

6. 尽可能使用一次性医疗注射用品，需回收者应严格消毒。

7. 医务人员在接触 HIV 感染者、艾滋病患者的血液、体液时应注意防护。

8. 严厉打击吸毒、卖淫嫖娼等活动，对高危人群进行长期监测等。

（龚树生）

第四章 耳鼻咽喉其他特殊炎症

第一节 耳鼻咽喉白喉

白喉(diphtheria)是由白喉杆菌引起的急性呼吸道传染病。主要病变为咽、喉部黏膜充血肿胀、坏死和纤维素渗出,形成本病特有的不易剥脱的灰白色假膜,以及由白喉杆菌外毒素引起的全身中毒症状。主要通过空气飞沫传播,也可通过尘埃以及染菌的手巾、食具、玩具、书报等传播。白喉常见于秋冬和春季期间,多发生于10岁以下儿童,以2~5岁发病率最高。由于生活条件改善及广泛地进行预防接种,该病发病率已显著下降,目前已很少见。

【病理】

1. **局部病变** 表现为典型的纤维素性炎症。白喉杆菌在黏膜表层生长繁殖,产生的外毒素对细胞有强烈的毒性作用,导致黏膜上皮细胞坏死、白细胞浸润和纤维素渗出。大量渗出的纤维、白细胞、坏死的黏膜上皮细胞和细菌等凝结成本病所特有的灰白色假膜。咽白喉假膜牢固附着于黏膜不易脱落,而喉部假膜则附着较松,有时可咳出。

2. **全身病变** 白喉外毒素进入血液,可引起中毒性心肌炎、肾炎、周围神经炎或脑神经损害。

【临床表现】

潜伏期2~4天。根据病情轻重分为四型,即普通型、轻型、重型、极重型。在临床上,常分为两型,即局限型、中毒型。

1. **咽白喉** 为白喉中最常见者,约占白喉患者的80%。

(1)局限型:起病缓,全身症状可能有发热、乏力、食欲减退等。局部症状较轻,可有轻微咽痛。扁桃体上可见灰白色假膜,假膜可能超越腭弓,覆盖软腭、悬雍垂或咽后壁。假膜与组织黏附紧密,不易擦掉。强行分剥,则留下出血创面。而假膜涂片或培养,均可查得白喉杆菌。

(2)中毒型:起病急,假膜迅速扩展,很快出现全身中毒症状,如高热、烦躁不安、呼吸急促、面色苍白、唇发绀、四肢厥冷、脉细速、血压下降及心律失常等。咽部黏膜、扁桃体、悬雍垂、腭弓明显肿胀。颈部淋巴结肿大,软组织水肿,甚至使颈部增粗如"牛颈"。并可产生严重并发症,如心肌炎,发生心力衰竭、心源性休克等。

2. **喉白喉** 喉白喉占白喉病例的20%,多由咽白喉向下蔓延至喉所致,偶可原发于喉部,起病缓,干咳呈犬吠样,声嘶。当喉黏膜肿胀或假膜阻塞声门时,可引起吸气性呼吸困难和喉喘鸣,严重时出现三凹征及发绀,如不及时解除阻塞,将窒息致死,喉部病变向下扩延至气管、支气管,引起下呼吸道阻塞。呼吸道阻塞是喉白喉常见的死亡原因。

3. **鼻白喉及耳白喉** 极少见。

【并发症】

1. **中毒性心肌炎** 常见于重症白喉,患者可因心功能不全和严重心律失常而死亡。

2. **神经麻痹** 以软腭肌瘫痪最多,其次为眼肌、面肌瘫痪,四肢肌也可累及,出现相应的临床表现。

3. **继发感染** 主要继发肺炎、中耳炎、淋巴结炎、败血症等。大多由链球菌、金黄色葡萄球菌引起。

【诊断】

根据病史、症状及体征,结合细菌学检查,诊断多无困难,但一次细菌学检查阴性并不能排除本病。应重复多次,以求早期确诊。细菌学检查方法包括分泌物涂片镜检、免疫荧光检查及细菌培养,必要时行锡克试验及免疫层析法试验协助诊断。

【治疗】

1. 一般治疗　严格隔离,卧床休息 2~4 周,重者 4~6 周,进易消化富营养饮食,注意口腔、鼻腔护理。

2. 病原治疗

(1)白喉抗毒素(DAT):其剂量应根据病情轻重和假膜范围而定,一般可用 2 万~4 万 U,重者 6 万~10 万 U,必要时可重复注射一次。

(2)抗生素:为消灭白喉杆菌,防止继发感染,应及早足量使用抗生素。青霉素为首选药物,青霉素过敏者可用红霉素。

3. 并发症治疗　并发心肌炎者,应绝对卧床休息,并请相关科室医师协助诊治。有呼吸困难及喉阻塞者,应及时施行气管切开术,术后加强护理,防止肺部感染。

第二节　耳鼻咽喉麻风

麻风(leprosy)是由麻风杆菌引起的一种接触性慢性传染病。主要损害皮肤、黏膜和周围神经,亦可累及深部组织和器官。主要流行于亚洲、非洲、拉丁美洲三大洲的热带及亚热带地区,男多于女。此病不遗传,亦不胎传。

【临床表现】

除全身表现外,在耳鼻咽喉的表现为:

1. 鼻麻风　在耳鼻咽喉麻风中最多见,且为麻风病变最早受侵犯的部位之一。几乎都为瘤型麻风,病变早期侵袭毛囊,鼻前庭鼻毛脱落,发生溃疡,鼻腔黏膜下结节性浸润,结节溃破可致难愈的溃疡或瘢痕性粘连;晚期因黏膜腺体萎缩、鼻腔干燥结痂而呈现类似萎缩性鼻炎的变化。严重者鼻中隔软骨部穿孔,鼻小柱破坏,鼻尖塌陷贴近上唇,易与萎缩性鼻炎和梅毒所致的鞍鼻区别。本病鼻分泌物中常带有大量麻风杆菌,故传染性很强。

2. 咽麻风　较少见。多为鼻部瘤型麻风向下蔓延所致。咽黏膜除在初期可呈急性水肿外,一般表现为干燥、结痂、结节性浸润、溃疡;如有坏死可出现开放性鼻音和进食反流的症状。

3. 喉麻风　多继发于鼻麻风及咽麻风。表现为结节浸润及溃疡,最后瘢痕形成。检查见会厌充血或苍白、增厚、卷曲变形,甚至缺损。患者可有声嘶、喘鸣和轻度呼吸困难。

4. 耳麻风　为全身性皮肤麻风的局部表现。多见于耳廓,尤其是耳垂,很少侵及外耳道。初起时为皮肤结节,可发展为瘤样,以致耳垂较正常耳垂大 2~3 倍。耳部瘤型麻风主要表现为浸润、结节形成、溃疡、瘢痕、皮肤皱缩及组织缺损等。耳大神经粗大和压痛,是麻风的一个重要而有诊断价值的体征。面神经可因病变侵犯刺激发生痉挛和(或)面瘫。

【诊断】

根据麻风病接触史及皮肤、黏膜和周围神经的典型损害表现可作出初步诊断。在病变部位取分泌物或活体组织检查,找到麻风杆菌即可确诊。发生于上呼吸道的麻风病变须与结核、梅毒相鉴别。

【治疗】

以全身抗麻风治疗为主,辅以耳鼻咽喉各部的局部对症治疗。

第三节　鼻硬结病

鼻硬结病(rhinoscleroma)是一种慢性进行性、传染性肉芽肿病变,于 1870 年由 Hebra 首次报道。本病多原发于鼻部,可以向鼻窦、软腭、硬腭、咽、喉、气管、支气管、鼻泪管和中耳等处蔓延,此外,本病可在呼吸道各处散在并发或继发,故又称呼吸道硬结病。在 1932 年召开的国际耳鼻喉科会议上,将其命名为"硬结病"(scleroma)。鼻硬结病为散发性疾病。全世界各地均有报道,我国以山东省最多见,约占病例总数的 46%。

【病因】

1882 年,Frisch 首次从病灶中分离出鼻硬结杆菌(Klebsiella rhinoscleromatis),或称 Frisch 杆菌,并认为是该病的致病菌,但在以后的动物接种中常有失败,故也有不少学者持怀疑态度,也有观点认为,此病是病毒与鼻硬结杆菌共同作用的结果,本病有轻度传染性,但其传染途径不明。

【病理】

鼻硬结病的病程一般较长,其病理变化可分为卡他期、硬结期和瘢痕期 3 个阶段,各期出现不同的病理特征,但也可同时存在,或以过渡的形式出现。

1. **卡他期** 在黏膜层及黏膜下层可见淋巴细胞及浆细胞浸润,在组织间隙内可见鼻硬结杆菌。

2. **硬结期** 也称肉芽肿期。镜下可见巨大泡沫样细胞,即 Mikulicz 细胞,还可见到品红小体(Unna 或 Russel 小体)。Mikulicz 细胞、Russel 小体和鼻硬结杆菌是鼻硬结病的主要病理特征,是其病理诊断的主要依据。

3. **瘢痕期** 病变组织内纤维组织大量增生,而 Mikulicz 细胞和 Russel 小体减少或消失。

【临床表现】

1. **卡他期** 初期表现为鼻黏膜干燥、鼻塞、流黏脓涕。随着病程的发展,可表现为萎缩、结痂、出血,临床易误诊为萎缩性鼻炎,但无臭气,病变一般在鼻腔前部,痂皮不易取出。此期病程可持续数月甚或数年。

2. **硬结期** 主要表现为鼻塞和外鼻变形,鼻腔内有结节状肿块,质硬如软骨,多位于鼻前庭、前鼻孔、鼻翼、鼻中隔前段及上唇等处,表面发亮,呈紫红色,如有继发感染,肿块表面可发生溃烂,表面覆有脓痂,可有臭味。病程可持续数年或更长。

3. **瘢痕期** 因瘢痕收缩,而出现闭塞性鼻音、声嘶或呼吸困难等症状及前鼻孔狭窄、闭锁、鼻翼内移、悬雍垂消失、咽喉狭窄等体征。

【诊断和鉴别诊断】

1. 早期临床表现不典型,容易误诊。患者多在结节形成期或瘢痕期就诊,因此,对可疑患者,应及时进行活检、细菌培养和血清特异性抗体检测。

2. **病理诊断** 主要依据,Mikulicz 细胞和 Russel 小体为其特征性表现,但此两者有时尚未形成,有时已经消失,故需反复取材检查,以免漏诊或误诊。

3. **实验室检查** 血清抗鼻硬结杆菌抗体检测,可协助诊断,且易被患者接受。取病变组织或鼻分泌物细菌培养可能查到鼻硬结杆菌。

4. **内镜和 CT 检查** 可准确了解病变累及的部位及范围。

本病应与萎缩性鼻炎、梅毒、结核、麻风、恶性肉芽肿、肿瘤等相鉴别。

【治疗】

1. **药物治疗** 其目的是杀灭鼻硬结杆菌,药物包括链霉素、卡那霉素、四环素、利福平、氯法齐明(clofazimine)等。

2. **放射治疗** 能促进病灶纤维化,阻止病变发展。放疗和药物治疗联合应用效果更佳。

3. **手术治疗** 对瘢痕畸形可进行手术切除或修复,以利功能恢复。因病变波及喉、气管等处而导致呼吸困难时应及时行气管切开手术。

经治疗,细菌培养转为阴性,活检证实硬结病特征病理改变消失,方可认为治愈。

(龚树生)

参考文献

1. 王荣光. 头颈外科学历史. 国际耳鼻咽喉头颈外科杂志,2012;36(1):58-60.

2. 江德胜,余养居. 耳鼻咽喉-头颈外科临床诊疗手册. 上海:世界图书出版公司,2006.

3. Jatin Shah,韩德民(译). 头颈外科学与肿瘤学. 北京:人民卫生出版社,2005.

4. 韩东一. 神经耳科及侧颅底外科学. 北京:科学出版社,2008.817-829.

5. 王正敏. 耳显微外科学. 上海:上海科技教育出版社,2004,141-149.

6. 江德胜. 嗓音外科学. 北京:世界图书出版公司,2005.

7. 韩德民. 嗓音医学. 北京:人民卫生出版社,2007.

8. 于萍. 嗓音疾病与嗓音外科学. 北京:人民军医出版社,2009.

9. PeirongYu. 头颈部缺损修复与重建. 北京:人民卫生出版社,2013.

10. 屠规益. 现代头颈肿瘤外科学. 北京:科技出版社,2004.

11. 伍国号. 头颈外科修复与重建手术学. 北京:人民卫生出版社,2008.

12. 中华耳鼻咽喉头颈外科杂志编辑委员会,中华医学会耳鼻咽喉头颈外科学分会. 梅尼埃病诊断和治疗指南(2017)[J]. 中华耳鼻咽喉头颈外科杂志,2017,52:167-172.

13. 中华耳鼻咽喉头颈外科杂志编辑委员会,中华医学会耳鼻咽喉头颈外科学分会. 良性阵发性位置性眩晕诊断和治疗指南(2017)[J]. 中华耳鼻咽喉头颈外科杂志,2017,52:173-177.

14. 中华医学会神经病学分会,中华医学会神经病学分会神经肌肉病学组,中华医学会神经病学分会肌电图与临床神经电生理学组. 中国特发性面神经麻痹诊治指南[J]. 中华神经科杂志,2016,49(2):84-86.

15. 中华耳鼻咽喉头颈外科杂志编辑委员会咽喉组,中华医学会耳鼻咽喉头颈外科学分会咽喉学组. 咽喉反流性疾病诊断与治疗专家共识(2015年)[J]. 中华耳鼻咽喉头颈外科杂志,2016,51(5):324-326.

16. 李晓明. 喉癌外科手术及综合治疗专家共识[J]. 中华耳鼻咽喉头颈外科杂,2014,49(8):620-626.

17. 甲状腺微小乳头状癌诊断与治疗中国专家共识(2016版)中国抗癌协会甲状腺癌专业委员会(CATO)[J],中国肿瘤临床,2016,10:405-411.

18. 分化型甲状腺癌颈侧区淋巴结清扫专家共识(2017版)[J],中国实用外科杂志,2017,9:985-991.

19. 头颈部鳞状细胞癌颈淋巴结转移处理的专家共识[J],中华耳鼻咽喉头颈外科杂志,2016,1:25-33.

20. 中国疾病预防控制中心,性病艾滋病预防控制中心,性病控制中心. 2017年12月全国艾滋病性病疫情. 中国艾滋病性病,2018.

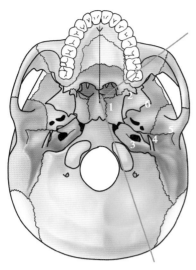

彩图 2-1-40　侧颅底的境界与分区
1. 鼻咽区；2. 咽鼓管区；3. 神经血管区；4. 听区；5. 关节区；6. 颞下区

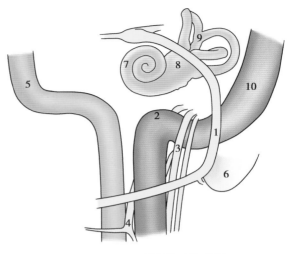

彩图 2-1-41　颈静脉球的毗邻
1. 面神经；2. 颈静脉球顶；3. 第 IX ~ XI 脑神经；4. 第 XII 脑神经；5. 颈内动脉岩骨段；6. 乳突尖；7. 耳蜗；8. 前庭；9. 半规管；10. 乙状窦

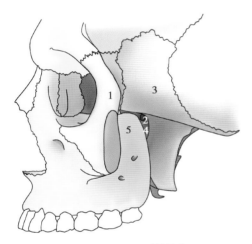

彩图 2-1-42　翼腭窝
1. 颧弓；2. 翼腭窝；3. 蝶骨；4. 腭骨；5. 上颌骨

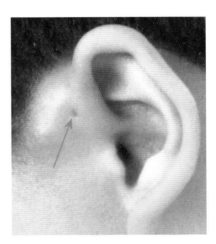

彩图 2-4-1　先天性耳前瘘管

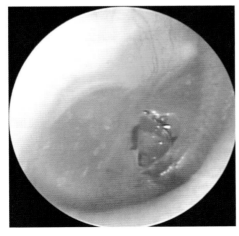

彩图 2-5-1　外伤性鼓膜穿孔表现

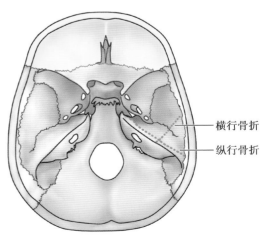

彩图 2-5-2　颞骨骨折
虚线所指为骨折线

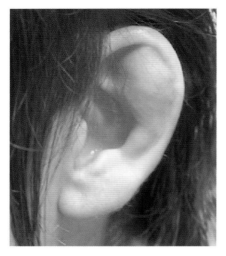

彩图 2-6-1　耳廓假囊肿

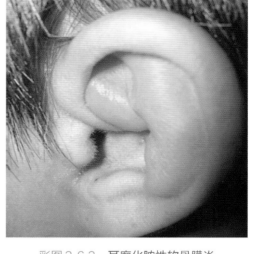

彩图 2-6-2　耳廓化脓性软骨膜炎

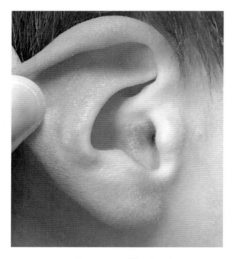

彩图 2-6-3　外耳湿疹

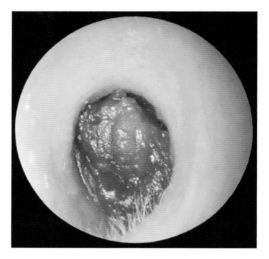

彩图 2-6-4　耵聍栓塞

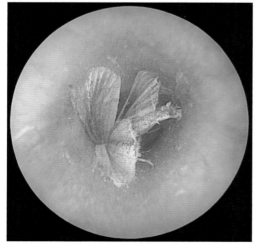

彩图 2-6-5　外耳道异物：飞蛾

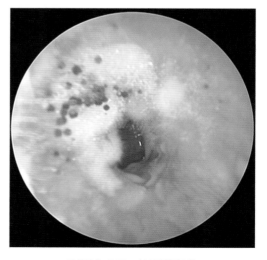

彩图 2-6-7　外耳道真菌

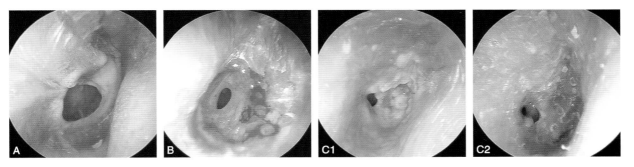

彩图 2-7-4　中耳炎鼓膜紧张部穿孔

A. 鼓膜大穿孔，有钙化（右）；B. 鼓膜穿孔合并鼓膜溃疡和肉芽组织生长（右）；C1. 鼓膜穿孔，其表面附有脓性分泌物（右）；C2. C1 鼓膜清理后，见鼓室内肉芽组织经穿孔向外突出

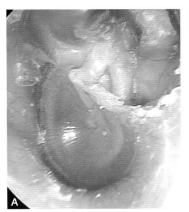
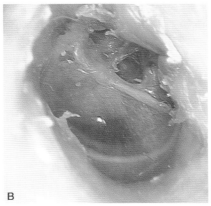
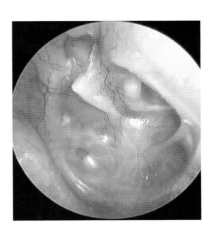

彩图 2-7-5　中耳胆脂瘤（左）

A. 中耳胆脂瘤（上鼓室型）；B. 中耳胆脂瘤（粘连型）

彩图 2-7-6　左粘连性中耳炎

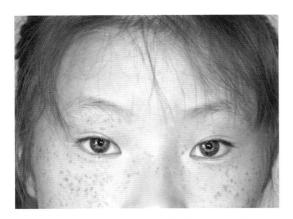

彩图 2-11-1　Waardenburg 综合征患者面部特征

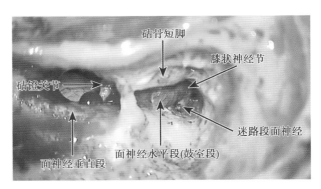

彩图 2-13-1　保留听骨链面神经减压
高位可达面神经迷路段大部分

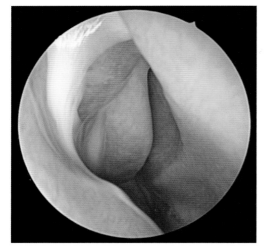

彩图 3-7-3 鼻窦炎的脓性分泌物从中鼻道流出

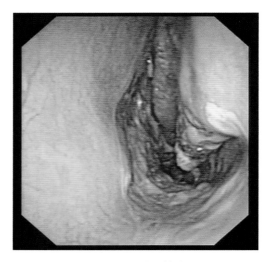

彩图 3-8-1 萎缩性鼻炎

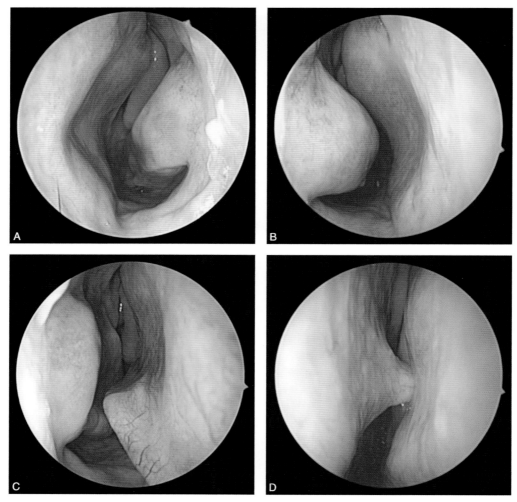

彩图 3-13-2 鼻中隔偏曲（鼻内镜下观）
A. 鼻中隔 C 形偏曲；B. 鼻中隔 S 形偏曲；C. 鼻中隔嵴突；D. 鼻中隔棘突

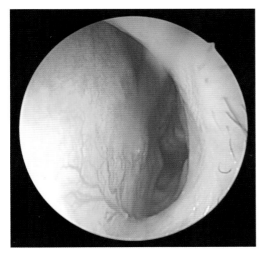

彩图 3-14-1　鼻中隔左侧利特尔血管扩张

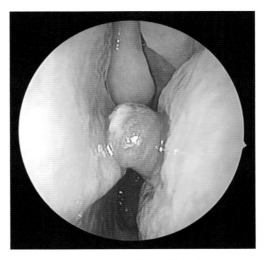

彩图 3-17-2　鼻中隔血管瘤

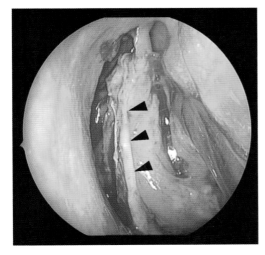

彩图 3-18-6A　箭头示钩突（已经切开并向内侧分离，其表面黏膜息肉样变）

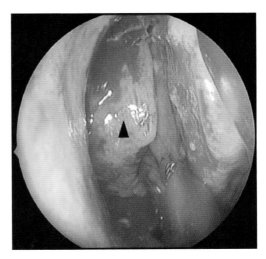

彩图 3-18-6B　箭头示筛泡

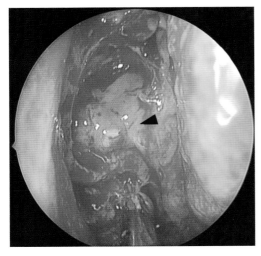

彩图 3-18-7　箭头所指区域为中鼻甲基板，为前后组筛窦的分界

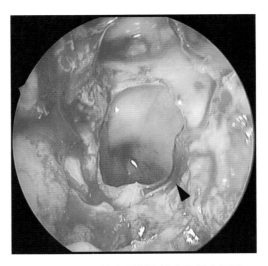

彩图 3-18-8　箭头所指为扩大的蝶窦开口

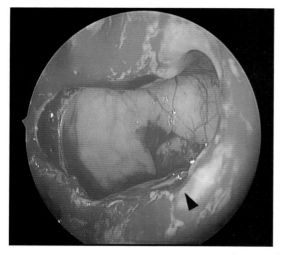

彩图 3-18-9   箭头所指为扩大的上颌窦口

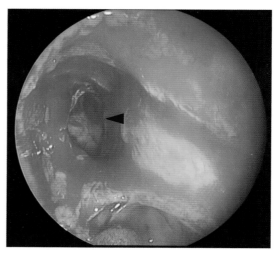

彩图 3-18-10   箭头所指为扩大的额窦口

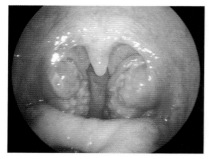

彩图 4-5-1   急性扁桃体炎
双侧腭弓、扁桃体急性充血，双
侧扁桃体Ⅱ度肿大，隐窝口可
见散在的脓点

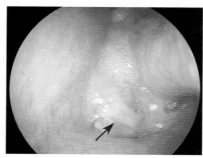

彩图 4-9-1   鼻内镜检查示后鼻孔
纤维血管瘤样新生物

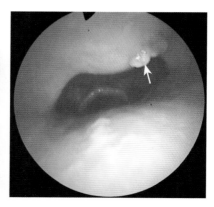

彩图 4-9-3   示软腭背面乳头
状瘤

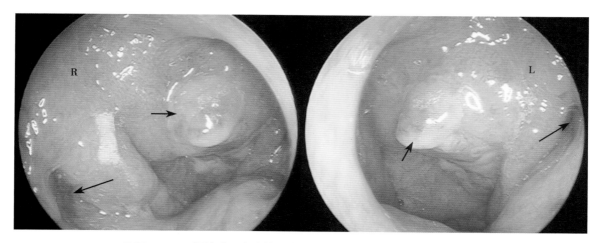

彩图 4-9-6   短箭头示鼻内镜下鼻咽部新生物，长箭头示咽鼓管咽口

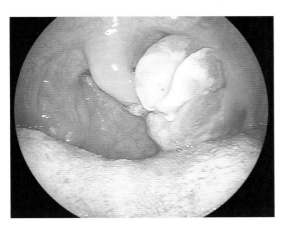

彩图 4-9-9　示左侧扁桃体癌

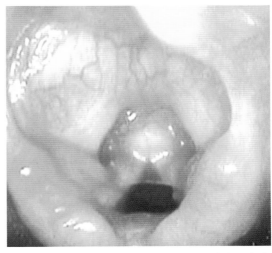

彩图 5-4-1　先天性喉蹼（膜状）纤维（电子）鼻咽喉镜图

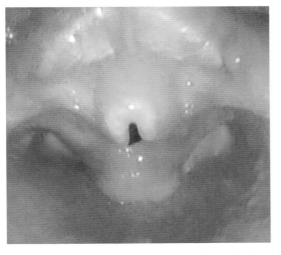

彩图 5-4-2　混合型喉软骨软化纤维（电子）鼻咽喉镜图

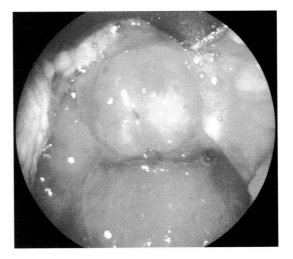

彩图 5-6-1　急性会厌炎

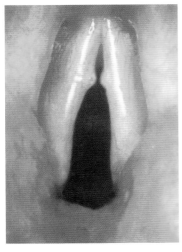

彩图 5-7-1　声带小结（双侧）

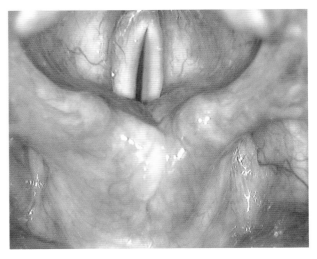

彩图 5-8-2　左侧喉返神经完全麻痹发音相

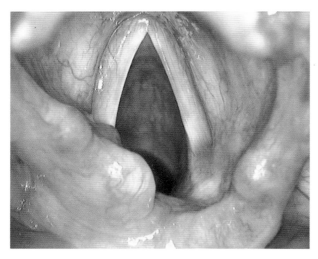

彩图 5-8-3　左侧喉返神经完全麻痹吸气相

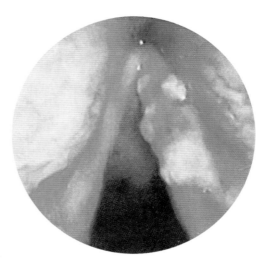

彩图 5-9-1　喉白斑病

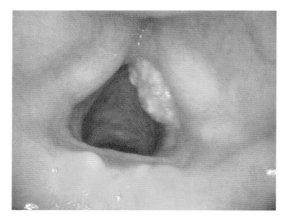

彩图 5-9-2　声带癌

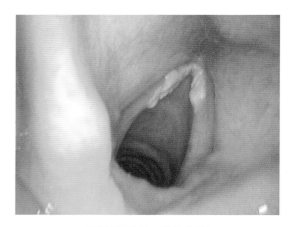

彩图 5-10-2　喉角化症

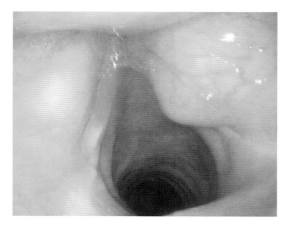

彩图 5-10-3　喉淀粉样变